# Psicopatologia da infância e da adolescência

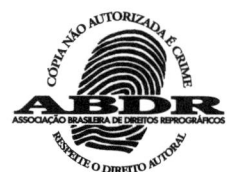

P886p   Dumas, Jean E.
        Psicopatologia da infância e da adolescência / Jean E. Dumas ;
   tradução: Fátima Murad ; revisão técnica: Francisco B. Assumpção Jr. –
   3. ed. – Porto Alegre : Artmed, 2011.
        640 p. ; 25 cm.

        ISBN 978-85-363-2398-5

        1. Psicopatologia – Infância. 2. Psicopatologia – Adolescência.
   I. Título.

CDU 616.89-053.2/.6

Catalogação na publicação: Ana Paula M. Magnus – CRB-10/Prov-009/10

# Psicopatologia da infância e da adolescência

3ª edição

## Jean E. Dumas
*Professor de psicologia clínica desenvolvimental na Universidade de Genebra.*

Tradução:
Fátima Murad

**Consultoria, supervisão e revisão técnica desta edição:**
Francisco B. Assumpção Jr.
*Professor livre docente pela Faculdade de Medicina da USP.*
*Professor Associado do Instituto de Psicologia da USP.*

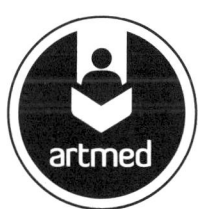

2011

Obra originalmente publicada sob o título
*Psychopathologie de l'enfant et de l'adolescent*, Jean E. Dumas
ISBN 978-2-8041-5538-4

© Groupe De Boeck SA, de Boeck Université
3º edition 2007
Rue de Minimes 39, B 1000 Bruxelles

Capa
*Hey Bro*

Preparação do original
*Márcia da Silveira Santos*

Leitura final
*Cristine Henderson Severo*

Editora sênior – Ciências Humanas
*Mônica Ballejo Canto*

Editora responsável por esta obra
Amanda Munari

Projeto e editoração
*Armazém Digital® Editoração Eletrônica – Roberto Carlos Moreira Vieira*

Reservados todos os direitos de publicação, em língua portuguesa, à
ARTMED® EDITORA S.A.
Av. Jerônimo de Ornelas, 670 – Santana
90040-340 Porto Alegre RS
Fone: (51) 3027-7000  Fax: (51) 3027-7070

É proibida a duplicação ou reprodução deste volume, no todo ou em parte, sob quaisquer formas ou por quaisquer meios (eletrônico, mecânico, gravação, fotocópia, distribuição na Web e outros), sem permissão expressa da Editora.

SÃO PAULO
Av. Embaixador Macedo de Soares, 10.735 – Pavilhão 5
Cond. Espace Center – Vila Anastácio
05095-035 – São Paulo – SP
Fone: (11) 3665-1100 Fax: (11) 3667-1333

SAC  0800 703-3444

IMPRESSO NO BRASIL
*PRINTED IN BRAZIL*

A todas as crianças com quem aprendi e com quem ainda aprendo o que os livros não ensinam, e a três delas em particular: Patrick, Ryan e Anne-Marie

# AGRADECIMENTOS

A página de agradecimentos é aquela que um autor costuma redigir por último. É uma fonte de prazer, não porque o trabalho está concluído, mas porque permite lembrar todas as pessoas que tornaram a tarefa possível, sorrir a elas e acenar-lhes. Agradeço antes de tudo aos leitores das duas primeiras edições desta obra. Espero que esta nova edição, inteiramente revista e atualizada, lhes permita atualizar seus conhecimentos e aprofundá-los.

Agradeço a meus alunos e a meus colegas dos dois lados do Atlântico, particularmente a Dominique Charlier, Pierre Coslin, Huguette Desmet, Nicolas Favez, Claude Gagnon, Ghislain Magerotte, Laurent Mottron, Jean-Pierre Pourtois, Christiane Robert-Tissot e Lyse Turgeon. Suas perguntas, seus comentários críticos, assim como as várias referências bibliográficas que me indicaram, permitiram-me responder a diferentes questões colocadas pelos transtornos psicopatológicos da infância e da adolescência e explicar, em muitos casos, o que eu acreditava erroneamente que estivesse claro.

Agradeço à minha secretária, Nancy Mowat, à minha editora, Julie Sansdrap, assim como a meu revisor e amigo, Mohammed Ben Ali Laroussi, cujo apoio e olhar sempre crítico, embora benevolente, me permitiram perseverar de modo a conduzir a bom termo o trabalho.

Esta obra não teria sido possível sem o apoio financeiro dos Centers for Disease Control and Prevention (USA), do National Institute of Child Health and Human Development (USA) e do Fonds National de la Recherche Scientifique (Bélgica). Agradeço a cada uma dessas instituições, assim como à Université de Purdue, as quais me garantiram a licença durante a qual este trabalho foi iniciado, e à Université de Mons-Hainaut, a qual me acolheu durante essa licença.

Agradeço, por fim, à minha esposa, Yvonne, cuja paciência não cansa de me surpreender e cujos encorajamentos me apoiaram ao longo deste trabalho.

# SUMÁRIO

**1. Uma abordagem descritiva, desenvolvimental e relacional ............13**
    O normal e o patológico.................................................................................. 14
    Um campo em plena expansão...................................................................... 17
    A evolução dos conhecimentos ..................................................................... 20
    Mudanças recentes ........................................................................................ 25
    Os transtornos psicopatológicos: categorias, dimensões e construção social..... 34
    Orientação da obra......................................................................................... 37
    Conclusões ...................................................................................................... 53

**2. O retardo mental ou a deficiência intelectual ............................57**
    O *continuum* de funcionamento intelectual e adaptativo ............................ 58
    Apanhado histórico......................................................................................... 60
    Considerações diagnósticas e desenvolvimentais ........................................ 65
    As diferentes manifestações do retardo mental ........................................... 70
    Conclusões ...................................................................................................... 91

**3. Transtornos invasivos de desenvolvimento ..............................97**
    Quatro transtornos que perturbam o desenvolvimento................................ 98
    O autismo ....................................................................................................... 98
    A síndrome de Asperger .............................................................................. 120
    A síndrome de Rett ...................................................................................... 125
    O transtorno desintegrativo da infância ..................................................... 129
    Conclusões .................................................................................................... 133

**4. A esquizofrenia ....................................................................138**
    Um campo complexo e indefinido................................................................ 139
    Apanhado histórico....................................................................................... 140
    Considerações diagnósticas e desenvolvimentais ...................................... 144
    O transtorno.................................................................................................. 147
    Conclusões .................................................................................................... 178

## 5. Os transtornos de comunicação e de aprendizagem ............................................. 183

Transtornos específicos de desenvolvimento ............................................................. 184
Apanhado histórico ..................................................................................................... 185
Considerações diagnósticas e desenvolvimentais ..................................................... 189
Os transtornos de comunicação ................................................................................. 191
Os transtornos de leitura, de expressão escrita e de cálculo .................................... 195
Conclusões .................................................................................................................. 221

## 6. O transtorno hipercinético ou transtorno de déficit de atenção/hiperatividade ...... 226

A aprendizagem da ação, da inação e da reflexão .................................................... 227
Apanhado histórico ..................................................................................................... 228
Considerações diagnósticas e desenvolvimentais ..................................................... 232
O transtorno ................................................................................................................ 236
Conclusões .................................................................................................................. 266

## 7. Os transtornos de comportamento ................................................................................ 272

Dois transtornos de comportamento social ............................................................... 273
Apanhado histórico ..................................................................................................... 274
Considerações diagnósticas e desenvolvimentais ..................................................... 277
O transtorno oposicional desafiante e o transtorno de conduta ............................... 284
Conclusões .................................................................................................................. 329

## 8. Os transtornos de humor ................................................................................................ 335

Quando a aflição e o desespero substituem a alegria de viver da infância ............. 336
Apanhado histórico ..................................................................................................... 337
Considerações diagnósticas e desenvolvimentais ..................................................... 339
Os diferentes transtornos de humor .......................................................................... 342
Conclusões .................................................................................................................. 382

## 9. Os transtornos de ansiedade ......................................................................................... 388

Quando o medo e a angústia tornam-se patológicos ............................................... 389
Apanhado histórico ..................................................................................................... 392
Considerações diagnósticas e desenvolvimentais ..................................................... 394
Os diferentes transtornos ........................................................................................... 397
Conclusões .................................................................................................................. 442

**10.** **Os transtornos de alimentação e de condutas alimentares** ........................447
  Alterações na dieta alimentar ........................................................................448
  Os transtornos de alimentação da infância ...................................................448
  A obesidade ..................................................................................................456
  Os transtornos alimentares da adolescência ..................................................459
  Conclusões ....................................................................................................485

**11.** **Os transtornos do controle esfincteriano** ................................................490
  O asseio: uma aprendizagem essencial ..........................................................491
  Apanhado histórico .......................................................................................492
  Considerações diagnósticas e desenvolvimentais ..........................................492
  A enurese e a encoprese ................................................................................494
  Conclusões ....................................................................................................512

**12.** **Os tiques** .......................................................................................................516
  Quando a criança domina mal os movimentos ou as vocalizações ..............516
  A síndrome de Gilles de la Tourette ...............................................................518
  O tique motor ou vocal crônico e o tique transitório ....................................533
  Conclusões ....................................................................................................535

**Conclusão** ............................................................................................................539
**Glossário** .............................................................................................................542
**Referências** .........................................................................................................556
**Índice onomástico** .............................................................................................622
**Índice remissivo** .................................................................................................632

# 1
# UMA ABORDAGEM DESCRITIVA, DESENVOLVIMENTAL E RELACIONAL

*Neste capítulo você saberá que:*

**1** esta obra oferece um levantamento detalhado e crítico dos conhecimentos científicos disponíveis na área dos transtornos psicopatológicos da infância e da adolescência;

**2** o normal e o patológico são separados por fronteiras estatísticas, normativas, desenvolvimentais e adaptativas que, em geral, são difíceis de serem estabelecidas na prática e que implicam sempre um julgamento social;

**3** a psicopatologia da criança e do adolescente é um campo de estudo em plena expansão, no qual os conhecimentos desenvolveram-se de forma muito rápida ao longo das últimas décadas e continuam se desenvolvendo;

**4** os debates e os pressupostos teóricos frearam por um longo tempo a aquisição de conhecimentos no campo da psicopatologia da criança e do adolescente; é o caso também de inúmeras limitações metodológicas;

**5** os pressupostos conceituais subjacentes aos esforços de classificação e de instrumentação em psicopatologia refletem duas abordagens complementares da saúde mental: uma categorial e uma dimensional;

**6** todas as descrições dos transtornos apresentados nesta obra baseiam-se nos dois sistemas de classificação mais utilizados hoje, a CID-10 e o DSM-IV,[*] porque servem como linguagem comum a um número crescente de pesquisadores e clínicos;

**7** além das descrições detalhadas desses transtornos, cada capítulo apresenta sua comorbidade, sua epidemiologia, seus cursos de desenvolvimento e sua etiologia;

**8** em um modelo biopsicossocial, a etiologia dos transtornos psicopatológicos é multifatorial – reflete o resultado de fatores de risco pessoais, familiares, sociais e culturais que, em conjunto, explicam sua origem e sua evolução;

**9** a psicopatologia da criança e do adolescente é terreno em que os conhecimentos evoluem constantemente; a incerteza continua presente hoje em muitos aspectos, não tanto porque a criança é complexa demais para ser objeto de uma abordagem científica, mas porque nossos conhecimentos ainda precisam ser bastante aperfeiçoados.

---

[*] N. de R. T. *Classificação Internacional de Doenças*, 10ª Revisão, da Organização Mundial da Saúde (*CID-10*) e *Manual Diagnóstico e Estatístico de Transtornos Mentais* da American Psychiatric Association, quarta revisão (*DSM-IV*). No Brasil, ambos publicados pela Artmed Editora, em 1993 e 2000, respectivamente.

> Após uma distinção entre o normal e o patológico, além de um exame rápido das origens históricas, sociais e culturais daquilo que é chamado hoje de psicopatologia da criança e do adolescente, este capítulo apresenta a abordagem teórica da obra. Essa abordagem postula que, para compreender os diferentes transtornos psicopatológicos da infância e da adolescência, é necessário:
>
> 1. descrever suas características de maneira precisa;
> 2. situá-los no contexto desenvolvimental, social e cultural em que eles aparecem e evoluem; e
> 3. avaliar o fato de que todo transtorno manifesta-se sempre em um contexto relacional.
>
> O primeiro aspecto destaca a importância de uma terminologia comum em um campo em que, durante muito tempo, pesquisadores e clínicos utilizaram palavras e expressões semelhantes, mas com interpretações diferentes. O segundo aspecto alerta contra uma interpretação estática dos transtornos psicopatológicos da infância e da adolescência. Esses transtornos são realidades dinâmicas que evoluem e mudam consideravelmente à medida que a criança cresce e tenta, como todos os seus companheiros, enfrentar da melhor forma possível os desafios do dia-a-dia. Finalmente, o último aspecto assinala que os transtornos identificados mediante um diagnóstico clínico, em sua maioria, são sempre mais ou menos "compartilhados". Eles refletem uma disfunção que se situa menos no indivíduo e mais nas relações com seu meio – o qual é também dinâmico e mutável, e que, às vezes, contribui ativamente para as dificuldades da criança em vez de ajudá-la a superá-las.

## O NORMAL E O PATOLÓGICO

O que é que distingue o comportamento normal de uma criança ou de um adolescente de um comportamento patológico? Como se pode imaginar, existem várias respostas para essa pergunta complexa. Antes de considerar essas respostas, que são o objeto desta obra, vamos nos debruçar sobre a história de Rachel e tentar ver em que seu comportamento se distingue daquele da maioria das crianças da mesma idade.

### RACHEL

Rachel tem 9 anos. Ela foi encaminhada pela avó (que é professora) à clínica psicológica que dirigimos. Durante a primeira entrevista com a família, a mãe descreveu, em detalhes, os muitos comportamentos provocadores da filha:

"Rachel tem crises de raiva há muito tempo – crises violentas durante as quais ela berra, respira rápido, transpira e fica simplesmente fora de controle e, em geral, inconsolável. Não se pode nem falar com ela quando está nesse estado; é como se estivesse surda, inacessível... A última crise particularmente violenta ocorreu na semana passada. Ela e eu tínhamos viajado por alguns dias para visitar meus pais, que moram no litoral. Uma manhã, estávamos prontos para fazer um passeio na praia a fim de colher mariscos quando, de súbito, Rachel cismou que estava com os cabelos desgrenhados e que não podia sair despenteada. Imagine a cena que se arma! Ela então começa a gritar para quem quiser ouvir que não é justo, que eu não posso obrigá-la a sair antes que ela se penteie, ou melhor, que eu a penteie, pois, com seus cabelos longos, ela costuma me pedir ajuda. Agora, é preciso saber que eu a havia preparado na noite anterior. Eu lhe havia dito que nós nos levantaríamos cedo para ir colher mariscos antes do café da manhã e que nos vestiríamos rápido sem tomar banho, simplesmente para poder sair. Ela estava de acordo e até excitada com a ideia de levantar cedo e partir para a aventura. Mas mesmo assim me aprontou com sua crise...

Também muito tensa, encontrei um boné e disse-lhe que, se ela não gostava de seus cabelos, bastava escondê-los sob esse boné para que ninguém os visse. Primeiro ela hesitou, mas acabou aceitando que eu a ajudasse a pôr seus cabelos sob esse boné. Foi o que eu fiz, tendo o cuidado de passar seu rabo-de-cavalo por trás da borda do boné e de ajeitar tudo direitinho para que ela ficasse contente e a gente pudesse sair. Mas isso não foi suficiente; ela ainda não estava satisfeita e arrancou o boné bruscamente, exigindo que eu a penteasse, depois de eu lhe ter posto essa m... de boné que eu começava a me arrepender de ter encontrado. Eu não lhe disse, mas todo mundo estava esperando a gente – não apenas meus pais, mas minha prima e seu namorado; enfim, era terrivelmente embaraçoso... Bom, eu comecei a penteá-la e, meu Deus, sem querer, puxei um nó em seu rabo-de-cavalo. Ela na mesma hora perdeu o controle! Pôs-se a berrar – de raiva, e não de dor – e começou a jogar tudo o que estava ao alcance da mão pela sala, naturalmente enquanto toda a família se impacientava cada vez mais e falava em sair sem a gente e em nos esperar na praia. Tudo isso por um pequeno acidente, um pecadilho, só isso! Você pode imaginar meu embaraço... essa cena que minha filha estava fazendo diante de toda a família... Bom, eu saí alguns minutos para não me irritar também e começar a berrar, e devo dizer que ela se acalmou relativamente rápido. Foi sozinha ao banheiro, de onde saiu alguns minutos depois sem boné, passando diante de todos como se nada tivesse acontecido, com um sorriso nos lábios, pronta para ir colher mariscos...

Essas crises graves de cólera não são recentes; elas remontam a pelo menos dois anos. Na verdade, mesmo quando era bem pequena, Rachel não chorava; ela gritava quando sentia dor ou quando não concordava com algo. Meu filho chorava quando as coisas não estavam bem, mas sua irmã berrava, como se alguém a estivesse degolando. Eu não acho graça. Era terrível. Ela tinha um grito penetrante, tão forte e agudo, já tão pequena. E sempre foi hipersensível às coisas, a todo tipo de coisas, às emoções, aos animais, às situações novas, até às mudanças de tempo. Ela é muito emotiva e logo fica contrariada e triste, realmente triste... e depois de um ano ou dois, eu não sei, ela se irrita sem mais nem menos. De tempos em tempos, em plena crise de cólera, ela berra que me detesta ou que detesta seus cabelos ou outra coisa, mas eu não tomo isso como pessoal, pois sei que ela está irritada. O que me preocupa realmente nesses momentos não é tanto sua cólera, mas o fato de se tornar prisioneira dela: sempre se agita tanto, que berra, bate, quebra o que está ao alcance da mão – às vezes, a ponto de quase se esquecer de respirar e finalmente desabar, esgotada e em lágrimas, mas não antes de ter posto toda a casa de pernas para o ar, a começar por mim. E agora, isso acontece quase todos os dias, em média quatro a cinco vezes por semana... E depois de uma crise, ela não fica irritada ou malcriada, mas se zanga. E como pode se zangar! Ela se recusa a falar do que quer que seja, sobretudo de seu mau humor, e faz de tudo para me responsabilizar por isso, como se seu comportamento detestável fosse minha culpa. Talvez você não acredite em mim, mas ela é uma verdadeira artista que distorce a verdade e que, em dois tempos, imputa a outros seu mau comportamento!

No início, quando ela começou a nos aprontar suas crises, meu marido e eu não chegamos a ficar preocupados. A gente dizia que Rachel era pequena e que as crianças costumam ser difíceis aos 2, 3 anos. E quando ela tinha 5, 6 anos, eu lembro, achei que isso estava se prolongando um pouco mais que na maioria das crianças. E depois, quando ela chegou aos 8 no ano passado e nos aprontava crises cada vez mais violentas na 2ª série do ensino fundamental, então eu realmente comecei a ficar preocupada. Foi nessa época que fizemos uma consulta pela primeira vez. Mas isso não ajudou. O que eu quero dizer é que a terapeuta era gentil, mas insistia em dizer a meu marido e a mim que isso era normal, que Rachel estava crescendo e que tentava tornar-se independente. Também sugeria que eu deveria ter paciência e deixá-la ter suas pequenas crises de cólera. Isso, francamente, é ridículo. Essas crises só pioraram e simplesmente não são mais aceitáveis. Eu não sou psicóloga nem psiquiatra, e nem preciso ser para me dar conta de que isso não é normal."

Rachel também tem problemas na escola:

"Isso é novo (explica sua mãe). Ela sempre trabalhou bem na escola, mas neste ano sua professora observou várias vezes que Rachel rebelava-se com frequência na sala de aula e que chegava até a ser agressiva. Não gosta de ser corrigida, sobretudo quando a professora lhe pede para refazer uma lição que ela não fez corretamente ou quando critica sua maneira de falar com seus colegas... Ela não briga na escola e não tem as crises que nos apronta em casa. Mas a professora nos disse que tem poucos amigos, principalmente porque quer ser sempre a primeira e quer que os outros façam sempre o que ela propõe. Sei que isso preocupa muito minha mãe, que é professora. Ela afirma que, muitas vezes, esse é um primeiro sinal de dificuldades que vão se agravando rapidamente. Espero que esteja exagerando, mas, assim como ela, devo confessar que também estou bastante preocupada, pois a última coisa que quero é vê-la ter na escola os problemas que tem em casa."

---

Rachel preenche os critérios diagnósticos do *transtorno oposicional desafiante*,* o qual será examinado no Capítulo 7. Seus problemas em casa, e mais recentemente

---

* N. de R.T. Em português, encontra-se também como transtorno desafiador de oposição, conforme o DSM-IV.

na escola, ilustram as várias facetas do que se costuma entender por um comportamento anormal ou patológico, pelo menos em uma cultura ocidental.

Todo grupo social – de uma família à sociedade – tem regras de conduta que estipulam, direta ou indiretamente, como cada um de seus membros deve se comportar. Um desafio importante da infância e da adolescência é assimilar essas regras e aprender a se conformar a elas. O comportamento de uma criança e de um adolescente é, em geral, considerado como anormal, de um lado, quando eles ignoram ou infringem regularmente as regras e as expectativas de seu meio; de outro lado, quando esse comportamento limita de maneira significativa seu desenvolvimento, por exemplo, perturbando suas relações familiares e sociais, dificultando seu êxito escolar ou impedindo-os de adquirir um nível crescente de autonomia pessoal. Mais especificamente, para ser considerado como anormal, o comportamento de uma criança ou de um adolescente responde a um ou a vários dos seguintes critérios:

*Excesso ou insuficiência.* Costuma-se considerar um comportamento como anormal quando sua frequência e/ou sua intensidade diferem claramente da maneira como a maioria das pessoas se comporta em circunstâncias semelhantes. Se qualquer criança, ou quase todas, tem uma crise de cólera de tempos em tempos, Rachel, de sua parte, não tinha nenhuma tolerância frente às frustrações inevitáveis do cotidiano, e suas crises de choro e de raiva eram extremas e tão frequentes, que se revelavam excessivas. Esse critério de excesso ou de insuficiência é essencialmente estatístico: a criança comporta-se normalmente quando não se distingue muito de seus companheiros. Ainda que em geral seja útil para definir a psicopatologia, isso é insuficiente, pois nem todo desvio da média é necessariamente patológico. Por exemplo, uma criança cujas capacidades intelectuais são elevadas é anormalmente inteligente, mas nem por isso é anormal.

*Infração às normas.* É comum ainda qualificar como anormais os comportamentos que não respondem às expectativas familiares, sociais e culturais. A mãe de Rachel tolerou as crises de cólera da filha durante anos – por muito mais tempo do que faria a maioria dos pais. Contudo, quando a família foi encaminhada à nossa clínica, a mãe declarou com firmeza que não as aceitava mais. Em outras palavras, Raquel finalmente infringira as normas de sua mãe. "Isso, francamente, é ridículo. Essas crises só pioraram e simplesmente não são mais aceitáveis." A mãe se dava conta também de que o comportamento da filha era inaceitável aos olhos de sua família. "Você pode imaginar meu embaraço... essa cena que minha filha estava fazendo diante de toda a família". Embora também seja útil, esse critério, mais uma vez, é insuficiente, pois as normas às quais as crianças e os adolescentes devem submeter-se dependem, na verdade, do contexto em que são avaliados e das pessoas que os avaliam. Por exemplo, pertencer a uma gangue contribui para o fato de que muitos jovens com um transtorno de conduta se percebam positivamente, embora os adultos, em geral, considerem esse pertencimento como uma transgressão do que eles esperam desses jovens.

*Atraso ou defasagem desenvolvimental.* Um comportamento também é anormal quando atrasa ou dificulta o desenvolvimento da criança e, com isso, a impede de adquirir uma série de competências afetivas, sociais e instrumentais. O comportamento de Rachel não apenas era socialmente inaceitável, como também estava em dissonância com o que se espera de uma menina de 9 anos em termos de desenvolvimento. Se as crises de cólera são relativamente frequentes nos primeiros anos, exige-se das crianças com mais idade que tenham aprendido a controlar suas emoções e, quando não concordam com algo, a expressá-las de maneira aceitável – ou seja, falando ou pedindo ajuda em vez de gritar ou de jogar tudo o que se encontra ao alcance da mão. A mãe de Rachel tinha consciência dessa defasagem desenvolvimental: "No início a gente dizia que Rachel era pequena e que as crianças costumam ser difíceis aos 2, 3 anos... E depois, quando ela chegou aos 8 no ano passado e nos aprontava crises cada vez mais violentas na 2ª série do ensino fundamental, então eu realmente comecei a ficar preocupada".

*Entrave ao funcionamento adaptativo.* Por fim – um elemento muito importante – o comportamento de uma criança ou de um adolescente é considerado anormal quando perturba o curso habitual do desenvolvimento e causa um sofrimento evidente para o jovem e, com muita frequência, para a família. O comportamento de Rachel deixava-a profundamente infeliz; suas crises penosas eram acompanhadas de ou acabavam quase sempre em crises de choro. Além disso, esse comportamento impedia cada vez mais seus progressos escolares, tanto na aquisição de novos conhecimentos quanto no desenvolvimento de relações harmoniosas com os colegas e com a professora. Embora esses dois últimos critérios destaquem a importância de considerar o desenvolvimento da criança em qualquer distinção entre o normal e o patológico, eles também são insuficientes. De fato, uma criança cujo comportamento corresponde perfeitamente ao que se espera dela em diferentes fases do desenvolvimento pode ser "comportada demais" a ponto de não conseguir se afirmar de forma saudável.

Cada um dos transtornos apresentados nesta obra ilustra esses diferentes critérios, assim como os estudos de caso descrevendo crianças e adolescentes às voltas com esses transtornos. Esses estudos deveriam permitir observar os aspectos múltiplos dos comportamentos geralmente considerados como patológicos durante a infância e a adolescência e, assim, ilustrar esses critérios. Contudo, estes últimos nunca são absolutos. Isso significa que às vezes é difícil determinar quem se comporta normalmente e quem tem dificuldades importantes – em grande medida porque essa definição é tanto uma questão de julgamento social e de valor quanto uma questão de fato. Antes de vir consultar-nos, os pais de Rachel tinham se aconselhado com uma profissional que, segundo a mãe, "insistia em dizer... que isso era normal, que Rachel estava crescendo e que tentava tornar-se independente". Se, em muitos casos, a situação é claramente patológica, isso nem sempre é evidente. As crises de cólera, que são um sinal de independência aos olhos de certos profissionais, às vezes preocupam seriamente seus colegas, assim como os pais que, desamparados, vêm pedir conselho.

## UM CAMPO EM PLENA EXPANSÃO

A primeira edição desta obra, lançada em 1999, chamava a atenção, no parágrafo de abertura, para o fato de que a psicopatologia da criança e do adolescente era um campo em plena expansão, no qual o número de revistas especializadas e de obras científicas de qualidade não parava de crescer. Os anos que se seguiram não apenas confirmam essa observação, como também testemunham uma verdadeira explosão de publicações e, é de se esperar, de conhecimentos nesse campo. A Tabela 1.1 ilustra essa explosão, mostrando o aumento em porcentagem das publicações recenseadas por MEDLINE® e PsycINFO a partir de 1999, tratando de diferentes transtornos apresentados nesta obra. Como se pode constatar, esses dois

**TABELA 1.1** Aumento das publicações recenseadas por MEDLINE® e PsycINFO de 1999 a 2006 tratando de diferentes transtornos apresentados nesta obra

| | MEDLINE® | PSYCINFO |
|---|---|---|
| Autismo | 143% | 84% |
| Transtornos de aprendizagem | 59% | 33% |
| Transtorno de déficit de atenção/hiperatividade | 354% | 227% |
| Transtornos de ansiedade | 190% | 105% |
| Anorexia | 50% | 52% |

Esses índices são apresentados com o objetivo de ilustrar o rápido aumento do número de publicações sobre psicopatologia da criança e do adolescente ao longo dos últimos anos. Eles não podem ser comparados, pois não se baseiam em um levantamento sistemático da literatura em cada área e provêm de dois bancos de dados estabelecidos a partir de parâmetros diferentes que remontam a 1966, para MEDLINE®, e a 1806, para PsycINFO.

bancos de dados, que são os mais utilizados por pesquisadores e clínicos interessados na psicopatologia, recensearam mais publicações sobre certos temas entre 1999 e 2006 do que durante todos os anos anteriores (os dados de MEDLINE® remontam a 1966 e os de PsycINFO a 1806). Isso significa não só que o crescimento dos conhecimentos é exponencial na maior parte dos transtornos psicopatológicos da infância e da adolescência, como também que, no conjunto, esses conhecimentos são muito recentes e que hoje é impossível para um leitor assíduo estar a par de tudo o que se publica em sua área de interesse.

Se, nessa área, assim como em outras, quantidade não é necessariamente sinônimo de qualidade, é provável que o número crescente de publicações tratando de problemas psicopatológicos de jovens reflita a convergência de fatores conceituais e metodológicos. No aspecto conceitual, pesquisadores, clínicos e, mais amplamente, poder público constatam com frequência que:

- ao contrário do que se acreditou por muito tempo, os problemas de saúde mental perturbam o funcionamento adaptativo das crianças e dos adolescentes tanto quanto o dos adultos, limitando seu desenvolvimento social, afetivo, cognitivo e comportamental, assim como seu progresso escolar e, mais tarde, profissional;
- os transtornos psicopatológicos são, em geral, comórbidos, isto é, manifestam-se simultaneamente na mesma criança ou no mesmo adolescente, complicando suas dificuldades e, muitas vezes, retardando seus progressos; por exemplo, as crianças que sofrem de um transtorno de ansiedade (ver Capítulo 9) em geral enfrentam também um transtorno de humor (ver Capítulo 8); e os adolescentes que sofrem de anorexia ou de bulimia em geral são também ansiosos (ver Capítulo 10);
- os transtornos psicopatológicos da infância e da adolescência, em sua maioria, são mais ou menos crônicos e têm repercussões negativas, às vezes importantes, na idade adulta, implicando custos humanos e financeiros consideráveis, além dos sofrimentos que causam;
- os transtornos psicopatológicos que só aparecem na idade adulta, em sua maioria, têm origens que remontam à infância ou à primeira infância, refletindo às vezes sofrimentos que ficaram sem resposta durante anos e que também implicam custos consideráveis;

- um melhor conhecimento dos transtornos psicopatológicos da infância e da adolescência deveria permitir a implantação de programas de prevenção ou de intervenção a fim de oferecer ajuda o mais cedo possível aos jovens em sofrimento e às suas famílias, pois, ainda hoje, a maior parte dos jovens que enfrentam problemas de saúde mental não é objeto de nenhum cuidado adaptado, e muitos deles acabam sendo identificados mais pelo sistema penal do que pelo sistema de saúde (Hinshaw e Cicchetti, 2000; Loeber e Farrington, 2000; Mash e Dozois, 2003).

No plano da metodologia, o crescimento exponencial das publicações tratando dos transtornos psicopatológicos dos jovens reflete pelo menos dois fatores:

- provenientes da América do Norte, da Austrália e da Nova Zelândia, assim como da Europa, um número considerável de **estudos longitudinais** de coortes infantis, iniciados nos anos de 1980, chegou à maturidade. Eles nos proporcionam, pela primeira vez, uma visão verdadeiramente desenvolvimental de vários transtornos e uma apreciação empiricamente fundamentada de sua natureza dinâmica e de sua evolução da primeira infância à idade adulta (ver Barkley, Fischer, Smallish e Fletcher, 2006; Garber, Keiley e Martin, 2002; Goodwin, Fergusson e Horwood, 2004; Moffitt, Caspi, Harrington e Milne, 2002; Nagin e Tremblay, 2001);
- dois **sistemas de classificação e de diagnóstico** são bastante utilizados hoje em dia, tanto na pesquisa como no trabalho clínico: a *Classificação Internacional dos Transtornos Mentais e dos Transtornos de Comportamento*, da Organização Mundial da Saúde, a CID 10 (OMS, 1992), e o *Manual Diagnóstico e Estatístico dos Transtornos Mentais*, da American Psychiatric Association, o DSM-IV (APA, 2000). Esses sistemas, cujas bases científicas também foram assentadas no início dos anos de 1980, facilitam bastante a acumulação dos conhecimentos na área da infância e da adolescência, proporcionando aos pesquisadores e aos clínicos ferramentas de comunicação que lhes permitem comparar seus trabalhos e assim se beneficiar mutuamente.

Apesar do interesse crescente que, sem dúvida, suscita, a psicopatologia da criança e do adolescente é um campo em que as perguntas ainda são mais numerosas que as respostas. Se hoje todos concordam, em linhas gerais, sobre a natureza das dificuldades sociais, afetivas, cognitivas e comportamentais que marcam o desenvolvimento de muitas crianças, ainda se sabe pouco sobre seus **sintomas** e sobre outras características específicas, sobre sua **comorbidade**, sua **epidemiologia**, sobre seu **curso de desenvolvimento** e sobre sua **etiologia**. Em outras palavras, ainda é difícil na atualidade responder a algumas questões aparentemente simples:

1. Quais são as principais características dos transtornos psicopatológicos observados durante a infância e a adolescência e, sobretudo, os sintomas que os distinguem uns dos outros?
2. Quais são as dificuldades que os acompanham e que, muitas vezes, os agravam?
3. Qual é a prevalência desses transtornos na população em geral e quais são os fatores que influenciam essa prevalência?
4. Como esses transtornos evoluem ao longo do tempo e quais são suas consequências, não apenas na infância e na adolescência, como também na idade adulta?

5. Quais são os fatores que explicam a origem desses transtornos e, em muitos casos, sua permanência?

Isso significa, na verdade, que, quando se depara com um dos muitos transtornos que afetam as crianças e os adolescentes, nem sempre se tem condições de responder com clareza a estas cinco perguntas fundamentais: do que se trata? Quais são as dificuldades que acompanham e geralmente agravam o transtorno em questão? Quantas crianças são afetadas, em média, por esse transtorno? Como ele evolui? E de onde ele vem? De fato, várias razões explicam o fato de essas perguntas, de maneira geral, continuarem sem resposta. Consideradas em seu conjunto, essas razões traçam a evolução dos conhecimentos no campo da psicopatologia da criança e do adolescente.

## A EVOLUÇÃO DOS CONHECIMENTOS

### A descoberta da infância

Se as crianças são uma realidade tão antiga quanto a humanidade, a infância é uma descoberta muito mais recente. Até o século XIX, as sociedades ocidentais consideravam as crianças como pequenos adultos e as tratavam como tal, e não como pessoas com competências e necessidades sociais, afetivas e cognitivas específicas que evoluem de modo rápido à medida que elas se desenvolvem. O investimento afetivo e econômico dos pais em seus filhos, embora considerável nas sociedades atuais, é um fenômeno recente (ver Figura 1.1). De fato, durante séculos, esse investimento foi muito limitado. Muitas crianças morriam nos primeiros anos de vida, e as que sobreviviam raramente eram educadas, pois, desde muito jovens, tinham responsabilidades na organização social e na sobrevivência econômica da família e da comunidade. As crianças que eram incapazes de cumprir essas responsabilidades ou que não o faziam de maneira satisfatória eram, muitas vezes, abandonadas, punidas com severidade (ou maltratadas), encarceradas ou mesmo eliminadas. Muitas delas eram "loucas" ou "retardadas", para utilizar os termos da época: crianças que hoje em dia, muito provavelmente, responderiam aos

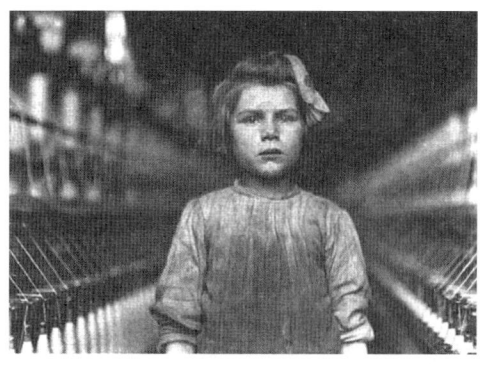 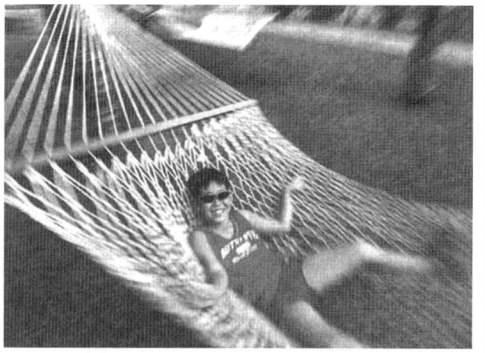

**FIGURA 1.1** Nos países ocidentais, houve exploração do trabalho das crianças por muito tempo, enquanto hoje muitas são mimadas.
Lewis Mills, fotógrafo, 1909. Library of Congress, Prints e Photographs Division, National Child Labor Committee Collection, reprodução no LC-DIG-nclc-01583.

critérios de um ou de vários transtornos considerados nesta obra. Se elas foram rejeitadas por muito tempo, não era só por crueldade, mas, em geral, por causarem medo. A Igreja via nelas o sinal de uma possessão demoníaca que, por um efeito de contágio maléfico, só podia atrair a má sorte para quem cuidasse delas. Por isso, os "tratamentos" que lhes eram reservados então eram quase sempre maus-tratos: as crianças "possuídas" eram frequentemente espancadas e, às vezes, eliminadas para expulsar os demônios que as habitavam.

Na Idade Média, enquanto a Igreja maltratava os "loucos" e os "retardados", considerados como representantes do mal, os Irmãos da Misericórdia abrem os primeiros asilos. E, no século XVII, São Vicente de Paula acolhe crianças abandonadas em uma instituição criada por ele para esse fim. É a partir dessa época que, de forma progressiva, sob a influência de filósofos como Locke (1632-1704) e Rousseau (1712-1778), de educadores como Pestalozzi (1746-1827) e de médicos como Itard (1775-1838) e Séguin (1812-1880), os séculos XVIII e XIX verdadeiramente "descobrem" as crianças pela primeira vez e reservam-lhes pouco a pouco uma sorte mais favorável que a que tiveram no passado. No contexto de certo bem-estar econômico ligado à revolução industrial e de muitos progressos realizados na área médica, várias medidas legais foram adotadas em diferentes sociedades para regulamentar o trabalho das crianças e limitar os excessos mais evidentes. As crianças estavam também entre os primeiros a se beneficiar de campanhas sistemáticas de vacinação e de higiene pública. A escolaridade obrigatória foi introduzida em diversos países ao longo da segunda metade do século XIX. Por exemplo:

- Suécia, 1842;
- Noruega, 1867;
- Suíça, 1874;
- Itália, 1879;
- França, 1882;
- Bélgica, 1886;
- Estados Unidos, entre 1852 (em Massachusetts) e 1918 (no Mississipi).

O esforço monumental dessa empresa sem precedente evidencia a importância das **diferenças individuais** no processo educativo e oferece, desse modo, pela primeira vez em escala social, uma melhor compreensão das capacidades e das necessidades específicas das crianças, assim como das vulnerabilidades e dos limites de algumas delas.

Embora esses desenvolvimentos representem incontestavelmente progressos importantes, eles têm pouco impacto imediato na psicopatologia que emerge pouco a pouco da medicina. Até o início do século XX, as obras que tratam das diversas psicopatologias reconhecidas geralmente dão muito mais ênfase aos adultos que às crianças. Podem-se destacar algumas exceções – como o tratado de Paul Moreau de Tours (1888), intitulado *La Folie chez les enfants* (A loucura nas crianças) – mas elas são raras. Uma consequência importante da ênfase dada à psicopatologia adulta, que ainda influencia o estado atual dos conhecimentos, é que esse âmbito de pesquisa ignorou por completo, nos seus primórdios, o aspecto desenvolvimental dos transtornos de natureza psicopatológica. Tipicamente, a maior parte dos modelos etiológicos desenvolvidos ao longo do século XX teve como base trabalhos realizados com adultos, algumas vezes generalizados mais tarde às crianças. No entanto, na maior parte dos casos, essas generalizações são inadequadas. De um lado, elas não se basearam em estudos prospectivos de crianças acompanhadas até a idade adulta e refletem pouco – ou não refletem – as mudanças consideráveis que seguem o desenvolvimento social, afetivo, cognitivo e comportamental de crianças afetadas por um transtorno psicopatológico; de outro lado, essas generalizações são limitadas pelo fato de ainda se conhecer pouco sobre os elementos-chave desse desenvolvimento nas crianças sem dificuldade e de, portanto, ser difícil estabelecer uma distinção clara entre o normativo e o patológico.

## Conflitos teóricos e limitações metodológicas

Ainda que os primeiros psicólogos e psiquiatras modernos – Binet, Freud, Watson e outros – reconheçam a importância de estudar os transtornos psicopatológicos de crianças e adolescentes como tais, esse estudo progride lentamente. De fato, ao longo do século XX, o desenvolvimento de conhecimentos sistemáticos nesse campo é sempre freado por debates teóricos prolongados, frequentemente estéreis, e por uma ausência espantosa de pesquisas científicas. De maneira característica – ao contrário do que se faz desde o início do século passado em biologia e em medicina, por exemplo –, pesquisadores e clínicos costumam responder às questões fundamentais levantadas apenas com base em considerações teóricas. Assim, a psicopatologia da criança e do adolescente distingue-se menos por estudos sistemáticos de crianças e adolescentes confrontados com dificuldades de adaptação do que por conflitos teóricos, primeiramente entre as **abordagens psicanalíticas** e **comportamentais** e, hoje em dia, entre as **abordagens comportamentais**, **cognitivo-comportamentais** e **biológicas**. Esses conflitos raras vezes contribuem para o avanço dos conhecimentos, em primeiro lugar, porque os protagonistas não compartilham os mesmos pressupostos epidemiológicos e porque, em geral, defendem suas posições com um zelo quase religioso; em segundo lugar, porque

nem sempre dispõem de dados científicos que lhes permitam fundamentar suas conclusões. Assim, por exemplo, o estudo sistemático de fenômenos depressivos e de transtornos de humor em crianças e adolescentes (ver Capítulo 8) só começou, na verdade, ao longo dos anos de 1970, de um lado, porque vários teóricos de filiação psicanalítica afirmaram por muito tempo que esses transtornos eram raros ou até impossíveis antes da idade adulta, e, de outro lado, porque a natureza interiorizada dos fenômenos depressivos não se presta a uma abordagem comportamental tradicional.

De maneira mais geral, durante quase um século, inúmeros relatórios clínicos atribuíram a maior parte das psicopatologias da criança e do adolescente à influência doentia de mães más. Esses relatórios, muitas vezes, mas não de forma exclusiva, de orientação psicanalítica, postulavam que essas mães tinham problemas de saúde mental. Ainda que, sem dúvida nenhuma, a relação mãe-filho tenha um papel importante na etiologia de certos transtornos psicopatológicos, responsabilizar as mães sistematicamente por eles não tem fundamento científico e só faz acrescentar sofrimentos inúteis e evitáveis a uma situação sempre penosa para a família. Como destacaremos em vários momentos, o erro fundamental desses relatórios é que eles ignoram, de um lado, o fato de que os fenômenos complexos costumam ter causas múltiplas que não são sempre as mesmas em todos os casos, e, de outro lado, o fato de que pais e filhos se influenciam mutuamente e de que as dificuldades de uns nunca explicam por si só as dos outros.

Por fim, diversas dificuldades observadas regularmente nas crianças, como os atrasos de linguagem, as crises de cólera, o medo, a angústia e a enurese, nem sempre são objeto de pesquisas sistemáticas porque, durante muito tempo, foram consideradas como fenômenos normais ou passageiros, como "fases" de desenvolvimento que tendem a desaparecer com o avançar da idade. Ainda que certas dificuldades afetivas e comportamentais da primeira infância e da segunda infância* geralmente melhorem com o tempo, diferentes estudos longitudinais mostram que, em certos casos, elas persistem por muitos anos, não porque os sintomas da criança permaneçam mais ou menos idênticos quando ela cresce, mas porque esses sintomas evoluem de maneira complexa e, ao longo do tempo, definem um curso de desenvolvimento de natureza patológica. Assim, por exemplo, as crises de cólera frequentes e as agressões que elas acarretam só se atenuam em uma pequena minoria de crianças, e várias pesquisas longitudinais permitem estabelecer características afins nas condutas agressivas repetidas da primeira infância à idade adulta (ver Capítulo 7).

Se diversos debates e pressupostos teóricos frearam incontestavelmente a conquista de informações no campo da psicopatologia da criança e do adolescente, o mesmo ocorre com muitas limitações metodológicas de pesquisas disponíveis. Em geral, uma leitura mesmo superficial de trabalhos que abordam um transtorno específico revela que os dados científicos reportados podem ser difíceis de interpretar, até porque costumam ter limitações metodológicas importantes. Por exemplo, muitos estudos:

- baseiam-se em amostras clínicas não representativas da população em geral. Visto que as crianças submetidas a cuidados clínicos apresentam, em média, mais dificuldades que as apresentadas por seus pares que têm de enfrentar sem ajuda um transtorno semelhante, as conclusões tiradas de uma amostra clínica podem ser muito diferentes daquelas obtidas a partir de uma amostra comunitária;
- baseiam-se em amostras cujas dificuldades são definidas em termos imprecisos. Por exemplo, várias pesquisas falam sobre crianças ansiosas ou depressivas, ou às voltas com problemas de comportamento, sem precisar a natureza, a frequência ou a gravidade de suas dificuldades, conduzindo, assim, mais uma vez, a conclusões diferentes de um estudo a outro;
- não dispõem de grupos de comparação ou de grupos-controle que permitam estabelecer um paralelo entre crianças (ou seus pais) que sofrem de um transtorno específico e crianças (ou seus pais) que sofrem de um outro transtorno ou crianças sem dificuldade. Por exemplo, os estudos clínicos que por muito tempo apontaram as mães de crianças autistas como responsáveis por esse transtorno, na maior parte dos casos, jamais compararam essas mães com as de outras crianças. As pesquisas que adotaram esse procedimento mostram que as mães de crianças autistas são muito parecidas com as outras mães e que, quando as primeiras têm problemas de saúde mental, suas dificuldades são provavelmente tanto a consequência quanto a causa do transtorno de seu filho (ver Capítulo 3);
- utilizam instrumentos de avaliação não validados, tornando as comparações difíceis ou impossíveis de um estudo a outro. Em qualquer trabalho de avaliação, o instrumento utilizado desempenha um papel essencial e, às vezes, explica o fato de duas pesquisas

---
* N. de R.T. Os Tratados de Pediatria consideram a primeira infância como o período compreendido entre 0 e 3 anos; a segunda infância, como período pré-escolar, e a terceira infância, como o período escolar, com término entre 10 e 11 anos quando se iniciaria a adolescência.

tratando de um mesmo tema chegarem a conclusões diferentes;
- apoiam-se em uma única fonte de informação (por exemplo, a criança, seus pais ou seu professor) e, com isso, ignoram os diferentes pontos de vista dessas pessoas e o fato de as dificuldades da criança variarem bastante de um contexto a outro. Por exemplo, no transtorno de déficit de atenção/hiperatividade (TDAH), quando se apoia em dados obtidos apenas junto aos pais, as crianças identificadas têm geralmente um transtorno de gravidade média, mas acompanhado de um nível elevado de sintomas de oposição e de provocação, enquanto os dados provenientes dos professores identificam, em geral, crianças com um transtorno mais grave, mas não necessariamente ligado a sintomas de oposição (ver Capítulo 6);
- ou, ainda, não consideram variáveis importantes (desenvolvimentais, sociais, culturais, por exemplo) que poderiam influenciar a natureza ou a gravidade das dificuldades observadas. Por exemplo, na cultura chinesa, em que a magreza é menos importante que nos países ocidentais e em que o ideal de beleza dá mais ênfase ao rosto do que ao corpo, as perturbações da percepção do corpo são raras, e a acne, mais do que o excesso de peso, geralmente precipita os transtornos de condutas alimentares, como a anorexia e a bulimia (ver Capítulo 10).

Assim, ao surgirem diferenças de um grupo ou de um trabalho a outro, sua importância nem sempre pode ser estabelecida, pois, em geral, é difícil saber se tais diferenças representam uma característica da psicopatologia estudada ou se refletem apenas a metodologia utilizada. Ao longo desta obra, destacaremos essas dificuldades de interpretação quando elas forem evidentes.

### Além da própria criança: considerações políticas, sociais e filosóficas

Se o estudo da psicopatologia avançou mais lentamente em relação às crianças e aos adolescentes e menos aos adultos, isso ocorreu também por diversas razões políticas, sociais e filosóficas. As crianças não têm condições de influenciar a maneira como são vistas e tratadas pelos adultos; seu poder político, sua "voz", é quase inexistente. Frequentemente, a ocorrência dos maus-tratos ilustra de forma triste essa situação de fato. Embora nos dias de hoje a legislação das sociedades industrializadas supostamente proteja as crianças da negligência e dos maus-tratos mais perniciosos, ela só é eficaz na medida em que os adultos em posição de poder zelam por seu respeito. O mesmo ocorre na psicopatologia. São os adultos que determinam se o comportamento de crianças à sua volta é ou não uma fonte de preocupação, e assim é definido – na família, na escola, no bairro e em outros âmbitos – o que distingue o patológico do normativo. Essa situação tende a frear a busca por novos conhecimentos, seja porque a maior parte dos estudos nessa área requer a colaboração de várias pessoas além da própria criança, seja porque, tradicionalmente, as pesquisas relacionadas à família ou à escola foram vistas com desconfiança por muitos pais e por muitos professores que percebem esse trabalho como uma intromissão em seus assuntos.

Por fim, a conquista de novos conhecimentos foi bastante lenta no estudo da psicopatologia da criança e do adolescente, em parte, porque alguns afirmam que os conhecimentos nesse campo são falsos – visto que todo ser humano é único – e porque outros temem que eles sirvam apenas para subjugar pessoas particularmente vulneráveis e garantir que a maioria delas desenvolva-se e comporte-se "normalmente". Se tais críticas são compreensíveis, elas nos parecem, assim como outras (por exemplo, Beillerot, 1996), não ter fundamento em uma perspectiva científica. De um lado, as pesquisas mencionadas nesta obra ilustram com clareza que conhecimentos sistemáticos são possíveis, mesmo reconhecendo que toda criança segue um curso de desenvolvimento específico. Esses conhecimentos estão na base de qualquer abordagem científica dos transtornos psicopatológicos da infância e da adolescência, uma abordagem que, embora reconheça a individualidade de cada pessoa, permite constatar que existem semelhanças, muitas vezes, marcantes na maneira como as dificuldades de adaptação de várias crianças desenvolvem-se e evoluem. De outro lado, as pessoas que procuram subjugar seus semelhantes não têm jamais necessidade de conhecimentos sistemáticos de natureza científica para perseguir seu propósito (ver Capítulo 3). É evidente que no que se refere à psicopatologia, como em qualquer outro campo científico, os conhecimentos podem servir para controlar os seres humanos e para limitar suas liberdades, sobretudo quando eles são particularmente vulneráveis. Isso é verdadeiro também para a ignorância. Portanto, postulamos que conhecimentos sistemáticos baseados em estudos rigorosos são preferíveis a pressupostos não verificados, e que as crianças e os adolescentes com dificuldades de adaptação importantes, assim como suas famílias, só têm a ganhar com a contribuição de pesquisas sistemáticas visando a entender as dificuldades e, se possível, superá-las. Bem compreendidos, esses conhecimentos permitem informar corretamente a criança e seus próximos, ajudá-los a escolher entre as intervenções que lhes são oferecidas e, mais ainda, dar-lhes esperança – não de ver todas as suas dificuldades desaparecerem e de levá-la a se tornar finalmente "normal", mas de ver a criança desenvolver-se no melhor de suas capacidades e no respeito à sua individualidade.

## MUDANÇAS RECENTES

Se, historicamente, as especulações e os pressupostos teóricos desempenharam um papel mais importante que as pesquisas sistemáticas em psicopatologia da criança e do adolescente, várias mudanças contribuem já há algum tempo para um melhor equilíbrio entre esses dois polos indispensáveis ao trabalho científico. Essas mudanças começaram nos anos de 1970 por esforços sistemáticos de definição, de classificação e de diagnóstico, pelo desenvolvimento de uma série de instrumentos de avaliação válidos e confiáveis e pela organização de estudos longitudinais de grande abrangência.

### Definição, classificação e diagnóstico

Nenhum trabalho científico avança sem uma descrição detalhada dos fenômenos sobre os quais ele se debruça, nem sem uma classificação sistemática desses fenômenos (Wallace, 1994, citado por Jensen e Hoagwood, 1997). Em suma, é essencial saber sobre o que se fala e fazê-lo de maneira precisa, ou seja, no que nos interessa aqui, dispor de uma **taxonomia**[*] dos transtornos psicopatológicos da infância e da adolescência. Os estudos clínicos mais científicos em psicopatologia começam no início do século XIX e voltam-se sobretudo para os adultos. Em 1801, Philippe Pinel publica um *Traité médico-philosophique sur la aliénation mental ou la manie*, no qual ele substitui uma abordagem indiferenciada da loucura por

---

[*] N. de R.T. Entendido por alguns como sistemática, consiste em um ramo do conhecimento que trata da classificação lógica e científica.

descrições de doenças diferentes. Essa primeira classificação distingue

- a melancolia (ou delírio parcial);
- a mania (ou delírio generalizado);
- a demência (ou enfraquecimento intelectual generalizado);
- a idiotia (ou ausência de capacidades intelectuais e de raciocínio).

O trabalho de Pinel contribuiu significativamente para a aceitação da existência de doenças mentais distintas e para a substituição dos maus-tratos a que se submetia então a maior parte das pessoas com um transtorno psicopatológico por cuidados mais humanos em um meio médico (ver Figura 1.2). Os esforços taxonômicos prosseguiram ao longo do século XIX (por exemplo, Kraepelin, 1883; Maudsley, 1867; Moreau, 1888), mas o primeiro sistema de classificação amplamente difundido, o DSM (*Manual Diagnóstico e Estatístico de Transtornos Mentais* da American Psychiatric Association) só aparece no início dos anos de 1950 (APA, 1952). Esse sistema, assim como o DSM-II, publicado 16 anos mais tarde (APA, 1968), terá um impacto muito limitado no campo da psicopatologia da criança e do adolescente. De um lado, essas classificações tratam, antes de tudo, da psicopatologia adulta e descrevem apenas um ou dois transtornos específicos à infância; de outro lado, essas classificações refletem uma orientação psicanalítica que não é compartilhada por diversos pesquisadores e clínicos e que se presta pouco a um diagnóstico válido e confiável de diversos transtornos manifestados por várias crianças, porque se baseia quase que exclusivamente em um julgamento clínico, e não

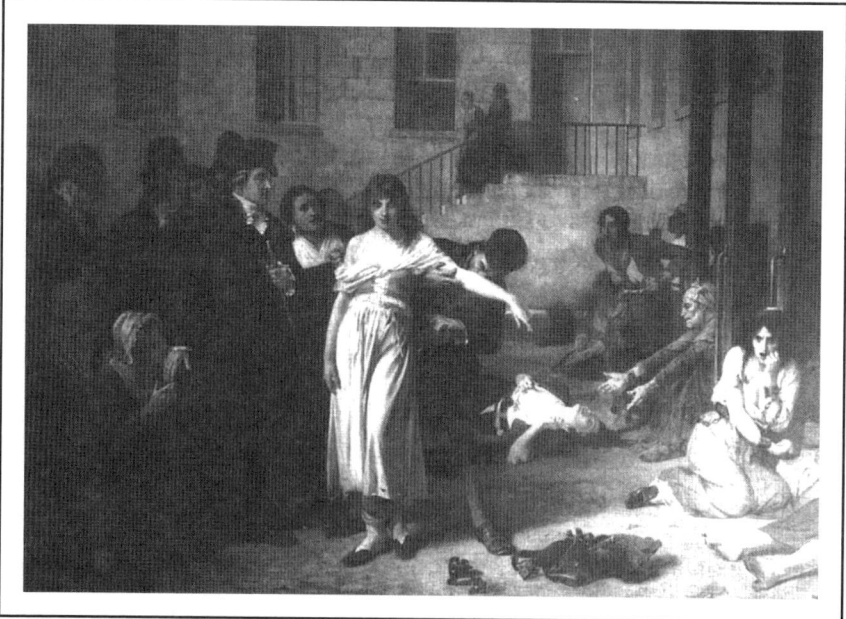

**FIGURA 1.2** Este quadro célebre de Tony Robert-Fleury presta homenagem a Philippe Pinel, que está no centro, à direita da mulher de branco, cuidando de pacientes ainda encarcerados na Salpêtrière em Paris. Pinel atuou como pioneiro na classificação das doenças mentais e em um tratamento humano de pessoas afetadas por elas.

Le docteur P. Pinel faisant tomber les chaînes des aliénés (Tony Robert-Fleury) (c) Photo RMN – ©Bulloz.

em observações detalhadas do comportamento de uma criança em diferentes contextos (Mash e Dozois, 2003).

A publicação do DSM-III (APA, 1980), assim como da CID-9 (*Classificação Internacional de Transtornos Mentais e de Transtornos de Comportamento* da Organização Mundial da Saúde; OMS, 1979), marca uma mudança de orientação fundamental na taxonomia dos transtornos psicopatológicos. Baseado, ao mesmo tempo, em diversas observações clínicas e – o que então é novo – em pesquisas clínicas sistemáticas, o DSM-III descreve vários transtornos manifestados tipicamente durante a infância ou a adolescência e "introduz muitas outras inovações metodológicas, entre as quais critérios diagnósticos explícitos, um sistema multiaxial (ver a seguir) e uma abordagem descritiva que procurava ser neutra no que se refere às teorias etiológicas" (APA, 2000). O DSM-III oferece assim, pela primeira vez, uma ferramenta de trabalho que permite aos pesquisadores e aos clínicos que atuam em psicopatologia da criança e do adolescente "falar" uma linguagem comum.

O DSM-III foi revisto alguns anos após seu lançamento (DSM-III-R; APA, 1987) e depois profundamente modificado em 1994 com a publicação do DSM-IV (APA, 1994), sempre com o objetivo de refletir melhor o estado dos conhecimentos e de incorporar críticas centradas, a maioria delas, na falta de precisão e na incoerência das descrições e dos critérios diagnósticos de diferentes transtornos recenseados, e na falta de confiabilidade do diagnóstico decorrente. Os editores do DSM-IV trabalharam em estreita colaboração com os editores da 10ª edição do sistema de classificação da Organização Mundial da Saúde, a CID-10 (OMS, 1992), de maneira a harmonizar esses dois sistemas à luz de vários estudos de validação realizados na América do Norte (por exemplo, Lahey, Loeber, Quay, Frek e Grimm, 1992) e na Europa (por exemplo, Prendergast et al., 1988; Rutter e Schopler, 1992), facilitando as pesquisas científicas no plano internacional. Por último, a American Psychiatric Association empreendeu uma revisão completa do texto do DSM-IV a partir de 1997. Esse trabalho levou à versão atual dessa classificação, o DSM-IV-TR, o *Texto revisado* (APA, 2000). Os critérios diagnósticos dos transtornos recenseados nessa edição são os mesmos citados na de 1992, mas "o trabalho consistiu em rever com cuidado o texto e em localizar erros ou omissões, e depois em fazer uma pesquisa sistemática e aprofundada da literatura relativa a dados relevantes publicados após 1992" (p. XXXIV).

A CID-10 e o DSM-IV, disponíveis em várias línguas, são os sistemas de classificação mais utilizados na atualidade, não tanto porque são os mais capazes de descrever os transtornos psicopatológicos da infância, da adolescência e da idade adulta, mas porque fornecem uma linguagem comum, sem a qual a comunicação e a aquisição de conhecimentos são quase impossíveis, sobretudo em uma escala internacional. Entretanto, é essencial destacar que esses sistemas ainda se encontram em plena evolução, e que as descrições e os critérios diagnósticos dos transtornos apresentados por eles serão, muito provavelmente, na maior parte dos casos, revistos ou reformulados à luz de vários estudos taxonômicos, epidemiológicos e desenvolvimentais em curso. É preciso assinalar, por último, que existe uma *Classificação Francesa de Transtornos Mentais da Infância e da Adolescência*, cuja última revisão data de 2000 (CFTMEA R-2000, Misès et al., 2000). Essa classificação, com ligações importantes com a CID-10, não será exposta, de um lado, porque ela raras vezes serve de referência para trabalhos de pesquisa e não é objeto de avaliações de sua validade e de sua confiabilidade; de outro lado, porque é muito menos utilizada que a CID-10 ou que o DSM-IV, mesmo na França.

## Uma abordagem multiaxial

Preconizada desde 1980 pelo DSM, a **abordagem multiaxial** permite descrever não apenas as dificuldades específicas de saúde mental de uma criança ou de um adolescente, mas também o contexto em que estas se manifestam. Como resume a Tabela 1.2, esse contexto é levado em conta apontando, em diferentes eixos diagnósticos, a natureza das dificuldades observadas, a presença de afecções médicas e/ou de fatores psicossociais e ambientais ligados a essas dificuldades, assim como o impacto geral destas últimas no funcionamento adaptativo da criança.

O Eixo I resume o ou os transtornos psicopatológicos cujos critérios diagnósticos são preenchidos pela criança, com exceção do retardo mental, que, quando está presente, é anotado no Eixo II. (Os transtornos da personalidade figuram também no Eixo II. Porém, como não podem ser diagnosticados em uma pessoa com menos de 18 anos, a não ser quando suas características estão presentes há pelo menos um ano, eles raramente figuram no quadro diagnóstico de uma criança ou de um adolescente.) As crises de cólera repetidas e os outros sintomas de oposição e de agressividade de Rachel, caso relatado no início deste capítulo, levaram a um diagnóstico do transtorno oposicional desafiante no Eixo I. Como suas capacidades intelectuais eram satisfatórias e seu comportamento não refletia um transtorno de personalidade, nenhum diagnóstico foi colocado no Eixo II.

O Eixo III permite destacar as afecções médicas gerais que acometem a criança e assim completar a avaliação a que ela foi submetida, as dificuldades de saúde mental e de saúde psíquica que tendem a se agravar mutuamente e que contribuem para um prognóstico, em geral, mais desfavorável do que na ausência de problemas médicos. O mesmo ocorre no Eixo IV, no qual se registram os problemas psicossociais e ambientais ligados ao diagnóstico com chances de influenciar o prognóstico, assim como o tratamento visado. Esses problemas, evidentemente, são muitos. Durante a infância e a adolescência, as dificuldades apontadas com mais frequência nesse Eixo são:

- os problemas familiares: por exemplo, superproteção e/ou disciplina parental inadequada; conflito conjugal, divórcio, mudança e/ou novo casamen-

**TABELA 1.2** Os cinco eixos de classificação multiaxial do DSM-IV

|  | |
|---|---|
| Eixo I | Transtornos clínicos |
| | Outras situações que podem ser objeto de um exame clínico |
| Eixo II | Transtornos de personalidade |
| | Retardo mental |
| Eixo III | Afecções médicas gerais |
| Eixo IV | Problemas psicossociais e ambientais |
| Eixo V | Avaliação global do funcionamento |

Como assinalam os editores do DSM-IV, a utilização de um sistema multiaxial facilita uma avaliação sistemática e global não apenas da psicopatologia da criança ou do adolescente, como também das afecções médicas e/ou dos problemas psicossociais e ambientais que a acompanham. Esse sistema permite também quantificar o nível de funcionamento observado e, com isso, dá um aspecto dimensional à abordagem categorial do DSM-IV (APA, 2000).
American Psychiatric Association – DSM-IV-TR. *Manuel Diagnostique et Statistique des Troubles Mentaux*, 4e édition. Texte révisé (Washington DC, 2000). Tradução francesa por J.D. Guelfi et al., Masson, Paris, 2003.

to de um dos pais; negligência e/ou maus-tratos psíquicos, emocionais ou sexuais; falecimento e/ou problemas de saúde na família; precariedade e/ou problemas de moradia;
- os problemas sociais: por exemplo, rejeição social por parte dos colegas; pertencimento a uma gangue; racismo, discriminação e/ou problemas ligados à imigração; falecimento ou perda de um amigo;
- os problemas escolares: por exemplo, ambiente escolar inadequado; conflitos com os colegas de classe e/ou com os professores;
- os problemas jurídicos: por exemplo, detenção, prisão, denúncia penal, vitimização.

Por último, o Eixo V permite avaliar o nível de funcionamento global da criança e do adolescente em uma escala de 0 a 100: é a *Escala de Avaliação Global do Funcionamento* (escala GAS ou EGF), reproduzida na Tabela 1.3.

Ela reflete o funcionamento psicossocial, prevê dez níveis qualitativos distintos, e cada nível tem dois componentes: o primeiro correspondente à gravidade dos sintomas observados; o segundo, à capacidade de funcionamento. Rachel não tinha problemas de saúde física; portanto, nenhum diagnóstico foi destacado no Eixo III. Em compensação, diferentes problemas foram mencionados no Eixo IV: disciplina inadequada e, sobretudo, incoerência dos pais; falta de contatos positivos na escola, seja com colegas, seja com a professora. Rachel obteve um escore de 55 na escala EGF porque tanto seus sintomas como suas dificuldades sociais e escolares eram de intensidade média.

Para resumir:

"A utilização do sistema multiaxial facilita uma avaliação sistemática e global levando em conta diversos transtornos mentais, afecções médicas gerais, problemas psicossociais e ambientais, assim como o nível de funcionamento, o qual poderia ser mal avaliado se a atenção se centrasse unicamente na avaliação do problema manifesto. O formato oferecido pelo sistema multiaxial é adequado para a classificação e para a comunicação das informações clínicas, para captar sua complexidade e para descrever a heterogeneidade dos sujeitos que têm um mesmo diagnóstico. Além disso, o sistema multiaxial estipula a aplicação de um modelo biopsicossocial" (APA, 2000, p. 33). Esse modelo será apresentado detalhadamente mais adiante.

### Instrumentação

O desenvolvimento de sistemas de classificação e de diagnóstico é acompanhado desde os anos de 1970 de um estudo paralelo em relação à instrumentação, com o objetivo também de aumentar a **validade** e a **confiabilidade** (ou **fidelidade**) da pesquisa e do trabalho clínico. Muitos questionários, testes, muitas entrevistas estruturadas e diferentes sistemas de observação direta tornaram-se imediatamente disponíveis e, combinados em geral com uma ferramenta diagnóstica como o DSM, permitem, pela primeira vez, uma avaliação não apenas detalhada, como também sistemática de crianças com dificuldades de adaptação. Quando são preenchidos por diferentes pessoas, esses instrumentos oferecem perspectivas complementares sobre o funcionamento afetivo, cognitivo e social da criança. E, quando são padronizados, permitem comparar seu funcionamento ao de seus pares e determinar até que ponto esse funcionamento difere do que se observa em outras crianças. Recorrendo a diferentes fontes de informação (por exemplo, criança, pais, professor), em vez de confiar apenas em seu

**TABELA 1.3** A Escala de Avaliação Global do Funcionamento do DSM-IV

*Avaliar o funcionamento psicológico, social e profissional em um* continuum *hipotético indo da saúde mental à doença. Não considerar uma alteração do funcionamento decorrente de fatores limitantes de ordem psíquica ou ambiental.*

| | |
|---|---|
| 100<br>\|<br>91 | Nível superior do funcionamento em uma grande variedade de atividades. Jamais perde o controle pelos problemas encontrados. É procurado por outro em razão de suas inúmeras qualidades. Ausência de sintomas. |
| 90<br>\|<br>81 | **Sintomas ausentes ou mínimos** (por exemplo, leve ansiedade antes de uma prova), **funcionamento satisfatório em todos os âmbitos, interessado e envolvido em uma grande variedade de atividades, socialmente eficaz, em geral satisfeito com a vida, sem maiores problemas ou preocupações, a não ser os aborrecimentos do dia-a-dia** (por exemplo, conflito ocasional com membros da família). |
| 80<br>\|<br>71 | **Se existem sintomas, eles são transitórios, tratando-se de reações previsíveis a fatores de estresse** (por exemplo, dificuldades de concentração após uma briga familiar); **apenas uma alteração leve do funcionamento social, profissional ou escolar** (por exemplo, atraso temporário do trabalho escolar). |
| 70<br>\|<br>61 | **Alguns sintomas leves** (por exemplo, humor depressivo e insônia leve) **ou uma certa dificuldade no funcionamento social, profissional ou escolar** (por exemplo, cabular aula episodicamente ou roubar algo da família), **mas, de maneira geral, funciona razoavelmente bem e mantém várias relações interpessoais positivas.** |
| 60<br>\|<br>51 | **Sintomas de intensidade média** (por exemplo, embotamento afetivo, prolixidade circunlocutória, ataques de pânico) **ou dificuldades de intensidade média no funcionamento social, profissional ou escolar** (por exemplo, poucos amigos, conflitos com os colegas de classe ou com os companheiros de trabalho). |
| 50<br>\|<br>41 | **Sintomas importantes** (por exemplo, ideias suicidas, rituais obsessivos graves, roubos repetidos fora do ambiente familiar) **ou alteração importante do funcionamento social, profissional ou escolar** (por exemplo, ausência de amigos, incapacidade de manter um emprego). |
| 40<br>\|<br>31 | **Existência de uma certa alteração do sentido da realidade ou da comunicação** (por exemplo, discurso, às vezes, ilógico, obscuro ou inadequado) **ou deficiência importante em vários âmbitos, como o trabalho, a escola, as relações familiares, o julgamento, o pensamento ou o humor** (por exemplo, um homem deprimido evita os amigos, negligencia a família e é incapaz de trabalhar; uma criança bate com frequência em crianças menores que ela, mostra-se provocadora em casa e fracassa na escola). |
| 30<br>\|<br>21 | **O comportamento é sensivelmente influenciado por ideias delirantes ou por alucinações ou o indivíduo apresenta transtorno grave de comunicação ou de julgamento** (por exemplo, às vezes é incoerente, apresenta atos grosseiramente inadequados, preocupação suicida) **ou é incapaz de funcionar em quase todos os âmbitos** (por exemplo, fica na cama o dia inteiro, falta ao trabalho, afasta-se de amigos, ausenta-se do lar). |
| 20<br>\|<br>11 | **Existência de um certo perigo de auto ou heteroagressão** (por exemplo, tentativa de suicídio sem expectativa precisa da morte, violência frequente, excitação maníaca) **ou incapacidade de manter uma higiene corporal mínima** (por exemplo, suja-se de excrementos) **ou alteração grave da comunicação** (por exemplo, incoerência indiscutível ou mutismo). |
| 10<br>\|<br>1 | **Perigo persistente de auto ou heteroagressão grave** (por exemplo, acessos repetidos de violência) **ou incapacidade persistente de manter uma higiene corporal mínima ou gesto suicida com uma expectativa precisa da morte.** |
| 0 | Informação inadequada. |

American Psychiatric Association – DSM-IV-TR. *Manuel Diagnostique et Statistique des Troubles Mentaux*, 4ª édition. Texte révisé (Washington DC, 2000). Tradução francesa por J.D. Guelfi et al., Masson, Paris, 2003.

julgamento profissional, pesquisadores e clínicos diagnosticam um transtorno psicopatológico que reflete o comportamento infantil em diferentes contextos e em sintonia com diferentes pontos de vista, e que, por isso, seja talvez mais confiável. Ao avaliar a mesma criança várias vezes com a ajuda de instrumentos comparáveis, eles têm condições de traçar a evolução de seu funcionamento ao longo do tempo e de circunscrever suas dificuldades em um contexto desenvolvimental.

Em contrapartida, o rápido desenvolvimento de inúmeros instrumentos nem sempre foi sinônimo de qualidade. De fato, as propriedades psicométricas de muitos questionários e de outras formas de avaliação jamais foram estabelecidas ou, quando foram, mostraram-se inadequadas. As últimas décadas assistiram à publicação de pesquisas destinadas a estabelecer ou a comparar as características psicométricas de diversos instrumentos disponíveis no campo da psicopatologia da criança e do adolescente (por exemplo, Jensen et al., 1996) e a difundir esses instrumentos em várias línguas. É o caso do *Perfil socioafetivo* ou PSA, disponível em francês, em inglês e em espanhol (Dumas et al., 1997, 1998; LaFreniere e Dumas, 1995). De modo geral, esses trabalhos levaram progressivamente pesquisadores e clínicos a privilegiar os mais completos desses instrumentos – mencionaremos alguns ao longo desta obra – e a limitar aqueles que servem como referência na avaliação de transtornos. Esse desenvolvimento, assim como o dos sistemas de classificação e de diagnóstico, tem, na verdade, a vantagem de favorecer o surgimento de uma linguagem comum às diferentes linhas de pesquisa e de facilitar a comparação de suas conclusões, mesmo que, também nesse caso, esses instrumentos ainda sejam objeto de diversos estudos e continuem evoluindo.

### Exemplo de um instrumento padronizado: o Child Behavior Checklist

O instrumento mais utilizado em termos de pesquisa científica em psicopatologia da criança e do adolescente é o *Child Behavior Checklist* ou CBCL, também conhecido como *Escala de Achenbach* (Achenbach e Edelbrock, 1991). Disponível em várias línguas,* esse questionário é encontrado em três versões distintas para ser respondido ou pelo pai ou pela mãe ou por ambos, pelo professor e/ou pela criança (se ela tiver 11 anos ou mais). Cada versão compreende mais de cem enunciados breves, descrevendo diferentes comportamentos; a pessoa entrevistada deve responder se eles se aplicam à criança, escolhendo, para cada um deles, as proposições "não verdadeiro", "às vezes verdadeiro" ou "sempre verdadeiro". As crianças com um escore particularmente elevado nessa escala – em geral, um escore acima de 95% ou 98% das crianças que fazem parte da amostra de padronização sobre a qual o questionário foi escalonado – têm uma grande probabilidade de apresentar dificuldades afetivas ou comportamentais e, em muitos casos, um transtorno psicopatológico. Contudo, essa escala não é um instrumento diagnóstico e, por esse motivo, não pode ser suficiente por si só para estabelecer a presença de um transtorno.

O CBCL permite resumir as dificuldades de uma criança ou de um adolescente em dois fatores globais estabelecidos a partir de análises fatoriais de dados obtidos junto a diferentes amostras de padronização. O primeiro, um fator **problemas externalizantes** ou "ruidosos", reúne as dificuldades comportamentais (como o transtorno oposicional desafiante e o de déficit de atenção/hiperatividade; ver Capítulos 6 e 7); o segundo, um fator **problemas internalizantes** ou "surdos", agrupa dificuldades afetivas (como a ansiedade e a depressão; ver Capítulos 8 e 9). Por sua vez, cada um agrupa diferentes subescalas que permitem circunscrever com mais precisão os problemas mais característicos da criança e, quando o instrumento foi preenchido por duas ou mais pessoas, comparar as perspectivas em relação à natureza e à gravidade desses problemas. Um número considerável de trabalhos demonstra a validade e a

---
* N. de R.T. Inclusive em português.

confiabilidade do CBCL, assim como sua aplicabilidade no estudo do funcionamento adaptativo de crianças e adolescentes provenientes de diferentes países (por exemplo, Heubeck, 2000).

## Pesquisas longitudinais e epidemiológicas

Por último, deve-se destacar que os conhecimentos evoluíram rapidamente desde os anos de 1970, quadro esse que se mantém, em grande parte, graças a vários estudos longitudinais e epidemiológicos de qualidade realizados em diferentes países. Na esteira de trabalhos clássicos como os de McCord e McCord (1959), Robins (1966) e Thomas e Chess (1977), nos Estados Unidos, e de Rutter, Tizard e Whitmore (1970) e Richman, Stevenson e Graham (1975), na Grã-Bretanha, pesquisadores empreenderam estudos prospectivos de grande amplitude ao longo das últimas décadas, e alguns ainda prosseguem, enquanto outros chegam à maturidade. Quer se debrucem sobre a psicopatologia como um todo – o estudo longitudinal de Dunedin, na Nova Zelândia (por exemplo, Arseneault, Moffitt, Caspi, Taylor e Silva, 2000) ou o Ontario Child Health Study, no Canadá (Fleming, Boyle e Offord, 1993) – quer sobre um ou dois transtornos em particular – por exemplo, a hiperatividade (Barkley et al., 2006; ver Capítulo 6), os transtornos de comportamento (Tremblay, Pihl, Vitaro e Dobkin, 1999; ver Capítulo 7) ou a anorexia e a bulimia (Kotler, Cohen, Davies, Pine e Walsh, 2001; Stein, Wooley, Cooper e Fairburn, 1994; ver Capítulo 10), esses estudos esboçam um retrato muito mais rico e complexo das dificuldades afetivas, comportamentais, cognitivas e sociais que impedem o desenvolvimento de crianças do que um balanço diagnóstico. Se um tal balanço é necessário para estabelecer a natureza das dificuldades observadas e para compará-las às de outras crianças, qualquer trabalho diagnóstico fornece inevitavelmente uma imagem estatística, um "instantâneo" dessas dificuldades. Isso é também verdade, de maneira mais geral, para **estudos transversais** em psicopatologia, os quais proporcionam dados importantes, mas obtidos em um momento único e, portanto, difíceis de integrar em uma visão conjunta do desenvolvimento da criança. Ao contrário disso, uma perspectiva longitudinal permite traçar o curso de desenvolvimento da criança e estabelecer até que ponto ele difere do de crianças sem dificuldade, determinando, em diversos períodos de desenvolvimento, o impacto do transtorno delimitado em diferentes aspectos do funcionamento.

Na verdade, é impossível resumir em algumas linhas os resultados dos estudos longitudinais publicados, nem os trabalhos epidemiológicos que em geral os acompanham. Vários desses estudos serão descritos ao longo desta obra, de maneira a traçar, na medida do possível, as dimensões e a evolução do ou dos transtornos apresentados em cada capítulo. No entanto, deve-se assinalar que, tomados em seu conjunto, os dados epidemiológicos e longitudinais demonstram claramente – se é que é necessária uma demonstração – a amplitude e a estabilidade dos transtornos psicopatológicos da infância e da adolescência, assim como os custos que implicam.

Estima-se que atualmente, nos países industrializados, um índice igual ou superior a 10% de crianças e adolescentes preenchem os critérios diagnósticos de um transtorno psicopatológico crônico (Boyle et al., 1987; Cohen, Cohen e Brook, 1993; Rutter, 1989), ainda que a maior parte deles não receba cuidados específicos (Offord et al., 1987). Uma proporção semelhante ou até mais elevada de jovens manifesta um atraso desenvolvimental ou dificuldades comportamentais, cognitivas ou sociais acentuadas, sem que com isso sejam afetados por um transtorno no sentido diagnóstico do termo (Bird et al.). Esses índices costumam ser mais elevados entre crianças e adolescentes carentes expostos continuamente a diversas situações de vida bastante estressantes e em geral crônicas, como é o caso daqueles que são maltratados ou vítimas de discriminação, de racismo e de outras injustiças sociais (Mash e Dozois, 2003). Em geral, esses índices também aumentaram nos países industrializados nas últimas décadas, mas com mais força para certos transtornos (transtornos de comportamento, ver Capítulo 7; anorexia e bulimia, ver Capítulo 10) do que para outros (hiperatividade, ver Capítulo 6) (Collishaw, Maughan, Goodman e Pickles, 2004) – e é provável que estejam aumentando em escala mundial, de acordo com a Organização Mundial de Saúde (OMS, 2001).

Como mostraremos ao longo desta obra, essas taxas escondem diferenças epidemiológicas importantes, segundo

- a idade;
- o sexo;
- a situação socioeconômica;
- os vínculos étnicos e culturais;
- os critérios utilizados para definir a presença de um transtorno;
- as pessoas entrevistadas (criança, pais, outros membros da família, professores);
- os métodos de avaliação (entrevista clínica, testes psicológicos, questionários, observações da criança em casa e/ou na escola);
- a evolução das ideias e das atitudes sociais (a homossexualidade, considerada como um transtorno psicopatológico nas primeiras edições do DSM, atualmente não é mais).

Como mencionamos, por muito tempo considerou-se que importantes dificuldades de adaptação que afetavam as crianças representavam fases de desenvolvimento normais, pois a maioria tendia a desaparecer com o avançar da idade. A informação longitudinal, de modo geral, traça um retrato que vai ao encontro dessa noção (ver Mash e Dozois, 2003). É verdade que muitos sintomas que definem os transtornos psicopatológicos mais frequentes da infância e da adolescência desaparecem quando são avaliados de maneira pontual em uma fase específica de desenvolvimento. Isso é de fato verdade para os sintomas mais preocupantes da primeira infância e dos primeiros anos da vida escolar. Assim, por exemplo, as dificuldades de linguagem, as crises de provocação ou as angústias mais típicas por volta de 5 ou 6 anos evoluem rapidamente, de modo que é raro observar os mesmos sintomas dois ou três anos mais tarde, e mais raro ainda observá-los na adolescência. No entanto, os dados longitudinais mostram que, embora esse "desaparecimento dos sintomas" seja real, geralmente é ilusório, sobretudo quando as dificuldades observadas já com pouca idade são de intensidade média ou grave. De fato, com exceção de alguns transtornos cuja prevalência diminui bastante com a idade (enurese; ver Capítulo 11), as psicopatologias que afetam as crianças e os adolescentes costumam ser estáveis e geralmente crônicas, mesmo quando são cíclicas (transtorno depressivo maior; ver Capítulo 8). Isso ocorre não porque se constata uma homogeneidade de sintomas de uma fase de desenvolvimento a outra, mas porque esses sintomas evoluem e, ao longo do tempo, traçam um curso de desenvolvimento típico de cada transtorno, distinguindo a criança afetada de seus colegas sem dificuldades. Rutter, Kim-Cohen e Maughan (2006) falam em **continuidade heterotípica** para assinalar o fato de que, nas psicopatologias mais graves – por exemplo, o autismo (ver

Capítulo 3), a esquizofrenia infantil (ver Capítulo 4), os transtornos de comportamento (ver Capítulo 7), os transtornos de humor (ver Capítulo 8) –, essa trajetória progride de maneira previsível, ainda que, em geral, as manifestações do transtorno sofram transformações consideráveis da primeira infância à idade adulta.

Assim, os estudos de acompanhamento disponíveis apontam que a maior parte dos transtornos que se iniciam durante a infância tem repercussões às vezes importantes e prolongadas sobre o comportamento da criança e sobre o funcionamento afetivo, cognitivo e social, assim como tem um impacto negativo sobre as relações familiares, sociais e profissionais. Isso significa que essas consequências negativas podem persistir ao longo de toda a adolescência e, em certos casos, até a idade adulta – ainda que a maioria das dificuldades observadas durante a infância tenha desaparecido depois de muito tempo ou assumido outras formas (Barkley et al., 2006; Kratzer e Hodgins, 1997; Moffitt et al., 2002). No âmbito dos transtornos de comportamento, por exemplo, há, evidentemente, diferenças consideráveis entre a oposição e a provocação aos 3 anos, as brigas aos 7, a mentira e o roubo aos 10, o vandalismo e a crueldade aos 12, a violação aos 16 e o ataque à mão armada ou mesmo o homicídio aos 19. Contudo, várias pesquisas permitem, hoje em dia, identificar em certas pessoas um fio condutor nos comportamentos agressivos recorrentes na primeira infância até o final da adolescência (Nagin e Tremblay, 2001) e assim descrever um curso de desenvolvimento típico desses comportamentos, o qual, em certos casos particularmente graves, repete-se de uma geração a outra (Farrington, Lambert e West, 1998).

Por fim, os transtornos psicopatológicos da infância e da adolescência implicam custos que, embora não possam ser definidos com precisão, são exorbitantes, qualquer que seja o ponto de vista adotado:

- *custos humanos*, em termos de sofrimento, de fracassos, de rejeição e, às vezes, de maus-tratos que a criança tem de enfrentar, muitas vezes diariamente, na família, na escola e em outros lugares;
- *custos sociais*, em termos de desespero dos pais e da família, de perturbação na escola e na vivência social e, às vezes, de vitimização;
- *custos econômicos* ocasionados pelas múltiplas intervenções (familiar, médica, educativa, social ou jurídica) a que a criança geralmente é submetida, como também pelo fato de que ela raras vezes tem condições de contribuir para o bem-estar econômico e social de sua família quando as dificuldades persistem além da adolescência (OMS, 2004).

## OS TRANSTORNOS PSICOPATOLÓGICOS: CATEGORIAS, DIMENSÕES E CONSTRUÇÃO SOCIAL

### Duas abordagens complementares

Os pressupostos conceituais subjacentes aos esforços de classificação e de instrumentação em psicopatologia refletem duas abordagens complementares da saúde mental: uma **categorial** e uma **dimensional**. Os sistemas de classificação são de natureza categorial. Eles permitem determinar a presença ou a ausência de transtornos específicos definidos a partir de critérios diagnósticos claramente formulados. Ou seja, as crianças e os adolescentes que preenchem os critérios de um transtorno em particular têm esse transtorno; caso contrário, não o têm. Essa abordagem é essencialmente médica: pressupõe que cada transtorno psicopatológico compõe-se de sintomas específicos (ou **síndrome**) que permitem identificá-lo e classificá-lo corretamente. A abordagem categorial é muito útil para organizar os dados obtidos de diferentes fontes (criança, pais, professor) com a ajuda de métodos diferentes (entrevista, testes, questionários, observações), e para facilitar a comunicação entre pesquisadores e clínicos. Os resultados de pesquisas ou de exames clínicos incidindo sobre o autismo (ver Capítulo 3) são comparáveis quando os participantes têm características semelhantes e suas dificuldades foram avaliadas com a ajuda dos mesmos critérios diagnósticos, o que possibilita aos profissionais beneficiarem-se mutuamente de seu trabalho, apesar da distância e de outros obstáculos que frequentemente os separam. Do mesmo modo, uma abordagem categorial permite estimar o número de jovens com autismo em uma região específica e assim planejar, com base em dados objetivos, os serviços médicos, educativos e de saúde mental necessários para cuidar deles. É evidente que é difícil organizar esses serviços de maneira adequada na ausência de informações detalhadas a respeito da natureza e da prevalência de transtornos psicopatológicos que afetam as crianças e os adolescentes. Contudo, muitas vezes, é necessário ir além do diagnóstico e da epidemiologia de um transtorno; daí a importância de uma abordagem específica que permita quantificar as dificuldades observadas em um caso específico ou em uma população determinada, a fim de compará-las em termos de dificuldades de crianças e adolescentes afetados pelo mesmo transtorno.

Um exemplo simples ilustra esse ponto importante. Os transtornos de aprendizagem têm suas origens em vários déficits cognitivos e neurobiológicos (ver Capítulo 5), os quais têm como consequência diferentes dificuldades, como a identificação, a reprodução e a compreensão das letras e dos números, a pronúncia, a decodificação necessária à leitura e ao cálculo, a atenção e a memória. Em cada um desses aspectos, as dificuldades observadas são mais ou menos acentuadas: são leves ou médias em certas crianças e geralmente limitadas a apenas um ou dois aspectos, enquanto em outras são graves e evidentes em vários deles. Uma criança com dificuldades acentuadas de identificar as letras e os números, de prestar atenção e de lembrar o que aprende tem evidentemente uma maior probabilidade de apresentar um distúrbio de aprendizagem do que uma criança cujas dificuldades são menores e cuja concentração não é comprometida. Pesquisadores e clínicos especialistas em problemas de saúde mental em uma abordagem dimensional preocupam-se menos em determinar se uma criança tem um distúrbio particular do que em descrever suas competências e suas dificuldades. Essa abordagem tem a vantagem de evidenciar as diferenças individuais na psicopatologia e de mostrar que a maior parte dos problemas psicológicos da infância e da adolescência manifesta-se em um *continuum* de frequência e de intensidade. No entanto, sua desvantagem, é não indicar com clareza onde se encontra nesse *continuum* o limite da disfunção. Em outras palavras, em que ponto a falta de competências ou a debilidade torna-se um transtorno? Em que, por exemplo, os leitores lentos se distinguem daqueles que têm um transtorno específico de leitura? A resposta é importante não apenas para a definição desse transtorno, mas também para o desenvolvimento de serviços educativos e psicológicos de que necessitam os leitores com dificuldade. Um limite de disfunção relativamente baixo identificará, sem dúvida, uma quantidade enorme de crianças e rotulará algumas de maneira errada, enquanto um limite relativamente elevado não identificará muitas, e é provável que prive muitas outras de serviços especializados dos quais poderiam se beneficiar.

Nos dias de hoje, a maior parte dos pesquisadores e clínicos adota uma abordagem ao mesmo tempo categorial e dimensional, usufruindo as vantagens de cada uma a fim de fazer uma análise completa das dificuldades observadas. Em outras palavras, uma avaliação psicológica estabelece habitualmente o diagnóstico do ou dos transtornos cujos critérios são preenchidos pela criança ou pelo adolescente, mas explicita a natureza e a gravidade das dificuldades com a ajuda de uma avaliação dimensional. Na prática, isso significa que os profissionais preocupados em descrevê-las com precisão e em perceber seus desafios para o desenvolvimento e o tratamento da criança não baseiam suas conclusões unicamente em uma entrevista diagnóstica: também recorrem a testes psicológicos e/ou escalas de comportamento preenchidas por diferentes pessoas a fim de circunscrever a complexidade e as características peculiares das dificuldades observadas.

Este livro apresenta os transtornos psicopatológicos da infância e a da adolescência em termos semelhantes aos da CID-10 e do DSM-IV; ou seja, sua abordagem é categorial. Entretanto, essa escolha é unicamente descritiva, refletindo o fato de essa abordagem ser utilizada com muita frequência em psicopatologia e de muitas pesquisas apresentarem seus resultados em termos diagnósticos. Isso não implica de modo nenhum que ela seja preferível a uma dimensional. Na verdade, ambas coincidem a tal ponto, que seria inútil opô-las. O próprio DSM-IV utiliza-as em combinação uma com a outra, estipulando os critérios a preencher para que um diagnóstico possa ser estabelecido e fornecendo uma escala quantitativa que permita avaliar a gravidade dos sintomas observados e a capacidade de funcionamento – a *Escala de Avaliação Global do Funcionamento*, já mencionada. Além disso, existe hoje um número crescente de entrevistas diagnósticas estruturadas que combinam essas duas abordagens. Por exemplo, o DISC (*Diagnostic Interview for Children*) (Shaffer, Fisher, Lucas, Dulcan e Schwab-Stone, 2000) permite, mediante uma série de questões sistemáticas, fazer um diagnóstico válido e confiável, conforme os critérios do DSM-IV, levando em conta a frequência e a intensidade das dificuldades observadas e os limites que elas impõem ao desenvolvimento adaptativo da criança ou do adolescente.

## Uma construção social

Ainda que os problemas de saúde mental sejam classificados sob diferentes óticas nosológicas, reconhecemos que a linguagem comum oferecida pela CID-10 e pelo DSM-IV é bem mais uma construção social que a expressão formal de uma realidade objetiva. Essa construção não escapa aos julgamentos de valor ou às diferentes interpretações teóricas. Todo clínico prudente tem profunda consciência do fato de que a distinção entre o normativo e o patológico geralmente é difícil ou mesmo impossível de ser estabelecida, e que às vezes ele precisa tomar uma decisão, porque é esperada uma resposta dele, mesmo quando não a tem. Sem grande compaixão pelo psicólogo ou psiquiatra, o romancista americano Herman Melville (1891, p. 233) se indaga:

> Quem pode traçar, em um arco-íris, uma linha que marca o fim do tom violeta e o começo do tom laranja? A diferença de cor é muito clara, mas quem pode dizer qual o lugar exato em que um se torna o outro? O mesmo ocorre com a razão e com a loucura. Os casos graves são evidentes. Mas, em certos casos aparentemente menos graves, raros são aqueles que estão preparados para estender uma

linha demarcatória, a não ser alguns especialistas mediante pagamento... Em outras palavras, em certas situações, é quase impossível determinar se um ser humano é são de espírito ou se começa a não ser mais.

Mesmo quando se está seguro de que uma criança ou um adolescente tem dificuldades consideráveis, o diagnóstico não é necessariamente evidente. Um exemplo bastante conhecido de que um mesmo fenômeno clínico pode ser interpretado de diferentes maneiras provém da hipercinesia ou do que é chamado hoje de transtorno de déficit de atenção/hiperatividade (TDAH). Embora seus sintomas estejam estabelecidos, historicamente a hiperatividade foi muito mais diagnosticada na América do Norte do que na Europa, não tanto porque as crianças afetadas se comportem de forma distinta de um lado e de outro do Atlântico, mas porque suas dificuldades nem sempre são objeto da mesma interpretação em diferentes contextos sociais e culturais (Prendergast et al.; ver Capítulo 6).

Em princípio, dizer que uma criança sofre de TDAH ou de qualquer outro transtorno implica sempre um julgamento de valor: a criança não está "no nível", sejam quais forem as circunstâncias atenuantes invocadas ou os eufemismos utilizados para tentar limitar o impacto negativo de tal julgamento. Em qualquer idade, os transtornos psicopatológicos provocam sempre o temor, a incompreensão, a rejeição e a condenação do meio – sentimentos perversos que, para além da criança, costumam se estender à sua família, aos seus próximos e mesmo à sua comunidade. O perigo de todo sistema de classificação é levar à rotulação gratuita e perniciosa de certas pessoas, por exemplo, quando uma ou várias categorias nosológicas são aplicadas de maneira seletiva a crianças ou a adolescentes carentes ou pertencentes a grupos sociais ou étnicos rejeitados (Alarcon, 1995, citado por Jensen e Hoagwood, 1997; Dupree, Beale-Spencer e Bell, 1997). Ainda que esse perigo seja real em qualquer abordagem diagnóstica que ignore o contexto social e cultural no qual os comportamentos observados se manifestam (Cervantes e Arroyo, 1995; Yamamoto, Silva, Ferrari e Nukariya, 1997), sem dúvida seria ingênuo acreditar que, na ausência de sistemas de classificação, uma tal rotulação não existiria. Os seres humanos comparam-se constantemente uns com os outros e não esperaram a publicação da CID ou do DSM para concluir que alguns deles têm dificuldades de natureza psicopatológica e, mais particularmente, para imputar essas dificuldades aos membros carentes, rejeitados ou indesejáveis da sociedade. De fato, esses sistemas de classificação, ainda que sejam utilizados no espírito inerente à sua evolução, permitem evitar que uma criança ou um adolescente receba um diagnóstico arbitrário, estipulando de maneira precisa as condições que devem ser preenchidas antes que se possa estabelecer um diagnóstico.

## ORIENTAÇÃO DA OBRA

Esta obra oferece um levantamento detalhado e crítico dos conhecimentos científicos disponíveis no que tange aos transtornos psicopatológicos da infância e da adolescência. Esse levantamento é atual; isto é, os resultados dos vários estudos reportados aqui foram publicados, em sua maioria, nos últimos dez anos. Dado que a maior parte deles está disponível apenas em inglês, o livro dá acesso a uma literatura que muitos leitores de língua francesa conhecem pouco ou desconhecem. Mas os estudos disponíveis em francês também são recenseados e descritos, o que dá à obra uma perspectiva mais internacional que a maioria dos textos nesse campo.

Para cada transtorno estudado, a obra responde, na medida do possível, às cinco perguntas fundamentais levantadas anteriormente e, quando não dispõe de respostas precisas, apresenta os elementos estudados até agora, aponta as contradições regularmente observadas nos resultados das pesquisas publicadas e aponta as dificuldades e os desafios com que pesquisadores e clínicos se veem confrontados. Seguindo essas perguntas, os capítulos são organizados de maneira semelhante (a Tabela 1.4 descreve essa organização).

Tornando uma informação levantada comparável de um transtorno a outro, essa organização facilita a leitura de quem deseja ler a obra na íntegra, assim como permite que o leitor interessado em um tema em especial (por exemplo, a epidemiologia) tenha acesso a ele com facilidade. Cada capítulo ilustra ainda a fenomenologia complexa e a vivência desses transtornos com a ajuda de estudos de caso que permitem perceber o impacto considerável e suas consequências relevantes sobre o desenvolvimento e o funcionamento como um todo. O autor trabalhou pessoalmente com a maior parte das crianças e dos adolescentes que são objeto desses estudos, além de pais e professores.

O leitor perceberá que a obra não arrola as diferentes abordagens terapêuticas desenvolvidas para prestar ajuda às crianças e aos adolescentes (e às suas famílias) que apresentam um transtorno psicopatológico. Assim, embora alguns tratamentos sejam mencionados, não respondemos à pergunta que se coloca inevitavelmente sempre que pais, professores ou interventores se veem diante de uma criança ou de um adolescente em dificuldade: o que fazer? Optamos por não respondê-la, porque essa pergunta é importante demais, a nosso ver, para ser tratada em algumas páginas em cada capítulo: ela mereceria por si só um outro volume.

Em cada capítulo, o leitor reconhecerá três perspectivas complementares – descritiva, desenvolvimental e relacional – que definem a abordagem teórica da obra, a qual reflete essencialmente os postulados da **psicopatologia desenvolvimental** (Cicchetti e Rogosch, 2002; Hinde, 1992; Mash e Dozois, 2003), que hoje desempenha um papel-chave no estudo científico dos transtornos psicopatológicos da infância e da adolescência.

**TABELA 1.4** Organização de cada capítulo conforme as questões fundamentais da psicopatologia da criança e do adolescente

| QUESTÕES FUNDAMENTAIS | ORGANIZAÇÃO DE CADA CAPÍTULO |
|---|---|
| Do que se trata? Qual é a natureza do transtorno? | Introdução<br>Visão histórica<br>Considerações diagnósticas e desenvolvimentais<br>Definições, critérios diagnósticos e características essenciais<br>Validade científica |
| Quais são as dificuldades que acompanham e geralmente agravam o transtorno em questão? | Outras características e transtornos associados |
| Quantas crianças em média são afetadas por esse transtorno? | Epidemiologia |
| Como ele evolui? | Curso do desenvolvimento e prognósticos |
| Quais são suas origens? | Etiologia |

## Uma perspectiva descritiva

Em uma abordagem científica, não se tem a compreensão aprofundada de um fenômeno, qualquer que seja, sem uma descrição detalhada de suas características fundamentais. Como assinalado anteriormente, todas as descrições dos transtornos que apresentamos se baseiam na CID-10 e no DSM-IV, não porque as descrições por eles fornecidas sejam necessariamente as mais adequadas ou as mais completas, mas porque servem hoje de linguagem comum a um número crescente de pesquisadores – a qual permite avaliar e comparar os resultados de diferentes pesquisas e assim estabelecer os parâmetros de cada um desses transtornos, descrevendo suas manifestações em variados contextos sociais e culturais.

Embora, em cada capítulo, nossa apresentação comece por uma descrição detalhada do ou dos transtornos com a ajuda da CID-10 e do DSM-IV, temos consciência, assim como os editores desses dois sistemas (APA, 1994; OMS, 1992; Frances, Pincus, Widiger, Davis e First, 1994; Jensen e Hoagwood, 1997), de que essas classificações são esboços imperfeitos e temporários. A psicopatologia da criança e do adolescente evolui constantemente, e é claro que as classificações que servem de linguagem comum deverão ser revisadas e, no caso de certos transtornos, inteiramente reformuladas em breve. Destacaremos esse fato em diversos momentos ao longo desta obra. Como assinala Achenbach (1993), não é porque um transtorno tem um nome hoje em um sistema de classificação que ele existe realmente ou, pela mesma lógica, não é porque um outro transtorno não é descrito que ele não existe. Em outras palavras, utilizamos a CID-10 e o DSM-IV unicamente como ferramentas de trabalho e os criticamos várias vezes à luz de pesquisas científicas levantadas.

Dois elementos-chave da abordagem descritiva desta obra são os conceitos de **fatores de risco e de proteção**, de um lado, e o **modelo biopsicossocial**, de outro. Esses conceitos são amplamente utilizados para explicar as origens e a evolução dos problemas de saúde mental, além de responder a duas perguntas essenciais nesse campo: "De onde vêm os problemas?" e "Como eles evoluem?".

### Fatores de risco e de proteção

As explicações sobre as origens dos transtornos psicopatológicos da infância e da adolescência são muitas, tanto entre profissionais da psicologia clínica, da psiquiatria e da educação quanto entre o grande público. De fato, cada um parece ter sua explicação favorita. Em termos de problemas do comportamento, por exemplo, alguns estão convencidos de que se deve culpar a omissão dos pais; outros, as salas de aula superlotadas onde os professores não têm mais vontade de trabalhar; outros ainda afirmam que as crianças agressivas e violentas provêm de "sementes ruins", porque seus pais têm várias dificuldades ou porque são apenas um reflexo de uma sociedade também violenta e sem limites. Todas essas explicações são tão interessantes quanto incompletas.

Os dados científicos são unânimes em mostrar que *não existe um fator que, por si só, explique o porquê de certos jovens desenvolverem problemas de saúde mental*. Isso significa que, como qualquer outro fenômeno complexo, eles não têm uma explicação simples e única. Vejamos o exemplo de acidentes de trânsito. O excesso de velocidade, o álcool, o cansaço e o mau tempo são fatores de risco que não causam esses acidentes, mas que aumentam sua probabilidade de ocorrer, às vezes o bastante para que virem realidade. Do mesmo modo, o uso do cinto de segurança, os limites de velocidade e uma boa sinalização são fatores de proteção que não impedem acidentes, mas que diminuem sua probabilidade (ou sua gravidade). A pesquisa isolou alguns fatores de risco pessoais, familiares, sociais e culturais que aumentam a probabilidade de transtornos de comportamento, por exemplo, mas que nem por isso os causam sempre (ver Capítulo 7). Entre eles, encontram-se a imprudência e a impulsividade na criança ainda pequena, a disciplina inadequada imposta pelos pais e a pobreza. Alguns trabalhos ilustram os fatores que serão objeto de uma apresentação muito mais detalhada ao longo desta obra.

Um estudo longitudinal de mais de 2.400 crianças australianas, avaliadas pela primeira vez entre 4 e 8 meses até os 8 anos de idade, relata que as impulsivas desde a primeira infância corriam um risco acentuado de ter problemas de comportamento mais tarde. Era o caso, sobretudo, dos filhos criados em famílias sem uma disciplina clara ou com dificuldades financeiras (Sanson, Smart, Prior e Oberklaid, 1993). A importância da disciplina imposta pelos pais também se destaca nos trabalhos de nossa equipe de pesquisa. Foi apontado, por exemplo, que, em situação de controle, a relação de força entre crianças agressivas e violentas e suas mães geralmente favorece a criança: esta recorre sempre a diversos comportamentos perturbadores para conseguir o que quer, enquanto a mãe é incoerente e impõe limites ineficazes, sobretudo aos comportamentos mais negativos da família (Dumas, LaFreniere e Serketich, 1995). Por último, sabe-se que a delinquência e a violência são frequentes no meio urbano, principalmente nos bairros pobres, e que as crianças que neles vivem correm um risco maior não só de desenvolver esses problemas, mas também de desenvolvê-los mais cedo que seus pares menos carentes (Kupersmidt, Griesler, DeRosier, Patterson e Davis, 1995). Em contrapartida, os efeitos nefastos desses fatores de risco são mitigados, às vezes, por fatores de proteção, como um bom rendimento escolar ou a presença de um adulto de referência quando os pais falham.

Um acompanhamento detalhado de cerca de 400 meninos de um subúrbio londrino ilustra a noção probabilística de risco na origem e na evolução dos transtornos psicopatológicos. Essa pesquisa examinou cinco fatores – competências intelectuais fracas, disciplina inadequada imposta pelos pais, precedente judicial do pai ou da mãe ou de ambos, pobreza e família com muitos filhos – e mostrou que quanto mais esses meninos eram expostos a esses fatores de risco entre 8 e 10 anos, maior era a probabilidade de que cometessem um ou vários atos violentos durante a adolescência. Como ilustra a Figura 1.3, apenas 3% dos meninos que não se enquadravam em nenhum desses cinco fatores de risco haviam cometido tais atos, contra 8% dos que se enquadravam em um, 15% em dois ou três e 31% em quatro ou cinco (Farrington, 1997). Outros estudos longitudinais relatam resultados semelhantes (Shaw, Winslow, Owens e Hood, 1998).

De modo geral, quanto maior a incidência de fatores de risco e quanto menores forem os índices de fatores de proteção, maiores serão as chances de que um transtorno desenvolva-se e, uma vez estabelecido, de que se prolongue mesmo com uma intervenção. Nós mesmos chegamos a mesma conclusão em relação a esse último ponto em um acompanhamento de 67 famílias tendo um filho agressivo com o qual participaram de uma intervenção psicossocial (Dumas e Wahler, 1983). Esse estudo examinou seis fatores de risco: renda familiar baixa, baixa escolaridade materna, estrutura familiar monoparental, família com muitos filhos, residência em um bairro pobre e intervenção do serviço de proteção da juventude. A Figura 1.4 aponta que, um ano após o final da intervenção, as crianças e as famílias que mais se beneficiaram tinham apenas 0 ou 1 fator de risco. Os problemas de comportamento das crianças provenientes de famílias expostas a um número maior de fatores de risco evoluíram muito menos em termos positivos.

Em suma, as pesquisas sobre as origens e a evolução dos transtornos psicopatológicos ilustram três pontos essenciais aos quais voltaremos ao longo deste livro. Em primeiro lugar, raras vezes esses transtornos são a consequência de uma ou duas causas diretas. Eles são muito mais o resultado de um *acúmulo de riscos*. De fato, a natureza dos fatores de risco tem menor influência que sua incidência no desenvolvimento desses transtornos a longo prazo. Em segundo lugar, *esse acúmulo nunca é determinante*. Mais de dois terços dos meninos que tinham 4 ou 5 fatores de risco no estudo de Farrington (1977) não se tornaram violentos. Do mesmo modo, quase metade das crianças agressivas expostas a 2, 3 ou 4 fatores de risco na pesquisa de Dumas e Wahler (1983) se beneficiaram da intervenção da qual participaram com suas famílias. Muitos trabalhos sobre a resiliência evidenciam esse último ponto (Cyrulnik, 2001; Sameroff, Gutman e Peck, 2003). E, em terceiro lugar, *os efeitos de uma grande incidência de fatores de risco são não específicos*. Como esses fatores são intercambiáveis, eles aumentam a probabilidade de transtornos distintos, e não de um único. Uma disciplina inadequada imposta pelos pais, por exemplo, contribui, de igual maneira, para o desenvolvimento de problemas internalizantes e externalizantes – a natureza das dificuldades observadas depende, entre outras coisas, da maneira como essa disciplina manifesta-se e das reações que ela provoca na criança (Berg-Nielsen, Vikan e Dahl, 2002; Dumas e LaFrenière, 1993; ver Capítulos 7 e 9).

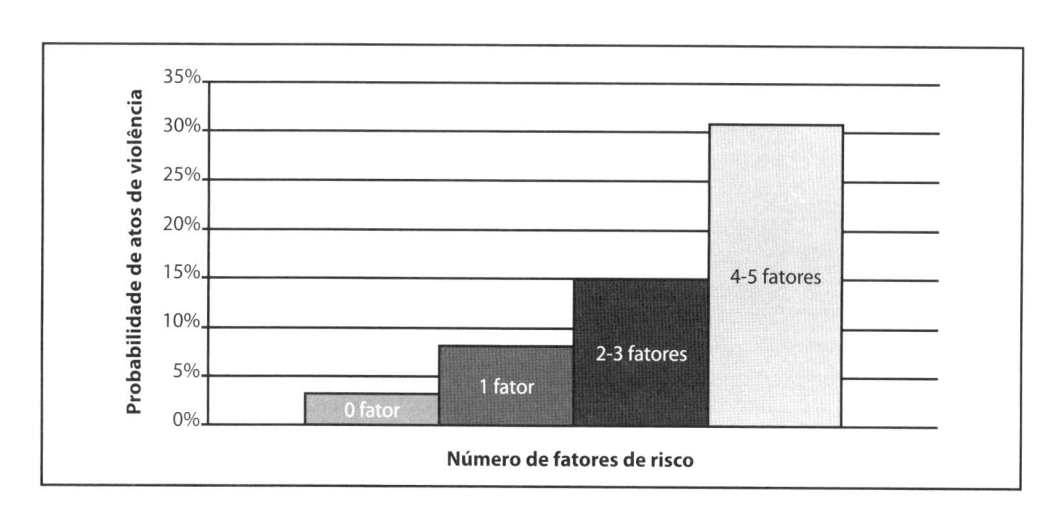

**FIGURA 1.3**
Incidência de riscos durante a infância e probabilidade de atos de violência durante a adolescência. Em um acompanhamento de cerca de 400 meninos de um subúrbio londrino, Farrington (1997) mostrou que quanto mais esses meninos eram expostos, entre 8 e 10 anos, aos seguintes fatores de risco – competências intelectuais fracas, disciplina inadequada imposta pelos pais, precedente judicial do pai ou da mãe ou de ambos, pobreza e família com muitos filhos – maior era a probabilidade de que cometessem um ou vários atos violentos durante a adolescência.

Portanto, é preciso desconfiar das explicações simplistas, aparentemente evidentes e, em geral, fatalistas dos transtornos psicopatológicos. Dizer que uma criança "bate em outras sem mais nem menos *porque* a mãe é alcoólica ou porque o pai ficou preso e está desempregado" é ignorar o fato de que a maior parte das crianças cujos pais têm dificuldades convive bem com seus pares. Dizer que um adolescente "é deprimido e teve várias tentativas de suicídio *porque* seus pais são divorciados" é esquecer que a maior parte dos jovens de família monoparental cresce sem maiores problemas. Nesse aspecto, como em muitos outros, é inútil tentar encontrar causas e, mais ainda, procurar reprimi-las quando se imagina tê-las isolado. Só tem sentido falar em fatores de risco, tentar compreender como eles exercem sua influência e trabalhar a fim de diminuir a sua elevada incidência, à qual uma enorme quantidade de crianças e adolescentes está exposta (Dumas, 2000, 2005a).

Finalmente, os exemplos do alcoolismo e do divórcio ilustram que é muito raro em psicopatologia encontrar circunstâncias ou acontecimentos da vida que tenham inevitavelmente o mesmo efeito sobre qualquer criança ou adolescente. Segundo o princípio da **equifinalidade**, o alcoolismo é um dos fatores de risco que pode contribuir para a ocorrência de transtornos de comportamento, embora eles se desenvolvam frequentemente em sua ausência. Do mesmo modo, segundo o princípio afim da **multifinalidade**, o divórcio pode ter diversas consequências nefastas para a saúde mental ou não ter nenhuma. Esses dois princípios, ilustrados na Figura 1.5, destacam que *os processos que explicam a origem e a evolução dos transtornos psicopatológicos são transacionais, ou seja, eles nunca agem sozinhos, e sua própria influência é influenciada pelos processos que os acompanham*. Por exemplo, o Capítulo 2 aborda que o retardo mental pode ser causado por inúmeros fatores, como uma aberração cromossômica, sevícias físicas

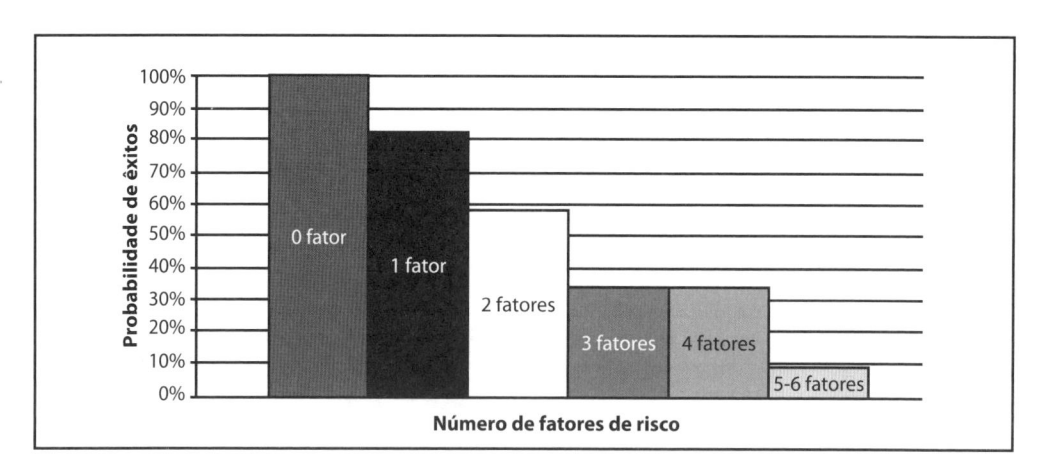

**FIGURA 1.4**
Incidência de riscos e probabilidade de êxito de uma intervenção psicossocial. Em um acompanhamento de 67 famílias que tinham um filho agressivo com o qual participaram de uma intervenção psicossocial, Dumas e Wahler (1983) observaram que, um ano após o final da intervenção, as crianças e as famílias que mais se beneficiaram tinham 0 ou 1 fator de risco entre os seis fatores seguintes: renda familiar baixa, baixa escolaridade materna, estrutura familiar monoparental, família com muitos filhos, residência em um bairro pobre e intervenção do serviço de proteção da juventude. Os problemas de comportamento das crianças provenientes de famílias expostas a um número maior de fatores de risco evoluíram muito menos em termos positivos.

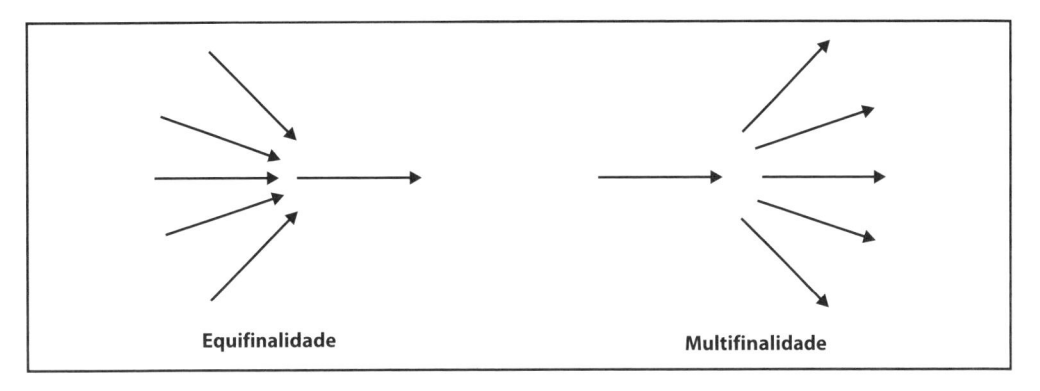

**FIGURA 1.5**
Os princípios da equifinalidade e da multifinalidade. Esses dois princípios ilustram que é raro em psicopatologia encontrar circunstâncias ou acontecimentos da vida que tenham inevitavelmente o mesmo efeito sobre uma criança ou sobre um adolescente. Nessa área, como em todas as áreas complexas, diferentes circunstâncias podem ter a mesma consequência (equifinalidade) e a mesma circunstância pode ter diferentes consequências (multifinalidade).

que causam dano ao cérebro da criança pequena ou o fato de a mãe ter usado drogas durante a gravidez. Mesmo assim, quando um fator etiológico é claramente estabelecido – na trissomia 21, por exemplo –, o desenvolvimento e a adaptação observados dependem consideravelmente de outros fatores de risco e de proteção. Por último, os mesmos fatores de risco podem estar envolvidos na etiologia de vários outros também abordados nesta obra. É o caso das péssimas condições de sobrevivência e dos maus-tratos, por exemplo, que só exercem seus efeitos nefastos em associação com outros fatores, de modo a contribuir para problemas geralmente diferentes, como os transtornos de comportamento (ver Capítulo 7) e os transtornos de ansiedade (ver Capítulo 9).

### O modelo biopsicossocial

Os fatores de risco pessoais, familiares, sociais e culturais que aumentam a probabilidade de transtornos psicopatológicos representam os diferentes contextos de desenvolvimento nos quais cada pessoa evolui. Esses contextos são os elementos constitutivos do modelo biopsicossocial preconizado pelo DSM-IV, um modelo que emana em grande parte dos trabalhos de Bronfenbrenner (1979, 1999) sobre a ecologia do desenvolvimento humano. Como ilustra a Figura 1.6, esse modelo postula que toda criança encontra-se no centro de círculos de influências que Bronfenbrenner chama de *microssistema*, *mesossistema*, *exossistema*, *macrossistema* e *cronossistema*.

O modelo biopsicossocial é uma ferramenta de pensamento bastante útil, de um lado, porque integra as múltiplas fontes de influência que afetam o desenvolvimento humano e, de outro, porque reflete as diferentes perspectivas que orientam a pesquisa em psicopatologia desenvolvimental – perspectivas biológica, psicológica, familiar, social e cultural, consideradas em cada capítulo em relação com a etiologia dos transtornos apresentados. Os círculos de influência do modelo biopsicossocial são os seguintes:

- O *microssistema* compreende as pessoas e os objetos que fazem parte do cotidiano da criança. Durante os primeiros anos de vida, a família é o principal microssistema da criança, mas, com o avançar da idade, esse sistema se amplia para incluir a escola, os pares e as outras atividades das quais ela participa fora de casa.

- O *mesossistema* reflete o fato de os microssistemas da criança serem interligados e se influenciarem mutuamente. Por exemplo, uma criança que testemunha regularmente conflitos conjugais em casa costuma ter problemas na escola. Do mesmo modo, uma criança com dificuldades de aprendizagem ou rejeitada por seus pares costuma ser desobediente e agressiva com os pais e com os irmãos.
- O *exossistema* representa os diferentes sistemas sociais que influenciam direta e indiretamente a criança, assim como o contexto ecológico no qual ela se desenvolve. Ela é influenciada, por exemplo, pelas relações sociais que seus pais mantêm com amigos, colegas de trabalho e com os próprios pais. Assim, percebeu-se que as mães de crianças agressivas eram mais duras e punitivas quando tinham tido um dia ruim do que quando seu dia tinha sido agradável, independentemente da maneira como as crianças se comportassem (Dumas, 1996). As crianças são igualmente influenciadas pela mídia e pela publicidade, e também pela ecologia do lugar onde vivem e pelos serviços que lhes são oferecidos. Um bairro pobre e perigoso onde os serviços de saúde são inacessíveis e as oportunidades de lazer são raras é menos propício a um desenvolvimento harmonioso do que um bairro onde os jovens sentem-se em segurança e dispõem de vários serviços.

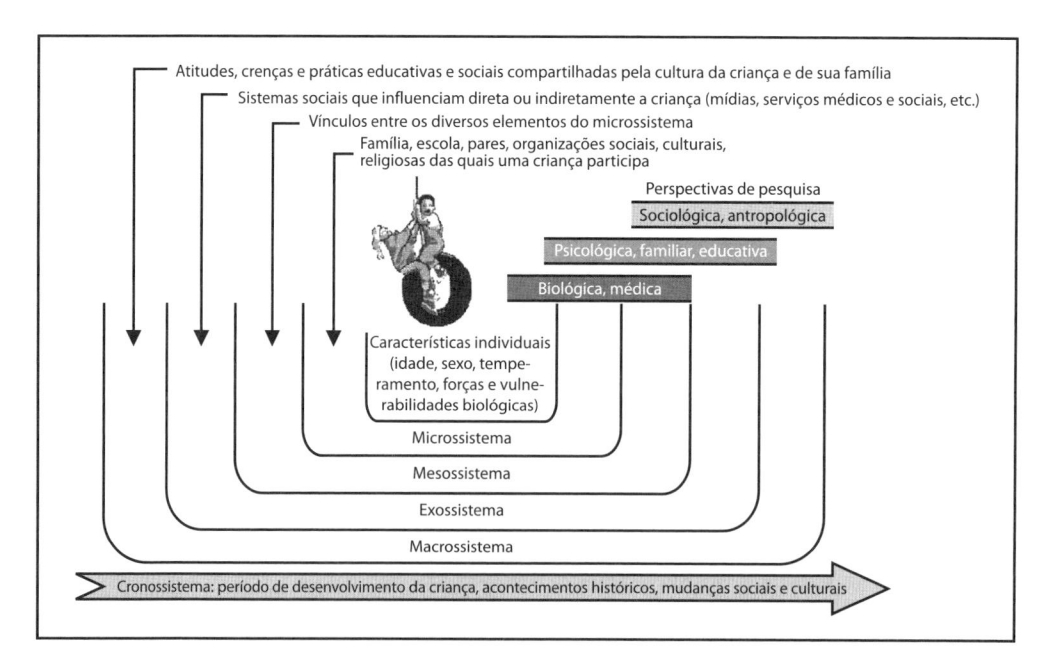

**FIGURA 1.6**
O modelo biopsicossocial (segundo Bronfenbrenner, 1979, 1999). O modelo biopsicossocial descreve os diferentes contextos de desenvolvimento nos quais a criança e o adolescente evoluem, os fatores de risco pessoais, familiares, sociais e culturais que aumentam a probabilidade de transtornos psicopatológicos, assim como as diferentes perspectivas de pesquisa complementares nesse âmbito.

- As atitudes, as crenças e as práticas educativas e sociais compartilhadas pela cultura na qual a criança se desenvolve representam o *macrossistema*. Nas sociedades industrializadas, por exemplo, as dificuldades de aprendizagem de muitas crianças, desde muito pequenas, são agravadas porque o clima cultural enfatiza demais o êxito escolar e social (ver Capítulo 5). Do mesmo modo, o ideal cultural de magreza que define amplamente a beleza feminina nessas sociedades é um fator de risco importante na etiologia da anorexia e da bulimia (ver Capítulo 10).
- Imbricados uns nos outros, os diferentes sistemas não são estáticos. Todos fazem parte de um *cronossistema* e, assim, evoluem com o tempo. Isso significa que a influência de fatores de risco evolui de acordo com o período de desenvolvimento da criança, com os acontecimentos históricos e com as mudanças sociais e culturais ocorridas. Por exemplo, o divórcio tem geralmente efeitos mais nefastos durante a infância do que durante a primeira infância ou a adolescência (Amato e Kieth, 1991). Do mesmo modo, o desenvolvimento de muitas crianças pode ser comprometido por atos de violência e de guerra, ou por uma catástrofe natural traumatizante para um país ou para uma região (Conger, Elder, Lorenz, Simons e Whitbeck, 1994; Durkin et al., 1993).

De maneira mais geral, é bastante provável que o clima de insegurança que prevalece atualmente em um número crescente de países aumente o risco de que certas crianças desenvolvam um transtorno psicopatológico, em particular um transtorno de ansiedade. As crianças mais vulneráveis são, é claro, aquelas que já têm uma natureza medrosa e angustiada e aquelas que carecem de afeto e de apoio dentro da família e fora dela – ou seja, as crianças cujos micro- e mesossistemas são igualmente perturbados. Além disso, deve-se destacar que a família mudou profundamente nos países industrializados nas últimas décadas. Em um levantamento detalhado, Lazartigues (2001, p. 264) ressalta:

> Em 30 anos, as mudanças de união conjugal (precarizada, desinstitucionalizada) e a parentalidade (tendência à simetrização da relação pais-filho, funcionamento familiar baseado no princípio do consenso e não mais da autoridade, hedonismo substituindo o dever, grande acessibilidade às representações de sexo, imediatismo) foram muito importantes.

Embora seja sempre difícil estabelecer relações de causa e efeito entre essas mudanças, é bem provável que várias delas contribuam para ampliar os riscos a que muitas crianças estão expostas – riscos que, em certos casos, aumentam a probabilidade de problemas de saúde mental.

Esta breve descrição do modelo biopsicossocial poderia dar a impressão de que a criança, em sua essência, é uma marionete manipulada pelas forças externas, na maioria das vezes independentes de sua vontade. Não é o caso, evidentemente. Bronfenbrenner (1999, p. 5) observa de fato:

> O desenvolvimento humano é o resultado de processos de interações recíprocas que se tornam progressivamente mais complexas entre um organismo biológico e psicológico ativo e as pessoas, os objetos e os símbolos que ele encontra em seu ambiente imediato.

Esse ponto essencial, ao qual voltaremos mais detidamente no final do capítulo, significa que, em um momento determinado, as características de uma criança – sejam elas normais ou patológicas – são ao mesmo tempo a consequência de processos de interações recíprocas e a causa de novas interações que influenciarão seu desenvolvimento.

*Para além da oposição entre hereditariedade e ambiente*

A ferramenta de pensamento que é o modelo biopsicossocial tem também a vantagem de permitir superar de imediato a oposição ainda comum entre *hereditariedade* e *ambiente* em psicopatologia. Em uma perspectiva multifatorial, na qual um transtorno psicopatológico é o resultado de transações complexas entre vários fatores de risco, a questão de saber se é a hereditariedade ou o ambiente que explica as dificuldades da criança não tem sentido. De fato, os dados da psicologia desenvolvimental, assim como os da psicopatologia, mostram que o desenvolvimento de cada pessoa – seja normal, seja patológico – se dá na intersecção de duas realidades inseparáveis: uma realidade chamada, às vezes, de "endógena", a das características genéticas, neurobiológicas, afetivas e cognitivas da criança, e uma realidade "exógena", que reflete seu ambiente em sentido amplo, isto é, as relações familiares e sociais, a língua, a cultura, a educação e a ecologia (por exemplo, alimentação, habitação) (Bursztejn e Golse, 2006). Separar essas realidades pode às vezes facilitar sua descrição, mas logo conduz a um dualismo estéril, porque elas se influenciam mutuamente e expressam-se apenas uma em associação com a outra (Moffitt, Caspi e Rutter, 2006). Voltaremos mais detidamente a este ponto no Capítulo 2, em uma discussão sobre a hereditariedade da inteligência humana. Por ora, Jacob (1981, p. 126) resume bem o papel conjunto de hereditariedade e ambiente no desenvolvimento da criança:

> Toda criança normal possui ao nascer a capacidade de crescer em qualquer comunidade, de falar qualquer língua, de adotar qualquer religião, qualquer convenção social. O que parece mais verossímil é que aspectos genéticos estabelecem o que poderia ser chamado de *estruturas de acolhimento* que permitem à criança reagir aos *stimulus* (sic) vindos de seu meio, de buscar e identificar regularidades, de memorizá-las e depois de recuperar os elementos em combinações novas. Com a aprendizagem, as estruturas nervosas aprimoram-se e elaboram-se pouco a pouco. É por uma interação constante do biológico e do cultural durante o desenvolvimento da criança que amadurecem e organizam-se as estruturas nervosas que promovem as performances mentais. Nessas condições, atribuir uma parte da organização final à hereditariedade e o resto ao meio não tem sentido.

## Uma perspectiva desenvolvimental

As descrições e os critérios diagnósticos da CID-10 e do DSM-IV permitem esboçar um quadro dos transtornos psicopatológicos da infância e da adolescência tal como são entendidos hoje, sendo assim os fios condutores que facilitam a interpretação de resultados de estudos, muitas vezes, díspares. É o caso também dos conceitos de fatores de risco e de proteção, que destacam as múltiplas influências que contribuem para o aparecimento e para a evolução desses transtornos, e do modelo biopsicossocial, que permite integrar essas influências. Contudo, uma abordagem descritiva não basta para captar a complexidade dos problemas de saúde mental de crianças e adolescentes ou para impulsionar a pesquisa. Em suma, ela apresenta esses problemas como entidades clínicas estáveis, distintas uma da outra, afetando certos indivíduos do mesmo modo como certas doenças. Com isso, ignora, em grande medida, o contexto desenvolvimental, social e cultural em que todos os transtornos psicopatológicos emergem e evoluem.

Os dados científicos mostram claramente que os transtornos apresentados neste livro inscrevem-se sempre em um contexto desenvolvimental com uma forte influência sobre suas manifestações, ainda que, em um mesmo transtorno, as diferenças individuais sejam, em geral, tão significativas quanto as de um transtorno a outro. Esse fenômeno, destacado em vários momentos em cada capítulo, pode ser exemplificado com a ajuda de variáveis tão corriqueiras como idade e sexo da criança. Embora a CID-10 e o DSM-IV mencionem que as manifestações dos transtornos descritos possam diferir de forma significativa segundo essas variáveis, é raro que critérios diagnósticos levem isso em conta. Esse é um problema sério no caso do TDAH e dos transtornos de comportamento, por exemplo, pois, como se sabe, os sintomas que os definem são, em média, mais característicos do comportamento dos meninos e mais comuns em certas faixas etárias do que em outras. Assim, é provável que as diferenças reportadas com frequência na epidemiologia desses comportamentos perturbadores sejam contraditórias pelo fato de suas definições não costumarem levar em conta essas variáveis (Achenbach, 1993; Barkley, 2003; Zoccolillo, 1993; ver Capítulos 6 e 7). O mesmo ocorre com os transtornos do controle esfincteriano e, mais especificamente, da enurese. Sabe-se há muito tempo que, durante a infância, a enurese noturna é mais comum nos meninos que nas meninas (Liebert e Fischel, 1990), talvez porque a aprendizagem do asseio ocorre de maneira mais rápida com meninas. De acordo com um estudo epidemiológico holandês, só aos 8 anos de idade os meninos atingem uma proporção igual à de meninas que já não urinam mais na cama aos 5 anos (Verhulst et al., 1985). Visto que nem a CID-10 nem o DSM-IV levam em conta essa diferença considerável, os meninos preenchem com mais frequência o critério de idade necessário ao diagnóstico do transtorno – sem que se conheça de fato se a preponderância de meninos afetados por enurese noturna representa uma diferença real segundo o sexo ou se reflete o fato de os critérios diagnósticos utilizados ignorarem o contexto desenvolvimental da aprendizagem do asseio (ver Capítulo 11).

Tal situação se complica porque, tal como são definidos hoje, os transtornos psicopatológicos da infância e da adolescência se confundem. Tipicamente, os transtornos são associados – ou *comórbidos*, conforme terminologia anglo-saxã –, de modo que são raras as crianças que apresentam apenas os sintomas de um transtorno específico. O fenômeno de comorbidade reflete, ao mesmo tempo, a natureza dos próprios transtornos psicopatológicos e a maneira como seus critérios diagnósticos são definidos. Considerados sob uma perspectiva desenvolvimental, e não como entidades estáveis, os transtornos são processos complexos em evolução constante. Em outras palavras, ao acompanhar a evolução da criança e do adolescente, os transtornos se desenvolvem (às vezes rapidamente) e criam várias dificuldades, que se somam aos sintomas em particular que os definem. No caso do TDAH, por exemplo, as dificuldades de comportamento e de atenção da criança são sempre acompanhadas de comprometimento no desempenho escolar. De maneira característica, elas vão se agravando com o aumento das exigências próprias das primeiras séries e podem levar, de forma às vezes rápida, a uma situação em que a criança apresenta um atraso escolar considerável (Cantwell e Baker, 1992) e preenche os critérios diagnósticos de um transtorno de aprendizagem (Weiss e Hechtman, 1993; ver Capítulo 6). Do mesmo modo, em termos de transtornos de comportamento, a criança que, desde o início do ensino fundamental, manifesta um nível elevado de agressividade verbal e física logo se verá, na maioria dos casos, rejeitada pelos colegas, em conflito com professores e em situação de fracasso nos estudos. Quando persistem, as dificuldades múltiplas contribuem para baixa autoestima e para sentimentos depressivos, levando certas crianças a manifestar sintomas de um transtorno comórbido de humor (Paterson, Reid e Dishion, 1992; ver Capítulo 7).

As taxas elevadas de comorbidade características da psicopatologia da criança e do adolescente refletem também o fato de as definições de alguns transtornos coincidirem e de seus critérios diagnósticos não serem mutuamente exclusivos. Nos transtornos de humor e de ansiedade, por exemplo, a criança resistente a ir à escola por temer algo terrível que talvez aconteça à família em sua ausência sofrerá de insônia e, pela manhã, não comerá quase nada. Com o tempo, esses temores poderão ser acompanhados de sentimentos de desespero em face a uma situação aparentemente sem alternativas. Se essas dificuldades são características do transtorno depressivo maior, elas acompanham frequentemente a ansiedade de separação, seja porque as definições dos dois transtornos compartilham elementos comuns, seja porque uma criança nessas condições possa apresentar, às vezes, dois transtornos distintos (Klein e Last, 1989; ver Capítulo 9).

Por fim, e mais fundamental ainda, os limites de uma perspectiva descritiva decorrem do fato de os transtornos psicopatológicos da infância e da adolescência não serem manifestações de um estado clínico ou somático que acompanha uma evolução determinada, mas sim o de processos desenvolvimentais em que as relações afetivas e sociais e a capacidade de auto-organização não serem satisfatórias (Sroufe, 1990, 1997). Nessa perspectiva – que remonta aos trabalhos clássicos de teóricos como Anna Freud, Harry Stuck Sullivan e John Bowlby –, todo ser humano segue um curso de desenvolvimento que favorece ou não sua adaptação pessoal e social, e os transtornos psicopatológicos não são entidades nosológicas estáveis, mas *desvios desenvolvimentais em evolução constante*. A criança não tem autismo ou ansiedade de separação – como pode ter diabete ou sarampo –, mas desenvolve um modo de funcionamento em que os sintomas desses transtornos tornam-se cada vez mais característicos de seu comportamento e evoluem em função de consequências múltiplas que eles acarretam.

O desenvolvimento e a evolução de cada transtorno descrito neste livro dependem, de um lado, de fatores de risco biológicos, psicológicos, familiares, sociais e culturais em sinergia, e, de outro, do período de desenvolvimento durante o qual eles atuam. Isso significa, em primeiro lugar, que os mesmos fatores podem ter efeitos diferentes de acordo com o momento e com a duração de sua ação, e, em segundo lugar, que as relações sociais da criança influenciam o funcionamento de seu sistema nervoso central ou o contrário (opondo-se à crença ainda bastante difundida de que os fatores biológicos influenciariam a adaptação pessoal e social, mas que o inverso não seria verdadeiro) (Barinaga, 1992; Greenough e Black, 1992; Misès, 2004). Mais precisamente, será discutido em vários momentos que as diferenças individuais observáveis desde a primeira infância no manejo de diversas situações afetivas, sociais e instrumentais refletem a atividade complementar de três sistemas neurobiológicos: um **sistema de inibição comportamental**, um **sistema de ativação comportamental** e um **sistema geral de alerta e de vigilância**. No plano cerebral, eles são associados a um grupo de estruturas, sendo as principais o **eixo hipotálamo-hipófise-adrenal** ou eixo HPA, o **sistema límbico** e o **córtex pré-frontal** (ver Figuras 1.7 e 1.8). Muitas pesquisas levam a crer que uma disfunção nessas estruturas e/ou nos neurotransmissores e nos hormônios que estabelecem a comunicação dentro delas poderia explicar, em parte, diferentes comportamentos patológicos, como a hiperatividade e a desatenção (ver Capítulo 6) e certos comportamentos antissociais (ver Capítulo 7), depressivos (ver Capítulo 8) e ansiosos (ver Capítulo 9).

O eixo HPA desempenha um papel essencial na forma de lidar com a rotina diária e com o estresse. A corticotrofina (CRH ou *corticotropin releasing hormone*), produzida pelo hipotálamo, estimula as células corticotrópicas da hipófise na produção do hormônio adrenocorticotrópico (ACTH ou *adrenocorticotropic hormone*). Por sua vez, o ACTH estimula a secreção de cortisol (CORT), hormônio que permite ao organismo gerar as demandas e os estímulos sempre em transformação de seu ambiente, agindo por um processo de *feedback* negativo sobre a produção de CRH e do ACTH.

Embora as pesquisas não permitam afirmar que uma alteração de diferentes sistemas neurobiológicos esteja na origem de vários transtornos psicopatológicos – pode-se aceitar, na verdade, que eles sejam tanto a causa como a consequência de uma disfunção neurobiológica – cada vez mais pesquisas vêm fundamentar a hipótese de que uma dada alteração pode desempenhar um papel etiológico *em combinação com certos acontecimentos de vida marcantes*. Sabe-se, por exemplo, que alguns traumas predispõem uma criança pequena a se tornar ansiosa, desestabilizando seu sistema de inibição comportamental ainda em desenvolvimento, mesmo que frequentemente seja preciso esperar para que um transtorno de ansiedade se manifeste, mas só depois em combinação com outros fatores de risco (por exemplo, divórcio, morte parental, rejeição social) (De Bellis, Hooper e Sapia, 2005; Heim e Nemeroff, 2001; Pine, 2003; ver Capítulo 9). Em outras palavras, assim como o normal, o psicopatológico é sempre a expressão de um processo de desenvolvimento inacabado, tendo sequência mesmo que as dificuldades da criança sejam avaliadas e que haja (ou não) um diagnóstico.

Sendo assim, nessa perspectiva desenvolvimental, deve-se assinalar que o psicopatológico aparece com frequência como a evolução de um processo que, na origem, era normal. Alguns exemplos ilustram essa evolução. Todo ser humano é incontinente durante dois ou três anos antes de fazer a aprendizagem do asseio. Os transtornos do controle esfincteriano manifestam-se quando essa incontinência se prolonga além de uma idade esperada e em circunstâncias não correspondentes ao contexto desenvolvimental da criança, nem às expectativas familiares, sociais e culturais de seu meio (ver Capítulo 11). Do mesmo modo, a maior parte das crianças pequenas manifesta sentimentos de medo, angústia ou agitação quando são separadas de pessoas que lhe são queridas. A ansiedade de separação aparece quando esses sentimentos persistem ou intensificam-se a ponto de não ter mais qualquer relação com os perigos que a criança devesse enfrentar e de serem claramente excessivos em vista de sua fase de desenvolvimento e de seu contexto sociocultural (ver Capítulo 9). As crises de cólera e a desobediência são frequentes nas crianças que, entre 2 e 4 anos, adquirem a primeira independência e aprendem pouco a pouco a organizar seu com-

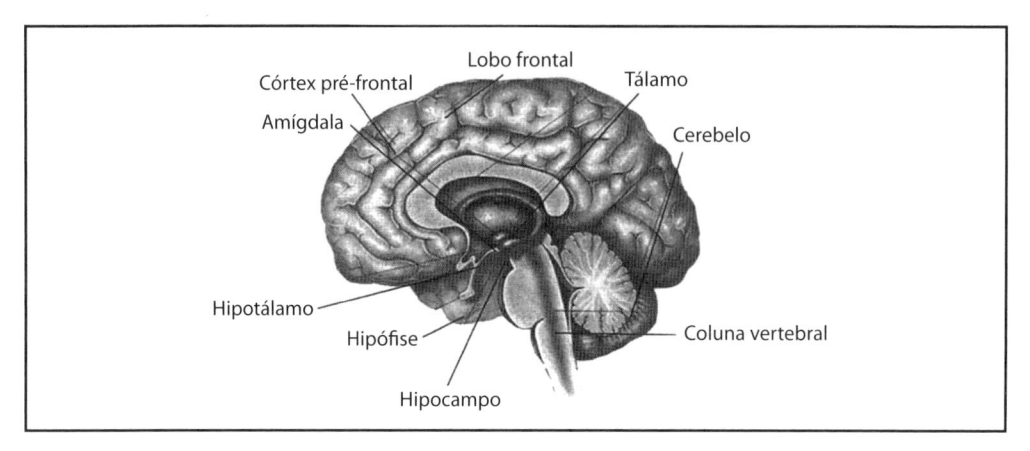

**FIGURA 1.7**
Corte sagital do cérebro humano ilustrando diferentes estruturas envolvidas no manejo de situações afetivas, sociais e instrumentais.

O cérebro humano desenvolve-se ao longo da infância e da adolescência; assim, seu funcionamento é influenciado pelos acontecimentos de vida que marcam cada pessoa durante esse período de formação. As estruturas cerebrais envolvidas com mais frequência na etiologia e na evolução de diferentes transtornos psicopatológicos são:

1. O hipotálamo e a hipófise (que formam, junto com as glândulas adrenais, o eixo hipotálamo-hipófise-adrenal; ver Figura 1.8).

2. O sistema límbico, o qual reúne diferentes estruturas subcorticais situadas em torno do tálamo, entre as quais o hipocampo, envolvido na formação da memória de longo prazo; a amígdala, envolvida na agressividade e no medo; a circunvolução cingular, envolvida na gestão da atenção; e o hipotálamo, responsável pelo sistema hormonal.

3. O córtex pré-frontal, parte anterior do cérebro que desempenha um papel essencial no manejo e na manipulação da linguagem, da memória de trabalho, do raciocínio e das funções executivas. Está envolvido no controle da atenção, do humor e da ansiedade.

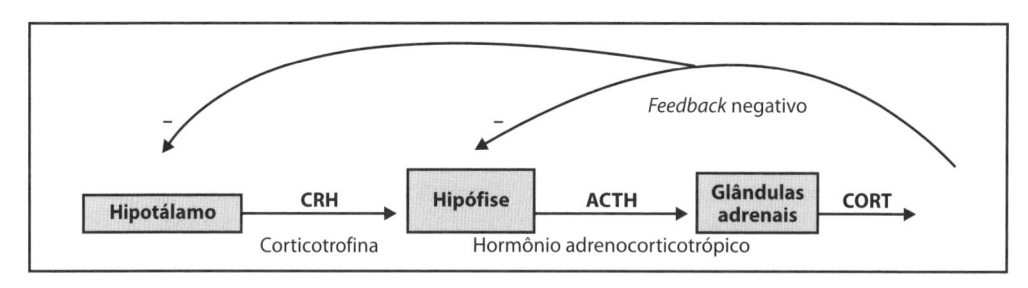

**FIGURA 1.8**
Representação esquemática do eixo hipotálamo-hipófise-adrenal ou eixo HPA.

O estresse a que toda pessoa é exposta nem sempre é negativo. Um estresse agudo, às vezes, é necessário à sobrevivência e, por extensão, pode contribuir para gestos generosos, realizações e conquistas. Contudo, quando o estresse é crônico e/ou invasivo, pode sobrecarregar o eixo HPA a ponto de perturbá-lo e de danificá-lo até gravemente. Muitas pesquisas apontam que isso ocorre quando a criança é pequena e seu sistema nervoso ainda não atingiu a maturidade e quando o estresse provém de acontecimentos traumatizantes ou sobre os quais se tem pouco ou nenhum controle. Há circunstâncias em que crianças pequenas expostas a estresse talvez estejam de forma quase permanente "em estado de alerta" e, considerando-se o efeito nocivo sobre o eixo HPA, talvez se mantenham assim mesmo após esses acontecimentos – a ponto de ficar agitadas, agressivas ou ansiosas de modo muito mais rápido que seus pares.

portamento e a manejar suas emoções em face às exigências crescentes. O transtorno desafiador de oposição torna-se evidente quando essa etapa desenvolvimental não encontra uma solução harmoniosa no contexto familiar e social da criança e quando a oposição se prolonga e se agrava a ponto de impedir seu funcionamento adaptativo e de perturbar regularmente seu convívio (ver Capítulo 7). Por último, nos países de Primeiro Mundo, adolescentes seguem diversas dietas alimentares a fim de manter um peso considerado ideal. A anorexia e a bulimia estão no prolongamento dessa filosofia quando a adolescente nega-se a ter uma alimentação equilibrada para sua saúde e segue comportamentos rigorosos que a comprometem física e mentalmente, e quando os familiares, assustados com seu estado, decidem intervir (ver Capítulo 10).

Esses exemplos mostram que, sob uma perspectiva desenvolvimental, uma compreensão aprofundada dos processos normativos de desenvolvimento é essencial para a compreensão dos fenômenos psicopatológicos. O desafio da pesquisa é, antes de tudo, estabelecer os fatores que, em sinergia, podem levar a um desenvolvimento atípico e distinguir esse desenvolvimento das diferenças individuais características do funcionamento humano. Isso significa que as diferenças em relação à norma nem sempre são sinais de anormalidade e que a psicopatologia desenvolvimental trabalha ativamente para distinguir entre os cursos de desenvolvimento facilitadores da adaptação harmoniosa da criança e os que a impedem (Bullinger, 2001a). Assim, na teoria desenvolvimental, o objetivo da pesquisa não é estabelecer as causas do retardo mental, do autismo e de outros transtornos, mas descrever diferentes cursos de desenvolvimento que levam às diversas manifestações desses transtornos e explicar sua gravidade e sua evolução.

**Uma perspectiva relacional**

Ainda que sejam rigorosamente compreendidas, as duas perspectivas apresentadas podem dar a impressão de que os transtornos psicopatológicos, em sua maioria, são condições individuais cuja natureza e cujas causas devem ser investigadas nas crianças em questão – seja no corpo, seja na mente. Em outras palavras, o perigo de uma perspectiva descritiva e/ou desenvolvimental muito restrita é ignorar o aspecto relacional, social e cultural das dificuldades de natureza psicopatológica. Como já dito, os transtornos descritos não são nem entidades estáveis em estado "puro", nem doenças com parâmetros bem definidos que podem ser desvinculadas de sua "cor local" para serem estudadas unicamente em laboratório. Esses transtornos aparecem sempre em um contexto relacional e inscrevem-se em uma trama histórica, social e cultural, na qual são inevitavelmente entrelaçados (Jensen e Hoagwood, 1997).

Qualquer que seja sua orientação teórica, a maioria dos pesquisadores e dos clínicos da natureza psicopatológica das dificuldades reconhece que elas têm suas origens, pelo menos em parte, em relações inadequadas ou conturbadas, em condições sociais desfavoráveis ou em expectativas culturais que se chocam com o bem-estar da criança. Se um transtorno como a anorexia, por exemplo, reflete diversas influências biológicas, psicológicas, familiares e sociais, ele se inscreve também em um contexto histórico que mudou muito ao longo das últimas décadas, no qual as expectativas culturais levam atualmente muitas adolescentes a manter um peso que, do ponto de vista fisiológico, é irrealista e perigoso (ver Capítulo 10). Em outras palavras, uma compreensão profunda das psicopatologias de uma criança requer, na maioria das vezes, uma compreensão detalhada de seu ambiente – entendido no sentido amplo do termo. Exceto algumas patologias claramente imputáveis a um agente etiológico específico – por exemplo, a trissomia 21, traumatismo craniano, encefalite viral –, o transtorno identificado por um diagnóstico clínico é sempre "compartilhado", refletindo uma disfunção situada não "na" própria criança, mas em suas relações com o meio (Dumas, 2005a).

Finalmente, na perspectiva relacional (e na desenvolvimental) desde os primeiros anos de vida, uma criança afetada por um transtorno qualquer desempenha um papel ativo no desenvolvimento, nas manifestações e na evolução de suas dificuldades – das quais, em geral, ela é tanto o arquiteto quanto a vítima. Se, de acordo com a imagem feliz de Wallon (1925), "a infância é um canteiro", a criança é um artesão. Em nosso trabalho clínico, resumido em vários estudos de caso que ilustram os transtornos citados, nós a imaginamos como um tecelão que elabora seu desenvolvimento com a ajuda dos materiais que traz consigo e daqueles que obtém em seu ambiente familiar, social e cultural. Portanto, os materiais são tanto os seus como os que ela toma emprestado, os que ela possui e os que compartilha. A pessoa que se constrói é, assim, o produto de seus genes, de sua neurobiologia, de sua psicologia e de sua vivência até esse momento, como também de suas múltiplas relações e do contexto histórico e cultural em que vive. Nesse sentido, mais do que transtornos, déficits ou alterações típicas da criança, as psicopatologias nesta obra são, em sua maioria, a expressão, em um momento dado, da adaptação ideal da criança às condições biológicas ou ambientais que não o são.

Assim, sempre inacabado, o indivíduo que a criança tece é a expressão de variados fatores "endógenos" e "exógenos", embora, na realidade, jamais possam ser separados, e de circunstâncias históricas que, em geral, não estão mais em vigor, mas que continuam exercendo seus efeitos. Em outras palavras, normal ou patológico, o desenvolvimento depende de fatores próprios à criança e a seu ambiente, como também do desenvolvimento que a precedeu e para o qual ela tende (Pourtois e Desmet, 2004). Com exceção de alguns transtornos – algumas formas de retardo mental, por exemplo –, é provável que cada fator em si tenha uma influência limitada, no sentido de que só é verdadeiramente portador de futuro para a criança e de informação para o pesquisador quando associado a outros fatores e quando levados em conta o momento em que intervém e o contexto dessa intervenção.

Costuma-se discutir fatores de risco e de proteção para descrever os diversos materiais de que a criança dispõe a fim de elaborar seu desenvolvimento, além de processos transacionais e temporais para explicar a maneira como esses fatores entrelaçam-se e sobrepõem-se com o tempo. Transações e tempos definem um curso de desenvolvimento, o qual é de natureza probabilística: não tem força de destino. Nem características biológicas da criança, nem sua família e menos ainda a sociedade em que vive podem, por si mesmos, determinar o que ela se tornará antes que ela se torne. Em outras palavras, ninguém pode escrever sua autobiografia antes de tê-la vivido, ou escrever a biografia de uma criança antes de tê-la observado (Cairns, 1991). Um dos objetivos essenciais da pesquisa atual é identificar e compreender os fatores influenciadores do traçado desse curso que leva certas crianças a desenvolver dificuldades persistentes e geralmente múltiplas, enquanto outras evoluem sem maiores problemas.

## CONCLUSÕES

As diferentes perspectivas que se sobrepõem nesta obra postulam que só se pode verdadeiramente compreender os transtornos psicopatológicos da infância e da adolescência ao se aceitar que qualquer criança elabora sua trajetória desenvolvimental na mesma medida em que é produto dela. Isso significa que é necessário conhecer tanto seu contexto desenvolvimental, relacional e ambiental quanto ela própria para captar a amplitude de suas dificuldades. Raros são os transtornos atribuídos a uma única causa; mais raros ainda aqueles que são o produto de causas todas com o mesmo efeito, se é que eles existem de fato. As influências do desenvolvimento de cada criança são múltiplas e complexas: sobrepõem-se de maneira ainda pouco compreendida. Assim como a própria criança, a psicopatologia nessa fase da vida é um canteiro no qual os conhecimentos crescem constantemente, e a incerteza continua em muitos aspectos, não tanto porque a criança é complexa demais para ser objeto de uma abordagem científica, mas porque nossos conhecimentos ainda precisam ser muito aperfeiçoados. Esta obra faz um levantamento do estado desses conhecimentos na atualidade. E, assim como eles, é também incompleta. Contudo, ela atingirá seu objetivo se levantar tantas questões quanto trouxer respostas.

Nosso estudo começa pelo retardo mental, cujo estudo sistemático está na origem da abordagem científica dos fenômenos psicopatológicos da infância e da adolescência.

## *Resumo*

**1** Para ser considerado como patológico, o comportamento preenche habitualmente um ou vários dos seguintes critérios: *excesso ou insuficiência*; *infração às normas*; *atraso ou defasagem desenvolvimental*; *entrave ao funcionamento adaptativo*. Contudo, o normal e o patológico são separados por fronteiras que, em geral, na prática, são estabelecidas com dificuldade.

**2** O estudo dos transtornos psicopatológicos da infância e da adolescência progrediu lentamente até pouco tempo, por razões históricas, teóricas e metodológicas. Hoje em dia, esse estudo suscita um interesse crescente, e nas últimas décadas foram realizados rápidos progressos, embora as questões em aberto ainda sejam muitas.

**3** Os primeiros sistemas de classificação e de diagnóstico amplamente difundidos, a CID (Classificação Internacional dos Transtornos Mentais e dos Transtornos de Comportamento) e o DSM (Manual Diagnóstico e Estatístico dos Transtornos Mentais, da American Psychiatric Association) surgiram nos anos de 1950. Entretanto, é apenas a partir dos anos de 1970 que o desenvolvimento desses sistemas torna-se verdadeiramente científico e é acompanhado de um desenvolvimento paralelo no campo da instrumentação, com o objetivo de aumentar a validade e a confiabilidade (ou fidelidade) da pesquisa e do trabalho clínico.

**4** Os conhecimentos evoluíram rapidamente a partir dos anos de 1970 – e continuam se desenvolvendo –, em grande parte graças aos estudos longitudinais e epidemiológicos de qualidade realizados em diversos países e, de maneira mais geral, à compreensão da importância de uma perspectiva desenvolvimental no estudo dos transtornos psicopatológicos da infância e da adolescência.

**5** Os pressupostos conceituais subjacentes aos esforços de classificação e de instrumentação em psicopatologia refletem duas abordagens complementares da saúde mental: categorial e dimensional. Os sistemas de classificação (de natureza categorial) têm a vantagem de facilitar a comunicação entre pesquisadores e clínicos, assim como os estudos descritivos e epidemiológicos de vários transtornos. De maneira mais geral, as descrições e os critérios diagnósticos da CID-10 e do DSM-IV – que servem de marco de referência para esta obra – permitem esboçar um panorama dos transtornos psicopatológicos da infância e da adolescência tal como são compreendidos na atualidade, servindo assim de referência que facilita a interpretação de resultados de pesquisas frequentemente contrastantes.

6 Os pesquisadores e os clínicos que tratam dos problemas de saúde mental em uma abordagem dimensional procuram não tanto determinar se uma criança tem um transtorno em particular, mas descrever suas competências e suas debilidades. Essa abordagem tem a vantagem de evidenciar as diferenças individuais na psicopatologia e destacar que a maior parte dos problemas psicopatológicos da infância e da adolescência se manifesta em um *continuum* de frequência e de intensidade.

7 Para cada transtorno estudado, a obra tenta responder às cinco perguntas seguintes: Do que se trata? Quais dificuldades acompanham e geralmente agravam o transtorno em questão? Quantas crianças são afetadas, em média, por esse transtorno? Como ele evolui? Qual sua origem? Quando não há respostas precisas disponíveis, são apresentados os dados disponíveis até o momento, destacando-se as contradições observadas nos resultados das pesquisas publicadas e expondo-se dificuldades e desafios com que pesquisadores e clínicos se defrontam.

8 As diferentes perspectivas sobrepostas nesta obra – descritiva, desenvolvimental e relacional – postulam que só se pode verdadeiramente compreender os transtornos psicopatológicos da infância e da adolescência ao se aceitar que qualquer criança elabora seu curso de desenvolvimento na mesma medida em que é produto dele. Ou seja, é necessário conhecer tanto seu contexto desenvolvimental, relacional e ambiental quanto ela própria para captar a amplitude de suas dificuldades.

## Questões para aperfeiçoar o conhecimento

1 Resuma o comportamento de Rachel, discutido neste capítulo. Destaque suas características patológicas e comente-as.

2 A que critérios deve responder o comportamento de uma criança para que seja considerado como patológico? Comente-os e ilustre-os com exemplos concretos.

3 O que faz da infância uma descoberta recente? Explique-a, destacando sua importância na área da psicopatologia.

4 Quais os sistemas de classificação e de diagnóstico mais comumente utilizados na pesquisa e no trabalho clínico? Quais suas vantagens e seus inconvenientes?

5 Resuma a abordagem multiaxial do DSM-IV na descrição dos transtornos psicopatológicos.

6 Quais os problemas específicos que costumam impedir o desenvolvimento dos conhecimentos sistemáticos da psicopatologia? Como é possível superá-los atualmente?

7 Defina as abordagens categorial e dimensional em psicopatologia da infância e da adolescência. Quais são suas vantagens e seus inconvenientes?

8 Resuma e ilustre com a ajuda de exemplos o modelo biopsicossocial tal como se aplica ao estudo de crianças e de adolescentes.

9 Costuma-se dizer dos transtornos psicopatológicos que eles são comórbidos. Explique esse conceito e ilustre-o com exemplos.

10 Defina o conceito de curso de desenvolvimento e ilustre sua utilidade com um ou dois exemplos.

11 Por que é preferível falar em fatores de risco, em lugar de causas, na etiologia dos transtornos psicopatológicos da infância e da adolescência?

12 Alguns fatores de risco individuais estão, às vezes, na origem de um transtorno patológico em uma criança ou em um adolescente. Diga quais são eles, ilustrando sua afirmação com exemplos concretos.

13 Alguns fatores de risco familiares estão, às vezes, na origem de um transtorno patológico em uma criança ou em um adolescente. Diga quais são eles, ilustrando sua afirmação com exemplos concretos.

**14** Alguns fatores de risco sociais e culturais estão, às vezes, na origem de um transtorno patológico em uma criança ou em um adolescente. Diga quais são eles, ilustrando sua afirmação com exemplos concretos.

**15** Este capítulo insiste no fato de que os transtornos identificados por meio de um diagnóstico clínico, em sua maioria, são "compartilhados". Explique esse conceito e ilustre-o com um exemplo.

## Questões para reflexão

**1** O que é que distingue um comportamento normal de um comportamento patológico?

**2** Quais as ferramentas fundamentais que permitem aos pesquisadores e aos clínicos circunscrever os diferentes transtornos psicopatológicos que afetam uma criança ou um adolescente?

**3** Por que, a seu ver, durante muito tempo os loucos e os retardados foram considerados possuídos? É possível extrair elementos positivos de uma tal concepção da psicopatologia?

**4** A criança de hoje em dia é muito diferente daquela de há menos de um século. Explique essas diferenças e sua pertinência no estudo dos transtornos psicopatológicos da infância e da adolescência.

**5** Por muito tempo se opôs – e às vezes ainda se opõe – a hereditariedade e o ambiente. Critique ou justifique essa oposição.

**6** "Querendo explicar tudo, o modelo biopsicossocial não explica nada." Discuta criticamente essa afirmação.

**7** Alguns pesquisadores dizem que a continuidade desenvolvimental dos transtornos psicopatológicos da infância e da adolescência é heterotípica. Explique esse conceito e ilustre-o com um conceito.

**8** Por que uma compreensão aprofundada dos processos normativos do desenvolvimento é essencial a qualquer compreensão dos fenômenos psicopatológicos?

**9** Descreva com a ajuda de um ou dois exemplos o papel que a criança com um transtorno psicopatológico desempenha na evolução de suas dificuldades.

## Indicadores para estudo

BEILLEROT, J. (1996). *Plaidoyer pour la recherche en éducation et formation: résumé de communication faite à la 3ᵉ Biennale de e'Education et de la Formation.* Paris: APRIEF.

BRONFENBRENNER, U. (1979). *The ecology of human development: Experiments by nature and design.* Cambridge, MA: Harvard University Press.

BRONFENBRENNER, U. (1999). Environments in developmental perspective: Theoretical and operational models. In S.L. Friedman & T.D. Wachs (Eds.), *Measuring environment across the life span.* Washington, CD: American Psychological Association (3-28).

BULLINGER, A. (2001a). La richesse des écarts à la norme. *Enfance,* I, 100-103.

CYRULNIK, B. (2001). *Les vilains petits canards.* Paris: Odile Jacob.

DE BELLIUS, M. D., HOOPER, S.R. & SAPIA, J.L. (2005). Early trauma exposure and the brain. In J. J. Vasterling & C.R. Brewin (Eds.), *Neuropsychology of PTSD : Biological, cognitive, and clinical perspectives.* New York: Guilford (153-177).

DUMAS, J.E. (2000). *L'enfant violent.* Paris: Bayard.

DUMAS, J.E. (2005a). La dynamique de la bientraitance: contextes psychologiques, sociaux et culturels. In H. Desmet & J.P. Pourtois (éd.), *Culture et bientraitance.* Bruxeiles: De Boeck (61-80).

DUMAS, J.E., LAFRENIERE, P.J. & SERKETICH, W.J. (1995). « Balance of power » : A transactional analysis of control in mother-child dyads involving socially competent, aggressive, and anxious children. *Journal of Abnormal Psychology,* 104, 104-113.

FRANCES, A.J., PINCUS, H.A., WIDIGER, T. A., DAVIS, W.W. & FIRST, M. B. (1994). DSM-IV : Work in progress. In J. E. Mezzich, M. R. Jorge & I. M. Salloum (Eds.), *Psychiatric epidemiology: Assessment, concepts, and methods.* Baltimore, MD: John Hopkins University Press (116-135).

HINDE, R. A. (1992). Human social development: An ethological/relationship perspective. In H. McGurk (Ed.), *Childhood social development: Contemporary perspectives.* Howe, England: Erlbaum (13-29).

HINSHAW , S.P. & CICCHETTI, D. (2000). Stigma and mental disorder: Conceptions of illness, public attitudes, personal disclosure, and social policy. *Development and Psychopathology,* 12, 555-598.

MASH, E.J. & DOZOIS, D.J.A. (2003). Child psychopathology. A developmental-systems perspective. In E. J. Mash & R. A. Barkley (Eds.), *Child psychopathology.* New York : Guilford, 2nd ed. (3-71).

MOREAU DE TOURS, P. (1888). *La folie chez les enfants.* Paris: Librairie J.-B. Bailliére.

ORGANISATION MONDIALE DE LA SANTÉ (OMS) (200I). *Rapport sur la santé dans le monde,* 2001 – *La santé mentale: nouvelle conception, nouveaux espoirs.* Genéve: OMS. Disponible sur le site Internet http://www.who.int

ORGANISATION MONDIALE DE LA SANTÉ (OMS) (2004). *The economic dimensions* of *interpersonal violence.* Genéve : OMS. Disponible sur le site Internet http:/ /www.who.int

POURTOIS, J.P. & DESMET, H. (2004). *L'éducation implicite. Socialisation et individuation.* Paris : PUF.

SAMEROFF, A. J., GUTMAN, L.M. & PECK, S.C. (2003). Adaptation among youth facing multiple risks: Prospective research findings. In S.S. Luthar (Ed.), *Resilience and vulnerability: Adaptation in the context* of *childhood adversities.* Cambridge: Cambridge University Press (364-391).

WALLON, H. (1925). *L'enfant turbulent: étude sur les retards et les anomalies du développement moteur et mental.* Paris : PUF, 2ᵉ éd. 1984 (coll. Quadrige).

YAMAMOTO, J., SILVA, J. A., FERRARI, M. & NUKARIYA, K. (1997). Culture and psychopathology. In G. Johnson-Powell & J. Yamamoto (Eds.), *Transcultural child development. Psychological assessment and treatment.* New York: Wiley (134-57).

## *Palavras-chave*

- abordagem biológica
- abordagem categorial
- abordagem cognitivo-comportamental
- abordagem comportamental
- abordagem dimensional
- abordagem multiaxial
- abordagem psicanalítica
- comorbidade
- confiabilidade (ou fidelidade)
- continuidade heterotípica
- córtex pré-frontal
- curso do desenvolvimento
- diferenças individuais
- eixo hipotálamo-hipófise--adrenal
- epidemiologia
- equifinalidade
- estudos longitudinais
- estudos transversais
- etiologia
- fatores de risco e de proteção
- modelo biopsicossocial
- multifinalidade
- problemas externalizantes
- problemas internalizantes
- psicopatologia desenvolvimental
- síndrome
- sintomas
- sistema de ativação comportamental
- sistema de inibição comportamental
- sistema geral de alerta e de vigilância
- sistema límbico
- sistemas de classificação e de diagnóstico
- taxonomia
- validade

# 2
# O RETARDO MENTAL OU A DEFICIÊNCIA INTELECTUAL

*Neste capítulo você saberá que:*

1. retardo mental ou deficiência intelectual – os termos refletem a mesma condição – implica características diversas em que a criança ou o adolescente tem um funcionamento intelectual nitidamente inferior à média, com início anterior aos 18 anos, o que prejudica sua adaptabilidade em vários aspectos importantes;

2. os esforços sistemáticos de definir o retardo mental estão ligados historicamente à democratização da educação e a uma de suas principais consequências: o fracasso escolar;

3. distinguem-se habitualmente *quatro níveis de gravidade* do retardo mental – leve, moderado, grave e profundo – em função das capacidades intelectuais da criança ou do adolescente e de suas dificuldades de adaptação. Esses níveis refletem um *continuum* de funcionamento intelectual e adaptativo;

4. a diversidade é a característica mais marcante de crianças e adolescentes com retardo mental, observada nos vários níveis da deficiência intelectual e adaptativa que pode afetar a criança ou o adolescente, assim como em suas origens múltiplas e em suas formas de manifestação ao longo do desenvolvimento;

5. a oposição que se costuma estabelecer entre "hereditariedade" e "ambiente" é simplista e conduz a erros sobre tudo o que diz respeito à inteligência;

6. no todo, o retardo mental atinge 1 a 2% da população e é mais frequente nos meninos;

7. o retardo mental é crônico e afeta, na maioria dos casos, todo o desenvolvimento ao longo da vida;

8. não é possível especificar a etiologia do retardo mental como tal, já que ele reúne condições muito heterogêneas. Contudo, com o objetivo de organizar os conhecimentos nessa área, pesquisadores e clínicos costumam propor uma distinção entre os retardos de origem biológica e os de origem social, cultural ou familiar.

A psicopatologia da criança e do adolescente tem suas origens no estudo do retardo mental (cujos primeiros trabalhos remontam alguns séculos), o qual forneceu elementos que permitiram a ele se afirmar e se distinguir progressivamente da psiquiatria e depois da psicologia adulta. A diversidade é a característica mais marcante de crianças e adolescentes com retardo mental ou com uma deficiência intelectual – termos equivalentes que refletem a mesma condição. Este capítulo trata dessa diversidade, observada não apenas nos vários níveis da deficiência intelectual e adaptativa que pode afetar a criança ou o adolescente, mas também em suas origens múltiplas e em suas formas de manifestação ao longo do desenvolvimento. Além da diversidade, este capítulo descreve os grandes desafios que as crianças afetadas por um retardo mental e suas famílias têm de enfrentar, assim como os muitos problemas geralmente associados ao retardo. São levantadas ainda importantes questões sobre a natureza da inteligência e sobre a oposição feita às vezes até hoje nessa área entre "hereditariedade" e "ambiente", como também sobre o lugar que a sociedade atribui – ou não atribui – às crianças e aos adolescentes afetados pelo retardo mental.

## O *CONTINUUM* DE FUNCIONAMENTO INTELECTUAL E ADAPTATIVO

O **retardo mental** não é propriamente um transtorno psicopatológico isolado, mas um conjunto de condições diversas com três fatores afins:

- a criança ou o adolescente tem um funcionamento intelectual nitidamente inferior à média;
- esse funcionamento prejudica sua adaptabilidade em diferentes aspectos importantes;
- o transtorno manifesta-se antes dos 18 anos, em geral durante a primeira infância ou em etapas posteriores.

O retardo mental caracteriza-se, na verdade, por um *desenvolvimento limitado das faculdades intelectuais e do funcionamento adaptativo da criança ou do adolescente*. Como testemunham as controvérsias terminológicas que circulam por essa área do conhecimento, o desenvolvimento limitado é mais uma deficiência do que um retardo. De fato, a noção de retardo implica que as muitas crianças e muitos adolescentes deveriam atingir um nível de funcionamento semelhante ao de todos os outros pares, desde que tivessem tempo, possibilidades e apoio suficientes – o que, na realidade, raramente acontece (Gillberg, 2006).

Distinguem-se habitualmente *quatro níveis de gravidade* do retardo mental – leve, moderado, grave e profundo – em função das capacidades intelectuais da criança ou do adolescente e de suas dificuldades de adaptação. Essas dificuldades, bastante acentuadas no retardo mental grave e profundo, manifestam-se no comportamento social, na linguagem, na autonomia pessoal e na motricidade.

A diversidade é a característica mais marcante do retardo mental. Como assinalava, há mais de 70 anos, Vygotsky (1931) – um pioneiro daquilo que foi chamado por muito tempo na Rússia e em outros lugares de *defectologia* –, dizer que uma criança tem retardo mental equivale a dizer que ela é doente, sem especificar a natureza de sua doença. Os transtornos classificados sob a rubrica do retardo mental têm, na verdade, origens múltiplas e cursos de desenvolvimento diferentes e, por conseguinte, manifestações também diversas, mesmo entre pessoas com um nível intelectual semelhante. De fato, "as diferentes manifestações do retardo mental são menos evidentes nas capacidades intelectuais da criança e do adolescente do que em sua adaptação cotidiana, que é sempre afetada em diferentes níveis" (Hodapp e Zigler, 1995).

A diversidade característica do retardo mental manifesta-se na autonomia, na capacidade de deslocamento sem auxílio e no desempenho na escola ou no trabalho, envolvendo também transtornos psicopatológicos e afecções médicas secundárias ao retardo. No limite inferior de um ***continuum* de funcionamento intelectual e adaptativo**, encontram-se crianças e adolescentes com retardo profundo, assim como os que sofrem de um desenvolvimento cerebral anormal (por exemplo, hidrocefalia) ou de uma lesão cerebral (por exemplo, decorrência de uma infecção ou de um traumatismo craniano). Seu desenvolvimento é limitado em todas as esferas do funcionamento, como são também suas capacidades de aprendizagem, havendo por toda a vida necessidade de vigilância e cuidados constantes para satisfazer suas necessidades. No centro desse *continuum*, encontram-se crianças e adolescentes com necessidade de um enquadramento específico, assim como crianças trissômicas (ver a seguir). Contudo, elas são capazes de adquirir alguma autonomia pessoal, de compartilhar uma vida social, de aprender a executar várias tarefas simples e frequentemente de atuar em um meio protegido. Por último, no limite superior do *continuum*, encontra-se um grande número de crianças e adolescentes que, em geral, não manifesta maiores dificuldades durante os primeiros anos de vida. Na maioria dos casos, o retardo mental só é descoberto, de fato, quando as crianças ingressam na escola e veem-se confrontadas com as exigências de aprendizagem. Elas desenvolvem um nível de autonomia não muito distinto do das crianças (e mais tarde dos adolescentes) sem dificuldade. Além disso, após uma escolaridade difícil e, às vezes, acompanhada de transtornos de comportamento, muitas delas são capazes de ter um funcionamento relativamente normal na idade adulta.

O fato de o retardo mental refletir um *continuum* de funcionamento intelectual e adaptativo situou seu estudo, desde sempre, no centro de controvérsias sociais, políticas e filosóficas geralmente ferozes. O que é a inteligência? O que é a normalidade? Quem faz parte do grupo de pessoas ditas inteligentes e normais e quem é excluído dele? Que tratamento deve ser reservado aos excluídos? Se o limite inferior do *continuum* costuma ser evidente em qualquer contexto social e cultural, o limite superior é muito mais difícil de se estabelecer. Quando, desde muito cedo, o funcionamento intelectual e adaptativo é fortemente limitado, o retardo mental não chega a ser objeto de controvérsias, ainda que os critérios utilizados para defini-los não sejam semelhantes. Ao contrário, com muito mais frequência, o funcionamento intelectual e adaptativo parece comprometido em certos contextos ou em apenas em certas tarefas; por isso, referir-se ao retardo mental equivale a emitir um julgamento social e a fazer um diagnóstico de psicopatologia. Uma criança talvez funcione sem maior dificuldade durante vários anos, mas seja considerada com retardo na 2ª ou 3ª série do ensino fundamental, quando os professores, comparando-a a seus pares, constatam que seu desempenho é nitidamente inferior à média e não é explicado por uma dificuldade mais específica de aprendizagem (ver Capítulo 4). Em outras palavras, quando o retardo mental é leve, ele não é exclusivamente um fenômeno psicopatológico: é também um fenômeno social. No nível superior do *continuum* do funcionamento intelectual e adaptativo, esse fenômeno reflete não somente os critérios utilizados para definir o retardo mental em um determinado contexto (escolar, profissional, comunitário, cultural), mas também os serviços oferecidos às crianças em dificuldade e às suas famílias, a aceitação social das diferenças intelectuais e comportamentais e as esferas sociais e econômicas que dão a certas crianças, mais do que a outras, várias oportunidades de ajuda e encorajamento, e, como consequência, de êxito intelectual e social.

Ou seja, são, antes de tudo, as exigências da escola que fazem emergir crianças e adolescentes situados no limite superior do *continuum* de funcionamento que define o retardo mental (Larson et al., 2000; Misès, Perron e Salbreux, 1994; Roeleveld, Zielhuis e Gabreels, 1997). De fato, os dados epidemiológicos indicam que, na maioria dos países, verifica-se um aumento significativo da prevalência do retardo mental leve durante os anos de escolaridade obrigatória, seguido de um declive no início da idade adulta. Contudo, a prevalência do retardo mental leve varia muito de um país a outro – e é nitidamente mais elevado nos Estados Unidos que na Suécia, por exemplo (Sonnander, Emanuelsson e Kebbon, 1993) – em função, entre outras coisas, dos critérios utilizados para defini-lo e dos serviços oferecidos às crianças em dificuldade de aprendizagem ou de adaptação.

Os critérios utilizados para estabelecer o limite superior do *continuum* de funcionamento que define a deficiência intelectual são, há muito tempo, fontes de debates científicos, sociais e políticos que ainda prosseguem (ver Scheerenberger, 1983). A maioria das definições usuais situa o escore limite do funcionamento intelectual em dois **desvios padrão** abaixo da média, correspondente a um **quociente intelectual ou Q.I.** de até 70 nos testes que têm uma média de 100 e um desvio padrão de 15. Estatisticamente, pressupondo-se uma distribuição normal (gaussiana) de inteligência, esse limite representa 2 a 3% da população, o que permite prever que a prevalência do retardo mental deveria ser da mesma ordem quando definido apenas com base no Q.I. (ver Figura 2.1). O limite de 70 é, na verdade, específico para a CID-10 e para o DSM-IV. Contudo, enquanto a CID-10 menciona apenas o índice, o DSM-IV apresenta um intervalo de 5 pontos, situando assim o limite do Q.I. necessário para estabelecer a presença de um retardo intelectual significativo entre 65 e 75. Embora existam razões clínicas e científicas que justifiquem o emprego do intervalo – apresentadas mais adiante – há uma diferença considerável na população, entre um limite de 70 e de 75. Enquanto um limite de 70 consiste em dizer que cerca de 3% da população tem retardo mental (se apenas a inteligência for levada em conta), um limite de 75 faz dobrar esse percentual. Como será visto, tal fato destaca a importância fundamental de critérios diagnósticos e da maneira como eles são aplicados no diagnóstico do retardo mental.

## APANHADO HISTÓRICO

A deficiência intelectual dominou por muito tempo os trabalhos de pesqui-

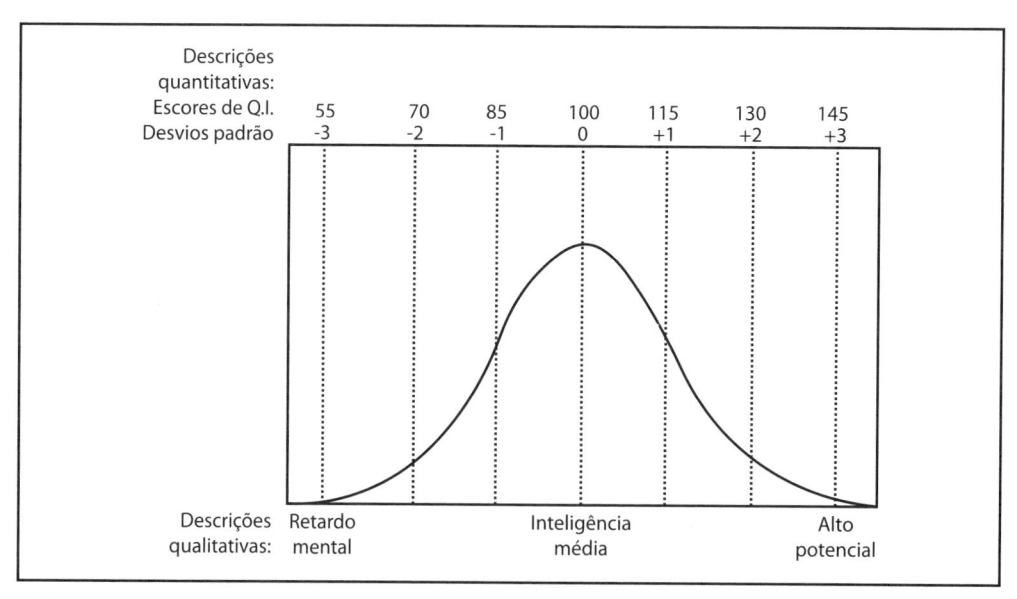

**FIGURA 2.1**
Curva normal ilustrando a distribuição do Q.I. na população. Os escores de Q.I. de uma amostragem representativa da população seguem uma curva normal, a qual indica que os escores de 2 a 3% da população são de dois desvios padrão ou mais inferiores à média (a saber, de 70 ou menos) e que essas pessoas preenchem um dos critérios diagnósticos do retardo mental. Uma porcentagem comparável da população obtém escores de dois desvios padrão ou mais superiores à média (a saber, de 130 ou mais), caracterizando nesse caso alto potencial ou "superdotação".

sa e de intervenção em psicopatologia da criança e do adolescente. Como destacamos no início do capítulo, as primeiras tentativas visando a compreender as diferenças individuais em uma perspectiva científica e a cuidar das manifestações diversas da psicopatologia infantil provêm do estudo do retardo mental. Misès e colaboradores (1994) apresentam um apanhado histórico das origens e da evolução das diversas abordagens, no qual nos inspiramos aqui (ver também Hodapp e Zigler, 1995; Scheerenberger, 1983).

Durante muito tempo, as pessoas com retardo mental suscitaram uma ambivalência quase sempre extrema por parte de seus familiares. O medo e a rejeição daquele que é diferente por ser "débil mental", cuja aparência física às vezes é repulsiva e cujo comportamento causa perturbação ou temor, alternam-se com solicitude e benevolência em relação àquele que, justamente por carecer de razão, tem necessidade de ser guiado e protegido, mas permanece inocente e feliz em um mundo que geralmente não é.

Da Idade Média ao século XVIII, as pessoas com retardo mental foram, antes de tudo, objeto de rejeição social nas sociedades europeias. Seu estado era considerado como um castigo divino do qual é preciso se proteger. De fato, esse castigo suscita um medo de contágio que, embora não seja físico como o da lepra ou da chaga, é moral e pode provocar a cólera divina contra aquele que se associa a um tal pecador, com toda evidência condenado. Até as vésperas da Revolução Francesa, as pessoas que sofriam de deficiências mentais eram mantidas a distância ou internadas em hospícios para evitar que contaminassem seus próximos. Assim, por exemplo, a Salpêtrière em Paris abrigava as pessoas rejeitadas pela sociedade: não apenas os deficientes mentais, mas todos os que eram diferentes e dos quais ela desejava proteger. Como observam Misès e colaboradores (1994):

> Eram enviados para instituições indiscriminadamente os indigentes, os desempregados, os preguiçosos e incapazes, os velhos sem recursos e sem família, os libertinos, as prostitutas, os delinquentes e criminosos, os loucos, os idiotas... (p. X)

Em contrapartida, ao longo desse período, nota-se a ambiguidade da sociedade que, mesmo rejeitando a maioria das pessoas com retardo mental, mantinha uma corte em que o rei tem seus loucos e seus bobos, além de cidades que tinham habitualmente seu idiota. Ainda que fossem objeto de zombarias muitas vezes cruéis, esses seres sem juízo eram protegidos. Não raro atribuía-se a eles uma certa lucidez que lhes permitia entrever e expressar verdades profundas que as pessoas dotadas de razão eram incapazes de perceber ou não tinham coragem de pronunciar. Em uma perspectiva semelhante, Montesquieu e Voltaire, por exemplo, fizeram dos viajantes vindos do exterior (Usbek e Rica) ou do bom selvagem (Cândido) seres humildes ou ingênuos que lançam um olhar franco sobre seu entorno. Esse estratagema literário lhes permitia criticar a sociedade e os costumes de sua época superando a censura real e eclesiástica. O mesmo estratagema ainda é utilizado. Em *Forrest Gump*, o herói, Tom Hanks, se apoia em sua interpretação literal das coisas e em sua evidente falta de inteligência para oferecer reflexões profundas sobre a vida e chamar a atenção para muitas realidades desconfortáveis que seu meio, que se julga muito mais inteligente, prefere não ver. E, em *Borat*, Sacha Cohen desempenha o papel de um Cândido moderno em viagem aos Estados Unidos, onde foi buscar "lições culturais sobre a América em proveito da gloriosa nação do Cazaquistão".

A Revolução Francesa levou a uma mudança fundamental na maneira de compreender o retardo mental e de tratar as pessoas atingidas por ele. Apoiada no postulado de que qualquer ser humano, quem quer que seja, é digno de respeito porque é humano, a Revolução suscita o despertar de uma consciência social e de um altruísmo nos quais a rejeição ao outro por sua diferença não é mais aceitável socialmente. Do final do século XVIII a meados do século XIX, os meios intelectuais da Europa e dos Estados Unidos da América se apaixonaram pelas crianças deficientes e compartilharam uma viva esperança de que sua sorte poderia ser melhorada. Na França, Itard se encarregou de acolher em sua casa um menino selvagem, que ele chamou de Victor, para cuidar dele e educá-lo (ver Capítulo 3). Na Baviera, von Feuerbach descreveu em detalhes o caso de um outro menino selvagem, Kaspar Hauser, e os progressos de sua educação. Na Suíça, Guggenbühl criou um lar para abrigar e educar aqueles que eram chamados de "cretinos". Mais tarde, nos Estados Unidos, Howe e Wilbur fundaram as primeiras instituições que acolhem pessoas com retardo mental com o objetivo de educá-las.

Embora preconizassem não apenas o respeito às pessoas deficientes, mas também sua educação e mesmo sua inserção social, essas primeiras tentativas acabaram, em muitos casos, em fracassos ou escândalos. Itard, por exemplo, não conseguiu verdadeiramente educar Victor, apesar de seus esforços e os de seus próximos. Quanto a Guggenbühl, ele se preocupou mais em cuidar de seu prestígio pessoal do que cuidar das pessoas sob sua responsabilidade, e seu projeto culminou em um escândalo. Assim, na alternância entre aceitação e rejeição suscitada pelo retardo mental, o entusiasmo idealista desses pioneiros dá lugar, pouco a pouco, a seu oposto. Sob a influência de várias vertentes da medicina (por exemplo, Down, Lombroso), da biologia (por exemplo, Darwin, Galton) e da filosofia (por exemplo, Lamarck, Comte), começa-se por afirmar que as pessoas com retardo mental sofrem de deficiências inatas e que a maioria delas é ineducável. No final do século XIX, essa posição endurece e, para muitos, o retardo mental representa um fracasso moral que talvez não possa ser imputado ao indivíduo, mas a seu passado hereditário. Em 1889, Kerlin (citado por Lambert, 1997a), um representante influente dessa nova perspectiva, define a deficiência mental como

> uma confusão, um enfraquecimento ou uma perversão do sentido moral, uma deficiência constitucional do sistema nervoso, do mesmo modo que a cegueira das cores, criando assim uma condição irreversível pelo ambiente ou pela educação. (p. 17)

Em sua forma mais benevolente, essa perspectiva conduz a uma abordagem moralizante, a qual justifica os tratamentos por vezes abusivos das pessoas com retardo mental. Então elas passam a ser regularmente internadas em instituições com caráter de reclusão, não tanto para serem educadas, mas protegidas da sociedade que as teme cada vez mais. Em suas formas mais perniciosas, essa perspectiva justifica discursos racistas, encoraja uma discriminação sistemática (frequentemente da criança e de sua família) e conduz à **eugenia**[*] e às muitas atrocidades cometidas em seu nome (ver Lambert, 1997a). Down, que em 1866 descreveu a síndrome que leva seu nome até hoje, conside-

---
[*] N. de R.T. Criada por Sir Francis Galton, corresponde à ciência que estuda os meios para o aperfeiçoamento físico e moral da espécie humana, eliminando através de meios científicos os males hereditários.

rava o que era chamado naquela época de mongolismo como uma degenerescência racial: um homem e uma mulher de raça branca (portanto, superior, de acordo com Down e a maioria de seus contemporâneos da mesma raça) dão origem, em alguns casos, a um filho com traços de uma raça "inferior", a raça amarela.*

Esses discursos são extremistas e sem nenhum fundamento científico. Porém, eles alimentarão de imediato um medo social crescente das pessoas com retardo mental, levando aos excessos eugenistas mais perversos do século XX. Anunciando esses excessos já em 1912, Fernald (citado por Misès et al., 1994) atribui a maioria dos problemas da sociedade ao retardo mental:

> A história recente caracteriza-se por uma tomada de consciência brutal, tanto dos profissionais como do público, no que diz respeito à extensão considerável da debilidade mental e à sua influência, seja como fonte de miséria para o próprio doente e para a família, seja como causa no crime, na prostituição, na miséria, nos nascimentos ilegítimos, na intemperança e em outros problemas sociais complexos. [...] As mulheres deficientes mentais são invariavelmente imorais e, deixadas em liberdade, são agentes de propagação de doenças venéreas ou dão à luz crianças tão deficientes como elas próprias... Todo deficiente mental, sobretudo o imbecil leve, é um criminoso em potencial. (p. 31)

Felizmente, nem todos os profissionais dessa geração nesse campo são tão extremos, e progressos importantes permitem pouco a pouco circunscrever melhor a envergadura do problema. O estudo aprofundado do retardo mental começa por volta do final do século XIX, embora as primeiras tentativas de descrição e de classificação das deficiências intelectuais segundo seu nível de gravidade remontem à primeira metade desse século (por exemplo, Esquirol, citado por Misès et al., 1994). Em 1888, por exemplo, Moreau de Tours dedicou-se à tarefa de distinguir claramente a idiotia da imbecilidade, duas noções amplamente difundidas naquela época, e lança, assim, ao lado de outros estudiosos, as bases de um sistema de classificação:

> Embora constituindo dois estados mórbidos diferentes, a idiotia e a imbecilidade confundem-se entre elas em muitos aspectos... Há indivíduos cujas faculdades morais não tiveram sequer um princípio de desenvolvimento: crianças natimortas, do ponto de vista intelectual, que não têm qualquer traço de humanidade, a não ser as formas exteriores (e que formas exteriores!). São os idiotas propriamente ditos.
> Há outros cujas faculdades morais desenvolveram-se até um certo grau. Viciada desde o princípio de sua formação, a capacidade intelectual, sem ser desprovida de toda atividade, jamais funcionou a não ser de maneira quase defeituosa e imperfeita.
> Aqui a desordem funcional é congênita, isto é, remonta à vida fetal, assim como na idiotia, mas é menor e difere sensivelmente dela do ponto de vista sintomatológico. É a imbecilidade congênita.
> Por fim, há uma classe de indivíduos cujas faculdades morais desenvolveram-se inicialmente com a mais perfeita regularidade, depois pararam de súbito, ou, quando continuaram, o que é mais comum acontecer, foi apenas nos limites do transtorno e da confusão. Esses indivíduos

---

* N. de R.T. A Teoria das Degenerações teve origem no século XIX com Morel e Magnan, entre outros, e concebia a doença mental como o resultado de um processo de degeneração que se transmitia de geração em geração.

são vitimados por imbecilidade acidental ou adquirida. (p. 320-321)

Os esforços sistemáticos de classificação estão ligados historicamente à democratização da educação e a uma de suas principais consequências: o fracasso escolar, cuja responsabilidade é imputada à criança considerada desprovida de meios intelectuais suficientes para se beneficiar da educação que recebe. No entanto, esse fracasso necessita, ao mesmo tempo, de definições e de métodos para distinguir entre crianças aptas a seguir uma escolaridade regular e as não aptas. Distingue-se assim a debilidade mental, que pode ser atenuada por uma abordagem educativa adaptada, da imbecilidade e da idiotia, mais graves, ambas julgadas incuráveis. No início do século XX, Binet introduz a psicometria, que, pela primeira vez, oferece um método quantitativo para determinar o funcionamento intelectual e que logo se tornará a principal referência utilizada para definir diferentes níveis de gravidade do retardo mental.

Por outro lado, as controvérsias características da evolução do pensamento e da abordagem do retardo mental continuaram a se manifestar ao longo do século XX. No plano teórico, as posições reducionistas, que consistem em imputar a responsabilidade do retardo mental ao indivíduo atingido ou às suas origens familiares, confrontaram-se regularmente e ainda se confrontam (por exemplo, Herrnstein e Murray, 1994) com as afirmações igualmente simplistas que tentam explicar a maior parte dos casos de retardo mental apenas em termos de desvantagens sociais e econômicas. No plano prático, a história recente foi marcada, ao mesmo tempo, por uma vontade de oferecer ajuda às crianças e aos adolescentes e por medidas de marginalização e de exclusão, de esterilização forçada ou mesmo de eliminação sistemática (durante o período nazista, por exemplo). Lambert (1997a) cita vários exemplos de excessos do século XX, entre os quais dois de propaganda nazista que tomamos emprestado dele. Trata-se de problemas de aritmética extraídos de um manual escolar:

> A construção de um asilo de alienados custa 6 milhões de marcos. Quantas novas habitações de 150 mil marcos poderiam ser construídas com esse valor?
> Um alienado tem um custo diário de 4 marcos; um inválido de 5,5 marcos; um criminoso de 3,5 marcos. Em muitos casos, um funcionário recebe por dia apenas 4 marcos; um empregado, 3,5 marcos; um aprendiz, 2 marcos. Segundo estimativas sérias, existem na Alemanha cerca de 300 mil alienados, epiléticos, entre outros, em asilos. Quantos empréstimos não reembolsáveis de mil marcos poderiam ser feitos aos jovens casais se esse dinheiro fosse economizado? (p. 59-60)

O retardo mental, que desde sempre suscitou o interesse de diferentes profissões (medicina e psiquiatria, biologia, psicologia, educação, serviço social), permanece um campo de atividade multidisciplinar. A partir de trabalhos clássicos como os de Vygotsky (1934) e de Luria (1963) na Rússia; de Wallon (1925) na França; de Piaget e Inhelder (Inhelder, 1943; Piaget, 1936; Piaget e Inhelder, 1947) na Suíça; e de Werner (1941; Werner e Strauss, 1939) nos Estados Unidos, a maioria dos pesquisadores adota hoje uma abordagem multidimensional e desenvolvimental. Segundo essa abordagem multifatorial, processos genéticos, neurobiológicos, psicológicos, familiares, sociais e culturais agem em conjunto para determinar, em cada caso específico, a natureza e a gravidade do retardo da criança, seu comportamento e seus esforços ativos de adaptação, assim como a evolução de sua deficiência ao longo de sua existência.

Em uma revisão detalhada das abordagens contemporâneas, Hodapp e Dykens (1994) distinguem o que chamam de duas "culturas" principais, as quais definem na atualidade os eixos fundamentais da pesquisa e da intervenção, além de serem convergentes, mas de abordarem a problemática do retardo mental sob ângulos distintos. A primeira enfatiza a etiologia dos fenômenos observados, procura apreender sua complexidade agrupando as pessoas de acordo com a origem de suas dificuldades e preconiza, antes de tudo, os estudos genéticos e neurobiológicos a fim de desenvolver critérios de agrupamento objetivos. É a abordagem adotada com mais frequência pelos pesquisadores com formação em medicina, em biologia ou em neuropsicologia. A segunda interessa-se mais pelo funcionamento das pessoas com retardo mental do que pela etiologia desse retardo. Essa abordagem é mais característica dos psicólogos clínicos, dos educadores e dos assistentes sociais que, em suas pesquisas, se debruçam sobre os fatores que permitem prever a adaptação da criança em diferentes fases do desenvolvimento e, sob uma perspectiva clínica ou educativa, facilitá-la. Hodapp e Dykens preconizam um diálogo mais estreito do que existe habitualmente entre essas duas abordagens. Esse diálogo deveria favorecer o desenvolvimento de novas definições e de novos métodos de avaliação de aspectos múltiplos do comportamento da criança e do adolescente com retardo mental, visando não apenas a compreender melhor suas manifestações muito diversas, como também desenvolver métodos de intervenção eficazes com o intuito de responder a necessidades específicas que variam conforme a natureza e a gravidade das dificuldades encontradas e que geralmente mudam bastante ao longo do desenvolvimento.

## CONSIDERAÇÕES DIAGNÓSTICAS E DESENVOLVIMENTAIS

Há cerca de um século, a inteligência medida com a ajuda de um **teste de Q.I.** é o principal critério utilizado para definir o retardo mental. Embora inteligência e Q.I. não sejam sinônimos, os testes de Q.I. utilizados hoje em dia permitem uma estimativa confiável da inteligência de uma criança ou de um adolescente (Nettelbeck e Wilson, 2005). É o caso em particular de testes como a *Escala de Inteligência Wechsler para Crianças e Adolescentes* ou WISC-IV (Wechsler, 2003) e a *Bateria para o Exame Psicológico da Criança* ou KABC (Kaufman e Kaufman, 1993).

Contudo, se um século de pesquisas científicas nessa área possibilitou desenvolver instrumentos de avaliação confiáveis, ainda resta estabelecer uma definição amplamente aceita do que esses instrumentos medem (Yaèche, 1995). Antes de apresentar os critérios diagnósticos do retardo mental e de descrever suas dimensões epidemiológicas, desenvolvimentais e etiológicas, é necessária uma digressão para mostrar a importância das **diferenças individuais** e refletir sobre o conceito de **hereditariedade** da inteligência. Esse conceito ocupa atualmente um papel importante em muitos trabalhos, mas continua muito pouco compreendido.

### Q.I. e diferenças intelectuais

Embora os testes de Q.I. permitam classificar as pessoas com retardo mental em uma escala quantitativa de funcionamento intelectual, eles oferecem uma definição muito limitada desse retardo, a qual oculta importantes diferenças comportamentais, desenvolvimentais e etiológicas. Duas crianças com retardo mental podem ter um Q.I. semelhante e nem por isso serem comparáveis. Uma criança com um

Q.I. de 30 a 35 pode ter pouco ou nenhum contato social, mas ser capaz de andar, de comer e de se vestir sem ajuda alheia, enquanto outra com o mesmo nível intelectual pode carecer bastante de independência pessoal, mas ser muito mais sociável. O mesmo ocorre com duas crianças, uma com **trissomia** e a outra com síndrome de alcoolismo fetal (ou **fetopatia alcoólica**). O fato de ambas terem um Q.I. de 50 a 55 não permite descrever seu comportamento, prever seu desenvolvimento ou especificar a etiologia de suas dificuldades.

Essa situação se complica pelo fato de a inteligência ser uma entidade relativamente estável, o que não significa que seja fixa. A inteligência ainda é vista pelo grande público como um "dom" ou um "talento" que, embora possa ser exercitado, não pode ser modificado de maneira significativa – salvo em situações extremas e geralmente traumáticas, como uma doença grave ou um acidente. Essa perspectiva é errônea. O Q.I. é uma medida tomada em um momento e em um contexto dados; ainda que, de maneira geral, reflita corretamente o desempenho do sujeito, ela também reflete, em parte, as circunstâncias da avaliação. De fato, sabe-se há muito tempo que os resultados de uma avaliação de Q.I. podem ser influenciados por vários fatores que nada têm a ver com aquilo que essa avaliação deveria medir – como o nível de apreensão ou de cansaço do sujeito, o encorajamento que ele recebe por parte do avaliador – e que o desempenho intelectual de uma pessoa depende, em parte, da maneira como os problemas a resolver são colocados e do contexto em que esse desempenho é avaliado (Sattler, 2002). Sabe-se também que o nível de inteligência de uma pessoa com retardo mental pode mudar ao longo do desenvolvimento. Enfim, vários estudos de grande envergadura demonstram que, embora o Q.I. seja normalmente estável, ele não é fixo. Nos países industrializados, o Q.I. de uma pessoa de 20 anos é hoje cerca de 15 pontos superior ao de uma pessoa da mesma idade em 1940, por diversas razões, como a melhora geral do nível econômico e da saúde da população, além do aumento da duração média da escolaridade (Flynn, 1987; Horgan, 1995; Kanaya, Scullin e Ceci, 2003). Desse modo, toda vez que um teste de Q.I. é padronizado – como é típico ocorrer quando da publicação de uma nova edição – o Q.I. de pessoas avaliadas com a versão anterior do teste diminui, não porque elas se tornaram de súbito menos inteligentes, mas porque as normas utilizadas para estabelecer o Q.I. foram revistas. Esse fenômeno pode ter uma grande influência sobre o diagnóstico do retardo mental leve. De fato, uma criança ou um adolescente pode passar de um escore superior a 70 a um escore inferior de uma versão de um teste de Q.I. a outra, assim preenchendo um critério diagnóstico desse retardo que não preenchia antes.

Em um estudo clássico, Vernon (1979) mostrou que as correlações entre as medidas de Q.I. tomadas a partir dos 4 anos de idade e depois regularmente até a idade adulta eram, em geral, muito elevadas (da ordem de 0,70 a 0,90). Resultados semelhantes foram relatados em estudos longitudinais de crianças, adolescentes e adultos com retardo mental. A estabilidade do Q.I. é particularmente elevada desde a primeira infância nas pessoas com um retardo mental grave ou profundo e desde a infância nas pessoas com um retardo leve ou moderado (Bernheimer e Keog, 1988; Mortensen, Andresen, Kruuse, Sanders e Reinisch, 2003). Se os dados desses estudos permitem concluir sem ambiguidade que o Q.I. é relativamente estável a partir de 3 ou 4 anos, é preciso assinalar que as correlações em que se fundamenta tal conclusão são medidas de grupo. Elas não permitem afirmar que o Q.I. de cada pessoa permanece estável ao longo de seu desenvolvimento. Esses mesmos estudos mostram de fato que as medidas individuais de Q.I. costumam alterar-se em vários aspectos de uma avaliação a outra, sobretudo entre as pessoas cujas *performances* intelectuais situam-se no limite da zona normativa e do retardo mental. Assim, mesmo que os critérios de um teste de Q.I. não sejam modificados, uma pessoa pode ter ou não retardo mental: tudo vai depender do momento dado.

Esta é também a conclusão de avaliações de programas intensivos de intervenção destinados a encorajar o progresso intelectual de crianças provenientes de meios carentes com chances de desenvolver um retardo mental leve (Campbell, Ramey, Pungello, Sparling e Miller-Johnson, 2002; Schweinhart e Weikart, 1997). Vários programas educativos permitem efetivamente aumentar o Q.I. médio de crianças por eles beneficiadas de maneira significativa (de quase um desvio padrão) em relação a crianças sem dificuldades, desde que eles tenham início durante a primeira infância. Para concluir, se o Q.I. é uma medida relativamente estável, os dados disponíveis demonstram a importância de não considerá-la como tal e como uma característica inata de cada indivíduo. De maneira geral, o mesmo ocorre com a inteligência e com o retardo mental.

**Inteligência e hereditariedade**

A concepção recorrente de inteligência como uma entidade fixa está nos trabalhos científicos e nos muitos debates que, há mais de um século, tratam da natureza e da origem da inteligência humana. Na perspectiva dualista que há muito tempo influencia as ciências naturais e as ciências humanas no Ocidente (e ainda predominante), pesquisas e controvérsias contrastam "a hereditariedade" e "o ambiente", as influências "endógenas" e as influências "exógenas", com o objetivo de estabelecer sua importância respectiva na determinação da inteligência – essa vantagem tão cobiçada que ninguém admite facilmente não possuir. É o caso sobretudo nas pesquisas de genética comportamental voltadas para a hereditariedade da inteligência (para uma discussão detalhada sobre as questões envolvidas, ver Baumrind, 1993; Plomin, DeFries, McClearn e Rutter, 1998; Scarr, 1992; Yaèche, 1995).

Um número considerável de estudos longitudinais de grande abrangência, alguns dos quais ainda estão em curso, procuram há vários anos estabelecer até que ponto a inteligência é uma característica hereditária (por exemplo, Plomin, Fulker, Corley e DeFries, 1997; Bouchard, Lykken, McGue, Segal e Tellegen, 1990). Esses estudos permitem afirmar hoje em dia, com base em dados científicos rigorosos, que 50 a 70% das variações observadas no nível da inteligência humana provêm de diferenças hereditárias entre as pessoas avaliadas. Muitos pesquisadores concluem que de 30 a 50% dessas variações podem ser atribuídas a diferenças ambientais. Não nos remetemos a essas cifras em questão; contudo, sua interpretação é muito mais complicada do que parece à primeira vista. Os dados sobre a hereditariedade da inteligência (ou de outras características individuais, como a agressividade ou a ansiedade) colocam três problemas importantes de interpretação que têm repercussões fundamentais em relação ao retardo mental e à psicopatologia em geral.

A maioria das pessoas que acredita que a hereditariedade da inteligência situa-se entre 50 a 70% conclui que elas próprias devem, no mínimo, a metade de sua inteligência aos genes herdados dos pais. Em outras palavras, interpretam a hereditariedade como uma medida individual de seu potencial genético, um índice da contribuição da bagagem hereditária às suas capacidades intelectuais. Essa interpretação parece lógica, mas é falsa, pois *as medidas de hereditariedade são todas relativas a um grupo, e não ao indivíduo*, as quais permitem especificar até que ponto as variações observadas no nível da inteligência de um grupo de pessoas podem ser atribuídas a diferenças de origem genética entre elas. Também não permitem quantificar em um indivíduo a parte da inteligência que cabe a seus genes. Ou seja, o que é verdade em termos coletivos não é necessariamente em termos individuais. Veja a seguinte brincadeira:

> Um estudo recente mostra que uma entre quatro pessoas em média é mal-humorada. Pense em seus três melhores amigos. Se todos são simpáticos, então é você!

O que não tem nenhum sentido nessa piada tem menos ainda em áreas muito mais sérias. Em medicina, por exemplo, o fato de a mortalidade atribuída a certos tipos de câncer ser elevada não permite prever a sorte de cada pessoa atingida. Isso significa que, embora seja absurdo negar que várias características humanas, como a inteligência, têm raízes genéticas importantes, a natureza dessas raízes deve ser explicitada. Em primeiro lugar, o potencial genético muito raramente é sinônimo de um destino irreversível. Isso só acontece, de fato, em doenças muito graves que, com bastante frequência, causam um retardo mental profundo e uma morte precoce. Um potencial genético que predispõe a uma inteligência elevada ou a um talento em particular requer sempre um ambiente propício para se manifestar. O mesmo ocorre com um potencial limitado: só atingirá seu máximo em um contexto favorável. Por exemplo, a inteligência ou a aptidão musical de uma criança só pode se realizar em um contexto histórico, social e cultural em que ela dispõe de um mínimo de recursos para desenvolver seu potencial e colocá-lo em prática em função de suas características pessoais. Os genocídios e outras atrocidades, desde sempre, eliminaram um número considerável de jovens músicos que, apesar da hereditariedade, jamais tiveram chance de desenvolver seu talento. De forma mais positiva, sem intervenções precoces, muitas crianças com potencial intelectual limitado não teriam adquirido competências verbais, sociais e escolares (Campbell et al., 2003).

Em outras palavras, como afirma Piaget em vários momentos (1936), a criança constrói sua inteligência em vez de herdar um patrimônio intelectual da mesma maneira como se herda um patrimônio familiar (ver Figura 2.2). A inteligência de uma criança com retardo mental pode ser consideravelmente limitada por razões genéticas, como no caso da trissomia. Entretanto, a maneira como uma criança trissômica desenvolve, constrói e realiza o potencial intelectual de que dispõe sempre depende estritamente dos meios disponíveis em seu ambiente. Em suma, saber que a hereditariedade da inteligência é da ordem de 50 a 70% não permite explicar a origem das capacidades intelectuais de um indivíduo, muito menos prevê seu desenvolvimento e sua evolução.

Em segundo lugar, a interpretação dos dados sobre a hereditariedade da inteligência vai de encontro à hipótese levantada por pesquisas nessa área: estas postulam que as variações genéticas e ambientais que caracterizam o grupo cuja inteligência é alvo de estudos são de natureza aditiva. Em termos estatísticos, a porcentagem da variância atribuível a fatores genéticos (vG) e a porcentagem atribuível a fatores ambientais (vA) podem ser adicionados, de modo que (vG + vA) representa a variância a ser explicada.

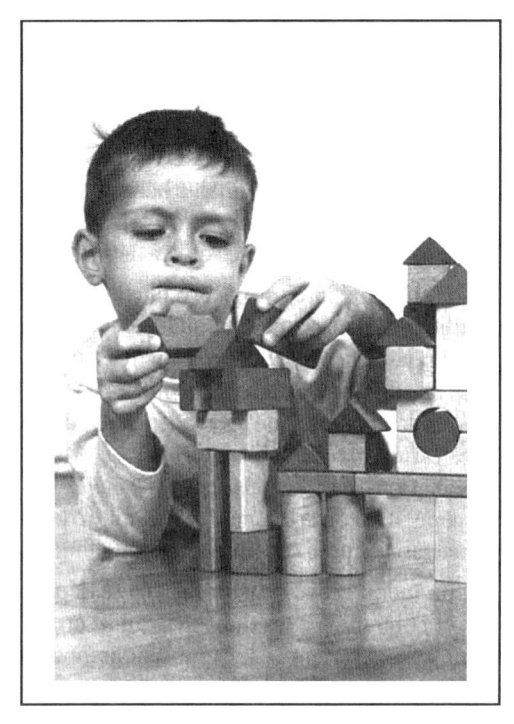

**FIGURA 2.2**
Cada criança constrói ativamente sua inteligência. Ela não herda um patrimônio intelectual da mesma forma como se herda um patrimônio familiar.

Essa hipótese é insustentável, pois ignora os efeitos interativos na realização do potencial genético como um todo. Ao contrário da perspectiva dualista ainda muito presente, os fatores genéticos e ambientais não trazem duas contribuições distintas e exclusivas ao desenvolvimento das características individuais, mas estão em constante interação, a qual é complexa e ainda pouco conhecida desde o momento da concepção.

Em relação à inteligência, esses efeitos interativos são fáceis de serem exemplificados. Primeiro – um efeito genético – pais inteligentes transmitirão a seu filho genes que favorecerão sua inteligência. Depois – um efeito ambiental – esses pais adotarão, é bem provável, diversas medidas visando encorajar essa inteligência de seu filho desde pequeno: conversarão muito com o filho, lerão histórias para ele e o ensinarão a ler; vão expô-lo regularmente a inúmeras situações destinadas a fazê-lo refletir, a despertar sua curiosidade e a estimular sua imaginação. Em contrapartida, esses dois efeitos nunca são independentes um do outro. De fato, desde muito pequena, uma criança com um potencial intelectual elevado buscará ativamente um ambiente estimulante a fim de realizá-lo. Mais do que a criança com um potencial intelectual menor, ela se interessará por tudo, fará muitas perguntas e desenvolverá interesses variados que exigirão de sua inteligência, o que será sempre encorajado por um ambiente favorável facilitando sua tarefa e orientando-a. Do mesmo modo, duas crianças com um potencial intelectual comparável, mas vivendo em ambiente diferentes, realizarão esse potencial em função dos recursos colocados à sua disposição. Em outras palavras, em razão da presença de efeitos interativos, contribuições genéticas e ambientais não podem jamais ser separadas e consideradas como aportes distintos ao desenvolvimento da inteligência.

Os efeitos interativos são fundamentais não apenas por demonstrarem que a oposição feita com frequência entre a hereditariedade e o ambiente é simplista demais, mas por refletirem uma imagem ativa do ser humano: *desde o nascimento, qualquer pessoa, seja ou não atingida por retardo mental, não se submete à sua inteligência, mas age com ela nos limites de suas capacidades e dos meios de que dispõe em seu ambiente.* Em outras palavras, sejam eles muito inteligentes ou com retardo mental, os seres humanos raramente herdam características pessoais de forma passiva, mas elaboram – constroem – de forma ativa o meio em que vivem e a inteligência que depende dele.

O terceiro problema levantado pela noção de hereditariedade é ainda mais fundamental que os dois primeiros. Ele provém do fato de que qualquer medida de hereditariedade depende de circunstâncias ambientais que jamais podem ser ignoradas. Na verdade, para ter sentido, um índice de hereditariedade pressupõe diferenças ambientais (sem tais diferenças, esse índice seria de 100%). Isso implica que os estudos que coincidem em mostrar que a hereditariedade da inteligência é da ordem de 50 a 70% relatam resultados que refletem não apenas a população estudada, mas também o momento em que ela foi estudada e os métodos utilizados. Se a população ou a maneira de definir e de medir a inteligência tivesse de mudar, o índice de hereditariedade poderia aumentar ou diminuir.

A situação é paradoxal: um índice que se presume refletir a hereditariedade depende, em parte, do ambiente em que foi obtido! E os dualistas que se imaginavam no "interior" do indivíduo encontram-se no "exterior", incapazes de impor uma dicotomia simplista a uma realidade dialética que se recusa a ser reduzida a uma ponderação de extremos. Em outras palavras, a questão-chave no campo da inteligência em geral e do retardo mental em particular é saber não o que as capacidades intelectuais devem respectivamente ao patrimônio hereditário e ao ambiente, mas como essas duas fontes de influência contribuem de maneira transacional ao desenvolvimento da pessoa – uma pessoa que, qualquer que seja sua deficiência, não pode jamais ser reduzida a uma simples adição de influências endógenas e exógenas.

## AS DIFERENTES MANIFESTAÇÕES DO RETARDO MENTAL

### Definições, critérios diagnósticos e características essenciais

Os critérios diagnósticos do retardo mental da CID-10 e do DSM-IV estipulam que ele sobrevém por definição antes dos 18 anos (ver Tabela 2.1). Esse critério de idade é relativamente arbitrário, correspondendo, em várias sociedades, ao fim da escolaridade e à idade em que a pessoa torna-se adulta. Exclui a utilização do diagnóstico na classificação das perturbações intelectuais e sociais mais comprometedoras, podendo sobrevir em decorrência de um acidente ou de uma doença na idade adulta, como traumatismo craniano ou o mal de Alzheimer (Hodapp e Dykens, 2003).

À parte esse critério de idade, a CID-10 e o DSM-IV esclarecem que o retardo mental só pode ser diagnosticado em presença de déficits do funcionamento intelectual e adaptativo. O funcionamento intelectual é definido, na maior parte dos casos, pelo Q.I. Esse resultado quantitativo, que deve ser inferior a dois ou mais desvios padrão da média em um teste padronizado, é utilizado para qualificar o retardo em *leve, moderado, grave* ou *profundo*. O funcionamento intelectual, às vezes, é definido também em termos de **idade mental**, critério que permite estimar o retardo da criança em relação à sua idade cronológica. Uma criança com idade cronológica e mental correspondentes é considerada como tendo inteligência média. Ao contrário, uma criança com idade cronológica superior à mental tem um certo retardo intelectual; já no caso oposto, diz-se que a criança tem um certo avanço.

Mesmo essa definição do funcionamento intelectual sendo clara, nem sempre é fácil determinar o Q.I., seja porque a inteligência é uma faculdade de dimensões múltiplas, seja porque a criança ou o adolescente pode demonstrar capacidades intelectuais satisfatórias em certos aspectos avaliados, mas lacunas importantes em outros. Não é raro, por exemplo, que

**TABELA 2.1** Retardo mental: Critérios diagnósticos da CID-10 e do DSM-IV

| CID-10 | DSM-IV |
|---|---|
| Não é possível definir critérios diagnósticos para o retardo mental de maneira igual à maior parte dos outros transtornos do Capítulo V (F), que podem ser utilizados na pesquisa no plano internacional. De fato, as manifestações de duas componentes essenciais do retardo mental, a saber, a debilidade das capacidades cognitivas e da competência social, são bastante influenciadas por fatores sociais e culturais. Os indicadores a seguir são, por essa razão, limitados a diretrizes gerais referentes a procedimentos de avaliação mais adequados do retardo mental.<br><br>**Nível de capacidades cognitivas**<br>Os pesquisadores são estimulados a determinar por si mesmos os métodos mais adequados a fim de avaliar o quociente intelectual e a idade mental, baseando-se nas normas e nas exigências culturais de cada população e seguindo as seguintes indicações:<br><br>*Retardo*     *Q.I.*     *Idade mental*<br>leve     50-69     de 9 anos até 12 anos<br>moderado     35-49     de 6 anos até 9 anos<br>grave     20-34     de 3 anos até 6 anos<br>profundo     < 20     abaixo de 3 anos<br><br>**Nível de competência social**<br>Na Europa e nos Estados Unidos, recomenda-se utilizar a Escala de Maturidade de Vineland, quando for adequado (versões modificadas dessa escala ou de escalas equivalentes devem ser desenvolvidas para outras culturas).<br>Doll EA. *Vineland Social Maturity Scale, condensed manual of directions*. Circle Pines MN, American Guidance Service Inc., 1965. | A. Funcionamento intelectual geral significativamente inferior à média: nível de Q.I. de 70 ou inferior a ele, medido por um teste de Q.I. aplicado individualmente (para as crianças muito pequenas, baseia-se em um julgamento clínico de funcionamento intelectual significativamente inferior à média).<br>B. Déficits concomitantes ou alterações do funcionamento adaptativo atual (isto é, da capacidade do sujeito de responder às normas esperadas de sua idade em seu meio cultural) referentes a, pelo menos, dois dos seguintes setores: comunicação, autonomia, vida doméstica, aptidões sociais e interpessoais, aproveitamento de recursos do ambiente, responsabilidade individual, utilização dos conhecimentos escolares, trabalho, lazer, saúde e segurança.<br>C. Início antes dos 18 anos de idade.<br><br>*Especificar* em função do nível de gravidade o déficit intelectual:<br><br>**Retardo mental leve:** nível de Q.I. de 50-55 a 70 aproximadamente<br>**Retardo mental moderado:** nível de Q.I. de 35-40 a 50-55 aproximadamente<br>**Retardo mental grave:** nível de Q.I. de 20-25 a 35-40<br>**Retardo mental profundo:** nível de Q.I. inferior a 20-25<br>**Retardo mental sem gravidade especificada:** quando existe um forte indício de retardo mental, mas a inteligência do sujeito não pode ser medida por testes padronizados. |

American Psychiatric Association – DSM-IV-TR. *Manuel Diagnostique et Statistique des Troubles mentaux*, 4ª édition. Texte révisé (Washington DC, 2000). Tradução francesa por J.D. Guelfi et al., Masson, Paris, 2003.
CID-10/ICD-10. Classification Internationale des Troubles mentaux et des Troubles du comportement. Critères diagnostiques pour la recherche. Organisation mondiale de la Santé, Masson, Paris, 1994.

uma criança obtenha um escore que a situe no nível normal inferior nos testes não verbais, mas no nível de retardo mental leve nos testes verbais, ambos da Escala Wechsler. Estabelecer uma média dos escores da criança para obter um Q.I. global conduz, nesses casos, a tomar uma decisão arbitrária, pois essa média terá uma realidade estatística, mas pouco ou nenhum sentido clínico. Entretanto, essa situação é comum quando o funcionamento intelectual da criança ou do adolescente é relativamente fraco, mas nem por isso manifestamente com retardo.

Enquanto os escores de Q.I. que definem os diferentes níveis de retardo mental são claramente explicitados na CID-10, vimos que o DSM-IV propõe intervalos que permitem a esses níveis coincidirem pouco a pouco. Na verdade, os escores exatos têm a vantagem de facilitar o trabalho diagnóstico e, assim, de aumentar sua confiabilidade, mas apresentam a desvantagem de não serem flexíveis. Visto que o Q.I. não é uma entidade fixa, uma diferença de um ou dois pontos entre um retardo mental moderado e leve, por exemplo, não tem muito sentido para definir as dificuldades da criança e especificar o atendimento de que ela necessita (Smith, 2006). Se, como já assinalamos, o emprego dos intervalos do DSM-IV pode ter consequências fundamentais quando se deseja estabelecer a epidemiologia do retardo mental ou planejar diferentes acompanhamentos médicos ou educativos, esses intervalos justificam-se em um balanço individual por razões, ao mesmo tempo, científicas e clínicas. Cientificamente, existe uma margem de erro em qualquer avaliação psicométrica, que é da ordem de cerca de 5 pontos para a maior parte dos testes de Q.I. e que, quando uma pessoa obtém um escore no limite entre dois níveis de gravidade, não permite determiná-la sem atribuir uma importância maior ao funcionamento adaptativo. Portanto, clinicamente, no momento em que o escore do Q.I. se situa em um tal limite, um intervalo oferece ao clínico e ao pesquisador a possibilidade de determinar o retardo mental da criança ou do adolescente levando em conta suas capacidades de adaptação, assim como seu contexto social e cultural.

Os dois sistemas de classificação reconhecem também que nem sempre é possível uma avaliação intelectual. Há casos em que a criança pode ser pequena demais ou deficiente demais para ser avaliada. Então, é necessário basear-se unicamente em observações clínicas e em outras avaliações alheias. Ou seja, a CID-10 e o DSM-IV destacam a possibilidade de levar em conta os fatores que podem contribuir para um Q.I. baixo antes de fazer um diagnóstico de retardo mental, como o contexto sociocultural e a língua materna da criança, além de uma deficiência física ou um transtorno associado (por exemplo, um transtorno de comportamento) (APA, 2000; OMS, 1993).

Um diagnóstico de retardo mental só pode ser feito quando a criança ou o adolescente apresenta também um atraso acentuado ou alterações significativas de seu funcionamento adaptativo. Em muitas culturas ocidentais, esse funcionamento pode ser avaliado com a ajuda de uma escala padronizada, como a *Escala de Maturidade Social de Vineland* (Sparrow, Balla e Cicchetti, 1984), que deve ser preenchida por uma pessoa que conheça bem o avaliado. Esses recursos permitem determinar até que ponto a criança é capaz de responder às exigências cotidianas com as quais é confrontada em diversos momentos. Eles fornecem habitualmente um escore global resumindo o funcionamento adaptativo da criança como um todo e permitindo determinar se este é compatível ao que se pode esperar de uma pessoa da mesma idade. Embora o emprego de escalas padronizadas seja preferível a um diagnóstico baseado só em um julgamento qualitativo do funcionamento adaptativo, elas são todas limitadas, já que esse funcionamento depende bastante do contexto social e cultural da criança e do ambiente ao qual se espera que esse funcionamento seja adaptado. Quando se quer saber, com a ajuda da escala de Vineland, por exemplo, se a criança é capaz de recitar o alfabeto sem ajuda ou de utilizar os transportes coletivos, essa escala pressupõe que ela teve várias oportunidades de aprender a fazê-lo. Do mesmo modo, uma criança que, aos 5 anos, sempre foi alimentada com uma colher pode ser plenamente adaptada em seu meio familiar, mas não ser em uma escola onde se espera que crianças dessa idade comam sem ajuda ou em um país onde se come com os dedos.

Por isso, é difícil avaliar o funcionamento adaptativo de maneira objetiva. Assim como no caso da inteligência, isso é também verdadeiro quando o nível de adaptação se situa no limite entre a zona normativa e o retardo mental (Hodapp e Dykens, 2003). Será que o escore inferior de uma criança em uma escala de maturidade social reflete um déficit seu ou o fato de, em seu ambiente familiar, educativo ou cultural, as oportunidades de desenvolver seu comportamento adaptativo serem muito mais restritas do que para uma criança mais favorecida? Deve-se avaliar esse funcionamento com base no comportamento escolar da criança ou em seu comportamento fora da sala de aula? Pode-se avaliá-lo com base em uma média dos dois? Se a resposta é sim, que sentido se deve dar a essa média? Essas perguntas ilustram mais uma vez a importância dos critérios sociais e dos julgamentos de valor que eles impõem ao diagnóstico do retardo mental quando o funcionamento adaptativo da criança não é limitado a ponto de causar dificuldades maiores, qualquer que seja o contexto em que ela é avaliada.

A CID-10 não define critérios diagnósticos específicos para o retardo mental assim como faz para os outros transtornos nela mencionados. Os editores dessa classificação consideram, de fato, que não é possível estabelecer tais critérios no plano internacional, pois deve-se levar em conta fatores sociais e culturais que sempre influenciam a definição e a avaliação do retardo mental em um contexto dado. Entretanto, assim como o DSM-IV, a CID-10 define quatro níveis de gravidade do retardo mental:

- o retardo leve agrupa cerca de 85% das pessoas com retardo mental;
- o retardo moderado, cerca de 10%;
- o retardo grave, de 3 a 4%;
- o retardo profundo, de 1 a 2% (APA, 2000).

Embora esses graus sejam um pouco arbitrários e, como vimos, existam diferenças importantes de uma pessoa a outra em cada grau, é possível descrevê-los de maneira genérica.

### Retardo mental leve

Em geral, as crianças com retardo mental leve adquirem várias competências afetivas, sociais e instrumentais, e aprendem a falar sem dificuldades maiores. Contudo, essa aquisição se faz geralmente de forma lenta, e a compreensão assim como a utilização da linguagem são limitadas e concretas. Do mesmo modo, seu nível de autonomia pessoal (por exemplo, alimentação, higiene pessoal, controle esfincteriano) e social (por exemplo, aprendizagem das regras e das convenções sociais, utilização de serviços como o correio ou os transportes coletivos) é comparável ao de crianças de inteligência normal, mas elas necessitam de mais tempo e apoio que essas para assimilar algumas aprendizagens. Se suas capacidades sensoriais e motoras são atingidas, os problemas são relativamente menores e não implicam um atraso acentuado do desenvolvimento. O caso de Maude ilustra as dificuldades de uma criança com um retardo leve.

### MAUDE

Maude nos foi encaminhada pela direção da pré-escola que frequenta. Conforme as observações de sua professora, aos 5 anos e 3 meses, Maude parece acusar um atraso desenvolvimental e cognitivo considerável em relação a seus colegas, além de ser muito imatura. "Sua linguagem é muito atrasada", explica-nos sua professora. "Ela quase não fala, e, quando fala, são algumas palavras aqui e ali, e é muito difícil compreendê-la. É triste, mas outro dia um menininho me perguntou se ela falava alemão... Ela se faz entender mostrando as coisas com o dedo, chorando ou, quando está contrariada, batendo o pé ou resmungando. Mas ela jamais é agressiva. Frustrada, sim, mas não agressiva... A menina também tem muita dificuldade de compreender intelectualmente o que as outras crianças compreendem de imediato, de seguir as regras de um jogo, por exemplo, ou de montar um quebra-cabeças muito simples, ou de rir de uma brincadeira. Em geral, ela ri com atraso, porque todos estão rindo, e não porque compreendeu... E chora sem mais nem menos! Mais uma vez, é triste, mas é meu salgueiro-chorão. Talvez eu esteja exagerando, mas há dias em que eu hesito em lhe pedir qualquer coisa ou em lhe dirigir a palavra, só de medo que se ponha a chorar porque alguém olha para ela." Duas observações da criança feitas em sala de aula por nossa equipe confirmam de fato as informações da professora.

Maude vive com os pais e com seus três irmãos – um menino de 8 anos em classe especial para crianças com dificuldade de adaptação e duas meninas de 3 anos, irmãs gêmeas. Seu pai não trabalha: recebe um benefício por invalidez devido a problemas cardíacos ligados a uma obesidade crônica grave. Movimenta-se em uma cadeira de rodas que Maude gosta muito de empurrar para ele. Sua mãe, responsável, por assim dizer, pela casa, não trabalha fora, mas cuida de uma menininha durante a semana para contribuir com o orçamento familiar. Os pais são muito afetuosos em relação aos filhos – como os filhos também são com eles – e cuidam bem de suas necessidades cotidianas. Contudo, eles não têm condições de estimular seu desenvolvimento de forma adequada, sobretudo em termos intelectuais, visto que os dois são limitados. O pai não lê muito bem, e a mãe é analfabeta.

Uma avaliação de Maude realizada com base em testes não verbais da *Bateria para o Exame Psicológico da Criança KABC*, devido às suas dificuldades de linguagem, e em dois dias, devido a seus choros e a seus resmungos insistentes, indica que ela tem um atraso desenvolvimental e intelectual de 1 ano e 3 meses a 2 anos em relação à sua idade cronológica, o que permite estimar seu Q.I. em 64 ± 5. Suas capacidades de atenção e de concentração, assim como suas aptidões motoras, são relativamente adequadas. Em contrapartida, a memória é limitada, e a menina tem muita dificuldade de compreender uma regra simples e de aplicá-la a problemas diversos. A avaliação de seu comportamento adaptativo, baseada na *Escala de Maturidade Social de Vineland* preenchida pelos pais, revela um retardo sobretudo em termos de comunicação e de relações sociais.

A intervenção, realizada em casa, com a participação dos pais, e na escola, com a da professora, busca

1. desenvolver a linguagem de Maude orientando as pessoas próximas a só atenderem às suas necessidades quando ela se expressa verbalmente e encorajando-a a contar ou a repetir as histórias que ouviu ou as músicas de que gosta; e
2. ajudar os pais a desenvolver suas competências parentais, com o objetivo de lhe proporcionar um apoio educativo e de contribuir assim para o funcionamento social de toda a família. Maude está fazendo progressos rápidos, em grande parte, graças ao entusiasmo dos pais, que participam ativamente da intervenção, e à dedicação da professora, que, junto com sua assistente, trabalha diariamente com Maude e se apoia nos colegas dela para facilitar sua inserção social.

---

Conforme esse estudo, as dificuldades na infância em relação a um retardo mental leve podem, muitas vezes, não impor problemas maiores durante os primeiros anos de vida e ser descobertas apenas no momento em que as crianças ingressam na escola e são inevitavelmente comparadas a outras ou, mais tarde, quando são confrontadas com as exigências da aprendizagem de leitura e de escrita. Seu progresso além do ensino fundamental é limitado, sobretudo pelos obstáculos que encontram no pensamento formal.

Contudo, elas podem se beneficiar bastante de uma vivência escolar adaptada às suas necessidades e voltada mais ao desenvolvimento da autonomia social do que às aquisições escolares. Já no final da adolescência e na idade adulta, um número significativo de pessoas com retardo mental leve – 65% segundo o estudo longitudinal de Ross, Begad, Dondis, Giampicollo e Meyers (1985) – leva uma vida independente, desde que seu retardo não seja acompanhado de um transtorno psicopatológico.

Na maior parte dos casos, o retardo mental leve representa talvez o limite inferior de uma distribuição normal da inteligência e das competências sociais, e não uma psicopatologia distinta. Raramente é encontrada uma etiologia orgânica nesse retardo. Ao contrário disso, os fatores socioeconômicos e culturais desempenham um papel importante não apenas na determinação do retardo mental leve, como também em sua evolução, como é o caso das relações que a criança e, no futuro, o adolescente desenvolvem e mantêm em seu contexto. Voltaremos mais adiante a esses pontos essenciais.

### Retardo mental moderado

A maioria das crianças com um retardo mental moderado aprende a falar, mas têm grandes dificuldades de se comunicar com as pessoas próximas além de uma troca de informações simples e concretas. A aprendizagem das regras e das convenções sociais também é difícil para elas, requerendo habitualmente um nível de controle sustentado. Essas crianças também têm, às vezes, um nível de autonomia limitado (higiene pessoal, independência para se vestir e para se alimentar, e controle esfincteriano) e podem apresentar problemas de motricidade. Qualquer que seja o contexto social e cultural, seu retardo, em geral, é evidente desde a primeira infância, o que torna as aquisições de aprendizagem bastante difíceis. A maioria das crianças com um retardo mental moderado não aprende a ler ou a escrever, mas podem se beneficiar de programas educativos estruturados em que aprendem a executar tarefas simples, contribuindo para sua autonomia parcial em um ambiente adaptado. Na idade adulta, a maioria das pessoas com retardo mental moderado pode trabalhar em locais adaptados ou em outras estruturas semelhantes e compartilhar uma vida social em um meio familiar ou comunitário – como ilustra o caso de John.

**JOHN**

John tinha 21 anos quando o encontramos pela primeira vez em uma oficina adaptada de Belfast (Irlanda do Norte). Atingido por um transtorno neurológico provavelmente de origem congênita, ele tem um retardo mental moderado. Vive na casa de seus pais. Tem um irmão mais velho com inteligência normal.

Embora tenha uma aparência física normal, John jamais passa despercebido: a maior parte do tempo ele mantém as mãos em torno do rosto de maneira muito particular: indicador direito atrás da orelha direita, indicador esquerdo atrás da orelha esquerda, polegares se tocando sob o queixo e os seis dedos livres se mexendo continuamente em torno da boca. John passou aproximadamente os últimos 15 anos nessa postura, salvo quando dorme, e assim perdeu quase que por completo o uso funcional dos braços e das mãos, muito fracas e inábeis. Se ele tem de segurar alguma coisa, deixa-a facilmente cair. E quando se insiste para que coma sozinho, inevitavelmente derruba a comida e a bebida. Em casa, os pais fazem quase tudo para ele (exceto no âmbito da higiene pessoal, que ele domina, mas com um acidente esporádico), seja porque é muito desajeitado, seja porque logo se irrita quando lhe pedem para comer ou se vestir sozinho.

John compreende uma linguagem simples e gosta de assistir à televisão, em particular futebol. Ou fala frases curtas, ou usa alguns gestos. Sua linguagem é apenas funcional. Utiliza-a para pedir alguma coisa ou para responder a perguntas simples, mas não para conduzir ou acompanhar uma conversa. Para quem não o conhece, pode ser difícil compreendê-lo, porque suas palavras são "entorpecidas" e esticadas como se fossem faladas em eco. Graças ao apoio individual de uma educadora especializada e a um computador programado para ele, John adquiriu alguns conhecimentos elementares (palavras usuais, cores, cálculos e jogos simples). Por fim, John gosta muito de rir e compreende as piadas concretas. Às vezes até tira uma das mãos do rosto para fazer cócegas em alguém ou lhe dar um tapinha amigável. Com um humor muito regular e geralmente positivo, ele é sorridente e de fácil convivência, desde que o deixem manter as mãos no rosto.

Já foi descrita (Dumas, 1979) a intervenção organizada em colaboração com seus educadores e com seus pais para restituir a John o uso funcional de suas mãos. Essa intervenção foi instaurada na oficina adaptada e na casa de John, de modo a:

1. modificar o menos possível a rotina à qual ele está habituado;
2. modificar seu comportamento nas atividades que preenchem seu dia, e não nas atividades programadas especialmente para esse objetivo; e
3. atribuir desde o início a responsabilidade do programa a seus educadores e a seus pais.

Esse programa tem por base uma série de atividades manuais que John pode executar quando suas mãos estão livres e uma rotina rígida que os educadores e os pais devem seguir sempre que John coloca as mãos no rosto. A intervenção durou 19 dias e levou a uma redução das manipulações faciais de 92% para menos de 17% e à manutenção desses resultados positivos durante um período de quatro meses.

### Retardo mental grave

As crianças com um retardo mental grave manifestam dificuldades semelhantes àquelas que caracterizam o retardo mental moderado, porém, mais acentuadas. Sempre múltiplas, as dificuldades atrasam consideravelmente seu desenvolvimento e limitam seu nível de autonomia. Elas podem adquirir uma linguagem funcional rudimentar e às vezes aprender a reconhecer algumas palavras escritas, como seu nome. Podem também aprender a executar algumas tarefas simples que lhes dão alguma autonomia e lhes permitem eventualmente realizar diversas atividades práticas. Contudo, elas necessitam pela vida toda de uma vigilância estrita e cuidados específicos em razão da mobilidade reduzida, da autonomia pessoal muito limitada e de afecções médicas que complicam regularmente seu estado.

### Retardo mental profundo

O retardo mental profundo começa, na maior parte dos casos, na primeira infância e afeta todo o desenvolvimento. As crianças atingidas precisam de supervisão e de cuidados permanentes, habitualmente em instituições. Sua linguagem é bastante limitada ou inexistente, embora, às vezes, possam se comunicar com gestos ou com palavras desconexas. O mesmo ocorre com sua autonomia pessoal. Elas não conseguem comer ou se vestir sozinhas, são limitadas em sua motricidade e, na maior parte do tempo, não têm controle esfincteriano. Assim como as crianças com um retardo mental grave, têm necessidade de uma vigilância constante ao longo da vida. Seu estado geralmente é agravado por problemas físicos múltiplos que exigem cuidados médicos e limitam sua longevidade. O caso de Jimmy ilustra o retardo mental profundo.

**JIMMY**

Jimmy tem quase 16 anos. Vive em uma instituição para crianças deficientes. Jimmy nasceu com microcefalia e sempre dependeu das pessoas próximas para todas as suas necessidades. Incapaz de andar sem apoio, passa longas horas estendido na cama ou sentado em uma poltrona, em cujas costas foram acoplados suportes estofados para lhe permitir se manter quase reto e evitar que a cabeça caia para o lado. É alimentado com colher e vestido por uma enfermeira ou por seus pais, que o visitam regularmente. Não tem controle esfincteriano e usa fraldas dia e noite. Sua saúde é frágil. É particularmente propenso às afecções pulmonares, em parte porque tem a tendência a sufocamento quando engole.

Jimmy não fala e não parece de fato ter consciência de seu meio, com o qual não tem quase nenhuma comunicação. Raramente reage ao barulho e jamais olha uma pessoa no rosto verdadeiramente. Quando alguém o observa tentando captar seu olhar, ele parece contemplar o infinito através dos olhos que o fixam. Tentamos várias vezes entrar em contato com ele – acariciando suavemente suas mãos ou apertando-as com força, falando com ele, fazendo-lhe cócegas, cantando – mas sempre sem sucesso. Por muito tempo tivemos a impressão de que Jimmy habitava um outro mundo.

Os internos receberam certa vez a visita de um músico talentoso, Vincent, ou Vince, para os amigos, que vem encontrá-los regularmente para uma ou duas horas de atividades musicais. As visitas de Vince, que todos na instituição conhecem bem e apreciam muito, são sempre esperadas com impaciência, pois ele tem a arte de fazer sorrir, rir e até cantar, até os mais deprimidos. Como sempre, nesse dia foi uma festa, todas as crianças se divertindo por fazer parte da orquestra que Vince improvisa distribuindo vários pequenos instrumentos trazidos por ele – todas as crianças, menos Jimmy, que não reage a qualquer excitação à sua volta. As pessoas cantam, fazem barulho, cantam mais, com alegria e bom humor. Após a festa, Vince canta um pouco sozinho, acompanhado de seu violão e cercado por seus fãs, todos atentos. Depois se levanta, sempre cantando, vai até a cama onde Jimmy está estendido. Senta-se. Muito lentamente, entoa uma cantiga de ninar que canta baixinho e vai se aproximando cada vez mais do rosto de Jimmy, que então sorri. Não uma vez, mas duas, três vezes Jimmy sorri, mostrando-nos que vive em nosso mundo e nos ensinando, pessoalmente, que toda criança, mesmo a mais doente, pertence à grande família humana.

### Validade científica

A validade de um diagnóstico de retardo mental depende, antes de tudo, do nível de funcionamento intelectual e adaptativo do avaliado, assim como dos métodos utilizados. O retardo mental moderado, grave ou profundo geralmente não deixa dúvida, ainda que às vezes seja impossível estabelecer um diagnóstico preciso (por exemplo, quando a criança não pode ser avaliada). O retardo mental leve, ao contrário, ainda é uma categoria diagnóstica que suscita controvérsia (Smith, 2006). Como já assinalamos,

- a linha divisória entre esse retardo e um nível de funcionamento fraco (mas nos limites normativos) não constitui unanimidade;
- as crianças com um retardo mental leve representam um grupo muito heterogêneo em que, à parte um Q.I. baixo, as diferenças são mais acentuadas que as semelhanças;
- a deficiência intelectual dessas crianças não é necessariamente evidente em todos os contextos ou em todos os períodos de desenvolvimento; suas dificuldades se manifestam sobretudo durante os anos de escolaridade.

### Outras características e transtornos associados

Tanto nessa área como na da psicopatologia da criança e do adolescente, as taxas de comorbidade dependem das amostras estudadas e dos métodos utilizados para definir e avaliar a presença de transtornos associados. Em geral, os níveis de comorbidade

- são mais elevados nas **amostras clínicas** do que nas **amostras comunitárias**;
- aumentam com o nível de gravidade do retardo mental;
- explicam-se em parte pelo fato de o retardo mental ter uma etiologia comum com certos transtornos graves, como os invasivos do desenvolvimento (ver a seguir e Capítulo 3).

O diagnóstico dos transtornos associados torna-se difícil pelas limitações cognitivas e linguísticas impostas pelo retardo mental. Crianças e adolescentes diagnosticados geralmente têm dificuldades muito grandes ou são incapazes de expressar verbalmente suas emoções. Essas dificuldades, às vezes, exigem que o profissional adapte os critérios diagnósticos; que estabeleça a presença de um transtorno comórbido unicamente com base na observação do comportamento não verbal (por exemplo, transtorno de humor); ou que obtenha as informações necessárias para um diagnóstico com pais e professores, e não com a própria criança (Jacobson, 1990).

Embora os transtornos que podem acompanhar o retardo mental sejam frequentemente a causa de dificuldades mais comprometedoras para a criança e para seu meio, costuma-se considerá-las como características – e não como desvinculadas – desse retardo. É o caso sobretudo das dificuldades comportamentais e afetivas que, ainda que necessitem eventualmente de uma intervenção em particular, nem sempre são objeto de um diagnóstico à parte (Hodapp e Dykens, 2003).

### Afecções médicas

Crianças e adolescentes com um retardo mental apresentam um número considerável de afecções médicas ou somáticas, embora nenhuma esteja diretamente ligada a ele. Essas afecções dependem sobretudo do grau de gravidade e da etiologia desse retardo, variando em função da idade. As mais comuns são a epilepsia, a paralisia cerebral e os transtornos sensoriais. Um estudo baseado em mais de mil participantes relata que, aos 10 anos de idade, 12% das crianças com um retardo leve e 45% das crianças com um retardo moderado, grave ou profundo são atingidas por afecções (Murphy, Yeargin-Allsopp, Decoufle e Drews, 1995). A gravidade dessas afecções médicas varia bastante em função do retardo da criança, indo, no caso dos transtornos motores, por exemplo, da inabilidade aos problemas graves de espasticidade e de locomoção (APA, 2000).

### Sintomas e transtornos psicopatológicos

Ao contrário da maior parte dos problemas psicopatológicos da infância e da adolescência, o retardo mental não é especificamente associado a certas características comportamentais ou afetivas. No entanto, esse retardo costuma ser acompanhado de sintomas como a imaturidade e a insensibilidade social, a passividade ou a agitação extrema, assim como de outros transtornos. Estima-se que psicopatologias associadas são de 3 a 4 vezes mais elevadas entre as crianças com retardo mental do que na população geral e que os sintomas psicopatológicos (que podem ser graves sem com isso preencher todos os critérios de um transtorno específico) são provavelmente até dez vezes mais elevados. Em termos de proporção, isso significa que entre 10 e 50% das pessoas com retardo mental apresentam uma outra forma de psicopatologia (APA, 2000; Emerson, 2003; Misès et al., 1994; Taanila, Ebeling, Heikura e Järvelin, 2003). No estudo de uma coorte finlandesa de mais de nove mil crianças com 8 anos, esses autores relatam que 44% daquelas com retardo mental tinham um (ou mais) problema de comportamento ou de relacionamento associado, contra 14% daquelas sem deficiência intelectual. Enquanto os transtornos de comportamento (ou transtornos externalizantes) eram quase duas vezes mais elevados nestas últimas que os transtornos de natureza afetiva (ou transtornos internalizantes), as crianças com retardo mental apresentavam esses dois tipos de transtornos associados em proporções semelhantes (transtorno de comportamento: 21%; transtorno afetivo, 18%).

A informação disponível indica que as crianças e os adolescentes com retardo mental podem apresentar transtornos psicopatológicos conhecidos e que seus sintomas costumam ser os mesmos de pessoas sem retardo mental (APA, 2000; OMS, 1993). O DSM-IV observa que, entre os transtornos mais comumente associados, encontra-se o transtorno de déficit de atenção/hiperatividade (TDAH) (ver Capítulo 6), os transtornos de humor (ver Capítulo 8) e o transtorno invasivo de desenvolvimento (ver Capítulo 3). Os problemas de desatenção, de hiperatividade e de impulsividade, presentes em 36% das crianças com retardo mental, segundo o estudo de Taanila e colaboradores (2003), provavelmente refletem, ao mesmo tempo, a intolerância do ambiente em relação a comportamentos perturbadores e as dificuldades delas em se submeter a certas exigências, como a de prestar atenção às instruções, de compreendê-las e de lembrá-las a fim de respeitá-las (Dykens, 2000).

Se as dificuldades afetivas também são frequentes no retardo mental, parece que esse é o caso dos transtornos de humor e de ansiedade generalizada (ver Capítulo 9) (Feinstein e Reiss, 1996; Masi, Favilla e Mucci, 2000). Os sintomas desses transtornos aumentam bastante da infância à adolescência em alguns casos de retardo mental (por exemplo, a trissomia) (Dykens, Shah, Sagun, Beck e King, 2000). Eles também são acompanhados, com frequência, de comportamentos agressivos e perturbadores, sobretudo nos jovens com grandes dificuldades de comunicação ou aqueles confrontados com um meio que exige que correspondam às expectativas comportamentais que eles têm uma enorme dificuldade de satisfazer (Reiss e Rojahn, 1993). A depressão é também um fator de risco que faz aumentar a probabilidade de suicídio em crianças e adolescentes com retardo mental (Patja, Jivanainen, Raitasuo e Lonnqvist, 2001).

Por último, boa parcela de crianças e adolescentes com deficiência intelectual sofre de um transtorno invasivo de desenvolvimento, o qual é evidente em 9% dos casos de retardo mental leve e em 26% dos casos de retardo moderado, grave e profundo, mais em meninos do que em meninas (sobretudo em presença de retardo leve) (de Bildt, Sytema, Kraijer e Minderaa, 2005).

### Estereotipias e automutilações

Os comportamentos perturbadores ou preocupantes subjacentes ao retardo mental são agravados por estereotipias e automutilações que podem limitar bastante as possibilidades de aprendizagem e levar a ferimentos sérios (Jacobson, 1992). Essas complicações (que se observam em quase 10% das pessoas com retardo mental) são evidentes no retardo mental grave ou profundo. Por exemplo, as crianças e os adolescentes em questão podem se agitar durante horas, bater-se ou ferir-se gravemente (por exemplo, beliscando ou perfurando a pele, arrancando os cabelos ou batendo a cabeça ou no chão ou contra uma parede), apesar dos esforços empreendidos para protegê-los (Rojahn e Esbensen, 2002, citados por Mash e Wolfe, 2005) (ver a descrição da **síndrome de Lesch-Nyhan**). Em muitos casos, isso é acompanhado de **pica**, cuja característica é a ingestão constante de substâncias sem valor nutritivo, como lascas de pintura ou de gesso, tecido, cabelos ou areia (ver Capítulo 10).

### Dificuldades de linguagem e de comunicação

Crianças e adolescentes com retardo mental, de modo geral, manifestam também dificuldades de linguagem e de comunicação, seja porque suas capacidades nesse aspecto se desenvolvem mais lentamente, seja porque algumas têm ritmos diferentes (Nader-Grosbois, 2001a). Como regra, sua capacidade de compreensão é superior à sua capacidade expressiva, ou seja, entendem melhor do que expressam. Do mesmo modo, a linguagem interiorizada é limitada e, com frequência, não pode desempenhar o papel essencial que tem no manejo do comportamento e das emoções nas crianças em geral (Beeghly e Cicchetti, 1997). Seu perfil psicométrico, indicador dessa oscilação, mostra que costumam ter melhor desempenho nas tarefas não verbais dos testes de inteligência do que nas verbais. Seus problemas de linguagem e de comunicação podem se manifestar em todos os níveis: articulação e pronúncia, sintaxe, compreensão e utilização da linguagem; enfim, comunicação verbal e não verbal. Isso provavelmente explica em parte os comportamentos perturbadores de crianças e adolescentes com retardo mental que procurariam, por meio de atitudes inadequadas, interagir com seu ambiente, apesar de suas dificuldades (APA, 2000; OMS, 1993). É provável também que expliquem em parte o fato de esses jovens terem dificuldades de serem aceitos por seus pares sem retardo que, frequentemente, os ignoram e os rejeitam, não obstante os esforços empreendidos para integrá-los (Guralnick, 1999; Zic e Igric, 2001).

Por fim, a ênfase dada pela pesquisa há mais de um século ao funcionamento cognitivo das crianças com retardo tem como consequência um relativo desconhecimento das suas características pessoais – além da inteligência. Como destaca Zigler (1999) e como já assinalava Vygotsky (1935), as crianças com retardo foram consideradas desde sempre quase que exclusivamente como *seres cognitivos*, e não como *seres completos*. Essa visão estreita reflete um pressuposto epistemológico que:

> considera o intelecto como uma essência original e invariável, situada fora da realidade histórica de seu desenvolvimento e das circunstâncias em que ela opera. (Vygotsky, 1935, p. 233)

Embora alguns trabalhos tenham se voltado a fatores como a autoestima, a motivação e a compreensão da deficiência nas crianças com retardo mental (Perron, 1979), a maior parte foi conduzida sob uma perspectiva deficitária: evocam as características pessoais ausentes nas crianças com retardo mental – a *falta* de motivação, por exemplo – e o fato de, com isso, os adultos geralmente esperarem menos delas do que deveriam. O papel positivo desempenhado pelas variáveis pessoais nas manifestações cotidianas e na evolução desse retardo, em grande medida, ainda está por ser descoberto (Dykens, 2006).

## Epidemiologia

### Prevalência e características ligadas à idade e ao sexo

As taxas de prevalência do retardo mental relatadas na literatura epidemiológica dependem dos critérios diagnósticos utilizados e, muito particularmente, da linha divisória do funcionamento intelectual adotada para determinar seu limite superior. Como dito antes, com base apenas em um escore de Q.I. de dois desvios padrão inferior à média (que, em geral, corresponde a 70), imaginava-se que o retardo mental tivesse uma taxa de prevalência de 2 a 3% (supondo uma distribuição gaussiana normal da inteligência). Entretanto, vários levantamentos de pesquisas provenientes de diversos países indicam que é mais provável que essa taxa seja de 1 a 2%, sobretudo quando se baseia em estudos de população, e não em amostras clínicas (Kiely e Lubin, 1991; Larson et al., 2001; Murphy, Boyle, Schendel, Decoufle e Yeargin-Allsopp, 1998; Roeleveld et al., 1997; Zigler e Hodapp, 1986). Por exemplo, no estudo de duas coortes de crianças finlandesas nascidas em 1966 (n = 11.965) e em 1985-1986 (n = 9.432), Heikura e colaboradores (2003) relatam uma prevalência da deficiência intelectual de 11,03/1.000 na primeira coorte e de 11,23/1.000 na segunda.

Diversas razões explicam a revisão para menos da previsão estatística de uma taxa de 2 a 3%. Em primeiro lugar, a maioria dos critérios diagnósticos exige que o funcionamento tanto intelectual quanto adaptativo sejam limitados para que seja estabelecido um diagnóstico. Como a probabilidade de que as duas condições sejam preenchidas nunca pode ser maior que a probabilidade de que apenas uma delas seja, a taxa observada geralmente é menor que o índice estatístico esperado. Na prática, a diferença provém principalmente de pessoas com um escore de Q.I. por volta de 70, pois apenas algumas delas têm dificuldades de adaptação significativas para preencher os critérios diagnósticos de retardo mental leve. Em segundo lugar, a taxa de mortalidade é 3 a 4 vezes mais elevada entre as pessoas com retardo mental, sobretudo grave ou profundo, do que na população geral (Kastner, Natanson e Friedman, 1993), contribuindo também para uma queda da taxa esperada. Em terceiro lugar, o ingresso no ensino formal incrementa as taxas de retardo mental, sobretudo leve. Em contrapartida, uma vez que os adolescentes em questão deixam a escola, grande parte deles desaparece das estatísticas, integrando-se à população ou vivendo à margem, sem que existam mecanismos estabelecidos (como a escolaridade obrigatória) para identificá-los. Por último, como já assinalamos, nem o Q.I. nem o funcionamento adaptativo são entidades fixas. Dado que a determinação do retardo mental depende de limites de funcionamento considerados arbitrários, as pessoas com um retardo leve em um certo período de seu desenvolvimento não o são necessariamente em outro, o que também pode contribuir para uma redução das taxas de prevalência relatadas em estudos epidemiológicos (Hodapp e Dykens, 2003).

Se a prevalência do retardo mental leve como um todo ainda é pouco precisa, muitas pesquisas coincidem ao mostrar que o índice de pessoas com retardo moderado, grave e profundo chega a 3 a 4 em 1 mil (ou 0,3 a 0,4% da população) (Abramowicz e Richardson, 1975; Roeleveld et al., 1997; Salbreux e d'Anthenaise, 1982). É preciso assinalar que essa taxa média é mais elevada do que aquela que se esperava se o paradigma da inteligência na população seguisse estritamente uma curva gaussiana normal. De fato, sabe-se já há algumas décadas que indivíduos com um Q.I. de até 50 formam seu próprio parâmetro no limite inferior da distribuição normal da inteligência (Dingman e Tarjan, 1960; Zigler e Hodapp, 1986) (com uma média de Q.I. de 32), representando, antes de tudo, pessoas com retardo mental por razões genéticas ou neurológicas (ver Figura 2.3). Entre os transtornos específicos mais frequentes estão a **trissomia**\* (de 1 a 1,5 nascimentos em 1 mil), a **síndrome do X frágil**

---

\* N. de R.T. O autor aqui refere-se à trissomia do cromossomo 21, ligada à Síndrome de Down. Cabe, no entanto, ressaltar que existem outras trissomias ligadas ao retardo mental, como as trissomias do grupo 13-15 e do 18 (entre os autossomos) e do X (cromossomo sexual), todas com quadros clínicos conhecidos e bem estudados.

(0,7 a 0,9 nascimentos em 1 mil) e a **síndrome de Prader-Willi** (1 nascimento em 15 mil) (Hodapp e Dykens, 2003). Esses transtornos serão descritos mais adiante.

A parte inferior da distribuição do Q.I. na população geral representa as pessoas com retardo mental por razões principalmente psicossociais. A segunda curva, a menor, que cruza com a primeira, representa as pessoas com retardo mental por razões principalmente biológicas ou orgânicas. Essa segunda curva indica que o número de pessoas com retardo mental moderado, grave e profundo é *superior* ao de pessoas que se esperaria caso a distribuição da inteligência humana seguisse estritamente uma curva normal.

Deve-se destacar, por fim, que o retardo mental é mais frequente nos meninos que nas meninas. O *sex ratio* (cerca de 1,3 meninos para 1 menina) tende a diminuir com a idade e com a gravidade do retardo observado, embora a preponderância de meninos seja evidente em todos os níveis de deficiência intelectual. Essa oscilação tem provavelmente várias explicações. Serão analisadas duas. De um lado, os meninos são, em geral, mais vulneráveis do que as meninas a várias afecções neurobiológicas, assim como aos traumas que às vezes sofrem durante a gravidez ou durante o parto (McLaren e Bryson, 1987). De outro lado, alguns transtornos motivadores de retardo mental, como a síndro-

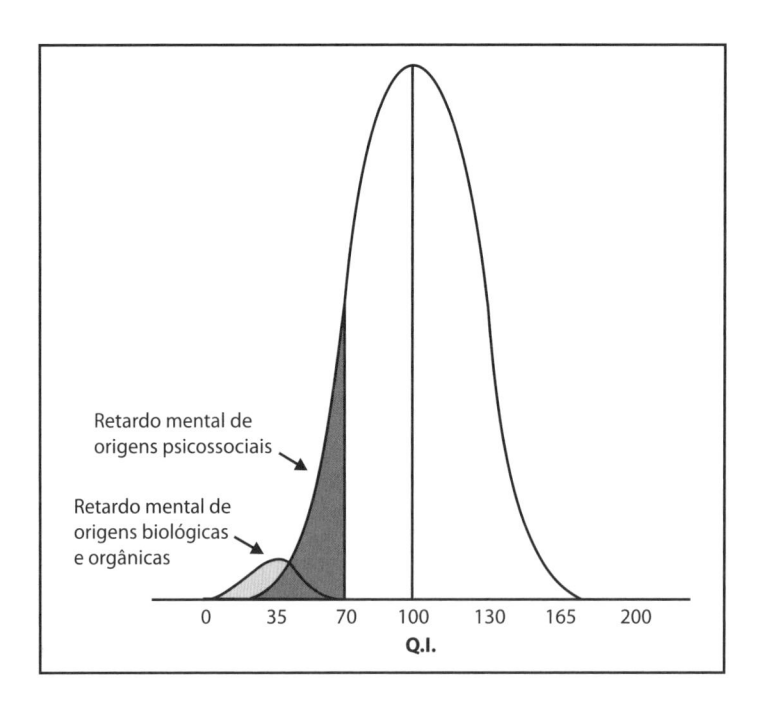

**FIGURA 2.3**
Curvas normais ilustrando a distribuição do Q.I. na população geral e nas pessoas com um Q.I. de até 50.
A parte inferior da distribuição do Q.I. na população representa as pessoas com retardo mental por razões principalmente psicossociais. A segunda curva, a menor, que cruza com a primeira, representa as pessoas com retardo mental por razões principalmente biológicas ou orgânicas. Essa segunda curva indica que o número de pessoas com retardo mental moderado, grave e profundo é *superior* ao de pessoas que se esperaria caso a distribuição da inteligência humana seguisse estritamente uma curva normal. Zigler, E., e Hodapp, R. M. (1986). *Understanding mental retardation*, Nova York, Cambridge University Press. Adaptado com permissão.

me do X frágil, atingem mais os meninos que as meninas (Visootsak, Warren, Anido e Graham, 2005).

*Diferenças socioculturais*

O retardo mental é um fenômeno universal, ainda que suas causas sejam particularmente frequentes em certas regiões. É o caso, por exemplo, da **espinha bífida** (má-formação da goteira neural que provoca hidrocefalia), que causa um retardo mental em 20 a 25% das crianças atingidas. Por razões que ainda precisam ser elucidadas, a espinha bífida é muito mais frequente na Grã-Bretanha do que em outros países, como o Japão ou a França (Misès et al., 1994).

O retardo mental cuja etiologia biológica está estabelecida encontra-se em todas as camadas sociais e em todos os grupos étnicos em proporções relativamente semelhantes. Não é o caso do retardo mental com uma etiologia psicossocial (ou, pelo menos, que não tem uma etiologia biológica conhecida) (APA, 2000; Hodapp e Dykens, 2003). O retardo mental leve é frequente entre as crianças e os adolescentes oriundos de famílias carentes e, pelo menos em certas sociedades, de minorias étnicas (Broman, Nichols, Shaughnessy e Kennedy, 1987; Misè et al., 1994; Stromme e Magnus, 2000). Em um estudo americano, Broman e colaboradores (1987) compararam a prevalência do retardo mental leve em famílias tanto ricas como carentes, representando metade da amostra estudada, ou seja, os 25% de famílias com os escores mais elevados em uma escala socioeconômica global e os 25% de famílias com os escores mais baixos. Esses autores observaram que 0,3% das crianças brancas e 1,2% das crianças negras eram atingidas por retardo mental leve entre as famílias mais ricas, contra 3,3% das crianças brancas e 7,7% de crianças negras entre as famílias mais carentes. Ainda que esse hiato socioeconômico e sociocultural diminua bastante nos estudos que incluem outras variáveis familiares e sociais – por exemplo, renda, nível de escolaridade dos pais, moradia –, ele não desaparece por completo, pelos menos nas pesquisas provenientes dos Estados Unidos (ver Brooks-Gunn, Klebanov, Smith, Duncan e Lee, 2003).

As razões pelas quais o retardo mental é associado ao *status* social e à etnia são objeto de debates tempestuosos nos Estados Unidos há várias décadas, os quais levaram certos Estados, como a Califórnia, a adotar disposições legais proibindo a utilização de testes de Q.I. nas decisões de encaminhamento de uma criança à educação especial (Lambert, 1981). No entanto, ao que parece, essas disposições não tiveram o efeito esperado. De fato, a prevalência do retardo mental leve continua bastante elevada nos Estados Unidos, seja entre as crianças carentes, seja entre as de minoria étnica (Artiles e Trent, 1994; MacMillan, Hendrick e Watkins, 1988; Taylor, 1980). Essa situação ilustra mais uma vez a natureza tanto social e cultural quanto psicopatológica do retardo mental leve. Ilustra também as dificuldades inerentes à formulação de critérios diagnósticos universais, isto é, critérios utilizáveis em diversas culturas e úteis para a avaliação de crianças provenientes de meios sociais diferentes, e justifica a decisão dos editores da CID-10 de não oferecer uma definição diagnóstica do retardo mental.

**Curso do desenvolvimento e prognóstico**

O curso do desenvolvimento e o prognóstico de crianças com retardo mental variam bastante em função da etiologia e da gravidade de suas dificuldades. Por isso, vamos nos limitar a alguns comentários de ordem geral (ver também Hodapp e Dykens, 2003)

O retardo mental é crônico e costuma afetar o funcionamento como um todo ao longo da vida. Como já mencionado, tanto o funcionamento intelectual e adaptativo como o curso do desenvolvimento são estáveis e previsíveis nas crianças com retardo mental moderado, grave ou profundo. Tal trajetória é mais variável no caso do retardo mental leve, que pode, muitas vezes, "começar" durante os primeiros anos da educação formal para "desaparecer" quando o adolescente deixar a escola.

Quando a deficiência intelectual é de origem biológica, a criança habitualmente apresenta dificuldades desde o nascimento ou ao longo da primeira infância. Já quando é decorrência de uma doença que aparece durante a primeira infância, as dificuldades manifestam-se de forma brusca em função dos processos etiológicos envolvidos e dos cuidados recebidos. Por último, quando o retardo manifesta-se sobretudo em um contexto psicossocial ou educativo, ele reflete os determinantes que operam nesse contexto (por exemplo, critérios administrativos, disponibilidade de serviços especializados, tolerância dos adultos responsáveis pela criança), tanto quanto, se não mais, as limitações da criança. Qualquer que seja sua origem, a evolução do retardo mental depende bastante do enquadramento e do apoio dados às crianças e aos adolescentes atingidos. Em um ambiente estimulante, que ofereça oportunidades educativas e sociais, a maioria pode fazer progressos importantes e adquirir competências que lhes permitam exercer uma atividade satisfatória e ter uma vida ativa (Gottlieb e Blair, 2004).

Além dessas generalizações, há a diversidade característica do retardo mental. Assim, mesmo nas crianças cujas dificuldades têm uma etiologia biológica conhecida, o curso e o prognóstico podem variar significativamente. Seguem três exemplos.

*Três trajetórias diferentes*

A **trissomia** do cromossomo 21 é a causa genética mais frequente do retardo mental. As crianças com trissomia ou síndrome de Down (causada em 95% dos casos por uma anomalia genética do cromossomo 21) apresentam tipicamente um retardo mental moderado e um desenvolvimento em que suas diversas dificuldades tornam-se cada vez mais acentuadas ao longo dos anos – talvez porque suas aquisições cognitivas e sociais sejam muito mais importantes durante a primeira infância do que em outras etapas (Hodapp e Dykens, 2003). Elas costumam ser sociáveis; em contrapartida, seu controle emocional é limitado (Brun e Mellier, 2004). Podem ser teimosas e propensas às crises de raiva, em parte, porque têm dificuldades de linguagem marcantes e, por conseguinte, problemas de comunicação. Embora a longevidade das crianças com trissomia tenha aumentado bastante ao longo das últimas décadas (Yang, Rasmussen e Friedman, 2002), elas têm uma saúde frágil, frequentemente com problemas cardíacos e respiratórios graves. Infelizmente, quando vivem além de 30 a 40 anos, costumam desenvolver uma demência semelhante ao mal de Alzheimer (Lambert, 1997b). O risco de trissomia aumenta bastante com a idade da mãe: enquanto sua incidência é de 1 nascimento em 1 mil nas mães com menos de 35 anos, ela atinge cerca de 1 nascimento em 20 a partir dos 45 anos (Morris, Wald, Mutton e Alberman, 2003, citados por Mash e Wolfe, 2005).

As crianças com **síndrome de Prader-Willi** (causada por uma anomalia genética do cromossomo 15) têm habitualmente um retardo mental leve. O curso do seu desenvolvimento também é estável, embora muito diferente daquela das crianças com trissomia. Durante os dois ou três primeiros anos de vida, essas crianças são sociáveis e afetuosas, mas acusam atrasos em muitos aspectos. Em particular, são hipotônicas e têm dificuldades alimentares às vezes graves (hipofagia, falta de controle de peso). A partir dos 2 ou 3 anos, esses sintomas mudam bastante, e as crianças tornam-se hiperfágicas e podem ficar obesas caso não haja controle alimentar. Seu comportamento social também tende a se agravar. Elas demonstram uma imaturidade afetiva acentuada, mudam de humor com frequência e ficam iradas facilmente. Em vários casos, manifestam ainda características obsessivo-compulsivas, o que leva a um diagnóstico associado de transtorno da personalidade obsessivo-compulsiva (ver Capítulo 9) quando sua ansiedade não se centra unicamente na alimentação (Hodapp e Dykens, 2003; Thomson, Glasson e Bittles, 2006).

A **síndrome do X frágil** é a segunda causa genética mais frequente do retardo mental (e a primeira causa hereditária, visto que a **trissomia** raramente é transmitida de uma geração a outra). Provém de uma constrição no braço longo do cromossomo X que lhe dá a aparência de estar a ponto de se quebrar (ver Figura 2.4). Embora os meninos com essa síndrome tenham, em sua maioria, comprometimentos mais graves que as meninas, as características observadas variam bastante de um caso a outro, podendo ir das dificuldades leves de aprendizagem a um retardo mental profundo (Eliez e Reiss, 2000; Méthot, Berthiaume, Aunos e Pidgeon, 2001). Em geral, as crianças atingidas têm problemas acentuados de comunicação: elas se mostram ansiosas ou retraídas e, às vezes, têm tiques iguais aos de crianças com autismo (por exemplo, estereotipias, automutilações), assim como comportamento hipercinético. Do mesmo modo que as crianças com trissomia, as com síndrome do X frágil manifestam lentidão e declínio de suas capacidades intelectuais durante a infância ou a partir da adolescência. Contudo, suas dificuldades não são as mesmas. Ou seja, as tarefas de natureza sequencial são particularmente difíceis para elas e, em termos de linguagem, elas têm um atraso no desenvolvimento da sintaxe e, por exemplo, falam rápido, mas não têm organização e fluidez linguísticas. As crianças com trissomia também têm dificuldades de linguagem às vezes acentuadas, porém, mais acentuadas no desenvolvimento da sintaxe e da comunicação, que é carente de detalhes e, em geral, muito limitada (Méthot et al., 2001; Visootsak et al., 2005).

### Retardo ou diferença

A partir dos trabalhos teóricos de Piaget sobre o desenvolvimento infantil (Piaget, 1936) e de Zazzo e Zigler sobre deficiência intelectual (Zazzo, 1979a; Zigler, 1969), vários estudos se voltaram ao desenvolvimento, à evolução e à estrutura das capacidades cognitivas das crianças com retardo mental. Eles contrapõem frequentemente duas perspectivas teóricas: uma **perspectiva desenvolvimental**, defensora de que as pessoas com retardo mental têm as mesmas capacidades, mas que as desenvolvem mais lentamente ou em ritmos diferentes, atingindo esses indivíduos um patamar inferior ao daqueles sem retardo; e uma **perspectiva diferencial**, defensora de que as pessoas com retardo mental têm capacidades diferentes daquelas das pessoas sem retardo e características de seu estado peculiar. Os dados

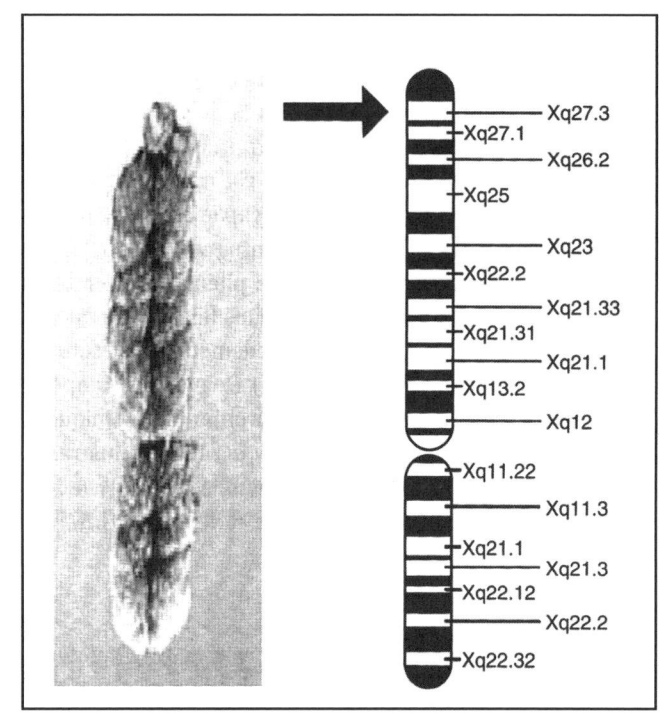

**FIGURA 2.4**
A síndrome do X frágil tem origem em uma constrição no braço longo do cromossomo X, o que impede a síntese da proteína FMRP. Isso pode ocasionar dificuldades leves de aprendizagem até um retardo mental profundo. A síndrome é transmitida à criança pelo pai ou pela mãe.

científicos fundamentam essas duas versões, mostrando que o desenvolvimento das capacidades cognitivas é semelhante nas crianças com ou sem retardo mental, mas que a evolução e a estrutura dessas capacidades dependem, em grande parte, do tipo e da etiologia das dificuldades específicas da criança (Hodapp e Zigler, 1995; Nader-Grosbois, 2001a, 2001b).

De modo geral, crianças com retardo mental seguem as mesmas fases de desenvolvimento cognitivo descritas por Piaget (pré-operatória, operatória, concreta e depois formal) que as crianças sem retardo, mas a um ritmo próprio, com discrepâncias, às vezes, acentuadas quando das transições entre duas fases (Nader-Grosbois, 2001a). Isso ocorre com a maioria dos campos avaliados (conservação, seriação, classificação, imaginação, representação do tempo e do espaço, julgamento oral, etc.) e com crianças com retardo mental de etiologia e níveis variados (Hodapp e Zigler, 1995).

Do mesmo modo, a evolução e a estrutura das capacidades cognitivas são semelhantes nas crianças sem retardo e naquelas com retardo sem uma etiologia biológica conhecida. As últimas têm capacidades cognitivas menos desenvolvidas, mas, em geral, nesse aspecto, não há divergências fundamentais em relação às crianças sem dificuldades intelectuais. Constata-se um atraso mais evidente na representação do espaço e do tempo, e na compreensão e na utilização da linguagem formal e das atividades simbólicas (Zazzo, 1979a). Contudo, a situação parece mais complexa quando o retardo mental tem uma origem biológica conhecida. Por exemplo, o desenvolvimento intelectual de crianças com doenças motoras cerebrais tem a tendência a seguir uma progressão uniforme, e o escore de Q.I. delas não muda muito ao longo da infância e da adolescência (Burack, Hodapp e Zigler, 1988). Ao contrário disso, o desenvolvimento das crianças com trissomia é marcado não apenas por um atraso significativo e por uma estrutura específica das capacidades cognitivas já a partir da primeira infância, mas também por um atraso que vai se acentuando ao longo dessa fase (Carr, 1990; Hodapp e Zigler, 1990). Observa-se um fenômeno semelhante nas crianças com síndrome do X frágil, embora, no caso delas, a lentidão do desenvolvimento intelectual só se manifesta durante a adolescência (Hodapp, Dykens, Ort, Zelinsky e Leckman, 1991). Além disso, as competências e as debilidades intelectuais não são as mesmas nas crianças com trissomia e nas com síndrome do X frágil (Hodapp et al., 1992), ressaltando que, na presença de um retardo mental de origem biológica conhecida, observa-se um curso de desenvolvimento ao mesmo tempo lento *e* de natureza diferente conforme o transtorno em questão.

**Etiologia**

Como o retardo mental agrupa transtornos muito heterogêneos, não é possível especificar sua etiologia. Porém, com o objetivo de organizar os conhecimentos nesse aspecto, pesquisadores e clínicos fazem, há muito tempo, uma distinção entre origem biológica e origem social, cultural ou familiar. Ainda que essa distinção resulte em um dualismo entre influências endógenas e exógenas (já criticadas), na prática, ela consiste em dizer que algumas formas de retardo têm uma etiologia biológica conhecida, outras não (seja porque uma tal etiologia não existe, seja porque ela é desconhecida ou ainda precisa ser descoberta). Um estudo norueguês com mais de 30 mil crianças entre 8 e 13 anos, nascidas entre 1980 e 1985, relata que, em 96% dos casos de retardo mental grave e em 68% dos casos de retardo mental leve, havia sido estabelecida uma etiologia orgânica pré-natal, perinatal ou pós-natal (Stromme e Hagberg, 2000). Ou seja, se a maior parte das pessoas com retardo mental grave tem antecedentes genéticos ou neurobiológicos conhecidos, ou se teve um problema clínico ou um trauma que explique sua condição, para quase um terço das pessoas com retardo leve não existe uma etiologia biológica ou ela permanece desconhecida (Hodapp e Dykens, 2003). Quando podem ser determinadas, as causas biológicas do retardo mental leve precedem o nascimento na maioria dos casos (Misè et al., 1994). Com base nos estudos de Luckasson e colaboradores (2003) e de Misè e colaboradores (1994), a Tabela 2.2 resume fatores etiológicos mais frequentes que podem levar ao retardo mental, distinguindo entre os períodos pré-natal, perinatal e pós-natal (para uma revisão detalhada das causas genéticas do retardo mental, ver Winnepenninckx, Rooms e Kooy, 2003).

*Fatores biológicos*

Os fatores biológicos com probabilidade de serem responsáveis pelo retardo mental são muitos para serem descritos em algumas linhas. Existem centenas, e as pesquisas em curso descobrem outros a um ritmo cada vez mais rápido (Luckasson et al., 2003). De fato, as pesquisas assumiram uma amplitude considerável ao longo das últimas décadas graças ao desenvolvi-

**TABELA 2.2** Exemplos de fatores etiológicos que podem levar ao retardo mental

| CAUSAS IMEDIATAS | | EXEMPLOS |
|---|---|---|
| **Período pré-natal** | | |
| Aberrações cromossômicas | Anomalia do número | Trissomia 21 |
| | | Síndrome de Turner |
| | | Síndrome de Klinefelter |
| | Fragilidade localizada | Síndrome do X frágil |
| | Anomalia de estrutura | Síndrome de Prader-Willi |
| Mutações genéticas que levam a problemas do metabolismo | Transmissão gonossômica | Síndrome de Lesch-Nyhan |
| | Transmissão autossômica | |
| | dominante | Esclerose tuberosa |
| | recessiva | Fenilcetonúria |
| Embriopatias, fetopatias | Origem viral | Rubéola |
| | | Sífilis |
| | | Retrovírus da AIDS |
| | Origem tóxica | Toxoplasmose |
| | | Toxicomania materna |
| | Má-formação congênita | Espinha bífida |
| Prematuridade, pós-maturidade, dismaturidade | Origens diversas | Paralisia cerebral |
| **Período perinatal** | | |
| Complicações relativas ao parto (por exemplo, dificuldades obstétricas, infecções, traumatismos, hipóxia) que podem levar a problemas diversos acompanhados de retardo mental | | |
| **Período pós-natal** | | |
| Encefalopatias diversas | Origem viral | Encefalite |
| | | Meningite |
| | Origem tóxica | Envenenamento (por chumbo, por exemplo) |
| | Origem traumática | Acidente de trânsito |
| | | Maus-tratos |
| | Origem socioeconômica | Desnutrição |
| | | Negligência |

Os fatores envolvidos na etiologia do retardo mental são muitos e explicam, em grande parte, a heterogeneidade dessas manifestações.

mento de novas técnicas de genética molecular e de neurofisiologia.

Como ilustra a Tabela 2.2, os fatores biológicos associados ao retardo mental podem ser de origem genética ou ambiental, agindo em diferentes períodos do desenvolvimento. Quando é genético, o retardo mental pode ser causado por uma aberração cromossômica ou pela mutação de um gene, o que influencia um ou vários processos de síntese proteica. A maior parte das aberrações cromossômicas está ligada a anomalias de número (por exemplo, a trissomia 21) ou de estrutura (por exemplo, a síndrome de Prader-Willi), ou à fragilidade localizada (síndrome do X frágil) (Misès et al., 1994). Mencionaremos brevemente duas síndromes anteriormente não descritas: a síndrome de Klinefelter e a síndrome de Turner.

A **síndrome de Klinefelter** é uma aberração dos cromossomos sexuais caracterizada pela presença de um cromossomo X suplementar. Por atingir 1 menino em mil, é mais frequente no homem: em lugar do genótipo masculino normal XY, há um genótipo XXY. As pessoas atingidas não são férteis e têm uma masculinização incompleta (devido à ausência de produção de testosterona na puberdade). Elas não têm energia, são suscetíveis de desenvolver doenças graves (por exemplo, osteoporose, lúpus) e apresentam atrasos de desenvolvimento (por exemplo, dificuldades motoras). No plano psicológico, a síndrome de Klinefelter caracteriza-se por inteligência normal ou por um retardo mental leve acompanhado de dificuldades múltiplas evidentes de uma pessoa a outra: problemas de comunicação, sobretudo de linguagem, e déficits de aprendizagem contribuem para uma baixa autoestima, para uma falta de tolerância à frustração e para diversos comportamentos impulsivos, agressivos e antissociais (Berthiaume, Aunos, Pidgeon e Méthot, 2001).

A **síndrome de Turner** também é uma aberração dos cromossomos sexuais. Caracterizada pela ausência de um cromossomo X, atinge 1 menina em 2.500, as quais, em vez do genótipo feminino normal XX, tem X0. Os atingidos não são férteis (em geral) e têm problemas sérios de saúde (por exemplo, complicações cardíacas, renais, auditivas). A síndrome raramente é a causa de um retardo mental marcante, mas é acompanhada, em muitos casos, por dificuldades de desenvolvimento (por exemplo, motricidade), de aprendizagem (por exemplo, relações espaciais, matemática) e por ansiedade social (Rovet, 2004).

O retardo mental pode ser causado ainda por mutações genéticas que levam a erros de metabolismo. Por exemplo, a **fenilcetonúria** é um problema do metabolismo da fenilalanina, um aminoácido encontrado em vários alimentos. Como a fenilalanina não pode ser transformada, ela se acumula no sangue, tornando-se tóxica para o sistema nervoso e causando um retardo mental cada vez mais grave (Butler e Meaney, 2005). Mais raramente, os transtornos de origem genética são transmitidos de um modo gonossômico como o caso da **síndrome de Lesch-Nyhan**, a qual também provoca um problema de metabolismo e atinge unicamente os meninos. Caracteriza-se por um retardo mental leve, uma paralisia cerebral frequentemente acentuada, dificuldades digestivas e, sobretudo, comportamentos graves de automutilação. A criança morde os lábios ou as mãos, por exemplo, ou bate a cabeça no chão ou contra outras superfícies duras, o que provoca regularmente uma aflição extrema na criança e em seu meio (Nyhan, 2002).

As causas imediatas do retardo mental apresentadas na Tabela 2.2, assim como o período de desenvolvimento ao qual se costuma associá-las, devem ser consideradas, antes de tudo, sob uma perspectiva descritiva, pois nenhuma delas pressupõe um contexto desenvolvimental e social para manifestar seus efeitos. Em outras palavras, há fatores biológicos que são a causa direta do retardo mental, ou que aumentam em maior ou menor grau sua incidência, mas a forma, a gravidade e a evolução desse retardo dependem de processos transacionais entre a criança e seu ambiente. A fenilcetonúria oferece um exemplo clássico disso. Como mencionado, esse transtorno provém da incapacidade do organismo de metabolizar a fenilalanina contida em vários alimentos. Sabe-se que um único gene, situado no cromossomo 12, provoca a fenilcetonúria, ocasionando um retardo mental grave ou profundo. Entretanto, a criança portadora do gene nasce normal, e a probabilidade de manifestar tal retardo depende de sua alimentação. Um exame de sangue feito em neonascidos em todos os países industrializados permite a descoberta imediata da fenilcetonúria; desse modo, uma dieta alimentar adaptada assegura às crianças atingidas um desenvolvimento normal, desde que a sigam (Butler e Meaney, 2005). Assim, a fenilcetonúria conduzindo a um retardo mental, ele terá origem ao mesmo tempo hereditária e ambiental, pré e pós-natal. O mesmo ocorre com o retardo mental decorrente, por exemplo, de uma fetopatia alcoólica que perturba o crescimento intrauterino ou de sevícias físicas que levam a uma hemorragia cerebral. A hemorragia ou as dificuldades de crescimento são as causas imediatas que explicam o retardo da criança, mas sua origem é, na verdade, tanto "exógena" quanto "endógena": tanto ambiental quanto biológica (ver também Hayes, 1998).

### Fatores familiares, sociais e culturais

Pressupõe-se uma etiologia familiar, social ou cultural para o retardo mental no momento em que não se pode estabelecer uma etiologia biológica. Essa hipótese é não apenas muito vaga, como também é negativa, pois procede por exclusão. É também insatisfatória ou, pelo menos, insuficiente, pois consiste, na verdade, em dizer que, no estado atual dos conhecimentos, não há como determinar claramente a etiologia do retardo mental de quase um terço das pessoas atingidas por ele. A maioria dos pesquisadores postula que a maior parte dessas pessoas representa o limite inferior de um *continuum* de capacidades intelectuais e adaptativas no qual as diferenças individuais provêm de processos transacionais complexos entre fatores biológicos, psicossociais e culturais. Nessa perspectiva, o retardo mental leve – pois é, antes de tudo, desse tipo de retardo que se trata – é a expressão ao mesmo tempo da vertente inferior de uma distribuição normal da inteligência humana e de múltiplos fatores de desvantagens familiares e sociais, como pobreza, psicopatologia parental (por exemplo, alcoolismo, maus-tratos), a falta de cuidados adequados (por exemplo, auxílio médico, vacinações) e a discriminação (por exemplo, racismo, baixa escolarização) (ver Figura 2.5).

Embora esses processos transacionais ainda sejam pouco conhecidos, vários estudos demonstram que, muito provavelmente, desempenham um papel importante na etiologia e na evolução do retardo mental, quaisquer que sejam suas "causas" primeiras ou imediatas, quando tais causas existem. Assim, um número crescente de pesquisas em termos de apoio e representação social do retardo mental mostra que a adaptação do meio às dificuldades da criança influencia e reflete ao mesmo tempo a adaptação da própria criança (Stoneman e Gavidia-Payne, 2006). Sobretudo as mães das crianças com retardo mental mostram, muitas vezes, um nível de estresse mais elevado que os pais de crianças sem dificuldades (Crnic, 1990; Dumas, Wolf, Fisman e Culligan, 1991; Fidler, Hodapp e Dykens, 2000; Noh, Dumas, Wolf e Fisman, 1989; ver também Lambert e Lambert-Boite, 1993, para um resumo dos fatores de estresse associados à educação de uma criança com retardo mental). Depressão, falta de competência e culpabilidade são frequentes nessas mães, embora sua gravidade dependa bastante do apoio conjugal e social que elas recebem e do nível socioeconômico da família. Os dados disponíveis sugerem que esses sentimentos refletem, na maioria dos casos, os múltiplos desafios ligados à responsabilidade de criar uma criança deficiente, mais do que uma psicopatologia materna, e que eles são menores quando a família tem acesso a uma rede diversificada de apoio social – o que de fato parece ocorrer com mais frequência nas famílias com um filho com retardo mental do que nas famílias com filhos não deficientes (Dumas et al., 1991; Konstantareas, 1991).

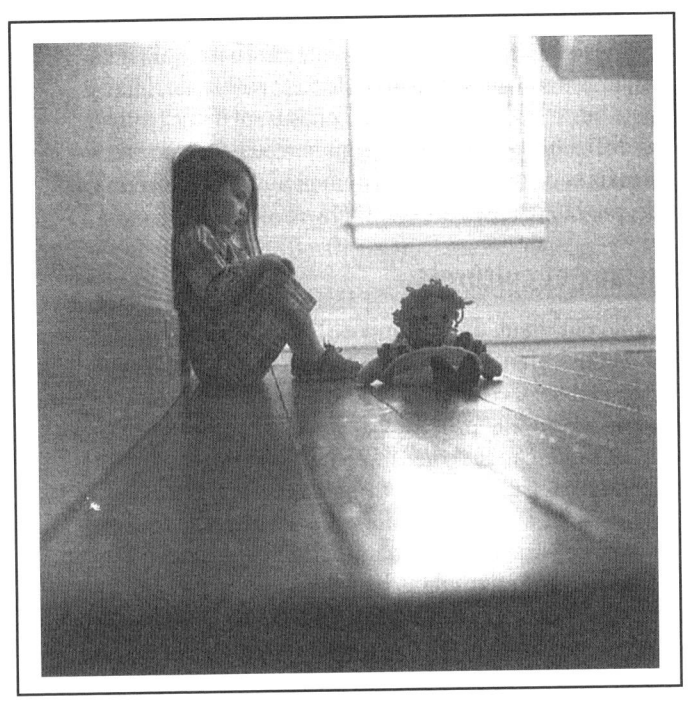

**FIGURA 2.5**
A pobreza é um fator de risco com forte influência no retardo mental leve – não porque faltam competências às crianças carentes, mas porque suas competências não são adequadamente estimuladas desde muito cedo.

Deve-se observar, por fim, que a adaptação familiar, em geral, e o estresse materno, em particular, mudam em diferentes períodos de desenvolvimento da criança e dependem, em grande parte, da natureza de seu retardo. Por exemplo, as autistas são muito mais estressantes que as trissômicas. A presença de uma criança trissômica pode, na verdade, ter um efeito positivo sobre o funcionamento familiar (Noh et al., 1989; ver também Capítulo 3). Isso mostra que os pais de crianças autistas geralmente têm dificuldade de aceitá-las e são bem mais estressados devido aos problemas de adaptação e aos comportamentos perturbadores dessas crianças. Ainda que a maioria dos pais de crianças trissômicas enfrente a mesma dificuldade de adaptação, eles costumam achar que seus filhos são tão felizes, se não mais, quanto as crianças sem problemas, descrevendo-as em termos bastante positivos. Portanto, é bem provável que certos transtornos, como a trissomia, tenham consequências positivas para uma família e, assim, facilitem a adaptação e o desenvolvimento da criança, apesar de suas dificuldades.

## CONCLUSÕES

A diversidade das pesquisas em curso no âmbito do retardo mental faz dele uma atividade em plena expansão, no qual se cruzam e confrontam-se os interesses diversos das pessoas e das famílias envolvidas, dos profissionais voltados à pesquisa, à avaliação, à educação ou à intervenção clínica, e de administradores responsáveis pelo planejamento e pelo funcionamento de diversos serviços especiais. Pelo menos duas conclusões parecem impor-se. A primeira diz respeito à pesquisa, ou melhor, à orientação fundamental dos pesquisadores nesse campo; a segunda refere-se à sociedade em que são acolhidos atualmente – ou não – as crianças e os adolescentes com retardo mental.

Apesar do papel histórico importante desempenhado pelo retardo mental no desenvolvimento da psicopatologia da criança e do adolescente, e do interesse por ele suscitado ainda hoje, a orientação de várias pesquisas continua restrita. Nos anos de 1930, Vygotsky (1935, p. 220) já escrevia:

> A pesquisa do retardo mental preocupou-se até recentemente com o déficit intelectual da criança e com sua falta de entendimento. Essa preocupação é parte integrante da definição que se faz dessas crianças chamadas habitualmente de retardadas ou de deficientes mentais. Todos os outros aspectos da personalidade da criança são considerados como elementos secundários que dependem fundamentalmente de seu déficit intelectual.

Essa afirmação continua pertinente nos dias de hoje. As crianças com retardo mental são, como todas as outras, "seres completos", das quais é preciso aprender a conhecer todos os aspectos, e não apenas os cognitivos (Zigler, 1999). Como assinalado, variáveis como a autoestima, a motivação e a compreensão de dificuldades por parte das crianças com retardo mental desempenham um papel ainda pouco conhecido nas manifestações cotidianas e na evolução desse retardo; além disso, devem ajudar a definir uma agenda de pesquisa para as próximas décadas. Essas variáveis são importantes, antes de tudo, porque a criança, mesmo a mais limitada, não sofre passivamente devido à falta de inteligência ou de adaptação social: reage às dificuldades que encontra e, à medida que consegue isso, organiza seu ambiente cotidiano. Citando novamente Vygotsky (1931, p. 125):

> Mais do que o déficit, a anormalidade, o limite ou a deficiência em si, o que importa é a reação que engendra, o modo como a personalidade da criança se desenvolve frente às dificuldades encontradas, aquelas que decorrem dessa deficiência.

O desafio da pesquisa contemporânea é enfatizar a criança com retardo mental como pessoa por completo para descobrir como interage com seu ambiente em função não apenas de suas limitações intelectuais e adaptativas, como também de suas capacidades como um todo.

Além de uma agenda de pesquisa, o retardo mental requer uma agenda social. Se o progresso acelerado dos conhecimentos fundamentais, sobretudo devido aos muitos estudos da genética e do desenvolvimento, proporciona uma base científica cada vez mais ampla e detalhada, os conhecimentos acumulados não permitem de modo nenhum escapar às decisões morais e sociais até então predominantes. Como se deve considerar e tratar as pessoas com retardo mental? Que lugar se deve atribuir a elas na sociedade? Onde e como se deve educá-las? Com a utilização cada vez mais comum de técnicas como a amniocentese, essas perguntas se colocam mesmo antes do nascimento e não se dirigem apenas aos pais em questão, mas também a toda a sociedade. Como os pais devem reagir ao anúncio de que uma criança que ainda não nasceu é trissômica ou tem transtorno grave? Como a sociedade deve acolher e tratar as crianças com retardo mental quando é possível prever um número crescente de patologias antes do nascimento e quando as condições financeiras atuais impõem crescentemente escolhas morais que afetam serviços médicos, educativos e sociais?

Em suma, que papel está reservado no futuro às crianças com retardo mental? A questão é premente, não apenas porque a descoberta precoce é uma realidade, mas porque diversos fenômenos sociais conduzem há algumas décadas ao *aparecimento de novas patologias*. Por exemplo:

- um número crescente de prematuros sobrevive graças ao desenvolvimento de cuidados intensivos, mas, em geral, sofrem grandes dificuldades, entre as quais as dificuldades intelectuais e adaptativas desempenham um papel bastante importante (Taylor, Klein, Minich e Hack, 2000);
- o acesso fácil e cada vez mais difundido a várias drogas e a outros produtos prejudiciais ao desenvolvimento do bebê provoca um número crescente de novas fetopatias, e todas têm consequências nefastas, ao mesmo tempo múltiplas e crônicas (Hodapp e Dykens, 2003).

Esses fenômenos contribuem para o aparecimento de novas formas de retardo mental e poderiam levar a um aumento de sua incidência nos próximos anos. Cada vez mais, as sociedades confrontam-se com um índice crescente de crianças cujo retardo mental não pode ser atribuído a um acidente imprevisível, genético, entre outros, mas a decisões tomadas "com conhecimento de causa" antes ou no momento do nascimento. Essa nova realidade coloca questões sociais e éticas delicadas que, embora não sejam discutidas tanto quanto mereceriam, fazem seguramente do retardo mental uma área de pesquisa em que se assiste hoje, cada vez mais, a "progressos enormes acompanhados de controvérsias enormes" (Hodapp e Dykens, 2003, p. 513).

## *Resumo*

**1** Por definição, o retardo mental – também chamado de deficiência intelectual – começa antes dos 18 anos de idade e só pode ser diagnosticado em presença de déficits intelectual e adaptativo.

**2** As pesquisas científicas e clínicas da psicopatologia da criança têm sua origem no estudo da deficiência intelectual. As pessoas com retardo mental suscitaram, desde sempre, uma ambivalência, muitas vezes extrema, por parte de seu meio. O medo e a rejeição daquele que é diferente e anormal, às vezes com aparência repulsiva, cujo comportamento causa temor, alternam-se com a solicitude e com a benevolência em relação àquele que tem necessidade de ser guiado e protegido.

**3** Pesquisas e controvérsias opõem com frequência "hereditariedade" e "ambiente", visando estabelecer sua importância respectiva na determinação da inteligência humana. Essa oposição reflete um postulado dualista simples demais para ser útil ainda hoje. Convém apreender sobretudo que um potencial genético que predispõe a uma inteligência elevada ou a um talento específico requer sempre um ambiente propício onde possa se manifestar. O mesmo ocorre com um potencial mais limitado, que se expressará de formas variadas conforme o apoio e o encorajamento do ambiente. Isso significa que qualquer criança constrói sua inteligência bem mais do que herda um patrimônio intelectual como se herda um patrimônio familiar.

**4** Os testes de Q.I., assim como as avaliações do comportamento adaptativo, permitem classificar as pessoas com retardo mental em uma escala quantitativa – indo de um retardo leve a um retardo moderado, grave ou profundo. Contudo, essa classificação oculta diferenças comportamentais, desenvolvimentais e etiológicas fundamentais.

**5** Nem sempre é fácil determinar o nível de Q.I. ou de adaptação de uma criança que se supõe apresentar retardo mental, pois se trata de competências de dimensões múltiplas. Assim, uma criança pode demonstrar capacidades intelectuais e sociais satisfatórias em alguns dos aspectos avaliados, mas lacunas consideráveis em outros. Esse problema tem grande influência na determinação do retardo mental leve.

6. As crianças com retardo mental leve adquirem muitas competências afetivas, sociais e instrumentais, e aprendem a falar sem dificuldades maiores. Porém, essa aquisição, em geral, é feita de maneira lenta, e sua compreensão – assim como sua utilização da linguagem – são tipicamente limitadas e concretas. As crianças com um retardo mental moderado habitualmente aprendem a falar, mas têm grandes dificuldades de se comunicar com seu meio, além de uma troca de informações simples e concretas. A aprendizagem de regras e de convenções sociais também é difícil para elas, requerendo um nível de engajamento apoiado. As crianças com retardo mental grave ou profundo precisam de supervisão e de cuidados constantes, não raro em instituições. Sua linguagem é limitada ou inexistente, embora, às vezes, possam se comunicar com a ajuda de gestos ou de palavras isoladas. O mesmo ocorre com sua autonomia pessoal.

7. As crianças com retardo mental apresentam muitos problemas clínicos ou somáticos, embora nenhum deles seja específico a esse retardo. Eles dependem da gravidade e da etiologia desse retardo, variando em função da idade.

8. O retardo mental não é especificamente associado a certas características comportamentais ou afetivas. Contudo, costuma ser acompanhado de imaturidade e insensibilidade social, passividade ou agitação extrema, assim como de outros transtornos psicopatológicos. O diagnóstico dos transtornos associados pode tornar-se difícil pelas limitações cognitivas e linguísticas impostas pelo retardo mental. As crianças em questão têm grandes dificuldades ou são incapazes de expressar verbalmente suas emoções, o que pode exigir a adaptação dos critérios diagnósticos, o estabelecimento de um transtorno comórbido unicamente com base na observação do comportamento não verbal e/ou a obtenção das informações necessárias a um diagnóstico junto aos pais ou ao professor, e não junto à própria criança.

9. Os comportamentos preocupantes que costumam acompanhar o retardo mental são agravados por estereotipias e automutilações que podem limitar bastante as possibilidades de aprendizagem e levar a traumas sérios. Essas dificuldades são evidentes no retardo mental grave ou profundo.

10. O retardo mental atinge 1 a 2% da população; é mais frequente nos meninos que nas meninas. Quando tem uma etiologia biológica estabelecida, encontra-se em todas as camadas sociais e em todos os grupos étnicos em proporções relativamente semelhantes. Esse não é o caso do retardo mental que tem uma etiologia psicossocial, frequente entre crianças e adolescentes oriundos de famílias carentes e, pelo menos em certas sociedades, de minorias étnicas.

11. Os fatores biológicos que podem levar a um retardo mental são muitos e variados, estando envolvidos hoje em dia na etiologia de cerca de dois terços de casos. O capítulo ofereceu apenas alguns exemplos. Pressupõe-se uma etiologia familiar, social ou cultural para o retardo mental quando não se pode estabelecer uma etiologia biológica. Essa hipótese é negativa, pois procede por exclusão. É também insatisfatória ou, pelo menos, insuficiente, pois consiste em dizer que, no estado atual dos conhecimentos, não é possível determinar claramente a etiologia do retardo mental de cerca de um terço das pessoas comprometidas.

12. A maioria dos pesquisadores postula que o retardo mental representa o limite inferior de um *continuum* de capacidades intelectuais e adaptativas em que as diferenças individuais provêm de processos transacionais complexos entre fatores biológicos, psicossociais e culturais. Nessa perspectiva, o retardo mental leve é a expressão ao mesmo tempo da vertente inferior de uma distribuição normal da inteligência humana e de múltiplos fatores de desvantagens familiares e sociais, como pobreza, psicopatologia parental (por exemplo, alcoolismo, maus-tratos), falta de cuidados adequados (por exemplo, cuidados médicos, vacinações) e discriminação (por exemplo, racismo, baixa escolarização).

13. Vários fenômenos sociais – por exemplo, o acesso fácil a diversas drogas e seu uso abusivo – conduzem há algumas décadas ao aparecimento de novas patologias ligadas ao retardo mental e levantam questões de ordem social e moral em um campo que, desde sempre, se confronta com questões desse gênero.

## Questões para aperfeiçoar o conhecimento

1. Defina o retardo mental e dê dois exemplos: um em que esse retardo tem uma etiologia biológica e outro em que uma tal etiologia não foi estabelecida.

2. Por que as pessoas com retardo mental suscitavam medo e rejeição em seu meio? Esse fenômeno ainda existe nas sociedades ocidentais?

3. Como você explica o fato de que dois meninos com retardo mental moderado tenham competências e comportamentos muito diferentes um do outro?

4. Quais as vantagens e os limites dos testes de Q.I. no estudo e na avaliação do retardo mental?

5. Como se explica o fato de que muitas crianças com retardo mental manifestem dificuldades de linguagem e de comunicação?

6. Estima-se atualmente que o retardo mental atinja 1 a 2% da população. Contudo, 2 a 3% da população tem um Q.I. inferior a 70 e, como consequência, capacidades intelectuais limitadas. Como se explica a diferença entre esses índices?

7. Resuma as competências e o curso do desenvolvimento das crianças com trissomia.

8. Resuma as competências e o curso do desenvolvimento das crianças com síndrome de Prader-Willi.

9. Resuma as competências e o curso do desenvolvimento das crianças com síndrome do X frágil.

10. Podem-se descrever os diferentes cursos do retardo mental em uma perspectiva desenvolvimental ou diferencial. Quais as vantagens e as limitações dessas duas perspectivas? Responda à pergunta tomando o exemplo de um transtorno em particular, como a trissomia.

11. O retardo mental não é associado a características comportamentais ou afetivas precisas, mas é frequentemente acompanhado de sintomas psicopatológicos. Quais são esses sintomas e como explicar sua comorbidade com esse retardo?

12. Descreva três causas biológicas distintas do retardo mental.

13. Pressupõe-se geralmente uma origem familiar, social ou cultural para o retardo mental cuja origem não pode ser explicada em termos biológicos. Essas suposições são verdadeiras? Explique sua resposta.

## Questões para reflexão

1. Existe uma natureza humana? Considere a questão à luz deste capítulo.

2. Faça um breve histórico dos primeiros testes de Q.I. com a ajuda de uma pesquisa na internet. Como se explica tal surgimento há pouco mais de um século?

3. Avalie as vantagens e os perigos de uma abordagem psicométrica do retardo mental.

4. Segundo Piaget, a criança constrói sua inteligência bem mais do que herda um patrimônio intelectual como se herda um patrimônio familiar. Explique essa asserção com a ajuda de dois exemplos envolvendo retardo mental.

5. Dizem que existem várias inteligências. Você concorda com essa opinião? Justifique sua resposta à luz deste capítulo.

6. Avalie de maneira crítica o conceito de hereditariedade da inteligência.

7. Os diferentes cursos do retardo mental podem ser descritos em uma perspectiva desenvolvimental ou diferencial. Em que eles permitem compreender o desenvolvimento de pessoas com deficiência intelectual?

8. Por que o retardo mental é mais frequente nas camadas sociais mais baixas?

9. O meio social tem uma influência sobre a inteligência das pessoas com retardo mental médio ou grave? Justifique sua resposta.

10. Diversas técnicas diagnósticas permitem descobrir anomalias biológicas ligadas ao retardo mental antes mesmo do nascimento. Que conselhos você daria aos pais que ficam sabendo que seu filho é um portador?

11. As mulheres que se drogam durante a gravidez e que consomem, por exemplo, *crack* ou álcool deveriam ser submetidas a processos judiciais e a sanções penais por maus-tratos a uma criança que ainda não nasceu?

## Indicadores para estudo

BERTHIAUME, C., AUNOS, M., PIDGEON, C. & MÉTHOT, S. (2001). Le syndrome de Klinefelter. *Revue francophone de la déficience intellectuelle,* 12, 67-74.

BOUCHARD, T.J., LYKKEN, D.T., MCGUE, M., SEGAL, N.L. & TELLEGEN, A. (1990). Sources of human psychological differences: The Minnesota Study of Twins Reared Apart. *Science,* 250, 223-250.

DYKENS, E.M. (2006). Toward a positive psychology of mental retardation. *American Journal* of *Orthopsychiatry,* 76,185-193.

FLYNN, J.R. (1987). Massive IQ gains in 14 nations: What IQ tests really measure. *Psychological Bulletin,* 101, 17-191.

GILLBERG, C. (2006). Mental retardation/learning disability. In C. Gillberg, R. Harrington & H. C. Steinhausen (Eds.), *A clinician's handbook of child and adolescent psychiatry.* Cambridge: Cambridge University Press (364-387).

HODAPP, R.M. & DYKENS, E.M. (2003). Mental retardation. In E.J. Mash & R.A. Barkley (Eds.), *Child psychopathology.* New York: Guilford, 2$^{nd}$ ed. (486-519).

HODAPP, R.M. & ZIGLER, E. (1995). Past, present, and future issues in the developmental approach to mental retardation. in D. Cicchetti & D. Cohen (Eds.), *Manual of developmental psychopathology.* New York, Wiley (299-331).

LAMBERT, J.-L. (1997a). *La nouvelle tentation eugénique.* Lausanne: Éditions des Sentiers.

LAMBERT, J.-L. (1997b). *Trisomie 21 et âge adulte.* Lausanne: Éditions des Sentiers.

LUCKASSON, R., BORTHWICK-DUFFY, S., BUNTINX, W.E.M., CRAIG, E.M., COULTER, D.L., REEVE, A., SCHALOCK, R.L., SNELL, M.E., SPITALNIK, D.M. & TASSÉ, M.J. (2003). *Retard mental: définition, classification et systèmes de soutien.* Eastman, Québec : Éditions Behaviora, 10$^e$ éd.

MISES, R., PERRON, R. & SALBREUX, R. (1994). *Retards et troubles de l'intelligence de l'enfant.* Paris: ESF.

MOREAU DE TOURS, P. (1888). *La folie chez les enfants.* Paris: Librairie J.-B. Baillière.

PIAGET, J. (1936). *La naissance de l'intelligence chez l'enfant.* Neuchâtel: Delachaux et Niestlé.

PLOMIN, R., DEFRIES, J.C., MCCLEARN, G.E. & RUTTER, M. (1998). *Des gènes au comportement. Introduction à la génétique comportementale.* Bruxelles : De Boeck Université.

SALBREUX, R. & ANTHENAISE, M. D' (1982). Prévalence de la déficience mentale suivant les pays et les époques: revue de la littérature. In M. Manciaux (Ed.), *Child health and development. Vol. 1 : Handicaps in childhood.* Basel, Karger (53-72).

SATTLER, J.M. (2002). *Assessment of children: Behavioral and clinical applications.* La Mesa, CA: Jerome M. Sattler, Publisher, 4$^{th}$ ed.

SCHEERENBERGER, R. C. (1983). *A history of mental retardation.* Baltimore : Brookes Publishing Co.

VYGOTSKY, L. S. (1935). The problem of mental retardation. In J. E. Knox & C. B. Stevens (Eds.), *The collected works of L. S. Vygotsky. Vol 2. The fundamentals of defectology.* New York: Plenum (220-240).

WALLON, H. (1925). *L'enfant turbulent. Étude sur les retards et les anomalies du développement moteur et mental.* Paris: PUF, 2$^e$ éd. 1984 (coll. Quadrige).

ZAZZO, R. (Ed.) (1979a). *Les débilités mentales.* Neuchâtel: Delachaux et Niestlé, 3$^e$ éd.

ZIGLER, E. & HODAPP, R.M. (1986). *Understanding mental retardation.* New York : Cambridge University Press.

## Palavras-chave

amostras clínicas
amostras comunitárias
*continuum* de funcionamento
    intelectual e adaptativo
desvios padrão
diferenças individuais
espinha bífida
eugenia
fenilcetonúria

fetopatia alcoólica
hereditariedade
idade mental
perspectiva desenvolvimental
perspectiva diferencial
pica
quociente intelectual ou Q.I.
retardo mental
*sex ratio*

síndrome de Klinefelter
síndrome de Lesch-Nyhan
síndrome de Prader-Willi
síndrome de Turner
síndrome do X frágil
teste de Q.I.
trissomia

# 3
# TRANSTORNOS INVASIVOS DE DESENVOLVIMENTO

*Neste capítulo você saberá que:*

**1** o autismo, a síndrome de Asperger, a síndrome de Rett e o transtorno desintegrativo da infância são os mais frequentes do desenvolvimento;

**2** as crianças com um desses transtornos apresentam muitas complicações graves, as quais, na maioria dos casos, começam na primeira infância, raramente evoluem de maneira significativa com a idade e são acompanhadas de retardo mental;

**3** o autismo caracteriza-se por alterações qualitativas das interações sociais, das modalidades da comunicação e do repertório comportamental;

**4** a síndrome de Asperger assemelha-se ao autismo, mas sua sintomatologia é mais restrita; em geral, não há problemas de linguagem, de retardo mental ou dificuldades cognitivas consideráveis;

**5** a síndrome de Rett manifesta-se desde a primeira infância por um processo de desintegração, compreendendo alteração significativa das interações sociais, perda parcial ou completa da linguagem, perda do uso normal das mãos e demora do crescimento craniano;

**6** o transtorno desintegrativo da infância é definido por um período de desenvolvimento normal de pelo menos dois anos, seguido de alteração rápida e drástica das interações sociais, perda da comunicação e comprometimento do comportamento, características semelhantes às do autismo;

**7** ainda que inúmeras questões permaneçam em suspenso, o estudo do transtorno invasivo de desenvolvimento obteve progressos notáveis nos últimos anos, tanto na classificação e na descrição detalhada de transtornos quanto no conhecimento de sua epidemiologia, de seus cursos de desenvolvimento e de sua etiologia.

Imagine-se tendo um filho que, desde muito pequeno, não gosta de carinhos e não o olha nos olhos; um filho que não aprende a falar como falam as crianças de sua idade e que se refere a si mesmo na 3ª pessoa, um filho fascinado por diversos objetos, mas aparentemente perdido no mundo social à sua volta. Um filho, enfim, que necessita de vigilância o tempo todo para que se possa protegê-lo de perigos. Diante de uma tal criança, você ficaria completamente atônito: primeiro porque ela é extremamente perturbada, depois porque ela lhe devolve uma imagem preocupante de você mesmo. Certas crianças apresentam um transtorno que, desde muito cedo, tumultua seu desenvolvimento. Apesar de diferenças consideráveis de uma criança a outra, qualificam-se esses transtornos de *invasivos*, pois perturbam as interações sociais da criança, suas capacidades de comunicação, assim como seu comportamento. O presente capítulo descreve quatro transtornos que fazem parte do que é chamado de "espectro autístico": o autismo, a síndrome de Asperger, a síndrome de Rett e o transtorno desintegrativo da infância. Eles, embora sejam considerados como entidades clínicas distintas, têm vários elementos afins.

## QUATRO TRANSTORNOS QUE PERTURBAM O DESENVOLVIMENTO

As crianças e os adolescentes com autismo ou com qualquer outro **transtorno invasivo de desenvolvimento**[*] apresentam uma série de alterações graves que, na maior parte dos casos, começam na primeira infância e raramente vão cedendo de maneira significativa com a idade. São elas *alterações qualitativas* das interações sociais, das modalidades de comunicação e do repertório de comportamento. Ainda que várias crianças autistas tenham capacidades intelectuais médias ou superiores – fala-se até em autismo "de alto nível" –, o transtorno é acompanhado de retardo mental em quase dois terços dos casos.

*Transtorno de desenvolvimento ou transtorno psicótico?* Existem na França e em outros países latinos divergências de opinião quanto à maneira de definir e de classificar o que a CID-10 e o DSM-IV denominam "transtorno invasivo de desenvolvimento" (Bursztejn, 1997). De acordo com os dois sistemas, esses transtornos são de natureza desenvolvimental. Já a APA (2003, p. 81) diz:

> As características essenciais do autismo são um desenvolvimento nitidamente anormal ou deficiente da interação social e da comunicação, além de um repertório bastante restrito de atividades e de interesses.

Conforme pesquisas relativas a vários estudos clássicos da esquizofrenia e das psicoses infantis (Kanner, 1949), esses transtornos são, pelo menos em parte, de natureza psicótica. Nessa perspectiva, que segue a Classificação Francesa dos Transtornos Mentais da Criança e do Adolescente (CFTMEA, R-2000, Misès et al., 2002), eles caracterizam-se por aquilo que vários autores denominam, entre outras expressões, "desarmonias psicóticas" e "psicoses precoces deficitárias" (Aussilloux, Baghdadli, Bursztejn, Hochmann e Lazartigues, 2001).

Ainda que as abordagens da CID-10 e do DSM-IV não sejam unanimidade entre psiquiatras, psicólogos e outros especialistas da infância e da adolescência, e que muitas questões de validade permaneçam sem resposta, consideramos que os dados científicos disponíveis levam a crer que o transtorno invasivo é de natureza mais desenvolvimental do que psicótica – a menos que, como já defendido há muito tempo por Rutter (1992), esse termo seja empregado em sentido amplo para descrever um grupo heterogêneo de crianças cuja afinidade é apenas o fato de serem todas atingidas por transtornos graves e crônicos.

A CID-10 e o DSM-IV apresentam o transtorno invasivo de desenvolvimento de maneira muito semelhante. Os sistemas descrevem cada um quatro transtornos: o **autismo**, a **síndrome de Asperger**, a **síndrome de Rett** e o **transtorno desintegrativo da infância**. Começaremos por uma apresentação do autismo, o mais conhecidos deles.

## O AUTISMO

### Definição e apanhado histórico

O autismo – chamado de "autismo infantil" pela CID-10 e de "transtorno autístico" pelo DSM-IV – manifesta-se desde a primeira infância, ou seja, antes dos 3 anos de idade. Atinge 3 a 4 vezes mais meninos que meninas. Caracteriza-se por problemas sérios nas interações sociais, na comunicação e no comportamento, o qual é bastante limitado e de natureza re-

---

[*] N. de R.T. Muitos textos referem-se também a Transtornos Abrangentes de Desenvolvimento.

petitiva e estereotipada. Quase 50% das crianças autistas são mudas. Em quase dois terços dos casos, o autismo é acompanhado de retardo mental.

Há muito tempo, crianças e adolescentes com autismo atraíram a atenção de pesquisadores e clínicos, tanto por seu comportamento sempre intrigante quanto pelas questões que o transtorno suscita a respeito da própria natureza humana. Os primeiros casos presumidos de autismo foram descritos há cerca de dois séculos por Jean Marc Gaspard Itard (1801) na França e por John Haslam (1809) na Inglaterra, em termos idênticos aos da sintomatologia considerada típica atualmente. Foi no início do século XIX que Itard, médico, e seu amigo, o abade Pierre-Joseph Bonnaterre, publicaram descrições diferentes de Victor, uma "criança selvagem" de cerca de 12 anos encontrada em uma floresta de Aveyron (ver Figura 3.1). Pelos estudos atuais, não é possível afirmar que Victor fosse autista, mas é o que sugerem suas descrições:

> Suas demonstrações de afeto são tão limitadas quanto seus conhecimentos: ele não gosta de ninguém, não se apega a ninguém e, se demonstra alguma preferência pelo homem que cuida dele, é a expressão da necessidade, e não do sentimento de reconhecimento; segue-o porque está atento a satisfazer suas necessidades e a saciar seu apetite. [...] Eu o levei, certo dia, a um local próximo de Rodez, à casa do cidadão Rodat. [...] Tudo estava pronto para recebê-lo: tinham preparado feijão, batatas, castanhas e nozes (pois eram os únicos alimentos que Victor aceitava no início). Essa abundância de comida lhe causou muito prazer, e, sem se importar com as pessoas à sua volta, ele pegou os feijões, colocou-os em uma panela com água e pôs no fogo [...].
> Os gritos mais agudos, os sons [...] mais harmoniosos não causam nenhuma impressão em seus ouvidos [...] e [ele] não manifesta nenhum percepção do ruído feito perto dele, mas quando se abre um armário onde estão guardados os alimentos que mais aprecia, quando se quebra, atrás dele, uma noz de que gosta tanto, [...] ele se vira para pegar. (citado por Frith, 1989, p. 46-47)

Embora muito provavelmente o autismo seja conhecido há bastante tempo, foi preciso esperar até os anos de 1940 para que, separadamente, Leo Kanner (1943), nos Estados Unidos, e Hans Asperger (1944), na Áustria, descrevessem as características sociais, linguísticas e comportamentais do autismo por meio de estudos de caso, e reconhecessem-no como uma forma de psicopatologia distinta. A terminologia empregada atualmente provém desses primeiros estudos, nos quais Kanner descreve os sintomas de 11 crianças que sofrem de "solidão autística extrema", e Asperger, de quatro crianças (aparentemente menos perturbadas que as estudadas por Kanner) que sofrem de "psicopatia autística". Apenas em suas edições mais recentes a CID-10 e o DSM-IV fazem uma distinção entre o autismo e a síndrome de Asperger (APA, 2000; OMS, 1993).

Kanner (1943) acrescentou à descrição detalhada de crianças por ele estudadas uma descrição dos pais delas, assinalando, entre outras coisas, que todas provinham "de famílias extremamente inteligentes" (p. 248). Em todos os casos, os pais tinham alcançado um *status* social importante, e, em nove famílias, as mães tinham formação universitária, situação rara naquela época. No entanto, Kanner conclui sua primeira descrição do autismo supondo uma origem biológica:

> Devemos postular que essas crianças vêm ao mundo com uma incapacidade inata de formar o laço afetivo de

origem biológica desenvolvido habitualmente com as pessoas próximas, assim como outras crianças vêm ao mundo com uma deficiência física ou mental inata. (p. 250)

Em seguida, Kanner atribuiu cada vez mais importância aos fatores psicológicos e familiares relativos à etiologia do autismo e, em 1954, destacou os efeitos extremamente nefastos da "frieza afetiva" de que as crianças seriam objeto por parte de seus pais (citado por Howlin e Yule, 1990). Essa perspectiva psicológica influenciou bastante a primeira geração de pesquisadores e de clínicos que se inspiraram nos trabalhos de Kanner. Baseando a maior parte de sua pesquisa em coortes clínicas recrutadas em meios sociais favorecidos, eles concluíram que o autismo atingia filhos de profissionais frios, distantes e autossuficientes ou, pior ainda, que rejeitavam os filhos aos quais eram incapazes de amar (Bettelheim, 1969). Os dados científicos coletados há mais de 40 anos contradizem essa perspectiva psicológica que não é mais aceita pela maioria dos estudiosos do autismo. Sem negar a importância de fatores psíquicos e familiares na evolução do autismo, a evidência apresentada neste capítulo mostra que atribuir a origem do transtorno à personalidade dos pais só faz aumentar a dor e a culpa aos inúmeros desafios que eles têm de enfrentar no dia a dia e às suas preocupações quanto ao futuro de seu filho.

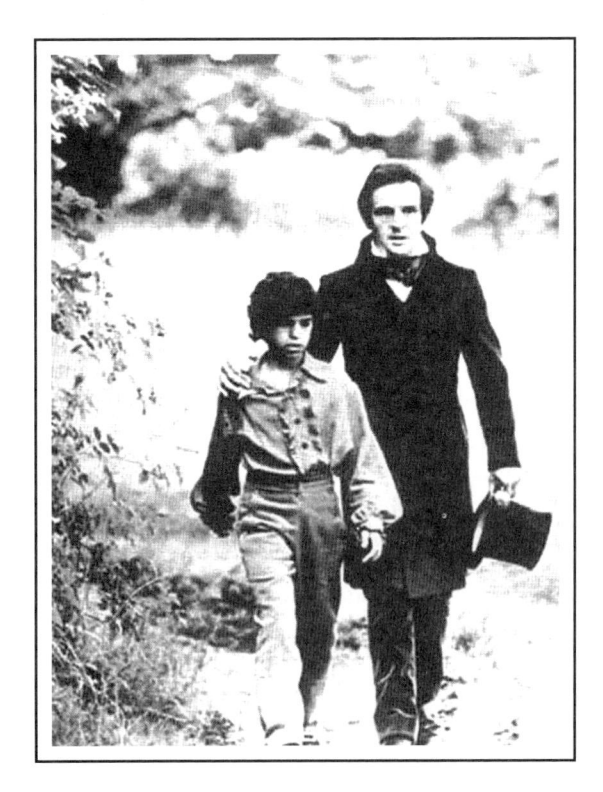

**FIGURA 3.1**
Cena do filme *L'enfant sauvage*, de François Truffaut (Jean-Pierre Cargol interpreta Victor, e François Truffaut, o doutor Itard).

## Critérios diagnósticos e características essenciais

A Tabela 3.1 apresenta uma comparação dos critérios diagnósticos do autismo da CID-10 e do DSM-IV. Como ilustra por si só sua extensão, os sintomas do transtorno atestam sua natureza invasiva. Contudo, não é apenas a quantidade que se deve destacar, mas também o fato de, ao contrário de outras psicopatologias da infância e da adolescência, esses sintomas representarem diferenças qualitativas de desenvolvimento, assim como de comportamentos extremos. O caso a seguir ilustra claramente essas diferenças.

### PIERRE

Pierre pertence a uma família londrina rica e bem integrada. Seus pais desejaram muito seu nascimento e o amam muito. Ele tem uma irmã dois anos mais velha. Durante seu primeiro ano, Pierre se parecia com qualquer criança de sua idade. Chorava e ria pelas mesmas razões que sua irmã quando tinha sua idade. Nas fotografias, vê-se uma bela criança, feliz e saudável. Embora alguns sinais sutis já anunciassem naquela época os problemas futuros, ninguém percebeu isso. Pierre acabara de aprender a andar quando seus pais começaram a ficar preocupados. Ao contrário de sua irmã, que começara a falar com 1 ano, ele não dizia uma só palavra muito tempo depois. Mais preocupante ainda era ele parecer não compreender nada do que lhe diziam. Não levantava os olhos quando chamavam por seu nome. Não parecia absolutamente interessado nem em ouvir nem em olhar para as pessoas que falavam com ele. Em compensação, o exame minucioso de um bloco de construção podia absorvê-lo completamente [...] Quando sua mãe queria pegá-lo, nunca estendia seus braços para ela [...] Será que Pierre era surdo? [Não era o caso.] Inclusive foi ficando cada vez mais evidente que ele era, na verdade, singularmente sensível aos sons. Por exemplo, ele tinha muito medo do ruído do aspirador. Urrava de tal modo, que nada podia acalmá-lo [...] Em contrapartida, Pierre era fascinado pelo ruído dos ônibus na rua e sempre corria para a janela quando ouvia o ruído familiar...

Desde 1 ano e 6 meses, a irmã de Pierre adorava brincar de "fazer compras", de "tomar chá", de "pôr a boneca na cama". Pierre nunca fazia nada disso. Ele tinha uma coleção de carrinhos, mas [...] a única coisa que o interessava era alinhá-los um atrás do outro e olhar suas rodas girando. Jamais tinha qualquer reação em relação às crianças que vinham brincar com ele.

(Aos 3 anos) Pierre ainda não falava e, sob muitos aspectos, estava muito atrasado em relação às crianças de sua idade... Em geral, entre 3 e 5 anos, as crianças adquirem rapidamente competências linguísticas e sociais. Pierre as adquiria lentamente. Esse foi o período mais difícil para ele e para sua família. Pierre era difícil de controlar, sobretudo fora de casa e de sua rotina... Na verdade, se o deixavam fazer tudo o que queria, era simplesmente porque ele era incapaz de ceder aos desejos dos outros ou de modificar seus hábitos... Por fim, Pierre começou a falar. Mas, ao contrário do que todo mundo esperava, a linguagem não abriu as portas da comunicação. Curiosamente, Pierre costumava repetir o que os outros diziam. Além disso, era incapaz de brincar de fazer de conta ou de participar de qualquer atividade de grupo [...].

Pierre se tornou bem mais dócil após seu quinto aniversário. Sua linguagem melhorou nitidamente, mas ele continuou a repetir as frases alheias e a utilizá-las de forma pouco propositada [...] Sua compreensão da língua parecia estranhamente restrita. Ele conhecia o sentido de certas palavras muito raras [...] Sabia o que era um dodecaedro, mas não parecia compreender palavras usuais como "pensar".

Pierre fez enormes progressos em uma escola especial. Aprendeu particularmente a ler, a escrever e a contar. Aprendeu também a nadar... Aos 10 anos, foi submetido a testes psicológicos. Nos testes não verbais demonstrou uma inteligência normal, e nos testes verbais, um leve retardo mental...

[Adolescente, Pierre] ficara muito alto e era também muito bonito, mas aqueles que não o conheciam o achavam extremamente pueril. Agora bastava olhá-lo para compreender que ele tinha uma deficiência mental. Seus gestos eram desajeitados e sua voz era alta e estridente. Fazia muitas caretas e torcia as mãos e os dedos... Às vezes, tinha acessos de frustração e de tristeza. Ele se dava conta de que era diferente, mas não conseguia compreender como nem por quê [...].

Hoje Pierre tem 30 anos e ainda mora com os pais... Continua tão ingênuo e não compreende as coisas do mundo... Para ele, a idade adulta não é uma fase de maturidade, mas sim de imaturidade definitiva... Seus pais sabem que ele percorreu um longo caminho, desde a época em que "olhava para as pessoas

**TABELA 3.1** Autismo: Critérios diagnósticos da CID-10 e do DSM-IV

| CID-10 | DSM-IV |
|---|---|
| A) Presença, antes dos 3 anos de idade, de anomalias ou de alterações do desenvolvimento em pelo menos um dos seguintes aspectos:<br>1. linguagem (tipo receptiva ou expressiva) utilizada na comunicação social;<br>2. desenvolvimento de apegos seletivos ou de interações sociais recíprocas;<br>3. jogo funcional ou simbólico.<br>B) Presença de, no mínimo, seis dos sintomas descritos em (1), (2) e (3), com pelo menos dois sintomas do critério (1) e um sintoma de cada um dos critérios (2) e (3).<br>(1) Alterações qualitativas das interações sociais recíprocas, manifestas em pelo menos dois dos seguintes aspectos:<br>  a) ausência do contato olho a olho, da expressão facial, da atitude corporal e da gestualidade típicos das interações sociais;<br>  b) incapacidade de estabelecer (correspondente à idade mental, mesmo com muitas oportunidades) relações com os pares, compartilhando interesses, atividades e emoções mútuas;<br>  c) falta de reciprocidade socioemocional, traduzindo-se em uma resposta alterada e desviante às emoções alheias; falta de adequação do comportamento segundo o contexto social; pouca integração social, emocional e comunicativa;<br>  d) desinteresse por compartilhar de modo espontâneo seu prazer, seus interesses ou seus êxitos com outras pessoas (por exemplo, não procura mostrar, trazer ou apontar para o outro objetos que lhe interessam).<br>(2) Alterações qualitativas da comunicação manifestas em pelo menos um dos seguintes aspectos:<br>  a) atraso ou ausência total de desenvolvimento da linguagem oral (frequentemente precedida de uma ausência de balbucio comunicativo) *sem* tentativa de se comunicar por gesto ou mímica;<br>  b) incapacidade relativa de iniciar ou manter uma conversa comportando uma troca recíproca com outras pessoas (qualquer que seja o nível de linguagem alcançado);<br>  c) uso estereotipado e repetitivo da linguagem ou utilização idiossincrática de palavras ou frases;<br>  d) ausência do jogo de "fazer de conta", variado e espontâneo, ou (nos primeiros anos) ausência do jogo de imitação social. | A) Um total de seis (ou mais) entre os elementos descritos em (1), (2) e (3), dos quais pelo menos dois de (1), um de (2) e um de (3).<br>(1) Alteração qualitativa das interações sociais, como atestam pelo menos dois dos seguintes elementos:<br>  a) alteração acentuada na utilização, para regular as interações sociais, de comportamentos não verbais variados, tais como o contato olho a olho, a mímica facial, as posturas corporais, os gestos;<br>  b) incapacidade de estabelecer relações com os pares correspondendo ao nível do desenvolvimento;<br>  c) desinteresse por espontaneamente compartilhar seus prazeres, seus interesses ou seus êxitos com outras pessoas (por exemplo, não procura mostrar, indicar com o dedo ou trazer os objetos que lhe interessam);<br>  d) falta de reciprocidade social ou emocional.<br>(2) Alteração qualitativa da comunicação, como atesta pelo menos um dos seguintes elementos:<br>  a) atraso ou ausência total de desenvolvimento da linguagem oral (sem tentativa de compensação por outros modos de comunicação, como gestos ou mímicas);<br>  b) incapacidade acentuada de iniciar ou sustentar uma conversa com outro nos sujeitos que dominam suficientemente a linguagem;<br>  c) uso estereotipado e repetitivo da linguagem ou linguagem idiossincrática;<br>  d) ausência de um jogo de "fazer de conta", variado e espontâneo, ou de um jogo de imitação social correspondente ao nível de desenvolvimento.<br>(3) Caráter restrito, repetitivo e estereotipado dos comportamentos, dos interesses e das atividades, como atesta pelo menos um dos seguintes elementos:<br>  a) preocupação circunscrita a um ou a vários centros de interesse estereotipados e restritos, anormal tanto em sua intensidade como em sua orientação;<br>  b) adesão aparentemente inflexível a hábitos ou a rituais específicos e não funcionais;<br>  c) tiques estereotipados e repetitivos (por exemplo, bater ou torcer as mãos ou os dedos, fazer movimentos complexos de todo o corpo);<br>  d) preocupações persistentes com certas partes de objetos. |

(continua)

**TABELA 3.1** (continuação)

| CID-10 | DSM-IV |
|---|---|
| (3) Caráter restrito, repetitivo e estereotipado dos comportamentos, dos interesses e das atividades manifesto em pelo menos um dos seguintes aspectos:<br>a) preocupação acentuada por um ou vários centros de interesse estereotipados e restritos, anormais por seu conteúdo ou por sua focalização; presença de um ou vários interesses anormais por sua intensidade ou por seu caráter limitado, mas não por seu conteúdo ou por sua focalização;<br>b) adesão aparentemente compulsiva a hábitos ou a rituais específicos, não funcionais;<br>c) tiques motores estereotipados e repetitivos; por exemplo, bater ou torcer as mãos ou os dedos, ou fazer movimentos complexos de todo o corpo;<br>d) preocupação com certas partes de um objeto ou com elementos não funcionais de materiais de jogos (por exemplo, o cheiro, a sensação da superfície, o ruído ou as vibrações que eles produzem).<br>O quadro clínico não é atribuível a outras variedades do transtorno invasivo de desenvolvimento: transtorno específico da aquisição da linguagem, vertente receptiva, com problemas socioemocionais secundários; transtorno reacional de apego da infância ou transtorno de apego da infância com desinibição; retardo mental com algumas perturbações das emoções ou do comportamento; esquizofrenia inabitualmente precoce; síndrome de Rett. | B) Atraso ou caráter anormal do funcionamento, começando antes dos 3 anos de idade, em pelo menos um dos seguintes âmbitos: (1) interações sociais, (2) linguagem necessária à comunicação social, (3) jogo simbólico ou de imaginação.<br>C) A perturbação não se explica melhor pelo diagnóstico de síndrome de Rett ou de Transtorno Desintegrativo da Infância. |

CID-10/ICD-10. Classification Internationale des Troubles mentaux et des Troubles du comportement. Critères diagnostiques pour la recherche. Organisation mondiale de la Santé, Masson, Paris, 1994.
American Psychiatric Association – DSM-IV-TR. *Manuel Diagnostique et Statistique des Troubles mentaux*, 4ª éd. Texte révisé (Washington DC, 2000). Trad. francesa por J.D. Guelfi et al., Masson, Paris, 2003.

sem vê-las" e não dizia uma palavra. Mas se perguntam como será quando não puderem mais cuidar dele... (Frith, 1989, p. 20-26)

Como mostra esse caso, é difícil resumir as características do autismo em algumas linhas, pois há ramificações complexas que atingem o desenvolvimento e o comportamento da criança. Além disso, ele pode se manifestar de forma muito peculiar de uma criança a outra e, na mesma criança, de uma fase de desenvolvimento à próxima. Esse segundo aspecto aponta que o autismo é menos uma entidade clínica com características claramente estabelecidas do que um conjunto de transtornos graves que fazem parte do que é chamado de **espectro autístico** (*autistic spectrum disorders*). Esse panorama ressalta que, embora se fale habitualmente em autismo no singular, suas manifestações variam bastante quanto ao número, à forma e à intensidade de uma criança a outra. Por isso, convém não generalizar, a não ser com muita prudência. Contudo, pesquisadores e clínicos reconhecem com unanimidade que um diagnóstico pressupõe a presença marcante das seguintes características (Misès, 1997; Mottron, 2004; Volkmar, Lord, Bailey, Schultz e Klin, 2004):

- alterações qualitativas das interações sociais;
- alterações qualitativas das formas de comunicação;
- limitações consideráveis em termos de comportamento.

### Alterações qualitativas das interações sociais

As crianças com autismo manifestam um déficit socioemocional acentuado, o que as impede de se inter-relacionar e, a longo prazo, de desenvolver e de manter relações sociais baseadas em uma troca mútua de afeto, de solicitude e de interesses compartilhados. Esse déficit manifesta-se por comportamentos como a falta de reações à presença, às emoções (positivas ou negativas) e às necessidades alheias; capacidade limitada de utilizar os sinais não verbais (por exemplo, o olhar, o sorriso e os gestos para iniciar as interações sociais ou reagir a elas); e uma ausência da tendência a querer espontaneamente imitar os outros, a convidá-los a se interessar pelo que estão fazendo e a compartilhar seus prazeres ou suas dificuldades. Esse quadro é observado em suas interações com adultos ou com seus pares. Por exemplo, autistas darão um objeto que lhe pedem ou indicarão com o dedo para que lhe deem, mas não levarão esse objeto para alguém conhecido para brincar e partilhar o prazer de estar juntos. Do mesmo modo, suas expressões sociais e afetivas são limitadas, raramente espontâneas e, em geral, rígidas e estranhas; por isso, muitas vezes, são difíceis de ser compreendidas por seu meio (Dawson, Webb et al., 2002; Klin, Jones, Schultz, Volkmar e Cohen, 2002).

Se não há nenhuma dúvida de que autistas apresentam um leque de comportamentos sociais inadequados, a natureza desse problema é complexo. Na linha de uma série de pesquisas clínicas apresentadas com frequência na mídia popular, imaginou-se por muito tempo que essa característica refletia o fato de essas crianças serem incapazes de estabelecer vínculos afetivos com seus próximos ou mesmo de diferenciar entre as pessoas que conheciam e as que lhe eram estranhas. Mas não é o caso. Vários estudos sobre o apego confirmam que as crianças com autismo diferenciam claramente entre seus pais e pessoas que não conhecem, preferindo, por exemplo, a companhia de sua mãe à de um estranho (Dissanayake e Sigman, 2000). Do mesmo modo, a proporção de crianças que desenvolveram uma relação de apego seguro com suas mães por volta de 1 ano é quase tão elevada quanto a de crianças com retardo mental ou aquelas sem dificuldades (Capps, Sigman e Mundy, 1994; Dissanayake e Crossley, 1996). Quando as dificuldades de apego são evidentes, uma metanálise de diferentes estudos conclui que é, antes de tudo, entre as crianças autistas com retardo mental que elas têm maior incidência (Rutgers, Bakermans-Kranenburg, van Ijzendoorn e van Berckelaer-Onnes, 2004).

Tais achados mostram que a inadequação social de crianças autistas não significa que elas sejam incapazes de manter relações sociais ou que não o desejem, mas sim que têm dificuldades muito grandes de compreender e de gerir a informação complexa que é necessária para desenvolver e manter a "dança" social característica das relações humanas. Esses problemas são evidentes em termos de percepção social e, sobretudo, das interações e da imitação. Por exemplo, crianças autistas têm dificuldade de reconhecer diferentes rostos e de associar a informação social e a afetiva, assim como as intenções que o rosto comunica (Joseph e Tanaka, 2003; Sasson, 2006). Em um estudo comparativo, Dawson, Hill, Spencer, Galpert e Watson (1990) afirmaram que, em interação face a face com suas mães, crianças com autismo sorriam com tanta frequência e por tanto tempo como outras crianças da mesma idade. Em contrapartida, em resposta aos sorrisos de suas mães, elas sorriam com menos frequência e combinavam muito mais raramente sorriso e olhar. Em um outro estudo comparando um grupo autista com um grupo com mesmo nível intelectual, mas com trissomia 21, Dawson (1996) constatou que as primeiras ignoravam com muito mais frequência uma série de sinais destinados a atrair sua atenção (como o barulho de um chocalho ou o pronunciar de seu nome), sobretudo de natureza social. Tais dificuldades são evidentes mesmo quando essas crianças não são confrontadas com exigências sociais imediatas (como responder quando chamam seu nome). Weeks e Hobson (1987), por exemplo, relatam que crianças autistas às quais pediram que separassem várias fotos de pessoas baseavam-se no tipo de chapéu usado por elas para realizar a tarefa, enquanto crianças da mesma idade e de nível intelectual semelhante baseavam-se na expressão do rosto.

Os mesmos desafios de ordem social são encontrados no campo da imitação. Crianças autistas não têm facilidade de imitar os gestos e as ações de outrem (Nadel, 1996; Rogers, Hepburn, Stackhouse e Wehner, 2003). Dado que a imitação permite desde muito cedo compreender o mundo social e cultural e influenciá-lo, não é surpreendente que, entre autistas, aqueles com capacidades de imitação relativamente avançadas sejam os que têm geralmente as relações sociais mais desenvolvidas (Nadel e Potier, 2001). Assim, admitindo-se que seja não apenas vantajoso, mas também necessário, que a criança pequena imite para aprender a prestar atenção a seu meio, a compreender e a lidar com emoções – tanto as suas como as dos outros –, as dificuldades de imitação poderiam estar na origem, pelo menos em parte, de relações sociais muito limitadas de crianças com autismo (Nadel e Decety, 2002). De maneira mais ampla, essas dificuldades desempenham provavelmente um papel essencial em outros problemas observados com frequência no plano da linguagem, do jogo e da empatia (Rogers e Benetto, 2001), como veremos mais adiante.

Em resumo, as pesquisas disponíveis sugerem que o leque de dificuldades sociais com que se confrontam permanentemente as crianças autistas está ligado a um déficit específico de compreensão das mensagens do meio, sobretudo as sociais, e de imitá-las. Esse déficit as levaria a uma falta de compreensão ou de avaliação dos comportamentos sociais e das emoções, tanto as suas como as dos outros, à incapacidade de estabelecer trocas sustentadas e, talvez com o tempo, a uma falta de interesse pelo mundo social em que elas têm tanta dificuldade de encontrar seu lugar (Mundy e Neal, 2001; Volkmar et al., 2004).

*Alterações qualitativas das formas de comunicação*

Crianças autistas apresentam também alterações sérias e duradouras de comunicação que afetam suas capacidades de expressão e de entendimento verbais, não verbais e simbólicas. Muitas jamais aprendem a falar; já outras demonstram capacidades de comunicação verbal pouco desenvolvidas, sem com isso serem capazes, na maioria dos casos, de sustentar uma conversa apropriada com um adulto ou com seus pares. Em um acompanhamento na idade adulta, Aussilloux e Misès (1997) relatam que 20% dos pesquisados falavam sem alterações marcantes, enquanto 43% não falavam ou tinham uma linguagem limitada ao emprego de algumas palavras.

As crianças autistas manifestam principalmente dificuldades evidentes em termos social e pragmático da linguagem (Frith, 1989; Tager-Flusberg, Paul e Lord, 2005). Sua expressão de estruturas sintáticas é habitualmente adequada, mas elas têm um modo de falar ao mesmo tempo limitado e concreto que se presta mal à troca sustentada e eficaz de informações e de sentimentos típicos de uma conversa normal. Além disso, sua linguagem é mal sincronizada e não tem espontaneidade, ritmo, entonação e reciprocidade. Pouco sensíveis ao contexto social de qualquer comunicação, elas perseveram, por exemplo, em falar sobre o mesmo tema, ou passam de um tema a outro sem transição. Frequentemente introduzem detalhes que não têm nada a ver com a conversa (como números ou datas) e ignoram as regras de reciprocidade que permitem a cada pessoa saber quando é sua vez de falar ou de escutar. Também fazem poucas perguntas, ou repetem-nas várias vezes, ignorando ou não as respondendo verdadeiramente. Com isso, geralmente dão a impressão de que não compreendem nem o que lhes é dito nem os sentimentos alheios. Enfim, a maior parte dessas crianças raras vezes segue instruções, mesmo as mais simples, mais porque não compreendem (ao que parece) do que por oposição. Se alguém lhes diz, por exemplo, "você pode me passar o jornal?", elas talvez respondam "sim", mas sem com isso associar o gesto à palavra.

Excetuando suas dificuldades de compreender e de utilizar a linguagem para fins sociais, as crianças autistas têm maneiras de falar que seus pares não usam, ou usam por um período limitado de seu desenvolvimento, como a **ecolalia** e a inversão ou indiferenciação de pronomes pessoais. Mais da metade daquelas que sabem falar empregam a linguagem de forma repetitiva e descontextualizada: repetem uma ou duas palavras, ou uma frase inteira não relacionada com a situação em que se encontram. Elas repetirão, por exemplo, um *slogan* publicitário ou uma expressão que recentemente ouviram, ou farão várias vezes a mesma pergunta que acabaram de lhes fazer em lugar de respondê-la. Embora a ecolalia perturbe qualquer conversa normal, é bem provável que represente uma tentativa de comunicação, e não apenas um comportamento sem sentido ou perturbador (Nadel e Pezé, 1992; Prizant, 1996). Sabe-se que a ecolalia não é em si um comportamento patológico e que crianças pequenas fazem regularmente uso delas quando estão aprendendo a falar. Esse sintoma ilustra um fato destacado no Capítulo 1, a saber: diferentes comportamentos psicopatológicos aparecem com frequência como parte da evolução de um processo de desenvolvimento que, na origem, seria normal.

As crianças autistas têm também uma forte tendência a inverter os pronomes pessoais, utilizando particularmente o "você" ou seu nome em vez de "eu" para falar sobre si mesmas. Elas dirão, por exemplo, "você está com fome" ou "Pierre está com fome", e não "eu estou com fome". Em resposta à pergunta "Qual é seu nome?", dirão: "Seu nome é Pierre". Esse sintoma muito peculiar evidencia a dificuldade de crianças autistas em conceber que cada pessoa tem uma perspectiva social própria, e isso precisa ser considerado para se fazer compreender e para compreender as emoções e as relações humanas (Tager-Flusberg et al., 2005).

Por fim, as crianças com autismo manifestam capacidades de linguagem simbólicas muito limitadas. Kanner (1943) já destacava esse fato entre crianças pesquisadas, dando o exemplo de uma menina que podia "pôr a mesa para um certo número de pessoas se lhe dessem seus nomes [...], mas não pôr a mesa para *três*" (p. 240). Assim, quando sabem falar, interpretam a linguagem literalmente. Em resposta à pergunta: "O que é que você faz quando se corta?", uma criança autista provavelmente responderá: "Você sangra", antes de pensar em uma solução prática para a situação. Do mesmo modo, elas não sabem "fazer de conta", como faz a maior parte das crianças a partir de 1 ou 2 anos. Mais tarde, são incapazes de compreender as brincadeiras, os jogos de palavras e os jogos coletivos (Blanc, Adrien, Roux e Bartelemy, 2005). Esses impedimentos afastam-nas de atividades comuns durante a infância, as quais contribuem de maneira crítica para a prática e para o domínio das emoções, das regras sociais e da cultura.

*Limitações que influenciam o comportamento*

O comportamento de crianças com autismo é extremamente limitado. A maior parte de suas atividades e de seus interesses é restrita e apresenta um caráter rígido, repetitivo e sem um objetivo funcional aparente. As crianças menores geralmente se interessam por objetos inusitados ou por detalhes de um objeto (por exemplo, pelas rodas de um carrinho). As com mais idade, quando não sofrem de retardo mental grave, preocupam-se com datas ou cifras (por exemplo, horários ou eventos esportivos ou históricos) que memorizam e repetem sem considerar sua pertinência em relação ao contexto do momento (Turner, 1999). Muitas também desenvolvem rituais em suas atividades cotidianas (por exemplo, no momento de levantar, de deitar ou de fazer refeições) e opõem-se firmemente a que sejam modificados, mesmo quando são claramente inapropriados em uma situação em particular ou nova. Insistem ainda para que seu ambiente familiar não sofra mudanças, pois elas se perturbam facilmente pelo fato de um objeto (como um móvel ou um bibelô) mudar de lugar (Szatmari et al., 2006). Ainda que essa insistência pareça muitas vezes não fazer sentido e possa ser uma fonte de conflito familiar, é provável que as crianças autistas recorram a isso porque elas têm necessidade de referências materiais para manejar suas relações espaciais e estabilizar uma imagem sempre mutável de si mesmas e de seu ambiente (Bullinger, 2001b). Além disso, têm um nível de atividade motora que, na maior parte dos casos, é acompanhado de estereotipias: elas se balançam, por exemplo, ou agitam braços e mãos continuamente, ou caminham na ponta dos pés ou de forma atípica. Essas estereotipias são bastante frequentes quando as dificuldades das crianças estão associadas ao retardo mental e, de maneira mais geral, quando ou tentam se comunicar, ou sentem-se estressadas por uma situação nova ou ainda fora de seu domínio. É provável então que representem uma tentativa de controlar a situação ou os sentimentos penosos por ela provocados e, quando não falam, uma tentativa de se comunicar (Klinger, Dawson e Renner, 2003).

Em resumo, o funcionamento psicológico de autistas é sempre perturbado no plano das relações sociais, da comunicação ou do comportamento. Contudo, a natureza e a gravidade de suas dificuldades variam bastante de uma criança a outra. Essa variabilidade foi objeto de estudos descritivos, como o de Pry e Guillain (2000), resumido na Tabela 3.2. Explica também o fato de um número considerável de crianças e adolescentes autistas receberem um diagnóstico de **autismo atí-**

**TABELA 3.2** Três perfis psicológicos distintos de crianças com autismo

| | |
|---|---|
| **Grupo 1**<br>46%<br>(n = 84) | Socialização muito limitada. Reconhecimento geralmente bom de familiares. Ausência de jogos interativos, mas imitação possível de alguns gestos (aplauso, aceno de despedida).<br>Comunicação muito limitada. Expressão verbal muito pobre; nível de compreensão um pouco melhor (10 palavras em média).<br>Autonomia muito reduzida (alimentação, ato de se vestir, asseio).<br>Atividades sensório-motoras predominantes. Uso não apropriado de objetos (a criança agita, rasga, atira). Autoestimulações e estereotipias muito presentes. |
| **Grupo 2**<br>40%<br>(n = 72) | Socialização limitada a familiares. Reconhecimento da maior parte dos objetos conhecidos em seu uso funcional. Imitações não habituais de modelos e imitações diversificadas possíveis.<br>Comunicação ainda limitada, mas algumas crianças podem designar com as mãos uma parte de seu corpo.<br>Compreensão adquirida do "sim" e do "não" às vezes presente.<br>Autonomia relativamente reduzida, mas algumas aquisições importantes são possíveis (por exemplo, asseio).<br>Sintomas do autismo menos marcados que no Grupo 1. |
| **Grupo 3**<br>14%<br>(n = 25) | A criança pode categorizar e comparar, demonstrando um pensamento representativo e lógico.<br>Também pode brincar sozinha ou com um adulto, fazer de conta e às vezes participar de certas atividades coletivas simples.<br>A linguagem está presente, e a sintaxe é correta. A criança pode, com frequência, nomear a maior parte dos objetos apresentados.<br>É possível vestir-se e fazer necessidades fisiológicas de modo autônomo.<br>Sintomas de autismo muito menos presentes que nos Grupos 1 e 2. |

Em uma análise em *clusters* do exame psicológico de 181 crianças autistas com menos de 7 anos, Pry e Guillain (2000) revelaram três perfis representativos das diferentes manifestações do transtorno e seu nível de gravidade. Como mostra esta tabela, os dois maiores grupos são aqueles em que há mais dificuldades. É também nesses dois grupos que as capacidades intelectuais são as mais fracas. Adaptado com permissão.

pico, pois, se é claro que elas apresentam muitas de suas características, elas não preenchem todos os critérios. Um levantamento detalhado dos dados epidemiológicos mostra, de fato, que o autismo atípico é provavelmente mais comum que o autismo tal como é descrito pelos critérios atuais (Fombonne, 2005). Essa constatação assinala as dificuldades que se tem ainda de captar a complexidade do autismo e deixa entrever revisões necessárias dos critérios da CID-10 e do DSM-IV nos próximos anos.

### Validade científica

Embora atualmente não seja possível determinar os limites exatos do autismo, sua validade científica não deixa dúvidas (Volkmar et al., 2004). Esse transtorno distingue-se de outras formas de psicopatologia da infância e da adolescência não só por sua sintomatologia muito peculiar, como também por seu desenvolvimento e por sua evolução. Essa validade é bem mais sólida na medida em que o autismo foi observado há muito tempo em crianças de países muito distintos, enquanto seus sintomas característicos praticamente não variam de um país a outro (Bailey, Phillips e Rutter, 1996; Misès, 1997).

Conforme destacado na introdução deste capítulo, o autismo e a esquizofrenia infantil foram, muitas vezes, confundidos, sobretudo no início das pesquisas científicas nessa área. Em 1949, o próprio Kanner descrevia o autismo como "a manifestação mais precoce da esquizofrenia infantil" (p. 149). Contudo, deve-se fazer uma distinção clara entre eles. As crianças atingidas tanto por autismo como por esquizofrenia infantil apresentam alterações marcantes de suas interações sociais. Além disso, as crianças que desenvolveram esquizofrenia infantil, em alguns casos, apresentaram inicialmente sintomas de autismo. Porém, existem diferenças importantes tanto em suas manifestações clínicas como em sua epidemiologia e em sua trajetória desenvolvimental. O autismo atinge mais os meninos que as meninas, o que não é o caso da esquizofrenia, ou é, pelo menos, de forma muito menos evidente. Ele também dá indícios (em média) muitos anos antes da esquizofrenia infantil e é acompanhado de comprometimentos intelectuais mais sérios, mas não de ideias delirantes ou alucinantes. Do mesmo modo, o autismo é crônico e contínuo, enquanto a esquizofrenia infantil caracteriza-se em geral por períodos de remissão durante os quais a criança ou o adolescente pode levar uma vida relativamente normal (Asarnow e Asarnow, 2003; Frith, 1989). Por último, embora uma criança autista possa desenvolver esquizofrenia na adolescência ou na idade adulta, a incidência de esquizofrenia entre as pessoas com autismo não é mais elevada que na população geral (Volkmar e Cohen, 1991). No próximo capítulo, voltaremos às diferenças clínicas, epidemiológicas e desenvolvimentais entre ambos (ver Tabela 4.2).

## Outras características e transtornos associados

### Aparência física

A maior parte das crianças autistas tem uma aparência física normal, embora algumas chamem a atenção desde muito pequenas pela beleza de seu rosto. Em uma minoria de casos (cerca de 20%), sua circunferência craniana é nitidamente superior à média. Nota-se isso sobretudo nas crianças sem retardo mental, mas não necessariamente desde o nascimento. Courchesne, Carper e Akshoomoff (2002) relatam que algumas crianças autistas nascem com uma circunferência craniana normal ou inferior à normal, mas que ela aumenta de maneira surpreendente durante o primeiro ano de vida; uma tal observação, caso se confirme, poderia indicar um desenvolvimento excessivo ou rápido demais do cérebro durante os primeiros meses de vida.

### Afecções médicas

Embora muitas doenças sejam vinculadas ao autismo em diversas publicações científicas e clínicas, as associações claramente estabelecidas são poucas. A epilepsia é a mais ligada ao autismo, afetando de 17 a 30% das crianças autistas, sobretudo durante a primeira infância ou durante a puberdade (Fombonne, 2003; Volkmar e Nelson, 1990). É o caso também da síndrome do X frágil e da esclerose tuberosa, mas em proporções muito menores (Jullien e Bouley, 2001; Salley, 1998). A natureza dessas relações ainda precisa ser elucidada.

### Capacidades intelectuais e funções executivas

Mesmo com um número significativo de crianças autistas tendo capacidades intelectuais médias ou superiores – o autismo de nível superior – dois terços ou mais entre elas têm um Q.I. inferior a 70, segundo os estudos epidemiológicos publicados durante os anos de 1980 e 1990. No entanto, essa proporção sofreu uma queda, seja porque os critérios do transtorno são mais abrangentes no presente do que eram no passado, seja porque muitas crianças com dificuldades em relação ao autismo não preencham todos os critérios diagnósticos (Chakrabarti e Fombonne, 2001). Quando é confirmado um retardo mental, ele é habitualmente médio (Q.I. de 35 a 50).

Como regra, nos testes de inteligência, as crianças com autismo conseguem resolver melhor as tarefas não verbais do que as verbais. Em contrapartida, essa generalização carece de especificidade, pois se aplica igualmente a outras formas de psicopatologias (por exemplo, retardo mental). Fombonne (1995) afirma que o perfil psicométrico dessas crianças distingue-se geralmente por êxitos notáveis nas provas de organização espacial e de memória auditiva, mas por fracassos acentuados nas provas de compreensão linguística e de organização sequencial. Ele conclui que esse perfil refletiria um déficit cognitivo específico, pois é encontrado em crianças autistas de níveis intelectuais diferentes, mas não naquelas com retardo mental sem autismo.

Quer as crianças sejam atingidas, quer não, por retardo mental, suas performances cognitivas são frequentemente paradoxais. Algumas delas têm o que Kanner (1943) chama de "ilhas de aptidões" notáveis. Elas podem, por exemplo, acusar um retardo mental acentuado em um teste de inteligência, mas, desde muito pequenas, saber desenhar com talento, ler antes que a maioria das crianças da mesma idade seja capaz, montar quebra-cabeças complicados sem nenhuma ajuda ou recitar de cor um texto que leram ou ouviram apenas uma vez (Mottron, 2004). Em cerca de 5% dos casos, fala-se em **autistas sábios**, dadas as suas proezas em um aspecto muito preciso. Mottron (2003, p. 74) dá o exemplo de capacidades de tratamento musical de QC:

> [...] Era uma menina autista dotada de talentos musicais surpreendentes desde muito pequena. Ela possui o ouvido absoluto, que é a capacidade de identificar uma altura sonora sem referência. Ela não apenas nomeia as notas que ouve, como possui ouvido absoluto em produção, isto é, canta corretamente uma nota bastando dizer-lhe o nome. Essa menina é capaz de nomear as 10 notas de um acorde que ouviu uma única vez. Também consegue memorizar e reproduzir no piano com perfeição 20 segundos de uma melodia tocada a duas mãos.

Infelizmente, ainda que essas aptidões extraordinárias sempre impressionem e, às vezes, sejam levadas ao cinema – em *Rain Man*, por exemplo, Tom Cruise, um homem endividado, usa seu irmão mais velho autista, Dustin Hoffman, para roubar vários cassinos de Las Vegas –, elas não contribuem, a não ser excepcionalmente, para a qualidade de vida das pessoas que as manifestam. De fato, essas ilhas de aptidões são acompanhadas de diversas estereotipias e de outros sintomas perturbadores, além de retardo mental e problemas de convívio social em diversos âmbitos.

Como é possível antever, as capacidades cognitivas das crianças autistas são limitadas. É o caso, em particular, de suas **funções executivas**, isto é, das capacidades neurobiológicas que permitem manejar conscientemente a atenção voltada a uma tarefa e aos comportamentos necessários para resolvê-la (Gillet, Flameury, Lenoir e Sauvage, 2003). Mais precisamente, as crianças com algum transtorno, em geral, têm dificuldade de

- organizar e administrar uma atividade que tenha uma finalidade precisa, como a imitação recíproca;
- passar naturalmente de uma tarefa a outra ou de um ambiente a outro;
- generalizar de modo a adaptar seu comportamento a uma nova situação.

Várias pesquisas resumidas por Hill (2004) afirmam que essas dificuldades são evidentes sobretudo quando se observam essas crianças planejando e executando uma tarefa complexa, ainda mais se essa tarefa exigir uma certa flexibilidade cognitiva (ver Figura 3.2). Essas dificuldades estão ligadas às capacidades intelectuais e, em geral, são mais evidentes em crianças com um Q.I. baixo. Contudo, é preciso prudência ao fazer generalizações, já que existem diferenças individuais significativas nas funções executivas de crianças com o mesmo nível de autismo.

## Capacidades perceptuais

As crianças autistas têm a tendência a se deter nos aspectos locais de seu ambiente, em detrimento de uma apreciação global e contextualizada do mundo em que vivem. Assim, orientam sua percepção visual de preferência para os detalhes. Quando não têm retardo mental, elas são capazes, por exemplo, de detectar uma letra isolada com a mesma velocidade com que detectam uma letra oculta entre letras idênticas, enquanto as crianças não autistas detectam mais rapidamente uma letra isolada do que uma letra oculta entre outras (Mottron, Burack, Iarocci, Belleville e Enns, 2003; Rinehart, Bradshaw, Moss, Brereton e Tonge, 2000; ver Figura 3.3). Do mesmo modo, enquanto as crianças não autistas olham de preferência para os olhos de uma pessoa e tendem a ignorar as outras partes do rosto, as crianças autistas não fazem essa distinção. É por isso que estas últimas conseguem reconhecer mais facilmente um rosto inteiro depois de ter visto apenas uma parte (o nariz, por exemplo) que seus colegas não autistas (Mottron, 2003).

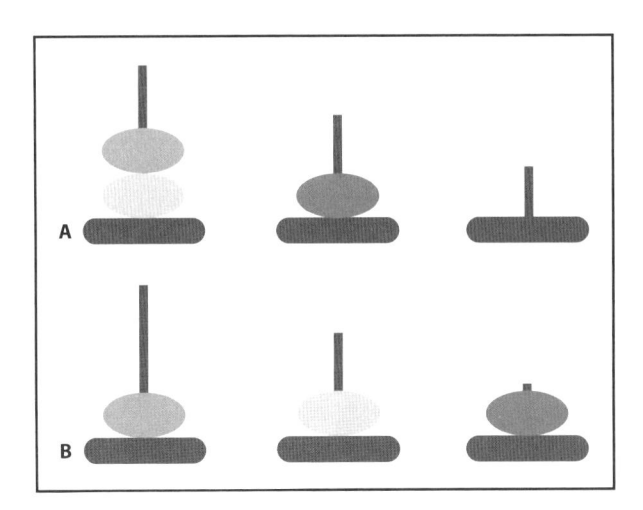

**FIGURA 3.2**
A Torre de Londres: um teste das funções executivas.
Existem vários testes para avaliar as funções executivas. A Torre de Londres é um dos mais conhecidos. A linha A corresponde à partida; a linha B à chegada. Pede-se à criança que desloque as bolas, uma de cada vez, para atingir a chegada fazendo o mínimo possível de movimentos. (O exemplo apresentado aqui necessita de seis movimentos.) Em geral, as crianças pequenas com autismo resolvem os problemas necessitando de três ou mais movimentos com mais esforço do que as crianças não autistas da mesma idade. As primeiras também costumam trabalhar mais rápido, levando menos tempo para planejar sua estratégia e cometendo mais erros (ver Gillet et al., 2003).

Esse "hiperfuncionamento local", como o denomina Mottron, é provavelmente um aspecto crucial da **coerência central** fraca que, em uma perspectiva teórica fundamental, caracteriza o autismo (Happé, 2005). A coerência central é a tendência espontânea que os seres humanos têm de relacionar os elementos díspares de seu ambiente e de interpretá-los em função do contexto em que se apresentam, a fim de lhes dar um sentido e de utilizá-los para que eles os orientem em sua ação. Se o mundo perceptual e social das crianças com autismo é feito mais de detalhes do que de relações entre esses detalhes, não é surpreendente que elas tenham dificuldades enormes de compreender as perguntas, as emoções ou as necessidades das pessoas à sua volta e de comunicar as suas de maneira clara e coerente (Diehl, Bennetto e Young, 2006). É o que mostra de forma pungente Donna Williams, uma adulta com autismo que contribuiu muito para explicar o transtorno "de dentro":

> É difícil me preocupar ou me interessar pelos sentimentos de uma outra pessoa quando se percebe um corpo, depois uma mão e um olho e um nariz e outros pedaços que se mexem todos, mas que não estão ligados uns aos outros e que não têm contexto. (citado por Mash e Wolfe, 2005, p. 296)

## Sintomas e transtornos psicopatológicos

Muitas crianças autistas manifestam problemas de comportamento que representam um desafio considerável – às vezes o maior desafio – para seu meio. Do mesmo modo que algumas crianças com retardo mental, elas podem ter comportamentos de automutilação (por exemplo, morder-se ou bater a cabeça até sangrar) e muitos outros sintomas parecidos com os de TDAH (desatenção, hiperatividade, impulsividade) e com transtorno oposicional desafiante (crise de cólera, agressividade) (ver Capítulos 6 e 7) (Misès, 1997). Acredita-se que esses sintomas sejam mais frequentes nas crianças autistas com capacidades intelectuais e linguagem limitadas e, para muitas, constituam um modo de exprimir sua frustração frente às dificuldades por elas experimentadas ao entrar em comunicação com seu meio

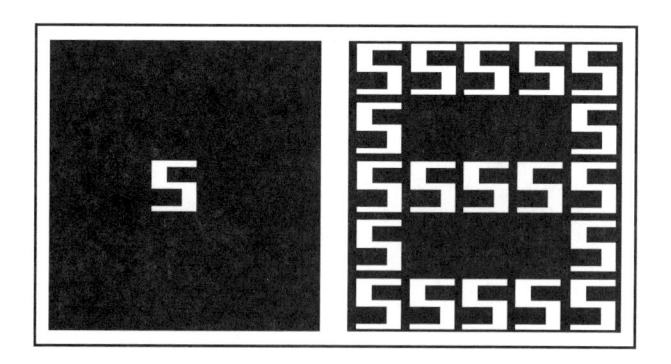

**FIGURA 3.3**
Exemplo de estímulos utilizados em um teste de tratamento da informação visual.
Em uma série de testes desenvolvidos por Mottron e colaboradores (2003), o sujeito deve reconhecer rapidamente uma letra isolada ou a mesma letra cercada de letras idênticas. Os sujeitos com autismo de alto nível reconhecem com a mesma rapidez uma letra isolada e uma letra oculta entre as outras, enquanto que qualquer outro sujeito reconhece mais rapidamente uma letra isolada. Adaptado com permissão.

(Koegel e Koegel, 1996). Essas crianças também têm um risco mais elevado que as crianças não autistas de apresentar diversos transtornos psicopatológicos, como a ansiedade e a depressão, sobretudo na passagem à adolescência ou no início da idade adulta (Kim et al., 2000).

Por fim, embora haja poucos estudos científicos disponíveis, as descrições clínicas mostram que algumas crianças com autismo apresentam anomalias do comportamento alimentar (por exemplo, consomem um número restrito de alimentos que devem ser preparados sempre do mesmo modo) e do sono (por exemplo, sono irregular e breve) (Gilbert, 1991b; Misès, 1997). Às vezes, elas também têm reações extremas ou inesperadas, manifestando um medo intenso de objetos inofensivos, mas uma inconsciência total de perigos reais; outras são bastante sensíveis a certos sons ou a diferentes sensações que seu meio, em geral, ignora. Uma sensibilidade ao toque foi observada recentemente em um estudo de adultos autistas de alto nível (Blackmore et al., 2006), confirmando uma observação feita por pais de filhos com o transtorno. Do mesmo modo, deve-se recordar que Pierre era fascinado pelo ruído dos ônibus, mas tinha muito medo do ruído do aspirador.

## Epidemiologia

*Prevalência e características ligadas à idade e ao sexo*

O autismo é um transtorno relativamente raro. As primeiras pesquisas epidemiológicas, realizadas a partir de 1960, situaram a taxa de prevalência em torno de 2 a 5 crianças em 10 mil (Lotter, 1966; Wing e Gould, 1979). Estudos mais recentes, provenientes de diversos países, indicam que uma taxa de 12 a 13 pessoas em 10 mil é mais provável (Fombonne, 2001, 2005; Lauritsen, Pedersen e Mortensen, 2004). Embora nos últimos anos a mídia tenha reportado uma "epidemia" de autismo em diferentes regiões do mundo, os dados disponíveis não permitem afirmar que essa diferença represente um aumento real da incidência do autismo ao longo das últimas décadas (Fombonne, 2005). Ela decorre provavelmente do fato de que hoje em dia o transtorno é mais bem conhecido e diagnosticado com a ajuda de critérios mais precisos e mais amplos do que antes (Gernsbacher, Dawson e Goldsmith, 2005; Wing e Potter, 2002).

O autismo começa, por definição, antes dos 3 anos. As primeiras dificuldades manifestam-se, na maior parte das vezes, antes de 1 ano, como mostram diversos estudos de filmes caseiros feitos com crianças que tiveram tempos depois um diagnóstico do transtorno (Carmagnat-Dubois, 1997; Osterling, Dawson e Munson, 2002) e o acompanhamento precoce de crianças de risco com irmão ou irmã autistas com mais idade (Zwaigenbaum et al., 2005). Contudo, é raro que as pessoas próximas se deem conta de imediato dessas dificuldades ou de sua amplitude. Atualmente, o diagnóstico é feito por volta de 2 a 3 anos na maioria dos casos, embora um clínico experiente possa descobrir o transtorno muito mais cedo quando os sinais precoces representam mais do que desvios leves do desenvolvimento (Rogé, 2001).

A prevalência do autismo é, em média, 3 a 4 vezes mais elevada entre meninos que entre meninas (Fombonne, 2001, 2003). Essa diferença segundo o gênero oculta o fato de que as meninas autistas têm, no todo, um nível intelectual mais baixo que os meninos; por conseguinte, o *sex ratio* depende do nível intelectual das crianças em questão: é próximo a 1 menino para 1 menina em 2 que apresentem um retardo grave (Q.I. de menos de 35); por outro lado, pode atingir 10 meninos para 1 menina nas crianças com competências intelectuais superiores (Volkmar, Szatmari e Sparrow, 1993). Em uma teoria inovadora, Baron-Cohen (2002, 2003) explica essa diferença acentuada em termos de funcionamento cerebral: os meninos autistas intelectualmente dotados teriam um cérebro "hipermasculino", o qual lhe permitiria brilhar em muitas atividades cognitivas em detrimento de atividades sociais e afetivas. Contudo, a comprovação dessa teoria provocativa ainda está por ser feita (Volkmar et al., 2004).

*Diferenças socioculturais*

O autismo é, muito provavelmente, um fenômeno universal, pois foi descrito de modo semelhante em estudos provenientes de diversos países. Conforme mencionado na introdução, a maior parte dos primeiros trabalhos nesse campo baseava-se em amostras clínicas de crianças de meios favorecidos, o que fez com que se acreditasse durante muito tempo que o autismo se manifestava sobretudo nessa classe social. Entretanto, os dados científicos demonstram claramente que o transtorno manifesta-se com a mesma frequência e de maneira semelhante em todas as camadas sociais, além de existirem poucas diferenças culturais ou étnicas em sua epidemiologia ou em sua sintomatologia (Fombonne, 2001, 2003). É bastante provável que o índice excessivo de crianças de meios favorecidos nos diversos estudos clínicos decorra, antes de tudo, do fato de suas famílias terem mais condições de exigir e de custear cuidados geralmente onerosos que o autismo impõe.

## Curso do desenvolvimento e prognóstico

O autismo é crônico e evolui sem períodos de remissão acentuada, principalmente em presença de retardo mental. É provável que esteja presente desde o nascimento, mas hoje em dia não é possível descobri-lo tão cedo. Contudo, diferenças significativas podem ser observadas na maneira como o transtorno começa: há crianças que manifestam sintomas claros pouco após o nascimento; outras só os apresentam vários meses depois. Sejam os primeiros sintomas precoces ou tardios, é o desenvolvimento social da criança que geralmente alerta a família: ela não reage como os bebês costumam fazer quando ganham colo; permanece passiva e indiferente, ou se encolhe e fica rígida; não olha para as pessoas próximas quando olham para ela e lhe sorriem; manifesta poucas emoções; tem reações fortes a diferentes ruídos, mas não responde quando chamam seu nome. Na maior parte dos casos, esses sinais logo se tornam mais alarmantes: antes ou por volta dos 2 anos, percebe-se que a criança não parece se interessar pelos outros, não procura ser acariciada e não brinca como seus pares. Esses sintomas sociais começam a ser acompanhados de dificuldades de comunicação e de aprendizagem, assim como de estereotipias. Em geral, é só então que se faz ou se confirma o diagnóstico de autismo (Frith, 1989).

Estudos longitudinais avaliam que a evolução das dificuldades difere muito e que os fatores que explicam isso ainda são pouco conhecidos (Baghdadli e Aussilloux, 2001). Pry, Juhel Bodet e Baghdadli (2005) observam que muitas crianças com autismo manifestam regressões desenvolvimentais consideráveis entre 5 e 8 anos, enquanto outras fazem grandes progressos, pelo menos no plano cognitivo. Do mesmo modo, Gillberg (1991a) relata que cerca de 30% das crianças autistas têm seus sintomas acentuados temporariamente na passagem para a adolescência, enquanto com 20% isso ocorre de modo permanente. Essa deterioração, que parece afetar mais as meninas que os meninos, caracteriza-se em geral por um aumento da hiperatividade, da agressividade, dos rituais e das estereotipias, e ainda por um recrudescimento das dificuldades de linguagem. Entretanto, como já havia constatado Kanner em 1971, a passagem à adolescência também é acompanhada com frequência de mudanças positivas. McGovern e Sigman (2005) relatam que um diagnóstico do autismo (ou do espectro autístico) muito raramente muda com a idade, mas que muitos pais constatam uma nítida melhora das competências sociais e afetivas e uma diminuição das estereotipias durante a adolescência, sobretudo quando as competências intelectuais de seu filho são boas ou mesmo superiores.

Ainda que essas constatações sejam encorajadoras para alguns, a maior parte das pessoas com transtorno depende inteiramente de seus familiares. Em um estudo exaustivo da população de crianças e adolescentes com o diagnóstico de autismo, em 1999, no departamento de la Loire (França), Blanchon, Gilbert e D'Hondt (2001) relatam uma dependência total em 63% deles, parcial, mas contínua em 29%, e parcial e descontínua em 8%. Essas cifras mostram que quase sempre é necessário um cuidado mais ou menos constante e geralmente especializado. Portanto, não é de se surpreender que, na idade adulta, apenas um pequeno número de pessoas com autismo seja capaz de viver de maneira autônoma e de trabalhar em meio não protegido. A maioria permanece dependente. Elas continuam tendo dificuldades de comunicação importantes e, com muita frequência, apresentam comportamentos que perturbam suas relações sociais, como as estereotipias ou os interesses muito particulares. Regra geral, as crianças cujo prognóstico é mais favorável são aquelas que:

- têm um retardo mental leve ou não têm;
- adquirem capacidades linguísticas mesmo que limitadas antes dos 5 anos de idade;
- beneficiam-se de uma intervenção educativa precoce e intensiva.

Contudo, há inúmeras exceções a essas generalizações que devem ser consideradas com prudência (Aussilloux e Misès, 1997; Howlin, Goode, Hutton e Rutter, 2004; Szatmari, Bryson, Boyle, Streiner e Duku, 2003).

## Etiologia

### Fatores genéticos

Os fatores genéticos desempenham um papel fundamental na etiologia do autismo. Entretanto, esse papel ou, mais provavelmente, esses papéis, considerada a diversidade do transtorno, ainda precisam ser elucidados (Veenstra-Vanderweele e Cook, 2003). Estudos de famílias indicam que cerca de 5% das crianças autistas têm irmão ou irmã com o mesmo transtorno (essa cifra é de mais de 15% quando são incluídos os irmãos e irmãs que apresentam um transtorno do espectro autístico). Embora à primeira vista a ocorrência de 5% em uma mesma fratria possa não parecer elevada, ela é 75 a 100 vezes superior à prevalência do autismo na população geral (Le Couteur et al., 1996). Os estudos sobre a família mostram também que, quando eles próprios não têm o mesmo transtorno, pais e irmãos de crianças autistas têm uma probabilidade elevada de apresentar traços autísticos: são distantes, rígidos ou inábeis em suas relações sociais e, às vezes, sentem dificuldades de se expressar ou de compreender claramente o que lhes dizem. Por outro lado, não têm as características mais graves do autismo, como o retardo mental, as estereotipias e a ecolalia (Lainhart et al., 2002). Essa questão familiar reflete a diversidade do espectro autístico, variando entre alguns sintomas acentuados a um transtorno grave que perturba o desenvolvimento como um todo (Rutter, 2000).

Os estudos de gêmeos confirmam o papel etiológico influenciador dos fatores genéticos. Os gêmeos monozigóticos, que compartilham com seu irmão autista um patrimônio genético quase idêntico, apresentam cerca de 60% de chances de ter o transtorno e, além disso, mais de 90% de ter um transtorno do espectro autístico. Os gêmeos dizigóticos, que compartilham a metade de seu patrimônio genético com o irmão, apresentam cerca de 5% de chances de ter o transtorno, o que representa um risco comparável ao de um irmão não gêmeo (Veenstra-Vanderweele e Cook, 2003).

É provável que os crescentes estudos de genética molecular nesse campo possam progressivamente permitir elucidar os processos genéticos que estão na raiz do autismo e assim compreender melhor sua diversidade. Vários genes suscetíveis de aumentar a probabilidade de sintomas foram identificados, em particular nos cromossomos 2, 7, 15 e 16 (Gutknecht, 2001; International Molecular Genetic Study of Autism Consortium, 2001; Sutcliffe e Nurni, 2003). Todavia, é cedo demais para concluir que as pesquisas estão próximas de explicar as implicações genéticas do autismo, posto que as descobertas até então só foram observadas em uma minoria de casos e são muito provavelmente múltiplas. Veenstra-Vanderweele e Cook (2003) afirmam:

> É possível que subgrupos de pacientes com uma etiologia genética relativamente simples sejam identificados. Contudo, é provável que a maior parte tenha pelo menos dois genes e talvez até uma centena agindo em combinação para causar a suscetibilidade ao transtorno. (p. 118)

Se todos os dados mostram claramente que fatores genéticos desempenham um papel fundamental na etiologia do autismo, os mecanismos envolvidos ainda não foram identificados. Apenas 10% das crianças autistas têm um transtorno de origem genética conhecido, como a síndrome do X frágil e a esclerose tuberosa, sem que com isso tenham sido estabelecidas ligações definitivas entre esses transtornos (Fombonne, 2003; Volkmar et al., 2004).

## Fatores neurobiológicos

Cada vez mais, estudos bioquímicos, radiológicos e patológicos interessam-se pelas diferenças neurobiológicas existentes entre autistas e pessoas sem uma psicopatologia específica ou com retardo mental (Volkmar et al., 2004). Eles se beneficiam cada vez mais dos progressos da imagem cerebral e mostram que as crianças autistas têm em média mais alterações neurológicas que a maioria das pessoas com as quais são habitualmente comparadas, quaisquer que sejam os métodos de avaliação utilizados. Por exemplo, o tamanho de seu cérebro é superior à média, mas as redes de conexão entre as partes do cérebro, em geral, são menos desenvolvidas. Esse desenvolvimento poderia explicar, por um lado, a coerência central fraca que, segundo alguns autores, caracteriza o autismo; de outro, as dificuldades experimentadas pelas pessoas com transtorno de integrar os elementos díspares de seu ambiente a fim de lhes dar um sentido (Aylward, Minshew, Field, Sparks e Singh, 2002; Schultz, Romanski e Tsatsanis, 2000).

A imagem cerebral revela também disfunções localizadas em regiões do cérebro, como o cerebelo (Allen e Courchesne, 2003), os lobos temporais, assim como amígdala e o hipocampo aos quais estão ligados (Boddaert e Zilbovicius, 2002; Lelord, Zilbovicius, Boddaert, Adrien e Barthélemy, 2003) (ver Figura 1.7). O cerebelo desempenha um papel essencial no controle motor e na atenção, enquanto a amígdala e o hipocampo estão fortemente envolvidos no manejo das emoções e da memória. A amígdala está envolvida também na imitação e na compreensão de situações sociais e de estados mentais; mais restritamente, no reconhecimento e na interpretação dos estímulos complexos, como o rosto. Pesquisas mostram que essa região do cérebro é menos ativa nos autistas sem retardo mental quando se pede a eles que resolvam tarefas intersubjetivas da Teoria da Mente* (Castelli, Frith, Happé e Frith, 2002), avaliem diferentes expressões faciais (Critchley et al., 2000; Pierce, Muller, Ambrose, Allen e Courchesne, 2001) ou façam imitações (Williams et al., 2006). Dapretto e colaboradores (2006) constataram recentemente que os neurônios-espelhos de crianças autistas (situados no lobo frontal) eram menos ativos quando elas imitavam ou observavam diferentes expressões faciais. Dado que esses neurônios são habitualmente ativos quando se faz algo ou observa-se alguém agindo, sua inatividade poderia contribuir para as dificuldades de imitação e de observação. Em geral, disfunções nessas regiões explicariam diferentes sintomas do transtorno e, conforme as regiões mais afetadas, a diversidade das manifestações. O mesmo ocorre para disfunções neuroquímicas. Em uma revisão detalhada da literatura, Lam, Aman e Arnold (2006) reportam diferenças entre crianças autistas e crianças-controles em termos de **neurotransmissores**, como a serotonina, a dopamina, a norepinefrina, a oxitocina e o cortisol. Contudo, essas diferenças geralmente são evidentes apenas em uma minoria dos casos e têm uma interpretação complicada, pois poderiam ser tanto a consequência como a causa das diversas manifestações do autismo.

Em suma, se as pesquisas neurobiológicas ilustram o rápido progresso dos conhecimentos nessa área do conhecimento, elas não permitem ainda tirar conclusões definitivas. Como afirma o estudo de Lam e colaboradores, pelo menos três razões se opõem:

- os resultados reportados nem sempre são reproduzidos em estudos independentes;
- os resultados aplicam-se a alguns estudos, mas não a outros;
- resultados comparáveis são encontrados em outras formas de psicopatologia, como o retardo mental e a esquizofrenia infantil; portanto, não são necessariamente específicos ao autismo.

Além disso, a interpretação dos dados neurobiológicos é complicada pelo fato de a maior parte dos estudados ser atingida por autismo há vários anos e, por conseguinte, certas mudanças neurobiológicas poderiam ser tanto a consequência como a causa de seus sintomas (Sanua, 1986). Em outras palavras, se é provável que fatores neurobiológicos estejam na origem de manifestações autísticas, é igualmente concebível que o próprio transtorno provoque, com o tempo, mudanças neurobiológicas importantes.

---

* N. de R.T. Refere-se à dificuldade desses indivíduos em perceber crenças, intenções, emoções e conceitos de outras pessoas elaborando estados mentais a respeito delas. Essas dificuldades ocasionariam um déficit na integração contextualizada dos elementos.

*Desenvolvimento precoce*

As crianças autistas têm, em média, mais problemas de saúde antes, durante e após o nascimento do que as crianças sem transtornos psicopatológicos (por exemplo, prematuridade, exposição a diferentes agentes patógenos) (Rodier, 2002). É pouco provável ou até raro que esses problemas estejam na origem do transtorno. Porém, eles aumentam sua vulnerabilidade e, na presença de fatores etiológicos, poderiam contribuir indiretamente para o transtorno ou para sua gravidade (Fombonne, 1995).

Por fim, a mídia, em especial a internet, reporta regularmente uma ligação entre vacinas como a MMR (sarampo, caxumba, rubéola) e o autismo, às vezes, trazendo afirmações extremamente preocupantes: "Após certas vacinações [declara um autor em um *site* na internet], crianças espertas, inteligentes e felizes não conseguiam mais aprender, comunicar-se, nem mesmo reconhecer seus pais". Estudos etiológicos e epidemiológicos mostram que uma tal ligação é muito pouco provável (Chakrabarti e Fombonne, 2001; Honda, Shimizu e Rutter, 2003) e que os pais que se recusam a vacinar seus filhos expõe-nos inutilmente a diversas doenças, algumas delas graves, sem protegê-las do autismo (Ramsay, 2001).

*Fatores psicológicos e familiares*

Mencionamos na introdução que, a partir do estudo inicial de Kanner (1943), a primeira geração de pesquisadores e clínicos que se dedicou ao autismo atribuiu a causa do transtorno, apenas com algumas exceções (por exemplo, Rimland, 1964), a fatores psicológicos e familiares. Simplificando ao extremo, pode-se dizer que a perspectiva predominante de então supunha que os pais de crianças autistas eram intelectuais frios e distantes, frequentemente com psicopatologias graves, e incapazes de ter uma relação afetiva profunda com os filhos, impedindo-os assim de se integrar plenamente ao mundo social e de se desenvolver normalmente. Essa suposição influenciou pesquisadores de abordagens teóricas muito diferentes. Em uma perspectiva psicanalítica, por exemplo, Bettelheim (1969) afirmou que o transtorno representava uma tentativa extrema da criança de bastar a si mesma como reação a sentimentos profundos de rejeição ou de abandono. Já em uma perspectiva comportamental, Ferster (1961) descreveu o autismo como consequência de métodos educativos inapropriados de alguns pais que, por diferentes razões, ignoravam o comportamento positivo de seus filhos e, com isso, os impedem de se desenvolver de forma harmoniosa. As primeiras intervenções baseadas nessas teorias psicológicas procuraram ajudar esses pais (na maioria mães) a aceitar seus filhos e a lhes demonstrar mais calor e afeição ou a reforçar mais seus comportamentos positivos a fim de possibilitar que seus filhos saíssem de sua solidão autística.

Essas abordagens psicológicas não são mais aceitas hoje em dia, nem pelos pesquisadores do autismo, nem pela maioria dos clínicos. De fato, elas supõem que crianças autistas aprendem a não se comunicar e a manifestar toda a sintomatologia social, linguística e comportamental do transtorno, o que parece difícil quando se considera que o autismo tem início precoce e, em geral, é ligado a um retardo mental importante. Pode-se aceitar que uma criança rejeitada ou com comportamentos positivos quase sempre ignorados desenvolva problemas de adaptação relevantes (como é o caso, por exemplo, de crianças negligenciadas ou maltratadas). Em contrapartida, é muito mais difícil explicar como essas experiências nefastas poderiam levar às alterações qualitativas e aos comportamentos extremos e invasivos que caracterizam o transtorno, sobretudo em famílias nas quais a criança autista tem irmãos sem transtorno psicopatológico (o que é o caso da maioria das famílias em que existe uma fratria).

Embora seja muito pouco provável que o autismo tenha origem psicossocial, ainda é importante uma perspectiva psicológica e familiar em seu estudo. Sabe-se que os pais de crianças autistas têm uma probabilidade mais elevada de apresentar traços autísticos ou de ter uma outra psicopatologia do que os pais de crianças que se desenvolvem normalmente (Yirmiya e Shaked, 2005). O mesmo ocorre com irmãos de crianças autistas (Yirmiya et al., 2006). Assim, se essas dificuldades não causam por si mesmas o transtorno, no mínimo influenciam inevitavelmente a vida da família e, como consequência, a maneira como o transtorno se manifesta, evolui e, às vezes, se agrava. É o que ilustra tristemente o relato de vida de Donna William (1992). Atingida ainda muito pequena pelo transtorno, sofreu a rejeição extrema e os maus-tratos físicos e emocionais por parte dos pais, sobretudo, da mãe:

**DONNA**

Não eram tanto as palavras das pessoas que me causavam problema, mas sua expectativa de resposta de minha parte. Isso exigiria compreender o que diziam. Mas eu sentia um prazer muito intenso de procurar me dissolver no espaço em vez de consentir em retroceder a uma coisa pobre de duas dimensões, como a compreensão verbal.

– O que é que você está fazendo? – dizia a voz.

Como eu sabia que devia responder para que parassem de me importunar, eu assumia um compromisso e repetia:

– O que é que você está fazendo? – sem me dirigir a qualquer pessoa em particular.

– Não repita tudo o que eu digo – dizia a voz.

Sentindo de novo uma necessidade de responder, eu lhe obedecia:

– Não repita tudo o que eu digo.

Vinha a bofetada. Eu não tinha a menor ideia do que esperavam de mim.

Durante os primeiros 3 anos e meio de minha vida, essa foi minha única linguagem [...] O mundo se mostrava impaciente, inoportuno, duro e implacável. Aprendi a lhe responder da mesma maneira, com choros e urros, ou com indiferença e fuga [...].

Meu pai humilhava e insultava minha mãe; como reação, minha mãe me humilhava e me insultava. Cada um deles tinha encontrado formas de defesa que perduram intermitentemente por muitos anos, deixando em seu rastro mais poder destruidor que a magia de meu pequeno mundo insular pôde jamais conjurar [...].

Além disso, eu me sobressaltava e me afastava sempre que se aproximavam de mim. Meu pai jogava sobre minha mãe a responsabilidade por meu comportamento, e ela própria responsabilizava meu comportamento por seus maus-tratos. Meu irmão mais velho, que começava a não me suportar mais, me considerava uma deficiente mental. Eu devolvia suas macaquices maldosas, o que me valeu umas bofetadas. Aprendi então a não responder mais. (p. 20-21, 26, 44)

---

Não há nenhuma dúvida de que os desafios cotidianos que crianças autistas colocam às pessoas próximas contribuem para diversos problemas psicológicos e relacionais em várias famílias e, como consequência, para a manutenção ou mesmo para o agravamento de seus sintomas (Dumas, Wolf, Fisman e Culligan, 1991). Em outras palavras, à parte os casos extremos de rejeição e maus-tratos, quando existem diferenças de ordem psicológica ou de personalidade entre pais de crianças com autismo e os de crianças com outras formas de psicopatologia (por exemplo, um retardo mental) ou sem dificuldades, as diferenças são, provavelmente, tanto uma consequência quanto uma causa do transtorno (Wolf, Noh, Fisman e Speechley, 1991).

Em resumo, os dados científicos coincidem em três pontos:

- a etiologia do autismo é complexa e heterogênea;
- é provável que o autismo não tenha uma única causa ou mesmo um único grupo de causas, mas uma etiologia multifatorial que reflete o fato de pertencer a um espectro de problemas cujas fronteiras ainda são vagas;
- os fatores biológicos desempenham um papel preponderante nessa etiologia, apesar da ênfase dada historicamente aos fatores psicológicos e familiares (Volkmar et al., 2004).

Em uma perspectiva transacional e desenvolvimental, a etiologia multifatorial do autismo é responsável por suas manifestações muito variadas, não somente em função dos fatores em jogo em cada caso específico, mas também da maneira como eles interagem, além do momento e da duração de sua ação. Para ser mais preciso, o autismo é talvez a expressão manifesta de uma vulnerabilidade biológica acentuada manifestada de formas muito diversas, às vezes em um contexto relacional perturbado. Ou seja, fatores neurobiológicos e relacionais alimentam esquemas transacionais que, por serem circulares, não permitem dar apenas uma explicação causal à origem das dificuldades da criança (Misès e Grand, 1997).

## A SÍNDROME DE ASPERGER

### Definição e apanhado histórico

A **síndrome de Asperger**, assim como o autismo, manifesta-se desde a primeira infância por perturbações graves das interações sociais e um comportamento bastante restrito e de natureza repetitiva. Ao contrário do autismo, crianças e adolescentes com essa síndrome não apresentam déficit de linguagem, retardo mental ou dificuldades cognitivas maiores.

Como mencionado no início do capítulo, um ano após o lançamento do primeiro artigo de Kanner sobre o autismo, Asperger publicava uma descrição detalhada dos sintomas de quatro crianças caracterizadas por "psicopatia autística" (Asperger, 1944). Tal descrição chamou muito menos a atenção do que a de Kanner, e a síndrome não foi reconhecida de imediato como um transtorno invasivo de desenvolvimento diferente do autismo. Foi preciso esperar 50 anos para que os editores da CID-10 e do DSM-IV decidissem descrever a síndrome de Asperger separadamente – uma decisão que, de resto, está longe de ser unânime. O problema foi desde então objeto de muitos levantamentos clínicos e científicos (Prior, 2003; Klin, Volkmar e Sparrow, 2000).

### Critérios diagnósticos e características essenciais

A Tabela 3.3 compara os critérios diagnósticos da síndrome de Asperger da CID-10 e do DSM-IV. Ela compartilha diversas características com o autismo, o que pode tornar o trabalho diagnóstico bastante difícil. Gillberg (1991b) reporta alguns estudos de caso que ilustram essa dificuldade, entre eles, o que foi resumido a seguir:

**O ESPECIALISTA EM RÃS**

Um menino de 6 anos, de inteligência normal, apresenta um caso típico da síndrome de Asperger, embora até os 5 anos fosse possível igualmente fazer um diagnóstico de autismo. De acordo com seus pais, a criança foi "gentil e pouco exigente" até 1 ano de idade, com um temperamento muito mais tranquilo que seu irmão mais velho, o qual sempre precisava de atenção... Começou a andar com 14 meses e deixou de usar fraldas aos 20 meses. A partir de 18 meses, começou, pouco a pouco, a ter menos necessidade de sono, até passar a dormir apenas 5 a 6 horas por dia... Os pais relatam

**TABELA 3.3** Síndrome de Asperger: Critérios diagnósticos da CID-10 e do DSM-IV

| CID-10 | DSM-IV |
|---|---|
| A) Ausência de qualquer atraso geral, clinicamente significativo, da linguagem (vertente expressiva e receptiva) ou do desenvolvimento cognitivo. A aquisição de palavras isoladas por volta dos 2 anos ou até antes e a utilização de frases antes dos 3 anos são necessárias ao diagnóstico. A autonomia, o comportamento adaptativo e a curiosidade pelo ambiente ao longo dos três primeiros anos devem ser de um nível compatível com um desenvolvimento intelectual normal. Contudo, as etapas do desenvolvimento motor podem ser um pouco atrasadas, e a presença de uma inabilidade motora é habitual (mas não obrigatória para o diagnóstico). A criança tem, em geral, capacidades específicas isoladas, frequentemente relacionadas com preocupações anormais, mas isso não é exigido para o diagnóstico.<br>B) Alteração qualitativa das interações sociais (mesmos critérios para o autismo).<br>C) Caráter incomumente intenso e limitado dos interesses ou caráter restrito, repetitivo e estereotipado dos comportamentos, dos interesses e das atividades (mesmos critérios empregados para o autismo, mas os tiques ou as preocupações por certas partes de um objeto ou pelos elementos não funcionais de um jogo são menos frequentes).<br>D) O diagnóstico não é atribuível a outros tipos de transtorno invasivo de desenvolvimento, a uma esquizofrenia simples, a um transtorno esquizotípico, a um transtorno da personalidade obsessivo-compulsiva, a uma personalidade anancástica da infância com desinibição. | A) Alteração qualitativa das interações sociais, como atestam pelo menos dois dos seguintes elementos:<br>  1. alteração acentuada, para regular as interações sociais, de comportamentos não verbais, como o contato olho a olho, a mímica facial, as posturas corporais, os gestos;<br>  2. incapacidade de estabelecer relações com pares que correspondam ao nível de desenvolvimento;<br>  3. desinteresse por espontaneamente compartilhar seus prazeres, seus interesses ou seus êxitos com outras pessoas (por exemplo, não procura mostrar, apontar com o dedo ou trazer os objetos que lhe interessam);<br>  4. falta de reciprocidade social ou emocional.<br>B) Caráter restrito, repetitivo e estereotipado dos comportamentos, dos interesses e das atividades, como atesta pelo menos um dos seguintes elementos:<br>  1. preocupação circunscrita a um ou a vários interesses estereotipados e restritos, anormal em sua intensidade, ou em sua orientação;<br>  2. adesão aparentemente inflexível a hábitos ou a rituais específicos e não funcionais;<br>  3. tiques estereotipados e repetitivos (por exemplo, bater ou torcer as mãos ou os dedos, fazer movimentos complexos de todo o corpo);<br>  4. preocupações persistentes com certas partes de objetos.<br>C) A perturbação provoca uma alteração clinicamente significativa do funcionamento seja social, profissional, seja em outras áreas importantes.<br>D) Não existe atraso geral significativo da linguagem em termos clínicos (por exemplo, o sujeito utilizou palavras isoladas por volta de 2 anos e frases com valor comunicativo por volta dos 3 anos).<br>E) Durante a infância, não houve atraso significativo nem no aspecto clínico, nem no desenvolvimento cognitivo, nem da capacidade de autonomia, do comportamento adaptativo (salvo na interação social) e da curiosidade pelo ambiente.<br>F) O diagnóstico não corresponde aos critérios de um outro transtorno invasivo de desenvolvimento, nem aos de esquizofrenia. |

CID-10/ICD-10. Classification Internationale des Troubles mentaux et des Troubles du comportement. Critères diagnostiques pour la recherche. Organisation mondiale de la Santé, Masson, Paris, 1994.
American Psychiatric Association – DSM-IV-TR. *Manuel Diagnostique et Statistique des Troubles mentaux*, 4ª éd. Texte révisé (Washington DC, 2000). Trad. francesa por J.D. Guelfi et al., Masson, Paris, 2003.

que a partir dos 30 meses tornou-se cada vez mais "hiperativo" e que não era "nem um pouco interessado por outras crianças". Ele se "comunicava" por meio de ruídos, não tendo desenvolvido nenhuma linguagem antes dos 3 anos. Era também muito destrutivo e estragava uma quantidade enorme de coisas em casa...

O menino começou a se expressar com a ajuda de algumas palavras isoladas aos 3 anos e meio. Foi com essa idade também que começou a frequentar a pré-escola em tempo integral, o que aparentemente não mudou nem seu comportamento nem sua linguagem... Aos 4 anos, passou a utilizar com relativa rapidez frases longas que eram quase sempre imitações perfeitas (conteúdo, pronúncia, entonação, inflexão) do que um adulto tinha dito alguns segundos ou algumas horas antes. Seus pais e os responsáveis da pré-escola começaram a considerá-lo uma criança excepcionalmente dotada em certos aspectos, seja porque tinha uma maneira de se expressar bastante avançada para sua idade, seja porque sabia organizar jogos muito técnicos com seus pares. Por exemplo, construía trens engenhosos utilizando cadeiras, utensílios de cozinha ou caixas vazias... Contudo, continuava ignorando a maior parte das crianças e dos adultos... (Depois de quase um ano dedicando seu interesse por trens e aviões nos menores detalhes) abandonou-o subitamente pouco antes dos 6 anos para começar a juntar grande quantidade de informação sobre rãs. Foi assim que aprendeu o alfabeto e depois começou a ler, na medida em que a leitura lhe permitia adquirir mais informação sobre as rãs. Ele se recusava a ler qualquer coisa que fosse sobre outro tema e, na verdade, parecia incapaz disso...

Hoje, aos 6 anos e 4 meses, interessa-se sobretudo pelas rãs. Todos os dias exige que alguém o leve à biblioteca, onde consulta todos os livros que tratam sobre o tema... Sabe o nome de seus amigos, mas não brinca com eles. Estes se interessam por ele, mas o mesmo não ocorre de sua parte... Ainda repete (geralmente em voz baixa) tudo o que dizem os adultos. Quando repete uma pergunta que lhe é dirigida, às vezes, responde-a mecanicamente. Não manifesta nenhuma emoção, exceto a cólera, quando se recusa a fazer alguma coisa que lhe pedem... Continua dormindo pouco (cerca de 5 horas por dia).

O pai do menino também tem síndrome de Asperger... Seu irmão mais velho (11 anos) é normal, mas sofre de episódios recorrentes de depressão desde os 7 anos... Os avós paternos também sofrem de depressão grave... (p. 132-135)

Como mostra o caso do "especialista em rãs", a sintomatologia da síndrome de Asperger é semelhante à do autismo, mas mais restrita. De fato, ela se diferencia do autismo menos pela presença de sintomas diferentes do que pela ausência de problemas de linguagem, de retardo mental e de dificuldades cognitivas evidentes. As crianças com síndrome de Asperger têm uma inteligência normal ou superior e geralmente aprendem a falar no mesmo ritmo que outras crianças, utilizando palavras isoladas por volta dos 2 anos e comunicando-se com a ajuda de frases simples por volta dos 3 anos. Do mesmo modo, elas costumam ser inábeis no aspecto motor; no entanto, desenvolvem-se de modo relativamente normal no aspecto cognitivo; demonstram curiosidade e interesse pelo que se passa à sua volta e adquirem um nível satisfatório de autonomia (Klin et al., 2000; Mottron, 2004).

Ainda que essas generalizações talvez sejam corretas, devem ser consideradas com prudência, pois, como aponta Pry (2005), as diferenças de desenvolvimento são muitas de uma criança a outra, e, às vezes, na própria criança. Por exemplo, algumas delas que apresentam a síndrome são inábeis; outras não são, inclusive estão adiantadas em relação à sua idade. E se são inábeis, talvez o sejam em termos de motricidade fina, mas não de motricidade global.

As dificuldades das crianças com síndrome de Asperger são evidentes, antes de tudo, na vivência social: manifestam alterações qualitativas das interações semelhantes às de crianças autistas, mas menos acentuadas ou mais dissimuladas por seu nível de inteligência médio ou superior (Volkmar et al., 1996). Sua linguagem é normal, mas geralmente pedante, e as comunicações que mantêm com as pessoas próximas limitam-se a trocas pontuais de informações factuais. Frequentemente descritas como egocêntricas, dificilmente conseguem aceitar uma perspectiva diferente da sua, compreender as necessidades ou as preferências de uma outra pessoa e, mais amplamente, captar a complexidade e as nuanças da linguagem e das interações sociais. Com isso, têm dificuldades enormes de participar de trocas sustentadas e profundas. Em certos casos, não parecem procurar desenvolver suas relações sociais, talvez não tanto por falta de interesse, mas por não saberem como agir (Klin et al., 2000). Em um romance autêntico sobre a síndrome de Asperger, Haddon (2005) descreve muito bem as dificuldades que tem o herói Christopher, 15 anos, de compreender as sutilezas da linguagem social.*

**CHRISTOPHER**

Acho as pessoas desconcertantes.

Por duas razões essenciais.

A primeira razão essencial é que elas falam muito sem usar palavras. Siobhan diz que, quando se levanta uma sobrancelha, isso pode significar várias coisas diferentes: "Estou com vontade de ter relações sexuais com você", mas também "Acho que isso que você acabou de dizer é completamente idiota".

Siobhan diz também que, quando se fecha a boca e se expira ruidosamente pelo nariz, isso pode significar ou que se está relaxado, ou que se está aborrecido, ou que se está irritado. Tudo depende da quantidade de ar que sai de seu nariz e da rapidez com que sai, da forma de sua boca nesse momento, da maneira como se está sentado e do que se disse imediatamente antes e de centenas de outras coisas que são complicadas demais para que se possa decifrá-las em alguns segundos.

A segunda razão essencial é que as pessoas falam frequentemente por metáforas. Eis alguns exemplos de metáforas:

É boa praça.

Era sua menina-dos-olhos.

Ter um esqueleto no armário.

O tempo está ruim pra cachorro.

Ela está na flor da idade [...]

Acho que seria melhor chamar isso de mentira, porque um cachorro não tem nada a ver com o tempo e ninguém tem esqueleto em seu armário. Quando tento representar uma dessas expressões em minha cabeça, isso só me confunde, porque imaginar uma menina em um olho, isso não tem nada a ver com gostar muito de alguém, e então eu não me lembro mais do que ia dizer. (p. 39-40)

---

Se, como Christopher, as crianças com síndrome de Asperger sentem dificuldades enormes de compreender a comunicação verbal e não verbal alheia, sobretudo quando é abstrata ou imaginária, a sua também costuma perturbar as relações sociais, em especial, porque suas expressões faciais, seus gestos e a entonação de sua voz são limitados e desconcertantes. O mesmo ocorre com seus interesses muito peculiares – como as rãs, as batalhas do general Rommel ou as receitas de pólvora de canhão – aos quais se dedicam em detrimento de outras atividades, em particular sociais (Gillberg, 1991b, 2002). Embora essas atividades entravem inevitavelmente seu desenvolvimento, seria errado concluir que são desprovidas de sentido. Como assinala Mottron (2003), seu interesse por alguns objetos lhes dá provavelmente uma imensa satisfação, porque elas são capazes de perceber, entre os objetos que as fascinam, regularidades e ligações que os outros não percebem. Isso significa, de maneira mais geral, que essas crianças pensam de modo diferente, não porque não são capazes de fazê-lo "corretamente", mas porque seu modo de se relacionar com o mundo e de categorizá-lo não é a mesma que a de qualquer outra criança.

## Validade científica

A síndrome de Asperger é "nova": na CID-10 e no DSM-IV pela primeira vez no início dos anos de 1990, e sua va-

---

* N.de R.T. O livro *O estranho caso do cachorro morto*, de Mark Haddou, foi publicado no Brasil pela Ed. Record em 2004.

lidade científica sempre deu margem à confusão: seria um transtorno próximo do autismo – mas distinto dele – ou uma entidade clínica que não se diferencia do autismo de alto nível? É difícil responder de maneira definitiva a essa questão, de um lado, porque as pesquisas disponíveis sobre a síndrome nem sempre utilizaram diagnósticos precisos e semelhantes e, de outro, porque faltam estudos de acompanhamento para determinar se o curso do desenvolvimento dos dois transtornos e seus prognósticos são diferentes. Em contrapartida, enquanto o debate prossegue, um número crescente de publicações mostra que o autismo de alto nível e a síndrome de Asperger apresentam muito mais semelhanças do que distinções (Gilchrist et al., 2001; Mayes e Calhoun, 2004; Macintosh e Dissanayake, 2004; Tryon, Mayes, Rhodes e Waldo, 2006). Pelo menos três razões explicam sua similaridade:

- a síndrome de Asperger e o autismo têm a tendência a aparecer nas mesmas famílias;
- as diferenças que os demarcam, quando existem, são essencialmente de ordem quantitativa, e não qualitativas, necessárias a um diagnóstico distinto;
- muitas crianças diagnosticadas com síndrome de Asperger preenchem os critérios diagnósticos do autismo, porque, mesmo não apresentando problemas significativos de linguagem, têm dificuldades de comunicação, de relações sociais e de comportamento que não se distinguem muito daquelas do autismo de alto nível.

Nesse sentido, deve-se observar a esse respeito que as quatro crianças descritas por Asperger em 1944 preencheriam hoje em dia os critérios diagnósticos do autismo no DSM-IV, e não os da síndrome que leva seu nome (Miller e Ozonoff, 1997).

## Epidemiologia, curso do desenvolvimento e prognóstico

A síndrome de Asperger é mais rara que o autismo. Atinge em média 2,5 crianças em 10 mil nos estudos epidemiológicos recenseados por Fombonne (2001, 2005). No entanto, um estudo realizado sobre a população dinamarquesa em geral de 1971 a 2000 sugere que sua prevalência poderia ser mais elevada (4,7 sobre 10 mil) (Lauritsen et al., 2004). O transtorno atinge com mais frequência os meninos que as meninas e, em geral, começa (ou é reconhecido) mais tarde que o autismo, provavelmente porque suas manifestações são menos evidentes. Não há dados sobre a epidemiologia social e cultural da síndrome, a não ser que ela foi descrita de maneira semelhante em diferentes países (Frith, 1991).

A síndrome de Asperger é crônica e evolui de forma contínua. Contudo, não existem estudos científicos suficientes para esboçar o curso de seu desenvolvimento de maneira detalhada. Há trabalhos que sugerem que, antes do ingresso na escola, as crianças atingidas chamam a atenção principalmente por suas inabilidades ou por um atraso motor; além disso, é preciso esperar o início da escolarização para que suas dificuldades sociais e seus interesses muito peculiares se tornem a principal fonte de preocupações. Outros estudos relatam que as dificuldades sociais estão tipicamente presentes bem antes que a criança passe a frequentar a escola, mas que sua intensidade varia bastante de uma criança a outra e que as famílias reagem de maneiras diferentes a isso. Ao longo da escolaridade, as dificuldades sociais da criança, assim como seus interesses específicos, a linguagem pedante e o egocentrismo, limitam muito os contatos com seus pares que, em geral, consideram-na estranha, ignorando-a ou rejeitando-a. Em muitos casos, tais problemas permanecem até a idade adulta e continuam a isolar as pessoas com síndrome de Asperger de seu meio, embora algumas sejam capazes de levar uma vida relativamente normal (Gillberg, 2002; Klin et al., 2000; Tantam, 1991).

## Etiologia

Não são conhecidas as causas da síndrome de Asperger, mas as hipóteses etiológicas já sugeridas no autismo aplicam-se igualmente a ela. Assim como no autismo, vários estudos de famílias de pessoas com a síndrome confirmam que fatores genéticos e neurobiológicos desempenham um papel etiológico influenciador. A história do especialista em rãs ilustra o fato de a síndrome se reproduzir nas mesmas famílias ou se associar a outras manifestações do espectro autístico, em particular o autismo. As crianças com síndrome de Asperger manifestam disfunções cerebrais semelhantes às que foram constatadas no autismo com a mesma frequência, mas com menor amplitude (Klin et al., 2000).

## A SÍNDROME DE RETT

### Definição e apanhado histórico

A **síndrome de Rett** progride e manifesta-se desde a primeira infância por um processo de desintegração ao mesmo tempo impressionante e muito específico. Caracteriza-se por diversas perturbações graves, compreendendo uma alteração significativa das relações sociais, perda parcial ou completa da linguagem, do uso normal das mãos e desaceleração do crescimento craniano. Aparece geralmente por volta de 1 ou 2 anos de idade, após um período de 6 a 18 meses de desenvolvimento normal. Na maior parte dos casos, a desintegração é muito rápida (dura menos de um ano e termina aos 3 anos de idade) e causa um retardo mental grave ou profundo e dificuldades sociais e físicas consideráveis (Nandu, Murphy, Moser e Rett, 1986).

A síndrome foi descrita pela primeira vez em 1966 por Andreas Rett. Contudo, essa descrição não teve a atenção que merecia, e a síndrome permaneceu praticamente desconhecida até o aparecimento de um estudo detalhado sobre 35 meninas atingidas por ela, originárias da França, de Portugal e da Suécia (Hagberg, Aicardi, Dias e Ramos, 1983). Há um levantamento de dados clínicos e científicos em uma obra coletiva da Associação Francesa da Síndrome de Rett (2004) e nos trabalhos de Bahi-Buisson (2004), Burford (2005), Cass e colaboradores (2003), Kerr e Witt Engerström (2005) e Legrand (1997). A síndrome aparece pela primeira vez nas edições mais recentes da CID e do DSM (APA, 2000; OMS, 1993).

### Critérios diagnósticos e características essenciais

A Tabela 3.4 reproduz os critérios diagnósticos da síndrome de Rett da CID-10 e do DSM-IV. Assim como os outros transtornos invasivos de desenvolvimento, essa síndrome atinge diversos aspectos do funcionamento da criança. Porém, sua progressão e sua sintomatologia são muito restritas. Em geral, após um período de desenvolvimento normal, o crescimento craniano torna-se mais lento. Essa desaceleração é acompanhada da perda do uso voluntário das mãos e, nas crianças que adquiriram capacidades linguísticas, da perda parcial ou completa da linguagem. O uso das mãos é substituído pelo aparecimento de movimentos estereotipados que são característicos: braços em flexão à frente do tronco ou do queixo, a criança torce ou esfrega as mãos às vezes molhadas de saliva como que para lavá-las (ver

**TABELA 3.4** Síndrome de Rett: critérios diagnósticos da CID-10 e do DSM-IV

| CID-10 | DSM-IV |
|---|---|
| A) O pré-natal e o perinatal, além do desenvolvimento psicomotor ao longo dos cinco primeiros meses, são aparentemente normais, e o perímetro craniano é normal no nascimento.<br>B) Desaceleração do crescimento do perímetro craniano entre 5 meses e 4 anos; perda, entre 5 e 30 meses, das competências funcionais manuais intencionais adquiridas, associadas a uma complicação concomitante da comunicação e das interações sociais, além do aparecimento de um modo de andar descoordenado e instável ou de uma instabilidade do tronco.<br>C) Presença de uma alteração grave da linguagem, expressiva e receptiva, associada a um atraso psicomotor grave.<br>D) Movimentos estereotipados das mãos na linha mediana (por exemplo, torção ou lavagem), que aparecem no momento ou depois da perda dos movimentos intencionais manuais. | A) Presença de todos os elementos seguintes:<br>  1. desenvolvimento pré-natal e perinatal aparentemente normais;<br>  2. desenvolvimento psicomotor aparentemente normal durante os cinco primeiros meses após o nascimento;<br>  3. perímetro craniano normal no nascimento.<br>B. Aparecimento após o período inicial de desenvolvimento normal de todos os elementos seguintes:<br>  1. desaceleração do crescimento craniano entre 5 e 48 meses;<br>  2. entre 5 e 30 meses, perda das competências funcionais manuais intencionais adquiridas anteriormente, seguidas do aparecimento de movimentos estereotipados das mãos (por exemplo, torção ou lavagem);<br>  3. perda da socialização na fase precoce da doença (embora certas formas de interações sociais possam se desenvolver posteriormente);<br>  4. aparecimento de uma falta de coordenação da marcha ou dos movimentos do tronco;<br>  5. alteração grave do desenvolvimento da linguagem de tipo expressiva e receptiva, associada a um retardo psicomotor grave. |

CID-10/ICD-10. Classification Internationale des Troubles mentaux et des Troubles du comportement. Critères diagnostiques pour la recherche. Organisation mondiale de la Santé, Masson, Paris, 1994.
American Psychiatric Association – DSM-IV-TR. *Manuel Diagnostique et Statistique des Troubles mentaux*, 4ª éd. Texte révisé (Washington DC, 2000). Trad. francesa por J.D. Guelfi et al., Masson, Paris, 2003.

Figura 3.4). Caracteriza-se também por outros problemas motores (espasticidade, hipotonia, falta de coordenação do tronco ou dos passos), por problemas nas interações sociais (embora o interesse social geralmente seja mantido) e por um retardo mental grave ou profundo. Por último, o repertório comportamental das crianças com síndrome de Rett é muito limitado, assim como o de várias crianças com outros transtornos invasivos de desenvolvimento. Mas, ao contrário desses últimos, as estereotipias (exceto os movimentos característicos das mãos) e as preocupações ou os interesses muito peculiares são raros.

Ainda que tal descrição aplique-se à maioria das crianças atingidas pela síndrome, há, como em outros transtornos invasivos de desenvolvimento, muitas exceções. Em uma minoria de casos (provavelmente menos de 10%), as manifestações do transtorno são menores: o retardo mental é leve; as capacidades linguísticas estão presentes, mas são limitadas; a desaceleração do crescimento craniano é menos evidente; o uso das mãos não desapareceu totalmente; o quadro geral de saúde é melhor (Legros, Dan e Appelboom, 2004; Kerr, Archer, Evans, Prescott e Gibbon, 2006).

## Validade científica

A validade científica da síndrome de Rett não deixa dúvidas porque nem sua sintomatologia, nem sua progressão, nem mesmo sua etiologia correspondem a uma outra forma de psicopatologia da criança ou do adolescente conhecida atualmente. Ao contrário disso, a classificação da síndrome entre os transtornos invasivos de desenvolvimento causou controvérsia desde seu aparecimento nos diagnósticos atuais, sobretudo porque sua desintegração progressiva continua além da primeira infância e não corresponde ao que se observa nos outros transtornos invasivos (Armstrong, 2005; Gillberg, 1994).

Já foi sugerido que a síndrome não era muito diferente do transtorno desintegrativo da infância (ver Volkmar, 1992). Porém, como mostra esse autor e como se verá mais adiante, a desintegração característica dessa última síndrome começa muito mais tarde (após a aquisição da linguagem) do que a observada na síndrome de Rett. Além disso, tal desintegração tende a se estabilizar após alguns anos na síndrome desintegrativa, enquanto na síndrome de Rett é progressiva e atinge gravemente e de forma muito peculiar as capacidades motoras, o que não se vê (ou se vê muito menos) na síndrome desintegrativa.

## Outras características e transtornos associados

A síndrome de Rett associa-se, em geral, a um retardo mental grave ou profundo. É acompanhada frequentemente de crises de epilepsia e de características como dificuldades de mastigar corretamente, salivação excessiva e protusão da língua, problemas de alimentação e de digestão, falta de controle esfincteriano, deformações posturais, dificuldades respiratórias (por exemplo, respiração irregular, episódios de hiperventilação ou de apneia) e comportamentos de automutilação (Cass et al., 2003). Visto que muitos desses sintomas são encontrados nas crianças com retardo mental grave ou profundo, não se sabe se são consequências desse retardo ou características importantes da própria síndrome.

## Epidemiologia, curso do desenvolvimento e prognóstico

A síndrome de Rett é rara. Estima-se que afete cerca de 1 em 10 mil pessoas. Entretanto, este é apenas um índice apro-

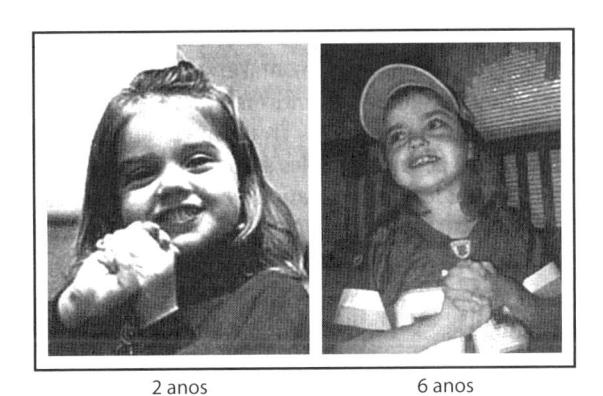

2 anos        6 anos

**FIGURA 3.4**
Savannah tem síndrome de Rett. Observe a posição muito característica das mãos. Há mais informações no *site* mantido pela família na internet (http://www.caringbridge.org/va/savannahsmile).
Reproduzido com permissão.

ximado, porque é menos conhecida que o autismo e que a síndrome de Asperger, além de fazer pouco tempo que se dispõe de critérios diagnósticos amplamente difundidos (Kerr e Witt Engerström, 2005). As meninas são as mais atingidas, mas diversos estudos de caso descreveram sua presença em alguns meninos (por exemplo, Coleman, 1990; Phillippart, 1990). Não há dados disponíveis sobre a epidemiologia social e cultural da síndrome. Contudo, é muito provável que seja universal, pois foi observada em vários países e descrita sempre em termos semelhantes (Goutieres e Aicardi, 1985; Hagberg et al., 1983).

A síndrome de Rett é crônica e evolui rapidamente, às vezes de forma espantosa. Bahi-Buisson (2004) e Cass e colaboradores (2003) descrevem em detalhe um curso de desenvolvimento típico. Resumimos aqui seu trabalho.

Após uma gestação e um nascimento aparentemente sem complicações maiores, a criança desenvolve-se dentro da normalidade durante um período de alguns meses. Os primeiros sinais da síndrome costumam se manifestar por volta dos 6 meses, e a maioria vai se agravando com rapidez. Observa-se primeiro uma desaceleração do desenvolvimento motor e do crescimento craniano, acompanhados geralmente de movimentos das mãos, que adquirem um caráter estereotipado (por exemplo, bater ou esfregá-las uma contra a outra). Entre 1 e 3 anos, a criança apresenta espasmos e perde progressivamente o uso voluntário das mãos, substituído pelas estereotipias manuais características da síndrome. Durante esse período, a criança perde também suas capacidades linguísticas e acusa um retardo mental que só vai agravando o quadro. A frequência e a qualidade de suas interações sociais se deterioram então rapidamente. Contudo, ela parece conservar algum interesse por seu meio, mas mantém poucas relações sociais. Esse período é marcado por crises de cólera sem razão aparente e por gritos e atos agressivos dirigidos contra as pessoas mais próximas. Entre 2 e 10 anos, os espasmos agravam-se e a coordenação dos movimentos do tronco e dos passos se deteriora. O mesmo ocorre com as capacidades funcionais da criança, mas não com suas relações sociais, que frequentemente melhoram. Enfim, depois dos 10 anos, os problemas motores tendem a se estabilizar durante alguns anos para se agravar de novo no início da idade adulta, impedindo cada vez mais a mobilidade. Por outro lado, as interações sociais podem melhorar um pouco mais (ou não se agravarem), mas continuam seriamente limitadas.

Apesar de alguns progressos observados, o prognóstico é grave para a maior parte das pessoas atingidas pela síndrome de Rett. As dificuldades persistem ao longo de toda vida, e elas dependem integralmente de seu meio para satisfazer suas necessidades.

## Etiologia

Desde que se começou a estudá-la, sabe-se que a síndrome de Rett manifesta-se entre parentes femininos de uma mesma família, além de sempre se suspeitar que suas origens sejam genéticas (Van Acker, 1991). A confirmação foi feita no final dos anos de 1990 quando Amir e colaboradores (1999) descobriram que, em quase 80% dos casos, a síndrome era causada por mutações do **gene MECP2** do cromossomo X, provocando o aborto da maior parte dos meninos, o que explica o fato de atingir essencialmente as meninas (Van den Veyver e Zoghbi, 2002). Elas causam anormalidades maiores no desenvolvimento do sistema nervoso, as quais foram objeto de estudos que permitiriam progressivamente compreender o processo de desintegração na origem da síndrome (Amir e Zoghbi, 2000; Armstrong, 2005; Glaze, 2004).

Deve-se observar que as mutações do gene MECP2 não são específicas da síndrome de Rett, com incidência também em pessoas sem transtorno aparente e com autismo e retardo mental, por exemplo (Carney, 2003; Percy e Lane, 2005). Os fatores que explicam essas diferenças importantes ainda são desconhecidos hoje em dia, mas, uma vez elucidados, contribuiriam para uma melhor compreensão da síndrome e, de maneira mais geral, dos transtornos invasivos de desenvolvimento.

Enfim, se a origem da síndrome é claramente neurobiológica, é muito provável que diversos fatores psicossociais desempenhem um papel decisivo tanto em suas manifestações como em sua evolução. Em um estudo de caso detalhado de uma menina com uma forma atípica do transtorno, Legros e colaboradores (2004) relatam que as capacidades intelectuais da menina eram menos afetadas do que o habitual, mas que a criança tinha sido vítima, desde o nascimento, da rejeição e dos maus-tratos dos pais. Como assinalam os autores:

> A evidência de um fator etiológico não deve fazer esquecer a possibilidade da associação de fatores. De fato (...), como interpretar a apatia dos primeiros meses de vida da criança? Seria uma depressão precoce ligada à carência de cuidados maternos e paternos? Seria um primeiro sinal da síndrome de Rett (...)? Neste último caso, pode-se evocar a noção de bebê que não facilita as respostas maternas em uma mãe já fragilizada por sua própria história. (p. 421)

De maneira mais geral, esse caso ilustra a complexidade de fatores etiológicos no aparecimento de um transtorno psicopatológico, mesmo quando um pode ser isolado por meio de um teste genético. De fato, desde o nascimento, mesmo antes, fatores biológicos e psicossociais influenciam-se mutuamente para contribuir com o desenvolvimento do transtorno e com sua evolução.

## O TRANSTORNO DESINTEGRATIVO DA INFÂNCIA

### Definição e apanhado histórico

O transtorno desintegrativo da infância caracteriza-se por um período de desenvolvimento normal de pelo menos dois anos, seguido de uma desintegração rápida e espantosa da maior parte das competências adquiridas durante esse período. Essa desintegração é acompanhada do aparecimento de alterações qualitativas das interações sociais, da comunicação e do comportamento, características mais comuns também do autismo.

Embora tenha sido descrito pela primeira vez já em 1908 por Theodor Heller, o transtorno desintegrativo da infância é o menos conhecido entre os transtornos invasivos de desenvolvimento. Desde a primeira descrição, recebeu vários nomes diferentes (por exemplo, síndrome de Heller, psicose desintegrativa, demência infantil), o que não facilita muito a comunicação entre pesquisadores e clínicos. Assim como as síndromes de Asperger e de Rett, esse transtorno aparece pela primeira vez na última edição do DSM (APA, 2000). Já tinha sido descrito na CID-9 com o nome de "psicose desintegrativa". Mouridsen (2003) e Volkmar, Koenig e State (2005) publicaram duas revisões detalhadas dos dados clínicos e científicos sobre o transtorno.

## Critérios diagnósticos e características essenciais

A Tabela 3.5 permite comparar os critérios diagnósticos do transtorno desintegrativo da infância da CID-10 e do DSM-IV. Assim, observa-se que, após um período de desenvolvimento normal, o transtorno caracteriza-se por uma perda das competências adquiridas em vários aspectos.

Em geral, a desintegração começa quando a criança chega à idade de 3 ou 4 anos, embora a DSM-IV especifique um intervalo muito mais amplo (de 2 a 10 anos). A desintegração costuma ser rápida e surpreendente, atingindo o comportamento adaptativo da criança como um todo, isto é, na linguagem, nas competências sociais e nas atividades lúdicas, nas capacidades motoras e nas funções biológicas (em par-

**TABELA 3.5** Transtorno desintegrativo da infância: critérios diagnósticos da CID-10 e do DSM-IV

| CID-10 | DSM-IV |
|---|---|
| A) Desenvolvimento aparentemente normal até 2 anos de idade. Presença de aquisições normais em relação à idade em termos de comunicação, relações sociais e de atividades lúdicas, necessárias ao diagnóstico tanto quanto um comportamento adaptativo corresponde à idade de 2 ou mais anos.<br>B) Perda manifesta das aquisições anteriores, em geral no início do transtorno. O diagnóstico reside sobre a evidência de uma perda clinicamente significativa das aquisições (e não apenas de uma incapacidade em certas situações) em pelo menos dois dos seguintes aspectos:<br>  1. linguagem expressiva e receptiva;<br>  2. atividades lúdicas;<br>  3. competências sociais ou comportamento adaptativo;<br>  4. controle esfincteriano, vesical ou anal;<br>  5. habilidades motoras.<br>C) Funcionamento social qualitativamente anormal, manifesto em pelo menos dois dos seguintes aspectos:<br>  1. alterações qualitativas das interações sociais (as mesmas definidas para o autismo);<br>  2. alterações qualitativas da comunicação (as mesmas definidas para o autismo);<br>  3. caráter restrito, repetitivo e estereotipado dos comportamentos, dos interesses e das atividades, acompanhadas de estereotipias motoras e de tiques;<br>  4. perda de interesse pelos objetos e pelo ambiente.<br>D) O transtorno não é atribuível a outros tipos de transtorno invasivo de desenvolvimento, à afasia adquirida com epilepsia, a um mutismo eletivo, à síndrome de Rett ou à esquizofrenia. | A) Desenvolvimento aparentemente normal durante os dois primeiros anos de vida, como atesta a presença de aquisições relacionadas à idade em termos de comunicação verbal e não verbal, relações sociais, de atividades lúdicas e do comportamento adaptativo.<br>B) Perda clinicamente significativa, antes dos 10 anos de idade, das aquisições anteriores em pelo menos dois dos seguintes aspectos:<br>  1. linguagem expressiva ou receptiva;<br>  2. competências sociais ou comportamento adaptativo;<br>  3. controle esfincteriano, vesical ou anal;<br>  4. atividades lúdicas;<br>  5. habilidades motoras.<br>C) Caráter anormal do funcionamento em pelo menos dois dos seguintes aspectos:<br>  1. alteração qualitativa das interações sociais (por exemplo, alteração dos comportamentos não verbais, incapacidade de estabelecer relações com pares, ausência de responsividade social ou emocional);<br>  2. alteração qualitativa da comunicação (por exemplo, atraso ou ausência da linguagem oral, incapacidade de iniciar ou de sustentar uma conversa, utilização da linguagem de um modo estereotipado e repetitivo, ausência de um jogo diversificado de "fazer de conta");<br>  3. caráter restrito, repetitivo e estereotipado dos comportamentos, dos interesses e das atividades, acompanhadas de estereotipias e de tiques.<br>D O transtorno não se explica melhor por um outro transtorno invasivo de desenvolvimento, nem por esquizofrenia. |

CID-10/ICD-10. Classification Internationale des Troubles mentaux et des Troubles du comportement. Critères diagnostiques pour la recherche. Organisation mondiale de la Santé, Masson, Paris, 1994.
American Psychiatric Association – DSM-IV-TR. *Manuel Diagnostique et Statistique des Troubles mentaux*, 4ª éd. Texte révisé (Washington DC, 2000). Trad. francesa por J.D. Guelfi et al., Masson, Paris, 2003.

ticular, no controle esfincteriano). Após esse período, o transtorno geralmente se estabiliza, e a sintomatologia não difere muito da do autismo: apresenta alterações evidentes do comportamento social, das formas de comunicação (com perda parcial ou completa da linguagem) e do comportamento de modo geral. A desintegração que dá nome ao transtorno representa uma tragédia para os familiares, os quais não entendem o que começa a se passar de forma tão súbita com uma criança que se desenvolvia normalmente. Pode-se ter noção da dor de uma mãe por meio das palavras que seguem:

> Os médicos diziam que ele estava bem – nada de tumor cerebral, de forma rara de epilepsia, de infecção. Nada. Eu tinha vontade de berrar. Eu tinha um filho perfeitamente normal e feliz até poucas semanas atrás; agora tenho um filho que suja as calças e que olha intensamente para suas mãos. As pessoas não se davam conta de que eu aceitaria melhor a condição de Aaron se ele tivesse sido atropelado por um carro ao atravessar a rua. Pelo menos assim haveria uma razão. (Day, 1998, p. 75)

**Validade científica**

A validade do transtorno desintegrativo da infância não foi estabelecida. De um lado, os estudos descritivos que utilizaram critérios diagnósticos semelhantes para definir suas coortes são poucos. De outro, não há ainda estudos longitudinais comparativos do desenvolvimento a longo prazo de crianças com esse diagnóstico e crianças autistas. Certos indícios clínicos pesam a favor de sua validade: o transtorno desintegrativo da infância difere do autismo por seu período prolongado de desenvolvimento normal e pela perda brusca de competências. Outros parecem negá-la: cerca de 30% de crianças autistas também têm um período considerável de desenvolvimento normal antes do aparecimento das dificuldades, e pode ser então que o transtorno desintegrativo da infância seja uma forma tardia e grave do autismo (Mouridsen, 2003). Os estudos comparativos não permitem ser categórico. Em uma comparação de 10 crianças com transtorno desintegrativo da infância (segundo os critérios diagnósticos da CID-10) e 19 crianças com autismo "tardio" (o transtorno tinha sido diagnosticado depois dos 2 anos de idade), Volkmar e Cohen (1989) observaram que, em relação a estas últimas, as com transtorno desintegrativo da infância tinham um Q.I. nitidamente inferior. Também, com mais frequência, eram mudas, embora todas tenham sido capazes de falar usando frases antes do início da doença (ao contrário de todas as crianças autistas que, no máximo, só tinham conseguido se expressar usando algumas palavras). Em contraposição, tais diferenças são muito menos evidentes nas pesquisas mais recentes que relatam níveis intelectual e adaptativo relativamente semelhantes entre os dois grupos (Kurita, Osada e Miyake, 2004; Mouridsen, Rich e Isager, 2000) e que levam a crer que, passado o período de desintegração, é difícil distinguir os dois transtornos (Hendry, 2000).

**Outras características e transtornos associados**

O transtorno desintegrativo associa-se a um retardo mental grave ou profundo e a diferentes síndromes neurológicas, como a epilepsia (Mouridsen, 2003). Volkmar (1992) relata ainda que, conforme suas pesquisas, a maior parte das crianças com o transtorno apresentava sintomas de hiperatividade, de depressão ou de ansiedade.

## Epidemiologia, curso do desenvolvimento e prognóstico

O transtorno desintegrativo da infância é muito raro. Estima-se que atinja 2 entre 100 mil pessoas, que comece aos 3 a 4 anos em média e que, como o autismo, seja mais frequente nos meninos (*sex ratio* da ordem de 4 meninos para 1 menina) (Fombonne, 2005; Volkmar et al., 2005). O transtorno só pode se manifestar, por definição, após um período de desenvolvimento normal de pelo menos dois anos. Como a síndrome de Rett, é crônico e evolui rápida e surpreendentemente depois que se manifesta. Porém, seu aparecimento é insidioso, sendo precedido de sintomas de oposição, de hiperatividade ou de ansiedade. Ressalta-se que esses sintomas são observados com frequência em crianças de 1 a 3 anos e que, assim, não são necessariamente significativos. Os sintomas, mesmo presentes, são seguidos da perda da linguagem e das competências sociais e adaptativas, substituídas por um retardo mental acentuado e pela sintomatologia do autismo que caracteriza a fase estável do transtorno. O período de desintegração dura, como regra geral, vários meses, após os quais verifica-se uma estabilização e, em certos casos, uma melhora parcial, mas de pouca importância. Quando o transtorno está ligado a uma doença neurológica progressiva, o período de desintegração é prolongado. Volkmar e colaboradores (2005) sugerem, de fato, que uma distinção pode ser estabelecida clinicamente entre o que eles chamam de uma "forma estável" e uma "forma progressiva" do transtorno; esta última está quase sempre associada a um problema neurológico diagnosticado.

Mesmo que ainda faltem dados de acompanhamento, o prognóstico é inegavelmente grave para todas as crianças atingidas pelo transtorno desintegrativo. Suas dificuldades múltiplas e sua dependência persistem ao longo da vida (Burd, Ivey, Barth e Kerbeshian, 1998). Os dados disponíveis indicam que cerca de 75% das crianças atingidas manifestam uma forma estável do transtorno sem melhoria significativa, uma vez que sua sintomatologia não se distingue da do autismo, enquanto outras 25% apresentam sintomas que vão se agravando progressivamente. Esses dados indicam também que cerca de 40% das pessoas atingidas são mudas, 40% conseguem se expressar usando algumas palavras e 20% recuperam em parte a capacidade de falar (Volkmar, 1992).

## Etiologia

Os problemas neurológicos associados ao transtorno desintegrativo da infância, assim como a natureza surpreendente da perda das capacidades adquiridas antes do período inicial de desintegração, fazem supor que a síndrome provém de uma disfunção maior do desenvolvimento do sistema nervoso central. Contudo, os fatores genéticos, neurobiológicos e ambientais que poderiam estar na origem de uma tal disfunção não são conhecidos. Foram descritos casos em que não se detectou nenhuma evidência de alterações neurológicas ou médicas e nenhuma evidência de antecedentes familiares. Isso sugere que o transtorno poderia ter origem talvez em mutações genéticas raras e sem ligação familiar específica (Mouridsen, 2003; Volkmar et al., 2005). Crianças atingidas pelo transtorno apresentam encefalograma anormal ou epilepsia (Kurita et al., 2004; Mouridsen et al., 2000). Contudo, a natureza etiológica de tais fatores ainda precisa ser estabelecida, dado que alguns poderiam ser tanto a consequência como a causa.

## CONCLUSÕES

O diagnóstico de um transtorno invasivo de desenvolvimento é terrível para a criança e para seu meio. Os atingidos apresentam dificuldades que, via de regra, não são atenuadas com a idade e limitam seu funcionamento e sua independência durante a vida. O estudo dos transtornos invasivos de desenvolvimento fez progressos notáveis nos últimos anos, tanto na classificação e na descrição detalhada desses fenômenos quanto em um conhecimento mais aprofundado de sua epidemiologia, do seu curso de desenvolvimento e de sua etiologia. O desenvolvimento de critérios diagnósticos precisos utilizados em pesquisas provenientes de diversos países, assim como a aplicação de novas técnicas de pesquisa em neurobiologia e em neuropsicologia, contribuem para a explosão de pesquisas nesse campo, ainda hoje em plena efervescência.

Mas mesmo festejando os progressos incontestáveis, questões fundamentais permanecem em aberto.

- A noção de transtornos invasivos de desenvolvimento é vaga; seus limites diagnósticos são imprecisos e as entidades clínicas que fazem parte deles são difíceis de distinguir. A validade científica de dois dos quatro transtornos – a síndrome de Asperger e o transtorno desintegrativo da infância – não está consolidada, e não há certeza de que a síndrome de Rett faça parte deles.
- Os conhecimentos, embora tenham enriquecido rapidamente ao longo dos últimos anos, permanecem fragmentados e, por vezes, não fundamentados. É urgente proceder a um trabalho de integração, sobretudo dos danos neurológicos e psicológicos. Por exemplo, quais são as ligações entre certas anormalidades cerebrais e as dificuldades de interação social e de comunicação observadas nos transtornos invasivos? Como elas podem contribuir para uma melhor compreensão do desenvolvimento de crianças atingidas e com diferenças individuais – que são a regra nesse campo?
- Mais exatamente, os transtornos invasivos ainda são definidos em ampla medida "pelo lado negativo". Sabe-se muito mais sobre o que as crianças com transtornos não conseguem fazer do que sobre o que elas fazem realmente, seja da mesma maneira daquelas sem dificuldade, seja de maneira diferente (Bullinger, 2001b). A título de exemplo, deve-se observar que, dos 12 critérios diagnósticos do autismo do DSM-IV, pelo menos sete são critérios: especificam o que a criança é incapaz de fazer, ou falam em "atraso", "ausência" ou "falta". Mesmo se aumentassem bastante a confiabilidade de um diagnóstico, sua utilidade é menor quando é necessário compreender justamente a forma como essas crianças se comportam a fim de, com discernimento, vir em sua ajuda. Vygotsky (1931) já insistia sobre esse ponto no âmbito mais amplo do retardo mental:

> Todos haverão de compreender que é inútil procurar determinar (quais são as pessoas atingidas por retardo mental) a partir de características negativas. Procedendo-se assim, corre-se o risco de isolar em um grupo geral crianças cujas características positivas não têm muita coisa em comum. Se tentarmos separar as cores que não são pretas com base nessa única característica, acabaremos por obter uma mistura de todas as cores. Teremos o vermelho, o amarelo e o azul juntos unicamente porque essas cores não são pretas. A prática pedagógica corrente (na Europa e

na América) mostrou que uma abordagem que parte de características negativas levou exatamente a uma situação semelhante àquela em que se decide escolher as cores pelo negativo. O grupo de crianças que se obtém é muito heterogêneo, quer se considere sua dinâmica, suas competências, quer as causas que estão na origem de seu estado. (p. 123)

Em outras palavras, o desafio que os transtornos invasivos colocam à pesquisa ainda é grande. Hoje em dia, é preciso formular hipóteses positivas para compreender como as crianças confrontadas com esses transtornos desenvolvem e utilizam seus recursos pessoais (por exemplo, capacidades sensório-motoras, atenção, memória, linguagem), como se comunicam e como agem em sua rotina a fim de "navegar" o melhor possível em um mundo físico, psicológico e social geralmente estranho a elas. Jim Sinclair (1992), um autista de alto nível já adulto, diz isso com firmeza.

### JIM

Ser autista não significa não ser humano. Significa ser estranho. Significa que o que é normal para os outros não é para mim, e que o que é normal para mim não é para os outros. Em certos aspectos, estou muito mal-equipado para sobreviver nesse mundo, como um extraterrestre encalhado na terra sem manual de orientação. Mas minha personalidade está intacta. Minha autoconsciência não foi alterada. Vejo muito valor e sentido em minha vida, e não tenho nenhuma vontade de ser curado de mim mesmo. Se quiser me ajudar, não tente me confinar em uma parte minúscula do mundo que você pode modificar para me conter. Conceda-me a dignidade de me encontrar segundo meus próprios termos – reconhecer que somos igualmente estranhos um ao outro, que minha maneira de ser não é simplesmente uma versão deficiente da sua [...] Trabalhe comigo para construir mais pontes entre nós. (citado por Chamak, 2005, p. 45)

## Resumo

**1** O autismo aparece desde a primeira infância. Afeta muito mais os meninos que as meninas e caracteriza-se por alterações qualitativas das interações sociais, da comunicação e do comportamento. Na maior parte dos casos, é acompanhado de retardo mental.

**2** A síndrome de Asperger, assim como o autismo, aparece desde a primeira infância e manifesta-se por perturbações acentuadas nas interações sociais e por um comportamento geralmente restrito e de natureza repetitiva. Porém, ao contrário dos autistas, os atingidos por essa síndrome não apresentam problemas para se comunicar, retardo mental ou dificuldades cognitivas significativas.

**3** A síndrome de Rett é progressiva e também se manifesta desde a primeira infância por um processo de desintegração grave, o qual causa alteração das interações sociais, perda parcial ou completa da linguagem, do uso normal das mãos, além de desaceleração do crescimento craniano. Tem início após um período de 6 a 18 meses de desenvolvimento normal. Na maior parte dos casos, a desintegração é muito rápida: dura menos de um ano e termina antes dos 3 anos de idade. Esse transtorno provoca um retardo mental grave ou profundo e dificuldades sociais e físicas consideráveis.

**4** O transtorno desintegrativo da infância caracteriza-se por um período de desenvolvimento normal de pelo menos dois anos, seguido de uma desintegração habitualmente rápida e surpreendente das interações sociais, da comunicação e do comportamento. A maior parte das competências adquiridas durante os primeiros anos de vida desaparece às vezes completamente. Essa desintegração é acompanhada do aparecimento de alterações qualitativas das interações sociais, da comunicação e do comportamento, semelhantes às características principais do autismo.

**5** A etiologia dos transtornos invasivos de desenvolvimento é complexa e heterogênea. É provável que cada um deles não tenha uma causa única ou mesmo um único grupo de causas, mas uma etiologia multifatorial que reflete o fato de ele pertencer a um espectro de transtornos cujas fronteiras permanecem vagas. Contudo, os dados disponíveis indicam que os fatores biológicos desempenham um papel preponderante nessa etiologia, apesar da ênfase dada historicamente aos fatores psicológicos e familiares.

6 Se os dados disponíveis mostram claramente que fatores genéticos e neurobiológicos desempenham um papel fundamental na etiologia dos transtornos invasivos, ainda há muito a elucidar sobre os mecanismos envolvidos. Apenas a síndrome de Rett, na maioria dos casos, tem uma etiologia genética estabelecida, mas ainda falta estabelecer os fatores que explicam como ela dá lugar às manifestações muito diversas do transtorno.

7 Apesar dos progressos consideráveis nessa área ao longo das últimas décadas, a noção de transtornos invasivos de desenvolvimento é vaga; seus critérios diagnósticos são imprecisos, e muitas vezes é difícil distinguir as especificidades clínicas que fazem parte deles. A validade científica de dois dos quatro transtornos invasivos – a síndrome de Asperger e o transtorno desintegrativo da infância – não está consolidada, e não é seguro que a síndrome de Rett faça parte deles.

## Questões para aperfeiçoar o conhecimento

1 As crianças com autismo manifestam alterações qualitativas graves de comunicação. Em que consistem essas alterações? Embase sua resposta com exemplos.

2 Em que o comportamento social das crianças com autismo se distingue do das crianças sem dificuldades?

3 É mencionada neste capítulo a história de um menino selvagem, descoberto no século XIX em uma floresta de Aveyron. Conte-a resumidamente.

4 Descreva a maneira como as crianças com autismo percebem o mundo que habitam.

5 Fala-se às vezes em "autistas sábios". Em que eles são "sábios" e se distinguem de seus pares com o transtorno?

6 Por quais particularidades clínicas o autismo se distingue da síndrome de Asperger?

7 Por quais particularidades clínicas o autismo se distingue do transtorno desintegrativo da infância?

8 Descreva o curso do desenvolvimento da síndrome de Rett e o que se conhece atualmente de sua etiologia.

9 Uma criança com autismo ou síndrome de Asperger pode levar uma vida normal na idade adulta? Argumente sua resposta de maneira crítica e ilustre-a com a ajuda de exemplos.

10 Você visita pela primeira vez uma turma com 20 crianças com média etária de 8 anos. Sua tarefa é identificar entre elas um menino com autismo e uma menina com síndrome de Rett. Descreva para cada criança os detalhes que você procurará observar.

11 A validade do transtorno desintegrativo da infância não está estabelecida. Deve-se considerá-lo como um transtorno distinto ou como uma variante de um outro transtorno invasivo de desenvolvimento?

12 Resuma de maneira crítica a interpretação psicanalítica da etiologia do autismo e explique quais informações podem ser úteis hoje em dia ao estudo diagnóstico e clínico.

13 Resuma de maneira crítica a interpretação do comportamento da etiologia do autismo e explique quais informações podem ser úteis hoje em dia ao estudo diagnóstico e clínico.

## Questões para reflexão

1 Os transtornos invasivos aparecem geralmente em crianças com anomalias cerebrais. Pode-se estabelecer uma relação de causa e efeito entre essas anormalidades e os transtornos manifestados?

2 Em que medida os transtornos invasivos de desenvolvimento afetam as crianças atingidas por eles?

3 A validade científica dos transtornos invasivos de desenvolvimento levanta inúmeras questões. O que se sabe atualmente dessa validade e quais são as questões mais impor-

tantes sobre as quais a pesquisa deve se debruçar?

**4** Como você explica o fato de que, em seu funcionamento como um todo, as crianças com autismo sejam geralmente muito diferentes umas das outras?

**5** Os transtornos descritos neste capítulo são qualificados de invasivos. Por quê? Não se deveria dizer que todo transtorno psicopatológico é invasivo?

**6** Afirma-se que os transtornos invasivos de desenvolvimento caracterizam-se por alterações qualitativas de vários modos de funcionamento. Em que essas alterações se distinguem daquelas provocadas por outros transtornos psicopatológicos da infância e da adolescência?

**7** As pessoas com autismo deveriam ter todos os direitos civis, incluído o de ter filhos?

**8** Às vezes, faz-se referência aos autistas de alto nível como "autistas sábios". Em que eles são autistas e em que são sábios?

## *Indicadores para estudo*

AUSSILLOUX, C., BAGHDADLI, A, BURSZTEJN, C., HOCHMANN, J. & LAZARTIGUES, A. (2001). Recherche sur les facteurs d'évolution de l'autisme : caractéristiques initiales d'une cohorte de 193 enfants autistes de moins de sept ans. *Neuropsychiatrie de l'enfance et de l'adolescence,* 52, 96-107.

BAHI-BUISSON, N. (2004). Le syndrome de Rett. Une encéphalopathie dominante liée à l'X. *Neurologies, 7,* 548-553.

BAILEY, A., PHILLIPS, W. & RUTTER, M. (1996). Autism: Towards an integration of clinical, genetic and neuropsychological and neurobiological perspectives. *Journal of Child Psychology and Psychiatry,* 37, 89-126.

BLANCHON, Y.C., GIBERT, G. & D'HONDT, C. (2001). Niveau de dépendance des enfants et adolescents porteurs d'autisme. Suivi longitudinal à cinq ans. *Neuropsychiatrie de l'enfance et de l'adolescence,* 52, 218- 225.

BODDAERT, N. & ZILBOVICIUS, M. (2002). L'imagerie cérébrale et l'autisme infantile. *Enfance,* 1, 10-20.

BULLINGER, A. (2001b). Les prothèses de rassemblement. *Neuropsychiatrie de l'Enfance et de l'Adolescence,* 49, 4-8.

CARMAGNAT-DUBOIS, F. (1997). Syndrome de Rett et autisme: évaluation comparative précoce des signes d'autisme a_l'aide de films familiaux. *Encéphale,* 23, 273-279.

DAY, M. (1998). Coming home. In R.A. Catalano (Ed.), *When autism strikes: Families cope with childhood disintegrative disorder.* New York : Plenum (69-90).

DUMAS, J.E., WOLF, L.C., FISMAN, S.N. & CULLIGAN, A. (1991). Parenting stress, child behavior problems, and dysphoria in parents of children with autism, Down syndrome, behavior disorders and normal development. *Exceptionality,* 2, 97-110.

FOMBONNE, E. (2003). Epidemiological surveys of autism and other pervasive developmental disorders: An update. *Journal of Autism and Developmental Disorders,* 33, 365-382.

FRITH, U. (1989). *L'énigme de l'autisme.* Paris: Odile Jacob.

FRITH, U. (1991). Asperger and his syndrome. In U. Frith (Ed.), *Autism and Asperger syndrome.* Cambridge, New York: Cambridge University Press (1-36).

GILLBERG, C. (2002). A *guide to Asperger syndrome.* Cambridge, New York: Cambridge University Press.

HADDON, M. (2005). *Le bizarre incident du chien pendant la nuit.* Paris: Robert Laffont, Pocket Jeunesse.

KERR, A.M. & WITT ENGERSTRÖM, I. (2005). The clinical background of the Rett disorder. In A. Kerr & I. Witt Engerström (Eds.), *Rett disorder and the developing brain.* New York : Oxford University Press (1-25).

KLIN, A., VOLKMAR, F.R. & SPARROW, S.S. (Ed.). (2000). *Asperger syndrome.* New York: Guilford.

KLINGER, L.G., DAWSON, G. & RENNER, P. (2003). Autistic disorder. In E. J. Mash & R.A. Barkley (Eds.), *Child psychopathology.* New York : Guilford, 2e éd. (409-454).

LELORD, G., ZILBOVICIUS, M., BODDAERT, N., ADRIEN, J.L. & BARTHELEMY, C. (2003). Mise en évidence, sur des images de tomographie à émission de positrons, d'un dysfonctionnement temporal dans l'autisme de l'enfant. *Neuropsychiatrie de l'Enfance et de l'Adolescence,* 51, 265-268.

MISES, R. & GRAND, P. (Eds.) (1997). *Parents et professionnels devant l'autisme.* Paris: CTNERHI.

MOTTRON, L. (2003). Une perception particulière. *Cerveau & Psycho,* 4, 72-75.

MOTTRON, L. (2004). *L'autisme, une autre intelligence.* Paris: Mardaga.

MOURIDSEN, S. E. (2003). Childhood disintegrative disorder. *Brain & Development,* 25, 225-228.

NADEL, J. (1996). Imitation et autism. In R. Pry (Ed.), *Autisme et régulation de l'action.* Montpellier: Université de Montpellier III (57-74).

TRYON, P.A., MAYES, S.D., RHODES, R.L. & WALDO, M. (2006). Can Asperger's disorder be differentiated from autism using DSM-IV criteria? *Focus on Autism and Other Developmental Disabilities,* 21, 2-6.

WILLIAMS, D. (1992). *Si on me touche, je n'existe plus. Le témoignage exceptionnel d'une jeune autiste.* Paris: Robert Laffont.

## *Palavras-chave*

- autismo
- autismo atípico
- autistas sábios
- coerência central
- ecolalia
- espectro autístico
- funções executivas
- gene MECP2
- neurotransmissores
- síndrome de Asperger
- síndrome de Rett
- transtorno desintegrativo da infância
- transtornos invasivos de desenvolvimento

# 4
# A ESQUIZOFRENIA

*Neste capítulo você saberá que:*

**1** a esquizofrenia na infância* é uma psicopatologia grave em que os comportamentos da criança ou do adolescente caracterizam-se por discordâncias ou distorções da percepção, do pensamento, do afeto e da motoricidade;

**2** delírios, alucinações, desorganização do pensamento e do comportamento, embotamento afetivo, alogia e desmotivação são os sintomas mais típicos do transtorno;

**3** apesar da existência de critérios diagnósticos amplamente utilizados atualmente – os mesmos para qualquer idade –, os limites clínicos da esquizofrenia não são unanimidade, e o transtorno tem sido definido de formas diversas ao longo da história;

**4** a esquizofrenia na infância geralmente é acompanhada de sintomas ou de transtornos psicopatológicos de natureza comportamental ou afetiva; a presença de dificuldades comórbidas pode tornar seu diagnóstico difícil;

**5** a esquizofrenia é muito rara durante a infância, mas sua prevalência aumenta bastante durante a adolescência; um grande número de crianças e de adolescentes manifesta sintomas do transtorno, mesmo sem preencher seus critérios diagnósticos;

**6** a idade em que o transtorno é manifestado pela primeira vez e a forma como isso ocorre desempenham um papel fundamental em sua evolução e em seu prognóstico a longo prazo; esse prognóstico é desfavorável quando o transtorno começa cedo e de maneira insidiosa;

**7** há vários fatores biológicos e psicossociais envolvidos na etiologia e na evolução da esquizofrenia; pesquisadores e clínicos interpretam habitualmente os diferentes dados etiológicos com a ajuda de um modelo de vulnerabilidade-estresse semelhante ao modelo biopsicossocial descrito no Capítulo 1.

> A esquizofrenia é uma das psicopatologias humanas mais graves e mais complexas. É também uma das menos conhecidas, sobretudo quando se manifesta durante a infância ou a adolescência. Mais do que os outros transtornos descritos nesta obra, a esquizofrenia evoca a loucura na consciência e no imaginário populares. O esquizofrênico é "louco" porque se detém firmemente a ideias bizarras sem nenhum sentido para seu meio: ouve vozes ou vê coisas que ninguém mais ouve ou vê; tem experiências sensoriais únicas que o deixam perturbado. Este capítulo descreve os aspectos múltiplos desse transtorno antes da idade adulta e mostra que suas características são muito mais complexas que aquelas evocadas habitualmente pela noção popular de loucura. A esquizofrenia é tratada, neste capítulo, em comparação com o autismo, do qual ela difere. Esse contraste é bastante enfatizado, embora nem a comparação desses dois transtornos nem muito menos sua diferenciação sejam fáceis de estabelecer clinicamente.

---

* N. de R.T. Preferimos a utilização do termo "esquizofrenia na infância", no lugar de "esquizofrenia infantil", por se tratar do mesmo quadro observado no adulto, embora com ocorrência precoce e diagnóstico mais difícil. Não se constitui assim em uma entidade mórbida específica.

## UM CAMPO COMPLEXO E INDEFINIDO

A **esquizofrenia** faz parte dos transtornos graves com limites indefinidos denominados "psicoses infantis",* "grupo de esquizofrenias" ou ainda "**espectro esquizofrênico**" (do inglês *schizophrenia spectrum disorders*). Assim como os transtornos invasivos de desenvolvimento descritos no capítulo anterior, a esquizofrenia costuma ser persistente ou crônica, embora na maioria dos casos só dê indícios no final da adolescência ou no início da idade adulta. Contudo, ela pode atingir também as crianças. Causa sempre sofrimentos intensos e bastante incompreensíveis para a pessoa atingida e para sua família. Quando começa durante a infância, a esquizofrenia representa, com certeza, uma forma grave do transtorno com forte caráter hereditário (Bonnot e Mazet, 2006; Bursztejn, 2003; Nicolson et al., 2003).

A esquizofrenia na infância tem sérias consequências, pois abala "a estrutura do contato com as coisas, com os seres e também consigo mesmo" (Messerschmitt, 1990, p. 4). Quando atinge uma criança ou um adolescente, perturba o desenvolvimento como um todo e manifesta-se na maior parte das áreas essenciais ao funcionamento cognitivo, afetivo e social: sensações, percepção, atenção, memória, linguagem, pensamento, vontade, julgamento, emoções, entre outros. A natureza e a gravidade das perturbações observadas variam consideravelmente de uma pessoa a outra, mas há como traços afins o fato de que os esquizofrênicos mantêm relações discordantes com o mundo em que vivem: comportam-se de forma estranha e incompreensível para seu meio, seja porque são incoerentes e desorganizados, seja porque manifestam crenças inverossímeis ou têm experiências sensoriais completamente não usuais na gama de crenças e de experiências compartilhadas à sua volta (APA, 2000). Em outras palavras, o transtorno perturba profundamente a percepção da realidade e a organização cognitiva, afetiva e social de que todos necessitam a fim de viver em harmonia consigo mesmos e com seu meio.

A esquizofrenia desperta há muito tempo um enorme interesse – às vezes até mesmo uma fascinação – em muitos pesquisadores e clínicos; consequentemente, é uma das psicopatologias mais estudadas até hoje. Entretanto, os dados disponíveis nesse campo permanecem limitados, sobretudo no que diz respeito à natureza, às manifestações e à evolução do transtorno durante a infância e a adolescência. A falta de respostas precisas a importantes questões reflete ao mesmo tempo a raridade e a complexidade do fenômeno antes da idade adulta, assim como o fato de essa área de pesquisa ser marcada, há mais de um século, por controvérsias teóricas e diagnósticas que tardam a se resolver. Mais precisamente, pergunta-se ainda hoje se a esquizofrenia é um transtorno distinto ou um conjunto de transtornos entrelaçados e cujo protótipo é descrito de algum modo pelos sistemas diagnósticos. A questão é séria: é difícil determinar o curso do desenvolvimento de um transtorno quando a própria natureza do que se desenvolve permanece vaga ou descrever sua epidemiologia quando não se tem uma definição clara do que é preciso considerar. Discutir o grupo das esquizofrenias ou do espectro esquizofrênico não resolve verdadeiramente a questão de saber se é um transtorno único – que, dada sua natureza invasiva, pode se manifestar de maneiras muito diferentes de uma pessoa a outra e de um contexto a outro – ou se há alguns transtornos vinculados à esquizofrenia, mas distintos, que, por essa razão, precisam ser definidos e estudados

---

* N. de R.T. O termo psicose infantil não é encontrado nem na CID-10 nem no DSM-IV, sendo resquício de classificações anteriores.

separadamente. À espera de uma resposta a essa questão ou de uma nova abordagem que supere essa alternativa com certeza simplista demais, a esquizofrenia na infância ainda é um transtorno sempre difícil de diagnosticar partindo apenas de suas manifestações e de um campo de análise praticamente impossível de delimitar. Voltaremos a essa questão em vários momentos neste capítulo.

Complexa em si, a situação tornou-se ainda mais complicada porque, apesar da existência de critérios diagnósticos amplamente utilizados, os limites clínicos da esquizofrenia não são unanimidade – alguns autores negam inclusive sua existência – e ainda prosseguem muitos debates teóricos a esse respeito. Sempre intensos, às vezes tumultuados, raramente fundamentados com dados científicos, esses debates conduzem também a conclusões divergentes, muitas vezes "em função das sensibilidades nacionais, culturais, filosóficas ou políticas" (Bovet e Seywert, 1995, p. 452) dos diferentes protagonistas.

É provável que o levantamento de pesquisas científicas apresentado neste capítulo suscite mais perguntas do que ofereça respostas definitivas, e é muito provável que não seja unanimidade entre pesquisadores e clínicos. Contudo, o objetivo será atingido na medida em que resuma os atuais conhecimentos e permita ao leitor perceber a imensidão de pesquisa científica que ainda está por ser realizada.

## APANHADO HISTÓRICO

Existem diversas pesquisas abordando a evolução das concepções e das ideias relativas à esquizofrenia e, mais amplamente, das psicoses infantis. Este apanhado histórico foi baseado sobretudo nas de Ajuriaguerra (1970), Bovet e Seywert (1995), Duché (1990) e Parry-Jones (2001).

O estudo clínico mais científico da esquizofrenia começa no início do século XIX, embora seja preciso esperar quase um século para que o transtorno recebesse o nome que tem hoje em dia. Na França, Philippe Pinel publica as primeiras descrições detalhadas do transtorno em 1801, em seu *Traité médico-philosophique sur la aliénation mental ou la manie*,[*] enquanto na Inglaterra John Haslam faz o mesmo em 1809, em suas *Observations on madness and melancoly*.

Em 1860, em seu *Traité des maladies mentales*, Bénédicte Augustin Morel observa que o transtorno começa geralmente na segunda metade da adolescência em pessoas que não tem qualquer doença e que não apresentam nenhuma lesão cerebral evidente. Ele postula que se trata então do resultado de um processo de degenerescência familiar de origem hereditária e chama-o de "demência precoce". (Era comum nessa época atribuir diversos comportamentos considerados repreensíveis, como a loucura, o alcoolismo, a criminalidade e os "desvios" morais e sexuais, a um processo de degenerescência hereditária.)

O conceito de demência é retomado em 1893 pelo psiquiatra alemão Emil Kraepelin na quarta edição de seu *Kompendium der Psychiatrie*, o primeiro sistema de classificação detalhado dos transtornos mentais. Observador atento e meticuloso de seus pacientes, Kraepelin agrupa então diversas perturbações graves do comportamento sob o nome de *dementia praecox*, mas destaca em seguida a heterogeneidade dessas perturbações e diz que a melhor maneira de classificá-las ainda precisa ser estabelecida. Ele volta a esse ponto várias vezes nas edições sucessivas do *Kompendium*. Mais especi-

---

[*] N. de R.T. Este texto foi publicado no Brasil pela Editora da UFRGS, em 2007, com tradução de Joice Armani Galli.

ficamente, ele postula, como Morel, que as diferentes manifestações do transtorno são o resultado de processos degenerativos, e mais tarde, relativiza essa afirmação sugerindo a hipótese de que a demência precoce é de origem cerebral, mas que os processos biológicos envolvidos não são necessariamente os mesmos em todos os casos (Allen, 1996).

No início do século XX, o psiquiatra alemão Ernst Kretschmer descreve o transtorno da personalidade esquizoide, caracterizado por sintomas da esquizofrenia, mas não os mais comuns, como as **ideias delirantes** e as **alucinações**. Ele percebe que esse transtorno, dominado pelo retraimento social e pelo embotamento afetivo, pode evoluir para uma verdadeira esquizofrenia, mas nem por isso essa evolução é inevitável. Suas conclusões apontam a diversidade das trajetórias desenvolvimentais nessa área, assim como as dificuldades fatalmente encontradas pelos pesquisadores que pretendem definir e distinguir os vários transtornos que fazem parte do espectro esquizofrênico (Kehrer e Krestschmer, 1924).

Se, historicamente, a maioria das publicações provém da psiquiatria e da psicologia adulta – como ainda ocorre –, já se encontram nessa época várias descrições clínicas de crianças e adolescentes que manifestam uma sintomatologia esquizofrênica. Kraepelin e seu contemporâneo Bleuler (1911) observam que, nos casos mais graves, a demência precoce manifesta-se às vezes antes da adolescência, e de Sanctis (1906, citado por Duché, 1990, p. 12) descreve diversas crianças atingidas por esse transtorno por ele chamado de *dementia praecosissima* para destacar sua precocidade:

> Essas crianças escapam ao diagnóstico de idiotia ou de imbecilidade e devem ser compreendidas mais sob o de demência precoce, no sentido em que apresentam os sintomas dessa psicose, como boa memória, boa capacidade de percepção, coisas que contrastam com uma instabilidade extrema da atenção, fraqueza ou ausência de organização de pensamento de ordem superior, perturbações graves da atividade voluntária, temperamento e atitudes como negativismo, tendência aos atos ritmados, impulsividade [...] Não é raro encontrar crianças ainda longe da puberdade que apresentam uma sintomatologia que lembra muito aquela observada no momento da puberdade e da adolescência.

Deve-se ao psiquiatra suíço Eugen Bleuler o termo "esquizofrenia". Assim como a maioria de seus predecessores, Bleuler (1911) destaca a heterogeneidade das manifestações do transtorno; porém, em uma obra teórica e metodológica muito avançada para a época, busca identificar sua unidade fundamental. Segundo ele, as diferentes manifestações do transtorno – que podem ir da esquisitice e do retraimento social às ideias delirantes e às alucinações mais complexas – têm como afinidade às dificuldades maiores nos processos de associação. Mais especificamente, Bleuler estabelece uma distinção entre os sintomas que ele considera fundamentais – são os famosos quatro "A" da esquizofrenia: "enfraquecimento ou relaxamento das associações", "autismo", "perturbações afetivas" e "ambivalência" – e aqueles que seriam secundários, como as alucinações, as ideias delirantes e o comprometimento psicomotor.

Nessa perspectiva, uma disfunção cerebral de origem incerta provoca um relaxamento da capacidade de estabelecer e de utilizar diferentes associações lógicas ou empíricas de que toda pessoa necessita para lidar com a realidade cotidiana. Por exemplo, um esquizofrênico pode não fazer de maneira correta a aproximação que a maioria das crianças com menos idade faz entre um interruptor e o aparecimento da luz: ele talvez passe a ter medo dos interruptores porque está convencido de que às vezes falam com ele ou lhe querem mal. Esse relaxamento facilita o surgimento de um modo de pensar ilógico e incoerente no qual o afeto do sujeito desempenha um papel preponderante em detrimento das imposições da realidade, provocando indiretamente as manifestações observáveis do transtorno. Bleuler fala em "cisão" das diferentes funções psíquicas para descrever o resultado desse relaxamento das associações, daí o termo "esquizofrenia". (O leitor notará que esse termo, muitas vezes, é utilizado erroneamente para se referir a um transtorno bem diferente, o da personalidade múltipla. A cisão postulada por Bleuler diz respeito às funções psíquicas de uma mesma pessoa, e não à separação das diferentes identidades ou personalidades de um indivíduo com transtorno dissociativo de identidade.)

Como assinalam Bovet e Seywert (1995), a consequência mais evidente do trabalho de Bleuler será relegar as características mais marcantes da esquizofrenia – as ideias delirantes e as alucinações – à categoria de sintomas secundários, assim abrindo um debate teórico que, até certo ponto, ainda prossegue. Esse debate refere-se à importância a ser atribuída aos sintomas múltiplos da esquizofrenia em sua descrição e em seu diagnóstico. Para Bleuler, nem as ideias delirantes nem as alucinações são necessárias ao diagnóstico da esquizofrenia. Para outros, como o psiquiatra alemão Kurt Schneider (1939), trata-se de sintomas "de primeira ordem", essenciais para esse diagnóstico, porque distinguem mais claramente o transtorno de outras formas de psicopatologia.

Esse debate teve consequências maiores na evolução dos conhecimentos no campo da esquizofrenia na infância ao longo dos últimos sessenta anos. A perspectiva bleuleriana, presente em vários estudos psiquiátricos e psicológicos realizados junto a crianças e adolescentes, conduzirá de imediato a uma definição muito mais ampla desse transtorno do que era até por volta de 1930, e isso por duas razões simultâneas: porque os conceitos apresentados por Bleuler são complexos e difíceis de definir e porque os trabalhos progrediram com base em definições geralmente vagas e não necessariamente compartilhadas por diferentes estudiosos do mesmo fenômeno (Caplan, 1994b).

Na Europa, as pesquisas de Lutz (1937) e de Mahler (1952), por exemplo, contribuíram para o diagnóstico do transtorno em crianças e adolescentes que não compartilham necessariamente os mesmos sintomas, mas que têm dificuldades maiores de adaptação, e elas perturbam bastante sua forma de se relacionar com as pessoas próximas. Na América do Norte, o mesmo ocorre com os trabalhos de Potter (1933), de Bradley e Bowen (1941), de Kanner (1949) e de Bender (1947, 1956), por exemplo. A definição muito ampla da esquizofrenia na infância adotada por esses autores levou ao mesmo diagnóstico atual segundo os critérios da CID-10 e do DSM-IV, mas incluiria crianças com autismo ou com outro transtorno invasivo de desenvolvimento com retardo mental ou dificuldades graves, de comunicação ou com mutismo – a ponto de tornar o conceito vago demais para a utilização clínica ou a pesquisa (Asarnow e Asarnow, 2003). O psiquiatra inglês Michael Rutter (1972, p. 315) já lamentava isso em uma revisão detalhada da literatura há quase 40 anos:

> O termo esquizofrenia infantil foi utilizado como um termo genérico compreendendo uma mistura incrivelmente heterogênea de transtornos que não têm quase nada em comum, exceto o fato de serem graves e crônicos, e de se manifestarem durante a infância. Deve-se acrescentar a

essa dificuldade o fato de o termo ter sido utilizado de maneiras muito divergentes por psiquiatras [...] Várias síndromes foram incluídas na categoria geral da "esquizofrenia infantil" – o autismo infantil, a criança atípica, a simbiose psicótica, *dementia praecosissima*, *dementia infantilis*, a síndrome esquizofrênica da infância, a esquizofrenia pseudopsicopática e a esquizofrenia latente, para mencionar apenas algumas. A situação diagnóstica só pode ser definida como caótica.

Esse caos diagnóstico e terminológico, embora ainda persista em certos meios clínicos, é menor hoje em dia do que era há algumas décadas, em grande parte graças aos estudos epidemiológicos e desenvolvimentais de Kolvin (1971), de Makita (1966) e de Rutter, Greenfeld e Lockyer (1967). Essas primeiras teorias sistemáticas levaram os pesquisadores a distinguir os espectros esquizofrênico e autístico, afirmando que as manifestações clínicas da esquizofrenia na infância são geralmente semelhantes àquelas observadas na idade adulta. Mais especificamente, esses estudos, assim como outros mais recentes, concluíram que a idade em que começam as dificuldades da criança é o fator mais importante a ser considerado. Para resumir – voltaremos a esse ponto mais adiante –, as crianças que manifestam os sintomas de um transtorno grave de natureza invasiva antes dos 3 anos são atingidas frequentemente por um transtorno invasivo de desenvolvimento (na maioria das vezes, o autismo); já as crianças que apresentam a partir dos 5 anos alterações cognitivas, afetivas e sociais, em geral, são atingidas por um transtorno psicótico cujos sintomas também observados nos adultos esquizofrênicos já são evidentes (Asarnow e Asarnow, 2003).

Embora essa distinção entre transtornos invasivos de desenvolvimento e os psicóticos não seja unanimidade entre pesquisadores e clínicos, ela domina as pesquisas científicas nessa área desde o início dos anos de 1980. Na verdade, é a partir desse período que as duas últimas edições da CID (CID-9, OMS, 1979; CID-10, OMS, 1993) e as três últimas edições do DSM (DSM-III, APA, 1980; DSM-III-R, APA, 1987; DSM-IV, APA, 1994 e 2000) descrevem a esquizofrenia na infância com a ajuda de critérios utilizados para os adultos, distinguindo-a do autismo e de outros transtornos invasivos, o que reflete uma mudança diagnóstica, visto que as versões anteriores da CID e do DSM agrupavam esses transtornos sob a categoria, até então amplamente usada, da esquizofrenia ou das psicoses infantis (Asarnow, 1994; Volkmar, 1996). Em outras palavras, o que é denominado na atualidade de "esquizofrenia na infância" não é mais aquilo que se convencionava chamar com esse nome no passado, e ainda há por fazer pesquisas vultuosas para estabelecer tanto a validade científica, como os limites dessa distinção relativamente nova.

Por fim, deve-se observar que, historicamente, alguns autores de orientação psicanalítica sugeriram a hipótese de que qualquer ser humano passa, ao longo de seu desenvolvimento, por certas fases de adaptação em que predominam as formas de organização ou de pensamento com caráter psicótico (Fairbairn, 1954; Klein, 1932). Essa hipótese, que levou à banalização das manifestações esquizofrênicas durante a infância e a adolescência, não tem fundamento científico (ver Caplan, 1994a; Volkmar, 1996). Messerschmitt (1990, p. 19), que a menciona, diz:

> Banalização paradoxal da patologia mental, que excluiu o doente, enganou os leigos, engrossou as fileiras dos terapeutas de todo tipo, deslocou o problema para a área cultural dos musicólogos, dos artistas e dos psicodramaturgos, ao mesmo tempo que

deixou médicos, pediatras, psiquiatras da infância e psiquiatras de adultos em uma fragmentação conceitual e em um imobilismo comprometedor para as famílias.

A crítica é severa; porém, ela mantém o leitor em alerta contra qualquer interpretação que faça dos sintomas da esquizofrenia uma experiência banal ou mesmo normal e edificante, pois, embora ainda persistam várias indagações, não há nenhuma dúvida de que a esquizofrenia é grave e de que causa sofrimentos que jamais deveriam ser banalizados. Ela sempre conduz a criança e sua família para longe de um desenvolvimento normal, e são raros os que se recuperam sem consequências nefastas que marcarão sua vida para sempre.

## CONSIDERAÇÕES DIAGNÓSTICAS E DESENVOLVIMENTAIS

### Critérios diagnósticos iguais em todas as idades

Ao contrário da maioria dos transtornos psicopatológicos da infância e da adolescência, a esquizofrenia na infância é definida e diagnosticada com base nos mesmos critérios utilizados para os adultos. Logo, não existem na CID-10 ou no DSM-IV critérios diagnósticos específicos para a esquizofrenia na infância, mesmo os dois sistemas mencionando algumas diferenças observadas com frequência na sintomatologia em função da idade e do nível de desenvolvimento do indivíduo. As duas classificações descrevem a esquizofrenia e estabelecem critérios diagnósticos de maneira semelhante. Contudo, seus algoritmos diagnósticos não são os mesmos.

O leitor perceberá que, a exemplo da CID-10 e do DSM-IV, empregamos o termo *esquizofrenia na infância* referindo-nos genericamente às suas diversas manifestações antes da idade adulta. Esse termo corresponde ao que os autores anglo-saxões chamam *childhood-onset schizophrenia* (esquizofrenia de início precoce). Contudo, ele tem um sentido mais restrito que a expressão "desarmonia psicótica" bastante utilizado pelos autores francófonos (como Ajuriaguerra, 1970; Misès, 2000) ou que "psicose atípica" ou "multidimensionally impaired disorder" (transtorno deficitário multidimensional) que encontramos nos autores anglo-saxões (por exemplo, Kumra et al., 1998). As crianças com esse tipo de transtornos têm uma sintomatologia psicótica, mas não preenchem os critérios requeridos para um diagnóstico de esquizofrenia, seja por suas dificuldades relativamente isoladas ou de curta duração, seja por elas terem outras dificuldades que contradizem esse diagnóstico. Diferentes estudos longitudinais mostram que, se às vezes as desarmonias psicóticas ou psicoses atípicas evoluem para um transtorno grave como esquizofrenia ou transtorno de humor, isso só é verdade em uma minoria de casos. O mais comum é que os sintomas psicóticos comecem a melhorar com o tempo, a tal ponto que algumas crianças evoluem para um funcionamento normal, enquanto outras apresentam transtornos de comportamento, transtornos de ansiedade ou transtornos de humor (Jacobsen e Rapoport, 1998; Speranza, 2006)

### Quando o transtorno é confirmado?

Admitindo-se, pelo menos nos limites do capítulo, que é possível referir-se à esquizofrenia na infância no singular, pesquisadores e clínicos veem-se permanentemente confrontados com obstáculos de ordem desenvolvimental, diagnóstica, inclusive teórica, quanto tentam distinguir o normativo do patológico nessa área.

Embora a utilização dos mesmos critérios diagnósticos em todas as idades levasse a crer que o transtorno se manifesta de igual maneira nas diferentes faixas etárias, sua fenomenologia depende, em grande parte, da idade da criança. Logo, uma perspectiva desenvolvimental é indispensável, sobretudo quando as diferenças da criança se manifestam cedo (Asarnow, Tompson e McGrath, 2004; Bailly, Viellard, Duverger e Rufo, 2003; Speranza, 2006). Mais precisamente, talvez não seja fácil distinguir com clareza as manifestações esquizofrênicas de experiências normativas da infância. Sabe-se que o real e o fantástico confundem-se durante os primeiros anos e que muitas crianças, sobretudo as mais novas, passam de um a outro com muito menos esforços que os adultos. É muito comum, por exemplo, terem amigos imaginários com quem conversam e brincam, às vezes vivendo tão intensamente as experiências de seu mundo fantástico quanto as de seu mundo real. O mesmo se dá com a distinção entre o que os adultos chamam de "verdadeiro" e "falso": isso se aprende, e essa aprendizagem pode ser rápida – dependerá do contexto desenvolvimental, social e cultural da criança (Woolley, 1997). Com isso, nem sempre é fácil estabelecer a demarcação entre uma imaginação transbordante e uma ideia delirante ou uma alucinação. Estas são as circunstâncias em que as capacidades cognitivas e linguísticas da criança são limitadas ou em que o tema de seu delírio corresponde tanto a preocupações comuns da infância (por exemplo, animais terríveis, monstros, super-heróis) como a elementos culturais ou religiosos com destaque no ambiente da criança (Bizouard, Nezelof e Louis, 2002; Despert, 1948; McClellan e Werry, 1992).

Além disso, Caplan (1994a) e Speranza (2006) afirmam que o pensamento da criança pequena geralmente é ilógico e que, para interpretar seu discurso, o adulto deve sempre fazer por ela as ligações não feitas em termos cognitivos ou linguísticos (Piaget, 1926, 1929). Como não há normas que reflitam o desenvolvimento do pensamento e da linguagem durante a infância, o profissional que se vê confrontado com o que poderia ser uma ideia delirante ou um discurso desorganizado deve distinguir o normativo do patológico essencialmente com base em um julgamento clínico. Essa tarefa é árdua, porque o diagnóstico do transtorno repousa, em grande parte, no discurso da criança. Ao contrário de outros transtornos psicopatológicos da infância e da adolescência, nos quais uma observação detalhada do comportamento tanto contribui como pode inclusive ser suficiente para um diagnóstico, a esquizofrenia na infância depende, verdade, de um modo de pensamento e/ou de experiências bizarras não compartilhadas e nem sempre observáveis. A criança deve, portanto, ser capaz de expressá-las verbalmente para que se possa fazer um julgamento acertado.

Em um estudo sobre a evolução do **modo de pensamento ilógico** e do **relaxamento das associações** durante a infância, Caplan (1994a) mostra que esses dois sintomas cruciais da esquizofrenia evoluem cada um a seu modo (ver Figura 4.1). Na realidade, as crianças esquizofrênicas e as sem dificuldade têm um modo de pensamento ilógico que diminui com a idade (embora seja sempre mais acentuado nas primeiras), mas apenas as esquizofrênicas manifestam um relaxamento das associações, o que também decresce com a idade.

Esses resultados mostram que os dois sintomas, ao estarem presentes (isto é, quando a criança é capaz de expressá-los com clareza), são talvez indícios da esquizofrenia. De maneira mais geral, esses resultados ilustram a importância de uma perspectiva desenvolvimental em um campo em que o desenvolvimento normativo raramente está em primeiro plano.

A essas considerações desenvolvimentais acrescentam-se outras também importantes de ordem diagnóstica. A pesquisa fez progressos consideráveis nesse campo nos últimos 30 anos, em grande parte graças aos critérios diagnósticos precisos e aos sistemas de entrevista estruturada como o DIS (Diagnostic Interview Schedule for Children), o Kiddie-PANSS (Positive and Negative Syndrome Scale for Children) e o K-SADS (Schedule for Affective Disorders and Schizophrenia for Scholl-Aged Children). Esses sistemas, que requerem uma formação prévia, possibilitam um diagnóstico confiável da esquizofrenia desde a infância. No entanto, é recomendável não fundamentar um diagnóstico definitivo em uma única avaliação da criança e de sua família, mas repeti-la a intervalos regulares antes de afirmar a presença do transtorno. Isso é fundamental, tendo em vista que os sintomas da esquizofrenia na infância se confundem com os de outros transtornos graves; além disso, é difícil, na maior parte dos casos, distinguir claramente entre desenvolvimento normal e psicopatologia sem avaliações múltiplas (Kumra, Shaw, Merka, Nakayama e Augustin, 2001). Logo, nem sempre há como estabelecer com precisão a idade de início do transtorno, pois há um período relativamente longo entre o momento dos primeiros sintomas e a data em que se pode estabelecer com certeza um diagnóstico (Asarnow et al. 2004; Speranza, 2006).

O fato de a esquizofrenia na infância ser definida e diagnosticada com ajuda dos mesmos critérios empregados para

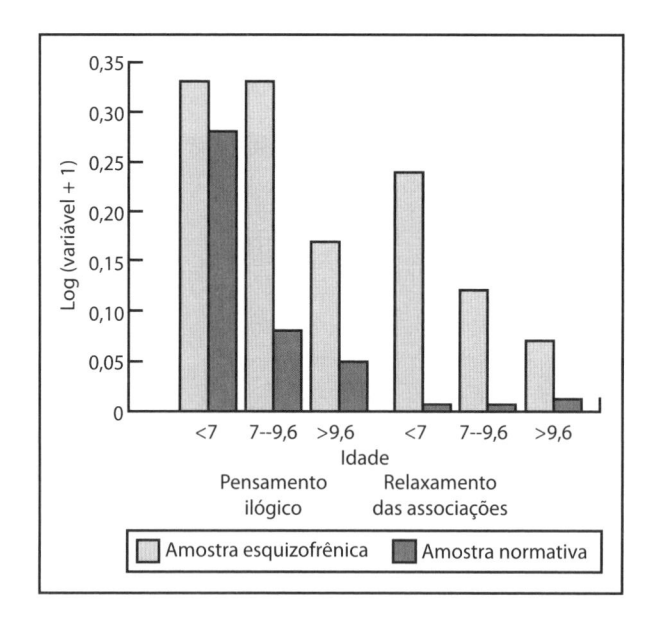

**FIGURA 4.1**
Evolução do modo de pensamento ilógico (à esquerda) e do relaxamento das associações (à direita) em crianças com esquizofrenia (n = 31) e em crianças normais (n = 31) (Caplan, 1994a).
As crianças esquizofrênicas e as sem dificuldade têm um modo de pensamento ilógico que diminui com a idade, mas apenas as esquizofrênicas manifestam um relaxamento das associações, o que também decresce com a idade.

os adultos coloca diversos problemas que vêm se somar a essas dificuldades diagnósticas. Em primeiro lugar, essa prática oculta mudanças relevantes de natureza desenvolvimental e induz a subestimar a prevalência do transtorno, sobretudo antes da adolescência. Isso ocorre porque certas crianças manifestam sinais precoces de esquizofrenia sem com isso preencher todos os critérios diagnósticos, o que frequentemente só acontece bem mais tarde (Asarnow, 1994; McClellan, Breiger, McCurry e Hlastala, 2003). Por exemplo, elas podem ser mudas, apresentar dificuldades importantes de linguagem, não manifestar sinais permanentes do transtorno durante um período mínimo de seis meses (como estipula o DSM-IV) ou ter dificuldades múltiplas semelhantes à esquizofrenia. Nesses casos, corre-se o risco de não haver condições de diagnosticar com certeza o transtorno ou, em vez de esquizofrenia, concluir que é ou transtorno autístico, ou transtorno de humor ou transtorno de comunicação, sobretudo quando a criança é muito pequena (Jacobsen e Rapoport, 1998; Werry, 1992).

Além disso, a idade em que as dificuldades aparecem pela primeira vez desempenha um papel relevante na evolução do transtorno e no prognóstico a longo prazo. Em contrapartida, como vimos, pode ser difícil determinar com precisão essa idade (Spencer e Campbell, 1994). Os sintomas positivos – ou seja, as ideias delirantes e as alucinações – são manifestações "ruidosas" que interpelam as pessoas próximas e geralmente exigem internação, muito mais que o retraimento social e os sintomas negativos de **embotamento afetivo** (ou problemas afetivos), de **alogia** (ou comunicação muito restrita) e de **avolição** (ou desinteresse). Por outro lado, sintomas positivos e negativos não se desenvolvem ao mesmo tempo e no mesmo ritmo. É comum os sintomas negativos aparecerem primeiro, e no início pode ser difícil distingui-los dos comportamentos de desorganização e de retraimento observados às vezes em certas crianças com outros transtornos (por exemplo, autismo ou ansiedade). Usar os mesmos critérios diagnósticos para todas as idades ajuda pouco ou não ajuda a perceber esse fato e contribui, em grande parte, para os diagnósticos errôneos e provavelmente numerosos de esquizofrenia em crianças muito pequenas (Bailly et al., 2003; McKenna et al., 1994; Werry, 1992).

Por fim, a utilização dos mesmos critérios diagnósticos para todas as idades geralmente faz ignorar as contribuições teóricas e clínicas de autores que estudavam a esquizofrenia na infância antes de essa prática se tornar usual. Embora seja difícil comparar seus achados com os resultados de estudos mais recentes, seria um erro relegá-los à categoria de textos históricos, porque esses autores se debruçaram com frequência sobre a problemática desenvolvimental e diagnóstica que dominava, e ainda domina, a esquizofrenia na infância (ver Bender, 1947; Despert, 1948; Potter, 1933). Portanto, ignorar suas contribuições só irá nos condenar a refazer uma grande parte já realizada do trabalho.

## O TRANSTORNO

### Definição

A esquizofrenia na infância é um transtorno grave no qual o comportamento da criança ou do adolescente caracteriza-se por discordâncias ou distorções da percepção, do pensamento, do afeto e do aspecto motor. Na maioria dos casos, a esquizofrenia:

- representa uma alteração qualitativa do comportamento da criança ou do adolescente;

- limita seu funcionamento adaptativo em vários setores essenciais à vida cotidiana e causa conflitos com seu ambiente;
- compromete significativamente seu desenvolvimento a médio e a longo prazos, persistindo às vezes, de maneira crônica, até a idade adulta.

Dado que "o transtorno provoca alteração das funções fundamentais que permitem a cada um ter consciência de sua identidade, de sua individualidade e de sua autonomia" (OMS, 1993, p. 78), a esquizofrenia atinge a criança na essência de sua existência e compromete suas relações, seja com seus próximos, seja consigo mesma. Contudo, durante a maior parte do tempo, ela permanece consciente de si mesma e do mundo à sua volta, mantendo um nível adequado de capacidades intelectuais, embora seus desempenhos nesse âmbito possam variar bastante de um dia a outro, ou mesmo de um momento a outro, conforme o estado imediato em que se encontre.

## Critérios diagnósticos e características essenciais

Deve-se advertir, antes mesmo de considerar os critérios diagnósticos do transtorno, que a maior parte dos sintomas da esquizofrenia na infância pode vir acompanhada de outras formas de psicopatologia da infância e da adolescência (por exemplo, transtornos de humor, transtornos bipolares, transtornos de comportamento), e que, como já mencionamos, pode ser difícil estabelecer um diagnóstico definitivo. Se isso é verdade para outros transtornos apresentados nesta obra, aqui é um ponto bastante importante, pois os sintomas mais marcantes da esquizofrenia, como as ideias delirantes e as alucinações, poderiam levar a crer sem hesitação que uma criança é atingida pelo transtorno. Entretanto, só se pode fazer um diagnóstico quando esses sintomas se manifestam em presença de outras dificuldades maiores.

A Tabela 4.1 apresenta uma comparação dos critérios diagnósticos da esquizofrenia da CID-10 e do DSM-IV. Ainda que coincidam, existem diferentes maneiras de descrever os sintomas mais característicos do transtorno, e nenhum deles é unanimidade entre pesquisadores ou clínicos. No entanto, nos dois sistemas indica que esses sintomas podem ser agrupados em três categorias que, mesmo não sendo independentes, são quase distintas:

- os sintomas positivos;
- os sintomas de desorganização;
- os sintomas negativos (Andreasen, Arndt, Alliger, Miller e Flaum, 1995).

A apresentação desses sintomas baseia-se, em grande parte, na descrição detalhada oferecida pela CID-10 (OMS, 1993) e o DSM-IV (APA, 2000) e na revisão de Russell (1994), a qual compara as manifestações clínicas da esquizofrenia na infância tal como são descritas em três estudos (Green, Padron-Gayol, Hardesty e Bassiri, 1992; Kolvin, Ounsted, Humphrey e McNay, 1971; Russell, Bott e Sammons, 1989). Esses estudos são referências úteis porque se baseiam em amostras de crianças e de jovens adolescentes (com idades entre 5 e 15 anos) que preenchiam claramente os critérios diagnósticos da esquizofrenia.

### Sintomas positivos

Quando presentes, os sintomas "positivos" são os mais marcantes. Tendo em vista que refletem um excesso ou uma distorção das funções cognitivas ou per-

**TABELA 4.1** Esquizofrenia: critérios diagnósticos da CID-10 e do DSM-IV

| CID-10 | DSM-IV |
|---|---|
| G1 *Pelo menos um* entre as síndromes, sintomas e sinais indicados em (1) *ou* pelo menos dois dos sintomas e sinais indicados em (2) devem estar presentes na maior parte do tempo (ou dos dias) durante um episódio psicótico com duração de pelo menos um mês.<br>(1) Pelo menos uma das seguintes manifestações:<br>   a) eco do pensamento, pensamentos impostos ou roubo do pensamento, divulgação do pensamento;<br>   b) ideias delirantes de controle, de influência ou de passividade, relacionando-se claramente a movimentos do corpo ou dos membros, a pensamentos, ações ou sensações específicas, ou percepção delirante;<br>   c) alucinações nas quais uma ou várias vozes comentam permanentemente o comportamento ou falam do paciente, ou outros tipos de alucinações nas quais uma ou várias vozes emanam de um lugar qualquer do corpo;<br>   d) outros tipos de ideias delirantes persistentes quando elas são culturalmente inadequadas ou totalmente inverossímeis (por exemplo, ter controle sobre fenômenos meteorológicos ou comunicar-se com extraterrestres).<br>(2) Ou pelo menos duas das seguintes manifestações:<br>   a) alucinações persistentes de qualquer natureza quando ocorrem diariamente durante pelo menos um mês, quando são acompanhadas de ideias delirantes (incluídas ideias delirantes fugazes ou mal-esboçadas), sem conteúdo afetivo evidente, ou quando vêm junto com ideias superinvestidas persistentes;<br>   b) neologismos, interrupções ou alterações por interpolação do pensamento, provocando um discurso incoerente e despropositado;<br>   c) comportamento catatônico, como excitação catatônica, flexibilidade cérea, negativismo, mutismo, estupor;<br>   d) sintomas "negativos", como grande apatia, pobreza do discurso, embotamento afetivo ou respostas afetivas inadequadas. (Deve-se verificar claramente que esses comportamentos não se devem à depressão ou a tratamento neuroléptico.)<br>G2 Critérios de exclusão mais comumente utilizados.<br>(1) Se o paciente enquadra-se também nos critérios de um episódio maníaco ou depressivo, os critérios indicados em G1 (1) e G1 (2) devem ter aparecido *antes* que o transtorno de humor se desenvolva. | A) *Sintomas característicos*: duas (ou mais) das seguintes manifestações estão presentes, cada uma durante parte significativa do tempo em um período igual ou inferior a um mês (ou menos quando elas respondem favoravelmente ao tratamento):<br>1. ideias delirantes;<br>2. alucinações;<br>3. fala desorganizada (isto é, disparates frequentes ou incoerência);<br>4. comportamento desorganizado ou catatônico;<br>5. sintomas vegetativos, como embotamento afetivo, alogia ou desinteresse.<br>**Obs.:** Um único sintoma do critério A é requerido se as ideias delirantes são bizarras, ou se as alucinações consistem em uma voz comentando permanentemente o comportamento ou os pensamentos do sujeito, ou se, nas alucinações, várias vozes conversam entre elas.<br>B) *Disfunção social/das atividades*: por um tempo considerável desde a primeira ocorrência, um ou vários setores essenciais do funcionamento, como vida profissional, relações interpessoais ou cuidados pessoais, alcança um nível inferior ao atingido antes dela. (Se a ocorrência for na infância ou na adolescência, os setores de funcionamento dizem respeito à relação interpessoal, à vida escolar e a outras atividades.)<br>C) *Duração*: sinais permanentes da perturbação persistem durante pelo menos seis meses, período em que há no mínimo um mês de sintomas correspondentes ao critério A (isto é, sintomas da fase ativa). Os períodos são de sintomas prodrômicos ou residuais, durante os quais os sinais da perturbação podem se manifestar apenas por sintomas negativos ou por dois ou mais sintomas que figuram no critério A, mas de uma forma atenuada (por exemplo, crenças bizarras, percepções inusitadas).<br>D) *Exclusão de um transtorno esquizoafetivo e de um transtorno de humor*: um transtorno esquizoafetivo e um transtorno de humor com características psicóticas foram eliminados, seja (1) porque nenhum episódio depressivo, maníaco ou ambos esteve presente simultaneamente aos sintomas da fase ativa; seja (2) porque, se houve episódios típicos durante os sintomas da fase ativa, sua duração foi breve em relação à dos períodos ativos e residuais.<br>E) *Exclusão de uma afecção médica/incidência devido a uma substância*: a perturbação não se deve aos efeitos fisiológicos de uma substância (isto é, abuso de drogas, de um medicamento) ou de uma afecção médica. |

(continua)

**TABELA 4.1** (continuação)

| CID-10 | DSM-IV |
|---|---|
| (2) As alterações não são atribuíveis a um problema mental ou a uma intoxicação, a uma síndrome de dependência ou de abstinência ligada ao abuso de álcool ou a outra substância psicoativa.<br>***Comentários***<br>Quando se avalia a presença de experiências subjetivas e de comportamentos normais, é preciso ter um cuidado extremo a fim de evitar os enganos, sobretudo quando estão envolvidos modos de expressão e de comportamentos influenciados cultural ou subculturalmente, ou quando o sujeito apresenta um nível intelectual abaixo do normal.<br>***Tipos de evolução***<br>Como a evolução da esquizofrenia é muito variável, pode ser interessante (sobretudo para a pesquisa) explicitar o *tipo de evolução* utilizando a característica cinco do código. A evolução só deve ser percebida após um período de observação de pelo menos um ano.<br>**Contínua**: sem nenhuma remissão dos sintomas psicóticos durante todo o período de observação.<br>**Episódica, com ocorrência de um déficit progressivo**: desenvolvimento progressivo de sintomas "negativos" entre os episódios psicóticos.<br>**Episódica, com ocorrência de um déficit estável**: presença persistente, mas não evolutiva, de sintomas "negativos" entre os episódios psicóticos.<br>**Episódica remitente**: com remissões, completas ou quase completas entre os episódios psicóticos.<br>**Remissão incompleta.**<br>**Remissão completa.**<br>**Outro tipo.**<br>**Incerta, período de observação bastante breve.** | F) *Relação com um transtorno invasivo de desenvolvimento*: em caso de antecedente de autismo ou de um outro transtorno invasivo de desenvolvimento, o diagnóstico adicional de esquizofrenia só é dado se ideias delirantes ou alucinações acentuadas estão presentes em um período de ao menos um mês (ou menos quando responder favoravelmente ao tratamento).<br>*Classificação da evolução longitudinal* (só ocorre depois de transcorrido pelo menos um ano depois da ocorrência inicial de sintomas da fase ativa):<br>**Episódica com sintomas residuais entre os episódios** (os episódios são definidos pela reincidência de sintomas psicóticos e manifestos); especificar igualmente se necessário: **com sintomas negativos no primeiro plano**.<br>**Episódica sem sintomas residuais entre os episódios.**<br>**Contínua** (sintomas psicóticos estão presentes ao longo de todo o período de observação); especificar igualmente se necessário: **com sintomas negativos no primeiro plano**.<br>**Episódica em remissão parcial**: especificar igualmente se necessário: **com sintomas negativos no primeiro plano.**<br>**Episódio único em remissão completa.**<br>**Modalidade diferente ou não específica.** |

CID-10/ICD-10. Classification Internationale des Troubles mentaux et des Troubles du comportement. Critères diagnostiques pour la recherche. Organisation mondiale de la Santé, Masson, Paris, 1994.
American Psychiatric Association – DSM-IV-TR. *Manuel Diagnostique et Statistique des Troubles mentaux*, 4ª édition. Texte révisé (Washington DC, 2000). Tradução francesa por J.D. Guelfi et al., Masson, Paris, 2003.

ceptuais da pessoa atingida (APA, 2000; OMS, 1993). São de dois tipos: as ideias delirantes e as alucinações.

As *ideias delirantes* são crenças que as pessoas próximas não compartilham e consideram bizarras, exageradas, irracionais ou falsas. A criança ou o adolescente pode acreditar que é habitada por espíritos que controlam seu corpo ou que lhe permitem transmitir seus pensamentos a distância; que seus pensamentos e suas ações não lhe pertencem por serem controlados por forças externas (por exemplo, pela polícia ou por uma potência sobrenatural); que é vítima de forças naturais, divinas ou demoníacas, e estas querem lhe fazer mal e delas deve se proteger; que é incumbida de uma missão que, se bem-sucedida, terá consequências positivas importantes (por exemplo, a eliminação de uma injustiça social ou de uma doença grave). No estudo fenomenológico de Russell (1994), são mencionados os seguintes casos:

- uma menina de 10 anos acreditava que "o malvado" tentava envenenar seu suco de laranja;
- um menino de 7 anos estava convencido de que tinha "caixas de memória" na cabeça e no corpo, as quais ele utilizava para difundir seus pensamentos com a ajuda de um computador especial;
- um menino de 7 anos dizia que sua cabeça era habitada por espíritos que se agitavam e que lhe tocavam a pele;
- uma menina de 8 anos estava convencida de que a televisão falava com ela pessoalmente e de que havia mensagens só para ela, e para mais ninguém;
- um menino de 10 anos afirmava ser diferente, pois era habitado por uma potência divina que lhe dava uma força extraordinária.

As ideias delirantes, geralmente vagas e pouco organizadas, sobretudo nas crianças pequenas, resistem a qualquer argumentação lógica e a quaisquer demonstrações concretas de que elas estão erradas (Bizouard et al., 2002). Nos três estudos analisados por Russell (1994), entre 55 e 63% de crianças com esquizofrenia apresentavam ideias delirantes, enquanto na pesquisa de Spencer e Campbell (1994), esse era o caso de todas as crianças estudadas. Russell e colaboradores (1989) relatam que as ideias delirantes de perseguição e de sensações somáticas (por exemplo, a crença delirante de ser habitado por um espírito) estão entre as mais frequentes e que, embora seu conteúdo e sua complexidade mudem com o tempo, seu caráter delirante permanece constante.

As *alucinações* são experiências perceptuais que só a criança ou o adolescente experimenta. A maior parte é de natureza auditiva: ouve vozes que seus próximos não ouvem. Na verdade, a criança diz ouvir uma voz que não é a sua e que, contra sua vontade, monopoliza sua atenção (comenta o que ela faz, interpela-a, responde-lhe ou a ameaça), ou dirige-se a uma outra voz, colocando-a assim no papel de ouvinte. Na maioria dos casos, essa voz (ou essas vozes) é negativa ou ameaçadora e, às vezes, provoca sentimentos intensos de ansiedade. Mais raramente, é neutra ou benevolente. Nos estudos de Green e colaboradores (1992) e de Russell (1994), por exemplo:

- um menino de 7 anos estava convencido de que "tudo fala – as paredes, os móveis, eu sei que eles falam";
- um menino de 8 anos dizia: "Eu escuto o diabo falando – Deus o interrompe e manda-o calar a boca. Deus e o diabo brigam o tempo todo";
- uma menina de 8 anos relatava que um anjo comentava o que ela fazia, dizendo, por exemplo, "você não chorou hoje" e "você foi muito boazinha hoje";
- um menino se queixava de uma voz que dizia para ele matar seu amigo; se não quisesse, ele próprio seria morto (essa criança dormia com uma faca debaixo do travesseiro para se proteger).

Como mostram esses exemplos, o conteúdo das alucinações auditivas varia bastante. Qualquer tentativa de generalização a esse respeito seria inútil. É comum a criança afirmar ter ouvido uma ou várias vozes ameaçadoras ou apavorantes sem ser capaz de expressar com clareza o que elas diziam. Às vezes, também expressa as experiências interiores que a perturbam mais facilmente por meio de desenhos do que de palavras (ver Figura 4.2). Essas experiências podem ocorrer em intervalos regulares ou irregulares e imprevisíveis e ocorrer em um lugar específico ou em outros (por exemplo, o quarto da criança).

Ainda que as alucinações auditivas sejam as mais frequentes, as sensações podem estar na base de experiências alucinatórias. Assim, há crianças ou adolescentes esquizofrênicos com alucinações visuais, táteis, olfativas ou somáticas que acompanham suas alucinações auditivas ou que se manifestam por si mesmas. Assim como as ideias delirantes, as alucinações sempre resistem às tentativas alheias de convencer a criança de que são infundadas.

Enfim, ressalta-se que, para ter um caráter alucinatório, as experiências devem ser fora do comum e só podem ocorrer quando a criança está totalmente desperta. Uma criança que, de tempos em tempos, ouve alguém chamá-la pelo nome ou relate uma percepção somática estranha (por exemplo, zumbido na cabeça, sensação em uma parte do corpo) não sofre de alucinações.

Os três estudos analisados por Russell (1994) mostram que 80 a 84% das crianças com esquizofrenia tinham alucinações auditivas, e 30 a 47%, alucinações visuais. As alucinações táteis ou olfativas eram mais raras e, em geral, eram acompanhadas de alucinações auditivas (assim como as alucinações visuais são tipicamente acompanhadas de alucinações auditivas). Russell e colaboradores (1989) observam que 86% das crianças com alucinações auditivas ouvem vozes que lhes mandam ou não fazer alguma coisa, enquanto 23 a 34% ouvem uma ou mais vozes que comentam o que elas fazem ou que conversam entre si em sua presença. Temas como religião e perseguição são frequentes, segundo esse estudo.

As ideias delirantes e as alucinações são difíceis de serem diagnosticadas antes da adolescência por diferentes razões que se confundem. Antes de tudo, esses sintomas são menos elaborados e parecem menos bizarros que na adolescência e na idade adulta, além de não se manifestarem de maneira contínua, mesmo a criança estando em uma fase ativa de esquizofrenia. Somado a isso, não apenas a criança tem uma linguagem menos desenvolvida que a do adolescente, como também costuma ter sérios problemas de comunicação que

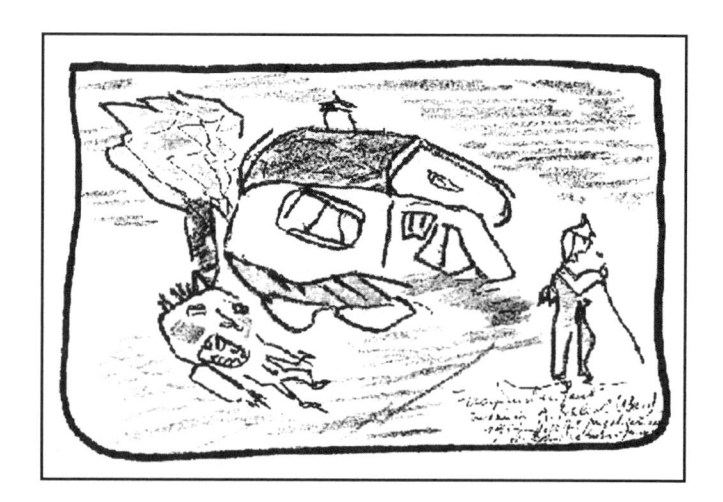

**FIGURA 4.2**
As crianças com esquizofrenia se expressam às vezes com mais facilidade pelo desenho do que pela palavra. Esse desenho, intitulado *Pavor de criança*, foi feito por um adolescente de 13 anos atendido no Hospital Psiquiátrico de Beni Makada, em Tânger (Marrocos). Reproduzido com permissão.

limitam sua avaliação clínica e tornam aleatório o diagnóstico desses sintomas quando não são claramente manifestos. Por fim, a "bizarrice" implica sempre um julgamento clínico, o qual pode ser difícil quando as descrições da criança são vagas ou mudam durante a avaliação, ou quando ela está tão habituada a seus sintomas, que os considera como parte de seu comportamento. Também pode ser difícil quando as ideias delirantes e as alucinações refletem um contexto social, cultural ou religioso em que crenças ou experiências são incutidas, embora não sejam compartilhadas pelos membros da sociedade em que a criança vive (por exemplo, visões espirituais). Com isso, a existência desses sintomas só pode ser reconhecida quando é evidente que não correspondem ao contexto de vida da criança, quando são inverossímeis (não apenas aos olhos do clínico, mas também de seus próximos), quando persistem a despeito das provas em contrário e quando limitam o funcionamento e impedem o desenvolvimento da criança (APA, 2000; Speranza, 2006).

### Sintomas de desorganização

Os sintomas de desorganização manifestam-se no discurso da criança ou do adolescente e, às vezes, em seu aspecto motor (por exemplo, agitação, movimentos estereotipados, ecolalia, ecopraxia) e não têm organização e fluidez, ou são repetitivos e desnecessários ao olhar alheio. Uma conversa com uma criança com esquizofrenia costuma ser uma experiência ao mesmo tempo comovente e frustrante: comovente porque ela parece procurar em vão se relacionar e se comunicar, mas "se atrapalha"; frustrante porque ignora sistematicamente as regras implícitas que geram a conversa e que a tornam possível. Embora ainda não se tenha estabelecido a melhor maneira de descrever os sintomas evidentes, é praxe o discurso de crianças esquizofrênicas caracterizar-se por um *modo de pensamento ilógico*, um *relaxamento das associações* e/ou uma *pobreza* que impedem em maior ou menor medida suas relações sociais. O exemplo a seguir ilustra essas características:

> Eu tinha sempre um sonho mexicano. Estava assistindo à TV na sala. Desapareci desse mundo e então eu estava em um armário. Isso parece um sonho de aspirador. É um sonho mexicano. Quando eu estava perto dessa terra de sonho, virava do avesso, a cabeça para baixo. Não gosto de virar do avesso. Às vezes, tenho sonhos mexicanos e sonhos de aspirador. É muito difícil berrar quando a gente está sonhando. (Russell et al., 1989, p. 404)

Tal discurso, evidentemente, é muito difícil de ser acompanhado, em primeiro lugar, porque não tem encadeamentos lógicos, ou seja, coerência interna; em segundo lugar, porque passa de um tema a outro sem ligação aparente. Além disso, ainda que seja relativamente estruturado, esse discurso é muito mais uma justaposição de frases do que uma conversa coerente; parece mais um monólogo descosturado do que um diálogo em que o parceiro tem o papel de interlocutor. Pode-se qualificá-lo também de pobre no sentido de que não emprega as ferramentas linguísticas utilizadas normalmente para ligar uma frase a outra (os conectivos lógicos, como "então", "depois") não conta uma história que envolve o interlocutor e não permite saber se ele está interessado e se consegue compreendê-lo. De maneira geral, o discurso da criança com esquizofrenia geralmente é desorganizado porque lhe faltam elementos lógicos necessários à comunicação: passa de um tema a outro sem fazer ligações; é superficial, tangencial ou desproposital; não responde às perguntas feitas. Além disso, os esquizofrênicos utilizam de forma menos espontânea estratégias linguísticas visando a organizar ou corrigir seu discurso, como repetições, reconsiderações e esclarecimentos, de modo a assegurar que seu interlocutor os compreenda (Caplan, Guthrie e Komo, 1996, 2000). Além disso, eles sentem dificuldade de responder a perguntas simples que requerem apenas uma resposta afirmativa ou negativa ("Você comeu salada no almoço?"), assim como as perguntas funcionais que desempenham um papel essencial na organização e na gestão das relações humanas, de tipo "Quem?", "Quando?", "Onde?", "Por quê?" e "Como?" (por exemplo, "Quem telefonou?") (Abu-Akel, Caplan, Guthrie e Komo, 2000).

Assim como as ideias delirantes e as alucinações, a qualidade do discurso de uma criança com esquizofrenia pode ser muito difícil de avaliar, sobretudo porque os elementos linguísticos em geral obtidos no âmbito de uma avaliação clínica são insuficientes ou inadequados. As pessoas em estado de crise têm, por definição, muita dificuldade de se relacionar com seu ambiente e de se comunicar, e suas respostas resumem-se às vezes a uma série de "sim", "não" e "não sei", apesar do esforço árduo do clínico (Caplan, 1994a).

Em termos motores, uma criança esquizofrênica poderá se balançar horas a fio, gesticular ou fazer caretas aparentemente sem se dar conta disso, enquanto um adolescente, mesmo não agindo da mesma maneira, se baterá ou beliscará sem parar uma parte do corpo, chegando mesmo a se ferir. Em casos extremos, a desorganização motora é acompanhada de **catatonia**, ou seja, de uma imobilidade motora prolongada, de uma rigidez muscular ou de um estupor, da manutenção voluntária de uma posição inapropriada ou bizarra, ou ainda de um negativismo extremo (recusa ativa ou passiva de obedecer às ordens), às vezes acompanhado do mutismo.

Os três estudos analisados por Russell (1994) mostram que 40 a 100% das crianças com esquizofrenia manifestam sintomas de desorganização do pensamento. O autor observa que essa margem muito ampla reflete, em grande parte, o fato de que esses sintomas são difíceis de definir e de avaliar de forma confiável. Alguns estudos comparativos mostram que essa desorganização é talvez um índice específico do transtorno, dado que ela se manifesta muito mais raramente ou não se manifesta em crianças com outros transtornos psicopatológicos ou nas crianças em geral (Caplan, 1994a; 1994b). Russell e colaboradores (1989) mostram também que 40% de seus pacientes tinham um comportamento gravemente desorganizado, mas que nenhum deles sofria de catatonia. Green e colaboradores (1984) e Werry (1991), em contrapartida, relatam sintomas de catatonia em 25 a 30% de seus pacientes.

### Sintomas negativos

Enquanto os sintomas positivos e os de desorganização são muito característicos da esquizofrenia na infância e, em geral, permitem distingui-la de outras psicopatologias da infância e da adolescência, os ditos "negativos" são encontrados com frequência em outros transtornos (por exemplo, os transtornos de humor e os transtornos de ansiedade, ver Capítulos 8 e 9). Todavia, segundo o DSM-IV, três desses sintomas – *embotamento afetivo, alogia* e *avolição* – são comuns na esquizofrenia.

A maior parte das crianças e dos adolescentes com esquizofrenia – 74%, segundo Russell e colaboradores (1989) e 81%, segundo Spencer e Campbell (1994) – tem um repertório de expressões afetivas limitado e inapropriado. Seu embotamento afetivo caracteriza-se por manifestar pouco ou não manifestar emoções e, ao expressar uma emoção, esta nem sempre tem relação com o contexto. Assim, os esquizofrênicos se mantêm frequentemente impassíveis, imóveis, distantes ou sem expressão. Ou reagem de forma extrema ou incoerente a uma situação que, normalmente, evoca uma reação previsível: choram enquanto as pessoas à sua volta riem, ou riem por uma notícia triste, por exemplo.* A natureza desse embotamento ainda precisa ser esclarecida. Diversas pesquisas realizadas com adultos esquizofrênicos levam a crer que esse sintoma não reflete uma falta de emoções, e sim uma dificuldade muito grande de compreender e/ou expressar as emoções de modo a poder utilizá-las para se relacionar com seu meio (Berenbaum e Oltmanns, 1992; Kring e Neale, 1996).

Se algumas crianças com esquizofrenia são "moinhos de palavras" (ver o estudo de caso de Elizabeth), outras chamam mais a atenção por sua alogia: falam pouco e seu discurso não tem espontaneidade; suas respostas são curtas, lentas, mal-formuladas e oferecem uma informação muito limitada. Há poucos casos em que essas crianças ficam mudas durante um período prolongado. A alogia está ligada à pobreza do discurso mencionada. Essas duas características representam um único sintoma do transtorno que, dependendo da pessoa e do contexto, reflete um modo de pensamento desorganizado ou um forte retraimento social. A natureza desse sintoma ainda precisa ser esclarecida. É possível que esquizofrênicos disponham de competência adequada para se comunicar com seu meio, mas, por razões perceptuais, cognitivas ou outras, sentem enormes dificuldades de fazê-lo e,

com isso, parecem quase sempre à parte (Alpert, Clark e Pouget, 1994).

Por fim, as crianças e os adolescentes com esquizofrenia são incapazes de realizar diversas tarefas cotidianas, sobretudo quando estas requerem um certo nível de organização e de independência (por exemplo, higiene pessoal, tarefas domésticas, deveres escolares). Fala-se então em avolição, falta de motivação ou em apatia, porque a criança era capaz de realizar bem essas tarefas antes da ocorrência do transtorno. Em outras palavras, seria o caso mais de uma falta de desempenho do que de competência: a criança se sentiria incapaz de empreender várias atividades, de se organizar enquanto age e de persistir até que o objetivo seja atingido.

Os critérios diagnósticos dos dois sistemas de classificação compartilham vários pontos afins, mas nem por isso são idênticos. A CID-10 estipula que um diagnóstico pode ser feito se, durante um mês (no mínimo), a criança ou o adolescente apresentar pelo menos um dos seguintes sintomas: perturbação grave do pensamento, ideias delirantes ou alucinações auditivas (esses sintomas correspondem aos de primeira ordem de Schneider [1939] já mencionados); ou se apresentar pelo menos outros dois sintomas: alucinações de qualquer tipo acompanhadas de ideias delirantes, perturbações do pensamento lógico levando a um discurso incoerente, comportamento catatônico ou sintomas negativos.

O DSM-IV exige a presença, por pelo menos um mês, de, no mínimo, dois sintomas. Ainda que eles coincidam com os da CID, o DSM não distingue claramente entre os de primeira e de segunda ordem (a não ser em uma *observação* que permite um diagnóstico com base em um único sintoma, se este corresponder a um de primeira ordem). Contudo, a definição do DSM é mais restrita, pois estipula que o transtorno deve ter repercussões nefas-

---
* N. de R.T. Isso também pode ser chamado de "humor paradoxal".

tas sobre o funcionamento adaptativo da criança e impedi-lo por um período de, no mínimo, seis meses, durante o qual o jovem não deve necessariamente apresentar os sintomas mais graves do transtorno, mas manifestar seus sinais denunciadores (fase prodrômica) ou suas sequelas (fase residual), ou apresentar um ou vários sintomas negativos.

*Subtipos*

Os critérios diagnósticos gerais apresentados na Tabela 4.1 aplicam-se à esquizofrenia como um todo. A CID-10 e o DSM-IV descrevem também cinco quadros clínicos ou subtipos do transtorno, de acordo com a natureza dos sintomas específicos que levaram ao diagnóstico (a CID descreve ainda a esquizofrenia de tipo simples, que não será discutida aqui).

No *tipo paranoide*, as ideias delirantes ou as alucinações auditivas dominam em um contexto em que os sintomas de desorganização e os negativos são muito pouco ou nada evidentes. Perseguição ou megalomania geralmente estão em primeiro plano, embora, às vezes, possam predominar outros aspectos. O funcionamento cognitivo e afetivo é inalterado, mas observam-se, com frequência, sentimentos de extrema intensidade (por exemplo, crises de cólera ou de ansiedade).

No *tipo hebefrênico* (CID-10) ou *desorganizado* (DSM-IV), os sintomas de desorganização e os negativos estão em primeiro plano. As ideias delirantes ou as alucinações podem estar discretamente presentes e raras vezes se organizam em torno de um tema coerente.

O *tipo catatônico* distingue-se por uma perturbação considerável da psicomotricidade, podendo ir da imobilidade total à agitação hiperativa. Negativismo extremo, movimentos insólitos ou problemas de linguagem (mutismo, ecolalia ou ecopraxia) também podem ser observados.

O *tipo indiferente* responde aos critérios gerais da esquizofrenia, mas não aos de um dos três subtipos já mencionados.

O *tipo residual* respondeu aos critérios gerais da esquizofrenia pelo menos uma vez no passado, mas não responde mais no momento do diagnóstico. Contudo, há persistência de certos sintomas, principalmente negativos. Os positivos, às vezes, ainda podem estar presentes, mas de uma forma tênue (por exemplo, as ideias delirantes são agora crenças insólitas ou alucinações de percepções incomuns).

Poucos estudos examinaram a pertinência desses subtipos na descrição clínica do transtorno nas crianças e nos adolescentes, e não há dados precisos disponíveis sobre sua epidemiologia ou sobre seu curso de desenvolvimento antes da idade adulta. Os dados disponíveis mostram que as alucinações, as desorganizações do pensamento e o embotamento afetivo são características da esquizofrenia na infância, mas que as ideias delirantes – sobretudo quando elas são claramente elaboradas e estáveis – são mais raras, sobretudo nas crianças (Russell et al., 1989; Watkins Asarnow e Tanguay, 1988; Werry, MsClellan e Chard, 1991). Portanto, não é surpreendente constatar que, de acordo com a literatura sobre o tema, a esquizofrenia de tipo indiferenciado é o subtipo do transtorno mais frequente durante a infância.

**Validade científica**

A validade científica da esquizofrenia é claramente estabelecida na idade adulta, quando o transtorno é conhecido há muito tempo e descrito de maneira comparável em diferentes estudos clínicos e epidemiológicos provenientes de muitos países (por exemplo, Sartorius, Jablensky, Ernberg, Leff e Gulbinat, 1987). Mesmo as pesquisas realizadas junto a crianças e adolescentes sendo muito mais restritas, os dados disponíveis confirmam que a esquizofrenia manifesta-se de forma relativamente semelhante antes da idade adulta e que pode ser diagnosticada de maneira confiável com a ajuda dos mesmos critérios em qualquer idade (Asarnow et al., 2004; Remschmidt et al., 1994; Spencer e Campbell, 1994). Esses dados confirmam também a validade preditiva de um diagnóstico de esquizofrenia na infância, ou seja, uma vez apresentado, é relativamente estável e prediz as mesmas dificuldades na adolescência e na idade adulta (Hollis, 2000). Contudo, como já mencionamos, a confirmação da validade continua em suspenso. De um lado, a própria natureza da esquizofrenia carece de precisão, sobretudo na infância e na adolescência; de outro, a validade dos critérios diagnósticos de duração, assim como a estipulação pelo DSM-IV de uma persistência de sinais do transtorno por no mínimo seis meses antes que se faça um diagnóstico, não é objeto de pesquisas sistemáticas. O mesmo ocorre com a validade dos subtipos do transtorno (Bursztejn, 2003; McGlashan e Fenton, 1991).

Assinalamos no capítulo anterior que era importante distinguir a esquizofrenia na infância do autismo. Os dados clínicos, epidemiológicos e desenvolvimentais disponíveis permitem, de fato, afirmar que esses dois transtornos são diferentes (ver Tabela 4.2).

Em contrapartida, pode ser difícil estabelecer uma distinção entre esquizofrenia na infância e autismo em um caso em particular. Essa distinção baseia-se essencialmente na apresentação clínica e na evolução (quando se dispõe de informações suficientes sobre o desenvolvimento da criança), assim como na idade do início dos sintomas. Em geral, a esquizofrenia na infância começa muito mais tarde que o autismo e é posterior a um período de desenvolvimento normal. Porém, algumas crianças apresentam muito cedo dificuldades maiores sem com isso satisfazer os critérios diagnósticos do transtorno. Entre essas dificuldades, foram observados problemas de linguagem e de motricidade e diversas discronias desenvolvimentais (ou seja, atrasos no desenvolvimento e na organização cronológica da maturação e das capacidades motoras) (por exemplo, Bender, 1947; Nicolson et al., 2000; Watkins et al., 1988).

Em uma pesquisa comparativa do desenvolvimento de 24 crianças, sendo 12 nascidas de mães com esquizofrenia e 12 selecionadas para o estudo, Fish (1987) relata que o nível de discronia entre capacidades precoces, avaliado várias vezes antes dos 2 anos de idade, predizia o nível de psicopatologia aos 10 anos. Do mesmo modo, em um estudo retrospectivo de 18 crianças que desenvolveram esquizofrenia antes dos 10 anos, Watkins e colaboradores (1988) relatam que 39% tinham apresentado sintomas de autismo durante a primeira infância (por exemplo, problemas de linguagem e de comunicação; comportamento restrito). Portanto, não é surpreendente que, se a linguagem é ausente ou muito limitada e a criança tem manifestações de autismo, seja feito inicialmente um diagnóstico de autismo que terá de ser posteriormente modificado ao haver indícios na linguagem de comprometimento do discurso e do pensamento (Dulcan e Popper, 1991).

## Outras características e transtornos associados

As crianças e os adolescentes com esquizofrenia geralmente apresentam trans-

**TABELA 4.2** Comparação de características clínicas, epidemiológicas e desenvolvimentais da esquizofrenia infantil e do autismo

| CARACTERÍSTICAS | ESQUIZOFRENIA NA INFÂNCIA | AUTISMO |
| --- | --- | --- |
| **Sintomas maiores** | Ideias delirantes<br>Alucinações<br>Discurso ilógico, desorganizado<br>Atividade motora comprometida<br>Embotamento afetivo<br>Alogia<br>Desinteresse | Alterações qualitativas das interações sociais<br>Alterações qualitativas de comunicação<br>Interesses restritos<br>Comportamentos rígidos, repetitivos ou estereotipados |
| **Capacidades intelectuais** | São médias ou inferiores à média | Variam de uma inteligência superior a um retardo mental grave |
| **Retardo mental** | Cerca de 15% dos casos | Em mais de 60% de casos |
| **Prevalência** | Talvez mais rara que o autismo (- 1/10 mil) | 5-10/10 mil |
| **Idade de início** | Não antes de 5 anos | Antes dos 3 anos |
| *Sex ratio* | 1-2,5 menino: 1 menina (varia em função da idade) | 4-5 meninos: 1 menina (varia em função do retardo mental) |
| *Status* **social** | Observa-se com mais frequência nas famílias carentes (?) | Observa-se nas famílias de todas as camadas sociais |
| **Evolução** | Dificuldades são, em geral, de natureza episódica (com fases ativas); as reincidências completas são relativamente frequentes, mas dependem da idade de início do transtorno e da maneira como se manifesta. | Dificuldades são de natureza contínua e crônica; as reincidências completas são muito raras |
| **Saúde mental de outros membros da família** | Probabilidade de esquizofrenia (mas não de autismo) é mais elevada do que na população geral. | Probabilidade de autismo (mas não de esquizofrenia) é mais elevada do que na população geral. |

tornos variados, fazendo da comorbidade um fenômeno recorrente nesse campo (Asarnow et al., 2004; Bailly et al., 2003). Contudo, é difícil estabelecer a influência dessa comorbidade, pois o diagnóstico da esquizofrenia continua incerto e, consequentemente, o que é chamado hoje em dia de comorbidade poderia refletir tanto a definição quanto a natureza do transtorno. Como assinalam, por exemplo, Asarnow e Asarnow (2003), alguns estudos de acompanhamento relatam que crianças com diagnóstico inicial de esquizofrenia receberam tempos depois outro de um transtorno de humor (transtorno bipolar) e que a comorbidade refletiria, em parte, a falta de clareza das categorias diagnósticas atuais.

## Afecções médicas

Sabe-se há muito tempo que uma minoria de crianças com esquizofrenia sofre de epilepsia e que algumas com epilepsia desenvolvem posteriormente esquizofrenia (Kolvin, 1971; Lindsay, Ounsted e Richards, 1979). Assim como no caso do autismo, a natureza dessa ligação ainda não foi elucidada. Sabe-se também que há doenças que podem provocar sintomas psicóticos e levar erroneamente a um diagnóstico de esquizofrenia na infância. Logo, é, essencial, antes de fazer um diagnóstico, obter uma avaliação médica completa da criança a fim de excluir a presença de intoxicação ou de infecção grave, de tumor, de problemas do sistema nervoso central, de disfunção hormonal ou de toxicomania (Asarnow et al., 2004).

## Capacidades intelectuais

Os trabalhos levantados por Werry (1992) mostram unanimemente que 10 a 20% de crianças e adolescentes com esquizofrenia têm um Q.I. baixo ou sofrem de retardo mental (Q.I. igual ou inferior a 70). Green e colaboradores (1992), com base em uma amostra de 38 crianças de 5 a 11 anos, relatam índices um pouco mais elevados: Q.I. igual ou inferior a 70, 17%; Q.I. de 71 a 84, 36%; e Q.I. igual ou inferior a 85, 47%. É pouco provável que a própria esquizofrenia conduza à incapacidade intelectual, dado que as dificuldades nesse campo precedem geralmente a manifestação do transtorno (Werry et al., 1991). Ao contrário disso, é possível, de um lado, que o atraso intelectual predisponha ao desenvolvimento do transtorno ou às dificuldades cognitivas que o acompanham (Werry, 1992) e, de outro, que, depois de estabelecido o transtorno, as crianças atingidas tenham dificuldade de continuar fazendo progressos intelectuais satisfatórios. Um estudo de acompanhamento concluiu que, na adolescência, o Q.I. das crianças esquizofrênicas às vezes diminui bastante, não tanto porque suas capacidades intelectuais se deterioram como um todo, mas porque elas têm grandes dificuldades de adquirir novos conhecimentos e de apurar suas capacidades de resolver problemas – ao contrário da maioria dos jovens sem transtorno psicopatológico (Bedwell et al., 1999). É também o que revela um estudo dos desempenhos escolares e intelectuais de uma amostra (Bilder et al., 2006), concluindo que eram fracos desde o início do ensino fundamental e que continuaram a piorar de maneira mais acentuada ainda depois de manifestado o transtorno. Parece, entretanto, que, após um período de declínio acentuado, o Q.I. dos jovens com esquizofrenia estabiliza-se e que o transtorno não provoca uma diminuição progressiva das capacidades intelectuais (Gochman et al., 2005).

## Atraso linguístico, cognitivo e executivo

Os trabalhos de Kolvin (1971) e de Watkins e colaboradores (1988) afirmam também que mais da metade de crianças e adolescentes com esquizofrenia apresentam atrasos de desenvolvimento. As porcentagens relatadas vão de 49 (Kolvin) a 72% (Watkins). Há déficits particularmente evidentes na aquisição da linguagem, na motricidade fina, na destreza, na atenção e na memória e nas funções cognitivas, isto é, nas capacidades neurobiológicas que permitem ao ser humano coordenar seu comportamento de maneira flexível e precisa, em função tanto das exigências sempre mutáveis de seu ambiente como de seu estado pessoal (Bilder et al., 2000; Saykin et al., 1994). As dificuldades linguísticas observadas com muita frequência são semelhantes àquelas manifestadas pelos adultos com transtorno e afirmam a hipótese de que a natureza fundamental da esquizofrenia é a mesma em todas as idades (Baltaxe e Simmons, 1995). O mesmo ocorre com retardos – sobretudo em relação às dificuldades cognitivas e funcionais – presentes nos adultos com esquizofrenia (Rhinewine et al., 2005). De maneira mais geral, os atrasos precedem habitualmente o diagnóstico do transtorno e são mais comuns em meninos do que em meninas (Nicolson e Rapoport, 1999). Outros estudos mostram que eles costumam estar presentes durante meses e até anos antes que o transtorno torne-se claramente evidente; portanto, são provavelmente características paralelas, e não consequência da esquizofrenia (Bilder et al., 2000, 2006). Avaliando-se 49 jovens com o transtorno, mais da metade apresentava dificuldades de linguagem e de motricidade, e dois terços apresentavam atrasos de aprendizagem ou tinham sido colocados em educação especial antes de evidenciados seus primeiros sintomas psicóticos.

### Sintomas e transtornos psicopatológicos

Na análise de 35 crianças entre 5 e 13 anos, por exemplo, Russell e colaboradores (1989) relatam que 69% preenchiam outros critérios diagnósticos: 40% para TDAH; 31% para transtornos de comportamento; 37% para transtornos de humor; 14% para a enurese/encoprese.

Assim como a esquizofrenia adulta, a infantil está associada a um risco maior de suicídio na ordem de 5 a 15% de acordo com amostras e duração dos períodos de acompanhamento (Werry, 1992). Embora não se disponha de dados suficientes para especificar a natureza dessa ligação, as taxas correspondem às das pesquisas realizadas com adultos (Cohen, Test e Brown, 1990; Ogawa, Watarai, Miya e Nakazawa, 1997). Além disso, muitos esquizofrênicos (crianças e adolescentes) têm ideias suicidas ou tentam uma ou várias vezes o suicídio. Avaliando 21 pacientes hospitalizados, entre 7 e 14 anos, Asarnow, Tompson e Goldstein (1984) relatam que 38% tentaram o suicídio, e que 38% tinham expressado ideias suicidas sem, contudo, concretizá-las. Ainda que esses índices sejam provavelmente mais elevados do que seriam em um estudo epidemiológico, eles evidenciam a relevância dessa dimensão na apresentação clínica do transtorno.

Por fim, deve-se observar que, por definição, a esquizofrenia na infância impede o desenvolvimento adaptativo. O DSM-IV afirma que o transtorno não permite "atingir o nível esperado de realização interpessoal, escolar, entre outros" (APA, 2000, p. 360). De fato, os atingidos têm dificuldades de socialização: são, em geral, extremamente retraídos e têm poucos amigos da mesma idade (ou nenhum) (Nicolson e Rapoport, 1999). O transtorno também influencia negativamente as relações familiares, demandando períodos de internação prolongada (Asarnow, Tompson e Goldstein,1984), de modo que a comorbidade mais marcante não é tanto uma ligação com um ou dois outros transtornos, mas sim uma série de dificuldades que trazem problemas à família e à criança em seu desenvolvimento. O relato autobiográfico de Elizabeth a seguir ilustra o impacto que a esquizofrenia e todas as dificuldades que a acompanham podem ter sobre a criança e sobre suas relações com a família e com os amigos.

## Epidemiologia

### Prevalência e características ligadas à idade e ao sexo

A esquizofrenia na infância é muito rara (McClellan e Weyy, 1992; Remschmidt, Schulz, Martin, Warnke e Trott, 1994; Thomsen, 1996). Se essa afirmação não deixa dúvida, é difícil apresentar taxas precisas da prevalência do transtorno. A incerteza e a prudência são recomendáveis mesmo hoje em dia por pelo menos três razões:

- há um número limitado de estudos epidemiológicos;
- esses estudos baseiam-se, na maioria dos casos, em amostras clínicas que não são necessariamente representativas;
- a definição mais restrita do transtorno utilizada desde a introdução da CID-9 (OMS, 1979) e do DSM-III (APA, 1980) torna difíceis ou muitas vezes

até impossíveis as comparações com os estudos anteriores (Werry, 1992).

Dado que o transtorno é diagnosticado atualmente com os mesmos critérios para todas as idades, pode-se partir de pesquisas epidemiológicas realizadas com adultos para estimar sua prevalência durante a infância e a adolescência. Em uma revisão detalhada de trabalhos provenientes de diversos países, Jablensky (1995) relata que a esquizofrenia atinge cerca de 1% da população ao longo da vida (sua prevalência varia de 0,2 a 1,5%, segundo pesquisas). Considerando-se que o transtorno começa antes dos 10 anos em menos de 1% dos casos, antes dos 15 anos em 4% dos casos e antes dos 19 anos em 20% dos casos aproximadamente (Bromet e Fenning, 1999; Hafner, Maurer, Loffler e Riecher-Rossler, 1993; Remschmidt et al., 1994), pode-se estimar que sua prevalência é de menos de 1 pessoa sobre 10 mil durante a infância e a adolescência. Por exemplo, um estudo americano baseado nos critérios diagnósticos do DSM-III relata uma taxa de 0,19 criança sobre 10 mil até 12 anos (Burd e Kerbeshian, 1987), mas afirma que se trata apenas de uma estimativa, pois esse índice baseia-se apenas em dois casos.

Ainda que a esquizofrenia na infância seja rara, há crianças e adolescentes que manifestam diversos de seus sintomas sem com isso preencher os critérios diagnósticos (Bursztejn, 2003; Werry, 1992). É o caso das desarmonias psicóticas ou psicoses ativas descritas que, de acordo com pesquisas epidemiológicas, são muito mais frequentes que a esquizofrenia na infância (Jacobsen e Rapoport, 1998; Kumra et al., 1998; Misès e Quémada, 1990).

Embora rara, a incidência de crianças com esquizofrenia aumenta com muita rapidez no início da adolescência (Kolvin, 1971; Remschmidt et al., 1994; Thomsen, 1996; Werry et al., 1991). Em uma análise de pacientes com menos de 18 anos internados na Dinamarca entre 1970 e 1993 em razão de esquizofrenia segundo os critérios da CID-8 (N = 312), Thomsen (1996) relata que apenas quatro deles tinham recebido o diagnóstico antes dos 13 anos, e 28 antes dos 15 anos. Do mesmo modo, em um estudo alemão, Remschmidt e colaboradores (1994) comparam três amostras de crianças e adolescentes entre 7 e 21 anos atingidos segundo os critérios da CID-9 (N = 280). Como ilustra a Figura 4.3, os resultados da pesquisa concluem que a incidência do transtorno é ínfima até 12 anos, aumentando fortemente até os 18 anos, para depois decrescer no início da idade adulta.

Sabe-se que, na idade adulta, a esquizofrenia atinge homens e mulheres em proporções semelhantes (Howard, Castle, Wessely e Murray, 1993; Jay, Gorwood e Feingold, 1997; Riecher et al., 1991). Contudo, as médias estabelecidas em diversos estudos ocultam diferenças de acordo com o sexo, as quais dependem da idade do início do transtorno. Ele se manifesta, em média, 2 a 4 anos mais cedo nos meninos que nas meninas (Hafner, Hambrecht, Loffler, Munk-Jorgensen e Riecher-Rossler, 1998), e quanto mais jovens são os indivíduos, maior é o número de homens (já quando os indivíduos são mais velhos, ocorre o contrário) (Howard et al., 1993). Portanto, não surpreende constatar que a esquizofrenia na infância atinge mais os meninos que as meninas (*sex ratio* 1-2,5 meninos: 1 menina) e que, quanto menores são as crianças, maior é o índice de meninos atingidos (Green et al., 1992; Kolvin et al., 1971; Russell et al., 1989). Em uma comparação desses três últimos estudos, Russell (1994) relata um *sex ratio* variando de 2,2 a 2,7 meninos: 1 menina entre crianças e adolescentes de 5 a 15 anos de idade. E Remschmidt e colaboradores (1994) relatam um *sex ratio* variando de 2 a 4,5 meninos: 1 menina antes dos 14 anos e cerca

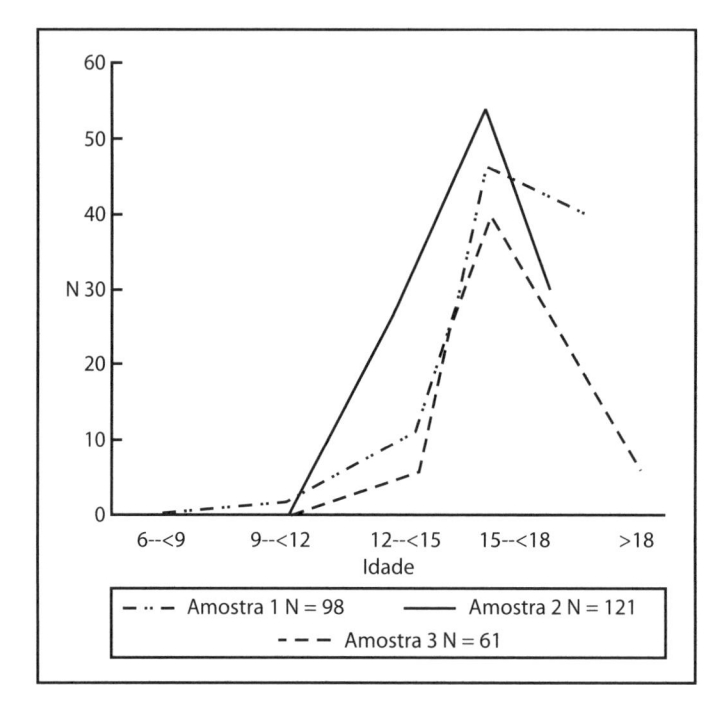

**FIGURA 4.3**
Distribuição da esquizofrenia na infância segundo a idade em três amostras (Remschmidt et al., 1994).
A esquizofrenia se revela durante a adolescência. Sua incidência é muito pequena durante a infância e diminui progressivamente a partir da idade adulta.

de 1 menino: 1,1 menina de 14 a 21 anos. Também em Thomsen (1996) encontra-se uma preponderância de meninos, a qual não tem uma explicação específica à natureza do transtorno. Ela reflete provavelmente o fato de os meninos serem, em geral, mais vulneráveis às psicopatologias graves que as meninas, sobretudo quando elas começam cedo e têm componentes neurobiológicos reconhecidos.

*Diferenças socioculturais*

Avaliações realizadas com adultos indicam que:

- a esquizofrenia manifesta-se em todas as culturas estudadas até hoje, ainda que os sintomas observados e sua evolução variem de um contexto cultural a outro (Harrison, 1990; Jablensky, 1995; Leff, Sartorius, Jablensky, Korten e Ernberg, 1992; Ogawa et al., 1997);
- a esquizofrenia é mais frequente entre as classes sociais menos favorecidas, sobretudo urbanas, expostas a um nível de estresse bastante elevado (Mundy, Robertson, Robertson e Greenblatt, 1990);
- o diagnóstico do transtorno nos países ocidentais é mais frequente em pessoas de minorias étnicas e de meios carentes do que em pessoas de meios sociais privilegiados (Dohrenwend, Shrout, Link e Skodol, 1987; Lewis, Croft-Jeffreys e Anthony, 1990).

Não há dados semelhantes em termos de esquizofrenia na infância. Pelo que temos conhecimento, todos os estudos publicados até hoje provêm de países ocidentais. Embora alguns apontem que o transtorno é mais frequente nas crianças oriundas de famílias carentes (Eggers e Bunk, 1997; Kolvin et al., 1971; Green et al., 1984, 1992), outros relatam o oposto disso (Russell et al., 1989; Werry et al., 1991). Não é fácil interpretar tais resultados, pois todos se baseiam em amostras clínicas não representativas (Werry, 1992).

**Curso do desenvolvimento e prognóstico**

Os dados desenvolvimentais sobre a manifestação e evolução da esquizofrenia na infância são raros, porque:

- o transtorno propriamente dito tem baixa incidência, o que torna difícil organizar pesquisas longitudinais baseadas em amostras consideráveis e, sobretudo, representativas;
- o transtorno foi objeto de definições abrangentes que foram diversas vezes alteradas, nem sempre facilitando o acompanhamento de amostras por vários anos;
- a natureza invasiva da esquizofrenia na infância e as graves perturbações que ela causa para a pessoa e para o seu meio limitam a participação sustentada das famílias nos estudos longitudinais necessários para descrever seu desenvolvimento (Werry, McClellan, Andrews e Ham, 1994).

Além disso, todos os pesquisadores envolvidos com a manifestação do transtorno afirmam que ele se desenvolve de modo diferente de uma criança a outra, e que as generalizações devem ser feitas com prudência. Dito isso, algumas linhas diretivas emergem claramente dos dados disponíveis (ver também Ajuriaguerra, 1970, p. 765-773, para uma descrição ainda muito atual do desenvolvimento do transtorno).

*Desenvolvimento*

Entre 60 e 80% dos casos, a manifestação do transtorno é progressiva, frequentemente insidiosa, mais do que súbita e aguda, sobretudo antes da adolescência (Eggers e Bunk, 1997; McKenna et al., 1994; Ropcke e Eggers, 2005; Spencer e Campbell, 1994). Com base em uma amostra americana de crianças com menos de 12 anos, Green e colaboradores (1992) relatam um início insidioso em 47% dos casos; um início insidioso seguido de um agravamento agudo em 32%; e um início agudo em 21%. Do mesmo modo, em uma amostra comparativa neozelandesa e outra americana de indivíduos entre 7 a 17 anos, Weeey e colaboradores (1994) relatam que 60 a 87% dos participantes tiveram uma **fase prodrômica** (a qual precede a manifestação ativa do transtorno) de mais de 12 semanas; 4 a 15% de 3 a 12 semanas; e 17 a 24% de 3 semanas. É possível que a manifestação do transtorno seja mais insidiosa nos meninos que nas meninas (Alaghband-Rad, Hamburger, Giedd, Frazier e Rapoport, 1997).

Muitas descrições clínicas concluíram que os primeiros sinais de dificuldades são relativamente insignificantes e podem se manifestar em quase todos os aspectos do funcionamento adaptativo da criança: social, cognitivo, afetivo e motor. A criança será "sonhadora" e se manterá afastada de seus companheiros. Terá dificuldade de se concentrar ou de se expressar, porque estará aparentemente perdida em reflexões que a preocupam ou agitam. Outra terá mudanças extremas de humor. Poderá ser muito agressiva, colérica ou retraída, ansiosa ou mesmo assustada, quase sempre sem razões evidentes. Uma terceira parecerá hiperativa ou terá ideias insólitas, baseadas às vezes em observações às quais as pessoas próximas não dão nenhuma importância.

De maneira mais geral, McClellan e Werry (1992) relatam que 54 a 90% das crianças e dos adolescentes atingidos evidenciam sintomas ou psicopatologias antes da manifestação da esquizofrenia, sobretudo quando esta tem início durante a infância. Nos casos graves, com início precoce, sintomas de autismo podem se manifestar desde a primeira infância (Watkins et al., 1988). Como mencionado, as dificuldades observadas com mais frequência são atrasos de desenvolvimento em diversos campos nos quais certas competências não se desenvolvem normalmente ou não se desenvolvem em sincronia umas com as outras (Bender, 1947; Hollis, 1995; Speranza, 2006). Mais precisamente, antes de se revelar, o transtorno costuma ser precedido de sintomas alarmantes: déficits linguísticos, motores, retraimento social e/ou comportamentos de tipo autístico durante os primeiros anos; agitação, hiperatividade e mudanças de humor acentuadas durante a primeira infância e a infância, evidências progressivas de sintomas da esquizofrenia, começando pelas perturbações do pensamento e do discurso, para culminar nos sintomas positivos (alucinações e/ou ideias delirantes) (Asarnow, 1994; Watkins et al., 1988).

Ainda que os sintomas negativos precedam os menos graves, Bettes e Walker (1987, citados por Remschmidt et al., 1994) relatam que estes últimos aumentam de forma linear com a idade, enquanto os sintomas negativos são frequentes nos primeiros anos e no fim da adolescência. Em outras palavras, a fenomenologia do transtorno no momento em que se revela depende, em grande parte, da idade da criança, assinalando mais uma vez a importância de uma abordagem desenvolvimental.

O exemplo a seguir é um relato autobiográfico escrito por Elizabeth durante sua adolescência (Anônimo, 1994). Ele resume, na primeira pessoa, a dominação da esquizofrenia na infância sobre aqueles que ela atinge e descreve sua evolução nesse caso em particular.

### ELIZABETH

Eu tenho esquizofrenia, ou melhor, esquizofrenia na infância. É um transtorno muito raro, sobretudo nas meninas.

Meus problemas começaram na escola. Eu lembro que, na educação infantil, tentava me esconder debaixo das mesas para não precisar trabalhar. No primeiro ano (do ensino fundamental) eu estava no grupo de leitura avançado, ainda que minha mãe e minha avó tivessem de vir à escola todos os dias para me fazer trabalhar. No fim da 3ª série, eu estava no grupo de leitura mais fraco [...] Em outubro (4ª série), de súbito, eu não conseguia mais ler, nem escrever ou contar. Tudo me parecia terrivelmente embaralhado, confuso, porque eu não conseguia mais entender nada do que se passava à minha volta. Em novembro, eu estava tão doente, que não podia mais ir à escola. Fui hospitalizada em 13 de novembro. Fiquei no hospital dois meses.

Deram-me um medicamento [...] para que eu me restabelecesse [...] Mas precisei de muito, muito tempo, antes que as coisas começassem a melhorar. Foi na 7ª série que declararam que eu estava em recuperação [...] Descrevo aqui minhas experiências e dificuldades em vários dos aspectos comprometidos por minha doença.

**Relações**

Sempre foi complicado fazer amigos. Não que eu não queira, mas não sei como. Sempre acho que as pessoas falam sério quando estão brincando, mas só me dou conta disso muito depois. Simplesmente não sei me adaptar.

Brigo o tempo todo com as pessoas. Levo suas brincadeiras a sério e só atraio aborrecimentos. Não me lembro de ter tido tantas dificuldades de me entender com as outras crianças quando era pequena. Talvez elas tivessem pena de mim ou achassem que eu era esquisita. Na escola, eu as evitava correndo para me esconder nos banheiros ou debaixo da minha mesa.

Quando saí do hospital, não conseguia mais me entender de jeito nenhum com quem quer que fosse. Foi então que as outras crianças começaram a me chamar de "retardada". Eu não sou retardada, mas logo fico perdida, desorientada, e aí não consigo compreender o que se passa. No início, eu não entendia o que me diziam. Finalmente, uma menina da minha turma de educação especial ficou minha amiga. Ela cuidava de mim de algum modo. Eu tinha uma outra amiga que era gentil e bondosa comigo. Mas a melhor de todas era minha cadela Cindy. Não torno a vida dela fácil, mas está sempre pronta a me amar.

Gosto de brincar sozinha. É do que eu gosto mais. Invento histórias fantásticas. Minha mãe diz que é uma pena que eu tenha tanta dificuldade de escrever, porque eu poderia escrever um livro com minha imaginação e com todas as histórias que inventei.

### Atividades

Tenho dificuldade de acabar o que comecei e mesmo de começar qualquer coisa. Por exemplo, comprei pérolas para fazer brincos como presentes de Natal. Eu as comprei há mais de duas semanas, porque trabalho devagar. Mas ainda não comecei meu projeto. Eu teria tempo no fim de semana prolongado de *Thanksgiving* [festa norte-americana de ação de graça], mas era simplesmente incapaz de começar. No entanto, eu gosto muito de fazer brincos.

É preciso realmente que meus pais fiquem insistindo e se irritem para que eu faça o que tenho de fazer. Alguém sempre tem de vigiar meus deveres, pois sem isso eu não faço ou fico sentada olhando para o vazio. Eu me distraio com muita facilidade.

Tenho um monte de boas ideias sobre o que eu gostaria de fazer, como projetos de trabalhos manuais ou coisas para enfeitar a casa para o Natal, mas nunca faço nada. Minha mãe diz que o que eu quero mesmo é que ela faça todo o trabalho e que eu fique olhando ela fazer. Talvez tenha razão.

Agora que estou no ensino médio, uma das coisas mais difíceis para mim é tentar fazer todo o trabalho extraclasse. Quando estava no final do ensino fundamental, tinha conseguido convencer meus professores de que eu não podia trabalhar demais. Eu chorava ou deitava a cabeça sobre a mesa; fazia cara de estressada ou levava um bom tempo para fazer as coisas mais simples. Agora tenho sempre deveres de álgebra, e ninguém está nem ligando se eu tenho dificuldades. O semestre foi duro, mas estou contente, pois até agora estou conseguindo entender álgebra. Meu pai trabalhou comigo todas as noites, sem exceção.

Acho que, muitas vezes, tenho medo. Tenho medo de fazer alguma coisa nova ou difícil, porque acho que não vou conseguir ou que vou fazer tudo errado. É mais fácil tentar manipular as pessoas do que fazer o trabalho você mesmo. Detesto tudo o que é difícil.

### Emoções

Eu tenho sempre muitas emoções. Mas muitas de minhas emoções são inaceitáveis, ou melhor, a forma como as expresso que é. De fato, minha mãe me diz sempre: "Isso não se faz", para que eu saiba que estou me comportando ridiculamente. (Eu não me dou conta disso.)

Às vezes, rio demais quando as coisas não são engraçadas. Eu também fico logo demasiadamente excitada ou contrariada. Às vezes, me chamam de Sarah Bernhardt (era uma atriz famosa que costumava exagerar), porque minha família acha que dramatizo tudo o que me acontece. Às vezes, quando caio, faço cara de quem morreu [...].

As minhas fotos quando eu estava doente e no início de minha recuperação dão uma ideia do estado embotado de minhas emoções. Não sorria jamais. Meu rosto não tinha jamais alguma emoção. Tenho um olhar vazio em todas as minhas fotos de escola [...].

### Alucinações

Com certeza ouvi vozes. Elas começaram na 4ª série, quando estava realmente doente. No início, as vozes eram gentis, mas depois se tornaram malvadas e me davam um medo horrível. Houve uma época em que eu não conseguia nem ir para o meu quarto, porque tinha medo que uma voz que morava lá me pegasse. Depois, durante algum tempo, vieram outras vozes; eram gentis e me protegiam de vozes malvadas [...].

Isso há seis anos, e eu realmente não me lembro mais do que as vozes me diziam. Mas recordo que era uma experiência apavorante. Eu tinha sempre uma dor terrível na cabeça quando as vozes vinham, então os médicos examinaram-na com raio X para ver se havia alguma coisa de errado com meu cérebro, mas não encontraram nada.

Quando eu estava realmente doente, eu podia inclusive ver as vozes. Elas eram muito esquisitas, como fantasmas (havia uma que tinha três cabeças) [...] Agora, as vozes são como um sonho ruim. Não desejo jamais, jamais que elas voltem. A esquizofrenia é uma doença muito dolorosa.

### Transtorno de pensamento

Às vezes, quando falo, falo sem parar, e as pessoas têm dificuldade de compreender o que quero comunicar. Minha família me diz sempre: "Você fala demais", supondo que eu compreenda que deva parar de falar ou que ninguém está entendendo o que eu quero dizer. Meu irmão reclama que tudo o que eu tenho a dizer não interessa a ninguém, mas os irmãos sempre falam isso às suas irmãs [...].

Esse foi de fato um dos primeiros indícios que meu médico descobriu e que o fez compreender que alguma coisa não ia bem comigo. Eu tinha problemas enormes que não tinham nome. Meu primeiro psiquiatra achou que eu tinha TDAH, porque eu tinha muita dificuldade de prestar atenção e de executar meu trabalho. Mas um dia, quando eu não parava de falar, minha mãe explicou que quando alguém me escutava, precisaria ter compartilhado a mesma experiência comigo para entender o que eu estava contando, e que mesmo assim era difícil. Meu médico concluiu que era um sintoma grave e me perguntou se eu ouvia vozes. Quando eu respondi que sim, ele disse que eu tinha de ser internada [...]. Meus pais entraram em pânico.

Falo sempre sem saber parar. Tenho também dificuldade de escrever, esqueço palavras nas frases ou começo uma palavra, mas não a termino. Então, evidentemente, as frases não têm nenhum sentido. Às vezes, elas são muito longas. Suponho que também não sei parar quando escrevo. Não consigo redigir mais de um ou dois parágrafos, porque me atrapalho terrivelmente [...].

**Conclusão**

Estou internada faz pouco mais de dois anos. Quando perguntam a meu psiquiatra ou a meu psicólogo o que o futuro me reserva, eles dizem que simplesmente não sabem [...] Todas as noites, rezo para continuar internada. Até o momento, as coisas estão indo bem com minha terapia e com meus medicamentos, além de toda a ajuda que minha família e alguns professores me dão.

## *Evolução e prognóstico*

O relato de Elizabeth mostra, de forma pungente, que a esquizofrenia perturba profundamente toda a infância da criança, geralmente de maneira episódica, e não contínua. Em outras palavras, se a esquizofrenia na infância é sempre grave, as dificuldades persistentes não são sinônimo de sintomatologia constante. Em geral, uma *fase prodrômica* precede o primeiro episódio psicótico, caracterizando-se por uma deterioração rápida do funcionamento adaptativo e do comportamento – por exemplo, retraimento social acentuado, preocupações insólitas, declínio no desempenho escolar e uma avolição evidente em diferentes aspectos. A *fase ativa* (a seguinte) é marcada pelos sintomas positivos e por uma deterioração acentuada do funcionamento cognitivo e social. A maior parte das crianças é então internada, e é durante essa fase que se dá ou se confirma um diagnóstico definitivo. A terceira fase é uma *fase de recuperação* ou de *estabilização*, durante a qual as crianças são habitualmente capazes de voltar para casa e, às vezes, de retomar a vida escolar. Os sintomas positivos estão então ausentes, mas os outros continuam a impedir seu funcionamento e são acompanhados de novas dificuldades para alguns (por exemplo, ansiedade, depressão). Como ocorre na idade adulta, uma vez estabelecido, o transtorno é cíclico, marcado por episódios agudos de psicose e de recuperação – os primeiros, em geral, mais curtos que os últimos. Depois de vários anos, esses episódios podem melhorar sensivelmente, como no caso de Elizabeth ou, na maioria das vezes, conduzir a uma *fase residual* do transtorno, na qual predominam os sintomas negativos (McClellan e Werry, 1992).

Em um estudo longitudinal de uma duração média de quatro anos, Werry e colaboradores (1994) relatam que a maior parte das crianças e dos adolescentes atingidos (79 a 90%) tinha manifestado três ou mais episódios agudos de psicose durante esse período. Se isso demonstra a natureza cíclica e crônica do transtorno, sua evolução varia consideravelmente de um caso a outro. Os dados disponíveis, embora limitados, levam a crer que essa evolução depende de diferentes fatores que, muito provavelmente, se sobrepõem. Três deles são fundamentais:

- *a idade do início*: o prognóstico é mais grave quando o transtorno começa du-

rante a infância do que quando se manifesta pela primeira vez no fim da adolescência ou no início da idade adulta (Ogawa et al., 1997; Remschmidt et al., 1994);
- *o nível de adaptação e de inteligência antes do primeiro episódio e o nível de recuperação que se segue*: o prognóstico é mais grave quando o nível de adaptação individual e social da criança antes do transtorno é inconsistente e quando seu nível de recuperação após o primeiro episódio é insatisfatório (Werry e McClellan, 1992); o prognóstico é grave também quando o Q.I. da criança é baixo (McClellan, McCurry, Snell e DuBose, 1999);
- *a forma como o transtorno começa e se manifesta*: o prognóstico é grave quando o transtorno começa de forma insidiosa, e não aguda; do mesmo modo, as crianças que manifestam sintomas negativos têm um prognóstico mais desfavorável do que as que apresentam sobretudo sintomas positivos (Eggers e Bunk, 1997; Remschmidt et al., 1994).

Em um estudo de 113 adolescentes internados e depois acompanhados durantes seis anos, Remschmidt e colaboradores (1994) os classificaram da seguinte maneira: esquizofrenia de tipo I, caracterizada por uma preponderância de sintomas positivos (por exemplo, alucinações, ideias delirantes, discurso desorganizado); esquizofrenia de tipo II, caracterizada por uma preponderância de sintomas negativos (por exemplo, embotamento afetivo, avolição); esquizofrenia de tipo misto, caracterizada pela presença de sintomas positivos e negativos.

A Figura 4.4, que ilustra a evolução do transtorno nesses três grupos, mostra que esta era muito mais favorável para os adolescentes de tipo I do que para os de tipo II ou de tipo misto. Mais precisamente, 40% dos adolescentes de tipo I estavam em recuperação após a hospitalização, enquanto 26% continuavam apresentando uma esquizofrenia de tipo I, 30% uma esquizofrenia de tipo II e 3% uma esquizofrenia de tipo misto. Ao contrário disso, apenas 2% dos adolescentes de tipo II ou de tipo misto estavam em recuperação após a internação. Quase todos (97%) os adolescentes de tipo II continuavam apresentando um transtorno do mesmo tipo, enquanto que em 83% dos casos o transtorno dos adolescentes de tipo misto tinha evoluído para um transtorno de tipo II. Evidentemente, tais índices devem ser vistos com cautela, tendo em vista que se baseiam em um único estudo em que os participantes sofriam de esquizofrenia a um período de tempo longo e nem todos tiveram a mesma frequência de internações. Contudo, evidenciam a complexidade do transtorno (tanto em sua apresentação quanto em sua evolução) e apontam a importância de uma abordagem desenvolvimental e longitudinal.

Outras pesquisas confirmam que o prognóstico é desfavorável para um grande número de crianças e adolescentes. Em um dos raros estudos longitudinais que acompanharam uma amostra importante durante muitos anos (42 anos, em média), Eggers e Bunk (1997; ver também Eggers, Bunk e Ropcke, 2002) relatam que 25% dos participantes – todos atingidos pela esquizofrenia entre 6 e 14 anos – estavam em recuperação completa, em geral depois de vários anos, enquanto 25% ainda tinham dificuldades de adaptação insignificantes e os 50% restantes, dificuldades mais sérias. Apenas 7% dos participantes da amostra tinham uma relação íntima estável no momento do acompanhamento, 59% viviam sozinhos e 27% eram incapazes de trabalhar. O prognóstico geral era muito mais favorável para aqueles em que o transtorno tinha começado de forma aguda; todos

**FIGURA 4.4**
Evolução da esquizofrenia entre três grupos de adolescentes do início ao fim de sua internação por um episódio agudo de psicose (segundo Remschmidt et al., 1994).
Essa figura ilustra a evolução da esquizofrenia em três grupos de adolescentes cujos sintomas mais característicos eram diferentes. Essa evolução era muito mais favorável para os adolescentes de tipo I do que para os de tipo II ou de tipo misto.

os participantes em recuperação completa provinham desse grupo.

Ropcke e Eggers (2005) relatam resultados semelhantes em um outro estudo longitudinal de 39 adolescentes atingidos pelo transtorno. Após um período médio de acompanhamento de 15 anos, apenas 8% dos participantes estavam em recuperação completa, enquanto 51% ainda tinham dificuldades de adaptação mais sérias. Novamente, o prognóstico era muito mais favorável quando o transtorno tinha começado de forma aguda.

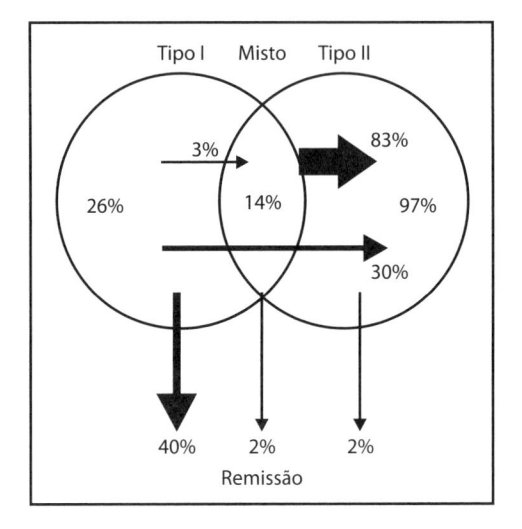

Encontram-se resultados semelhantes em um estudo de crianças e adolescentes acompanhados durante um período entre 2 e 7 anos (J. R. Asarnow et al., 1994). Percebeu-se uma melhora do funcionamento adaptativo em 56% dos casos, mas uma evolução insignificante ou uma deterioração desse funcionamento para os 44% restantes. À primeira vista, as conclusões parecem relativamente encorajadoras; contudo, observa-se que 61% dos participantes continuavam com o transtorno durante a adolescência, e aqueles que não preenchiam mais os critérios do transtorno durante o acompanhamento apresentavam frequentemente outras psicopatologias importantes (ver também Thomsen, 1996, para resultados semelhantes). Por fim, registra-se que Gillberg, Hellgren e Gillberg (1993), Lay, Blanz, Hartmann e Schmidt (2000) e Werry e colaboradores (1991) relatam resultados ainda mais pessimistas. Em um acompanhamento até os 30 anos de idade de 23 pacientes atingidos por esquizofrenia durante a adolescência, os primeiros autores relataram dificuldades de adaptação consideráveis em 78% dos casos. Já em um acompanhamento de 12 anos de 65 adolescentes esquizofrênicos, o segundo estudo constata dificuldades semelhantes e um nível de dependência elevado em 66 a 75% dos participantes, conforme os critérios avaliados. Por último, em um acompanhamento de pouco mais de quatro anos em média, Werry e colaboradores (1991) constataram que mais de 90% dos participantes sofriam de esquizofrenia crônica ou tiveram dois ou mais episódios psicóticos após a primeira manifestação; 13% tinham falecido; menos de 30% viviam de forma independente; apenas 13% estudavam em tempo integral ou tinham um emprego.

Chega-se, então, à conclusão de que a esquizofrenia na infância é, em geral, crônica, embora raras vezes seja contínua, e o prognóstico, muitas vezes, é grave – talvez mais grave em muitos casos do que quando o transtorno só aparece na idade adulta. É verdade que se considera a evolução apenas da psicopatologia ou, de maneira mais geral, de seu funcionamento adaptativo como um todo (Asarnow e Asarnow, 2003; Bailly et al., 2003; Bursztejn, 2003; Hollis, 2000).

### Etiologia

As teorias etiológicas da esquizofrenia são abundantes. Isso se justifica, em grande parte, sem dúvida, porque o transtorno atinge aspectos – verbal, cognitivo, motor, afetivo, social – essenciais a um funcionamento considerado normal e adaptativo em sociedade. Em dois artigos que se apoiam nas teorias do caos para tentar esclarecer a heterogeneidade dos transtornos esquizofrênicos e, seguramente, de sua etiologia, Coen, Stip e Ausloos (1997) e Coen, Ausloos e Stip (1997) apontam "o caos de teorias" nesse campo. As perspectivas teóricas vão daquelas que enfatizam fatores biológicos e explicam a esquizofrenia em termos de disfunção cerebral, provavelmente de origem genética, àquelas que consideram o transtorno como um esforço de adaptação a circunstâncias de vida particularmente patológicas ou traumáticas, ou ainda àquelas

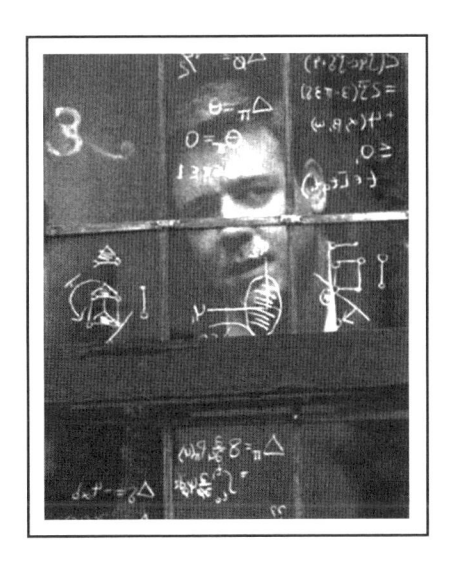

**FIGURA 4.5**
Em *A Beautiful Mind* (*Uma mente brilhante*), Russell Crowe interpreta o matemático John Nash. Homem brilhante com esquizofrenia, Nash leva uma vida coroada de sucesso, apesar de sua doença grave. Ele recebeu o Prêmio Nobel de Economia em 1994.
© Paramount Home Entertainment France

que simplesmente negam sua existência. É claro que é possível negar a existência da esquizofrenia – afirmando, por exemplo, que é apenas um rótulo inventado pelos profissionais da saúde mental para estigmatizar o comportamento de pessoas consideradas indesejáveis a fim de controlá-las (Szasz, 1961; Boyle, 1990; Sarbin e Mancuso, 1980). Em contrapartida, é mais difícil negar a existência de pessoas que manifestam seus sintomas e contestar seus sofrimentos, assim como os das pessoas próximas, sobretudo quando se trata de crianças cujo desenvolvimento é gravemente comprometido (Atkinson, 1994). Portanto, não vamos mais abordar essas teorias negacionistas.

> Embora a maior parte de pesquisadores e clínicos que se interessam pela esquizofrenia na infância considere-a como uma psicopatologia grave cujas diversas origens e manifestações devem ser sistematicamente estudadas, ainda faltam modelos teóricos desenvolvimentais que coloquem o sujeito no centro do processo psicopatológico, que insistam sobre a atenção a diversos fatores, tanto neurobiológicos quanto relacionais, que interaja no tempo de maneira circular e dialética. (Speranza, 2006, p. 47)

De fato, as teorias de que se dispõe atualmente:

- são pouco ou não são integradas e parecem, muitas vezes, excluir-se mutuamente, embora não seja talvez o caso;
- têm limites preditivos importantes, de um lado, porque são essencialmente descritivas (por exemplo, mencionam uma ligação genética sem explicar como certos fatores genéticos poderiam exercer seus efeitos) e, de outro, porque se aplicam apenas a uma minoria de indivíduos;
- baseiam-se, em sua maioria, em dados transversais, sendo raros os estudos longitudinais e desenvolvimentais.

Na ausência de modelos desenvolvimentais integrados, pesquisadores e clínicos interpretam habitualmente os diferentes dados etiológicos com a ajuda de um **modelo de vulnerabilidade-estresse** semelhante ao modelo biopsicossocial que descrevemos no Capítulo 1. De acordo com esse modelo, certas pessoas são vulneráveis a diferentes formas de psicopatologia por razões neurobiológicas e/ou psicológicas que as tornam sensíveis a diversos fatores de estresse socioambiental. Uma criança pode ser vulnerável e assim correr um risco elevado de desenvolver um transtorno porque ou o pai ou a mãe já tem o transtorno, porque lhe falta inteligência, ou porque tem traços de personalidade que favorecem dificuldades de adaptação. No entanto, a mera presença de tais fatores de risco é insuficiente para provocar um transtorno. É preciso que se acrescente a isso um ou vários acontecimentos estressantes de vida: por exemplo, gravidez ou nascimento difícil, doença grave ou a morte de pai ou mãe, maus-tratos psíquicos, físicos ou sexuais crônicos. Do mesmo modo, se certos fatores de estresse aumentam a probabilidade de que uma vulnerabilidade conduza a um transtorno, há fatores de proteção que têm o efeito inverso: um nível elevado de inteligência ou uma vida familiar harmoniosa podem proteger a criança de um transtorno ou diminuir sua gravidade (Ferrei e Agbokou, 2006).

No caso da esquizofrenia, o modelo de vulnerabilidade-estresse reconhece que diferentes fatores de risco podem conduzir ao transtorno em presença de uma ou de várias fontes de estresse (Bonnot e Mazet, 2006; Bovet e Seywert, 1995). É assim, por exemplo, que uma criança predisposta ao transtorno por razões genéticas poderá pouco a pouco ter um desenvolvimento cerebral anormal marcado por déficits de atenção e alterações do comportamento funcional. É possível que, maltratada ou exposta a uma vida familiar caótica, a criança se torne esquizofrênica, mas que, criada em um meio no qual é aceita, estimulada e considerada, ela se desenvolva normalmente ou apresente dificuldades de adaptação muito menos graves. Em outras palavras, o aparecimento do transtorno depende, conforme esse modelo, de transações complexas entre fatores de risco, fatores de estresse e fatores de proteção, assim como depende do período de desenvolvimento durante o qual esses fatores são ativos e de sua duração. Mesmo sendo mais descritivo que explicativo, esse modelo consolida-se pelo fato de a esquizofrenia atingir pessoas vulneráveis, expostas a um nível elevado e frequentemente crônico de estresse, e carentes de recursos pessoais, familiares ou sociais que as protejam adequadamente (Sullivan, Kendler e Neale, 2003) – como ilustram estudos resumidos a seguir.

*Fatores biológicos*

FATORES GENÉTICOS

Sabe-se há muito tempo que a esquizofrenia manifesta-se frequentemente entre os membros de uma mesma família, considerando-se os estudos relativos a adultos (Jay et al., 1997; Kendler, McGuire, Gruenberg, O'Hare, Spellman e Walsh, 1993; Kety, Wender, Jacobsen, Ingraham, Jansson, Faber e Kinney, 1994) ou a crianças e adolescentes com tal transtorno (Green, 1992; Lenane, Nicolson, Bedwell e Rapoport, 1999; Spencer e Campbell, 1994). Há trabalhos que recorrem a metodologias diferentes (estudos de gêmeos, de adoção e de agregação familiar) e demonstram a importância de fatores genéticos na manifestação do transtorno. Em uma obra rica e detalhada que resume esses trabalhos, Gottesman (1991) relata que

- as taxas de ocorrência da esquizofrenia são 2 a 3 vezes mais elevadas nos gêmeos monozigóticos do que nos dizigóticos (da ordem de 45 a 50% em média contra 15 a 20%);
- os parentes de primeiro grau correm um risco mais elevado de desenvolver o transtorno ou algum outro do espectro esquizofrênico que os parentes de segundo grau e talvez de desenvolvê-lo mais jovem se um membro da família já o apresente;
- a probabilidade de desenvolver o transtorno aumenta em função do número de parentes atingidos – por exemplo, uma criança com pai e mãe esquizofrênicos corre um risco elevado de ser também atingida (da ordem de 45 a 50%).

Todas as pesquisas mais recentes confirmam esses resultados. Em uma análise de 16 crianças de 5 a 12 anos, por exemplo, Spencer e Campbell (1994) constatam que 33% das famílias envolvidas tinham um ou vários membros com esquizofrenia e que na própria pesquisa havia duas irmãs com o transtorno. Lenane e colaboradores (1999) relatam que 25% dos parentes adultos (acima de 18 anos) de crianças e adolescentes esquizofrênicos tinham ou esquizofrenia ou um outro transtorno do espectro esquizofrênico. E em um estudo de esquizofrenias familiares, Jay e colaboradores (1997) constatam uma taxa de 23% nos parentes de primeiro grau (pais, irmãos, irmãs), e de 27% em parentes de primeiro e segundo graus (tios ou tias, primos-irmãos, avós). De acordo com os autores, a probabilidade de desenvolver o transtorno é sete vezes mais elevada para uma criança que tem um irmão ou uma irmã esquizofrênico do que para aquela que não tem, e 14 vezes mais elevada para uma criança que tem duas pessoas atingidas na fratria. Do mesmo modo, mostra que a idade de início é, em média, mais precoce na segunda geração do que na primeira, e que poderia haver uma preponderância de homens na análise da esquizofrenia entre familiares.

Como mencionado no início do capítulo, é provável que, quando se manifesta já durante a infância, a esquizofrenia já se apresenta em sua forma grave com forte dimensão hereditária (Bonnot e Mazet, 2006; Nicolson et al., 2003). Alguns estudos comprovam, de fato, que as taxas de ocorrência são sensivelmente mais elevadas entre os parentes de crianças e adolescentes do que entre os parentes de adultos atingidos pelo transtorno (Asarnow et al., 2001; Nicolson et al., 2003; Tsuang, 2000). Por exemplo, Nicolson e colaboradores relatam que 25% dos pais de crianças esquizofrênicas também tinham um transtorno do espectro esquizofrênico contra 11% de pais de adultos esquizofrênicos e menos de 2% de pais de crianças sem dificuldades específicas.

Deve-se observar que o risco genético maior documentado pelos estudos de família não se limita só à esquizofrenia. Quando não são atingidos pelo transtorno, os parentes de crianças e adolescentes esquizofrênicos correm um risco elevado de apresentar um outro transtorno do espectro esquizofrênico (Ross et al., 1999) ou de manifestar outras psicopatologias (por exemplo, retardo mental, transtornos de humor, transtornos de comportamento) (Alaghband-Rad et al., 1998). Em outras palavras, mesmo os fatores genéticos tendo incontestavelmente um papel etiológico, é provável que eles predisponham menos a um transtorno específico do que a vários transtornos nos quais se observa com frequência uma sintomatologia psicótica.

Por fim, diferentes pesquisas isolaram anomalias genéticas entre crianças com esquizofrenia, entre outras, nos cromossomos 2 e 22 e nos cromossomos sexuais (Addington et al., 2005; Kumra et al., 1998; Pulver, 2000). Contudo, assim como no caso dos transtornos invasivos de desenvolvimento (ver Capítulo 3), não se pode ainda tirar conclusões definitivas disso, ao mesmo tempo porque essas anomalias são evidentes apenas em uma minoria de casos e porque raramente são as mesmas de um caso a outro quando estão presentes.

Em resumo, embora os dados disponíveis confirmem claramente o papel etiológico de fatores genéticos, eles não permitem determinar o que é herdado nem separar os efeitos de natureza hereditária e os de natureza ambiental: se o fato de ter pai ou mãe esquizofrênico pode, por uma ligação genética, predispor uma criança a desenvolver um transtorno similar, o fato de que o ambiente da criança seja inevitavelmente comprometido pela doença do pai ou da mãe, em geral de formas complexas, pode realmente ter um efeito semelhante. Além disso, embora a existência de uma ligação genética seja incontestável, a sua natureza e a forma como os fatores genéticos interagem com outros etiológicos ainda não foram descobertas. Seguindo o modelo de vulnerabilidade-estresse, pesquisadores tentam aliar vulnerabilidade biológica e estresse psicossocial. Eles postulam que, em muitos casos, a criança talvez não herde a esquizofrenia enquanto tal, mas uma vulnerabilidade acentuada a diversos transtornos graves que, se ela for exposta a experiências de vida nefastas e não tiver meios pessoais ou o apoio familiar necessário para enfrentá-las, pode provocar os primeiros sinais do transtorno e determinar o curso de seu desenvolvimento (Bovert e Seywert, 1995). Deve-se observar que, na ausência de modelos desenvolvimentais precisos, essa perspectiva multifatorial é encontrada na maior parte das abordagens de psicopatologias apresentadas nesta obra.

FATORES NEUROBIOLÓGICOS

Pesquisas dedicam-se, há muito tempo, às características neurobiológicas e neuropsicológicas que diferenciam as pessoas atingidas por um transtorno esquizofrênico das atingidas por outras psicopatologias ou sem psicopatologia específica (Asarnow e Asarnow, 2003). Elas se baseiam em diferentes métodos, alguns dos quais permitem descrever a estrutura ou o funcionamento do cérebro (por exemplo, análises morfológicas e funcionais que recorrem à **eletroencefalografia**, à **tomografia por emissão de pósitrons ou PET scan**, à **imagem por ressonância magnética ou IRM** e ao **estudo do fluxo sanguíneo cerebral**; estudos bioquímicos de certos **neurotransmissores**). Outros métodos visam a comparar a performance de crianças ou adolescentes quando se pede que realizem tarefas experimentais que demandem suas capacidades de atenção, de memória ou suas **funções executivas**. Segue o resumo dos resultados de alguns trabalhos.

Assim como muitos adultos (Bramon, Rabe-Hesbeth, Sham, Murray e Frangou, 2004; Levy, Holzman, Matthysse e Mendell, 1994), crianças e adolescentes com esquizofrenia costumam ter uma encefalografia anormal (71% dos analisados de Green et al., 1992), assim como movimentos oculares anormais (Jacobsen et al., 1996). Em muitos casos, isso é igualmente verdadeiro para seus parentes de primeiro grau, mesmo quando não têm uma psicopatologia confirmada (por exemplo, Levy, Holzman, Matthysse e Mendell, 1993).

Vários estudos evidenciam também diferentes anormalidades morfológicas cerebrais. O IRM de crianças e adolescentes esquizofrênicos revela um volume cerebral global menor, com uma diminuição considerável da massa cinzenta, assim como anormalidades mais localizadas, como um alargamento dos ventrículos laterais e uma redução progressiva do tamanho de outras estruturas cerebrais, como o hipocampo (Kumra et al., 2000; Sporn et al., 2003; Sowell, Toga e Asarnow, 2000). Algumas dessas mudanças, encontradas frequentemente entre os parentes de primeiro grau (Gotgay et al., 2003), estão associadas aos problemas observados clinicamente. Por exemplo, a diminuição da massa cinzenta é progressiva: começa nas regiões cerebrais posteriores que controlam a percepção e a atenção, antes de atingir as regiões posteriores, das quais dependem as funções executivas essenciais, como já vimos, para a coordenação do comportamento como um todo (Thompson et al., 2001). Do mesmo modo, uma redução progressiva do tamanho do hipocampo está ligada às dificuldades que as crianças esquizofrênicas têm de adquirir novos conhecimentos (Bedwell et al., 1999): o hipocampo é, de fato, uma estrutura bilateral parte do sistema límbico que desempenha um papel importante na memória espacial, assim como na consolidação da memória de longo prazo.

Desde a descoberta de neurolépticos e de fármacos que permitem tanto atenuar a sintomatologia esquizofrênica (por exemplo, clorpromazina) como induzi-la ou agravá-la (por exemplo, anfetaminas), pesquisas se dedicaram aos neurotransmissores que poderiam explicar esses efeitos. A dopamina[*] é o neu-

---

[*] N. de R.T. Neurotransmissor do grupo das catecolaminas, precursor da noradrenalina, tem papel fundamental no controle da motricidade, entre outros.

rotransmissor mais estudado, embora os trabalhos disponíveis na atualidade apontem que ele não pode, por si só, explicar as diversas manifestações do transtorno, muito menos sua etiologia (por exemplo, Carlsson, 1995).

Embora esses trabalhos, assim como outros, sugiram que diferentes anomalias precoces no desenvolvimento e no funcionamento do cérebro estão, pelo menos em parte, na origem da esquizofrenia na infância, eles não permitem especificar a etiologia do transtorno. Nos estudos de Thompson e colaboradores (2001) e de Bedwell e colaboradores (1999), a redução progressiva da massa cinzenta ou do tamanho do hipocampo poderiam ser, por exemplo, a continuação de um processo patológico que teria começado antes da manifestação do transtorno e necessário a seu aparecimento; uma consequência do próprio transtorno; um efeito secundário de tratamentos medicamentosos dos participantes. Ainda que diferentes hipóteses possam ser apresentadas para explicar os resultados de estudos neurofisiológicos publicados até o momento, elas deveriam permitir isolar progressivamente e compreender melhor os fatores neurofisiológicos que desempenham um papel etiológico. Contudo, esses fatores só serão, de fato, compreendidos quando se tiver recolhido mais dados longitudinais a fim de determinar causas e efeitos.

FATORES NEUROPSICOLÓGICOS

Crescem as pesquisas neuropsicológicas que analisam o fato de crianças e adolescentes com esquizofrenia terem problemas semelhantes aos dos adultos esquizofrênicos no manejo da informação e, mais particularmente, da organização e da atenção, da memória verbal e visual e da motricidade fina (Bilder et al., 2000; Kumra et al., 2000; Zahn et al., 1998).

Quando suas capacidades sensoriais, perceptuais, linguísticas e motoras são requeridas em diferentes tarefas experimentais, essas crianças obtêm resultados de 1 a 2 desvios padrão inferiores aos de crianças sem dificuldades, não tanto porque não compreendem o que se espera delas, mas porque lhes falta capacidade cognitiva para lidar com a informação, além de elas terem dificuldades de utilizá-las de forma rápida e eficaz. Provavelmente, essas dificuldades são, em parte, de natureza executiva, e os trabalhos nesse campo coincidem com os mencionados no Capítulo 3 sobre o autismo e com os que serão apresentados nos Capítulos 5 e 6 sobre os transtornos de aprendizagem e a hiperatividade. Deve-se observar finalmente que, como no caso de certas anomalias neurofisiológicas, há, com frequência, dificuldades semelhantes entre os parentes de primeiro grau de crianças e adolescentes esquizofrênicos, mesmo quando estes não têm uma psicopatologia confirmada (Gochman et al., 2000).

As pesquisas neuropsicológicas não ajudam mais que as pesquisas neurofisiológicas a apresentar hipóteses etiológicas precisas. Entretanto, elas oferecem uma linha de análise promissora, porque permitem cada vez mais estabelecer vínculos precisos entre seus resultados e esses estudos neurofisiológicos, mostrando, por exemplo, que déficits de atenção evidentes em uma tarefa neuropsicológica refletem uma disfunção detectável em termos fisiológicos nos mesmos indivíduos (por exemplo, Strandburg, Marsh, Brown, Asarnow e Guthrie, 1994).

FATORES LIGADOS AO
DESENVOLVIMENTO DURANTE A GRAVIDEZ

Diferentes estudos relatam que as complicações na gravidez e no momento do nascimento são mais frequentes nos adultos com esquizofrenia do que na população geral (Geddes e Lawrie, 1995), em particular quando o transtorno começou relativamente cedo (Verdoux et al., 1997). Mas esse não parece ser o caso na esquizofrenia na infância. Vários estudos mostram, de fato, que essas complicações não são comuns nas crianças e nos adolescentes com o transtorno. Green e colaboradores (1992) não relatam nenhuma diferença significativa nas complicações obstétricas ou perinatais entre um grupo de crianças com esquizofrenia e dois grupos com outros transtornos psicopatológicos. Isso é verdade também em pesquisas mais recentes de Nicolson e colaboradores (1999) e de Ordoñez e colaboradores (2005). De maneira geral, os fatores de risco potenciais são muitos, e não está claro que as complicações, quando são evidentes antes ou no momento do nascimento, tenham uma ligação direta com a esquizofrenia. É mais provável que tenham uma ligação com o aparecimento de dificuldades desenvolvimentais diversas (Verdoux e Sutter, 2002).

Weinberger e colaboradores (Marenco e Weinberger, 2000; Weinberger, 1987; Weinberger e McClure, 2002) apresentaram uma teoria neurodesenvolvimental segundo a qual algumas anomalias cerebrais do período fetal poderiam ter um efeito tardio na etiologia da esquizofrenia, o qual só se manifestaria plenamente no momento da puberdade em função das mudanças hormonais que antecedem a adolescência. Embora alguns estudos de caso venham fundamentar essa hipótese, um outro de 28 adolescentes (14 meninos e 14 meninas) com esquizofrenia na infância não relata vínculos entre o início do transtorno e o desenvolvimento sexual dos participantes (Frazier et al., 1997). Porém, essa perspectiva teórica ainda é importante, não apenas porque uma única pesquisa não basta para infirmar sua validade, mas porque ela destaca a complexidade dos processos etiológicos em jogo. Além disso, essa teoria explica a ligação observada com frequência entre um número considerável de dificuldades precoces que precedem o aparecimento de um transtorno e que quase sempre são detectáveis anos antes (Bilder et al., 2006). Em geral, é evidente hoje em dia que as teorias monocausais que se apoiam em uma metodologia de pesquisa transversal cujos participantes são avaliados uma única vez não permitirão explicar a etiologia da esquizofrenia na infância. De fato, em termos de psicopatologia, assim como em outros, é muito provável que essa etiologia dependa ao mesmo tempo dos fatores em jogo e do período de desenvolvimento durante o qual eles se manifestam, como afirmam os trabalhos de Weinberger e de sua equipe.

### Fatores familiares, sociais e culturais

Diferentes teorias psicológicas foram apresentadas para explicar a etiologia da esquizofrenia. Elaboradas a partir de pesquisas conduzidas com adultos, essas teorias explicam mal as diferenças consideráveis observadas no desenvolvimento precoce e as manifestações do transtorno de uma pessoa a outra. Contudo, elas deram lugar a muitos trabalhos que estão sendo realizados na atualidade e que tratam geralmente da comunicação intrafamiliar de crianças e adolescentes esquizofrênicos.

Muitas das teorias psicológicas têm como afinidade as interações das quais a criança participa dia após dia com sua família, sobretudo com sua mãe. Nos anos de 1940 e de 1950, diversos relatórios psicanalíticos atribuíram a etiologia da esquizofrenia à mãe da criança (Fromm-Reichman, 1948; Rank, 1949). Em certos meios clínicos, é comum falar em mãe esquizofrenogênica, cujo protótipo é de uma mulher fria e rejeitante que domina inteiramente seu filho e pode, com o tempo, levá-lo a refugiar-se na doença. Rank escreveu:

> Para encontrar as causas dessa carência afetiva maciça, devemos examinar a personalidade da mãe [...] Ela luta desesperadamente para exercer seu controle, não mais sobre ela mesma, mas sobre seu filho. As batalhas que acompanham a desmama e a aprendizagem do asseio geralmente são aquelas nas quais a mãe tenta se compensar. A criança torna-se a verdadeira vítima – vítima da impotência de sua mãe, impotência que, por sua vez, provoca nela uma agressividade que conduz à destruição. A criança só tem um meio de sobreviver: afastar-se, não apenas dessa mãe perigosa, mas também do mundo inteiro. Ela cria seu próprio mundo, um mundo de fantasia, mas de fantasia tão primitiva, tão repetitiva, tão distante de nossos sentimentos e de nossas experiências, que nos parece estranha, bizarra e limitada, intelectual e afetivamente. (p. 131-132)

Assim como no caso do autismo (ver Capítulo 3), nenhum dado científico permite fundamentar a hipótese de que uma relação mãe-filho inadequada pode, por si só, ser a causa da esquizofrenia.

É na mesma época que Bateson, Jackson, Haley e Weakland (1956) apresentam uma teoria sistêmica, **a teoria do duplo vínculo** (*double bind theory*), segundo a qual o transtorno tem suas raízes em um estilo divergente de comunicação familiar (sobretudo materna). Nessa perspectiva bastante difundida, a criança é incapaz de interpretar corretamente as mensagens que recebe de seu meio, mensagens, de fato, que a deixam em um impasse psicológico, pois associam dois vínculos contraditórios acompanhados de uma crítica que impede qualquer saída desse impasse. Por exemplo, a mãe atrai a atenção da criança, mas rejeita seu gesto de afeto quando ela tenta sentar em seu colo, permanecendo fria ou virando de costas para impedi-la de se aproximar; depois, quando a criança se afasta, ela pergunta: "Então você não gosta mais de mim?". Com o tempo, esse estilo de comunicação do qual a criança é incapaz de escapar impede-a não apenas de interpretar as mensagens que recebe, mas também de formular suas próprias mensagens, tanto para entrar em comunicação com seu meio quanto consigo mesma, daí os muitos sintomas característicos do transtorno.

A teoria de Bateson deu lugar a análises clínicas tanto na América do Norte (Berger, 1978) como na Europa (Selvini-Palazzoli, 1983). Embora ainda prossigam, os processos etiológicos que elas apresentam têm sido muito questionados na literatura científica (Coen, Stip et al., 1997). Como assinalava Jacob (1975) já há muitos anos, uma revisão crítica dos dados disponíveis revela um duplo obstáculo. De um lado, as hipóteses sistêmicas são vagas e não permitem determinar quais são as características da comunicação familiar necessárias à manifestação da esquizofrenia, em grande parte porque essas hipóteses raramente foram objeto de estudos rigorosos; de outro, interações discordantes, rígidas ou conflituosas são encontradas em várias famílias em que ninguém é esquizofrênico, pondo em dúvida o papel específico que poderiam desempenhar.

Ainda que essas conclusões tenham se mostrado desencorajadoras para pesquisadores e clínicos que abordavam a esquizofrenia em uma perspectiva psicológica, elas não os levaram a abandonar a avaliação realizada no campo da comunicação familiar. Coen, Stip e colaboradores (1997) observam:

> Foi nesse contexto de descrédito em relação ao valor científico das obser-

vações sobre as interações familiares na esquizofrenia que surgiram os estudos padronizados. Paralelamente a essa exigência de rigor, o modelo teórico subjacente se modificou no sentido de não mais considerar as interações familiares como a etiologia monocausal da esquizofrenia, mas, mais modestamente, de descrever seu impacto sobre a evolução do esquizofrênico à luz de uma concepção biopsicossocial da doença. (p. 256)

Em um dos primeiros estudos de acompanhamento de pacientes esquizofrênicos, Brown (1959, citado por Brown, Monck, Carstairs e Wing, 1962) constata que aqueles cuja adaptação se mostrara mais favorável após um período de internação geralmente tinham tido menos contatos com sua família do que aqueles que haviam sofrido uma recaída e tinham sido internados de novo. Esse estudo levou a uma série de pesquisas visando a descrever a evolução do transtorno e avaliar o papel que a família nela desempenha. Mais precisamente, análises realizadas com adultos e, mais recentemente, com crianças e adolescentes esquizofrênicos apoiam-se em conceitos de **emoção expressa** (*expressed emotion*) (Chambon e Marie-Cardine, 1993; Hooley, 1985) e de **comunicação desviante** (*communication deviance*) (Asarnow, Asarnow e Strandburg, 1989; Hendrick, 2002) para descrever a qualidade da interação familiar e compará-la à de outras famílias.

A emoção expressa é um índice da atitude afetiva pai/mãe em relação ao filho. Baseado em observações da maneira como pai/mãe descrevem o filho (geralmente na ausência dele), esse índice avalia a tendência de ambos a serem críticos e a quererem controlar o comportamento do filho (por exemplo, interferindo o tempo todo em suas coisas). Em um levantamento da literatura clínica e científica, Hooley (1985) dá vários exemplos de mensagens que refletem um nível elevado de emoção expressa:

> "Ele é estúpido. Tudo o que ele faz é estúpido."
> "Às vezes eu simplesmente não consigo suportar ficar com ela."
> "Eu sempre digo: 'Por que você não lê, faz palavras cruzadas ou qualquer coisa para se ocupar?'. Mas até isso é demais para lhe pedir." (p. 121, 134)

Um nível elevado de emoção expressa prediz o risco de recaída nos adultos com esquizofrenia (Bebbington, Bowen, Hirsch e Kuipers, 1995). O papel que esse fator desempenha na etiologia precoce do transtorno é menos específico, porque não há suficientes estudos longitudinais e desenvolvimentais. Goldstein (1987) relata que a emoção expressa, quando avaliada durante a adolescência, prediz a manifestação de um transtorno do espectro esquizofrênico no início da idade adulta. Em contrapartida, uma avaliação transcultural mostra que esse fator varia consideravelmente e que, mesmo desempenhando um papel etiológico, isso seguramente só ocorre junto a outras variáveis (Jenkins e Karno, 1992). Além disso, o papel etiológico da emoção expressa, se é possível determiná-lo, não é causa específica da esquizofrenia, mas é um fator característico geralmente de famílias de crianças e adolescentes com outras psicopatologias, como um transtorno de comportamento ou um transtorno de ansiedade (Hibbs et al., 1991; Stubbe et al., 1993).

A comunicação desviante implica conflitos para o meio, porque reflete um pensamento ilógico e incoerente no qual o afeto subjetivo desempenha um papel preponderante, e as ideias frequentemente "saem dos trilhos". Diferentes publicações mostram que crianças e adolescentes com sintomas mais acentuados estão expostos constantemente à comunicação desviante em sua família (Subotnik, Goldstein, Nuechterlein, Woo e Mintz, 2002; Tompson et al., 1997). Além disso, segundo uma das raras pesquisas longitudinais realizadas, essa forma de comunicação prediz o transtorno do espectro esquizofrênico em crianças vulneráveis, tendo em vista que sua mãe já era esquizofrênica (Wahlberg et al., 2004).

Além da qualidade da interação intrafamiliar, deve-se observar que crianças e adolescentes com alto risco de se tornarem esquizofrênicos (porque um ou vários parentes já são) tendem a ser educados em um ambiente familiar instável ou mesmo caótico, o qual poderia influenciar a etiologia do transtorno ou precipitar seu aparecimento (por exemplo, por negligência ou maus-tratos, como assinala Fish, 1987). Contudo, esse tipo de ambiente está envolvido na etiologia de outras psicopatologias, e ainda é preciso elucidar a influência específica que ele poderia ter.

Em resumo, não há dúvida de que interações que crianças e adolescentes com esquizofrenia têm com seu ambiente imediato são frequentemente comprometidas, às vezes com gravidade. Mas as interpretações das causas são difíceis, de um lado, porque a maioria dos estudos publicados até o momento baseia-se em análises transversais e, de outro, porque a família como um todo é tipicamente perturbada, muito mais que só a criança ou o adolescente (Tompson et al., 1997). Logo, não é possível afirmar que interações familiares conduzem por si mesmas à esquizofrenia, já que o próprio transtorno poderia provocá-las, ou que estas poderiam estar associadas ao transtorno de maneira não causal.

## CONCLUSÕES

Na esquizofrenia infantil, assim como em muitos outros transtornos da infância e da adolescência, uma perspectiva transacional biopsicossocial domina na atualidade a pesquisa sobre o assunto. Bovet e Seywert (1995) afirmam:

> A existência de um transtorno cerebral primário, provavelmente de origem genética, não é incompatível com a importância atribuída à história relacional subjetiva na constituição dos sintomas psicóticos. (p. 447)

Nessa perspectiva, semelhante à apresentada no Capítulo 3 a propósito do transtorno invasivo de desenvolvimento, a esquizofrenia na infância é talvez a expressão manifesta de uma vulnerabilidade biológica acentuada que se expressa de maneiras muito diversas em um contexto relacional conflituoso e frequentemente marcado pela psicopatologia familiar e por acontecimentos de vida estressantes. De forma muito rápida, os fatores tanto neurobiológicos como relacionais alimentam esquemas transacionais que, por serem circulares, não permitem dar uma única explicação causal à origem do transtorno (Bizouard et al., 2002; Misès, 2001). Embora essa hipótese etiológica seja a mais atual, ela carece de precisão e levanta mais dúvidas do que oferece respostas. A pergunta feita por Bleuler (1911) há quase um século permanece ainda intocada: deve-se falar em esquizofrenia no singular ou no plural? Essa pergunta tem destaque no campo da infância e da adolescência, pois a utilização dos mesmos critérios diagnósticos para definir o transtorno em qualquer idade oculta, com certeza, importantes diferenças desenvolvimentais ainda não conhecidas.

Em uma perspectiva desenvolvimental, a pergunta de Bleuler leva de imediato a uma outra: qual é a relação entre a esquizofrenia na infância e na fase adulta? Diversas hipóteses, não necessariamente excludentes, são possíveis. A esquizofrenia na infância poderia representar:

- uma forma grave e crônica de um único transtorno, manifestado cedo quando a vulnerabilidade biológica da criança é acentuada e/ou quando seu ambiente relacional é seriamente comprometido;
- vários transtornos sobrepostos que, com a idade, se parecem cada vez mais com a esquizofrenia adulta;
- a manifestação mais precoce de um ou vários transtornos cuja idade de início segue uma curva normal.

Ainda que essas hipóteses representem incertezas, todas elas ressaltam a necessidade de empreender estudos longitudinais que permitam traçar o desenvolvimento e a evolução do (ou dos) transtorno(s) esquizofrênico(s) da infância na idade adulta. A tarefa é extremamente difícil, dada sua raridade antes da adolescência. Essas incertezas revelam também a importância de um trabalho clínico contínuo para identificar e diagnosticar melhor o transtorno durante a infância, tendo em vista dois objetivos: evitar os diagnósticos apressados e errôneos, pois um diagnóstico de esquizofrenia é sempre um veredicto terrível que só pode ser estabelecido com extrema prudência (Bursztejn, 2003; McKennna et al., 1994; OMS, 1993), mas também empreender rapidamente um tratamento adaptado quando o transtorno está bem estabelecido (Bailly et al., 2003).

Por fim, a esquizofrenia na infância continua sendo um transtorno desconhecido e incompreendido que ainda é objeto de pressupostos e de preconceitos sem fundamento (Messerschmitt, 1990). Como assinalado na introdução, mais do que uma pessoa sofrendo de um outro transtorno psicopatológico, ainda se considera comumente que o esquizofrênico é louco – e, aos olhos daqueles que não o conhecem, sempre imprevisível e perigoso. Essa representação não apenas é falsa, como também é nefasta, pois só serve para acrescentar incompreensão e rejeição às múltiplas dificuldades da criança ou do adolescente e ao luto prolongado que sua família sofre inevitavelmente (Atkinson, 1994). A pesquisa atual deve, portanto, ser acompanhada de um trabalho de educação para que, melhor compreendida, a esquizofrenia na infância seja também mais bem aceita.

## Resumo

**1** A esquizofrenia na infância é um transtorno no qual o comportamento da criança ou do adolescente caracteriza-se por discordâncias ou distorções maiores da percepção, do pensamento, do afeto e do aspecto motor. Ela representa uma alteração qualitativa do comportamento, limita o funcionamento adaptativo em aspectos essenciais à vida cotidiana, perturba gravemente o meio e impede consideravelmente o desenvolvimento a médio e a longo prazos, persistindo às vezes de maneira crônica até a idade adulta.

**2** Não existem critérios diagnósticos específicos à esquizofrenia na infância – são os mesmos no caso dos adultos – embora os sistemas de classificação ressaltem algumas diferenças observadas com frequência na sintomatologia esquizofrênica em função da idade e do nível de desenvolvimento pessoal. O fato de a esquizofrenia ser definida e diagnosticada com critérios iguais tanto para crianças como para adultos acrescenta diversos problemas às dificuldades diagnósticas inerentes a essa área. Na prática, o clínico corre o risco de não estar em condições de diagnosticar com certeza o transtorno ou de concluir erroneamente que se trata de autismo, transtorno de humor ou de um transtorno de comunicação. Isso ocorre sobretudo quando a criança é pequena e suas dificuldades são acompanhadas de sintomas comórbidos do comportamento ou do humor.

**3** As crianças e os adolescentes com esquizofrenia apresentam transtornos outros, o que faz da comorbidade um fenômeno comum. É difícil estabelecer o lugar dessa comorbidade, pois os critérios diagnósticos da esquizofrenia permanecem incertos.

4   A esquizofrenia é muito rara durante a infância, mas sua prevalência aumenta rapidamente durante a adolescência; um número considerável de crianças e adolescentes manifesta diversos de seus sintomas, sem com isso preencher seus critérios diagnósticos. Dada então a sua raridade, os dados desenvolvimentais sobre manifestação e evolução também são raros. Essa situação se complica, de um lado, pelas definições abrangentes e flexíveis da esquizofrenia na infância, dificultando a comparação entre os estudos; de outro, pela natureza invasiva da esquizofrenia na infância e pelas perturbações graves que ela causa para a pessoa e para o seu meio, limitando a participação sustentada das famílias em estudos longitudinais necessários para descrever seu desenvolvimento.

5   A idade em que o transtorno manifesta-se pela primeira vez e a forma como isso acontece desempenham um papel fundamental em sua evolução e em seu prognóstico a longo prazo, o qual é bastante desfavorável quando o transtorno começa cedo e de maneira insidiosa, pois, nesse caso, as dificuldades são crônicas e persistem até a idade adulta, mesmo que fases ativas se alternem com períodos menos perturbados ou fases de recuperação.

6   As teorias etiológicas da esquizofrenia são muitas porque o transtorno tem implicações verbais, cognitivas, motoras, afetivas, sociais. Existe, portanto, um "caos de teorias": há perspectivas teóricas que enfatizam fatores biológicos e explicam a esquizofrenia em termos de disfunção cerebral provavelmente de origem genética; outras consideram o transtorno como um esforço de adaptação a circunstâncias de vida patológicas ou traumáticas.

7   Na perspectiva multifatorial, pesquisadores e clínicos interpretam os diferentes dados etiológicos com o modelo de vulnerabilidade-estresse, o qual postula que a esquizofrenia na infância é a manifestação de uma vulnerabilidade biológica acentuada, que se expressa de maneiras muito diversas em um contexto relacional perturbado e marcado pela presença de psicopatologia familiar e acontecimentos de vida estressantes.

8   Apesar dos grandes progressos ao longo das últimas décadas, a natureza e os limites da esquizofrenia na infância permanecem indefinidos, e as crianças atingidas são incompreendidas. Ainda que prossiga a pesquisa visando a determinar as características essenciais do espectro esquizofrênico, é necessário um trabalho de educação para que, mais bem compreendida, a esquizofrenia na infância seja também mais bem aceita.

## *Questões para aperfeiçoar o conhecimento*

1   A quem se deve o termo "esquizofrenia"? O que quer e não quer dizer?

2   Costuma-se falar, no caso da esquizofrenia, de quatro "A", qualificados de "famosos". Quais são esses quatro "A"? E por que são "famosos"?

3   Por que a esquizofrenia já foi denominada "demência precoce"?

4   Por que a esquizofrenia é difícil de ser diagnosticada durante a infância?

5   Costuma-se falar de sintomas tanto positivos como negativos da esquizofrenia. Explique as duas expressões, dando uma justificativa lógica a elas.

6   Descreva com exemplos os sintomas positivos da esquizofrenia na infância.

7   Descreva com exemplos os sintomas de desorganização da esquizofrenia na infância.

8   Descreva com exemplos os sintomas negativos da esquizofrenia na infância.

9   Quais são as comorbidades da esquizofrenia na infância e por que complicam sistematicamente seu diagnóstico?

10   A desorganização do comportamento esquizofrênico é acompanhada, às vezes, de catatonia. Defina esse termo com exemplos.

11   O que é o transtorno "hebefrênico"? Qual sua relação com a esquizofrenia?

12   Resuma o desenvolvimento da esquizofrenia na infância.

13   Resuma a evolução da esquizofrenia na infância e seu prognóstico.

14   Resuma os dados científicos que demonstram a importância de fatores de risco biológicos na etiologia da esquizofrenia na infância.

15   Descreva o modelo de vulnerabilidade-estresse e sua aplicabilidade à etiologia da esquizofrenia na infância.

## Questões para reflexão

1. Compare a esquizofrenia na infância e o autismo. Descreva o que ambos têm em comum e por que às vezes é possível confundi-los.

2. Uma criança de 9 anos em consulta clínica diz que ouve regularmente vozes que se dirigem a ela. Descreva as etapas do trabalho de avaliação a fim de determinar se essa criança é ou não esquizofrênica.

3. A esquizofrenia evoca a loucura na consciência e no imaginário popular. Esse paralelo é justificado?

4. Quais as manifestações "ruidosas" da esquizofrenia na infância e por que elas requerem internação imediata?

5. A família pode provocar a esquizofrenia em uma criança na ausência de fatores de risco biológicos? Se pode, como? Se não, por quê?

6. Como se explica a ligação entre esquizofrenia e suicídio?

7. Um adolescente com esquizofrenia vive com pai/mãe que tem o mesmo transtorno. Descreva como as dificuldades de um contribuem para as dificuldades do outro, agravando-as.

## Indicadores para estudo

ALLEN, D.F. (1996). L'âge de Kraepelin. *L'Information Psychiatrique,* 72, 925-933.

ASARNOW, J.R. & ASARNOW, R.F. (2003). Childhood-onset schizophrenia. In E. J. Mash & R. A. Barkley (Eds.), *Child psychopathology.* New York: Guilford, 2ᵉ éd. (455-485).

ASARNOW, J.R., TOMPSON, M.C., MCGRATH, E.P. (2004). Annotation: Childhood-onset schizophrenia: Clinical and treatment issues. *Journal of Child Psychology and Psychiatry,* 45, 180-194.

ASARNOW, R.F., NUECHTERLEIN, K.H., FOGELSON, D., SUBOTNIK, K.L., PAYNE, D.A., RUSSELL, A.T., ASAMEN, J., KUPPINGER, H. & KENDLER, K.S. (2001). Schizophrenia and schizophrenia-spectrum personality disorders in the first-degree relatives of children with schizophrenia: The UCLA Family Study. *Archives of General Psychiatry,* 58, 581-588.

BAILLY, D., VIELLARD, M., DUVERGER, H. & RUFO, M. (2003). Un diagnostic méconnu : la schizophrénie chez l'enfant. *Annales médico-psychologiques,* 161, 652-659.

BONNOT, O. & MAZET, P. (2006). Vulnérabilité aux schizophrénies à l'adolescence: revue de la littérature et applications cliniques. *Neuropsychiatrie de l'Enfance et de l'Adolescence,* 54, 92-100.

BOVET, P. & SEYWERT, F. (1995). La schizophrénie et son spectre. Une perspective bleulérienne. *L'Information Psychiatrique,* 71, 447-458.

BURSZTEJN, C. (2003). La schizophrénie au cours de l'enfance. *Psychiatrie de l'enfant,* 46, 359-380.

CHAMBON, O. & MARIE-CARDINE, M. (1993). Émotionalité exprimée: familiale et schizophrénie. Approche comportementale et interactions familiales. *Thérapie Familiale,* 14, 379-393.

COEN, J.F., AUSLOOS, G. & STIP, E. (1997). Interactions familiales et schizophrénie, Partie 2: Théories du chaos. *L'Information Psychiatrique,* 73, 355-360.

COEN, J.F., STIP, E. & AUSLOOS, G. (1997). Interactions familiales et schizophrénie, Partie 1 : Le chaos des théories. *L'Information Psychiatrique,* 73, 254-264.

FERRERI, F. & AGBOKOU, C. (2006). *Psychiatrie et développement : maturation et vulnérabilité.* Paris: MedLine Éditions, 2ᵉ éd.

JACOBSEN, L.K. & RAPAPORT, J. L. (1998). Research update : Childhood-onset schizophrenia: Implications of clinical and neurobiological research. *Journal of Child Psychology and Psychiatry,* 39, 10 1-113.

JAY, M., GORWOOD, P. & FEINGOLD, J. (1997). Les schizophrénies familiales à de la Réunion. *L'Information Psychiatrique,* 73, 1021-1027.

MESSERSCHMITT, P. (1990). Actualités cliniques de l'autisme et des psychoses infantiles. In P. Messerschmitt (Ed.), *Clinique des syndromes autistiques* (pp. 18-33). Paris: Maloine.

MISES, R. (2000). Les dysharmonies psychotiques: une approche nosographique. *Neuropsychiatrie de l'Enfance et de l'Adolescence,* 48, 396-401.

RUTTER, M. (1972). Childhood schizophrenia reconsidered. *Journal of Autism and Childhood Schizophrenia,* 2, 315-337.

SELVINI-PALAZZOLI, M. (1983). *Paradoxe et contre-paradoxe: un nouveau mode thérapeutique face aux familles à transactions schizophréniques.* Paris: ESF.

WAHLBERG, K.E., WYNNE, L.C., HAKKO, H., LAKSY, K., MORING, J., MIETTUNEN, J. & TIENARI, P. (2004). Interaction of genetic risk and adoptive parent communication deviance : Longitudinal prediction of adoptee psychiatric disorders. *Psychological Medicine,* 34, 1531-1541.

## *Palavras-chave*

- alogia
- alucinações
- avolição
- catatonia
- comunicação desviante
    - eletroencefalografia
- embotamento efetivo
- emoção expressa
- espectro esquizofrênico
- esquizofrenia
- estudo do fluxo sanguíneo cerebral
- fase prodrômica
- funções executivas
- ideias delirantes
- imagem por ressonância magnética ou IRM
- modelo de vulnerabilidade-estresse
- modo de pensamento ilógico
- neurotransmissores
- relaxamento das associações
- teoria do duplo vínculo
- tomografia por emissão de pósitrons ou PET scan

# 5
# OS TRANSTORNOS DE COMUNICAÇÃO E DE APRENDIZAGEM

*Neste capítulo você saberá que:*

**1** distinguem-se três transtornos de aprendizagem: o *transtorno de leitura*, o *transtorno de expressão* e o *transtorno de cálculo*;

**2** é a especificidade dos funcionamentos comprometidos que caracteriza esses transtornos: a criança ou o adolescente tem dificuldades consideráveis de ler, de escrever ou de calcular, considerados sua idade e o ensino que recebe, sem que sejam explicadas as razões intelectuais ou sociais;

**3** os transtornos de aprendizagem são acompanhados geralmente de problemas de linguagem e de comunicação;

**4** seja leitura, seja escrita, seja cálculo, o diagnóstico de um transtorno de aprendizagem é impreciso e reflete apenas de maneira superficial as dificuldades específicas da criança;

**5** o transtorno de aprendizagem associa-se com muita frequência a outras dificuldades (por exemplo, hiperatividade, transtornos de comportamento, baixa autoestima);

**6** crianças e adolescentes confrontados regularmente com o desafio da leitura, da escrita ou do cálculo são, em sua maioria, conscientes das dificuldades a que são incapazes de dar um sentido e que, na medida do possível, tentam esconder;

**7** as dificuldades de aprendizagem, quando conduzem ao fracasso escolar e à avaliação negativa do meio, podem ter consequências psicológicas nefastas e, às vezes, persistir sob diferentes formas na idade adulta;

**8** a epistemologia dos transtornos de aprendizagem é difícil de ser estabelecida; um diagnóstico de um ou vários deles é atribuído a um número significativo de crianças e adolescentes com o objetivo de lhes permitir acesso a abordagens pedagógicas especializadas, e não pelo fato de eles preencherem os critérios de classificação;

**9** na maior parte dos casos, os transtornos de aprendizagem resultam de influências de fatores de risco tanto biológicos, psicológicos, educativos, como sociais;

**10** os fatores específicos envolvidos com mais frequência na transmissão genética e/ou neurofisiológica de uma vulnerabilidade dos transtornos de aprendizagem são de caráter fonológico;

**11** embora alguns estudos clínicos postulem que conflitos psicológicos ou familiares estão na origem dos transtornos de aprendizagem, os dados científicos geralmente vão ao encontro dessa hipótese. Contudo, há trabalhos que destacam a importância de um contexto familiar favorável à aprendizagem e demonstram que fatores socioeconômicos estão associados às dificuldades de crianças e adolescentes;

**12** transtornos desta natureza inscrevem-se em um contexto social e cultural que valoriza o êxito escolar e que, desse modo, contribui em parte para as dificuldades de crianças e adolescentes com problemas de aprendizagem.

> Na maior parte das sociedades, crianças e adolescentes passam um tempo considerável na escola, para onde são enviados durante vários anos para "aprender". As exigências do ensino formal colocam parte deles em uma situação de fracasso: têm dificuldades enormes de aprender a ler, a escrever ou a calcular, ainda que suas capacidades intelectuais e sua adaptação social não sejam muito comprometidas. Quando essas dificuldades persistem, apesar dos recursos didáticos empregados e do apoio do meio, às vezes é diagnosticado um transtorno de aprendizagem. Após uma breve apresentação dos transtornos de comunicação, aos quais os transtornos de aprendizagem estão estreitamente ligados, este capítulo descreve a natureza das dificuldades nessa área. Destaca ainda que os transtornos de aprendizagem se sobrepõem (é o caso das dificuldades de leitura e de escrita) e que seu diagnóstico depende tanto de decisões pedagógicas ou administrativas quanto de características clínicas. Além disso, mesmo com os progressos científicos realizados ao longo dos últimos anos, ainda não se explicam claramente os vínculos entre as estruturas e os processos neurofisiológicos e neuropsicológicos que subjazem à aprendizagem e às barreiras com as quais os jovens deparam-se. Por fim, este capítulo situa os transtornos de aprendizagem no contexto mais amplo do êxito escolar, que se tornou uma preocupação familiar, social e política tanto quanto pedagógica, exercendo uma forte pressão psicológica sobre os alunos e, às vezes, estigmatizando profundamente os que fracassam.

## TRANSTORNOS ESPECÍFICOS DE DESENVOLVIMENTO

Os **transtornos de aprendizagem** comprometem a aquisição da leitura, da escrita e/ou do cálculo desde as primeiras etapas da escolaridade. Ao contrário do retardo mental (ver Capítulo 2), dos transtornos invasivos de desenvolvimento (ver Capítulo 3) e da esquizofrenia na infância (ver Capítulo 4), é a *especificidade dos funcionamentos atingidos* que os caracteriza: a criança ou o adolescente tem dificuldades enormes de ler, de escrever ou de calcular tendo em vista sua idade e o ensino que recebe, sem que as dificuldades sejam explicadas por razões intelectuais ou sociais. Tais transtornos manifestam-se de formas muito distintas de uma pessoa a outra, mas seu ponto afim é sempre o mesmo: os atingidos não progridem satisfatoriamente na escola e, com isso, são confrontados com problemas afetivos e sociais que se somam às suas dificuldades de aprendizagem e que as agravam (Beitchman e Young, 1997; Snowling e Maughan, 2006).

Há três transtornos de aprendizagem mais em evidência, que o DSM-IV chama de **transtorno de leitura**, **transtorno de expressão escrita** e **transtorno de cálculo** (APA, 2000). Quem manifesta dificuldades de aprendizagem costuma ter mais de um desses transtornos, aos quais se acrescentam problemas de comunicação, que os precedem. O transtorno de leitura é o mais comum: sozinho ou associado a outras dificuldades de aprendizagem, representa cerca de 80% das incidências nessa área (Lyon, Fletcher e Barnes, 2003). Mesmo na maioria dos países industrializados, onde as crianças são favorecidas com educação especializada, a natureza, a classificação e mesmo a existência deles estão entre os temas mais controversos da psicopatologia infantil. Essas controvérsias refletem várias questões, tratadas ao longo deste capítulo.

1. Reconhece-se há muito tempo que crianças e adolescentes têm dificuldades de aprendizagem, mas faz apenas 30 anos que estão no foco de pesquisas sistemáticas. Além disso, essa área de atuação é muito diversificada, mas nem por isso é ainda multidisciplinar. Entre outras, a psicologia, a educação, a psiquiatria, a neurologia e a logopedia oferecem métodos de pesquisa e esclarecimentos à análise dos trans-

tornos de aprendizagem que elas nem sempre definem ou avaliam da mesma maneira. Uma ignora sistematicamente o que a outra faz e assim se vê condenada a avançar mais lentamente do que se houvesse uma abordagem multidisciplinar.
2. Faltam instrumentos diagnósticos validados e confiáveis, e é inconcebível que eles possam ser estabelecidos sem antes haver uma definição clara do que devem medir. Essa situação pode levar uma criança a ser identificada como portadora de um transtorno em um contexto dado, mas ocorrer o contrário em outro, por exemplo, após uma mudança ou uma decisão modificando os critérios com os quais ela havia sido avaliada anteriormente.
3. A pesquisa dos transtornos de aprendizagem é muito mais influenciada por decisões administrativas do que a de outras áreas da psicopatologia. De fato, nos países industrializados, em geral, crianças e adolescentes têm acesso à educação direcionada visando a solucionar as dificuldades de aprendizagem reais ou vistas como tais. Esses serviços, muito onerosos, cuja eficácia, no conjunto, ainda não foi demonstrada, são alterados ou reorganizados frequentemente em resposta a reorientações sociais, políticas ou econômicas, e não a novos dados científicos.
4. Por fim, na psicopatologia, faltam ainda conhecimentos aprofundados que permitam articular inter-relações entre as dificuldades de aprendizagem observadas em certas crianças e as estruturas e os processos subjacentes (Zesiger, 2004). De maneira mais geral, há carência de análises realizadas em um âmbito teórico rigoroso e fomentado pelos conhecimentos da neurofisiologia, da neuropsicologia, da psicologia cognitiva e desenvolvimental, da pedagogia e da sociologia da educação.

Mesmo assim, descreveremos diversas publicações recentes que permitem antecipar progressos de integração – sobretudo na área da leitura e das dificuldades mais frequentes quando a aprendizagem é comprometida.

A CID-10 e o DSM-IV classificam e apresentam os transtornos de aprendizagem de maneira semelhante; todavia, recorrendo a uma terminologia diferente: a CID-10 denomina-os transtornos específicos das aquisições escolares e o DSM-IV de transtornos de aprendizagem. Ambos descrevem três transtornos mais abrangentes: o *transtorno específico de leitura* (CID) ou *transtorno de leitura* (DSM); o *transtorno específico de ortografia* (CID) ou *transtorno de expressão escrita* (DSM); e o *transtorno específico de aritmética* (CID) ou *transtorno de cálculo* (DSM) (APA, 2000; OMS, 1993). Serão analisados seus critérios diagnósticos, que diferem significativamente de um sistema a outro.

Os transtornos de aprendizagem, sobretudo as dificuldades acentuadas de leitura e de escrita, são acompanhados com muita regularidade de *problemas maiores da linguagem e da comunicação*. Os dois sistemas de classificação descrevem esses problemas à parte dos transtornos de aprendizagem: a CID-10, sob a rubrica dos **transtornos específicos do desenvolvimento da palavra e da linguagem**, e o DSM-IV, sob a dos **transtornos de comunicação**. Considerada a ligação estreita que os associa às dificuldades de aprendizagem, resumiremos brevemente esses transtornos neste capítulo.

## APANHADO HISTÓRICO

O estudo sistemático de crianças com dificuldades de aprendizagem remonta há mais de um século (Lyon et al., 2003; Torgesen, 1991). Ele parte da observação geral de que as crianças, assim como os adultos, têm ritmos e meios específicos de aprender e, mais precisamente, da constatação frequente de que algumas têm dificuldades "inesperadas" de aprender a ler, a escrever ou a calcular – inesperadas porque não se explicavam por uma educação escolar insatisfatória, por problemas intelectuais ou sensoriais (por exemplo, retardo mental, problemas de visão ou de audição) ou por dificuldades familiares ou sociais. Um estudo de caso clássico do médico inglês Morgan (1896) reflete o caráter inesperado dos transtornos de aprendizagem:

**PERCY F.**

Percy – um menino bem desenvolvido de 14 anos – o filho mais velho de pais inteligentes – é a segunda criança de uma família de sete. Sempre foi um menino ativo e inteligente; brincava com entusiasmo e de modo nenhum era inferior intelectualmente a outras crianças de sua idade.

Sua grande dificuldade era – e ainda é – a incapacidade de aprender a ler, a qual é espantosa e tão pronunciada que não há nenhuma dúvida de que provém de um defeito congênito.

Ele vai à escola ou estuda com professores particulares desde os 7 anos, e foram empreendidos enormes esforços para ensinar-lhe a ler. Apesar dessa aprendizagem laboriosa e assídua, ele só consegue soletrar com dificuldade as palavras de uma sílaba [...] Conhece o alfabeto e sabe ler e escrever cada letra. Contudo, quando lhe ditam qualquer coisa, Percy tropeça nas palavras mais simples. [O autor dá aqui alguns exemplos.] Quando lhe pedi que escrevesse seu nome, ele cometeu um erro: "Precy" em lugar de "Percy", e sequer se deu conta disso (por si mesmo) [...].

Quando lhe pedi que lesse números, descobri que conseguia fazer isso com facilidade. Ele leu rapidamente: 785.852.017 e 20.969 e soube responder corretamente: $(a + x)(a - x) = a^2 - x^2$. Ele não foi capaz de fazer o cálculo simples $4 \times \frac{1}{2}$, mas multiplicou 749 por 867 rápida e corretamente. Diz que gosta de aritmética e que não a acha difícil, mas que palavras impressas ou escritas "não têm sentido para ele"; eu estou convencido, depois de tê-lo examinado, de que ele realmente tem razão. Escritas ou impressas, as palavras parecem não causar nenhum impacto em seu espírito, e só depois de soletrá-las com enorme dificuldade é que ele consegue, pelo som das letras, descobrir seu sentido. Sua memória para todas as palavras [...] é tão falha, que ele só é capaz de reconhecer palavras simples como "e", "o", "de", etc. Não parece lembrar jamais outras palavras, independentemente de quantas vezes as tenha visto [...].

Eu acrescentaria que esse menino é esperto e de inteligência normal. Seus olhos são normais [...], e sua visão é boa. O professor que o tem como aluno há alguns anos diz que ele seria o menino mais adiantado da escola se o ensino fosse inteiramente oral. (p. 1378)

A natureza surpreendente de alguns casos de dificuldades de aprendizagem suscita primeiramente um interesse científico e educativo, e depois, em alguns países mais do que em outros, um interesse social e político. Como é o caso ainda hoje, esse interesse visa evidentemente compreendê-las e, na medida do possível, solucioná-las, de modo a permitir às crianças e aos adolescentes em questão desenvolver aquisições correspondentes às suas capacidades intelectuais e, a longo prazo, ter um emprego.

A medicina foi a primeira a se debruçar sobre as dificuldades muito específicas que certas crianças encontram quando devem aprender a ler, a escrever ou a calcular. No início do século XIX, Gall (citado por Torgesen, 1991) descreveu de maneira detalhada os sintomas de pessoas que, na ausência de déficits intelectuais ou sensoriais, tinham enormes dificuldades de se expressar na linguagem oral ou escrita. Assinalando a natureza isolada dessas dificuldades, Gall lança a hipótese de que elas eram consequência de lesões cerebrais localizadas que afetavam apenas aquelas competências bem definidas. Essa hipótese inscreve-se em uma representação modular do cérebro, pois postula que diversas competências são localizadas em regiões cerebrais distintas; portanto, o comprometimento de uma ou outra explicaria as alterações específicas observadas nos transtornos de aprendizagem. Estudos neurológicos realizados durante a segunda metade do século XIX parecem ter confirmado essa hipótese. É o caso, por exemplo, dos trabalhos de Broca (1863) na França, e de Wernicke (1894) na Alemanha, sobre a localização das funções expressiva e receptiva da linguagem. Essas pesquisas, as mais conhecidas dessa época, estabeleceram a hegemonia da representação modular do cérebro e, consequentemente, a etiologia neurobiológica dos transtornos de aprendizagem.

A abordagem neurobiológica prosseguiu de maneira ativa durante a primeira metade do século XX. Seu representante mais influente foi Strauss, que, com seus colegas (Strauss e Werner, 1943; Strauss e Lehtinen, 1947) popularizou o conceito de **lesão cerebral mínima** (*minimal brain damage*), substituído mais tarde por outro, mais amplo: a **disfunção cerebral mínima** (*minimal brain dysfunction*). Embora esses conceitos logo tenham dado margem a uma série de trabalhos científicos, eles não são úteis a uma avaliação rigorosa. De fato, as disfunções postuladas são mínimas e, por definição, difíceis de detectar. Ou seja, quando um estudo científico não conclui nada, é impossível saber se essas disfunções não existem de fato, ou se são tão difíceis de serem identificadas, que a metodologia empregada foi incapaz de fazê-lo. Strauss e Lehtinen (1947) já reconheciam esse problema, e esses conceitos não se sustentaram. A conclusão de diversos levantamentos detalhados é sempre a mesma: esses conceitos carecem de solidez científica. A maioria das crianças e dos adolescentes com transtornos de aprendizagem não manifesta disfunção cerebral ou problemas neurológicos detectáveis que estejam ligados às suas dificuldades (Keogh e Sears, 1991). Como mostram análises de neurofisiologia e de neuropsicologia apresentadas mais adiante, isso não significa absolutamente que as dificuldades de aprendizagem nunca estejam ligadas a disfunções de natureza biológica, mas que o conceito de disfunção cerebral mínima é impreciso demais para explicar a etiologia dos transtornos de aprendizagem e conduz de imediato a um impasse lógico.

Os transtornos de aprendizagem foram estudados também por vários especialistas em educação que, tradicionalmente, deram menos ênfase à sua etiologia do que às características comportamentais de crianças e adolescentes confrontados com dificuldades de aprendizagem e do que ao desenvolvimento de métodos pedagógicos a fim de ajudá-los. Deve-se dar atenção especial aos achados de Kirk (citado por Lyon et al., 2003), que, em 1963, introduziu o conceito de transtornos de aprendizagem nos Estados Unidos. Suas publicações, além das de outros educadores (por exemplo, Johnson e Myklebust, 1967), conduziram os meios educacionais e depois políticos a reconhecer a especificidade desses transtornos, assim como as necessidades específicas de crianças e adolescentes atingidas. Facilitaram também o estabelecimento de serviços especializados (atualmente determinados por lei em diversos países) a fim de responder a essas necessidades, sobretudo nos Estados Unidos, sob a pressão social e política de pais e professores.

O transtorno de leitura ou **dislexia** foi o que motivou mais pesquisas, e suas manifestações são as mais conhecidas na atualidade. As primeiras descrições detalhadas de crianças com dificuldades específicas de leitura remontam há mais de um século (Torgesen, 1991). A análise de casos prosseguiu durante todo o século XX. Os achados de Orton (1937) tiveram uma influência importante, seja científica, porque enfatizavam mais os processos de lateralização cerebral do que a presença presumida de lesões especícas, seja prática, porque prediziam que as dificuldades de leitura estavam estreitamente ligadas à tendência, observada frequentemente em crianças em processo de aprendizagem da leitura, a transpor ou a inverter certas letras, certos números e certas palavras (como b e d, p e q, 2 e 5 ou "mon" e "nom"). Essa predição – que pressupõe a existência de déficits visuais (percepção, memória) na origem das dificuldades observadas – teve uma enorme influência nos meios clínicos e educacionais. Foi também bastante difundida entre o grande público, para o qual a noção de dislexia tornou-se quase sinônimo de dificuldades de aprendizagem e, mais especificamente, do fenômeno de transposição. Apesar do interesse que ela suscita, os dados disponíveis vão ao encontro dessa predição (Torgesen, 1991). Estudos mostram com clareza que a transposição de letras e de palavras é um fenômeno desenvolvimental presente entre as crianças em aquisição de leitura, fenômeno que, ao se manifestar, é uma consequência, e não sua causa (Simner, 1982). Se, portanto, essa hipótese etiológica não é mais aceita hoje em dia, mesmo assim Orton teve um papel pioneiro. De fato, foi o primeiro a afirmar que as dificuldades associadas ao transtorno de leitura são de ordem simbólica: a criança tem não só dificuldade de decifrar e de reconhecer palavras, como também de compreendê-las e de manipulá-las. Também lançou a hipótese de que essas dificuldades refletem uma disfunção cerebral generalizada e incitou várias gerações de clínicos, de educadores e de pais a reconhecê-las (Lyon et al., 2003).

O *transtorno de expressão escrita* ou **disgrafia** não se beneficiou de pesquisas tantas quanto o transtorno de leitura; portanto, é menos conhecido. Como deixou claro um levantamento detalhado (Hooper et al., 1994), a pesquisa começou em meados do século XIX e debruçou-se por muito tempo sobre a relação entre as dificuldades de leitura e de escrita e os transtornos de comunicação (antes de tudo a **afasia**, transtorno no qual a pessoa perde parcial ou totalmente a capacidade de falar e/ou de compreender o que lhe dizem). Baseando-se em uma metodologia de estudos de caso, muitos pesquisadores consideravam os transtornos de expressão escrita como originados de dificuldades linguísticas ou motoras, e eles se empenhavam em compreendê-las mais do que os problemas de escrita. Só algum tempo depois foram objeto de pesquisas sistemáticas, pois os dados disponíveis deixam claro que, embora a expressão escrita esteja estreitamente ligada à expressão oral, ela não é só a manifestação de competências de linguagem da criança quando está aprendendo a escrever (Abbott e Berninger, 1993; Zesiger, 1996).

Por último, descrições do *transtorno de cálculo* ou **discalculia** datam de várias décadas (Guttmann, 1936). Em contrapartida, as dificuldades individuais só serão foco de pesquisas algum tempo depois, o que faz com que a discalculia seja o menos conhecido dos transtornos de aprendizagem. Provavelmente essa situação reflita em parte o fato de que a maioria das sociedades dá mais ênfase à aprendizagem da leitura e da escrita que à do cálculo. De fato, o analfabetismo é considerado como um problema social muito mais sério do que a falta de competências da aritmética (Fleischner, 1994).

Em suma, nos países industrializados, a noção de transtornos de aprendizagem é amplamente aceita por pesquisadores e clínicos, pelos meios educacionais e pelo grande público, embora esses transtornos ainda não estejam definidos ou descritos. Como observam Lyon e colaboradores (2003), essa noção é menos estigmatizante do que a de lesão ou de disfunção cerebral, mesmo que mínima, além de ter a vantagem de deixar implícito que as dificuldades da criança não se devem a um retardo mental, a uma deficiência sensorial ou a um transtorno afetivo ou comportamental, permitindo aos pais, aos professores e à criança ter a esperança de superá-las em condições propícias.

## CONSIDERAÇÕES DIAGNÓSTICAS E DESENVOLVIMENTAIS

O diagnóstico continua problemático ainda hoje, não apenas em razão da heterogeneidade das manifestações e da falta de precisão dos critérios utilizados para defini-los, mas também porque o diagnóstico reflete bem mais que as dificuldades específicas da criança e do adolescente (ver OMS, 1993).

1. No estado atual dos conhecimentos, qualquer que seja o aspecto (leitura, escrita, cálculo), o diagnóstico de um transtorno de aprendizagem carece de precisão e reflete apenas de maneira tangencial as dificuldades específicas da criança. Tal situação provém do fato de que os três diagnósticos possíveis representam os três tipos de aquisições que formam a base do ensino fundamental. Por outro lado, a heterogeneidade das crianças com dificuldades de aprendizagem (em geral com o mesmo transtorno) e o fato de esses transtornos estarem frequentemente associados indicam que é pouco provável que a classificação utilizada na atualidade reflita adequadamente os problemas específicos que algumas crianças manifestam quando aprendem a ler, a escrever ou a calcular. Mas isso não deveria surpreender, posto que, para quem está em processo de aprendizagem, as aquisições escolares não advêm de três áreas distintas.
2. Como explicita a CID-10, os transtornos de aprendizagem devem se manifestar durante os primeiros anos de escola para que possam ser diagnosticados. Algumas crianças podem manifestar dificuldades de aprendizagem posteriormente em decorrência de um transtorno de comportamento (ver Capítulo 7) ou de um transtorno de humor (ver Capítulo 8), por exemplo, sem com isso ter um transtorno de aprendizagem propriamente dito. A gravidade e a maneira como ele se manifesta dependem, é claro, da idade, do nível de desenvolvimento e do funcionamento adaptativo, assim como do contexto educacional em que as dificuldades são observadas. Uma criança de 7 anos com atraso de aquisição de leitura de um ano, conforme um teste padronizado, não terá os mesmos obstáculos em uma turma em que seus pares estão sendo iniciados na leitura do que em uma outra em que todos já leem. Do mesmo modo, tal atraso poderia ser problemático aos 8 anos, mas passar despercebido aos 15 ou se manifestar apenas por dificuldades de decifração, mas não por problemas sérios de compreensão ou de grafia (OMS, 1993).
3. Mais do que outras psicopatologias, as dificuldades de aprendizagem podem refletir tanto um contexto familiar ou pedagógico inadequado como um transtorno específico da criança. Logo, em uma família negligente ou muito desestruturada, ou em uma turma em que o ensino é inadequado, uma criança poderia preencher todos os critérios diagnósticos de um transtorno de aprendizagem, pois é impossível, na prática, estabelecer a origem das dificuldades apresentadas. Essa situação complica-se pelo fato de os métodos de ensino da leitura, da escrita ou do cálculo servirem a alguns alunos, mas a outros não (por exemplo, Carnine, 1991).
4. Os contrastes delimitadores dos transtornos de aprendizagem e das variações

regulares do êxito escolar são de natureza quantitativa, o que torna difícil estabelecer a distinção entre funcionamento normal e disfunção (Shaywitz, Escobar, Shaywitz, Fletcher e Makuch, 1992). Embora isso seja verdadeiro em outros aspectos (por exemplo, o retardo mental – ver Capítulo 2 –, o transtorno de déficit de atenção/hiperatividade – ver Capítulo 6), o diagnóstico de um transtorno de aprendizagem depende de decisões legais ou administrativas que dão a certas pessoas o acesso a modelos pedagógicos adaptados. Por exemplo, nos Estados Unidos, uma mudança da legislação, em 1975, sobre a educação de pessoas deficientes (The Education of the Handicapped Act) levou, de 1976 a 1982, a um aumento de 130% na incidência dos transtornos de aprendizagem nas escolas públicas! (Torgesen, 1991). Nos Estados Unidos e em outros países, um diagnóstico, na medida em que dá acesso a certos serviços, depende estreitamente não apenas de performances da criança, mas de critérios administrativos adotados sem levar em conta dados científicos disponíveis em termos de psicopatologia infantil e da pedagogia. Em outras palavras, o diagnóstico de um transtorno de aprendizagem é sempre "compartilhado": pertence tanto ao contexto administrativo no qual é estabelecido quanto a quem o recebe.

5. Por último, os transtornos de aprendizagem não podem ser desvinculados de um contexto social que, pelo menos nos países industrializados, faz do êxito escolar um dos principais objetivos – se não o principal – da educação das crianças (ver Figura 5.1). Tal prioridade educacional é recente, despontando nesses países no início dos anos de 1960, quando, de maneira imperceptível, a missão

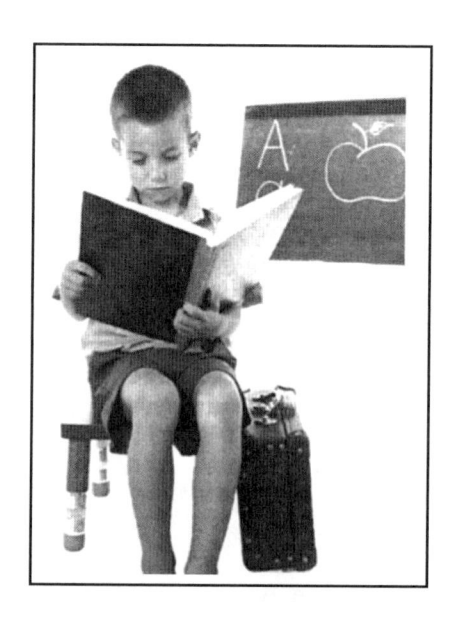

**FIGURA 5.1**
Nos países industrializados, os transtornos de aprendizagem inscrevem-se em um contexto social e cultural que dá ênfase ao êxito escolar e que encoraja as crianças, desde muito pequenas, a aprender a ler, a escrever e a fazer cálculos.

da escola mudou: de uma instituição encarregada de inculcar conhecimentos de base, ela se tornou progressivamente um trampolim do êxito intelectual e social. Seria ingênuo, na realidade, pensar que a ênfase dada por pais, professores e sociedade a esse êxito permite explicar por si só as dificuldades de aprendizagem. Contudo, elas se inscrevem em um contexto que, atualmente, faz do sucesso na escola uma garantia do valor pessoal do aluno e de seus pais, além de um passaporte indispensável à ascensão social e profissional, a qual deve ser construída desde cedo. Como assinala Durning (1995, p. 111-112), "o êxito escolar da criança (...) costuma ser visto como a medida da eficácia do processo educativo familiar". Isso é o que observa também Singly (1996, p. 127):

> Pais com pelo menos um filho de 3 a 18 anos hierarquizam da seguinte maneira suas prioridades: dois terços privilegiam o fato de "que os filhos estejam bem", enquanto um terço prefere que "eles se saiam bem na escola" (pesquisa CSA/Famille magazine, 1995). Diante da pergunta sobre o que lhes daria mais prazer, os mesmos pais invertem a ordem: o fato de que seu filho se saísse bem na escola assume o primeiro lugar (...). A obediência, símbolo de uma relação de dominação de uma autoridade personalizada, foi parcialmente subestimada, substituída em grande medida por uma outra atitude de dominação frente a um saber, a uma demanda social.

Atualmente, fracassar na aprendizagem da leitura, da escrita e do cálculo significa fracassar não somente a seus próprios olhos e aos das pessoas mais próximas, mas também aos olhos da sociedade – sofrendo-se as consequências disso ao longo de toda a vida.

## OS TRANSTORNOS DE COMUNICAÇÃO

### Definições e características essenciais

Como mencionado, os transtornos de aprendizagem são acompanhados de dificuldades linguísticas. A CID-10 e o DSM-IV agrupam-nas de maneira distinta, embora ambos reconheçam que elas têm como ponto convergente o fato de, desde a primeira infância, a criança enfrentar obstáculos na aquisição da linguagem falada. Três transtornos de comunicação vinculam-se com mais frequência aos transtornos de aprendizagem: segundo a nomenclatura do DSM-IV, o **transtorno da linguagem expressiva**, o **transtorno misto da linguagem receptivo-expressiva** e o **transtorno fonológico**. A CID-10 nomeia-os, respectivamente, de *transtorno de aquisição da linguagem (de tipo expressivo), transtorno de aquisição da linguagem (de tipo receptivo)* e *transtorno específico do desenvolvimento fonológico*. As Tabelas 5.1, 5.2 e 5.3 permitem comparar os critérios diagnósticos dos transtornos de comunicação da CID-10 e do DSM-IV.

### Transtorno de linguagem expressiva

Nesse transtorno, desde o início da aquisição da linguagem oral, a criança tem dificuldades acentuadas de se expressar de maneira semelhante a seus pares, embora seja capaz de compreender a fala. Essas dificuldades variam bastante, mas são reconhecidas pelo fato de a criança levar muito tempo para aprender a falar e, quantitativa e qualitativamente, sua linguagem ser limitada. Seu vocabulário é pobre, e as frases, incompletas, curtas ou desestruturadas, nas quais as regras gramaticais são simplificadas ou não são respeitadas (por exemplo, concordância verbal). Esse transtorno é acompanhado frequentemente de dificuldades fonológi-

**TABELA 5.1** Transtorno de linguagem expressiva: critérios diagnósticos da CID-10 e do DSM-IV

| CID-10 | DSM-IV |
|---|---|
| A) As capacidades de expressão da linguagem, avaliadas por testes padronizados, são, no mínimo, dois desvios padrão inferiores ao valor médio correspondente à idade da criança.<br>B) As capacidades de expressão da linguagem situam-se, no mínimo, um desvio padrão abaixo do Q.I. não verbal, avaliado por testes padronizados.<br>C) As capacidades receptivas da linguagem, avaliadas por testes padronizados, situam-se até dois desvios padrão em relação ao valor médio correspondente à idade da criança.<br>D) A utilização e a compreensão da comunicação não verbal estão dentro do limite normal, assim como as funções imaginativas da linguagem.<br>E) Ausência de alterações neurológicas, sensoriais ou físicas que interfiram diretamente no uso da linguagem falada; ausência de um transtorno invasivo de desenvolvimento.<br>F) *Critério de exclusão comumente utilizado.* O Q.I. não verbal, avaliado por um teste padronizado, é inferior a 70. | A) Os escores obtidos com base em medidas padronizadas (administradas individualmente) do desenvolvimento das capacidades de expressão da linguagem estão bem abaixo tanto dos obtidos com base em medidas padronizadas das capacidades intelectuais, não verbais quanto dos obtidos com base em medidas padronizadas do desenvolvimento das capacidades receptivas da linguagem. O transtorno pode se manifestar clinicamente por sintomas como vocabulário restrito, erros de tempo, dificuldades de encontrar palavras, dificuldade de construir frases com uma extensão ou uma complexidade apropriadas à etapa do desenvolvimento.<br>B) As dificuldades de expressão interferem no desempenho escolar, profissional ou na comunicação interpessoal.<br>C) O transtorno não responde aos critérios de um transtorno invasivo de desenvolvimento.<br>D) Se existe um retardo mental, um déficit motor que afete o aspecto oral, um déficit sensorial ou um ambiente não facilitador, as dificuldades de linguagem superam aquelas habitualmente associadas a essas condições. |

**TABELA 5.2** Transtorno misto de linguagem receptivo-expressiva: critérios diagnósticos da CID-10 e do DSM-IV

| CID-10 | DSM-IV |
|---|---|
| A) A compreensão da linguagem, avaliada por testes padronizados, é, no mínimo, dois desvios padrão inferior à média correspondente à idade da criança.<br>B) As capacidades de compreensão da linguagem situam-se no mínimo um desvio padrão abaixo do Q.I. não verbal, avaliado por testes padronizados.<br>C) Ausência de alterações neurológicas, sensoriais ou físicas que interfiram diretamente no aspecto receptivo da linguagem falada; ausência de um transtorno invasivo de desenvolvimento.<br>D) *Critério de exclusão comumente utilizado.* O Q.I. não verbal, avaliado por um teste padronizado, é inferior a 70. | A) Os escores obtidos com base em medidas padronizadas (administradas individualmente) do desenvolvimento das capacidades expressivas e das capacidades receptivas da linguagem estão abaixo dos obtidos com base em medidas padronizadas das capacidades intelectuais não verbais. Os sintomas incluem os do transtorno de linguagem expressiva, assim como a dificuldade de compreender algumas palavras, frases ou categorias específicas de palavras, como os termos relacionados à posição no espaço.<br>B) As dificuldades de expressão e de compreensão da linguagem interferem no desempenho escolar, profissional ou na comunicação interpessoal.<br>C) Não há correspondência com os critérios de um transtorno invasivo de desenvolvimento.<br>D) Se existe um retardo mental, um déficit motor que afete o aspecto oral, um déficit sensorial ou um ambiente não facilitador, as dificuldades de linguagem superam aquelas habitualmente associadas a essas condições. |

**TABELA 5.3** Transtorno fonológico: critérios diagnósticos da CID-10 e do DSM-IV

| CID-10 | DSM-IV |
|---|---|
| A) As capacidades de articulação (fonológicas), avaliadas por testes padronizados, são, no mínimo, dois desvios padrão inferiores ao valor médio correspondente à idade da criança.<br>B) As capacidades de articulação (fonológicas) situam-se, no mínimo, um desvio padrão abaixo do Q.I. não verbal, avaliado por testes padronizados.<br>C) A expressão e a compreensão da linguagem, avaliadas por testes padronizados, situam-se até dois desvios padrão em relação ao valor médio correspondente à idade da criança.<br>D) Ausência de alterações neurológicas, sensoriais ou físicas que interfiram diretamente na produção dos sons da palavra; ausência de um transtorno invasivo de desenvolvimento.<br>F) *Critério de exclusão comumente utilizado*. O Q.I. não verbal, avaliado por um teste padronizado, é inferior a 70. | A) Incapacidade de utilizar os sons normalmente adquiridos em cada etapa do desenvolvimento, considerada a idade e a língua do indivíduo (por exemplo, erros na produção de fonemas, em sua utilização, em sua representação ou organização; isso inclui, sem limites definidos, troca de fonemas – utilização do "t" no lugar do "k" – ou omissões, como os fonemas no final de palavras).<br>B) As dificuldades na produção de sons interferem no desempenho escolar, profissional ou na comunicação interpessoal.<br>C) Se existe um retardo mental, um déficit motor que afete o aspecto oral, um déficit sensorial ou um ambiente não facilitador, as dificuldades verbais superam aquelas habitualmente associadas a essas condições. |

CID-10/ICD-10. Classification Internationale des Troubles mentaux et des Troubles du comportement. Critères diagnostiques pour la recherche. Organisation mondiale de la Santé, Masson, Paris, 1994.
American Psychiatric Association – DSM-IV-TR. *Manuel Diagnostique et Statistique des Troubles mentaux*, 4ª édition. Texte révisé (Washington DC, 2000). Tradução francesa por J.D. Guelfi et al., Masson, Paris, 2003.

cas mais ou menos acentuadas (por exemplo, articulação deficiente, substituição de um som por outro) e de dificuldades de memória, como não conseguir lembrar uma palavra que gostaria de usar ou formar uma frase para expressar um todo coerente (APA, 2000; OMS, 1993).

### Transtorno misto de linguagem receptivo-expressiva

Nesse transtorno, a criança tem dificuldades acentuadas tanto de se expressar quanto de compreender a linguagem falada geralmente desde os primeiros anos. As dificuldades de expressão observadas são semelhantes àquelas que caracterizam o transtorno de tipo expressivo, enquanto as dificuldades receptivas se manifestam de diversas maneiras, em função da etapa de desenvolvimento da criança e do contexto em que está inserida: ela pode não conseguir entender ou as instruções, mesmo as mais simples, e se mostrar perplexa ou perdida (mas seu comportamento não é claramente desafiador) ou tem dificuldades com certas entonações ou estruturas gramaticais (por exemplo, as interrogações), além de não captar as expressões sutis da linguagem (por exemplo, a ligação entre o aspecto verbal e o aspecto não verbal de uma mesma mensagem). Assim como o transtorno de linguagem expressiva, esse também é acompanhado de dificuldades fonológicas acentuadas e de dificuldades de linguagem (APA, 2000; OMS, 1993).

### Transtorno fonológico

Esse transtorno é manifestado por diversas dificuldades de aquisição de sons de uma língua que, para as pessoas mais próximas, são observadas pelo fato de a criança articular e pronunciar mal, sendo difícil compreendê-la, quer porque sua linguagem não tem fluidez, quer porque geralmente é incorreta. A criança terá, por exemplo, uma tendência acentuada a substituir certos fonemas por outros (um "l" por um "m", ou um "d" por um "g"), a inverter um som de uma palavra ("ksi" por "ski") ou, nos casos mais graves, a omitir completamente certos fonemas. A gravidade do transtorno varia muito, e algumas crianças têm apenas algumas dificuldades características, enquanto outras têm extrema dificuldade em se fazer entender (APA, 2000; OMS, 1993).

### Epidemiologia e curso do desenvolvimento

Os transtornos de comunicação são frequentes nos primeiros anos, com incidência de 2 a 3% das crianças pequenas para os transtornos de linguagem expressiva e misto de linguagem receptivo-expressiva e até 10% delas para o transtorno fonológico (APA, 2000; Tallal e Benasich, 2002). Contudo, sua prevalência diminui bastante desde os primeiros anos da escolarização. Na maioria dos casos, as dificuldades de comunicação melhoram ou desaparecem por completo durante a infância ou a adolescência, ainda que as crianças em questão corram um risco elevado de apresentar outros problemas ao longo de seu desenvolvimento (Toppelberg e Shapiro, 2000). Este é o caso dos meninos, mais do que das meninas, talvez porque as dificuldades de comunicação resultem, no caso deles, de problemas de comportamento (por exemplo, transtorno de déficit de atenção/hiperatividade; ver Capítulo 6) que, aparentemente, retardam as primeiras aquisições escolares e contribuem, em muitos casos, para o surgimento de um transtorno de aprendizagem (Snowling e Maughan, 2006; Vellutino, Fletcher, Snowling e Scanlon, 2004).

### Dos transtornos de linguagem aos transtornos de aprendizagem

Embora não reste nenhuma dúvida de que há crianças com dificuldades mais comprometedoras de comunicação, a validade científica nesse âmbito ainda não foi consolidada, porque pesquisadores e clínicos não chegam a um acordo sobre a melhor maneira de classificá-los, porque os critérios diagnósticos disponíveis são imprecisos e se sobrepõem (principalmente do transtorno de linguagem expressiva e de tipo misto), e porque não estão disponíveis estudos longitudinais que permitam descrever um curso de desenvolvimento distinto para cada transtorno. Assim, visto que a aprendizagem da leitura e da escrita depende estreitamente das capacidades de linguagem oral da criança, não é surpreendente constatar que os transtornos de comunicação ou seus sintomas geralmente precedem as dificuldades de aprendizagem (Lyon et al., 2003; Snowling, Gallagher e Frith, 2003; Vellutino et al., 2004). Os dados disponíveis referem-se em especial à aprendizagem da leitura.

Fletcher e colaboradores (1994) relatam que mais de 80% das crianças com um transtorno de leitura têm dificuldades de linguagem – sobretudo fonológicas. Em geral, essas crianças têm um entendimento limitado da gama de componentes da linguagem; ou seja, elas têm dificuldade de analisá-la em diferentes segmentos (fonemas, sílabas, palavras) e de reconhecê-los com agilidade. Com isso, a leitura, para elas, representa um desafio maior, porque requer várias competências semelhantes. Como mostram diferentes autores (por exemplo, Alegria e Morais, 1996; Lecocq, 1991; Liberman e Shankweiler, 1991), um entendimento da estrutura fonológica da linguagem é essencial à aquisição da leitura e da escrita. De um lado, esse entendimento permite à criança reconhecer rapidamente as palavras que lhe são familiares para lê-las ou escrevê-las, segmentando aquelas que conhece para decifrá-las ou tentar nomeá-las; de outro, esse entendimento facilita o desenvolvimento de processos automatizados essenciais para a compreensão rápida do que foi lido e para a produção de um texto escrito, como aponta um exame detalhado das características essenciais dos transtornos de leitura e de expressão escrita.

## OS TRANSTORNOS DE LEITURA, DE EXPRESSÃO ESCRITA E DE CÁLCULO

### Definições

Como os nomes indicam, a característica essencial dos transtornos de leitura, de expressão escrita e de cálculo é uma debilidade específica e significativa:

- das capacidades de *leitura*: ela se manifesta por dificuldades em decifrar e em reconhecer palavras, em ler correntemente e em compreender o que foi lido;
- das capacidades de *expressão escrita*: ela se manifesta por dificuldades em escrever à mão e por limitações de vocabulário, de grafia, de produção textual;
- das capacidades de *cálculo*: ela se manifesta por dificuldades em efetuar operações básicas (adição, subtração, multiplicação, divisão) e em resolver problemas matemáticos.

Em cada caso, as dificuldades interferem no progresso escolar e, de maneira geral, na adaptação pessoal e social, não se explicando por um déficit intelectual, um transtorno sensorial ou neurológico ou por um processo educacional inadequado (APA, 2000; OMS, 1993).

Deve-se observar, antes de prosseguir, que a terminologia utilizada para nomear os transtornos de aprendizagem provoca, às vezes, confusão. Enquanto alguns autores consideram os termos *transtorno de leitura* e *dislexia* como sinônimos, outros reservam o segundo termo para o transtorno muito específico no qual apenas as capacidades de leitura são atingidas. O mesmo ocorre com os termos *transtorno de expressão escrita* e *disgrafia*, e *com transtorno de cálculo* e *discalculia*. Quanto a nós, geralmente os consideramos como equivalentes, dado que diferentes capacidades de aprendizagem são comprometidas nas crianças e nos adolescentes com um retardo significativo em um aspecto em particular. É o que ilustra o caso de Jacques.

### JACQUES

Encorajado por sua mãe, Jacques, 11 anos e meio, encaminha um pedido de ajuda ao professor Gaillard (Instituto de Psicologia, Université de Lausanne) após um programa de televisão cujo tema era dislexia (ver Figura 5.2).

> *Caro professor Gaillard! Pelo Sr. XXX recebi seu endereço. No 4º ano, meu professor achar que eu tive problemas em ditado. Eu tinha conversado com a senhorita XXX uma pcicloga em XXX ela me fez tesste, depois de algum tempo eu falei com a senhorita XXX a Ortponista ela me fez também tesste. Nós queríamos ter mais informaçãu sobre a dislexia.*

Na 5ª série do ensino fundamental, Jacques obtém notas muito inferiores à média na maioria das matérias (com exceção de matemática), seja por trabalhar lentamente, ler mal (com exceção de histórias em quadrinhos) e ter enormes dificuldades de escrita (grafia, gramática e produção textual). Ele parece tímido e tenso, mas se expressa bem durante as entrevistas. Fala espontaneamente de suas dificuldades, dizendo-se sobretudo "incomodado" na sala de aula diante do professor e dos colegas, além de "logo perdido" quando uma tarefa exige

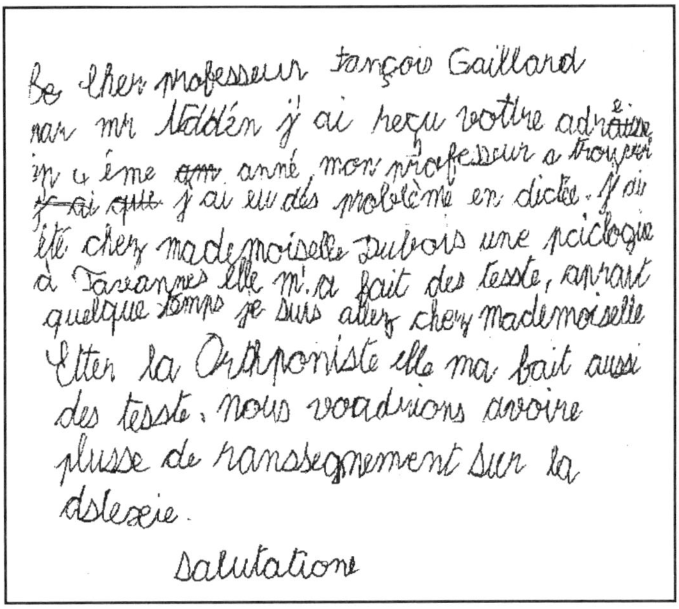
Le cher professeur françois Gaillard
par mr Naddén j'ai reçu votre adrèsse
en 4 ème ~~an~~ anné mon professeur a trouver
~~j'ai que~~ j'ai eu des problème en dicte. J'ai
été chez mademoiselle Dubois une picologue
à Tavannes elle m'a fait des tesste, avant
quelque temps je suis allez chez mademoiselle
Elten la Orthponiste elle ma fait aussi
des tesste. nous voadrions avoire
plusse de ransegnement sur la
dslexeie.

Salutations

**FIGURA 5.2**
Carta de Jacques.

uma atenção contínua e uma organização específica. Uma avaliação psicométrica detalhada indica que Jacques tem um Q.I. médio, mas que encontra dificuldades específicas na maior parte das tarefas de natureza sequencial, sejam visuais, auditivas ou motoras. Seus pais e o professor confirmam-nas, assinalando, por outro lado, que elas podem passar despercebidas (desde que Jacques não tenha de escrever), pois ele tem uma grande curiosidade intelectual e bons conhecimentos gerais e esforça-se sempre, apesar dos fracassos enfrentados constantemente. A avaliação psicológica mostra que Jacques mantém uma boa autoestima, embora tema não conseguir concluir o ensino médio. Além disso, é sensível, ansioso e perfeccionista; tem poucos amigos e, em geral, é "bastante comportado", segundo sua mãe, mas não apresenta outras dificuldades de adaptação além daquelas que afetam suas capacidades de aprendizagem.

Os pais de Jacques não relatam uma dificuldade de desenvolvimento única, exceto ele só começar a falar utilizando frases depois dos 3 anos e ter muita dificuldade de se fazer entender. Na 2ª série do ensino fundamental, foi submetido a uma avaliação, optando-se, durante mais de dois anos, por um método ortofônico de realfabetização uma vez na semana. Parece que a intervenção facilitou bastante sua expressão oral, mas isso não atenuou suas dificuldades de aprendizagem que remontam ao início de sua escolaridade.

Jacques é filho único. O pai e a mãe trabalham, e a família não tem preocupações financeiras. Os pais parecem se entender bem e não relatam conflitos conjugais ou familiares, nem problemas de saúde física ou mental. Contudo, ambos são hesitantes frente aos problemas atuais do filho, os quais não sabem como abordar. O pai quer receber os melhores conselhos para "permitir a Jacques atingir todo seu potencial", mas ele acha que não se deve forçá-lo depois com o risco de "fazê-lo desmoronar"; a mãe quer exigir mais, mas teme que as dificuldades sejam insuperáveis, sentindo-se em parte responsável por isso. De fato, diz ela, "eu mesma não sei escrever uma carta [...] Eu compreendo seu problema porque eu mesma sempre tive dificuldade na escola [...] Eu gostaria que ele se saísse bem, mas não sei se isso é realista." A hipótese segundo a qual as dificuldades observadas são de origem psicodinâmica – Jacques se recusaria inconscientemente a fazer progressos escolares para não se sair bem onde sua mãe fracassou – foi considerada em algumas ocasiões ao longo da avaliação, sendo descartada por falta de evidência que permitisse fundamentá-la.

## Critérios diagnósticos e características essenciais

As Tabelas 5.4, 5.5 e 5.6 permitem comparar os critérios diagnósticos dos transtornos de aprendizagem da CID-10 e do DSM-IV. Em ambos, só é possível estabelecer um diagnóstico quando as performances da criança ou do adolescente não correspondem ao que é esperado dele, levando-se em conta sua idade, suas capacidades intelectuais, o estado de saúde e de sua escolarização. O DSM-IV especifica que essas performances devem estar "nitidamente abaixo do nível esperado", sem esclarecer mais o que se deve entender por esse critério de divergência. A CID-10 indica que os resultados obtidos com a ajuda de testes padronizados devem ser "significativamente inferiores ao nível esperado", a saber, inferiores dois ou mais desvios padrão à média, consideradas a idade e a inteligência do avaliado.

Muito importante ainda na maneira de conceber a natureza dos transtornos das aprendizagens, o **critério de divergência** entre as competências e as performances observadas reflete seu caráter frequentemente paradoxal: como explicar que uma criança ou um adolescente tenha dificuldades consideráveis de leitura, de escrita ou de cálculo quando há todas as condições para uma aprendizagem normal? É o caso, por exemplo, da criança que obtém, em clínica, um Q.I. de 125, mas suas capacidades de leitura correspondem a um nível de Q.I. de 90, ou que acompanha na escola um programa de matemática de 6ª série, mas lê e escreve em um nível de 2ª. Em contrapartida, de acordo com pesquisas, esse critério de divergência carece de validade científica (Lyon et al., 2003; Snowling e Maughan, 2006). A noção de divergência implica, de fato, que as pessoas com inteligência normal ou superior que têm dificuldades de aprendizagem diferem cognitiva, neurológica ou comportamentalmente daquelas cujas dificuldades de aprendizagem refletem um Q.I. baixo. A informação científica disponível indica que elas não existem, e que as crianças que preenchem o critério de divergência têm um curso de desenvolvimento semelhante ao de crianças cujas dificuldades de aprendizagem correspondem às capacidades intelectuais.

Em um acompanhamento longitudinal da pré-escola à conclusão do ensino fundamental, B. Shaywitz, Fletcher, Holahan e S. Shaywitz (1992) compararam, em intervalos regulares, o desempenho de crianças "divergentes" (com dificuldades de leitura, mas com Q.I. normal ou superior ao normal) e "não divergentes" (com dificuldades de leitura em relação a seu Q.I.). Essas comparações mostram que os dois grupos eram muito semelhantes em uma série de índices de desempenho de linguagem, visual e motor, de progresso escolar e de comportamento na escola. As análises de Stuebing e colaboradores (2002) e de Hoskyn e Swanson (2000) confirmam esses achados e sugerem que é preciso buscar variáveis consistentes que antecipem as dificuldades de aprendizagem em outros aspectos além da inteligência ou do funcionamento escolar. Na leitura, Fletcher e colaboradores (1994) relatam, de fato, que várias medidas cognitivas e linguísticas – sobretudo medidas de segmentação, de compreensão e de manipulação de regras fonológicas – distinguem as crianças com um transtorno de leitura (sejam ou não divergentes) daquelas sem dificuldade. Do mesmo modo, Sternberg e Grigorenko (2000) constatam que a riqueza do vocabulário, mais que o Q.I., antecipa a facilidade com que as crianças leem e compreendem. Finalmente, é provável que o Q.I. não antecipe melhor as dificuldades de escrita ou de cálculo do que prediz as de leitura (Lyon et al., 2003). Em outras palavras, se é possível identificar as crianças com dificuldades específicas de

**TABELA 5.4** Transtorno específico de leitura: critérios diagnósticos da CID-10 e do DSM-IV

| CID-10 | DSM-IV |
|---|---|
| A) Presença ou de (1) ou de (2):<br>  1. a nota obtida em uma prova de exatidão ou de compreensão da leitura situa-se, no mínimo, dois desvios padrão abaixo do nível esperado, considerando-se a idade e a inteligência da criança; a avaliação das performances em leitura e do Q.I. deve ser feita com testes individuais e padronizados em função da cultura e do sistema escolar;<br>  2. antecedentes de dificuldades graves em leitura ou resultados de teste conforme o critério A (1) em uma idade anterior; além disso, o resultado obtido em um teste de grafia situa-se no mínimo dois desvios padrão abaixo do nível esperado, considerando-se a idade e o Q.I.<br>B) A dificuldade descrita em A interfere muito nas performances escolares ou nas atividades da vida cotidiana relacionadas à leitura.<br>C) O transtorno não é resultado direto de um déficit visual, auditivo ou de um transtorno neurológico.<br>D) Escolarização de acordo com as normas habituais (isto é, não há inadequação das condições da escolaridade).<br>E) *Critério de exclusão usualmente utilizado.* O Q.I., avaliado por um teste padronizado, aplicado de forma individual, é inferior a 70. | A) As realizações em leitura, avaliadas por testes padronizados individuais para medir a exatidão e a compreensão da leitura, estão nitidamente abaixo do nível esperado, considerando-se a idade, o nível intelectual (medido por testes) e o ensino apropriado à idade.<br>B) A dificuldade descrita no critério A interfere bastante no êxito escolar ou nas atividades da vida cotidiana relacionadas à leitura.<br>C) Se existe um déficit sensorial, as dificuldades em leitura ultrapassam aquelas habitualmente associadas a ele. |

**TABELA 5.5** Transtorno específico de expressão escrita: critérios diagnósticos da CID-10 e do DSM-IV

| CID-10 | DSM-IV |
|---|---|
| A) A nota obtida em teste padronizado de ortografia situa-se, no mínimo, dois desvios padrão abaixo do nível esperado, considerando-se a idade e a inteligência.<br>B) As notas obtidas em provas de exatidão e de compreensão da leitura, assim como de cálculo, situam-se nos limites do normal (± dois desvios padrão em relação à média).<br>C) Ausência de antecedentes de dificuldades significativas em leitura.<br>D) Escolarização de acordo com as normas habituais (isto é, não há inadequação das condições da escolaridade).<br>E) Presença de dificuldades desde o início da aprendizagem de ortografia.<br>F) A dificuldade descrita em A interfere bastante nas performances escolares ou nas atividades da vida cotidiana relativas à escrita.<br>G) *Critério de exclusão usualmente utilizado.* O Q.I., avaliado por um teste padronizado, aplicado de forma individual, é inferior a 70. | A) As capacidades de expressão escrita, avaliadas por testes padronizados, aplicados de forma individual (ou pela observação da qualidade funcional dessas capacidades), estão nitidamente abaixo do nível esperado, considerando-se a idade, o nível intelectual (medido por testes) e um ensino apropriado à idade.<br>B) A dificuldade descrita no critério A interfere de forma significativa no êxito escolar ou nas atividades da vida cotidiana que requerem a elaboração de produção escrita (por exemplo, frases gramaticalmente corretas, em parágrafos bem construídos).<br>C) Se existe um déficit sensorial, as dificuldades de expressão escrita ultrapassam aquelas habitualmente associadas a ele. |

**TABELA 5.6** Transtorno específico de cálculo: critérios diagnósticos da CID-10 e do DSM-IV

| CID-10 | DSM-IV |
|---|---|
| A) A nota obtida em teste padronizado de cálculo situa-se, no mínimo, dois desvios padrão abaixo do nível esperado, considerando-se a idade e a inteligência da criança.<br>B) As notas obtidas em provas de exatidão e de compreensão, assim como da leitura, situam-se nos limites do normal (± dois desvios padrão em relação à média).<br>C) Ausência de antecedentes de dificuldades significativas em leitura ou em ortografia.<br>D) Escolaridade de acordo com as normas habituais (isto é, não há inadequação das condições da escolaridade).<br>E) Presença de dificuldades de aritmética desde as primeiras etapas da aprendizagem.<br>F) A dificuldade descrita em A interfere bastante nas performances escolares ou nas atividades da vida cotidiana relativas à aritmética.<br>G) *Critério de exclusão usualmente utilizado.* O Q.I., avaliado por um teste padronizado, aplicado de forma individual, é inferior a 70. | A) As aptidões em matemática, avaliadas por testes padronizados, aplicados de forma individual (ou pela observação da qualidade funcional dessas capacidades), estão nitidamente abaixo do nível esperado, considerando-se a idade, o nível intelectual (medido por testes) e ensino apropriado à idade.<br>B) A dificuldade descrita no critério A interfere bastante no êxito escolar ou nas atividades da vida cotidiana relativas à matemática.<br>C) Se existe um déficit sensorial, as dificuldades de matemática ultrapassam aquelas habitualmente associadas a ele. |

CID-10/ICD-10. Classification Internationale des Troubles mentaux et des Troubles du comportement. Critères diagnostiques pour la recherche. Organisation mondiale de la Santé, Masson, Paris, 1994.
American Psychiatric Association – DSM-IV-TR. *Manuel Diagnostique et Statistique des Troubles mentaux*, 4ª édition. Texte révisé (Washington DC, 2000). Tradução francesa por J.D. Guelfi et al., Masson, Paris, 2003.

aprendizagem, o critério de divergência, fundamental nas definições da CID-10 e do DSM-IV, não é o elemento que as distingue sistematicamente de outras crianças que funcionam normalmente.

Segundo a CID-10 e o DSM-IV, o diagnóstico de um transtorno de leitura, da expressão escrita ou de cálculo não pode ser feito unicamente com base em uma avaliação do desempenho escolar, mas em uma avaliação individual. O DSM-IV acrescenta que ela deve levar em conta o contexto sociocultural. Ainda que seja evidente, os dados científicos são muito limitados, e não há disponível métodos de avaliação desenvolvidos nessa perspectiva. Do mesmo modo, os dois sistemas especificam que, para ser diagnosticado, cada transtorno deve interferir "bastante" na rotina escolar ou nas atividades cotidianas relativas à leitura, à escrita ou ao cálculo. À primeira vista, esse critério parece claro, mas falta-lhe precisão e fica difícil um diagnóstico confiável, pois nem a CID-10 nem o DSM-IV esclarecem como ele deve ser definido.

## Transtorno de leitura

As dificuldades de crianças e adolescentes com transtorno de leitura manifestam-se em dois aspectos estreitamente ligados: as capacidades fundamentais de decifração e de identificação das palavras (fonológico) e a compreensão da leitura (semântico ou, mais amplamente, cognitivo). Como mostram as pesquisas, decifração e compreensão evoluem em uma estreita relação recíproca desde as primeiras etapas da aprendizagem da leitura: a criança não aprende a decifrar primeiro para depois compreender e, por conseguinte, só pode ler corretamente quando os processos que subentendem essa tarefa complexa – visão, atenção, memória – agem de maneira coordenada (Gaillard, 1997; Grigorenko, 2001). Mesmo os dois sistemas de qualificação assinalando a importância da decifração e da compreensão, eles não devem ser confundidos. As dificuldades fundamentais das crianças com um transtorno de leitura dizem respeito à decifração e à identificação: é afetado o entendimento das palavras, faladas ou escritas, segmentadas segundo certas regras fonológicas – específicas de uma língua a outra –, e assim identificadas.

Um exemplo prático ilustra essas dificuldades. Lecocq (1986) relata que os maus leitores costumam ter grandes problemas ao se exigir que eles omitam um fonema ou uma sílaba de uma palavra, depois juntem os elementos restantes e leiam: que ouçam uma palavra como "tabouret" e omitam uma sílaba em posição inicial, média ou final para pronunciar, ou seja,

tabouret
[ta]bouret = bouret; ta[bou]ret = taret; tabou[ret] = tabou

Escolha algumas palavras comuns e, mentalmente, tente fazer esse exercício o mais rápido possível. Em geral, as estratégias analíticas das crianças com dificuldades de leitura, pouco desenvolvidas ou inexistentes, não lhes permitem passar da grafia de uma palavra à sua pronúncia e a seu sentido; depois, do sentido de cada palavra ao da frase e, por fim, do texto integral (Liberman e Shankweiler, 1991); Vellutino et al., 2004). Ou seja, manipulando mal as regras fonológicas, elas têm uma enorme dificuldade de decifrar com rapidez as palavras novas ou pouco familiares e de identificar quase automaticamente as que leram muitas vezes – reconhecem-nas mais pela memória do que pela atividade de decifração, ou seja, de leitura (S. Shaywitz et al., 2003). Esses obstáculos não só interrompem sempre o que leem tornando o leitor vagaroso, como também, por mobilizar inteiramente a atenção, limitam bastante a compreensão ou tornam-na impossível (Stanovich, 1993). Obstáculos na identificação quase automática não se limitam apenas à leitura: quem não sabe ler corretamente costuma ter também grandes problemas para nomear com agilidade os números, as cores, diversos objetos familiares ou de decifrar o que é não verbal (Lecocq, 1991) (ver Figura 5.3).

Se as dificuldades das crianças com transtorno de leitura são muitas, seu ponto comum é, muito provavelmente, uma debilidade fonológica (Alegria e Mousty, 2004; Ramus, 2003; Vellutino et al., 2004), a qual é observada mesmo quando as crianças não são confrontadas diretamente com a leitura (por exemplo, Messerschmitt e Gely, 2004; Pakzad e Rogé, 2004). De fato,

- sua memória verbal de curto prazo é limitada (por exemplo, há dificuldade de entender instruções de uma ou mais etapas, de repetir em ordem números que acabam de ouvir e de calcular mentalmente);
- expressam-se com dificuldades (por exemplo, procuram as palavras);
- têm problemas de enunciado, sobretudo quando utilizam palavras longas ou complicadas (por exemplo, espaguete, antecedente);
- têm dificuldades de memorizar acontecimentos sucessivos e de circunscrevê-los no tempo e no espaço (como exige uma boa compreensão da história e da geografia);
- adquirem precariamente um amplo vocabulário, um vocabulário técnico e uma língua estrangeira.

Deve-se observar ainda que certas línguas impõem mais cuidados na leitura

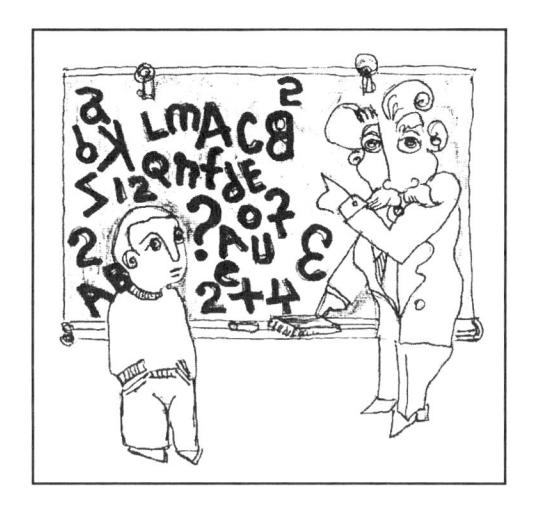

**FIGURA 5.3**
Se as letras e os números têm um sentido para a maioria das crianças em idade escolar, para algumas são muito difíceis de compreender.
Caricatura de Ed Schelb, reproduzida com permissão.

do que outras; assim, que as dificuldades de aprendizagem da leitura não refletem apenas as características da criança e do ensino que ela recebe. Em geral, quem aprende a ler uma língua alfabética em que existe uma correspondência estreita entre a maneira como se fala e como se escreve (por exemplo, italiano, alemão, espanhol, finlandês) domina a leitura e a escrita mais rapidamente e comete menos erros que seus colegas falantes de uma língua em que essa correspondência é menos evidente (por exemplo, inglês, francês) (Aro e Wimmer, 2003; Snowling e Maughan, 2006).

*Transtorno de expressão escrita*

Na linha da pesquisa clássica da psicologia desenvolvimental e clínica (Ajuriaguerra, 1964; Luria, 1961), considera-se hoje em dia que a expressão escrita, assim como a leitura, depende de capacidades múltiplas, como a coordenação visual e motora, necessárias à escrita manual, o vocabulário, a ortografia, a gramática e a produção textual (Zesiger, 1996). Portanto, não é surpreendente que as crianças com um transtorno de expressão escrita formem um grupo heterogêneo (Berninger, 1994; Hooper et al., 1994). Existem vários esquemas descritivos das capacidades requeridas para escrever "bem" e, assim, as principais características que contrastam indivíduos com transtorno de expressão escrita com os que não o têm.

Em suma, crianças e adolescentes que escrevem relativamente bem têm uma visão global do que procuram realizar, sendo capazes de integrar os aspectos múltiplos da tarefa para atingir o objetivo desejado. Baseando-se em informações suficientes (ou sabendo onde obter a informação que lhe falta), articulam as ideias à sua maneira, compondo um texto coerente; elas sabem se colocar no lugar do leitor para antecipar suas reações e recorrem a seus conhecimentos de ortografia, de gramática e de pontuação para se assegurar sempre de que o texto obedece às regras da língua, contém a informação pedida ou tem o impacto desejado. Ao contrário disso, os jovens com dificuldades de se expressar pela escrita são incapazes de desenvolver um plano de conjunto e de integrar os diversos aspectos da tarefa. Eles não levam muito em conta ou ignoram a perspectiva do leitor, tendo dificuldades enormes de caligrafia, de ortografia e/ou de gramática; e estas, por absorverem suas capacidades de atenção, podem tornar-se fontes de distração e contribuir para a queda da qualidade do trabalho produzido. Suas debilidades podem ser mais acentuadas em alguns aspectos do que em outros, mas o resultado é tipicamente um texto curto e desorganizado em que falta informação, as ideias são pouco desenvolvidas e difíceis de acompanhar, e as regras da língua são ignoradas.

Os critérios diagnósticos dos dois sistemas de classificação não refletem a complexidade das competências necessárias para saber escrever: os critérios da CID-10 são restritos demais, enquanto os do DSM-IV são vagos demais. A CID-10 limita a definição do transtorno a uma debilidade significativa da ortografia (como indica claramente o nome que lhe atribui). O transtorno não pode ser diagnosticado se a criança obtém um escore inferior à média em avaliações padronizadas de suas capacidades de leitura ou de cálculo, ou se ela tem antecedentes significativos de dificuldades de leitura. Tal definição tem a vantagem de ser precisa, mas, por limitar as dificuldades de escrita à ortografia, ignora a complexidade das tarefas necessárias para permitir a uma criança ou um adolescente escrever de maneira satisfatória para sua idade. Em contrapartida, o DSM-IV reconhece que as dificuldades da expressão escrita são complexas, mas agrupa todas no mesmo transtorno. A definição imprecisa que resulta disso presta-se mal a um diagnóstico confiável, e pesquisadores e clínicos concordam sobre o fato de que esse diagnóstico não reflete as dificuldades específicas da criança ou do adolescente; portanto não é muito útil à pesquisa ou ao trabalho de intervenção (Hooper et al., 1994; Lyon et al., 2003).

## Transtorno de cálculo

A situação é semelhante em relação ao cálculo. Os critérios diagnósticos dos dois sistemas de classificação não refletem as dificuldades múltiplas apresentadas por crianças e adolescentes com transtorno de cálculo. Como indica a CID-10 (OMS, 1993, p. 221-222):

> As dificuldades encontradas em cálculo são variadas. Pode tratar-se de uma incapacidade de compreender os conceitos que subentendem operações matemáticas; de uma falha de compreensão de termos ou de sinais matemáticos; do não reconhecimento dos símbolos numéricos; de uma dificuldade de praticar as operações aritméticas correntes; de uma dificuldade de compreender que números são pertinentes para um determinado problema aritmético; de uma dificuldade de alinhar corretamente os números ou de colocar os decimais ou os símbolos ao fazer o cálculo; de uma desorganização espacial dos cálculos; e de uma incapacidade de aprender de maneira satisfatória a tabuada de multiplicação.

Somando-se a essa extensa lista as dificuldades do raciocínio necessário à solução de problemas matemáticos, fica claro que as capacidades da criança ou do adolescente podem ser afetadas em diversos campos essenciais ao conjunto da aprendizagem: a linguagem, a percepção, a atenção, a memória, a organização e a manipulação de cifras e de símbolos, além do raciocínio. Embora ainda não se tenha chegado a um acordo sobre a melhor forma de classificar essas dificuldades, é certo que se referem, ao mesmo tempo, ao cálculo aritmético e ao raciocínio matemático necessário para conseguir efetuar esse cálculo (Lyon et al., 2003). O caso de Viviane ilustra essa situação.

## VIVIANE

Viviane foi levada por seus pais à clínica psicológica que dirigimos após uma entrevista que tiveram com a professora da menina. Eles estão preocupados com o baixo desempenho escolar de sua filha, sobretudo em matemática, perguntam se ela poderia ter um transtorno de aprendizagem e, de maneira mais geral, vêm pedir conselhos. A avaliação e a intervenção foram conduzidas por uma psicóloga clínica sob nossa supervisão.

Viviane tem 10 anos e meio. Está na 4ª série do ensino fundamental. Sorridente e aberta, explica que seus pais decidiram levá-la à clínica "porque tiveram uma reunião com a minha professora, e ela disse que eu não era boa em matemática [...] Gosto muito da escola. Gosto do que se faz na escola, até de matemática. Eu não entendo tudo, mas eu tento. Quando a gente tem uma prova, principalmente quando são problemas longos, com um monte de números, eu não me saio muito bem." Viviane diz que não tem dificuldades em outros campos, a não ser em história e geografia, e repete três vezes espontaneamente que faz seus deveres de casa todos os dias, junto com o pai, como para se assegurar de que a clínica saiba que ela é uma aluna estudiosa. Diz ainda que se entende bem com os pais e com o irmão mais velho (12 anos), e também com seus colegas, os quais costuma ver fora do horário escolar. Descreve diversas atividades com a família (jogos, passeios, férias) e com seus colegas (jogos de rua, aniversários). Isso mostra que ela não tem problemas de relacionamento, o que seus pais e sua professora confirmam claramente várias vezes.

Em uma entrevista à parte, os pais de Viviane explicam que seus progressos escolares são insatisfatórios, sobretudo desde o início do ano em curso. O pai afirma:

"Ela tem muita dificuldade, principalmente em tudo o que diz respeito a matemática. Eu não sei. Parece não compreender, nem mesmo os problemas mais simples, e perde-se facilmente nos números. [Ele dá alguns exemplos, com a ajuda de trabalhos escolares que trouxe para ilustrar os resultados recentes de Viviane.] Ela trabalha, não é isso, faz seus deveres todas as noites comigo, insisto nisso desde que ela começou a ir à escola, portanto não é simplesmente isso [...] Quando há alguém do lado dela, fazendo-a seguir o raciocínio ou por os números nas colunas certas, coisas desse tipo, ela acompanha razoavelmente bem. Ela não gosta, mas acompanha. Mas quando tem de aplicar o que acabou de aprender, por exemplo, é o mesmo problema, apresentado de maneira diferente, é como se tudo fosse novo. Então, fica olhando para a folha, horas se a gente deixar, sem seguir em frente. Ou então começa a chorar copiosamente, tudo perdido. E depois, naturalmente, há momentos em que fica tão frustrada que se irrita, e eu também, às vezes, para ser sincero [...]"

"Viviane se perde mais nos números ou no raciocínio que há por trás deles? Ou nos dois?"

"São os conceitos, as regras, que ela não compreende, não é uma questão ou um problema em particular, isso ela compreende quando lhe explicam. Viviane é capaz inclusive de repetir o que acabaram de lhe explicar e está certo, mas é a regra que há por trás do problema que ela não compreende, quando ela tem de aplicá-la alguns minutos depois a um outro problema, no dia seguinte ou quinze dias mais tarde."

"Você acha simplesmente que ela não presta atenção?"

"Talvez tenha um pouco isso, mas acho que é mais a memória [...] Bom, ela geralmente é muito distraída! [Os pais riem e dão alguns exemplos]. Você pode lhe pedir para ir buscar duas coisas simples, e dois minutos depois ela volta apenas com uma. E em um cálculo longo pode haver duas cifras para acrescentar à coluna seguinte, e ela só acrescenta uma [...] Às vezes, ela fica distraída quando estuda, como todas as crianças, mas é mais do que isso."

Segundo a mãe, Viviane tem dificuldades escolares desde a 2ª série do ensino fundamental.

"E agora, o que se vê, eu acho, é o acúmulo dos últimos anos. O trabalho fica mais difícil, e ela não consegue mais acompanhar [...] O que me preocupa, acima de tudo, na verdade, é o efeito negativo que isso tem sobre ela. É doloroso vê-la chorar todas as noites sobre seus deveres, não tanto porque ela não se sai bem – isso é importante, é claro –, mas porque ela fica visivelmente muito infeliz, e eu gostaria de deixar minha filhinha feliz. Sempre foi alegre e expansiva, cheia de vida, e eu não gostaria que esse problema fosse se agravando e a deixasse infeliz. Seria terrível para ela e para toda a família."

A história do desenvolvimento de Viviane mostra que suas primeiras dificuldades só apareceram na pré-escola. A gravidez e o parto foram fáceis e, exceto algumas doenças infantis sem complicações e o fato de ela usar óculos desde os 5 anos de idade, Viviane sempre teve boa saúde. O mesmo se pode dizer da saúde física e mental dos pais e do irmão mais velho, além das relações familiares.

Uma avaliação detalhada, baseada em informações obtidas dos pais, de Viviane e de sua professora, como também em observações diretas da criança na sala de aula, nos leva a fazer um diagnóstico do transtorno de cálculo. A inteligência média da criança é normal (Q.I. = 102 na Escala de Inteligência de Wechsler). Porém, essa média oculta diferenças importantes conforme as capacidades avaliadas, as quais se confirmam por outros testes psicométricos. Ao mesmo tempo em que Viviane tem conhecimentos gerais muito bons, uma inteligência social avançada para sua idade e não apresenta dificuldades pontuais de atenção, ela acusa um atraso importante nas tarefas que exigem memorização e manipulação de símbolos e na resolução de problemas. Confrontada com obstáculos nesse gênero de tarefa, a menina tem uma tendência evidente (1) a perseverar, isto é, a tentar aplicar a mesma resolução incorreta várias vezes em vez de tentar uma nova abordagem, e (2) a trabalhar lentamente, conferindo sempre o que faz, a ponto de se perder nos detalhes, de esquecer o objetivo final e de ficar muito frustrada. Por isso, pode parecer, às vezes, que ela não presta atenção ou que não se empenha o suficiente.

Uma intervenção realizada com o aval da família, da escola e da clínica (onde Viviane vinha uma vez por semana e depois uma vez a cada duas semanas durante cerca de oito meses) permite à menina fazer progressos escolares importantes e, sobretudo, adquirir um método de estudo que a ajude a esclarecer, falando para si mesma, a natureza do problema a resolver e as etapas a seguir, verificando seus resultados após cada etapa. Embora Viviane ainda trabalhe muito lentamente em matemática, hoje é capaz de resolver a maior parte dos problemas da 4ª série que ela frequenta. Entretanto, é provável que ela sempre considere essa matéria bastante difícil e que necessite de mais apoio que muitos de seus colegas durante sua escolaridade.

Em geral, a intervenção contribui para o desenvolvimento de uma melhor autoestima em Viviane que, alguns meses depois, quase sempre de forma espontânea, se diz satisfeita com seus progressos e muito mais segura de ter as competências exigidas na escola. A mãe também comenta, em muitos momentos, que vê sua filha mais sorridente e menos tensa. E o pai se felicita de vê-la cada vez mais trabalhando sem que tenha necessidade de ficar a seu lado.

Como ilustra esse caso, nem sempre é fácil determinar a origem das competências afetadas nas crianças como um transtorno de cálculo. Embora existam diferenças individuais importantes ainda pouco conhecidas na forma como as crianças sem dificuldades em particular aprendem a calcular (Francis, Shaywitz, Stuebing, Shaywitz e Fletcher, 1994), um levantamento de pesquisas mostra que se distinguem pelo menos dois grupos de crianças nesse transtorno. O primeiro não consegue adquirir as bases necessárias ao cálculo e depois se lembrar delas para acessá-las automaticamente. O comprometimento é principalmente *verbal*: as crianças fazem cálculos com dificuldade, sobretudo mentalmente, dominam mal os símbolos e as operações aritméticas (em particular a subtração) e adquirem só com muito esforço a tabuada de multiplicação, a qual não sabem como utilizar de forma adequada. As crianças do segundo grupo cometem erros de procedimento na manipulação dos dados, no cálculo e/ou no raciocínio matemáticos. Os obstáculos são principalmente *não verbais*: compreendem e manipulam mal a natureza sequencial dos números, as ordens de grandeza e as estimativas; adquirem com dificuldade os conceitos necessários à representação espacial (por exemplo, em geometria) e, quando sabem aplicá-los, são incapazes de escolher o algoritmo necessário para resolver um problema (Snowling e Maughan, 2006).

Variações neuropsicológicas relativas à atenção, à memória e ao tratamento da informação explicam, em parte, as competências específicas desses dois grupos, distintos também por sua comorbidade. De fato, as dificuldades do primeiro grupo são acompanhadas geralmente de um atraso na aquisição da leitura, o que não é o caso no segundo grupo (Lyon et al., 2003). Deve-se observar que, em termos clínicos, pode ser difícil diferenciar as crianças desses dois grupos, sobretudo quando suas dificuldades persistem já há alguns anos. De fato, as capacidades necessárias para resolver um exercício matemático são *cumulativas*: necessita-se, ao mesmo tempo, de uma boa compreensão das operações básicas, do raciocínio mais avançado e de manipulação dos dados. Assim, quando se é incapaz de resolver um problema de álgebra ou de geometria, nem sempre é fácil determinar a origem das dificuldades, as quais se acumulam com o tempo e, de forma inevitável, se agravam mutuamente (Snowling e Maughan, 2006).

Como mostra uma comparação entre critérios listados pelos dois sistemas de classificação, a crítica feita no caso do transtorno de escrita aplica-se também ao do cálculo: os critérios diagnósticos da CID-10 são restritos demais, enquanto os do DSM-IV são vagos demais. A CID-10 limita a definição do transtorno a um déficit de aprendizagem das quatro operações básicas e especifica que ele não pode ser diagnosticado se a criança tiver outras dificuldades de aprendizagem. Essa definição é, na verdade, bastante limitada, pois ignora o fato de que, para saber calcular, uma pessoa deve não apenas dominar as operações básicas, mas também ser capaz de compreender, de formular um raciocínio matemático e de aplicá-lo à resolução de problemas. O DSM-IV reconhece a natureza complexa das tarefas requisitadas, mas agrupa-os todos em um único transtorno, o que leva a uma definição tão imprecisa quanto a que faz do transtorno de expressão escrita; portanto, se presta mal a um diagnóstico confiável e útil.

*Subtipos*

Nem a CID-10 nem o DSM-IV apresentam subtipos dos transtornos de aprendizagem. Contudo, a experiência clínica e os dados científicos levam a crer que a maioria das descrições feitas é restrita demais ou ampla demais para ser verdadeiramente útil à pesquisa ou à intervenção. Na leitura e na escrita, por exemplo, se a tarefa fundamental ainda é a mesma – tratar a informação escrita e se comunicar por escrito com rapidez e com clareza –, certas crianças têm dificuldades de atenção e de memória; outras têm dificuldades de integrar a informação visual e auditiva; há ainda quem tenha dificuldades de linguagem, de ortografia ou de motricidade (ver Stanovich, 1993).

A heterogeneidade das dificuldades observadas é evidente também em respeito ao cálculo. De um lado, como acabamos de ver, há crianças com um transtorno de cálculo que têm também outras dificuldades de aprendizagem, sobretudo no domínio da leitura, enquanto há alunos que leem corretamente, mas têm dificuldade de manipular os dados matemáticos. De outro, é provável que em crianças as dificuldades de cálculo façam parte de uma síndrome mais ampla do que aquela que Rourke (1989, 1995) denomina **transtorno não verbal de aprendizagem** (*non-verbal learning disabilities*). Essa síndrome, cuja origem possível está em uma ou várias disfunções do hemisfério cerebral direito, caracteriza-se não apenas por dificuldades acentuadas de cálculo e de raciocínio matemático, mas igualmente por deficiências de organização e de percepção espacial, dificuldades de compreensão e de resolução de problemas não verbais, anomalias táteis e psicomotoras (sobretudo do lado esquerdo) e dificuldades de percepção e de interação social (De Castelnau et al., 2003). Embora pesquisas ainda em curso tenham confirmado a existência de um tal transtorno e explicitado sua natureza, as dificuldades de certas crianças e adolescentes em relação ao cálculo poderiam fazer parte de uma síndrome mais ampla, mas com critérios diagnósticos precisos e com uma trajetória desenvolvimental única. Além disso, essa síndrome poderia ser acompanhada, em muitos casos, por outras dificuldades que ela viria então agravar, como algumas formas de retardo mental (por exemplo, síndrome do X frágil; ver Capítulo 2), transtornos invasivos de desenvolvimento (por exemplo, síndrome de Asperger; ver Capítulo 3) e certas formas de agitação e de hipercinesia (por exemplo, transtorno de déficit de atenção/hiperatividade; ver Capítulo 6) (Rourke, 1995).

Ainda que o problema seja reconhecido há muito tempo e existam vários esquemas de classificação dos transtornos de aprendizagem (ver Lyon et al., 2003), nenhum deles se impôs até agora, e, com certeza, será preciso esperar que a pesquisa avance mais antes que isso aconteça. A Tabela 5.7 apresenta alguns subtipos de transtornos de aprendizagem que os dados científicos permitem circunscrever atualmente.

A especificação de subtipos é importante não apenas para o avanço dos conhecimentos, mas também para o desenvolvimento de métodos de intervenção eficazes, adaptados às necessidades específicas das crianças que enfrentam dificuldades de aprendizagem (Villepontoux, 1997). A longo prazo, em uma perspectiva preventiva, a especificação de subtipos ou o desenvolvimento de um novo diagnóstico deveria permitir também prevenir as dificuldades de aprendizagem, assegurando desde cedo que as crianças aprendam a ler, a escrever e a calcular com a ajuda de métodos adaptados à sua maneira própria de tratar a informação.

## Validade científica

Como indicam as afirmações anteriores, a validade científica de diversos transtornos de aprendizagem não foi estabelecida. Não há dúvida de que crianças e adolescentes manifestam grandes dificuldades de leitura, de escrita e/ou de cálculo, muitas vezes inesperadas, tendo em vista suas capacidades intelectuais e os esforços empreendidos para ajudá-las. Ao contrário disso, é duvidoso que as categorias diagnósticas gerais utilizadas hoje em dia permitam circunscrever seus problemas de forma precisa e sejam úteis clinicamente para compreender a natureza das limitações observadas, estimar seu curso de desenvolvimento ou decidir o melhor método de superá-las. Essa conclusão não é nova. De fato, muitos trabalhos demonstram que nem os vários testes psicológicos e escolares (Ysseldyke, Algozzine, Shinn e McGue, 1982), nem as avaliações profissionais de psicólogos

**TABELA 5.7** Subtipos de transtornos de aprendizagem descritos em diferentes trabalhos de pesquisa

| ÁREAS DA LEITURA E DA ESCRITA |
|---|
| Transtorno de leitura – dificuldades principalmente de decifração e/ou de atenção e de memória |
| Transtorno de leitura – dificuldades principalmente de compreensão |
| Transtorno de leitura e/ou de escrita – dificuldades principalmente de linguagem, de fluência, de ortografia ou de motricidade |

| ÁREAS DO CÁLCULO |
|---|
| Transtorno de cálculo – dificuldades principalmente verbais |
| Transtorno de cálculo – dificuldades principalmente não verbais |
| Transtorno não verbal de aprendizagem (mais ampla que um transtorno de cálculo isolado) |

As especificações de subtipos é um campo de pesquisa importante no estudo dos transtornos de aprendizagem. Os subtipos apresentados são apenas a título de ilustração, pois, com certeza, terão de ser revistos à luz dessas pesquisas (Lyon et al., 2003; Snowling e Maughan, 2006).

ou de professores especializados (Epps et al., citado por Torgesen, 1991) são capazes de distinguir crianças com um ou vários transtornos específicos de aprendizagem e crianças cujos progressos escolares são limitados porque elas aprendem em um ritmo mais lento que seus pares. Contudo, um programa de pesquisa como o de Rourke (1995) prevê que deveria ser possível dar aos transtornos de aprendizagem as bases científicas que eles não têm atualmente especificando subtipos com características e cursos de desenvolvimento distintos ou reorganizando mais fundamentalmente o diagnóstico.

## Outras características e transtornos associados

### Comorbidade dos próprios transtornos

Ainda que sejam descritos separadamente, os transtornos de aprendizagem são associados (APA, 2000; Fleischner, 1994). Observa-se, sobretudo, uma ligação frequente entre os transtornos específicos de leitura e de expressão escrita, ambos geralmente acompanhados de dificuldades de comunicação, em particular de problemas fonológicos (Fletcher et al., 1994). Quando quiseram comparar vários grupos de crianças com diferentes dificuldades de aprendizagem, Ozols e Rourke (1988) não conseguiram reunir um número suficiente que apresentasse unicamente dificuldades de leitura. Contudo, a relação entre esses dois transtornos ainda precisa ser elucidada. Na verdade, são diferentes, seja porque não coincidem perfeitamente, seja porque, mesmo com dificuldades em leitura e escrita, não é possível antecipar as capacidades de expressão escrita de uma criança com base apenas em suas capacidades de linguagem e de leitura (ou o contrário) (Berninger, 1994).

### Sintomas e transtornos psicopatológicos

O DSM-IV assinala que as dificuldades de aprendizagem, quando conduzem regularmente ao fracasso escolar e à avaliação negativa do meio, podem provocar consequências psicopatológicas nefastas que agravam essas dificuldades e contribuem para sua manutenção (APA, 2000). Na mesma perspectiva, estudos relatam que cada um dos transtornos de aprendizagem é acompanhado geralmente de:

- sentimentos de frustração e de desalento que, nos casos mais graves, podem conduzir ao abandono escolar;
- falta de autoestima, que se acentua mais no âmbito escolar do que em outros (social, esportivo, artístico, etc.);
- retraimento social, não tanto por falta de interesse, mas por falta de competências necessárias para participar de forma ativa das trocas sociais tanto da infância como da adolescência;
- um transtorno de ansiedade ou depressivo (ou sintomas desses transtornos);
- transtorno de déficit de atenção/hiperatividade (TDAH) ou outras dificuldades de comportamento (Arnold et al., 2005; Beitchman et al., 2001; Berninger e Abbott, 1994; Fleischner, 1994; Hooper et al., 1994; Maughan, Rowe, Loeber e Stouthamer-Loeber, 2003; Tabassam e Grainger, 2002; Zeleke, 2004).

As crianças e os adolescentes confrontados em seu cotidiano com o desafio da leitura, da escrita ou do cálculo são, em sua maioria, extremamente conscientes de suas dificuldades, às quais são incapazes de dar um sentido. Eles têm um medo intenso de se verem confrontados em público (por exemplo, quando são chamados a ler na aula) e, de maneira mais geral, duvidam deles mesmos ou, pelo menos, de suas competências escolares.

Também têm vergonha de um problema incompreendido pela família, pela escola e pelos colegas, o qual, por não conseguir resolvê-lo, procuram esconder. Vários estudos citados confirmam a influência dessas dificuldades pessoais e sociais, que se somam aos problemas escolares das crianças e adolescentes em questão. Mais precisamente, as pesquisas mostram que são mais rejeitados por seus colegas, porque suas interações sociais são mais negativas e lhes faltam competências sociais (por exemplo, em comunicação verbal e não verbal) (ver Kavale e Forness, 1996); além disso, os sentimentos de frustração, de ansiedade e de depressão agravam e reforçam suas dificuldades escolares – sobretudo quando eles se comparam ou são constantemente comparados com seus pares, aqueles que têm melhor desempenho sem o menor esforço (Howard e Tryon, 2002).

Mesmo as informações disponíveis tendo por base amostras nem sempre representativas e não permitindo estabelecer causas e efeitos, aparentemente, para muitos indivíduos com um transtorno de aprendizagem, os sintomas psicológicos provêm de seguidos fracassos escolares e de reações negativas de um ambiente que nem sempre admite que suas dificuldades são reais e não apenas consequência de uma falta de comprometimento ou de motivação. É o que indicam muitos testemunhos retrospectivos de adultos que enfrentaram dificuldades de aprendizagem ao longo de todo seu desenvolvimento (Polloway, Schewel e Patton, 1992).

Há crianças com dificuldade de aprender a ler que apresentam igualmente comprometimento na atenção (Gaillard, 1993). O TDAH acompanha com mais frequência os transtornos de aprendizagem em geral e o transtorno de leitura em particular (Barkley, 2003; Lyon et al., 2003). É provável que esse seja o caso do TDAH de tipo desatenção predominante (ver Capítulo 6) que, pelo menos nos estudos de comorbidade, é mais comumente associado aos transtornos de aprendizagem que o de tipo hiperatividade-impulsividade predominante ou de tipo misto.

Em contrapartida, é importante distinguir entre o TDAH e os transtornos de aprendizagem (Faraone et al., 1993; Pennington, Groisser e Welsh, 1993; Wood e Felton, 1994). Este último estudo mostra, de fato, que o TDAH parece predispor um número considerável de crianças a desenvolver um transtorno de leitura, mas que o inverso não é verdadeiro. Porém, a relação entre ambos permanece incerta. Muitas avaliações das **funções executivas** levam a crer que há processos neurobiológicos por trás desses transtornos que talvez sejam semelhantes (Gaillard, 1993; Pennington e Ozonoff, 1996; ver Capítulo 6). Em um estudo visando a estabelecer a distinção entre ambos, Pennington e colaboradores (1993) relatam que crianças com TDAH tinham apenas déficits de natureza executiva, e não fonológica, ao contrário de crianças que sofriam unicamente de um transtorno de leitura ou aquelas em que os dois transtornos estavam associados. Os resultados sugerem que as dificuldades executivas poderiam ser específicas do TDAH e, quando observadas em crianças com um transtorno de leitura, refletiriam um efeito de comorbidade.

Por fim, Hooper e colaboradores (1994) indicam que algumas crianças podem recorrer a comportamentos hiperativos (agitação, falta de atenção, etc.) e, de maneira mais geral, perturbadores na escola para tentar mascarar suas dificuldades de aprendizagem. Essa explicação é comum nos meios educativos, talvez com razão, pois é assim que muitos adultos se recordam de suas dificuldades de aprendizagem e das de seus pares quando eram crianças. Lyman (1986, p. 8-9), ele próprio sofrendo de um transtorno nessa área, descreve várias estratégias comportamentais de evitação que lembra ter observado quando era aluno:

> Eu poderia ter virado palhaço e desviado a atenção de minhas dificuldades adotando uma personalidade de comediante. Lembro que era isso o que fazia James C. com sucesso. Ele foi o palhaço da turma durante cinco anos, da 3ª à 8ª série, depois abandonou a escola. Ele tinha notas muito baixas, mas sua tática funcionava, e deixou a escola com uma imagem intacta de si mesmo (...).
>
> Eu poderia ter escapado de minhas dificuldades virando delinquente. Poderia ter começado cabulando aula, quebrando vidraças, brigando e causando todos os aborrecimentos imagináveis (...). Os adultos teriam me julgado então como um mau elemento, e os colegas, como um valente que não tinha medo de nada: ninguém teria achado que eu era estúpido. Marty D. escolheu essa estratégia (...). Um dia teve de ler na aula e cometeu um erro. Ninguém zombou de Marty, pois todos desejavam sobreviver no recreio (...). No final do ensino fundamental, foi expulso da escola por mau comportamento e nunca mais voltou (...).
>
> Charles J., por sua vez, preferiu escapar se tornando estúpido. Todo mundo tinha pena dele e desejava ajudá-lo. Charles era um garoto robusto, mas se tornou o mascotinho da classe. Essa era aparentemente sua maneira de "sobreviver" na escola e assim preservar uma imagem intacta de si mesmo. Mas ele jamais concluiu seus estudos, já que abandonou tudo no final do ensino fundamental.

Essas explicações não se aplicam obviamente a todos aqueles cujas dificuldades de aprendizagem e de comportamento estão ligadas, mas evidenciam o peso das complicações que elas costumam causar e o sofrimento às vezes profundo dos jovens afetados – um sofrimento que muitos deles procuram manejar bem ou mal e que, frequentemente, os leva a abandonar a escola antes de seus colegas. Em geral, como ilustra a Figura 5.4, é muito provável que existam diferentes vínculos de causa e efeito entre os transtornos de comunicação, de aprendizagem e de comportamento e as dificuldades de adaptação precoces que habitualmente os precedem.

### Afecções médicas

Existem poucas pesquisas estabelecendo uma ligação entre os transtornos de aprendizagem e certas afecções médicas. O DSM-IV assinala que eles podem estar associados a complicações perinatais e a afecções como a fetopatia alcoólica. Como já dito, eles se manifestam em presença de certas formas de retardo mental (por exemplo, a síndrome do X frágil; ver Capítulo 2) (APA, 2000). Em contrapartida, um levantamento detalhado de quatro estudos longitudinais mostra que na maioria dos casos nunca se estabeleceu essa ligação (Keogh e Sears, 1991).

## Epidemiologia

### Prevalência e características ligadas à idade e ao sexo

Embora existam diversos estudos epidemiológicos dos transtornos de aprendizagem, a maioria relata, sem distinção, as taxas de prevalência referentes ao total deles (APA, 2000), as quais variam significativamente em função das amostras estudadas e dos critérios diagnósticos utilizados, porque as dificuldades de aprendizagem, mais do que transtornos qualitativamente distintos, são as manifestações quantitativas mais baixas das capacidades de leitura, de escrita e de cálculo observa-

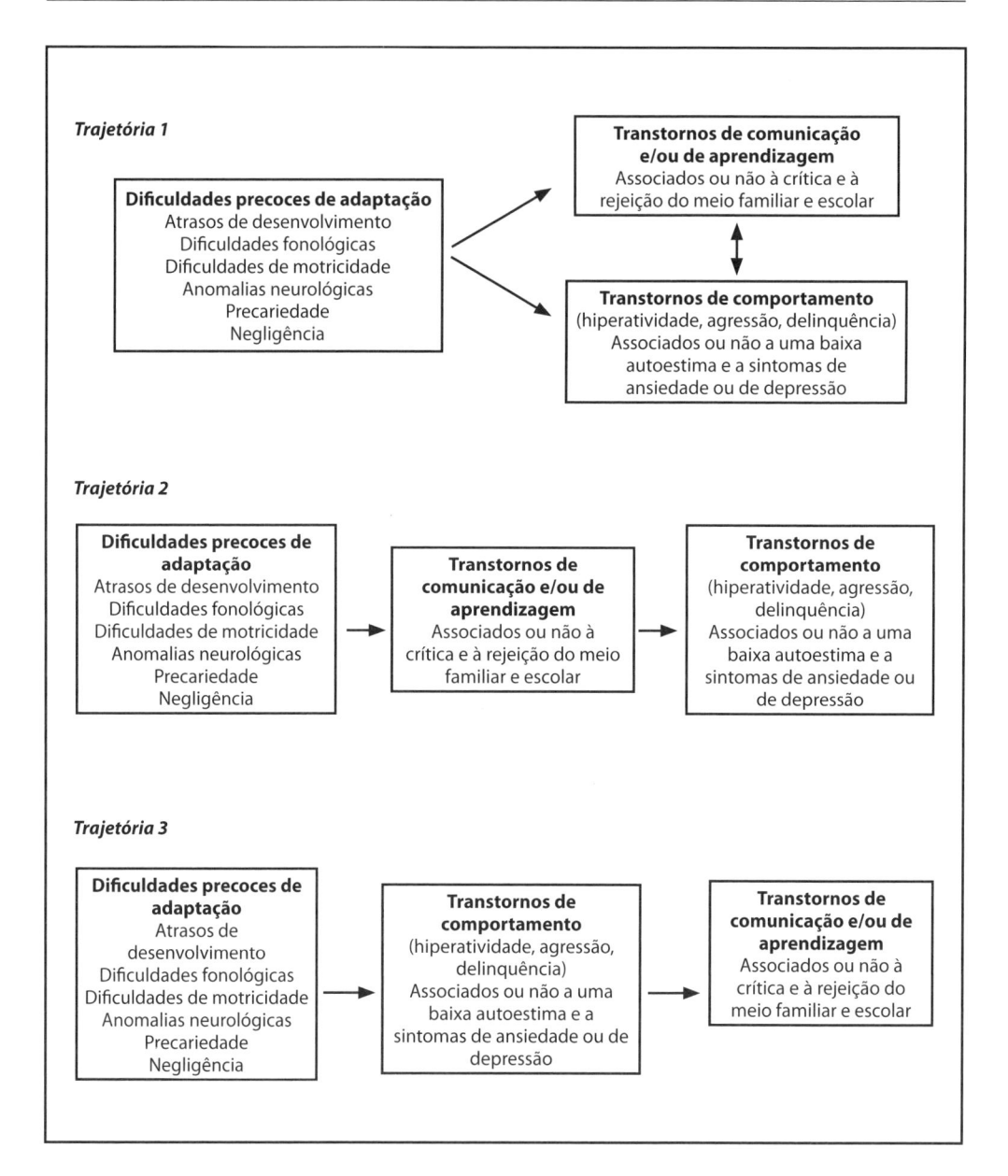

**Trajetória 1**

**Dificuldades precoces de adaptação**
Atrasos de desenvolvimento
Dificuldades fonológicas
Dificuldades de motricidade
Anomalias neurológicas
Precariedade
Negligência

→ **Transtornos de comunicação e/ou de aprendizagem**
Associados ou não à crítica e à rejeição do meio familiar e escolar

↕

→ **Transtornos de comportamento**
(hiperatividade, agressão, delinquência)
Associados ou não a uma baixa autoestima e a sintomas de ansiedade ou de depressão

**Trajetória 2**

**Dificuldades precoces de adaptação**
Atrasos de desenvolvimento
Dificuldades fonológicas
Dificuldades de motricidade
Anomalias neurológicas
Precariedade
Negligência

→ **Transtornos de comunicação e/ou de aprendizagem**
Associados ou não à crítica e à rejeição do meio familiar e escolar

→ **Transtornos de comportamento**
(hiperatividade, agressão, delinquência)
Associados ou não a uma baixa autoestima e a sintomas de ansiedade ou de depressão

**Trajetória 3**

**Dificuldades precoces de adaptação**
Atrasos de desenvolvimento
Dificuldades fonológicas
Dificuldades de motricidade
Anomalias neurológicas
Precariedade
Negligência

→ **Transtornos de comportamento**
(hiperatividade, agressão, delinquência)
Associados ou não a uma baixa autoestima e a sintomas de ansiedade ou de depressão

→ **Transtornos de comunicação e/ou de aprendizagem**
Associados ou não à crítica e à rejeição do meio familiar e escolar

**FIGURA 5.4**
Vínculos possíveis entre as dificuldades precoces de adaptação e os transtornos de comunicação, de aprendizagem e de comportamento.
Existem pelo menos três modos possíveis de conceitualizar os vínculos possíveis entre as dificuldades precoces de adaptação e os transtornos de comunicação, de aprendizagem e de comportamento. Na primeira trajetória, as dificuldades precoces são a causa desses transtornos que aparecem de forma simultânea e que se agravam mutuamente. Na segunda, as dificuldades precoces anunciam um ou vários transtornos de comunicação e/ou de aprendizagem que, com o tempo, conduzem a problemas comórbidos de comportamento, às vezes associados a uma baixa autoestima e a sintomas de ansiedade e de depressão. Na terceira, as dificuldades precoces são a causa de dificuldades de comportamento diversas que, com o tempo, tornarão difíceis as aquisições fundamentais e contribuirão para o aparecimento de um ou vários transtornos de comunicação e/ou de aprendizagem. Essas trajetórias não são excludentes.

das na população geral (Lyon et al., 2003; Snowing et al. 2003).

Estima-se que, nos países industrializados, entre 10 e 20% das crianças em idade escolar manifestam um transtorno de leitura, incluindo-se as "divergentes" e as "não divergentes". Contudo, essa taxa cai à metade quando se consideram apenas os jovens nos quais o transtorno persiste durante três anos (Lyon et al., 1992; S. Shaywitz et al., 1992). Em uma análise referente a uma amostra comunitária, Hooper e colaboradores (1994) constataram que cerca de 15% das crianças tinham obtido escores mais de dois desvios padrão inferiores à média em diferentes medidas de expressão escrita. Partindo do fato de o transtorno de leitura atingir até 20% das crianças em idade escolar nos Estados Unidos e de se associar frequentemente ao da expressão escrita, Lyon e colaboradores (2003) estimam que este último atinge pelo menos 10% das crianças nessa faixa etária naquele país. Por último, os estudos epidemiológicos levantados por Fleishner (1994) e Shalev (2004) são unânimes em mostrar que a taxa de prevalência do transtorno de cálculo é de cerca de 5 a 6% entre as crianças em idade escolar. No entanto, deve-se observar que Lewis, Hitch e Walker (1994) relatam taxas inferiores em um estudo na Grã-Bretanha. Baseado em uma amostra de mais de 1.200 crianças de 9 a 10 anos e em uma metodologia visando a distinguir crianças de inteligência normal com dificuldades de aprendizagem e as de baixa aptidão, a análise indica que 3,9% daquelas com inteligência normal têm um transtorno de leitura; 1,3%, transtorno de cálculo; 2,3%, transtorno de cálculo e de leitura simultaneamente (o que representa uma taxa combinada de 6,2% para o transtorno de leitura, com ou sem transtorno de cálculo, e de 3,6% para o transtorno de cálculo, com ou sem transtorno de leitura).

Na ausência de dados mais precisos, destacaremos, como Torgesen (1991), que esses índices devem ser vistos com cautela, pois se atribui o diagnóstico de um ou vários transtornos de aprendizagem a crianças e adolescentes com o objetivo de possibilitar seu acesso à educação especial, e não pelo fato de eles preencherem os critérios de um sistema de classificação. É claro que, no estado atual dos conhecimentos e das práticas pedagógicas, as taxas observadas variam muito de um país e de uma região a outra em função dos critérios diagnósticos empregados e dos dispositivos disponíveis para identificar crianças em dificuldade a fim de prestar-lhes ajuda. É provável também que as taxas frequentemente muito altas relatadas na literatura compreendam um número considerável, ainda que indeterminado, de crianças "lentas" que acumulam diversos atrasos ao longo de sua escolaridade sem necessariamente terem uma psicopatologia.

Em geral, os transtornos de aprendizagem são diagnosticados depois de sucessivos fracassos escolares. Como, na maior parte dos casos, um diagnóstico responde a demandas de ajuda específica da escola ou da família e depende de procedimentos administrativos que diferem bastante de um lugar a outro, é difícil estimar com exatidão a idade em que se inicia cada transtorno. Aparentemente, para muitas crianças, é raro um transtorno ser identificado antes da 3ª série do ensino fundamental, mas desde as primeiras aquisições são evidenciadas dificuldades fundamentais (Lyon et al., 2003).

A incidência de transtorno de escrita e de leitura é cinco vezes maior em meninos do que em meninas – conforme estatísticas da escola e da prática clínica (Lyon et al., 2003; Vogel, 1990). A prevalência do transtorno de cálculo entre meninos e meninas é incerta: estudos indicam que, a partir da adolescência, os meninos geralmente obtêm escores em matemática superiores aos das meninas (Oakes, 1990), o que, aliás, não significa que o transtorno tenha maior frequência entre elas.

Alguns estudos de amostras comunitárias (que permitem evitar a contradição causada pela identificação escolar ou pela consulta clínica) indicam que o *sex ratio* é provavelmente mais equilibrado na população geral (DeFries, Olson, Pennington e Smith, 1991; Hooper et al., 1994; Wood, Felton, Flowers e Naylor, 1991). O estudo epidemiológico de Lewis e colaboradores (1994) relata um *sex ratio* de 3,2 meninos sobre 1 menina para o transtorno de leitura e cerca de 1 menino sobre 1 menina para o transtorno de cálculo. É muito provável que haja exageros nas estatísticas escolares e clínicas em relação aos meninos porque suas dificuldades de leitura ou de escrita se associam a transtornos de comportamento (sobretudo o TDAH; APA, 2000). De fato, quando os transtornos são levados em conta na análise de dados, as diferenças segundo o sexo desaparecem, pelo menos para as dificuldades de leitura (Cutting e Denckla, 2003, citados por Mash e Wolfe, 2005).

*Diferenças socioculturais*

Há poucos dados científicos disponíveis sobre os fatores socioculturais que poderiam estar associados ao desenvolvimento ou às manifestações dos transtornos de aprendizagem – em parte porque eles, por definição, não são diagnosticados quando a criança apresenta dificuldades de aprendizagem apenas por razões sociais ou econômicas. Diversos estudos relatam que esses transtornos geralmente se associam à pobreza e aos problemas familiares e sociais (Keogh e Sears, 1991), assim como a mal-entendidos de ordem cultural entre famílias e escolas (Chauveau e Rogovas-Chauveau, 1992). Porém, é pouco provável que tais associações sejam específicas, visto que esses fatores estão ligados a várias dificuldades psicossociais e psicopatologias.

Em um estudo longitudinal americano que tratou especificamente do transtorno de leitura, Wood e colaboradores (1991) acompanharam 500 crianças (das quais 55% eram brancas e 45% negras) durante as primeiras séries do ensino fundamental. Seus resultados indicam que o pertencimento étnico e o nível de leitura não estavam associados na 1ª série: a capacidade de leitura das crianças brancas e das negras (alinhadas para levar em conta seu nível de vocabulário) eram semelhantes. Porém, dois anos mais tarde, essas duas variáveis estavam claramente associadas: as crianças negras apresentavam mais dificuldades de leitura do que seus colegas brancos. Em uma série de análises complementares, os autores mostraram que essa associação não podia ser explicada por diferenças socioeconômicas entre os dois grupos (pobreza, nível de educação da família, bi- ou monoparentalidade, etc.). Não dispondo de dados que permitissem explicar essa mudança da 1ª para a 3ª série, Wood e colaboradores se convenceram de que os métodos de ensino da leitura nos Estados Unidos são mais adaptados à educação e à linguagem das crianças brancas do que à das negras e/ou que as crianças negras poderiam ser objeto de contradições de seus professores ou do sistema educativo em geral, algo comparável ao que ocorre com o índice do transtorno de leitura entre meninos e meninas. Entretanto, assim como esses autores, alertamos o leitor contra uma conclusão apressada na ausência de evidências científicas. São necessárias mais pesquisas para elucidar a relação, se é que existe, entre o pertencimento étnico e as dificuldades de leitura.

Relatos semelhantes foram apresentados por Hooper e colaboradores em um estudo epidemiológico apontando que as grandes dificuldades da expressão escrita são duas vezes mais comuns nas crianças negras do que nas brancas norte-americanas. Na ausência de dados sociodemográficos, é difícil interpretar essa diferença e, evidentemente, generalizá-la. Do mesmo modo, estudos indicam que, ainda nos Estados Unidos, as crianças negras geralmente obtêm desempenho escolar em matemática inferior aos das brancas, mas que os resultados estão ligados a diversos fatores (*status* social, idade, sexo, etc.) que não são levados em conta em muitas pesquisas (Oakes, 1990). Portanto, os dados disponíveis não permitem concluir que os transtornos de aprendizagem são mais frequentes em certos grupos étnicos e em certas classes socioeconômicas do que em outras, embora o que foi publicado até o momento leve a crer que isso ocorre. Na verdade, são necessárias análises epidemiológicos internacionais para compreender melhor a natureza dos vínculos entre fatores socioculturais e dificuldades de leitura, de escrita e de cálculo. Além disso, é necessário estabelecer até que ponto um determinado contexto influencia a epidemiologia dos transtornos analisados, seja na observação direta, na construção social do fracasso escolar, seja ainda na enorme defasagem que existe entre as prioridades da escola e as de certos alunos que ela acolhe (ver Chauveau e Rogovas-Chauveau, 1992). Como assinala Coslin (2006, p. 173):

> É preciso levar em conta o aborrecimento e o desinteresse dos alunos. De fato, os programas apresentam um grande hiato em relação às preocupações de certas famílias e, por conseguinte, de certos jovens. Ou seja, há um confronto frequente entre as suas necessidades básicas, como habitação e alimentação – e as matérias ensinadas, que ficam no abstrato. Assim, alunos sentem fome durante a aula e se perguntam sobre "o que vão comer no final da aula", em vez de procurar acompanhar o que lhes é ensinado.

## Curso do desenvolvimento e prognóstico

Os transtornos de aprendizagem devem ser distinguidos das dificuldades passageiras, mesmo sérias, que algumas crianças enfrentam quando estão aprendendo a ler, a escrever ou a calcular, e dos atrasos escolares que essas dificuldades podem acarretar (Lyon et al., 2003). Eles são persistentes ou até mesmo crônicos, e em mais de dois terços dos casos têm consequências negativas sobre o funcionamento que se manifestam inclusive na idade adulta (Beitchman et al., 2001; Willems et al., 1996; Young et al., 2002). Em uma revisão detalhada de análises longitudinais realizadas desde os anos de 1950, Kavale (1988) assinala que, apesar das divergências conceituais e metodológicas, os trabalhos disponíveis são unânimes em mostrar que as dificuldades de aprendizagem têm consequências negativas múltiplas:

- persistem em diversos níveis, embora haja quem faça, às vezes, progressos notáveis;
- os progressos mais evidentes estão associados ao nível de inteligência da criança e do adolescente e, provavelmente, ao nível socioeconômico de sua família; contudo, mesmo em presença de boas capacidades intelectuais, os transtornos de aprendizagem têm consequências negativas até a idade adulta na maioria dos casos;
- ao longo da infância e da adolescência, as dificuldades de aprendizagem estão ligadas a dificuldades sociais e comportamentais (transtornos de comunicação, hiperatividade, transtornos

de comportamento, baixa autoestima, etc.) que as agravam e contribuem para o abandono dos estudos (ver Capítulos 6 e 7);
- na idade adulta, o *status* social e profissional das pessoas afetadas é, em média, inferior ao de pessoas sem dificuldades específicas.

Ainda que sejam úteis, essas generalizações ocultam uma falta de conhecimentos sobre o curso típico do desenvolvimento dos transtornos de aprendizagem, que, em geral, evoluem de forma diferente, seja de uma pessoa a outra seja em relação a ela mesma, em diversos períodos de desenvolvimento. De fato, a maioria dos estudos de acompanhamento disponíveis atualmente destaca tanto a heterogeneidade das amostras avaliadas quanto o fato de muitas crianças manifestarem flutuações importantes no tipo e na gravidade de seus problemas de aprendizagem ao longo de desenvolvimento, e não um atraso constante ou problemas constantes ao longo de toda sua escolaridade. Além disso, esses problemas continuam difíceis de identificar, pois ainda se conhece pouco tanto o curso do desenvolvimento da aprendizagem normal da leitura, da escrita e do cálculo quanto o papel que desempenham as diferenças individuais nessa aprendizagem (Francis et al., 1994; Keogh e Sears, 1991).

## Transtorno de leitura

Embora não se disponha ainda de estudos longitudinais de crianças acompanhadas desde a primeira infância para especificar mais detalhadamente os cursos de desenvolvimento desse transtorno, a CID-10 apresenta uma descrição detalhada de sua evolução que resumimos aqui (ver também Snowling e Maughan, 2006). Crianças apresentam dificuldades que remontam às primeiras etapas de seu desenvolvimento:

- aprendem a falar tardiamente;
- sua linguagem é difícil de ser compreendida (e costuma ser "traduzida" pelos pais ou pelos irmãos);
- compreendem o que lhes dizem com mais facilidade do que se expressam oralmente;
- têm dificuldades de aprender o alfabeto (e, às vezes, as cores e as formas) e, quando cantam, lembram-se muito melhor da melodia que da letra;
- não se interessam muito pela leitura ou pelo desenho.

Em contrapartida, outras crianças aprendem a falar sem problema aparente, mas manifestam dificuldades receptivas ou expressivas: por exemplo, demoram para reconhecer ou pronunciar certos sons ou certas palavras. Outras ainda não apresentam dificuldades evidentes antes de se confrontarem com a aprendizagem da leitura (APA, 2000; Lyon et al., 2003; OMS, 1993).

Nas crianças que começam a aprender a ler uma escrita alfabética, os primeiros sinais de dificuldade costumam ser insignificantes: a criança é "lenta", reconhece mal as letras e não sabe associar corretamente letras e sons. Posteriormente, a leitura é dificultosa e interrompida, com os mesmos erros repetindo-se: adições de sílabas ou de palavras inteiras são comuns, assim como omissões, substituições, distorções e transposições. Esses problemas limitam inevitavelmente a expressão escrita e são acompanhados de dificuldades de compreensão que podem, em pouco tempo, acarretar atrasos escolares, sobretudo quando a leitura desempenha um papel fundamental. A criança compreende e recorda-se pouco do que lê, escreve mal, e os erros de ortografia e as omissões tornam quase sempre incompreensível o que escreve. Com isso, ela se vê constantemente incapaz de responder a perguntas ou de resolver problemas, mesmo os mais simples, quando sua solução depende da compreensão detalhada de um texto escrito. Às vezes, essas dificuldades são menos acentuadas ou requerem mais tempo para serem observadas em crianças de inteligência média ou superior (elas podem recorrer aos seus conhecimentos ou à memória, e não àquilo que leem para resolver um problema ou responder a uma pergunta). Contudo, esse efeito compensatório logo se mostra deficiente para preencher suas lacunas, e, mesmo nas crianças dotadas, o transtorno fica cada vez mais evidente, à medida que as exigências escolares aumentam. Na adolescência e na idade adulta, as dificuldades fonológicas e as de ortografia tomam proporções maiores e podem ser a manifestação maior do transtorno (Lecocq, 1991).

Um diagnóstico do transtorno de leitura raramente é estabelecido antes dos primeiros anos de escola, não apenas porque a aprendizagem da leitura só começa nessa etapa na maioria dos sistemas de educação, como também porque o transtorno requer um certo tempo para se evidenciar. Quando uma avaliação psicométrica ou educacional indica que a criança tem um transtorno de leitura, ela geralmente é integrada em um ou vários programas de intervenção destinados a ajudá-la a aprender a ler. Como a maioria desses programas nunca é avaliada, sabe-se muito pouco sobre seu impacto na progressão do transtorno. O estudo de S. Shaywitz e colaboradores (1992) indica que apenas cerca de um quarto das crianças afetadas parecem beneficiar-se de tais programas, não necessariamente porque eles são ineficazes como um todo, mas porque, em geral, só começam depois de vários anos de fracasso e exigem esforços contínuos que a criança e seu meio nem sempre estão dispostos ou são capazes de oferecer. Todavia, essa asserção deve ser vista com cautela enquanto são aguardados outros dados quantitativos e, sobretudo, o desenvolvimento de programas em que os métodos de intervenção sejam claramente adaptados às dificuldades específicas da criança.

Os empecilhos causados pelo transtorno de leitura são evidentes em um índice muito elevado de adolescentes e adultos. Fletcher (1992) considera que o prognóstico é desfavorável para as crianças nas quais essas dificuldades persistem durante três ou mais anos – o que é confirmado pelos dados científicos. Já os dados longitudinais citados por Lyon e colaboradores (2003) indicam que três quartos das crianças com um transtorno de leitura na 3ª série do ensino fundamental vão manifestá-lo ainda seis anos mais tarde. Portanto, não é surpreendente que esse transtorno, assim como os de aprendizagem em geral, esteja frequentemente associado à repetência escolar (Kavale, 1988), ao abandono da escola na adolescência (Simner e Barnes, 1991) e ao desemprego no início da idade adulta (Shapiro e Lentz, 1991).

### Transtorno da expressão escrita

Sabe-se relativamente pouco sobre o curso de desenvolvimento do transtorno da expressão escrita, de um lado, porque ele muito raramente se manifesta de maneira isolada e, de outro lado, porque apenas há pouco foi descrito o mecanismo da aprendizagem da escrita (Zesiger, Deonna e Mayor, 2000). Habitualmente, o diagnóstico é estabelecido nos primeiros anos de ingresso na escola, mesmo os sinais do transtorno sendo evidentes desde que a criança começa a escrever. Os estudos de acompanhamento de Simner (1996) concluem que as crianças entre 4 e 6 anos com dificuldades evidentes de formar letras e números geralmente apresentam problemas fonológicos e têm uma probabilidade elevada de um atraso maior na aprendizagem da escrita, assim como da leitura e do cálculo, desde o início da vida escolar. Como ilustra a Figura 5.5, quando lhes é solicitado que copiem uma letra ou um número de memória ou que está diante delas, elas geralmente adicionam ou retiram elementos dele, ou lhe dão uma forma irreconhecível. Embora o transtorno da expressão escrita abranja mais que a maneira como a criança forma as letras e os números, pesquisas sugerem que as dificuldades acentuadas de caligrafia poderiam ser os primeiros sinais do transtorno em antecipar diversas dificuldades de aprendizagem e, a longo prazo, o fracasso escolar (Simmer e Eidlitz, 2000).

Como os outros transtornos de aprendizagem, o da expressão escrita geralmente impede progressos escolares e profissionais até a idade adulta, não apenas por sua própria natureza, mas também porque a maioria dos jovens afetados faz de tudo para esconder suas dificuldades, e não costumam pedir ajuda espontaneamente. Logo, os problemas mais evidentes não são dificuldades de ortografia ou de caligrafia (sobretudo com o uso corrente do computador e de programas de tratamento de texto), e sim

- dificuldades de tomar notas na sala de aula ou no trabalho;
- dificuldades de planejamento e de organização;
- um atraso geral no ritmo de trabalho (quase sempre por causa das dificul-

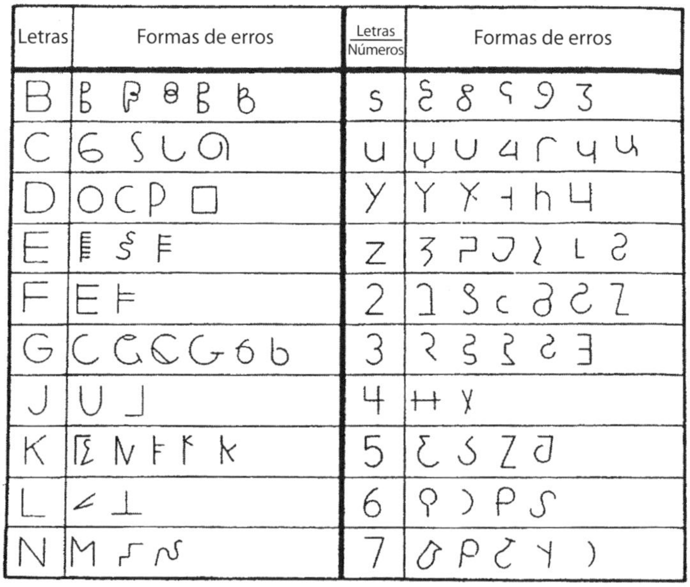

**FIGURA 5.5**
Erros observados por Simner na prova de letras e números.
Simner, M. L. (1991). Estimating a child's learning potential from form errors in a child's printing. In J. Wann, A. M. Wing e N. Sövik (Eds.), *Development of graphic skills. Research perspectives and educational implications* (p. 205-222). London, Academic Press. Reproduzido com a permissão de Elsevier.

dades de leitura que acompanham o transtorno);
- um medo enorme de provas e avaliações escritas;
- uma baixa autoestima, que é acompanhada do temor de ser "descoberto" e de ser reprovado ou, quando adulto, de perder o emprego (Snowling e Maughan, 2006).

*Transtorno de cálculo*

As primeiras competências de cálculo têm origem, provavelmente, nas capacidades cognitivas de numeração de toda criança pequena que, desde muito cedo, sabe distinguir entre um e vários objetos familiares, adicionar ou subtrair um desses objetos e contar até 3 ou 4 (Butterworth, 2005). Embora as debilidades maiores em termos de cálculo também possam ser identificadas relativamente cedo, o momento em que o transtorno aparece claramente depende, ao mesmo tempo, das exigências escolares, da importância que o meio da criança atribui ao êxito escolar e da medida em que ela consegue compensar suas dificuldades. Contudo, além dessas generalidades, o curso de desenvolvimento dos que apresentam dificuldades de cálculo ainda precisa ser esclarecido, pois não se sabe bem como tal aptidão se desenvolve nas crianças que não enfrentam dificuldades. Aparentemente, o transtorno de cálculo é persistente ou mesmo crônico (APA, 2000; Lyon et al., 2003). Em um acompanhamento de uma coorte de mais de 100 jovens com idades de 11 a 17 anos, Shalev, Manor e Gross-Tsur (2005) relatam que 95% com discalculia aos 11 anos ainda apresentavam dificuldades maiores; no final do acompanhamento 40% deles continuavam preenchendo os critérios diagnósticos do transtorno no fim da adolescência. Isso significa que o transtorno afeta um número elevado de adolescentes ao longo de sua escolaridade e que pode persistir na idade adulta. Entretanto, é muito menos evidente, porque as pessoas com dificuldades maiores nesse setor evitam as situações em que é preciso calcular – o que é mais fácil de fazer do que evitar as situações que exigem a leitura ou a escrita.

**Etiologia**

Há um consenso tanto dos transtornos de aprendizagem como da psicopatologia infantil de que as manifestações desses transtornos representam, na maioria dos casos, o resultado de influências diversas de fatores biológicos, psicológicos, educacionais, sociais e culturais (Hooper et al., 1994; Lyon et al., 2003). É claro que uma tal generalização é insuficiente; porém, na ausência de definições precisas das dificuldades cuja etiologia se procura determinar, ela tem a vantagem de resumir a condição dos conhecimentos atuais. A maior parte dos dados etiológicos refere-se ao transtorno de leitura, que é objeto de mais pesquisas que os outros.

*Fatores biológicos*

Fatores genéticos

Diversos estudos de famílias de crianças com um transtorno de aprendizagem indicam que principalmente as dificuldades de leitura e de cálculo tendem a se repetir na mesma família (Lewis, 1990; Lyytinen et al. 2004; Molko, Wilson e Dehaene, 2005; Viding et al., 2004). O mesmo ocorre para as crianças com um transtorno de comunicação (Bishop, 2006). Por exemplo, quase metade das crianças cujos pais têm dificuldades de leitura e de escrita apresenta problemas de aprendizagem, tendo incidência maior entre meninos. Essa ligação que, com muita probabilidade, é, em parte, genética, fica mais evidente em certos setores (por exemplo, a ortografia) e é mais acentuada entre as crianças com boas capacidades intelectuais (Snowling e Maughan, 2006). Ainda que esses achados (por exemplo, Ramus, 2005; Vellutino et al., 2004) deixem entrever a possibilidade de que os transtornos de comunicação e de aprendizagem sejam de natureza genética, eles não permitem esclarecer a origem dos fatores envolvidos nem seu modo de ação. Caso a caso há fatores específicos: por exemplo, diversos membros de uma mesma família com desenvolvimento inferior das capacidades de linguagem, de leitura, de escrita ou de cálculo. Grigorenko (2004) publicou uma análise muito detalhada dos dados genéticos referentes à dislexia.

Os fatores específicos envolvidos na transmissão genética de uma vulnerabilidade aos transtornos de aprendizagem são de natureza fonológica. As pesquisas de Lewis (1990) e de Vellutino e colaboradores (2004) mostram, de fato, que certas crianças não herdam diretamente um transtorno qualquer, mas sim uma vulnerabilidade acentuada para apresentar dificuldades apenas de leitura em alguns e de leitura e escrita em outros. Estudos de gêmeos dão suporte a uma perspectiva fonológica, ao mostrar que não são tanto os próprios transtornos de aprendizagem, mas sim dificuldades fonológicas que tendem a ser encontradas mais especificamente nos gêmeos monozigóticos (por exemplo, DeFries et al., 1991).

### Fatores neurobiológicos e neuropsicológicos

Ao contrário do modelo etiológico dominante que, durante a primeira metade do século XX, associava os transtornos de aprendizagem a alterações cerebrais localizadas, mas de difícil diagnóstico, Orton (1937) lançou uma teoria segundo a qual as dificuldades de aprendizagem, sobretudo de leitura, refletiam a dominância do hemisfério cerebral esquerdo sobre as funções da linguagem, o que não estava claramente estabelecido em certas crianças, por isso elas apresentavam déficits de percepção de memória visual. Essa teoria deu lugar a uma sequência de análises sobre a lateralização (Lenneberg, 1967) que prosseguem atualmente (ver Gaillard, 1996). Elas, em sua maioria, baseiam-se em **testes de percepção dicótica** – nos quais uma mensagem diferente é dirigida simultaneamente por dois fones de ouvido. Os resultados apontam que, embora os processos de lateralização cerebral desempenhem um papel substancial no desenvolvimento das capacidades perceptuais, linguísticas e motoras durante a infância, a assimetria cerebral com dominância do hemisfério esquerdo não é o que distingue as crianças que leem bem das que apresentam dificuldades de leitura. De fato, as crianças com tendência acentuada à assimetria são maus leitores, enquanto as que leem melhor, após um período desenvolvimental de lateralização, são aquelas capazes de respostas que demandam igualmente os dois hemisférios (Gaillard e Converso, 1988). Esses trabalhos destacam a importância de uma perspectiva desenvolvimental subsidiada por conhecimentos detalhados da evolução das competências, tanto nas crianças em dificuldade quanto nas que aprendem a ler normalmente.

Análises se voltaram também a outras características neurobiológicas que poderiam diferenciar quem tem um transtorno de aprendizagem e os sem uma psicopatologia específica (ver Lyon et al., 2003, para uma revisão detalhada). A maioria baseia-se em diferentes métodos de pesquisa bastante utilizados atualmente em neuropsicologia, como a **tomografia por emissão** de pósitrons ou PET scan, a **imagem por ressonância magnética ou IRM** e o **estudo do fluxo sanguíneo cerebral**. Seus resultados indicam que, quando é necessário realizar uma tarefa fonológica, por exemplo, certas regiões corticais são menos ativas no indivíduo que tem dificuldades de leitura do que no que lê correntemente (Collins e Rourke, 2003; Robichon e Habib, 1996; Vinckenbosch e Eliez, 2004). É o caso, sobretudo, da região temporal do hemisfério esquerdo que desempenha um papel essencial na linguagem e, mais precisamente, dos três giros (frontal inferior, parietotemporal e occipitotemporal) envolvidos na compreensão fonológica, na análise linguística e na automatização da leitura (S. Shaywitz et al., 2003).

Diversos estudos de morfologia cerebral e da patologia dos que sofreram de dislexia descobriram anomalias nas mesmas regiões (Galaburda, 1993; Hynd, Semrud--Clikeman, Korys, Novey e Eliopoulos, 1990). As crianças com dislexia mostram uma redução da assimetria do *planum temporale*, uma região do córtex cerebral essencial à compreensão verbal e ao tratamento fonológico da informação. Enquanto a parte esquerda dessa estrutura é habitualmente mais ampla que a parte direita nas crianças que leem sem dificuldade, essa assimetria é muito menos evidente ou ausente nos disléxicos (Tallal, 2003). Os trabalhos de Hynd e colaboradores (1990) sugerem que tais anomalias poderiam ser específicas da dislexia, pois raramente são observadas nas crianças hiperativas ou naquelas que estão sob análise de estudo.

Mesmo as pesquisas visualizando a possibilidade de conhecimentos importantes – sobretudo quando a criança sofre de dificuldades fonológicas evidentes – muitos autores afirmam que esses resultados não permitem estabelecer uma relação de causa e efeito, e é provável que a maioria das crianças e adolescentes com um transtorno de leitura não apresente uma anomalia cerebral detectável (Lyon et al., 2003; Robichon e Habib, 1996; Torgesen, 1991). Os dados disponíveis costumam ser difíceis de interpretar, porque a maior parte das pesquisas não leva em conta os efeitos de comorbidade em suas análises. Lou, Henriksen e Bruhn (1984), por exemplo, demonstram a presença de um fluxo sanguíneo restrito em certas regiões corticais de crianças com dificuldades de linguagem. Porém, quase todas eram também hiperativas, o que não permite atribuir as características neurológicas especificamente a seus problemas de linguagem.

O mesmo ocorre no que tange ao cálculo. Desde os achados clássicos de Luria (1973), vários estudos neuropsicológicos deixam entrever que crianças e adolescentes com dificuldades acentuadas de cálculo apresentam anomalias de funcionamento perceptual, cognitivo e/ou motor associadas ao hemisfério cerebral direito (ver Keller e Sutton, 1991; Rourke, 1995). Embora esses autores falem de anomalias corticais específicas, elas não são, em geral, detectadas, a não ser em uma minoria de crianças ou adolescentes que sofrem de um transtorno de cálculo.

Por fim, cada vez mais estudiosos da neuropsicologia dedicam-se às funções executivas da aprendizagem, a saber, aquelas que permitem à criança gerir conscientemente a atenção que ela dedica às tarefas e aos comportamentos de que necessita sem perder de vista a finalidade da ação (por exemplo, seguir a linha de um texto escrito, formar uma letra ou um número) (Bullinger, 1994). Pesquisas indicam que crianças que adquirem normalmente as habilidades da expressão oral e escrita aprendem com rapidez a coordenar as atividades visuais, cognitivas e motoras necessárias à leitura e à escrita e, no contexto de uma língua alfabética, a reconhecer e a escrever o alfabeto corretamente e sem esforço, assim como aprendem a dominar a ortografia. Esses processos complexos – que dependem estreitamente ao mesmo tempo da memória de trabalho e, a longo prazo, da memória implícita (memória que não exige uma busca voluntária da informação necessária) – tornam-se automáticos por força da prática. Com o tempo, permitem à criança dar cada vez mais atenção às exigências cognitivas da tarefa sem ter de se preocupar o tempo todo com o sentido ou com a formação das letras, com a decifração ou ortografia de cada palavra, com as regras gramaticais mais simples (Berninger, 1994; Lecocq, 1991). Portanto, esses trabalhos sugerem que um elemento essencial da etiologia e do curso do desenvolvimento das dificuldades de expressão oral ou escrita reside talvez nesses processos automatizados e nas funções executivas subentendidas e que, por muitas razões, não se desenvolvem normalmente em algumas crianças (Gillet, Billard e Autret, 1996; Snowling e Maughan, 2006; Zesiger, 1996). Contudo, é possível que esse desenvolvimento anormal seja, em muitos casos, a consequência da comorbidade dos transtornos de aprendizagem e do TDAH (Pennington et al., 1993). Em outras palavras, não se sabe ainda se certos déficits das funções executivas estão de fato ligados aos transtornos de aprendizagem mais do que às dificuldades comórbidas que costumam acompanhá-los.

### Fatores familiares, sociais e culturais

Estudos clínicos postulam que os conflitos psicológicos ou familiares estão na origem dos transtornos de comunicação e de aprendizagem. Os dados científicos vão ao encontro dessa hipótese (Bishop, 2006). De fato, é provável que as dificuldades familiares surgidas regularmente nas amostras clínicas sejam a consequência dos problemas da criança e do adolescente (Konstantareas, 1991). Em tal perspectiva, elas tendem a agravar os transtornos de aprendizagem, mas nem por isso estão necessariamente em sua origem. Em contrapartida, diversos trabalhos assinalam a importância de um contexto familiar favorável à aprendizagem e demonstram que influências socioeconômicas estão associadas às dificuldades de crianças e adolescentes nesse aspecto. Uma revisão de quatro análises longitudinais concluiu, de fato, que a pobreza e os problemas normalmente relacionados a ela, como baixo nível de escolaridade dos pais, predizem o desenvolvimento de transtornos de aprendizagem (Keogh e Sears, 1991). Como as circunstâncias socioeconômicas desfavoráveis refletem no desenvolvimento de psicopatologias, é provável que a pobreza não tenha um efeito específico – mas geral – sobre as capacidades de aprendizagem, o qual repercute no funcionamento da criança ou do adolescente e de sua família.

Outros autores afirmam também que, em muitos casos, a etiologia de um transtorno de aprendizagem deve ser buscada não apenas na criança ou no adolescente, mas também em um ensino e/ou em um planejamento pedagógico inadequado. Por exemplo, Carnine (1991) conclui uma análise detalhada dos materiais utilizados para ensinar matemática nos Estados Unidos e dos métodos pedagógicos preconizados por eles afirmando que, ambos:

- não concedem tempo suficiente à maioria dos estudantes para compreender em profundidade os conceitos ensinados;
- não organizam o ensino de maneira a facilitar a atenção dos estudantes e a lhes permitir compreender como os conceitos estão ligados;
- não lhes dão oportunidades suficientes para se exercitar na aplicação dos conceitos aprendidos.

Em outras palavras, ao querer cobrir em pouco tempo um campo vasto e complexo de informações, as abordagens mais utilizadas dariam um nível de conhecimento superficial e fragmentado a muitos estudantes, contribuindo ativamente para as dificuldades de cálculo de muitos deles. Mesmo admitindo que o modo de ensinar matemática – ou qualquer outra matéria – possa ser um fator de risco influente em alguns casos, é pouco provável que isso seja, por si só, a causa do transtorno de aprendizagem, dado que a maior parte das crianças aprende a ler, a escrever e a calcular, apesar dos métodos de ensino a que são expostas.

Por último, como observamos na primeira parte deste capítulo, deve-se assinalar que, nos países industrializados, um transtorno de aprendizagem inscreve-se em um contexto social e cultural que na atualidade enfatiza sobretudo o êxito escolar. Vários relatórios clínicos chamam a atenção para o valor do que Messerschmitt e Gely (2004) denominam apropriadamente "dependência do êxito": crianças em dificuldade de aprendizagem são corajosas e aplicadas (às vezes, em vão) não apenas para ficar espertas, mas também para alcançar um desempenho tão satisfatório quanto o de seus colegas mais adiantados. Embora nenhum dado científico permita afirmar que as exigências da escola e as expectativas sociais cada vez mais elevadas em termos de aprendizagem são responsáveis pelos transtornos descritos, é claro que, sem essas exigências e expectativas, as dificuldades seriam muito menos evidentes e talvez passassem despercebidas em muitos casos. Assim, em um contexto em que o êxito escolar é primordial, é possível que as exigências da família e da sociedade agravem o desafio que o ato de aprender coloca à criança e contribuam para o surgimento e/ou para a manutenção de um transtorno específico, seja diretamente, acentuando esse desafio, seja indiretamente, favorecendo a rejeição social e os sentimentos de incompetência, de ansiedade e de depressão que acompanham as dificuldades na escola. Deve-se observar que essa hipótese sociocultural é encontrada em outros transtornos psicopatológicos, por exemplo, o TDAH (ver Capítulo 6), a anorexia e a bulimia (ver Capítulo 10). Mesmo sendo difícil demonstrá-la cientificamente, essa hipótese ressalta a importância de jamais perder de vista o contexto mais amplo em que as psicopatologias se manifestam.

## CONCLUSÕES

Atualmente, pesquisadores consideram que os transtornos de aprendizagem têm origem em dificuldades cognitivas que afetam aspectos interligados, como a identificação das letras ou dos números, a segmentação e a decifração, a atenção e a memória visual, o automatismo e a compreensão, muitas vezes, agravados por circunstâncias familiares, sociais ou pedagógicas desfavoráveis (Fletcher et al., 1994; Francis et al., 1994; Stanovich, 1993; Torgesen, 1993). Para a maioria dos pesquisadores, elas representam o limite inferior de um *continuum* de desenvolvimento em que, quanto mais as aptidões necessárias a uma aprendizagem são atingidas, mais um transtorno específico tende a se manifestar. Essa perspectiva dimensional oferece a vantagem de não subjugar a definição de um transtorno ao Q.I. e de evitar assim os problemas impostos pelas definições comumente utilizadas. Contudo, essa perspectiva não é isenta de problemas, pois não esclarece como é determinada uma gradação de disfunção ao longo do *continuum* desenvolvimental que ela concebe. A questão fundamental é simples: como diferenciar, em uma perspectiva dimensional, o leitor fraco daquele com um transtorno de leitura, por exemplo? A resposta é importante não apenas para definir esse transtorno, mas também para definir as repercussões práticas. Se o patamar de exigência em relação à identificação da disfunção for baixo, haverá excesso de diagnósticos – e é inevitável que se rotule alguém equivocadamente. Já se for alto, será deixado de fora alguém que, de fato, apresenta problemas, correndo-se o risco de privá-lo de ajuda.

Apesar dos progressos importantes realizados ao longo dos últimos anos em termos de transtornos de aprendizagem, eles ainda são pouco conhecidos. De fato, é provável que haja hoje em dia mais perguntas a fazer do que respostas a dar, e os progressos são lentos: as dificuldades de aprendizagem são bastante heterogêneas; faltam definições claras e amplamente aceitas, e os interesses dos protagonistas em jogo – crianças e famílias, educadores, administradores, clínicos, pesquisadores – dificilmente convergem (Swanson, 2000). Em particular, a especificidade das dificuldades observadas ainda é incompreendida, muitas vezes pela própria criança e por seu meio. Como dar um sentido a essas dificuldades para compreendê-las, aceitá-las e tentar dominá-las? Polloway e colaboradores (1992) recolheram os depoimentos informais de adultos confrontados desde a infância com um transtorno de aprendizagem. Todos esses testemunhos, que dão um rosto humano aos dados impessoais e frios da pesquisa, levantam essa questão e deixam claro que, em geral, as dificuldades não desaparecem por completo, e que os indivíduos que as enfrentam devem estar sempre reaprendendo a superá-las. Muitas conseguem isso de forma surpreendente e até engenhosa, mas sempre à custa de enormes esforços pessoais, e não sem o apoio de pelo menos alguém próximo – o pai ou a mãe, um professor, um cônjuge. A última palavra cabe a uma jovem que, da pré-escola à universidade, teve e ainda tem de enfrentar dificuldades de aprendizagem a cada dia:

> Quando eu estava na escola, toda a confiança que tinha em mim mesma quando era pequena foi abalada (...) é por isso que ainda trabalho nisso. Hoje me faz mal (...) penso muito nisso (...). Toda minha experiência escolar foi ruim, terrível. Graças a Deus, tinha a natação, que me permitiu sobreviver na escola. Foi isso que deu dois rostos à minha personalidade. Em certas situações, tenho muita confiança em mim, já em outras não tenho nenhuma (...). Tive muita sorte de ter uma mãe muito astuciosa, muito perspicaz. Foi ela que me encorajou a nadar e a aprender a dançar (...). Ela percebia o quanto eu estava frustrada e sabia me ajudar. Lembro que tinha a impressão de ser diferente (...) era como se ninguém fosse como eu (...). Eu me sentia idiota e não queria falar com ninguém sobre as minhas dificuldades. (p. 522)

## *Resumo*

**1** Nos países industrializados, a noção de transtornos de aprendizagem é amplamente aceita por pesquisadores e clínicos que atuam na área da psicopatologia, pelos meios educativos e pelo grande público, embora nem sempre sejam claramente definidos ou descritos.

**2** Ainda que a leitura, a escrita e o cálculo representem as aquisições básicas dos sistemas escolares, no estágio atual dos conhecimentos, o diagnóstico de um transtorno de leitura, da expressão escrita ou do cálculo não tem precisão e reflete apenas de maneira aproximada as dificuldades específicas da criança afetada.

**3** O critério de divergência entre as competências e os desempenhos de crianças e adolescentes com um transtorno de aprendizagem reflete seu caráter paradoxal: ele é central nas definições da CID-10 e do DSM-IV, apesar de não ter validade científica.

**4** A heterogeneidade revelada pelas crianças que apresentam dificuldades de aprendizagem indica que é pouco provável que os sistemas de classificação atuais reflitam adequadamente os problemas específicos que algumas crianças manifestam quando aprendem a ler, a escrever ou a calcular.

**5** Os transtornos de aprendizagem são acompanhados de dificuldades de linguagem evidentes. Os três transtornos de comunicação associados com mais frequência às dificuldades de aprendizagem são o da linguagem expressiva, o misto da linguagem receptivo-expressiva e o fonológico. De maneira geral, dificuldades fonológicas acentuadas influenciam vários problemas de aprendizagem.

**6** É muito comum que transtornos de aprendizagem se intra e inter-relacionem. Em sua maioria, os confrontados regularmente com o desafio da leitura, da escrita ou do cálculo têm plena consciência de suas dificuldades, mas geralmente são incapazes de dar um sentido a elas e, na medida do possível, procuram escondê-las. Quando conduzem regularmente ao fracasso escolar e à avaliação negativa das pessoas próximas, elas podem ter consequências psicológicas nefastas e, às vezes, persistir sob diferentes formas até a idade adulta.

**7** As dificuldades de aprendizagem são frequentes e podem atingir 10 a 20% das crianças e dos adolescentes, conforme os critérios diagnósticos utilizados. Contudo, é difícil estabelecer a epidemiologia precisa dos transtornos de aprendizagem, pois seu diagnóstico é sempre "compartilhado". De fato, um número elevado de crianças e adolescentes recebe um diagnóstico de um ou vários desses transtornos para que tenham acesso a métodos pedagógicos especializados, e não porque preencham os critérios de um sistema de classificação.

**8** Em uma perspectiva multifatorial, a maioria dos pesquisadores e dos clínicos é unânime em reconhecer atualmente que os transtornos de aprendizagem, em geral, são o resultado de influências diversas de fatores biológicos, psicológicos, educacionais, sociais e culturais. Na verdade, esses transtornos têm origem em dificuldades cognitivas que afetam aspectos afins, como a identificação das letras e dos números, a segmentação e a decifração, a atenção e a memória visual, o automatismo e a compreensão, e são agravados por circunstâncias familiares, sociais ou pedagógicas desfavoráveis.

**9** Foi destacada a importância de situar os transtornos de aprendizagem no contexto mais amplo do êxito escolar, este que se tornou hoje em dia uma preocupação familiar, social e política, tanto quanto educacional – a qual exerce uma forte pressão psicológica sobre todos os estudantes, e, às vezes, estigmatiza profundamente aqueles com baixo desempenho.

## *Questões para aperfeiçoar o conhecimento*

**1** Você distingue uma criança que aprende com mais dificuldades que seus colegas e outra com um transtorno de aprendizagem? Justifique sua resposta.

**2** Em que consiste a dislexia? Descreva-a com exemplos de dificuldades frequentes.

**3** Em que consiste a disgrafia? Descreva-a com exemplos de dificuldades frequentes.

**4** Em que consiste a discalculia? Descreva-a com exemplos de dificuldades frequentes.

**5** Resuma o transtorno da linguagem expressiva. Como se explica o fato de ele se manifestar, às vezes, como dificuldades de aprendizagem?

**6** Resuma o transtorno fonológico. Como se explica o fato de ele se manifestar, às vezes, como dificuldades de aprendizagem?

**7** Os transtornos de aprendizagem associam-se frequentemente a outras dificuldades. Quais?

**8** Em que momento do desenvolvimento de uma criança manifestam-se os primeiros sinais de um transtorno de aprendizagem? Descreva as primeiras dificuldades observadas.

**9** Como as dificuldades de aprendizagem se apresentam quando persistem até a idade adulta?

**10** O que nos ensinam as pesquisas em neurobiologia sobre a etiologia dos transtornos de aprendizagem?

**11** Como se explica o vínculo observado com frequência entre os transtornos de aprendizagem e a pobreza?

**12** A ênfase atual dada ao êxito escolar em diversas culturas está ligada às dificuldades de aprendizagem de algumas crianças? Se a resposta é sim, como se explica essa ligação?

## Questões para reflexão

1. Descreva as ligações possíveis entre o que foi chamado por muito tempo de disfunção cerebral mínima e os resultados de pesquisas recentes em neurobiologia dos transtornos de aprendizagem.

2. Como você explica o fato de que as dificuldades de comunicação e de aprendizagem, às vezes, se sobreponham?

3. Os adolescentes com um transtorno de aprendizagem costumam ter uma baixa autoestima: ela é causa ou consequência de problemas de leitura, de escrita e/ou de cálculo?

4. Os transtornos de aprendizagem são psicopatologias que podem ser descritas independentemente do contexto social e cultural de sua ocorrência?

5. As crianças com um transtorno de aprendizagem costumam ter dificuldades além da leitura, da escrita ou do cálculo. Descreva-as e relate como elas são observadas no dia a dia.

6. Como se explica o fato de que os transtornos de aprendizagem sejam encontrados frequentemente nas mesmas famílias?

7. Existe uma relação de causa e efeito entre a pobreza e os transtornos de aprendizagem, de um lado, e entre os métodos de ensino e os transtornos de aprendizagem, de outro?

8. As capacidades de aprendizagem diferem das intelectuais? Se a resposta é sim, explique suas diferenças. Se é não, explique em que elas se assemelham.

9. As dificuldades de aprendizagem são mais frequentes nos meninos do que nas meninas, sobretudo nas amostras clínicas. Essa observação não refletiria simplesmente o fato de que, em média, as meninas são mais inteligentes que os meninos?

## Indicadores para estudo

ALEGRIA, J. & MORAIS, J. (1996). Métaphonologie, acquisition du langage écrit et troubles associés. In S. Carbonnel, P. Gilet, M.-D. Martory & S. Valdois (éd.), *Approche cognitive des troubles de la lecture et de l'écriture chez l'enfant et l'adulte*. Marseille : Solal (81-96).

BULLINGER, A. (1994). Le concept d'instrumentation: son intérêt pour l'approche des différents déficits. In M. Deleau & A. Weil-Barais (Eds.), *Le développement de l'enfant. Approches comparatives*. Paris: PUF (29-43).

DE SINGLY, F. (1996), *Le soi, le couple et la famille*. Paris: Nathan.

DURNING, P. (1995). *Éducation familiale: acteurs, processus et enjeux*. Paris: PUF.

GAILLARD, F. (1993). Les troubles de l'attention chez l'enfant. In D.J. Duché & M. Dugas (éd.), *Entretiens d'orthophonie*. Paris: Expansion scientifique française (18-24).

GILLET, P., BILLARD, C. & AUTRET, A. (1996). Systèmes de mémoire et apprentissage de la lecture. In S. Carbonnel, P. Gilet, M.-D. Martory & S. Valdois (éd.), *Approche cognitive des troubles de la lecture et de l'écriture chez l'enfant et l'adulte*. Marseille : Solal (113-135).

KA VALE, K.A. (1988). The long-term consequences of learning disabilities. In M.C. Wang, M. C. Reynolds & H.J. Walberg (Eds.), *Handbook of special education: Research and practice*. Vol. 2. Oxford: Pergamon Press (303-344).

KEOGH, B.K. & SEARS, S. (1991). Learning disabilities from a developmental perspective : Early identification and prediction. In B. Y. L. Wong (Ed.), *Learning about learning disabilities*. San Diego, CA : Academic Press (485-503).

LECOCQ, P. (1991). *Apprentissage de la lecture et dyslexie*. Liege : Mardaga.

LURIA, A.R. (1961). *The role of speech in the regulation of normal and abnormal behavior*. New York: Basic Books.

LYON, G.R., FLETCHER, J.M. & BARNES, M.C. (2003). Learning disabilities. In E.J. Mash & R.A. Barkley (Eds.), *Child psychopathology*, New York : Guilford Press, 2$^{nd}$ ed. (390-435).

ROBICHON, F. & HABIB, M. (1996). Neuro-anatomo-pathologie de la dyslexie de développement. In S. Carbonnel, P. Gilet, M.-D. Martory & S. Valdois (Eds.), *Approche cognitive des troubles de la lecture et de l'écriture chez l'enfant et l'adulte*. Marseille : Solal (33-48).

ROURKE, B.P. (Ed.) (1995). *Syndrome of nonverbal learning disabilities* : *Neurodevelopmental manifestations.* New York : Guilford Press.

SNOWLING, M. J. & MAUGHAN, B. (2006). Reading and other learning disorders. In C. Gillberg, R. Harrington & H.C. Steinhausen (Eds.), *A clinician's handbook of child and adolescent psychiatry.* New York: Cambridge University Press (417-446).

STANOVICH, K.E. (1993). The construct validity of discrepancy definitions of reading disability. In G.R. Lyon, D.B. Gray, J.F. Kavanagh & N.A. Krasnegor, *Better understanding learning disabilities.* Baltimore: Brookes Publishing C$^O$ (273-307).

TORGESEN, J.K. (1991). Learning disabilities: Historical and conceptual issues. In B.Y.L. Wong (Ed.), *Learning about learning disabilities.* San Diego, CA : Academic Press (3-37).

VILLEPONTOUX, L. (1997). *Aider les enfants en diftlculté à l'école.* Bruxelles : De Boeck Université.

WOOD, F.B., FELTON, R.H., FLOWERS, L. & NAYLOR, C. (1991). Neurobehavioral definition of dyslexia. In D.D. Duane & D.B. Gray (Eds.), *The reading brain: The biological basis of dyslexia.* Parkton, MD : York Press (1-25).

ZESIGER, P. (1996). *Écrire: approches cognitive, neuropsychologique et développementale.* Paris: PUF.

ZESIGER, P. (2004). Neuropsychologie développementale et dyslexie. *Enfance,* 3, 237-243.

## *Palavras-chave*

afasia
critério de divergência
discalculia
disfunção cerebral mínima
disgrafia
dislexia
estudo do fluxo sanguíneo cerebral
funções executivas
imagem por ressonância magnética ou IRM
lesão cerebral mínima
testes de percepção dicótica
tomografia por emissão de pósitrons ou PET scan
transtorno da expressão escrita
transtorno de leitura
transtorno da linguagem expressiva
transtorno de cálculo
transtorno fonológico
transtorno misto da linguagem receptivo-expressiva
transtorno não verbal de aprendizagem
transtornos de aprendizagem
transtornos de comunicação
transtornos específicos do desenvolvimento da palavra e da linguagem

# 6

# O TRANSTORNO HIPERCINÉTICO OU TRANSTORNO DE DÉFICIT DE ATENÇÃO/HIPERATIVIDADE

*Neste capítulo você saberá que:*

**1** as crianças com transtorno de déficit de atenção/hiperatividade (TDAH) distinguem-se de seus pares não tanto pelo que fazem, mas por seus excessos e por seus comportamentos comprometidos: são ruidosas, agitadas, impulsivas e hiperativas; são também desatentas e desorganizadas, parecendo incapazes de fazer o que se espera delas;

**2** como o nome indica, esse transtorno tem duas dimensões maiores: a hiperatividade e a impulsividade, de um lado, e a desatenção, de outro;

**3** os sintomas do transtorno de déficit de atenção/hiperatividade variam bastante segundo idade, sexo e contexto em que são avaliados; também variam de acordo com quem faz a avaliação;

**4** as crianças com TDAH apresentam dificuldades comórbidas que geralmente agravam os sintomas e contribuem para sua manutenção; é o caso, em particular, dos transtornos de comportamento, sobretudo nos meninos;

**5** sua prevalência é da ordem de 4 a 6,5%; ele é identificado mais comumente durante a infância do que durante a adolescência, mais nos meninos do que nas meninas;

**6** seus sintomas mais característicos se atenuam com a idade; porém, em muitos casos, dificuldades de adaptação evidentes continuam até a idade adulta;

**7** os resultados de pesquisas vêm fundamentar a hipótese de que a desatenção, a hiperatividade e a impulsividade que caracterizam o transtorno refletem um déficit de função executiva, provocado por uma alteração do sistema de ativação e de inibição comportamental necessário a um manejo harmonioso do comportamento;

**8** as dificuldades das crianças hiperativas, às vezes, perturbam gravemente sua vida em família, o que também contribui para seus comportamentos perturbadores e para sua manutenção; o mesmo ocorre com as dificuldades que elas apresentam na escola;

**9** o TDAH manifesta-se frequentemente em um contexto social e cultural que enfatiza fortemente o êxito escolar – o que é difícil ou até impossível para as crianças hiperativas, impulsivas e desorganizadas. O mesmo ocorre com modos de vida agitados de várias sociedades, o que provavelmente contribui para a agitação e para a falta de organização de muitas crianças.

A vida em sociedade exige que qualquer criança aprenda a "se comportar bem". Ela deve aprender, entre outras coisas, a planejar e a organizar seus comportamentos, assim como a dominar suas ações e suas emoções. Essa aprendizagem representa um desafio maior para aquelas que se distinguem de seus pares não tanto pela natureza do que fazem, mas por seus excessos e por seus comportamentos comprometidos: são ruidosas, agitadas, impulsivas e hiperativas; são também desatentas e desorganizadas, parecendo incapazes de fazer o que se espera delas, mesmo quando compreendem perfeitamente o que lhes pedem. Este capítulo descreve tais comportamentos e as repercussões negativas que eles provocam em diversos aspectos: vida familiar e escolar, relações com os pares. A descrição e a classificação dos comportamentos hiperativos e desatentos são abordados sob uma perspectiva recente que integra informações da neurobiologia e da psicologia em um modelo teórico, no qual diversos fatores de risco convergem para alterar os processos de inibição comportamental e dar lugar às características mais marcantes do transtorno. O capítulo aborda também a influência dos modos de vida agitados das sociedades industrializadas, orientados à busca permanente de estímulo e de novidades, o que provavelmente contribui para a agitação e para a falta de organização das crianças desde muito pequenas.

## A APRENDIZAGEM DA AÇÃO, DA INAÇÃO E DA REFLEXÃO

Assim como os transtornos de aprendizagem que examinamos no Capítulo 5, o **transtorno hipercinético** ou **transtorno de déficit de atenção/hiperatividade** (TDAH) inscreve-se em um contexto desenvolvimental em que o comportamento da criança não corresponde nem ao de seus pares que não apresentam dificuldades comportamentais específicas nem às expectativas sociais – ou corresponde cada vez menos.

Qualquer criança, desde muito pequena, tem de enfrentar uma infinidade de situações e de desafios por meio dos quais desenvolve competências sociais, afetivas e funcionais. Com o tempo, elas lhe permitem passar de um estado de heteronomia ao de autonomia crescente. Enquanto o recém-nascido depende inteiramente de seu meio para assegurar sua sobrevivência, a criança desenvolve em pouco tempo competências diversas que lhe permitirão, ao longo da vida, manejar seu comportamento de maneira deliberada. O nível de autonomia vai aumentando com a idade, mas ele é acompanhado paralelamente e na mesma progressão de exigências variadas por parte do ambiente familiar e depois social: o que se aceita de uma criança de 3 meses não se aceitará mais aos 3 anos, e menos ainda aos 13. De forma crescente, a vida em sociedade exige uma certa "maturidade" e inúmeras "boas maneiras", ou seja, que a criança aprenda a se controlar e a se organizar (em outras palavras, a "se comportar bem").

"Comporta-se bem" aquela que sabe ponderar, de um lado, considerações pessoais e sociais; de outro, vantagens imediatas, pontuais e futuras, prolongadas. Frente a necessidades, desejos ou preferências, a aprendizagem da vida em sociedade exige da criança que ela seja capaz de levar em conta exigências e prioridades de seu meio, às vezes a contragosto, e de dominar os sentimentos negativos que, muitas vezes, decorrem disso. Essa aprendizagem exige também que ela saiba, em diversas situações, ignorar as distrações, as tentações ou as recompensas imediatas, fazendo o esforço prolongado necessário que a conduzirá a vantagens pessoais e sociais mais importantes.

Essas *dimensões, social e temporal* – que evidentemente se sobrepõem –, requerem que a criança demonstre controle, planejamento e organização crescentes em seu comportamento geral. Essa aprendizagem é complexa, porque é, ao mesmo tempo, a da ação e da inação, assim como da ação e da reflexão: a criança que aprende a andar e depois a correr deve aprender também a ficar quieta e a esperar pacientemente; e aquela que sabe obter a atenção de seu meio deve saber também ficar atenta:

"Calma, você é agitado demais!"
"Espere, não é a sua vez!"

"Não me interrompa quando estou falando."
"Olhe o que você está fazendo!"

Essas são as ordens que toda criança, desde muito pequena, ouve várias vezes por dia e, visto que ela não as ouve verdadeiramente ou não as leva em conta, seus pais, às vezes, se perguntam durante anos quantas vezes ainda terão de repeti-las.

Por diversas razões consideradas ao longo deste capítulo, as exigências desenvolvimentais que pontuam a aprendizagem da vida em sociedade colocam um desafio enorme para algumas crianças. É o caso, antes de tudo, daquelas que, além da displicência e da alegria de viver que caracterizam os primeiros anos da infância e que fazem todo seu encanto, são ativas demais, impulsivas demais ou desatentas demais para enfrentar essas exigências em harmonia com seu meio. Elas se distinguem de seus pares não tanto pela natureza do que fazem, mas pelos excessos e pelos comportamentos comprometidos: com muita frequência, em diferentes situações, são ruidosas, agitadas e impulsivas; são desatentas e não terminam o que começam; são incapazes de se organizar; parecem não ouvir o que lhes é solicitado. Essas crianças também logo se sentem frustradas com as exigências, mesmo as mais simples, que elas ignoram sistematicamente, não por serem desobedientes, mas por parecerem não ouvir, não saberem se controlar ou serem incapazes de fazer o que se espera delas. Ao contrário de uma percepção ainda recorrente em certos meios, esses problemas não desaparecem com a idade. Na verdade, essas crianças têm dificuldades maiores e persistentes que impedem seu desenvolvimento adaptativo – às vezes com consequências nefastas observadas até a idade adulta.

A CID-10 agrupa as dificuldades sob a rubrica geral de *transtornos hipercinéticos*. Ela descreve dois específicos, a *perturbação da atividade e da atenção* e o *transtorno hipercinético e o de condutas*, o que depende de a criança preencher ou não os critérios de um transtorno de comportamento (ver Capítulo 7). O DSM-IV descreve um único transtorno, o de *déficit de atenção/hiperatividade,* mas especifica três subtipos de acordo com a natureza dos sintomas mais marcantes. Os critérios diagnósticos dos dois sistemas que cobrem a desatenção, a hiperatividade e a impulsividade são semelhantes. Contudo, o algoritmo difere bastante de um sistema a outro, como se verá mais adiante. Para resumir, o algoritmo da CID-10 é muito mais restrito que o do DSM-IV e exige um número mais elevado e mais diversificado de sintomas para estabelecer um diagnóstico. Assim, conforme um estudo longitudinal comparando os dois sistemas, todas as crianças que preenchem os critérios do transtorno da CID também têm o DSM, mas o inverso só é verdadeiro para 1 em 4 casos (Lahey et al., 2006). Esses autores concluem que os critérios da CID-10 são específicos demais, pois não identificam um percentual significativo de jovens que, quando são acompanhados durante vários anos, apresentam problemas de adaptação evidentes que um sistema diagnóstico deveria envolver.

## APANHADO HISTÓRICO

O TDAH suscita um interesse enorme há muito tempo, tanto em medicina quanto em psicologia. As primeiras descrições detalhadas estão em autores como Hoffmann (1845) na Alemanha, Bourneville (1897) e Wallon (1925) na França, James (1890) nos Estados Unidos e Still (1902) na Inglaterra. Hoffmann (1845) não era apenas um médico, mas também um perfeito artista. Ele exemplifica vários comportamentos observados com frequência nas crianças por meio de histórias em quadrinho reunidas em um pequeno volume que ele tinha criado para seu filho mais velho, mas que divertiu várias gerações de crianças e de pais desde então. Esse livro, *Der Struwwelpeter – Crasse-Tignasse (João Felpudo)* – conta, entre outras, a história de Felipe, o inquieto (ver Figura 6.1).

O que se chama hoje de TDAH recebeu denominações muito diversas ao longo do século XX. Permanecem, entre os termos mais utilizados antes da terminologia atual, *lesão cerebral mínima*, *disfunção cerebral mínima*, *hipercinesia*, *síndrome hipercinética ou impulsiva*, *reação hipercinética da infância* (DSM-II) e *déficit de atenção com ou sem hiperatividade* (DSM-III). Essas diferenças terminológicas refletem, em grande parte, as tensões que sempre dominaram o estudo científico dos fenômenos de desatenção, de hiperatividade e de impulsividade, entre uma perspectiva biológica e outra psicossocial, de um lado, e uma abordagem unidimensional e outra multidimensional desses fenômenos, de outro. Só podemos aqui traçar muito brevemente a evolução histórica das diversas correntes de pensamento (para mais informação a esse respeito, ver Barkley, 2003).

Mesmo diversos autores já tendo especulado sobre a natureza biológica do transtorno (Still, 1902), foi a epidemia de encefalite que se abateu sobre os Estados Unidos e sobre o Canadá no fim da Primeira Guerra Mundial que desempenhou um papel fundamental no desdobramento dessa perspectiva. Pesquisas relataram que crianças atingidas por essa epidemia que tinham se recuperado desenvolveram depois uma síndrome comportamental caracterizada por:

> (...) uma mudança completa do caráter e da disposição do paciente (...). Crianças normais, cuja adaptação à escola e ao lar era boa, tinham se tornado subitamente hipercinéticas, e seu estado era marcado por períodos de tagarelice incessante, de tensões e de crises emocionais que conduziam muitas vezes a uma incorrigibilidade geral e à incapacidade de continuar frequentando a escola. (Ebaugh, 1923, p. 90)

Essas e outras descrições – como aquelas que se referem aos transtornos de aprendizagem analisados no Capítulo 5 – levaram pesquisadores e clínicos a sugerir a hipótese segundo a qual as crianças hipercinéticas sofriam de lesões cerebrais provocadas por uma doença que atingia o cérebro ou por outras causas que teriam um efeito semelhante (por exemplo, complicações durante a gravidez ou durante o parto). Porém, na maioria dos casos, nunca foi possível estabelecer uma etiologia orgânica, situação que levou alguns pesquisadores a abandonar a abordagem biológica, e outros a propor os conceitos mais amplos de **lesão cerebral mínima**, depois de **disfunção cerebral mínima**, para explicar os comportamentos observados (Strauss e Werner, 1943; Strauss e Lehtinem, 1947). Assim como ocorre com os transtornos de aprendizagem, esses conceitos logo foram utilizados para descrever uma população muito heterogênea de crianças que manifestavam um nível elevado de atividade, de desinibição, de impulsividade, de insistência ou de distração, e que geralmente tinham dificuldades na escola, sem com isso sofrer de retardo mental. Esses conceitos levaram a pesquisas e influenciaram uma geração de pesquisadores e de clínicos. Contudo, não resistiram muito a uma análise científica, porque, de um lado, não foi possível comprovar uma disfunção cerebral ou uma lesão; de outro, porque a noção de uma disfunção mínima pode levar em pouco tempo a um impasse lógico (ver Capítulo 5).

Enquanto diversos trabalhos seguem uma perspectiva biológica, sobretudo nos Estados Unidos (Chess, 1960), autores europeus dão ênfase ao aspecto desenvolvimental ou psicossocial das dificuldades das crianças desatentas, hipe-

rativas ou impulsivas. Na França, a partir de uma ótica desenvolvimental original, Wallon (1925, 1959) descreveu a individuação progressiva da criança como uma

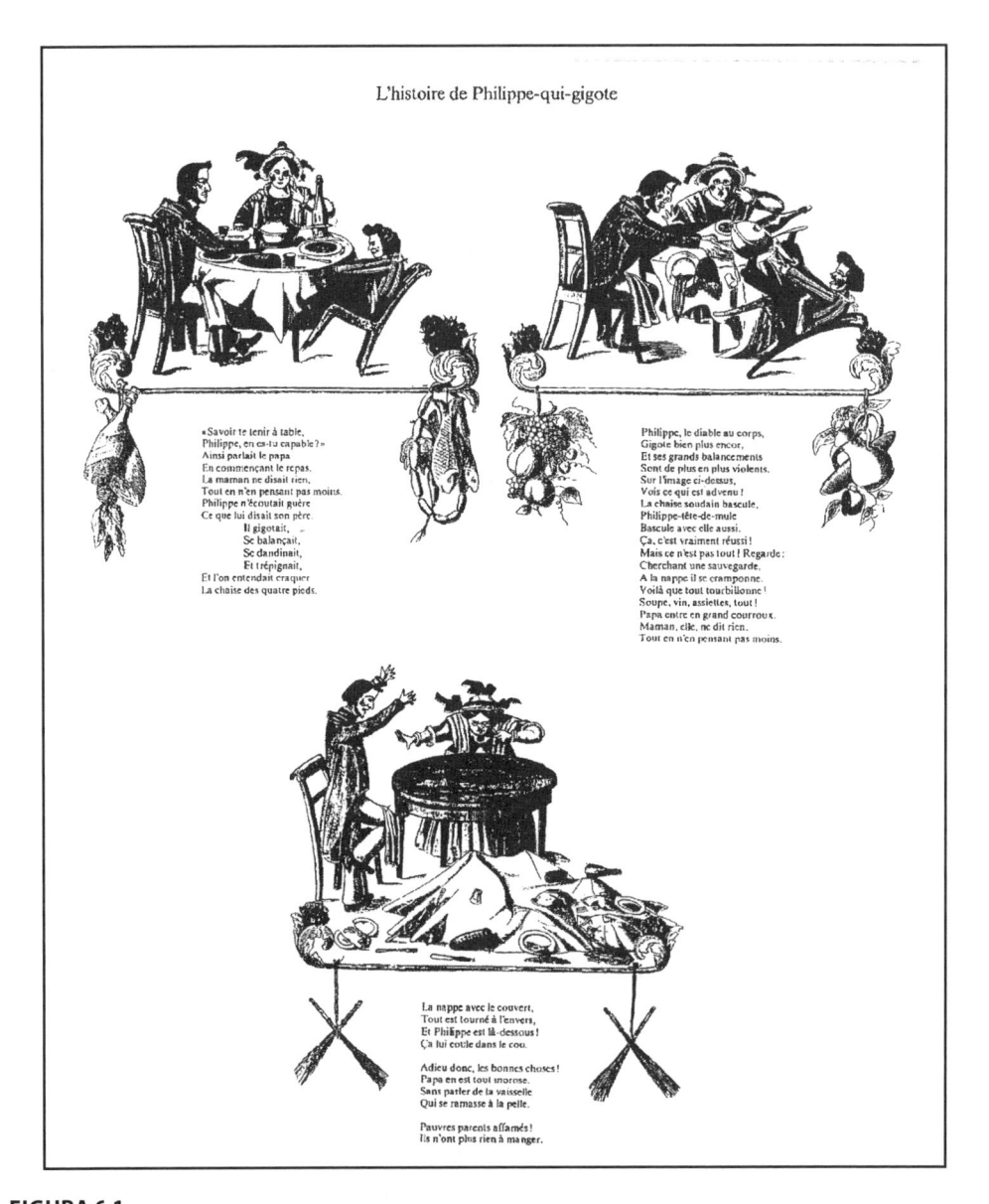

**FIGURA 6.1**
A história de Felipe, o inquieto (de Hoffman, 1845).

© L'École des Loisirs, 1979, Hoffman, H. (1845), *Crasse-Tignasse, "Der Struwwelpeter"*, Paris, L'École des Loisirs, 1979, p. 26-28. Reproduzido com a amável autorização do editor.

passagem de um estado dominado por comportamentos impulsivos nos quais as emoções desempenham um papel central a um estado dominado por processos de representação e de reflexão. Mais precisamente, as reações do recém-nascido a qualquer estímulo são normalmente imediatas e globais: mobilizam diversos registros (motor, afetivo, social), envolvem todo o corpo e têm um caráter, em geral, impulsivo e descontrolado. Com a idade, a criança aprende a dominar os movimentos e os gestos, a controlar as emoções e as reações imediatas, assim manejando seu comportamento por meio de processos cognitivos e sociais cada vez mais complexos que se contrapõem a essas primeiras reações.

Essa ótica desenvolvimental será retomada e ampliada por outros pesquisadores (Ajuriaguerra, 1970) que, sob a influência da abordagem psicanalítica, elaboraram as dimensões psicológica e psicossocial da hiperatividade. Ela postula que certas crianças, para se protegerem contra sentimentos invasivos de ansiedade difusa, de frustração ou de revolta, desenvolvem diversos sintomas de TDAH, quase sempre em um contexto relacional bastante conflituoso. A hiperatividade e a falta de atenção, acompanhadas regularmente de comportamentos de oposição (crises de cólera, agressividade) e de dificuldades de aprendizagem (atraso intelectual, bloqueios), serviriam assim de proteção, permitindo a essas crianças evitar ser invadidas e dominadas pelas emoções que elas transporiam ao mundo social e as transformariam em ações perturbadoras (Thomas e Willems, 2001).

A abordagem de inspiração analítica está na segunda edição do DSM (APA, 1968), que agrupa os problemas de hiperatividade, de agitação, de distração e de falta de atenção sob a denominação diagnóstica de *reação hipercinética da infância*. O DSM-II postula não apenas que a criança hiperativa "reage" às circunstâncias de vida que a afetam, mas igualmente que se protege delas recorrendo aos sintomas do transtorno. Essa segunda edição também se utiliza claramente de uma perspectiva biológica, especificando que o diagnóstico não pode ser estabelecido quando o transtorno é consequência de uma lesão cerebral. Além disso, postula que essa reação se manifesta principalmente na primeira infância e que diminui com a idade.

O DSM-III marca uma ruptura completa com o DSM-II. Como destacado no Capítulo 1, essa nova edição do DSM pretende-se não descritiva e abandona a orientação psicanalítica de edições anteriores; além disso, renomeia o transtorno de *déficit de atenção com ou sem hiperatividade*, enfatizando assim as dificuldades de atenção da criança mais do que a atividade excessiva ou a impulsividade. Por último, passa-se de uma abordagem unidimensional do transtorno (representado por uma lista única de sintomas) a uma abordagem multidimensional. Baseada em três listas de sintomas de desatenção, de hiperatividade e de impulsividade, essa abordagem especifica um algoritmo que permite estabelecer um diagnóstico segundo a presença ou a ausência de sintomas dessas três listas.

Como se verá mais adiante, a maioria das análises fatoriais que levaram em conta essas três dimensões presumidas do transtorno demonstrou a existência de apenas duas dimensões: desatenção, de um lado, e hiperatividade/impulsividade, de outro. Além disso, o nome dado ao transtorno no DSM-III minimizava essa segunda dimensão e ia ao encontro de estudos descritivos e longitudinais cada vez mais numerosos que assinalavam a importância de sintomas de hiperatividade e de impulsividade no desenvolvimento e na evolução das dificuldades das crianças. Esses dados logo conduziriam a novas mudanças na nomenclatura norte-

-americana. Assim, menos de dez anos após a publicação do DSM-III, a revisão dessa edição, o DSM-III-R (APA, 1987), refere-se ao *transtorno de déficit de atenção/hiperatividade* e estabelece uma lista única de sintomas, com 14 manifestações de desatenção, de hiperatividade e de impulsividade; além disso, o algoritmo diagnóstico exige que a criança apresente pelo menos oito delas durante no mínimo seis meses, e isso antes dos 7 anos de idade. Essa revisão relega também o diagnóstico do transtorno de atenção sem hiperatividade ao estatuto de categoria residual, esclarecendo que não existem pesquisas suficientes para estabelecer seus critérios diagnósticos específicos (Barkley, 2003).

Deveria estar claro, após esse apanhado histórico, que os pesquisadores e os clínicos, atuando há muito tempo nessa área, jamais chegaram a um consenso sobre a origem ou sobre as características fundamentais do TDAH. Essa divergência de pontos de vista é real ainda hoje até certo ponto, sobretudo quando se comparam os achados da América do Norte, da Austrália e da Europa. Historicamente, o TDAH sempre foi diagnosticado com muito mais frequência nos Estados Unidos, no Canadá e na Austrália do que na Europa. Isso ocorre, provavelmente, não porque sua prevalência seja mais elevada em alguns continentes do que em outros, mas sim porque as perspectivas teóricas e as práticas diagnósticas não são as mesmas. Em geral, os norte-americanos e os australianos consideram o TDAH como um transtorno de desenvolvimento, enquanto os europeus o consideram mais como uma manifestação de dificuldades comportamentais. Assim, diante de uma criança perturbadora que manifesta sintomas de desatenção, de hiperatividade e de impulsividade acompanhados de oposição ou de agressividade, um clínico americano tenderá a optar por um diagnóstico de TDAH, enquanto seu colega europeu preferirá um diagnóstico de transtorno oposicional desafiante ou de conduta (Prendergast et al., 1988). Como se verá adiante, as pesquisas epidemiológicas mais recentes mostram que essas diferenças diagnósticas são menos importantes hoje em dia do que eram há alguns anos, talvez porque a atual utilização dos critérios do DSM-IV contribui para uma harmonização das práticas diagnósticas tanto na pesquisa como no âmbito clínico.

## CONSIDERAÇÕES DIAGNÓSTICAS E DESENVOLVIMENTAIS

Um diagnóstico do TDAH inscreve-se sempre em um contexto desenvolvimental e social. Se isso é verdade para as psicopatologias da infância e da adolescência, a influência desse contexto é evidente nesse transtorno. As considerações diagnósticas e desenvolvimentais básicas serão abordadas, mesmo sabendo, portanto, que muitas se aplicam também a outros transtornos (por exemplo, os transtornos de humor, conforme Capítulo 8).

### Definição pela negativa

Um elemento essencial do TDAH – o déficit de atenção – é definido atualmente pelo contraste negativo, isto é, por aquilo que a criança é incapaz de fazer (Camus, 1993). Assim, muitos critérios diagnósticos de desatenção do DSM-IV e da CID-10 descrevem as lacunas em lugar de características comportamentais distintas (ver Tabela 6.1). Essa realidade reflete o fato de ainda não se saber com precisão a maneira como os processos de atenção se desenvolvem nas crianças sem dificuldades específicas, nem, portanto, quando e como aquelas com o transtorno se diferenciam destas últimas. Deve-se ter em mente essa advertência, porque a definição e a avaliação do aspecto patológico são inevitavelmente limitadas pelo que se ignora do normativo.

## Categoria ou dimensão?

Apenas uma minoria de crianças agitadas e desatentas aos olhos de pai ou mãe ou de um professor sofre de TDAH. Ainda que essa ideia seja amplamente aceita atualmente pelos especialistas do transtorno, pode ser difícil estabelecer uma distinção entre funcionamento normal e disfunção – e, portanto, um diagnóstico. Isso ocorre, sobretudo, porque as diferenças comportamentais que separam o TDAH das variações normais do nível de atenção e de atividade observadas de uma criança e de um contexto a outro são de ordem quantitativa. Entre os 18 sintomas enumerados pelos dois sistemas de classificação, 15 (CID) e 17 (DSM) deles contêm o termo "frequentemente" (por exemplo, "não consegue frequentemente ouvir o que lhe dizem"), sendo necessário que o avaliador determine se cada comportamento excede ou não os limites do normal – ou, pelo menos, os de sua tolerância pessoal ou da dos adultos que se queixam dos problemas cotidianos da criança. Em outras palavras, postula-se na atualidade que os sintomas do TDAH representam a extremidade patológica de um *continuum* de diversos comportamentos observados na infância. Desse modo, a perspectiva categorial da CID e do DSM – que estabelece ou não a presença do transtorno – reflete mais uma prática clínica do que uma realidade científica (Hinshaw, 1994).

Embora os diagnósticos da CID-10 e do DSM-IV reflitam uma **abordagem categorial**, ambos incorporam elementos de uma **abordagem dimensional** (Barkley, 2003). Apresentam listas de sintomas a partir de escalas de comportamento validadas de natureza dimensional e, especificando um patamar diagnóstico representado pelo índice de sintomas necessários para se fazer um diagnóstico, postulam que existe uma continuidade entre funcionamento adaptativo e disfunção. Entretanto, é preciso assinalar que ainda se conhece superficialmente a natureza dessa continuidade. Em particular, não se sabe se ela é de fato linear (nesse caso, quanto maior é o índice de sintomas do transtorno, mais suas dificuldades são graves e crônicas) ou se, além de um limite ou em presença de uma combinação específica de sintomas, a natureza e a evolução do transtorno mudam de modo radical. Vários estudos indicam que crianças sobretudo com sintomas de hiperatividade têm vários problemas de adaptação com tendência a ser crônicos, o que é mais raro quando predominam os sintomas de desatenção (Milich, Balentinie e Lynam, 2001; Weiss e Hechtman, 1993). Do mesmo modo, os sintomas manifestados pelos jovens com o transtorno tendem a diminuir com a idade sem que as dificuldades de adaptação deles se reduzam sensivelmente. Assim, com os anos, são muitos os jovens que não preenchem mais os critérios diagnósticos do TDAH, não tanto porque seu transtorno desapareceu, mas porque os critérios não levam em conta a natureza desenvolvimental e, por conseguinte, em constante transformação, desse transtorno (Barkley, Fischer, Smallish e Fletcher, 2002; Faraone, Biederman e Mick, 2006).

## Variação dos sintomas segundo contexto, sexo e fonte de informação

O diagnóstico do TDAH pode ser dificultado também pelo fato de os sintomas do transtorno, assim como suas repercussões sociais e afetivas, dependerem bastante tanto do contexto em que a criança é avaliada quanto do sexo dela. Em um estudo experimental realizado com crianças de 4 a 5 anos com risco baixo, médio ou alto de desenvolver uma psicopatologia segundo uma avaliação detalhada de seu comportamento, Cole, Zahn-Waxler e Smith (1994) expuseram-nas a uma decepção – a promessa de um prêmio que esperavam e não receberam – e observaram suas reações afetivas logo após essa decepção, primeiro na presença de um adulto, depois quando foram deixadas sozinhas por um momento. Análises correlacionais mostram que os meninos com um nível elevado de sintomas do TDAH tendiam a reagir à decepção manifestando sinais de cólera na presença do adulto, mas não quando estavam sozinhos, enquanto as meninas reagiam controlando seu comportamento e minimizando qualquer expressão de emoções negativas, sobretudo quando estavam sozinhas. Esses resultados implicam que, desde a primeira infância, as crianças de risco lidam com suas emoções de forma diferente segundo o sexo e o contexto em que são observadas; logo as manifestações do transtorno refletem inevitavelmente essas variáveis.

De maneira mais abrangente, o DSM-IV estipula que as dificuldades devem ser evidentes em pelo menos dois contextos (em geral, o lar e a escola) antes de se fazer um diagnóstico de TDAH. Nessa ótica, é comum na atualidade avaliar a criança em situações diferentes e por diversos métodos (por exemplo, entrevistas clínicas, questionários ou escalas de comportamento, entrevistas diagnósticas estruturadas, observações diretas). Há entrevistas e questionários com versões paralelas que permitem obter a mesma informação de fontes diferentes: da criança, de seus pais e de seu professor, entre outros. Como concluem muitos estudos, os dados assim obtidos nem sempre coincidem e podem complicar o diagnóstico. Esta última constatação aplica-se às psicopatologias da infância e da adolescência em geral (ver a revisão de Achenbach, McConaughy e Howell, 1987) e ao TDAH em particular (Fisher, Barkley, Edelbrock e Smallish, 1993). Mais precisamente, crianças e adolescentes referem-se menos aos sintomas do transtorno quando lhes é solicitado que se autoavaliem, ao contrário dos adultos na condição de avaliadores (Henry, Moffitt, Caspi, Langley e Silva, 1994; Romano, Tremblay, Vitato, Zoccolillo e Pagani, 2001). Ainda que pais e professores identifiquem frequentemente as mesmas crianças como portadoras do transtorno, eles não o fazem pelas mesmas razões ou com base nos mesmos sintomas. Em um estudo realizado com 43 crianças e adolescentes com TDAH (seguindo os critérios do DSM-III), Biederman, Keenan e Faraone (1990) relatam que, independentemente de os indivíduos serem identificados com dados originados de pais ou professores, a incidência era de 90%, mas as correlações entre os sintomas de desatenção, de hiperatividade e de impulsividade relatados por pais e por professores eram inconsistentes, e não significativas (indo de 0,14 a 0,25). É o que relatam também Altepeter e Breen (1992) e Costello, Loeber e Stouthamer-Loeber (1991), concluindo que, quando se apoia em dados obtidos unicamente junto aos pais, as crianças identificadas têm em geral um transtorno de TDAH de grau médio, mas que é acompanhado de muitos sintomas do transtorno oposicional desafiante, enquanto dados provenientes dos professores identificam habitualmente crianças com um transtorno de TDAH mais grave, mas não necessariamente ligado a sintomas de oposição. Por último, dois estudos mais recentes relatam que, quando se levam em conta os sintomas apontados ao mesmo tempo pelos pais e pelos professores, há melhores condições de distinguir o TDAH dos transtornos aos quais se associa com frequência, porque suas perspectivas são complementares e permitem circunscrever diferentes aspectos de uma mesma realidade (Crystal, Ostrander, Chen e August, 2001; Mitsis, McKay, Schulz, Newcorn e Halperin, 2000).

**Relação dos sintomas segundo idade e sexo**

O diagnóstico pode ser dificultado também pelo fato dos sintomas definidores atualmente o TDAH depender da idade e do sexo da criança avaliada. Os sintomas de hiperatividade do DSM-IV e da CID-10 aplicam-se a crianças relativamente pequenas, enquanto os de desatenção costumam se manifestar durante um período de desenvolvimento mais amplo (DuPaul, Power, Anastopoulos e Reid, 1998). O fato de os sintomas de hiperatividade geralmente irem se atenuando com a idade enquanto os da desatenção permanecem estáveis, pelo menos até o início da adolescência, poderia representar uma consequência lógica da maneira como o TDAH é definido tanto quanto, se não mais, uma realidade desenvolvimental.

Há uma situação semelhante quando se considera o sexo da criança. Em geral, os sintomas do TDAH refletem comportamentos observados mais comumente nos meninos, e não nas meninas. Por isso, não é surpreendente constatar que diversos estudos epidemiológicos indiquem uma frequência e uma intensidade mais elevadas desses sintomas nos meninos (DuPaul et al., 1998; Gershon, 2002; Szatmari, 1992). Como os critérios diagnósticos são os mesmos para os dois sexos, isso poderia então explicar em parte a preponderância dos meninos nesse transtorno, não tanto porque eles tenham uma probabilidade nitidamente maior de ser atingidos, mas porque os critérios atuais dizem mais respeito a eles.

Em suma, os critérios diagnósticos da CID-10 e do DSM-IV não validam a distribuição das diversas manifestações do transtorno de acordo com o sexo nem com sua evolução da infância à adolescência (Barkley, 2003). Essa realidade:

- assinala a importância de uma perspectiva desenvolvimental: não se pode fazer um diagnóstico sensato sem levar em conta todas as competências e lacunas sociais, afetivas e funcionais da criança, assim como idade e sexo;
- faz do TDAH hoje em dia um transtorno, com certeza, mais fácil de diagnosticar durante a infância do que durante a adolescência, porque os sintomas claramente aplicáveis diminuem com a idade;
- explica, em parte pelo menos, o fato de o diagnóstico nem sempre detectar uma criança hiperativa com mais idade ou do sexo feminino, não tanto porque não existam verdadeiramente dificuldades, mas sim porque elas não se manifestam igualmente aos critérios diagnósticos disponíveis;
- contribui talvez para a percepção ainda corrente, mas errônea, que vê no TDAH um transtorno desenvolvimental da criança pequena que, na maioria dos casos, desaparece com a idade.

**Julgamento social**

Por último, a natureza essencialmente quantitativa dos sintomas do TDAH e a variação em frequência e intensidade de um contexto a outro implicam que todo diagnóstico do transtorno reflita um julgamento social. Na maioria dos casos, pais e/ou professores da criança determinaram, a uma certa altura, que o comportamento dela limitava seu funcionamento adaptativo e causava conflitos significativos na família ou na escola (ver Figura 6.2). Isso significa que, quando se faz um diagnóstico, ele reflete inevitavelmente não apenas o comportamento habitual da criança, mas também as normas sociais e o nível de tolerância do meio que solicitou sua avaliação. Dessa forma:

- o transtorno é diagnosticado quase sempre durante os primeiros anos da pré-escola, quando a criança se vê confrontada com exigências comportamentais e educacionais que não pode cumprir;
- pais e professores não necessariamente ficam alarmados com os mesmos sintomas;
- os sintomas mais "ruidosos" do transtorno geralmente se atenuam durante a adolescência ou no início da idade adulta (APA, 1994; Costello et al., 1991).

É provável que essa atenuação resulte de o jovem adulto ter mais possibilidades de escolher as atividades que realiza e a forma como estrutura seu tempo. Observa-se uma situação semelhante no caso do retardo mental leve e dos transtornos de aprendizagem (ver Capítulos 2 e 5), cujas manifestações frequentemente diminuem na idade adulta, não tanto porque as dificuldades desapareçam, mas sim porque as pessoas afetadas forjam um ambiente pessoal e social em que elas ficam menos evidentes.

## O TRANSTORNO

### Definição

As crianças com TDAH manifestam comportamentos perturbadores em que predominam a desatenção e/ou hiperatividade e a impulsividade. Eles persistem durante anos e são nitidamente mais frequentes e mais sérios do que na maior parte das crianças da mesma idade. Além disso, tais comportamentos impõem dificuldades muito grandes para o contexto. Às vezes perturbam gravemente a rotina da família e, na escola, a da turma, impedindo assim o desenvolvimento do funcionamento adaptativo como um todo.

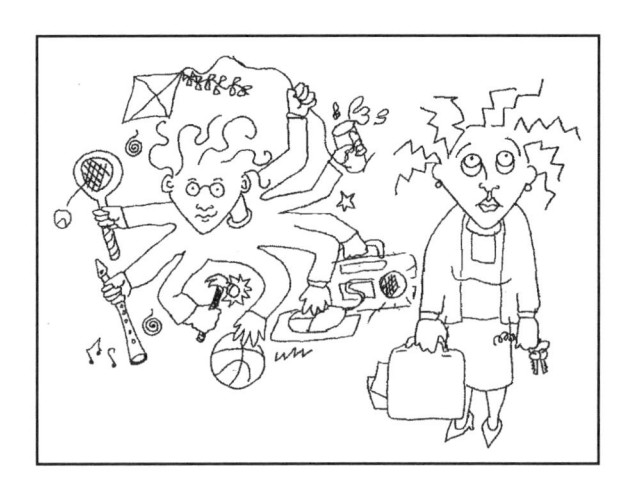

**FIGURA 6.2**
A maior parte das crianças é ativa e às vezes agitada, sobretudo nos primeiros anos. Algumas são a tal ponto que recebem um diagnóstico de hiperatividade – não apenas porque seu comportamento é excessivo, mas também porque seus pais se sentem no limite.
Caricatura de Ed Schelb, reproduzida com permissão.

Desatenção e/ou hiperatividade e impulsividade sempre acarretam várias consequências nefastas. Em geral, vão aumentando com a idade e podem persistir além da adolescência. Contudo, os sintomas mais característicos do transtorno diminuem ao longo do desenvolvimento (para uma descrição mais detalhada, ver Bouvard, Le Heuzey e Mouren, 2006; Compernolle e Doreleijers, 2004). Para corresponder aos critérios da CID-10 e do DSM-IV, os sintomas devem persistir no mínimo seis meses, começar antes dos 7 anos de idade (ainda que o transtorno mesmo seja diagnosticado posteriormente) e ser de natureza invasiva, isto é, manifestar-se em mais de uma situação (no lar e na escola).

## Critérios diagnósticos e características essenciais

Uma comparação dos critérios diagnósticos do TDAH da CID-10 e do DSM-IV mostra que os dois sistemas de classificação o definem em domínios distintos: três segundo a CID (*desatenção, hiperatividade e impulsividade*) e dois segundo o DSM (*desatenção e/ou hiperatividade/impulsividade*) (ver Tabela 6.1). Em cada um, os sintomas são relativos: comportamento excessivo, insuficiente ou inapropriado comparado ao que se observa em circunstâncias semelhantes em outras crianças da mesma idade. Ainda que esses sintomas sejam muito semelhantes de um sistema a outro, o diagnóstico da CID-10 é mais restrito: exige pelo menos seis sintomas de desatenção, três de hiperatividade e um de impulsividade para que se possa fazer um diagnóstico, especificando que este só pode ser feito se a criança não apresentar um transtorno de humor ou um transtorno de ansiedade. O DSM-IV não exclui uma tal comorbidade e exige apenas seis sintomas de desatenção ou de hiperatividade-impulsividade.

### Desatenção

As dificuldades de atenção são, ao mesmo tempo, *temporais* e *organizacionais*. A criança é tipicamente incapaz de manter uma atenção contínua e prolongada em várias atividades cotidianas (jogos, refeições, trabalho escolar, tarefas, etc.), além de não se esforçar como as outras crianças, desistir mais rápido diante do obstáculo ou do fracasso e, frequentemente, não respeitar regras (Hoza, Waschbusch, Owens, Pelham e Kipp, 2001; Newcorn et al., 2001). Isso é evidente mesmo quando a criança tem prazer no que faz; portanto, não se pode explicar só pelo fato de ela estar cansada, de não se interessar ou de se recusar a obedecer. Somado a isso, há dificuldades explícitas de se organizar em várias atividades, mesmo quando foram praticadas muitas vezes e estão inteiramente a seu alcance. Por exemplo, pode ser incapaz de se vestir ou de fazer um trabalho escolar sem a presença constante de um adulto, de repetir um enunciado simples ou de realizar uma tarefa fácil, dando a impressão de não entender o que lhe dizem, de se distrair facilmente, de esquecer rápido ou de ser desobediente. Visto que não consegue se concentrar e se organizar, perde qualquer interesse pela atividade e desiste logo dela também (DeWolfe, Byrne e Bawden, 2000). Com o tempo, pode evitar cada vez mais atividades que requeiram uma atenção contínua e se opor aos adultos que tentam obrigá-la, sobretudo por falta de capacidade de manter a atenção necessária, e não por incompetência, incompreensão das instruções ou desobediência (APA, 2000; OMS, 1993).

Ainda que haja descrições clínicas confirmando a desatenção na sintomatologia, pesquisas científicas colocam isso em dúvida. De fato, muitos estudos experimentais demonstram que as crianças com TDAH são capazes de um nível de atenção

**TABELA 6.1** Transtorno de déficit de atenção/hiperatividade: critérios diagnósticos da CID-10 e do DSM-IV

| CID-10 | DSM-IV |
|---|---|
| *Obs.*: Os critérios diagnósticos para a investigação do transtorno hipercinético exigem a presença de desatenção, hiperatividade e impulsividade invasivas, persistentes e presentes em várias situações, que não decorram de um outro transtorno (por exemplo, autismo ou transtorno de humor).<br><br>**G1** *Desatenção*. Pelo menos seis dos seguintes sintomas de desatenção persistiram durante pelo menos seis meses em um grau que é inadequado e que não corresponde ao nível de desenvolvimento da criança:<br>1. não consegue frequentemente prestar atenção nos detalhes ou comete "erros por desatenção" nos deveres escolares, no trabalho ou em outras atividades;<br>2. não consegue frequentemente manter a atenção nas tarefas ou nas atividades lúdicas;<br>3. não consegue frequentemente ouvir o que lhe dizem;<br>4. não consegue frequentemente se ajustar às ordens que vêm de outra pessoa ou concluir seus deveres, suas tarefas ou suas obrigações no local de trabalho (e a causa não se deve a um comportamento oposicional ou a uma falta de compreensão das instruções);<br>5. frequentemente tem dificuldade de organizar suas tarefas;<br>6. evita frequentemente ou cumpre muito a contragosto as tarefas que necessitam de um esforço mental contínuo, como os deveres de casa;<br>7. perde frequentemente objetos necessários a seu trabalho ou a certas atividades na escola ou em casa (por exemplo, lápis, livros, brinquedos, ferramentas);<br>8. frequentemente se distrai com facilidade por estímulos externos;<br>9. tem esquecimentos frequentes durante as atividades cotidianas.<br><br>**G2** *Hiperatividade*. Pelo menos três dos seguintes sintomas de hiperatividade persistiram durante pelo menos seis meses em um grau que é inadequado e que não corresponde ao nível de desenvolvimento da criança:<br>1. agita frequentemente as mãos e os pés ou se contorce na cadeira;<br>2. levanta-se em situações em que deveria permanecer sentado;<br>3. corre por toda parte ou sobe em tudo, de forma excessiva, em situações em que isso é inapropriado (nos adolescentes e nos adultos, | A) Presença ou de (1) ou de (2):<br>(1) seis dos seguintes sintomas de **desatenção** (ou mais) persistiram durante pelo menos seis meses em um grau que é inadaptado e não corresponde ao nível de desenvolvimento da criança:<br>*Desatenção*<br>a) frequentemente não consegue prestar atenção nos detalhes ou comete erros de distração nos deveres escolares, no trabalho ou em outras atividades;<br>b) frequentemente tem dificuldade de manter a atenção nas tarefas ou nos jogos;<br>c) frequentemente parece não ouvir quando falam com ela pessoalmente;<br>d) frequentemente não se ajusta às instruções e não consegue realizar os deveres escolares, as tarefas domésticas ou as obrigações profissionais (isto não se deve a um comportamento de oposição, nem a uma incapacidade de compreender as instruções);<br>e) frequentemente tem dificuldade de organizar seus trabalhos ou suas atividades;<br>f) frequentemente evita, tem aversão ou cumpre a contragosto as tarefas que necessitam de um esforço mental contínuo (como o trabalho escolar ou os deveres de casa);<br>g) perde frequentemente objetos necessários a seu trabalho ou a suas atividades (por exemplo, brinquedos, cadernos de lição, lápis, livros ou ferramentas);<br>h) frequentemente se deixa distrair com facilidade por estímulos externos;<br>i) frequentemente tem esquecimentos na vida cotidiana.<br>(2) seis dos seguintes sintomas de **hiperatividade-impulsividade** (ou mais) persistiram durante pelo menos seis meses em um grau que é inadaptado e não corresponde ao nível de desenvolvimento da criança:<br>*Hiperatividade*<br>a) mexe frequentemente as mãos ou os pés, ou se contorce na cadeira;<br>b) levanta-se frequentemente em situações em que deveria permanecer sentado;<br>c) corre frequentemente sem parar ou sobe em tudo, em situações em que isso é inapropriado (com adolescentes e nos adultos, esse sintoma pode se limitar a um sentimento subjetivo de impaciência);<br>d) tem dificuldade frequentemente de ficar quieto nos jogos ou nas atividades de lazer; |

(continua)

**TABELA 6.1** (continuação)

| CID-10 | DSM-IV |
|---|---|
| esse sintoma pode se limitar a um sentimento subjetivo de agitação);<br>4. é, com frequência, excessivamente ruidoso nos jogos ou tem dificuldade de participar em silêncio de atividades de lazer;<br>5. demonstra uma atividade motora excessiva, não influenciada pelo contexto social ou pelas instruções.<br><br>**G3** *Impulsividade*. Pelo menos um dos seguintes sintomas de impulsividade persistiram durante pelo menos seis meses em um grau que é inapropriado e que não corresponde ao nível de desenvolvimento da criança:<br>1. precipita-se frequentemente para responder às perguntas sem esperar que terminem de colocá-las;<br>2. não consegue permanecer na fila ou esperar sua vez nos jogos ou em outras situações de grupo;<br>3. interrompe o outro frequentemente ou impõe sua presença (por exemplo, interfere nas conversas ou nos jogos de outros);<br>4. fala demais frequentemente sem levar em conta convenções sociais.<br><br>**G4** O transtorno foi manifestado antes dos 7 anos de idade.<br><br>**G5** *Caráter invasivo* do transtorno. Os critérios devem ser preenchidos em mais de uma situação; por exemplo, a associação de desatenção e de hiperatividade deve estar presente ao mesmo tempo em casa e na escola, ou ao mesmo tempo na escola e em um outro lugar onde as crianças são objeto de uma observação; por exemplo, em um centro de atendimento. (Para evidenciar a presença de critérios em várias situações, deve-se dispor sempre de informações provenientes de várias fontes; é pouco provável, por exemplo, que os pais consigam fornecer informações suficientes sobre o comportamento de seu filho na escola.)<br><br>**G6** Os sintomas citados em G1-G3 estão na origem de um sofrimento ou de uma alteração clinicamente significativa do funcionamento social, escolar ou profissional.<br><br>**G7** Não responde aos critérios de um transtorno invasivo de desenvolvimento, de um episódio ou maníaco ou depressivo, ou de um transtorno de ansiedade. | e) está frequentemente "em ação" ou age como se estivesse "sobre molas";<br>f) frequentemente fala demais;<br>*Impulsividade*<br>g) frequentemente deixa escapar a resposta a uma pergunta antes que acabem de colocá-la;<br>h) frequentemente tem dificuldade de esperar sua vez;<br>i) frequentemente interrompe os outros ou impõe sua presença (por exemplo, interfere nas conversas ou nos jogos).<br>B) Certos sintomas de hiperatividade-impulsividade ou de desatenção que provocaram um distúrbio funcional estavam presentes antes dos 7 anos de idade.<br>C) Presença de um certo grau de distúrbio funcional ligado aos sintomas em dois ou mais ambientes diferentes (por exemplo, escola – trabalho – lar).<br>D) Deve-se evidenciar uma alteração clinicamente significativa do funcionamento social, escolar ou profissional.<br>E) Os sintomas não se manifestam exclusivamente durante um transtorno invasivo de desenvolvimento, de esquizofrenia ou de um outro transtorno psicótico, além de não serem explicados melhor por um outro transtorno mental (entre outros, transtorno tímico, de ansiedade, dissociativo ou da personalidade).<br><br>*Código* segundo o tipo:<br>**Déficit de atenção/hiperatividade, tipo combinado:** se os critérios A1 e A2 foram preenchidos ao mesmo tempo nos últimos seis meses.<br>**Déficit de atenção/hiperatividade, tipo predominantemente desatento:** se o critério A1 foi preenchido nos últimos seis meses, mas não o critério A2.<br>**Déficit de atenção/hiperatividade, tipo predominantemente hiperativo-impulsivo:** se o critério A2 foi preenchido nos últimos seis meses, mas não o critério A1.<br><br>**Nota:** sobretudo para adolescentes e adultos cujos sintomas não preenchem atualmente os critérios diagnósticos, especificar "em remissão parcial". |

CID-10/ICD-10. Classification Internationale des Troubles mentaux et des Troubles du comportement. Critères diagnostiques pour la recherche. Organisation mondiale de la Santé, Masson, Paris, 1994.
American Psychiatric Association – DSM-IV-TR. *Manuel Diagnostique et Statistique des Troubles mentaux*, 4ª édition. Texte révisé (Washington DC, 2000). Tradução francesa por J.D. Guelfi et al., Masson, Paris, 2003.

contínua semelhante ao de outras sem dificuldades (Schachar, Tannock e Logan, 1993) ou daquelas com outra psicopatologia (Halperin, Matier, Bedi, Sharma e Newcorn, 1992) – pelo menos quando a tarefa proposta lhes interessa. Voltaremos a esse ponto fundamental, porque ele implica que um déficit de atenção não é uma característica fundamental do TDAH para crianças às quais esse diagnóstico se aplica, apesar do nome do transtorno e porque esses estudos experimentais deram margem a pesquisas mostrando que o TDAH, tal como é definido, agrupa talvez duas condições distintas.

## Hiperatividade e impulsividade

As crianças com TDAH manifestam um nível de atividade excessivo e perturbador. Elas se mexem sem parar, seja indo de um lugar a outro sem objetivo aparente, seja correndo, seja balançando braços e pernas ou se contorcendo quando estão sentadas. Têm claras dificuldades de permanecer quietas ou de ficar tranquilas quando as circunstâncias exigem (por exemplo, esperar sua vez em um jogo coletivo ou em um esporte individual). Também falam frequentemente sem ouvir o que lhes dizem ou sem considerar o que vão dizer, fazem barulho ou comentários inapropriados quando lhes pedem para se calar, além de interromperem a conversa ou as atividades alheias sem ter necessariamente um motivo claro e urgente (APA, 2000; OMS, 1993).

Estudos experimentais confirmam essas características (Hinshaw, 1994; Thomas e Willems, 2001). Depois de ter comparado três grupos de crianças, o primeiro com TDAH, o segundo com outra psicopatologia e o terceiro sem dificuldades, Halperin e colaboradores (1992) relatam que as crianças do primeiro grupo se distinguiam de seus pares dos demais grupos por um nível elevado de atividade e de seus pares do grupo por um nível elevado de impulsividade, enquanto a desatenção era mais acentuada nos dois últimos grupos. Tais resultados sugerem que a hiperatividade poderia ser própria do diagnóstico do TDAH, enquanto a desatenção faria parte de diferentes psicopatologias. A última possibilidade seria a de que o que é chamado de TDAH agruparia duas condições distintas.

## Frequência e gravidade

Os sintomas do TDAH variam bastante de uma criança e de uma situação a outra. De um lado, certas crianças têm esses sintomas em um único contexto, enquanto outras os manifestam em dois ou três contextos diferentes e, em geral, apresentam dificuldades de adaptação mais acentuadas (por exemplo, dificuldades de aprendizagem, um transtorno oposicional) (Boudreault et al., 1988, Schachar, Rutter e Smith, 1981). Como já dito, o DSM-IV estipula que um diagnóstico só pode ser estabelecido quando a sintomatologia é evidente em dois ou mais contextos.

Os sintomas são menores ou mesmo inexistentes quando a criança é absorvida por uma atividade que lhe motive, quando conta com atenção e apoio de um adulto inteiramente disponível para ela ou quando brinca livremente (Antrop, Roeyers, Van Oost e Buysse, 2000; Gomez e Sanson, 1994). Em contrapartida, eles se agravam quando a tarefa é complexa e a criança precisa se organizar por si mesma a fim de oferecer um esforço contínuo, quando a situação não lhe interessa, ou quando o resultado do que fora proposto não é imediatamente recompensado (Solanto et al., 2001; Trip e Alsop, 2001). Isso ocorre em sala de aula, por exemplo: um tema não interessa particularmente à criança, mas é preciso concentração prolongada a fim de compreender a matéria e, a longo prazo, conseguir a aprovação. Ocorre também em casa quando uma tarefa exige atenção e esforço contínuos e nas situações sociais em que se espera que essa criança fique paciente e calma. É o caso, finalmente, do avançar da jornada diária, quando as dificuldades da criança se tornam mais acentuadas no final do dia (Antrop, Roeyers e De Baecke, 2005; Dane, Schachar e Tannock, 2000).

Como os sintomas da maioria das psicopatologias geralmente variam muito de um contexto e mesmo de um momento a outro, parece que esse é o caso em particular das crianças com TDAH. Pais e professores costumam relatar que os sintomas oscilam de um dia ou de uma hora para outra, mesmo quando o contexto não muda de maneira significativa. Uma criança distraída que perturba a turma poderá, de um momento para outro, se concentrar e concluir um trabalho escolar que tinha sido incapaz de fazer no dia anterior e que provavelmente será incapaz de refazer no dia seguinte. Estudos experimentais confirmam a natureza inconstante da sintomatologia do TDAH. Mais particularmente, quando as crianças com TDAH são expostas a diversas tarefas de laboratório, sua performance varia mais de uma experiência a outra dentro de uma mesma tarefa que a das demais crianças, sobretudo se a tarefa é cronometrada ou complexa (por exemplo, porque requer uma escolha entre duas respostas, e não uma única resposta) (Fischer, Barkley, Smallish e Fletcher, 2005; Kuntsi, Oosterlaan e Stevenson, 2001; Scheres, Oosterlaan e Sergeant, 2001). Às vezes surpreendente, essa variabilidade leva pais e professores de crianças com TDAH a acreditar que elas fazem "de propósito", que não têm "boa vontade" ou que "poderiam fazer melhor se estivessem apenas motivadas".

Enfim, deve-se observar que, apesar da frequência de seus comportamentos perturbadores, as crianças hiperativas costumam ser sociáveis, afetuosas e cativantes, e suas relações familiares são bem parecidas com as das demais crianças (Buhrmester, Camparto, Christensen, Gonzales e Hinshaw, 1992). O estudo de caso a seguir ilustra esse ponto, assim como a sintomatologia geral do TDAH.

### BOBBY

Bobby tinha 8 anos quando sua mãe contatou a clínica psicológica que dirigimos. A avaliação da criança e a intervenção foram feitas por um psicólogo clínico sob nossa supervisão. Os pais de Bobby participaram da maior parte dos encontros. O diálogo que se segue resume a primeira entrevista. Diz a mãe:

"Não sei por onde começar. Ele põe a casa de cabeça para baixo e jamais me obedece. Bom, estou exagerando um pouco. Digamos que ele não me obedece sempre e que não obedece muito a seu pai."

Alternadamente, os pais de Bobby relatam incidentes recentes que ilustram em detalhes as dificuldades do menino: agitação e desatenção, sobretudo quando precisa se organizar, quando seus pais querem que ele cumpra certas tarefas rapidamente ou quando ele tem de esperar; provocação e desobediência constantes, sobretudo na relação com a mãe e com a irmã, dois anos mais nova. Por exemplo:

"Não sei por que esse menino tem dois pés, pois toda manhã ele corre de um lado para o outro à procura de um sapato. Ele tem um, mas falta o outro. Ao encontrá-lo, às vezes é incapaz de calçá-lo sozinho, porque está muito nervoso. E ele provoca tanto a irmã que a pobre acaba cansando; eu a compreendo. E ela bate nele ou morde-o, e é uma confusão."

"Eu concordo com o que você diz [acrescenta o pai de Bobby], mas cuidado: você vai fazer esse senhor gentil acreditar que temos um monstro em casa!"

"Sim, eu sei, não é isso que eu quero dizer, mas é justamente o que me deixa louca. Eu sei que ele não é um monstro. É muito afetuoso, é uma criança verdadeiramente encantadora. E pode ser adorável. [Ela dá alguns exemplos.] Mas também sabe ser detestável! E suas mudanças imprevisíveis de comportamento ou de humor me matam. Uma hora tudo vai bem, às vezes um dia inteiro ou até dois, e, de súbito, tudo vai mal, e nunca se sabe por quanto tempo. Ele pode se agitar, correr de um lado para o outro e não ouvir nada, ou então ele desobedece e briga com a irmã, e isso pode durar alguns minutos, uma hora ou um dia. O que é preciso compreender é que, quando ele está nesse estado, seu comportamento parece desorganizado, suas emoções, tudo... Não é apenas porque ele provoca e irrita, mas é que perde as estribeiras – não sei como dizer de outra maneira – e que então fica muito infeliz. E nós com ele!"

"É isso que vocês querem dizer quando afirmam que ele põe a casa de cabeça para baixo?"

"Sim, exatamente. Ele fica infeliz, nós ficamos infelizes, todo mundo fica infeliz!"

Uma avaliação detalhada, baseada em informações obtidas junto aos pais, ao próprio Bobby e à sua professora, além de observações diretas feitas em casa e na escola, nos levou ao diagnóstico de TDAH acompanhado de vários sintomas do transtorno oposicional desafiante (ver Capítulo 7). A história do desenvolvimento da criança, recolhida durante as primeiras entrevistas, mostra que suas dificuldades remontam quase que ao nascimento. Nascido a termo de uma gravidez sem incidente, mas de um parto longo e difícil, Bobby aparentemente experimentou desde muito pequeno a dificuldade de encontrar um certo "ritmo" de vida. Ele come mal e sempre tem problemas digestivos, dorme pouco ou de maneira irregular, resmunga muito e, quando chora ou sente medo, é difícil acalmá-lo ou consolá-lo. Ao contrário da irmã, ele também é muito ativo e habitualmente incapaz de se concentrar mais que alguns instantes. Não ouve as histórias de crianças, por exemplo, e raras vezes fica sentado por muito tempo diante da televisão. Sua mãe relata um incidente que mais a marcou:

"Bobby devia ter um pouco mais de 4 anos, eu o vejo ainda como se fosse ontem. Ele estava sentado no chão da cozinha e tentava montar sozinho um quebra-cabeças muito simples, que já tínhamos montado juntos várias vezes. Eu via que ele estava frustrado, que insistia em querer colocar uma peça no lugar errado e, subitamente, é como se um fusível tivesse estourado. Ele se irritou, jogou tudo longe e começou a correr pela casa [...] Tive a maior dificuldade do mundo para acalmá-lo."

Foi nessa época que surgiram opiniões divergentes e muita incoerência entre os pais na abordagem educativa a adotar com Bobby: a mãe preconiza que ele tem necessidade de disciplina e firmeza para aprender a dominar seu comportamento. Já o pai acha que esse comportamento é comum e passageiro; portanto menos alarmante do que supõe sua esposa:

"É preciso dizer que eu era um pouco assim nessa idade, considerando-se o que diz minha família pelo menos. É verdade, estávamos todos na casa dela uma vez para uma grande reunião de família, e Bobby armou seu pequeno circo, nem sei mais por que, e me surpreendeu, pois minha mãe afirmou que eu também era assim."

Os pais descrevem vários incidentes ligados à sua incoerência, explicando que foi por isso, provavelmente, que demoraram tantos anos para buscar aconselhamento: a decisão foi depois de um encontro com a professora de Bobby, no qual ela manifestou seu temor quanto aos progressos escolares do menino.

Uma intervenção é estabelecida em casa e na escola, sendo acompanhada muito de perto pelo psicólogo que se encontra regularmente com a família e com a professora. A ênfase dada ao comportamento cotidiano de Bobby e às reações que ele provoca permite fazer progressos importantes e duradouros. Contudo, esses progressos só se fazem à custa de grandes esforços, sobretudo dos pais do menino, que são levados a "reconstruir" inteiramente sua prática parental à luz de suas prioridades educativas e da maneira como eles próprios foram criados. Enfim, ainda que esses progressos representem claramente uma mudança positiva, Bobby continua sendo ativo e frequentemente precisa ser chamada sua atenção. Em outras palavras, a intervenção mudou muito mais as relações familiares e a maneira como o menino se comporta na escola do que sua personalidade, e ele, muito provavelmente, continuará sendo ativo a ponto de atrair a cólera ou a condenação das pessoas próximas.

---

Compernolle e Doreleijers (2004) descrevem uma abordagem terapêutica semelhante em muitos aspectos.

### Funções executivas

Além dos critérios diagnósticos utilizados em sua definição, o TDAH é acompanhado de dificuldades que impedem o desenvolvimento dos afetados (Barkley, 2003). Embora essas dificuldades oscilem tanto em frequência quanto em intensidade e não sejam suficientes por si mesmas para estabelecer um diagnóstico, as descrições clínicas e as pesquisas são unânimes em reconhecer que elas afetam diversos aspectos do funcionamento adaptativo, como as competências motoras, linguísticas, afetivas e cognitivas. Por falta de espaço, só é possível resumir esses achados mostrando que as crianças com TDAH:

- têm dificuldades acentuadas de controlar sua atividade motora, sobretudo nas tarefas complexas (Mariani e Barkley, 1997);
- falam mais que seus pares (Cunningham e Siegel, 1987; DeWolfe et al., 2000), apoiam-se menos em uma linguagem interiorizada de autorregulação de seu comportamento (Berk e Potts, 1991; Winsler, Diaz, Atencio, McCarthy e Chabay, 2000) e têm mais dificuldades de expressão ou de organização do pensamento quando devem dizer algo (mas não quando se expressam espontaneamente) (Zentall, 1988);
- controlam mal suas emoções, sobretudo quando são negativas (Cole, Zahn-Waxler e Smith, 1994; Hinshaw, Buhrmeister e Heller, 1989; Maedgen e Carlson, 2000);
- têm uma memória de trabalho limitada e dificuldades de conceber e de aplicar uma estratégia que lhes permita organizar uma tarefa ou resolver um problema (sobretudo quando as competências requisitadas são de ordem sequencial) (Clark, Prior e Kinsella, 2000; Drouin, Everett e Thomas, 1991; Papadopoulos, Panayiotou, Spanoudis e Natsopoulos, 2005);
- têm dificuldades de resistir à tentação e de retardar a gratificação (Hinshaw, Heller e McHale, 1992).

*O fator em comum das dificuldades é a natureza executiva*: elas dependem de funções neuropsicológicas que conduzem a autorregulação (Barkley, 2003; Robitaille, Everett e Thomas, 1990). Como já mencionado nos capítulos anteriores, as **funções executivas**, estreitamente interligadas, permitem à pessoa coordenar seu comportamento de forma flexível e precisa, de acordo com as exigências sempre mutáveis de seu ambiente e de seu estado pessoal (desejos, objetivos, cansaço) (Pennington e Ozonoff, 1996). Em uma análise detalhada da influência das funções executivas em diversos transtornos de desenvolvimento, Pennington e Ozonoff fizeram um levantamento de 18 estudos referentes ao TDAH, os quais relatam os resultados de 60 medidas a partir de testes clássicos (por exemplo, Bateria para o Exame Psicológico da Criança KABC, Matching Familiar Figures Test, Stroop Color-Word Test, Wisconsin Card Sorting Test), mostrando que crianças com o transtorno obtiveram resultados inferiores aos de outras em 40 dessas medidas e resultados superiores em nenhuma. Por exemplo, em vários desses estudos, as crianças com transtorno tinham mais dificuldades manuais, e faltava a elas flexibilidade e adaptabilidade em sua maneira de abordar tarefas. Elas cometiam mais erros de estratégias e apresentavam um déficit específico de memória sequencial ou de atenção seletiva (ver também Drouin et al., 1991). Resultados semelhantes são obtidos em estudos experimentais mais recentes, concluindo que as crianças com o transtorno levam menos tempo para planejar uma tarefa e, consequentemente, cometem mais erros (Oosterlaan, Scheres e Sergeant, 2005; Papadopoulos et al., 2005) e demoram menos depois dos erros, que repetem, assim, com mais frequência (Schachar et al., 2004). Mesmo as disfunções executivas sendo encontradas em outras psicopatologias, essas duas características são típicas de crianças com TDAH e não se explicam pela presença de um transtorno comórbido, como um transtorno oposicional ou um transtorno de conduta (Oosterlaan et al., 2005). Em geral, esses resultados vêm fundamentar a hipótese segundo a qual a desatenção, a hiperatividade e a impulsividade que caracterizam o TDAH são consequências de um déficit executivo (Barkley, 1997, 2003), hipótese que examinaremos em detalhe mais adiante.

*Subtipos*

A CID-10 não descreve subtipos, mas distingue a *perturbação da atividade e da atenção* (na qual a criança não manifesta todos os critérios do transtorno oposicional desafiante ou de conduta) do *transtorno hipercinético e transtorno de conduta* (no qual a criança manifesta também um transtorno de comportamento). Por definição, essa distinção permite à CID-10 evitar o problema da comorbidade entre o TDAH e os transtornos de comportamento, sem com isso resolvê-lo. Contudo, essa distinção não deixa de ter fundamento (Semrud-Clikeman, Hynd, Lorys e Lahey, 1993), repousando sobre o fato de análises de acompanhamento de crianças com TDAH indicarem que sua evolução é influenciada pela associação do TDAH a dificuldades maiores de comportamento.

O DSM-IV define três subtipos do TDAH sobre os quais nos deteremos mais adiante. Esses subtipos refletem a natureza dos sintomas mais evidentes:

1. No **déficit de atenção/hiperatividade, tipo predominantemente desatento**, a criança apresenta seis ou mais sintomas de desatenção, e menos de seis sintomas de hiperatividade e impulsividade.
2. No **déficit de atenção/hiperatividade, tipo predominantemente hiperativo-impulsivo**, ocorre o inverso: a criança apresenta seis ou mais sintomas de hiperatividade e de impulsividade, e menos de seis sintomas de desatenção.
3. Finalmente, no **déficit de atenção/hiperatividade, tipo combinado**, a criança apresenta, ao mesmo tempo, seis ou mais sintomas de desatenção e seis ou mais sintomas de hiperatividade e impulsividade.

**Validade científica**

Alguns críticos afirmam que a hiperatividade não existe: ou as crianças assim rotuladas são mal-amadas ou mal-educadas, ou seus pais e seus professores toleram pouco seu caráter ativo e curioso. A realidade clínica é outra. Basta trabalhar com algumas crianças como Bobby para se dar conta de que suas dificuldades são reais e penosas, influenciando seu desenvolvimento durante anos, apesar de diversas intervenções a que elas são submetidas (Barkley, Cook et al., 2002).

Ainda que não restem muitas dúvidas de que várias crianças manifestam um nível elevado de desatenção e/ou hiperatividade-impulsividade impedindo seu funcionamento adaptativo, a validade científica do TDAH diz respeito à melhor forma de classificar suas dificuldades. Dado que tais dificuldades são multidimensionais, a questão se encaixa hoje em dia mais aos dois transtornos hipercinéticos descritos pela CID-10 e aos subtipos do transtorno definidos no DSM-IV do que à realidade da hiperatividade (Barkley, 1997, 2003). Os dados considerados provêm de estudos fatoriais de escalas de comportamento, de estudos longitudinais que traçam o desenvolvimento de crianças com o transtorno e de estudos descritivos de características comportamentais geralmente associadas às suas diferentes manifestações.

Várias análises fatoriais concordam que as características do TDAH se agrupam em dois fatores que refletem o nome dado a ele: um que designa a desatenção e a desorganização, o outro que designa a hiperatividade motora e a impulsividade. É o que relatam, por exemplo, Lahey e colaboradores (1988) em três análises fatoriais baseadas em duas escalas de comportamento diferentes, obtidas junto a duas amostras norte-americanas (escolar e clínica). É o que relatam também Kanbayashi, Nakata, Fujji, Kita e Wada (1994) em um estudo com crianças japonesas, e Pry (1998), com crianças francesas. Esses dois fatores, que representam o que Pry chama de *a forma cognitiva e a forma comportamental do transtorno*, são encontrados em avaliações da sintomatologia de crianças e adolescentes com TDAH – sejam feitas pelos pais, pelos professores ou pelos próprios afetados (Burns, Boe, Walsh, Sommers-Flanagan e Teegarden, 2001; DuPaul et al., 1998; Molina, Smith e Pelham, 2001; Pelham, Gnagy, Greenslade e Milich, 1992; Pillow, Pelham, Hoza, Molina e Stultz, 1998). No estudo de Pelham e colaboradores (1992), por exemplo, os pesquisadores pediram aos professores de mais de 900 crianças de 5 a 14 anos para avaliar o comportamento delas em uma escala agrupando (em forma de enunciados) os critérios diagnósticos (DSM-III-R) do TDAH, do transtorno oposicional desafiante e do transtorno de conduta. Uma análise fatorial chegou a três fatores: um fator oposicional ampliado, que agrupava os sintomas do TDAH, e dois sintomas do transtorno de conduta (ver Capítulo 7), um fator de desatenção e um de impulsividade e de hiperatividade. Esses dois últimos, claramente distintos, agrupavam, cada um, sete sintomas diferentes, todos com um nível de saturação de 0,50. As pesquisas mais recentes de Burns e colaboradores (2001) e de Molina e colaboradores (2001) corroboram esses achados, a primeira com base em uma amostra de mais de 800 crianças, e a segunda a partir de duas amostras de mais de 200 adolescentes cada uma. Por fim, deve-se observar que esses estudos e outros (Healey et al., 1993) mostram que a desatenção é associada ao mal desempenho escolar, enquanto a impulsividade e da hiperatividade são mais vinculadas a problemas de comportamento.

Diversos estudos longitudinais vêm fundamentar a validade científica dessas duas dimensões e, assim, dos subtipos do transtorno descritos no DSM-IV, quando se postula, como fazem muitos pesquisadores (Barkley, 2003), a existência de dois principais subtipos: um predominantemente hiperativo-impulsivo ou combinado, o outro predominantemente desatento. Ambos têm, na verdade, cursos de desenvolvimento distintos, que serão discutidos detalhadamente a seguir. Em suma, mais que os de desatenção, são os sintomas de hiperatividade e de impulsividade que predizem um transtorno invasivo e crônico (com dificuldades de adaptação que persistem até a adolescência e mesmo até a idade adulta). Em geral, as crianças com TDAH e com diversos problemas de comportamento precoces ao mesmo tempo manifestam primeiro o TDAH de tipo hiperatividade-impulsividade predominante e depois, alguns anos mais tarde, com o aparecimento de dificuldades de atenção, o TDAH de tipo combinado. Essas crianças têm uma probabilidade elevada de desenvolver um transtorno de conduta no fim da infância ou no início da adolescência, além de desenvolver comportamentos delinquentes ao longo da adolescência e, às vezes, até a idade adulta (Klein e Mannuzza, 1991; Mannuzza e Klein, 1992). Não é o caso daquelas que apresentam problemas precoces de desatenção. De fato, eles não anunciam comportamentos antissociais, mas sim um atraso escolar e dificuldades de aprendizagem (Goodyear e Hynd, 1992).

Por fim, é preciso acrescentar a esses dados desenvolvimentais os estudos descritivos mostrando que nem a natureza das dificuldades de atenção nem o funcionamento adaptativo e os transtornos associados são os mesmos no TDAH de tipo predominantemente hiperativo-impulsivo ou combinado e no TDAH de tipo predominantemente desatento. As crianças hiperativas são distraídas e impulsivas e não têm uma atenção contínua, enquanto as desatentas são mais sonhadoras, não têm concentração e sentem dificuldade de lidar com a informação de maneira rápida e eficaz. O funcionamento das crianças hiperativas é também mais perturbado e relacionado a sintomas antissociais e toxicômanos (nos afetados e em suas famílias), enquanto o dos desatentos é menos perturbado e relacionado com mais frequência a sintomas pessoais e familiares de ansiedade e de depressão. Em geral, as crianças hiperativas são mais agressivas e delinquentes e, em geral, rejeitadas por seus pares, enquanto as desatentas, quando suas relações alheias são perturbadas, tendem a ser mais retraídas ou isoladas que rejeitadas (Barkley, 1997; Goodyear e Hynd, 1992; Newcorn et al., 2002). Essas diferenças fundamentais estão na origem de várias pesquisas que levam a crer que uma parte das crianças diagnosticadas atualmente com TDAH de tipo predominantemente desatento tem um **ritmo cognitivo lento**, mais do que dificuldades de comportamento (Barkley, 2001; Hartman, Willcutt, Rhee e Pennington, 2004; Milich et al., 2001). Caso essas pesquisas se confirmem, o transtorno é provavelmente distinto do TDAH, como já assinalavam os editores da CID-10, que prefeririam o termo *transtorno hipercinético* ao termo, mais amplo, *transtorno deficitário de atenção* para evitar

> incluir nessa categoria diagnóstica crianças sujeitas a preocupações ansiosas ou sonhadoras apáticas cujas dificuldades são provavelmente de origem diferente. (OMS, 1993, p. 234)

Considerados globalmente, esses dados têm implicações fundamentais:

- permitem validar a existência de dois subtipos de transtorno: o TDAH de tipo predominantemente hiperativo-impulsivo ou combinado e o TDAH de tipo predominantemente desatento;
- levam a supor que esses subtipos são, de fato, dois transtornos distintos com características e curso de desenvolvimento diferentes e com antecedentes familiares específicos;
- confirmam a importância da distinção feita pela CID-10 entre o comprometimento da atividade e da atenção e o transtorno hipercinético e o de conduta (este último de natureza "mista");
- sugerem que as categorias diagnósticas utilizadas na atualidade são temporárias e terão de ser modificadas para refletir melhor o estágio dos conhecimentos.

## Outras características e transtornos associados

O TDAH é acompanhado, com frequência, de outros transtornos que atrapalham o desenvolvimento infantil. As taxas de comorbidade relatadas dependem das amostras estudadas e dos métodos utilizados para estabelecer sua presença. Entretanto, as pesquisas disponíveis indicam que, como em outras psicopatologias, a comorbidade tende a ser mais a regra do que a exceção. Por exemplo, dois estudos epidemiológicos com milhares de crianças e adolescentes relatam que entre 43 e 61% dos jovens com TDAH apresentavam também um ou dois outros diagnósticos – na maioria das vezes, um transtorno oposicional desafiante, um transtorno de conduta, um transtorno de humor e/ou um transtorno de ansiedade (August,

Realmuto, MacDonald, Nugent e Crosby, 1996; Szatmari, Offord e Boyle, 1989a). Embora existam algumas exceções à regra (por exemplo, o estudo realizado com japoneses por Ishii, Takanashi, Kawamura e Ohta, 2003), há taxas de comorbidade ainda mais elevadas nos estudos clínicos (Kadesjo e Gillberg, 2001; Wilens et al., 2002).

*Sintomas e transtornos psicopatológicos*

Dada a natureza conflituosa dos sintomas de hiperatividade e de impulsividade, não é surpreendente constatar que o TDAH é acompanhado de sintomas de oposição e de agressividade do transtorno oposicional desafiante ou o de conduta (ver Capítulo 7). Estima-se que entre 50 e 67% das crianças com TDAH submetidas a cuidados profissionais sofrem também de um transtorno oposicional desafiante e que 20 a 50% delas têm um transtorno de conduta, comorbidade aumentada com a idade (Barkley, Fischer, Edelbrock e Smallish, 1990; Biederman, Faraone e Lapey, 1992; Gillberg et al., 2004). Essas taxas são mais baixas, ainda que significativas, nos estudos baseados em amostras comunitárias. August e colaboradores (1996), por exemplo, relatam uma taxa de 32% para o transtorno oposicional e de 12% para o transtorno de conduta entre 6 e 10 anos, afirmando que essa comorbidade está ligada a dificuldades de adaptação acentuadas (ver também Cukrowicz, Taylor, Schatschneider e Iacono, 2006; Gresham, MacMillan, Bocian, Ward e Forness, 1998). Essas taxas aumentam provavelmente na adolescência (Szatmari et al., 1989a). Na maioria dos casos, o TDAH aparentemente precederia em alguns anos esses transtornos associados e aceleraria seu aparecimento. Os dados de vários estudos levam a crer que o TDAH desempenha um papel primordial no desencadeamento precoce do transtorno oposicional e do de conduta (mais do que em sua evolução), desencadeamento que depende de vínculos específicos entre agressividade, de um lado, e sintomas de hiperatividade e de impulsividade (mas não de desatenção), de outro (Burns e Walsh, 2002; Gagnon, Craig, Tremblay, Zhou e Vitaro, 1995; Loeber, Green, Keenan e Lahey, 1995; ver também Capítulo 7).

O TDAH e os transtornos de ansiedade costumam estar associados durante a infância, sobrepondo-se em 25 a 40% dos casos nos estudos de amostras clínicas e em 8 a 26% dos casos em amostras comunitárias (Biederman et al., 1992; Russo e Beidel, 1994; Tannock, 2000). Vários estudos longitudinais concordam que essa comorbidade se explica, em parte, pela presença de outras dificuldades, diminuindo com a idade (Ford, Goodman e Meltzer, 2003). Contudo, não se sabe ainda se, na adolescência e na idade adulta, a prevalência de transtornos de ansiedade entre os indivíduos com TDAH continua mais elevada do que na população geral (Biederman et al., 2006) ou não se distingue dela (Fischer, Barkley, Smallish e Fletcher, 2002). Do mesmo modo, não se sabe se os transtornos de ansiedade se manifestam com mais frequência entre as crianças e os adolescentes com TDAH de tipo predominantemente desatento (Milich et al., 2001; Russo e Beidel, 1994) ou se essa comorbidade não distingue subtipos (Faraone, Biederman, Weber e Russell, 1998; Power, Costigan, Eiraldi e Leff, 2004). Finalmente, não se sabe hoje em dia se, quando são associados, esses transtornos de ansiedade acompanham o TDAH mais do que outros.

Muitas crianças com TDAH desenvolvem um transtorno de humor, sobretudo perto da puberdade ou já na adolescência. Contudo, as taxas de comorbidade variam bastante de um estudo a outro, indo de 15 a 75% nas amostras clínicas e de 15 a 20% nas amostras comunitárias (Biederman et al., 1992; Spencer, Wilens, Biederman, Wozniak e Harding-Crawford, 2000). Essa comorbidade persiste até a idade adulta (Fischer et al., 2002). O papel desempenhado por sintomas depressivos ou por um transtorno de humor na manifestação e na evolução do TDAH ainda está por ser determinado. É provável que as taxas elevadas de sintomatologia depressiva relatadas em diversas pesquisas reflitam os problemas sociais e escolares de hiperativos (Hoza, Pelham, Milich, Pillow e Mcbride, 1993) e, mais tarde, os comportamentos antissociais que costumam acompanhar o transtorno (Fischer et al., 2002).

Alguns trabalhos relatam também relações entre o TDAH e o transtorno bipolar (ver síntese de Charfi e Cohen, 2005). Contudo, tal existência não está estabelecida, pois foi relatada por uma única equipe de pesquisa, e estudos longitudinais concluem que o TDAH não evolui de maneira significativa o risco do transtorno bipolar na adolescência e na idade adulta (Fischer et al., 2002; Mannuzza, Klein, Bessler, Malloy e LaPadula, 1998). Como assinala Barkley (2003), é pouco provável que a presença do TDAH aumente o risco do transtorno bipolar, mas é muito provável, ao contrário, que o transtorno bipolar seja precedido ou acompanhado de sintomas de hiperatividade ou do TDAH, como veremos no Capítulo 8. Por fim, o TDAH e os tiques, em particular a síndrome de Gilles de la Tourette, costumam estar associados (Towbion e Riddle, 1993). Esse ponto é assunto do Capítulo 12, porque os dados disponíveis indicam que, embora a síndrome de Gilles de la Tourette propicie um transtorno comórbido do TDAH, o inverso não é verdadeiro (Peterson, Fine, Cohen e Brook, 2001).

## Dificuldades de comunicação e de aprendizagem

As taxas de comorbidade do TDAH e das dificuldades de comunicação e de aprendizagem também variam bastante de um estudo a outro – podem ir de menos de 10 a mais de 90% –, sobretudo porque os métodos de avaliação dessas dificuldades e as amostras estudadas nem sempre são semelhantes (Biederman, Newcorn e Sprich, 1991; Hinshaw, 1994; Humphries, Koltun, Malone e Roberts, 1994). Ou seja, não há nenhuma dúvida de que essas dificuldades se manifestem muito cedo e de que elas podem causar problemas na escola, sobretudo nas crianças cujo transtorno persiste durante muitos anos (Barkley, Shelton et al., 2002; Touzin e Mouren-Siméoni, 2000; Willems et al., 1996). Sabe-se também que, desde os primeiros anos da escola, a quantidade e a qualidade do trabalho fornecido pelas crianças com TDAH são inferiores em relação às de seus pares; além disso, já aos 11 anos de idade quase 80% delas têm um atraso escolar de dois ou mais anos (Cantwell e Baker, 1992), o qual vai aumentando. Das crianças com TDAH, 15 e 25% têm transtorno de aprendizagem, e mais ainda são aquelas que se submeteram à orientação pedagógica especializada, que estão em situação de fracasso escolar crônico e que não concluíram sua escolaridade (Klein e Mannuzza, 1991; Semrud-Clikeman et al., 1992; Weiss e Hechtman, 1993). É possível que os transtornos de aprendizagem sejam mais frequentes nas crianças com TDAH de tipo predominantemente desatento do que de tipo predominantemente hiperativo-impulsivo ou combinado.

## Capacidades intelectuais

As capacidades intelectuais das crianças com TDAH são inferiores às de seus pares, sobretudo nas provas de Q.I. verbal (Moffitt, 1990; Pry, 1988). Essa oscilação é evidente antes da pré-escola e leva a crer que poderia contribuir para a manifestação do transtorno (Mariani e Barkley, 1997). Com base em uma avaliação detalhada de 30 crianças de 7 anos que preenchiam os critérios diagnósticos do TDAH, Pry (1998) relata que elas tinham dificuldades acentuadas conforme a Escala de Inteligência de Wechsler (WISC-R) nos testes de vocabulário (um indicador confiável do nível de inteligência geral) e de aritmética (uma medida sensível aos processos de atenção e ao tratamento sequencial da informação). Dois estudos avaliando a relação entre a inteligência e o TDAH com base em crianças com sintomas hiperativos e agressivos (transtornos de comportamento, delinquência) relatam que são sobretudo as hiperativas e impulsivas que têm um Q.I. baixo e, assim, que essa relação poderia ser frequente no caso de TDAH de tipo predominantemente hiperativo-impulsivo ou combinado (Lynam, Moffitt e Stouthamer-Loeber, 1993; Somuga-Barke, Lamparelli, Stevenson, Thompson e Henry, 1994) e de o TDAH estar associado ao transtorno oposicional ou ao de conduta (Hinshaw, 1992).

*Afecções médicas e acidentes*

Há relatos de que poucos hiperativos manifestam problemas crônicos de saúde (por exemplo, alergias, asma) (McGee, Stanton e Sears, 1993), transtornos do controle esfincteriano (ver Capítulo 11; Biederman et al. 1995; Klages, Geller, Tillman, Bolhofner e Zimerman, 2005). Também poucos são os casos em que suas mães sofreram de complicações na gravidez ou no momento do parto. Por exemplo, os dois últimos estudos relatam que entre 22 e 30% de crianças com TDAH são também enuréticas. Hoje em dia não se sabe até que ponto essas ligações são específicas do TDAH. Pesquisadores que consideram tais variáveis que poderiam explicar essas ligações acreditam que elas são específicas (Szatmari et al., 1989a); outros, não (Biederman, Milberger, Faraone, Guite e Warburton, 1994; Klages et al., 2005).

Ao contrário disso, está claramente estabelecido que, ao longo de seu desenvolvimento, as crianças e os adolescentes com TDAH correm um risco maior de ter acidentes (por exemplo, fraturas, envenenamento) ou de se ferir (Shelton et al., 1998; Szatmari et al., 1989a). Esse risco é observado até a idade adulta, sobretudo no que se refere aos acidentes de trânsito (Barkley, Murphy, DuPaul e Bush, 2001; Weiss e Hechtman, 1993). É provável que ele decorra do nível excessivo de atividade e de desatenção que expõe esses jovens a perigos contra os quais as pessoas próximas nem sempre conseguem protegê-los (ver Figura 6.3). O caso de Matias ilustra essa situação.

**MATIAS**

Matias chega com sua mãe à clínica. Um braço do menino está engessado.

– Ah! Quer dizer então que você tem novidades para mim, Matias? [Ele sorri].

– Eu quebrei o pulso [...] Foi na ginástica [...] Tinha escadas e eu subi bem alto, não sei, eu caí e doeu muito, muito e depois, bom, é isso.

– Você estava fazendo exercícios nas escadas?

– Não...

– Você subiu sem permissão?

– Sim, mas eu queria ver a vista.

– A vista?

– Sim, ver a ginástica, como era, vendo bem do alto!

Matias tem 8 anos. Desde os 5 anos foi submetido a diversas intervenções psicológicas, educacionais e farmacológicas – sem resultados duradouros – por

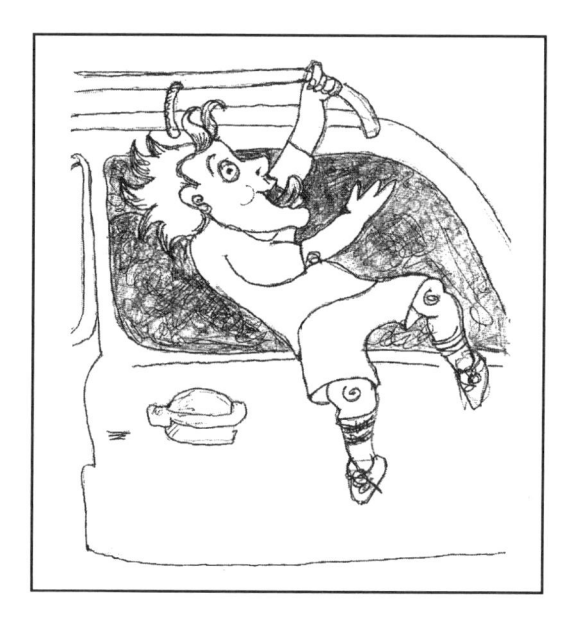

**FIGURA 6.3**
As crianças hiperativas e impulsivas se colocam frequentemente em situação de perigo e correm um risco maior de acidentes.

Caricatura de Ed Schelb, reproduzida com permissão.

dificuldades comportamentais ligadas ao TDAH. De inteligência média superior, Matias é muito curioso e se encanta por tudo, mas coloca a hiperatividade e a impulsividade a serviço da curiosidade. Ele também é desatento, mas a desatenção parece ligada à hiperatividade, no sentido de que, quando está assim, é sobretudo porque, antes de terminar o que estava fazendo, passa a uma nova atividade que o atrai, e não porque lhe falta atenção. Esse modo de comportamento lhe impõe dificuldades de aprendizagem [lê muito mal depois de mais de dois anos na escola e de apoio individual], mas não no aspecto social. Ele não é agressivo e é até muito popular entre seus pares, que o consideram um pouco como um herói que não tem medo de nada e que tem sempre algo de novo a lhes revelar. A mãe descreve bem as qualidades e os defeitos de seu filho:

"Ele sempre foi muito curioso. Desde muito pequeno, fazia perguntas sem parar. O problema é que nunca esperava a resposta. E ainda é assim: ele se interessa por tudo, mas, de fato, por nada, porque nunca se dá tempo para se interessar de verdade, se você entende o que estou querendo dizer [...] E agora, as coisas não funcionam mais, principalmente na escola, onde ele não pode mais brincar o dia todo e onde precisa aprender a se organizar, a se concentrar, enfim, a trabalhar. Mas ele perturba, faz outra coisa, fala em vez de ouvir. E é a mesma coisa em casa. Ele não é mau, não é mesmo, mas é cansativo... A gente acaba se irritando... Isso não ajuda ninguém, eu sei, mas há momentos em que grito para tentar acalmá-lo [...].

E às vezes, como outro dia, o telefone toca. Seu filho está no hospital, na emergência. Não é o primeiro braço quebrado [...] Ele tinha uns 5 anos, era verão, e estava brincando com amigos do bairro. Na época morávamos em um prédio no alto de uma pequena colina, e a estradinha que passava diante da casa era bem íngreme, não muito longa, mas íngreme. As crianças sempre brincavam lá porque era rua sem saída e não havia muito movimento. Então, um dia, eles resolveram fazer uma corrida de triciclos nessa estradinha. Não sei quantos eram, cinco ou seis, enfim, eles se divertiam como loucos, até o momento em que Matias propôs que fizessem a corrida ao contrário, em marcha ré. Dito e feito, ele começou a descer a colina em seu triciclo em marcha ré e bateu em um carro estacionado! Hospital, braço quebrado – não era o pulso, dessa vez, era o braço – bom, você está vendo o quadro. E quando lhe perguntei mais tarde o que lhe passara pela cabeça, ele me disse simplesmente que queria ver como era andar de triciclo em marcha ré! Ele inventa o tempo todo maquinações como essa, sem pensar, e depois, bom, às vezes, dá uma trégua, mas sempre recomeça."

Matias é filho único. Vive sozinho com a mãe, que nunca se casou. Não conhece o pai, que nunca viveu com a família e com o qual a mãe não tem nenhum contato. Esta última sofre de episódios depressivos acentuados desde o final da adolescência e, para isso, segue um tratamento unicamente medicamentoso. Ela se diz disposta a participar de um programa de intervenção com Matias, mas, depois de algumas semanas, começa a faltar a todos os encontros. A seu pedido, foram feitas solicitações para colocá-la em contato com atendimento psiquiátrico a fim de receber tratamento.

## Adaptação geral

Estudiosos concordam em afirmar que as crianças com TDAH, sobretudo quando manifestam muito cedo dificuldades persistentes, apresentam problemas de adaptação, que vêm se somar aos transtornos associados que elas podem ter. Em suma, seus comportamentos excessivos e exasperantes colocam-nas constantemente em conflito com seu meio. Assim, as relações familiares são quase sempre conflituosas, como se verá a seguir. Pode-se dizer o mesmo de suas relações com professores e colegas. Estes últimos as rejeitam ou ignoram, sobretudo quando seu comportamento é hiperativo, impulsivo e acompanhado de agressividade (Erhardt e Hinshaw, 1994; Hoza et al., 2005; Gresham et al., 1998). Conscientes de sua impopularidade, crianças com TDAH respondem a isso de maneira agressiva (Cadesky, Mota e Schachar, 2000); outros reagem se protegendo atrás de uma "máscara" e evitando qualquer contato profundo. Estes últimos se tornam "os palhaços da turma" – como Ian, do qual falaremos no final do capítulo – ou parecem muito abertos, mas falsamente, como Paul, descrito por Bursztejn e Golse (2006). Aos 12 anos de idade, esse menino tem dificuldades que remontam à primeira infância.

### PAUL

Paul é muito agitado e não para de se mexer na poltrona, colocando-se – durante a entrevista – nas posições mais inusitadas. Ao mesmo tempo em que permanece vigilante sobre o desenrolar da entrevista, ele encadeia a uma velocidade impressionante desenhos monocrômicos: com um traço muito seguro, sem nenhuma hesitação nem correção, desenha personagens, cenas de batalha, reproduzindo os episódios do *videogame* de que mais gosta. Seu contato é imediatamente familiar, como se nos conhecêssemos desde sempre; durante a conversa, interrompe o tempo todo seus pais, seja para desmentir o que estão dizendo, seja para dizer coisas engraçadas, jogos de palavras às vezes bem feitos. Mas seu comportamento não é apenas hiperativo: suas atitudes, sua dicção marcada por um certo maneirismo, sua linguagem afetada entrecortada de jogos de palavras dão uma impressão de uma palhaçada estranha, de falso contato. (p. 34)

Dadas as múltiplas dificuldades ligadas ao TDAH, pode-se pensar que as crianças com esse transtorno tenham uma baixa autoestima e sentimentos de impotência adquirida ou de incompetência. Diversos estudos relatam que esse não é o caso. Mais precisamente, sua autoestima é semelhante à de seus pares (Hoza et al., 1993, 2004) e, quando lhes é solicitado que avaliem sua competência social ou escolar (por exemplo, antecipar sua capacidade de resolver um problema ou de passar em um teste de leitura), elas são *mais* otimistas que as últimas (Milich e Okazaki, 1991). Contudo, esse otimismo é frágil, pois desaparece rapidamente após um fracasso ou uma avaliação positiva de seu comportamento. De fato, Diener e Milich (1997) relatam que, quando as crianças com TDAH recebem uma avaliação positiva de seu desempenho depois de participarem de uma tarefa cooperativa com um colega, elas reveem a autoavaliação positiva para baixo, enquanto as outras crianças a reveem para cima. Esses autores postulam que a avaliação positiva e, na verdade, irrealista que os hiperativos fazem de si mesmos em situações novas tem uma função autoprotetora; já quando seu desempenho é considerado satisfatório, provavelmente sentem menos necessidade de se proteger aos próprios olhos. Essa hipótese interessante ainda precisa ser verificada.

## Epidemiologia

### Prevalência e características ligadas à idade e ao sexo

O TDAH é uma das psicopatologias da infância e da adolescência mais estudadas atualmente. Apesar dos trabalhos disponíveis, ainda é difícil saber sua amplitude. De fato, as taxas de prevalência relatadas variam bastante em função das amostras estudadas, das definições utilizadas, dos métodos de avaliação e das pessoas junto às quais os dados são coletados. Os sintomas de desatenção, de hiperatividade e de impulsividade durante a infância são muito comuns. Quando se confia em uma única fonte de informação (pai/mãe ou professor) e se limita apenas aos sintomas (sem levar em conta sua gravidade, sua duração e seu impacto no funcionamento da criança), há taxas de prevalência que podem chegar a mais de 50%. Se, ao contrário, apoia-se em diferentes fontes de informação e se assegura que a criança preenche os critérios diagnósticos de um sistema de classificação e apresenta sintomas acentuados em pelo menos dois contextos diferentes (regra geral, a casa e a escola), a prevalência do TDAH é muito mais baixa (Barkley, 2003).

Em uma síntese detalhada de seis estudos epidemiológicos com crianças e adolescentes de três continentes, Szatmari (1992) constata que, apesar de diferenças metodológicas, esses estudos concordam que, quando se baseia em critérios diagnósticos precisos, a prevalência do TDAH é da ordem de 4 a 6,5%. Há taxas semelhantes nas pesquisas de August e colaboradores (1996), de Briggs-Gowan, Horwitz, McCue, Schwab-Stone, Leventhal e Leaf (2000), de Fergusson, Horwood e Lynskey (1993) e de Pelham e colaboradores (1992). A maior parte dos envolvidos (mais de 80%) manifesta o TDAH de tipo hiperatividade-impulsividade predominante ou de tipo misto. O de tipo desatenção predominante atinge pouco mais de 1% da população e é, provavelmente, mais comum durante a adolescência do que durante a infância (Szatmari, 1992).

Essas médias ocultam oscilações segundo idade, sexo e sintomas observados. O transtorno é diagnosticado com mais frequência na infância do que na adolescência, mais nos meninos do que nas meninas. Szatmari, Offord e Boyle (1989b) relatam que entre 4 e 11 anos de idade, o TDAH atinge 10,1% de meninos e 3,3% de meninas, enquanto na adolescência atinge 7,3% de meninos e 3,4% de meninas. A preponderância é da ordem de 2 a 3 meninos para uma menina nesse estudo, assim como em outros estudos comunitários (Fergusson et al., 1993). Em contrapartida, é mais elevada nos estudos clínicos, podendo atingir até 9 meninos para uma menina; diversos trabalhos indicam claramente que as crianças com TDAH submetidas a cuidados profissionais são, na maioria, meninos (APA, 2000). Além disso, meninas e meninos não apresentam necessariamente os mesmos sintomas. Como mostra a análise de Gershon (2002), as meninas têm em média menos sintomas de desatenção, de hiperatividade e de impulsividade que os meninos, mas mais problemas depressivos e ansiosos, como também capacidades intelectuais mais limitadas.

Em termos clínicos, o TDAH é relativamente estável e crônico, sobretudo quando é acompanhado de comportamentos antissociais ou de um transtorno de conduta (Fischer et al., 2002; Klein e Mannuzza, 1991). Porém, essa estabilidade não implica absolutamente uma uniformidade dos sintomas em qualquer idade. Em geral, a hiperatividade e a impulsividade decrescem bastante a partir da adolescência, enquanto a desatenção permanece relativamente estável (ou diminui) e os comportamentos antissociais aumentam (Hinshaw, 1994; Schmidt e Moll, 1995). Realizada na Alemanha, a avaliação epidemiológica de Schmidt e Moll relata que metade das crianças que preenchiam os critérios diagnósticos do transtorno (segundo a CID-9 ou a CID-10) durante a infância alteram esse quadro na adolescência, e que, para a outra metade, a natureza dos sintomas tinha mudado bastante com a idade. Assim, nesse estudo, cerca de 20% das crianças que tinham preenchido os critérios diagnósticos do TDAH aos 8 anos não os preenchiam mais aos 18 anos, mas tinham então um transtorno de conduta.

Mesmo as diferenças de acordo com a idade sendo apontadas em vários estudos, não é certo que elas representem diferenças epidemiológicas reais. Pode ser, na verdade, que a queda das taxas de prevalência e a evolução da sintomatologia da infância à adolescência reflitam, pelo menos em parte, o fato de que as listas de sintomas do DSM-IV e da CID-10 se apliquem mais a crianças de pouca idade. É o caso, em particular, dos sintomas de hiperatividade (por exemplo, "corre ou sobe em todo lugar", "tem dificuldade de ficar quieto", "é exageradamente ruidoso"). Não é certo que uma queda semelhante seria observada se os critérios diagnósticos dos dois sistemas de classificação refletissem mais as manifestações diversas da desatenção, da hiperatividade e da impulsividade em diferentes fases do desenvolvimento. O mesmo ocorre com as diferenças conforme o sexo, que provavelmente se explicam pelas taxas elevadas de comorbidade entre o TDAH e o transtorno oposicional desafiante e o transtorno de conduta. Seguindo esse argumento, o fato de esses dois últimos serem mais comuns nos meninos e virem acompanhados geralmente do TDAH explica que seja diagnosticado com mais frequência neles. Szatmari e colaboradores (1989b) reforçam esse argumento: seus achados mostram que a preponderância de meninos com TDAH em seu estudo epidemiológico não era mais significativo após um controle estatístico dos efeitos de comorbidade.

Em resumo, a incerteza quanto às interpretações possíveis dos dados epidemiológicos demonstra os limites dos critérios diagnósticos utilizados e a necessidade de considerar os diversos sintomas do TDAH em uma perspectiva desenvolvimental e longitudinal que leve em conta a idade e o sexo.

### Diferenças socioeconômicas e culturais

Vários estudos epidemiológicos e clínicos concordam que o TDAH tem incidência em crianças e adolescentes de *status* sociais diferentes e de grupos étnicos e de países variados. Contudo, para além dessa generalização, existem diferenças na prevalência do transtorno de um contexto sociocultural a outro. Por exemplo, o estudo comparativo de Szatmari (1992) relata que ele é observado com mais frequência em meios urbanos e carentes. Aparentemente, assim como no caso da preponderância de meninos com TDAH, isto seria, em parte, consequência das taxas elevadas de comorbidade com os transtornos de comportamento, pois essas associações diminuem ou não são mais significativas após um controle estatístico dessa comorbidade (Szatmari et al., 1989a). O estudo de August e colaboradores (1996) vem reforçar esse argumento, afirmando que as crianças cujo TDAH era acompanhado de um transtorno de conduta tinham uma probabilidade maior de provir de um meio carente do que aquelas cujo TDAH não era comórbido ou era, mas com um outro transtorno.

Enfim, embora o TDAH seja historicamente diagnosticado nos Estados Unidos, no Canadá e na Austrália com muito mais frequência que em outros países, pesquisas apontam, de um lado, que essas diferenças culturais diminuíram bastante desde a publicação de critérios diagnósticos amplamente aceitos e, de outro, que as manifestações de desatenção, de hiperatividade e de impulsividade necessárias ao diagnóstico têm taxas de prevalência semelhantes àquelas relatadas nos diversos países. Por exemplo, em um estudo realizado no Japão junto a mais de mil crianças de 4 a 12 anos de idade, Kanbayashi e colaboradores (1994) relatam uma taxa média de prevalência do TDAH (segundo os critérios do DSM-III--R) de 7,7% – com diminuição acentuada dos sintomas com a idade. Anderson, Williams, McGee e Silva (1987), em um outro estudo epidemiológico que avaliou cerca de 800 crianças de 11 anos da Nova Zelândia, apresentam uma taxa média de 6,7% (segundo os critérios do DSM-III). Por último, com base nos mesmos critérios, o estudo de Shen, Wang e Yang (1985) realizado na China junto a mais de 2.700 crianças relata uma taxa de 3,1% no meio urbano, de 7,8% no subúrbio e de 7% no meio rural. Encontram-se taxas mais elevadas nas pesquisas que avaliam a prevalência de sintomas do transtorno sem que o diagnóstico seja feito – por exemplo, 9,6% em um estudo realizado com mil crianças e adolescentes suíços (Bader, Pierrehumbert, Junier e Halfon, 2005).

## Curso do desenvolvimento e prognóstico

Vários estudos de acompanhamento de amostras clínicas e comunitárias estão em curso há muitos anos em diferentes países e permitem esboçar as linhas gerais do curso de desenvolvimento do TDAH, ainda que nesse campo, assim como na área da psicopatologia, a trajetória possa variar bastante de uma criança a outra. Nota-se que os dados de acompanhamento se aplicam mais aos meninos, embora alguns estudos indiquem que as meninas sejam provavelmente tão sujeitas quanto os meninos às consequências nefastas do transtorno (ver síntese de Klein e Mannuzza, 1991).

A hiperatividade e a impulsividade são os primeiros sintomas a se manifestar. Aparecem por volta de 3 ou 4 anos e são acompanhados de sintomas de oposição, seguidos dois ou três anos mais tarde dos sintomas de desatenção (Barkley, Fisher et al., 1990; Loeber, Green, Lahey, Christ e Frick, 1992). Como já mencionado, vários sintomas do transtorno diminuem com a idade na maioria dos casos. A hiperatividade e a impulsividade tendem a melhorar por volta do final da infância ou início da adolescência, enquanto a desatenção persiste por mais tempo, frequentemente até o final da adolescência e mesmo na idade adulta. Apesar dessa diminuição de sintomas, o prognóstico a longo prazo é menos estrito. De fato, o próprio transtorno diminui ao longo da adolescência e só persiste na idade adulta em 5 a 15% dos casos (Faraone et al., 2006; Fischer et al., 2002). Contudo, 50 a 80% das crianças afetadas continuam a ter dificuldades consideráveis na adolescência, e 30 a 50% na idade adulta (Barkley, 2003; Klein e

Mannuzza, 1991). Isso ocorre sobretudo quando

- a criança manifesta hiperatividade e impulsividade acentuadas desde a primeira infância;
- a hiperatividade e a impulsividade são agravadas por um transtorno oposicional ou por um transtorno de conduta;
- a criança está sempre em conflito com seu meio, principalmente em casa;
- os pais têm dificuldades psicossociais ou sofrem de alguma psicopatologia (Fischer et al., 1993; Gresham et al., 1998; Olson, Bates, Sandy e Lanthier, 2000).

Ainda que o TDAH se manifeste relativamente cedo, é difícil diagnosticar o transtorno antes dos 3 ou 4 anos de idade. De fato, a hiperatividade e a impulsividade não se distinguem do nível de atividade elevada e dos comportamentos de oposição que são comuns nas crianças pequenas. Os primeiros sinais do transtorno costumam ser associados, ao mesmo tempo, a características de temperamento e a dificuldades de relação na família ou na escola. A criança tem a tendência a ser negativa e contraria-se facilmente, reagindo de forma extrema às mudanças, por menores que sejam. É muito ativa, aceita mal os limites que o meio lhe impõe com uma regularidade crescente e é desafiadora quando se vê obrigada a cumprir ordens contra sua vontade. Esses comportamentos se distinguem de um repertório comportamental normal por frequência, intensidade e persistência: aos 3 ou 4 anos, uma criança que se desenvolve normalmente é capaz de brincar de maneira construtiva com um adulto ou com outra criança, de entender um enunciado simples, de ouvir uma história ou de folhear um livro para sua idade, ou de assistir a um programa de televisão adaptado; uma criança com TDAH é capaz um dia, mas não no dia seguinte, ou não o é jamais.

A forma como o meio reage a esses comportamentos desempenha um papel essencial em sua evolução. As tentativas de controlar com firmeza os excessos da criança raramente são coroadas de êxito: em casa, por exemplo, os pais e a criança se veem quase sempre envolvidos em uma engrenagem relacional em que as tentativas de controle e de resistência conduzem a uma escalada negativa de parte a parte (Barkley, DuPaul e McMurray, 1990; Campbell, March, Pierce, Ewing e Szumowski, 1991), assim como a sentimentos de frustração e de incompetência, sobretudo nas mães dessas crianças (Johnston e Mash, 2001; Whalen et al., 2006).

Se até por volta dos 6 anos as dificuldades maiores da criança provêm principalmente da natureza excessiva de seus comportamentos, a partir do início da vida escolar essas dificuldades são acompanhadas, na maior parte dos casos, de problemas de atenção e de organização. De forma rápida, a criança não consegue enfrentar o desafio das primeiras aprendizagens escolares: por falta de atenção contínua, por não saber como conceber uma tarefa mesmo simples e organizar seu comportamento em consequência dela, distrai-se, esquece logo o que tem de fazer, e assim lhe faltam elementos essenciais à aquisição da leitura, da escrita e do cálculo (Thomas e Willems, 2001). Muitos professores costumam explicar essas dificuldades em termos de "imaturidade", às vezes com a preocupação de não rotular a criança, e recomendam que ela repita a 1ª ou a 2ª série do ensino fundamental. Na maioria das vezes, essa não é uma solução, e as dificuldades da criança vão se agravando com o acúmulo de defasagem de conhecimento e com o aumento das exigências. Em geral, é durante esses primeiros anos que se faz um diagnóstico (APA, 2000). De fato, é então que famílias recorrerão a uma consulta profissional, muitas vezes não propriamente devido à sintomatologia do transtorno, mas devido às consequências sociais e escolares que ela traz.

A natureza invasiva das dificuldades das crianças hiperativas e impulsivas durante os primeiros anos da escola predizem em muitos casos o fracasso e o abandono escolar, assim como o desenvolvimento de outros problemas graves. Cerca de metade das crianças com TDAH apresenta sintomas acentuados de agressividade, de um transtorno oposicional ou de um transtorno de conduta (Barkley, Fischer et al., 1990; Loeber et al., 1992). Mesmo o TDAH sendo por si só um fator de risco importante para as dificuldades na adolescência (Mannuzza, Klein, Abikoff e Moulton, 2004), são os problemas de agressividade que predizem, mais do que a hiperatividade e a impulsividade, um curso de desenvolvimento alarmante (ver Capítulo 7). Em um acompanhamento com uma duração de oito anos, Barkley, Fischer e colaboradores (1990) relatam que os indivíduos hiperativos apresentavam taxas de fracasso escolar, de suspensão, de expulsão permanente e de abandono mais de três vezes superiores às dos seus pares. Era o caso particularmente dos hiperativos que tinham um transtorno de conduta comórbido. De fato, estes últimos corriam duas vezes mais o risco de sofrer uma ou várias suspensões e dez vezes mais de sofrer uma expulsão permanente do que aqueles apenas com TDAH. Esse estudo indica também que os hiperativos com um transtorno de conduta apresentavam taxas de utilização de psicotrópicos (cigarro, maconha) de 2 a 5 vezes superiores às dos indivíduos apenas com TDAH e dos demais.

Finalmente, o funcionamento adaptativo de muitos indivíduos com TDAH durante a infância ou adolescência continua comprometido na idade adulta (por exemplo, Rasmussen e Gillberg, 2001; ver também a síntese de Mouren-Siméoni e Bange, 2000), mesmo que, em circunstâncias favoráveis, muitos consigam compensar suas dificuldades mediante escolhas pessoais e profissionais que lhes permitam evitar as situações em que seus sintomas se manifestam com mais frequência. Em geral, os dados disponíveis indicam que, embora essas pessoas não preencham mais os critérios do TDAH, elas têm um risco mais elevado de apresentar outras psicopatologias – em particular um transtorno da personalidade antissocial, um transtorno depressivo maior ou uma toxicomania (Biederman et al., 2006; Fischer et al., 2002; Mannuzza et al., 1998; Weiss e Hechtman, 1993). Novamente, são os jovens com um transtorno de conduta comórbido que enfrentam o prognóstico mais desfavorável a longo prazo.

O TDAH também conduz, com frequência, a problemas adaptativos importantes além da adolescência. Mannuzza, Gittelman-Klein, Bessler, Malloy e LaPadula (1993) relatam que 90% de seus avaliados que tinham sido ou eram ainda hiperativos conseguiam um emprego na idade adulta, mas que seu nível de educação e seu *status* profissional eram inferiores aos dos demais. Além disso, apresentavam uma taxa de detenção duas vezes mais elevada – na maior parte dos casos por crimes mais sérios –, e uma probabilidade de 4 a 9 vezes mais elevada de detenções, de condenações e de prisões. O estudo longitudinal de Barkley, Fischer, Smallish e Fletcher (2006) informa resultados semelhantes. Esses autores relatam também que eles haviam perdido o emprego mais vezes, tinham menos amigos, eram pais com muito mais frequência e tinham sido tratados mais comumente por doenças sexualmente transmissíveis do que os demais.

## Etiologia

Pesquisadores e clínicos que atuam na área da hiperatividade postulam, muitos deles, que o transtorno tem uma origem multifatorial e, portanto, não tem uma explicação simples e única. Os resultados de trabalhos científicos convergem em três pontos que se aplicam não somente ao TDAH, mas também à maioria das psicopatologias:

1. As crianças atingidas formam um grupo heterogêneo cujas dificuldades têm provavelmente etiologias diversas (por exemplo, segundo a presença de transtornos associados na própria criança e/ou na família).
2. Fatores tanto biológicos como psicossociais influenciam o desenvolvimento e a evolução do transtorno; no entanto, as transações complexas que associam esses fatores no tempo ainda são desconhecidas.
3. Na maior parte dos casos clínicos diagnosticados hoje em dia, a etiologia é desconhecida; de fato, os fatores etiológicos envolvidos em diferentes estudos geralmente só se aplicam a uma minoria afetada.

### Fatores biológicos

FATORES GENÉTICOS

Estudos de famílias, de gêmeos e de crianças adotadas mostram que a etiologia do TDAH tem um componente genético (Barkley, 2003; Thomas e Willems, 2001; Purper-Ouakil, 2004). Em primeiro lugar, as taxas de prevalência do TDAH são de 5 a 6 vezes mais elevadas nas famílias de meninos (Biederman, Faraone, Keenan, Knee e Tsuang, 1990; Smalley et al., 2000) e de meninas (Faraone, Biederman, Keenan e Tsuang, 1991a; Faraone et al., 2000) com um transtorno do que nas outras. Embora algumas circunstâncias psicossociais (por exemplo, separação ou divórcio) sejam mais frequentes entre as com o transtorno, os parentes de crianças com transtorno manifestam taxas mais elevadas de TDAH do que as outras, qualquer que seja a natureza dessas circunstâncias (Biederman, Faraone et al., 1990).

Em segundo lugar, a taxa de ocorrência do transtorno é da ordem de 67 a 81% nos gêmeos monozigóticos e de 0 a 29% nos dizigóticos (Gilger, Pennington e DeFries, 1992; Sherman, Iacono e McGue, 1997; Thapar, 2003). Os trabalhos de Stevenson (1992) indicam que duas dimensões do transtorno – a hiperatividade e a desatenção – refletem um aporte genético.

Finalmente, as crianças adotadas cujos pais biológicos apresentaram ou ainda apresentam dificuldades de adaptação maiores (por exemplo, TDAH, agressividade, delinquência ou criminalidade na idade adulta) têm uma probabilidade três vezes mais elevada de manifestar os sintomas do TDAH que as crianças adotadas filhas de pais sem dificuldades específicas (Sprich, Biederman, Crawford, Mundy e Faraone, 2000). Esse risco ampliado se deve talvez não à existência de uma ligação direta entre os problemas de adaptação dos pais biológicos e à hiperatividade da criança, mas sim à comorbidade frequente da sintomatologia do TDAH e de diversos comportamentos antissociais (Cadoret e Stewart, 1991; van den Oord, Boomsma e Verhulst, 1994). Os dados de Cadoret e Stewart (1991) indicam também que essa ligação é evidente quando a criança filha de pais de risco é adotada por uma família de *status* socioeconômico baixo ou com um membro afetado por um transtorno psicopatológico – o que ressalta a importância do contexto familiar que acolhe a criança vulnerável (de um ponto de vista tanto genético quanto dessa própria vulnerabilidade).

Pesquisas se dedicam, há algum tempo, aos processos genéticos envolvidos na transmissão do transtorno. Mesmo eles ainda precisando ser elucidados, abordagens de genética molecular levam a crer que, pelo menos em alguns casos, o transtorno está ligado a uma disfunção dos sistemas dopaminérgicos. A atual evidência disponível implica dois genes, o transportador (DATI) e o receptor (DRD4 7+) da dopamina (Barkley, Smith, Fischer e Navia, 2006; Langley et al., 2004; Mill et al., 2002), sem que seja possível com isso determinar com precisão o papel etiológico que um ou outro poderia desempenhar. De maneira geral, deve-se observar que uma disfunção dos sistemas dopaminérgicos está envolvida na etiologia do transtorno em muitas crianças, pois estas reagem de maneira positiva aos psicoestimulantes geralmente utilizados no tratamento medicamentoso do TDAH.

### Fatores neurobiológicos

Equipes de pesquisa examinam há muito tempo as características neurobiológicas que diferenciam as crianças com TDAH das que não apresentam outra psicopatologia. Seus trabalhos confirmam os realizados em termos de transtornos de aprendizagem (Capítulo 5). Enquanto as primeiras pesquisas, na sua maioria, tentavam estabelecer a presença de sinais neurológicos menores nas crianças hiperativas (Mikkelsen, Brown, Minichiello, Millican e Rapoport, 1982), as mais recentes se baseiam em diferentes métodos de investigação, como a eletrofisiologia (por exemplo, potenciais evocados; Guérit, 2003; Johnstone, Barry e Anderson, 2001), a **tomografia por emissão de pósitrons ou PET scan** (Schweitzer et al., 2000), a **imagem por ressonância magnética ou IRM** (Semrud-Clikeman et al., 2000), e o **estudo do fluxo sanguíneo cerebral** (Gustafsson, Thernlund, Ryding, Rosen e Cederblad., 2000). Esses métodos de investigação e seus resultados foram objeto de excelentes descrições nos trabalhos de Barkley (2003) e de Thomas e Willems (2001).

Não temos condições de resumir aqui esses resultados. Porém, chama-se a atenção que geralmente eles têm como afinidade as crianças hiperativas e desatentas manifestarem disfunções nas estruturas cerebrais e/ou nos processos fisiológicos ou neurológicos que desempenham um papel essencial no controle do alerta, da vigilância e da atenção, assim como na regulação da inibição comportamental (ver síntese de Hendren, DeBacker e Pandina, 2000, e de Tannock, 1998). O sistema de ativação e de inibição comportamental está associado a um grupo de estruturas cerebrais, sendo as principais o **eixo hipotálamo-hipófise-adrenal** ou eixo HPA, o **sistema límbico** e o **córtex pré-frontal** (ver Figuras 1.7 e 1.8). Embora as pesquisas atuais não permitam afirmar que um comprometimento desse sistema esteja na origem do TDAH – pode-se conceber que o transtorno seja tanto a causa como a consequência de uma disfunção neurobiológica –, cada vez mais trabalhos de neuropsicologia vem fundamentar tal hipótese.

Em uma perspectiva complementar a essa abordagem neurobiológica, diversas pesquisas neuropsicológicas levam a crer que a vulnerabilidade genética que afeta algumas crianças se manifesta não diretamente no nível sintomático do TDAH, mas no de mecanismos corticais de inibição (Drouin et al., 1991; Milich, Hartung, Martin e Haigler, 1994; Sonuga-Barke, 1995). Foram propostos diversos modelos etiológicos envolvendo esses mecanismos.

Serão apresentados os de Quay (1988, 1997) e de Barkley (1997, 2003).

Com base em pesquisas neuroanatômicas e neurofisiológicas de Gray (1991), Quay (1988, 1997) propôs um modelo neuropsicológico para explicar a origem do TDAH e dos transtornos de comportamento. Esse modelo, aplicado unicamente ao TDAH de tipo predominantemente hiperativo-impulsivo e de tipo combinado, postula que as diferenças individuais observáveis desde a primeira infância na gestão de diversas situações afetivas, sociais e instrumentais refletem a atividade complementar de três sistemas neurobiológicos: um **sistema de ativação comportamental**; um **sistema de inibição comportamental**; e um **sistema geral de alerta e de vigilância**. No TDAH, o modelo sugere a hipótese de que uma disfunção do sistema de inibição está na origem dos sintomas, porque esse sistema, quando é ativado, provoca uma diminuição ou uma supressão do comportamento em curso e um aumento geral do nível de vigilância, o que permite então ao indivíduo dirigir sua atenção de maneira seletiva ou centrada.

Há trabalhos que vêm fundamentar essa hipótese. Serão mencionados os programas de pesquisa de Schachar e colaboradores no Canadá (Schachar et al., 1993, 2004; Schachar, Mota, Logan, Tannock e Klim, 2000) e de Oosterlaan e colaboradores nos Países Baixos (Oosterlaan e Sergeant, 1998; Oosterlaan et al., 2005). Ambos relatam diferentes experiências nas quais a criança deve reagir ágil e corretamente a estímulos apresentados por computador, mas de tempos em tempos é interrompida (de modo imprevisível) por um sinal sonoro que lhe indica que deve parar de reagir momentaneamente e esperar – no procedimento do *stop-signal* –, ou empreender de imediato uma outra tarefa (por exemplo, apertar um botão particular) – no procedimento da mudança de atividade. Os resultados, comparando três grupos de crianças (grupo TDAH, grupo TDAH e transtorno de conduta e grupo sem psicopatologia), mostram que

- as crianças do grupo TDAH, ao contrário das dos outros dois grupos, têm dificuldades acentuadas de cessar de imediato o que estão fazendo diante do sinal sonoro e, quando conseguem, têm dificuldade de passar rapidamente a uma tarefa diferente;
- essas crianças planejam não tão bem o que lhes pedem que façam e demoram menos após seus erros, que repetem com mais frequência;
- suas dificuldades não podem ser explicadas por uma falta de atenção ou de motivação – elas são evidentes mesmo quando as crianças são recompensadas toda vez que conseguem inibir sua resposta e, desse modo, motivadas a cumprir o melhor possível a tarefa;
- essas dificuldades são evidentes nas crianças do grupo TDAH, cujo comportamento é gravemente comprometido em casa e na escola.

Ainda que essas experiências demonstrem claramente inter-relações entre os processos de inibição e os sintomas característicos do transtorno, a sua natureza ainda precisa ser elucidada: como explicar que uma disfunção do sistema de inibição possa conduzir a comportamentos observáveis muito diversos de desatenção, de hiperatividade e de impulsividade? Barkley (1997, 2003) desenvolveu um modelo teórico que procura responder a essa pergunta. Assim como o de Quay, ele se aplica unicamente às crianças com TDAH de tipo predominantemente hiperativo-impulsivo ou combinado. De acordo com Barkley, os sintomas delas seriam a expressão comportamental de um déficit de quatro funções executivas que dependem estreitamente de processos de inibição para o seu bom funcionamento. (Recordemos que as funções executivas são os processos neuropsicológicos que interferem na autorregulação. Elas permitem ao ser humano coordenar seu comportamento de forma flexível e exata em função das exigências sempre mutáveis de seu ambiente, assim como de seu estado pessoal.)

Para Barkley (1997), os processos de inibição permitem à criança, como depois ao adolescente e ao adulto,

- não executar imediatamente a resposta que daria de preferência a uma pergunta ou em uma situação qualquer (por exemplo, foi essa que ela deu geralmente em circunstâncias parecidas, ou essa resposta tem uma forte probabilidade de ser reforçada);
- criar assim um tempo de resposta, isto é, um intervalo separando o momento em que é solicitada do momento em que reage;
- proteger esse tempo de resposta de qualquer distração ou interferência, de maneira que possa utilizá-lo para planejar sua reação e, de maneira mais geral, manejar seu comportamento.

A Figura 6.4 ilustra esse modelo etiológico e mostra que os processos de inibição, desenvolvidos progressivamente em função da maturação e da experiência, desempenham um papel-chave na aquisição do que Barkley denomina *sintaxe comportamental**  (em sintonia com a aquisição e com o desenvolvimento da linguagem em geral e da linguagem interiorizada em particular). Esses processos influenciam as quatro funções executivas essenciais ao desenvolvimento de competências afetivas, sociais e instrumentais de qualquer ser humano, pois permitem a ele coordenar e controlar seu comportamento motor e verbal:

1. A *memória de trabalho*: é a ferramenta da representação mental. Permite ter presente na memória um acontecimento e manipulá-lo de maneira a antecipar as reações que poderiam provocar diferentes respostas; é indispensável também ao desenvolvimento da imitação, da imaginação e da representação de si, dos outros e do tempo.
2. A *autorregulação afetiva e motivacional*: tem suas origens no tempo de resposta criado pelos processos de inibição, o qual dá à criança o meio de se distanciar um pouco do acontecimento em termos afetivos e lhe permite não necessariamente expressar o que sente de imediato. Esse desenvolvimento facilita o manejo eficaz das emoções, permitindo cada vez mais à criança levar em conta desejos e emoções alheias, e se motivar a empreender certas tarefas que exigem um esforço contínuo e que só dão frutos a longo prazo (por exemplo, o trabalho escolar).
3. A *interiorização da linguagem*: oferece à criança uma ferramenta complexa que lhe permite progressivamente influenciar não apenas seu meio, mas também seu próprio comportamento ao falar consigo mesma enquanto planeja, organiza e executa diversos comportamentos; é importante também no desenvolvimento da reflexão e do comportamento moral.
4. A *reconstituição*: em estreita cooperação com as três primeiras, fornece à criança o meio de analisar os diversos elementos de uma situação e de associá-las em novas combinações para adaptar seu comportamento às

---

* N. de R.T. Conjunto de regras que seriam concernentes à estrutura dos comportamentos que devem ser combinados para que componham um conjunto aceitável.

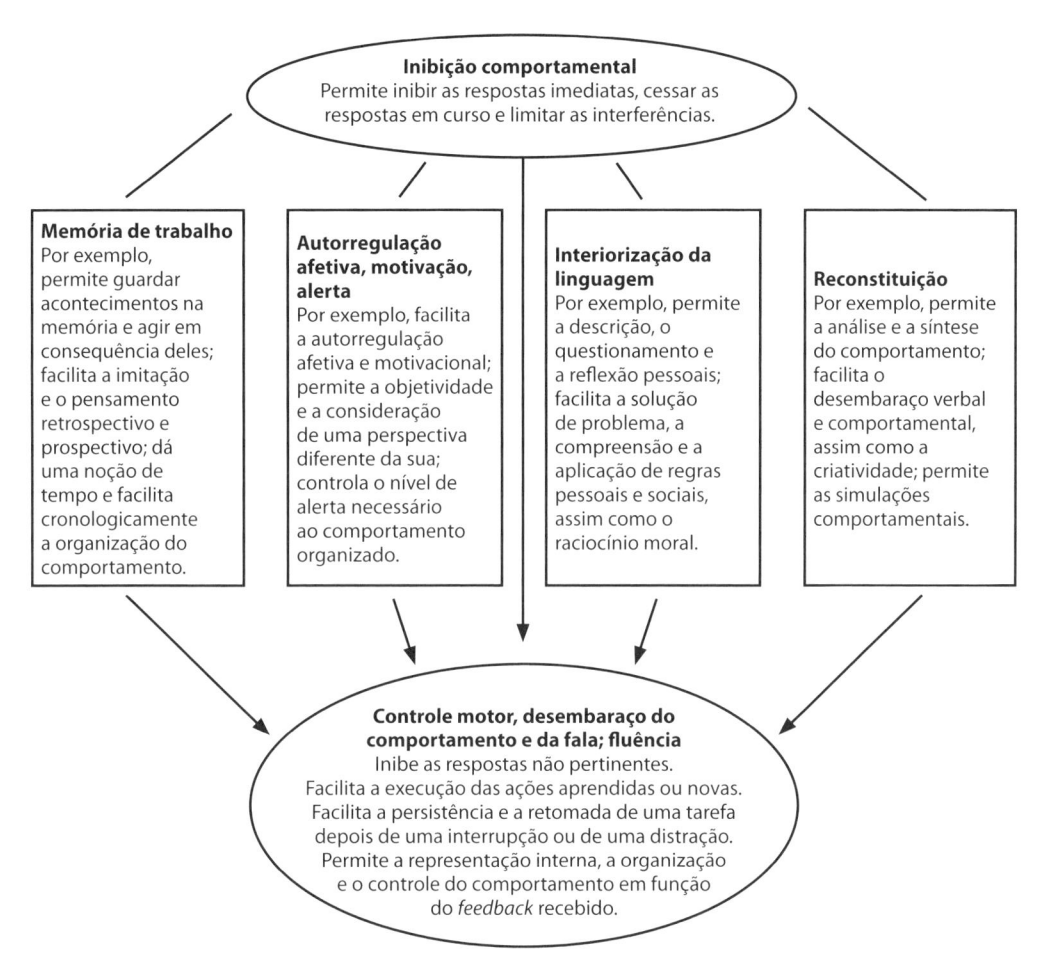

```
                    ┌─────────────────────────────┐
                    │  Inibição comportamental     │
                    │  Permite inibir as respostas │
                    │  imediatas, cessar as        │
                    │  respostas em curso e        │
                    │  limitar as interferências.  │
                    └─────────────────────────────┘
```

**Memória de trabalho**
Por exemplo, permite guardar acontecimentos na memória e agir em consequência deles; facilita a imitação e o pensamento retrospectivo e prospectivo; dá uma noção de tempo e facilita cronologicamente a organização do comportamento.

**Autorregulação afetiva, motivação, alerta**
Por exemplo, facilita a autorregulação afetiva e motivacional; permite a objetividade e a consideração de uma perspectiva diferente da sua; controla o nível de alerta necessário ao comportamento organizado.

**Interiorização da linguagem**
Por exemplo, permite a descrição, o questionamento e a reflexão pessoais; facilita a solução de problema, a compreensão e a aplicação de regras pessoais e sociais, assim como o raciocínio moral.

**Reconstituição**
Por exemplo, permite a análise e a síntese do comportamento; facilita o desembaraço verbal e comportamental, assim como a criatividade; permite as simulações comportamentais.

**Controle motor, desembaraço do comportamento e da fala; fluência**
Inibe as respostas não pertinentes.
Facilita a execução das ações aprendidas ou novas.
Facilita a persistência e a retomada de uma tarefa depois de uma interrupção ou de uma distração.
Permite a representação interna, a organização e o controle do comportamento em função do *feedback* recebido.

**FIGURA 6.4**
Representação esquemática de um modelo etiológico associando a inibição comportamental a quatro funções executivas essenciais à coordenação e ao controle do comportamento motor e verbal

Barkley, R. A. (1997). Behavioral inhibition, sustained attention, and executive functions: Constructing a unifying theory of TDAH. *Psychological Bulletin, 121,* 65-94. Adaptado com a permissão da American Psychological Association.

exigências sempre mutáveis do ambiente. Esse duplo processo de análise e de síntese lhe permite comparar as reações que poderiam provocar diferentes comportamentos e escolher o que melhor se adapta à situação em que se encontra (em vez de agir sem pensar e de provocar uma reação indesejável). A reconstituição é uma característica fundamental do funcionamento adaptativo em geral e, sobretudo, da linguagem e da criatividade.

Deveria ser evidente que os dados apresentados ao longo do capítulo indicassem que as crianças com TDAH experimentam dificuldades em cada um desses quatro campos. Particularmente, a disfunção executiva que esse modelo postula não as ajuda – ou ajuda pouco – a transpor com sucesso três etapas essenciais da socialização nos primeiros anos:

- a passagem de um modo de controle que depende estreitamente de acontecimentos externos e imediatos a um modo de controle interiorizado, que depende de uma representação mental deles;
- a passagem de um modo de controle que depende estreitamente da presença do adulto a um modo de autocontrole;
- a passagem de uma atração pelas recompensas imediatas a uma consideração das gratificações a longo prazo (Barkley, 2003).

Os dados disponíveis não permitem avaliar de maneira sistemática a ligação entre os processos de inibição comportamental e os sintomas do TDAH. Contudo, há pesquisas em curso que deveriam permitir esclarecer o papel etiológico desses processos. Se essas pesquisas forem bem-sucedidas, será possível também conduzir posteriormente ao desenvolvimento de um único modelo, ao mesmo tempo neuropsicológico e neurobiológico, do transtorno (ou pelo menos do TDAH de tipo predominantemente hiperativo-impulsivo ou combinado, sem comorbidade com o transtorno de conduta), e assim permitir uma reformulação diagnóstica utilizada atualmente.

### Fatores ligados à gravidez

Vários estudos relatam que as complicações na gravidez e no momento do nascimento, assim como certas doenças infantis, são mais frequentes nas crianças com TDAH do que na população geral (ver síntese de Linnet et al., 2003). Entretanto, os fatores de risco potenciais são muitos, e não está claro que todos desempenhem um papel etiológico. É mais provável que a maioria desses fatores aumente o risco de psicopatologias e que, quando estão implicados no desenvolvimento do TDAH, esse crescimento se refira apenas a uma minoria de casos.

Em contrapartida, é provável que o cigarro, o álcool e diversas outras drogas desempenhem um papel etiológico no aparecimento dos sintomas do TDAH, porque frequentemente as crianças atingidas foram expostas a esses produtos já desde a gravidez. Um número crescente de estudos longitudinais relata, de fato, uma ligação significativa entre esses produtos e o aparecimento do transtorno que se manifestam, muitas vezes, anos mais tarde, sobretudo nos meninos (Mick, Biederman, Faraone, Sayer e Kleinman, 2002; Rodriguez e Bohlin, 2005).

### Produtos tóxicos e alimentação

Diversas pesquisas examinaram o papel que produtos tóxicos, como o chumbo, poderiam ter no desenvolvimento e na evolução do TDAH (Fergusson, Fergusson, Horwood e Kinzett, 1988). Apesar de se ter estabelecido uma ligação estatística, ela é modesta e, sendo de natureza causal, não pode explicar a incidência do transtorno, a não ser em uma minoria de casos e, é provável, apenas em associação com outras variáveis (por exemplo, pobreza, condições inadequadas de habitação). Os dados disponíveis mostram, de fato, que a maioria das crianças com TDAH não tem um nível elevado de chumbo no sangue e que a maioria das que apresentam envenenamento por chumbo não é hiperativa (Kahn, Kelly e Walker, 1995; Lansdown, 1986).

O mesmo ocorre com teorias que relacionam o TDAH a uma alimentação inadequada, como uma dieta desequilibrada, excessivamente rica em açúcar ou em colorantes ou aditivos alimentares. Apesar da popularidade dessas teorias em certos meios, não existe até o momento nenhuma pesquisa que permita estabelecer uma ligação etiológica entre a alimentação de uma criança e seus comportamentos hiperativos e desatentos e, por conseguinte, nenhum apoio científico para as diversas práticas alimentares que prometem às famílias, em geral desesperadas, uma solução fácil para seus problemas. Em um levantamento detalhado de pesquisas que examinaram essa ligação presumida entre o açúcar e a hiperatividade, Milich, Wolraich e Lindgren (1986) assinalam os problemas metodológicos apresentados por vários trabalhos. Eles relatam que a maioria dos estudos controlados não detectou um vínculo significativo e os que o fazem obtêm resultados contraditórios, afirmando, ao mesmo tempo, que o açúcar melhora e, às vezes, agrava o comportamento infantil.

As expectativas dos pais, com certeza, desempenham um papel fundamental nesse aspecto, e talvez expliquem a persistência, apesar da falta de sustentação científica, de diversas teorias envolvendo a alimentação. Em um estudo experimental, Hoover e Milich (1984) pediram a mães de hiperativos que brincassem e trabalhassem com elas depois de lhes ter dado uma bebida açucarada. Embora todas as mães tenham sido previamente informadas que seu filho receberia uma bebida adicionada com açúcar se fizesse parte do grupo experimental e com aspartame se fizesse parte do grupo de análise, todas receberam a mesma bebida com aspartame. As mães que acreditavam que seus filhos tinham ingerido uma bebida contendo açúcar os descreveram como mais agitados, desobedientes e hiperativos e, em interação direta com eles, se mostraram mais críticas e diretivas que as mães que acreditavam que seus filhos tinham ingerido uma bebida com aspartame. Esses resultados demonstram que as expectativas dos pais influenciam bastante a maneira como avaliam e tratam as crianças com TDAH e que, às vezes, eles provocam nas crianças, por sua maneira de ser, comportamentos perturbadores, atribuindo-os erroneamente à alimentação.

## Fatores familiares, sociais e culturais

### A FAMÍLIA

A natureza das interações que as crianças hiperativas têm com meio ambiente imediato é objeto de estudos há bastante tempo. Ainda que se disponha de dados consideráveis, sua interpretação raramente é simples. De um lado, a família constitui um contexto desenvolvimental em que o papel etiológico de diversos fatores de risco é difícil de estabelecer, porque eles podem, ao mesmo tempo, contribuir para o surgimento e para a evolução do TDAH e ser eles próprios influenciados por esse transtorno; de outro, muitos estudos não distinguem claramente entre as crianças apenas com TDAH e aquelas cujo transtorno está associado a um transtorno oposicional ou a um de conduta e, assim, ignoram a influência que essa comorbidade desempenha na explicação de seus resultados. É preciso levar em conta essas considerações para interpretar os dados disponíveis.

As interações familiares de crianças com TDAH, sobretudo com pouca idade, apresentam muitos pontos afins com as que têm transtorno oposicional, que será descrito no Capítulo 7. Apesar das divergências metodológicas às vezes consideráveis, vários estudos baseados na observação direta das interações de hiperativos e não hiperativos com seus pais (em geral, com as mães) concordam sobre os seguintes pontos:

1. Os conflitos são frequentes nas famílias de crianças hiperativas: elas sempre perturbam as interações familiares, pois são agitadas, ruidosas e exigentes, além de demandarem sempre atenção e supervisão. Não aceitam limites, não obedecem e provocam frequentemente a oposição ou a cólera de seu meio. Suas mães, de fato, ficam com mais raiva na presença do que na ausência delas, enquanto o inverso é verdadeiro para as mães de crianças sem o transtorno (Whalen et al., 2006).
2. As mães de hiperativos são mais diretivas, mais críticas e menos positivas (menos encorajadoras e afetuosas).
3. As mães de crianças hiperativas têm a tendência a ignorá-las, em vez de prestar atenção quando se comportam de maneira apropriada.
4. Os conflitos mãe-filho são frequentes nas situações estruturadas, em que a criança deve cumprir uma tarefa definida; eles são mais raros (e talvez não mais numerosos que nas famílias de crianças sem o transtorno) quando ela brinca livremente.
5. As diferenças segundo o sexo são pouco significativas, ainda que, em geral, as mães sejam mais diretivas e mais negativas em relação aos meninos, que elas também costumam recompensar mais que as meninas.
6. Notam-se também poucas diferenças relativas a sexo de pai/mãe. Os pais provavelmente têm tantas dificuldades em educar quanto as mães de hiperativos, e os conflitos pai-filho são mais frequentes nas famílias com hiperativos, ainda que essas crianças obedeçam em média mais ao pai do que à mãe.
7. Por último, embora os conflitos mãe-filho tendam a diminuir com o tempo, um estudo de acompanhamento de oito anos relata que eles são sempre mais frequentes nas famílias de adolescentes hiperativos, e que as interações conflituosas mãe-filho nos primeiros anos predizem interações de natureza semelhante durante o período de acompanhamento (Barkley, Fischer, Edelbrock e Smallish, 1991; ver também sínteses de Danforth et al., 1991, e de Johnston e Mash, 2001).

Diversas pesquisas permitem completar e ampliar este resumo.

Em primeiro lugar, se a maior parte dos estudos examinou a relação mãe-filho, os dados disponíveis mostram claramente que é o sistema familiar como um todo que é perturbado pela presença de uma criança com TDAH, seja por conflitos entre mãe e filho, entre pai e filho, entre irmãos e irmãs, e, às vezes, seja entre os pais (Johnston e Mash, 2001).

Em segundo lugar, é essencial repetir que as dificuldades em educar e os conflitos descritos são mais evidentes e talvez crônicos nas famílias em que a criança apresenta ou um nível elevado de oposição, de provocação e de agressividade ou também um transtorno de comportamento (Pfiffner, McBurnett, Rathouz e Judice, 2005; Seipp e Johnston, 2000). De fato, é possível que esses conflitos resultem de dificuldades comportamentais comórbidas de crianças com TDAH do que ao TDAH enquanto tal. Assim, não é surpreendente constatar que é nessas famílias que os pais queixam-se estar estressados e têm o nível de *coping* parental[*] mais baixo (Johnston e Mash, 2001).

Em terceiro lugar, observações familiares põem em evidência o papel ativo desempenhado pela criança com TDAH nas manifestações e sua evolução, assim como a importância do contexto familiar. Em uma pesquisa longitudinal realizada com crianças acompanhadas desde o nas-

---

[*] N. de R.T. Exercício do papel parental.

cimento até os 11 anos, direcionada ao desenvolvimento da desatenção e da hiperatividade, Carlson, Jacobvitz e Sroufe (1995) analisaram os fatores que permitiam predizer um índice alto de comportamentos distraídos aos 3 anos e meio e de hiperatividade entre 6 e 8 anos e aos 11 anos. Seus resultados mostram que a evolução dos sintomas de hiperatividade, variando de um caso a outro, depende *ao mesmo tempo* do temperamento inicial da criança, da qualidade dos cuidados e das práticas educativas de sua mãe, além do apoio afetivo e social que a mãe recebe de seu meio. Mais precisamente, nessa perspectiva multifatorial, é possível que o transtorno dependa menos da contribuição individual de cada protagonista do que de sua compatibilidade: uma criança ativa, impulsiva e agitada terá mais dificuldade com pai ou mãe muito controlador do que com um pai ou mãe mais indulgente e capaz de se adaptar a seu temperamento e de canalizar sua energia.

Por último, diversos fatores contextuais agravam as relações familiares conturbadas de crianças hiperativas, quando não as provocam diretamente. Estão entre esses fatores os comportamentos antissociais dos pais (sobretudo do pai), as toxicomanias (por exemplo, o alcoolismo paterno), os conflitos conjugais, as psicopatologias e o isolamento social (sobretudo da mãe) (Barkley, Fischer et al., 1990; Biederman, Faraone et al., 1990; Johnston e Mash, 2001). A síntese de Johnston e Mash afirma que mães de crianças com TDAH são estressadas, têm uma baixa autoestima e sentimentos acentuados de depressão que, em muitos casos, provavelmente refletem os desafios cotidianos colocados por essas crianças. E o estudo longitudinal de Barkley e colaboradores (1991) indica que esses sentimentos negativos são crônicos, sendo encontrados desde a adolescência nas mães de crianças hiperativas.

No mesmo estudo longitudinal, Barkley, Fischer e colaboradores (1990) relatam de maneira mais genérica que as famílias de crianças com TDAH são frequentemente mais instáveis: em um período de oito anos, os pais de hiperativos tinham mudado de emprego duas vezes mais; as mães tinham se separado ou se divorciado três vezes mais; a família tinha se mudado quatro vezes mais. Ainda que o papel desses fatores de risco esteja documentado, os processos envolvidos são complexos. Mais uma vez, é essencial evitar uma perspectiva linear e unidirecional que atribuiria a causa do TDAH às dificuldades pessoais ou sociais de alguns pais, o que ignoraria a influência da criança no desenvolvimento e na evolução de seus sintomas. Um exemplo ilustra esse ponto. Em um estudo experimental apresentado em detalhe no Capítulo 7, Pelham e colaboradores (1997) concluíram que, após uma série de tarefas interativas com um ator representando o papel de uma criança "perturbada" manifestando várias características diagnósticas dos transtornos de comportamento e do TDAH, pais de crianças sem dificuldade consumiam em média 30% a mais de bebidas alcoólicas que os pais de criança-ator "normal". Esses resultados não implicam evidentemente que as crianças perturbadas levem seus pais a beber! Eles assinalam, ao contrário, a importância de conceber os sintomas da criança e as dificuldades psicossociais que afetam sua família em uma perspectiva transacional em que todos os protagonistas contribuem de diversas maneiras para as perturbações observadas.

### Além da família

Quando as crianças que manifestam vários sintomas do TDAH, ou o próprio transtorno ingressam na escola, logo são confrontadas com dois novos desafios: a rejeição social e as dificuldades de aprendizagem. Ainda que sejam provavelmente tanto a consequência quanto a causa dos problemas observados, eles contribuirão inevitavelmente para seu agravamento e, em muitos casos, para uma primeira consulta profissional e para o diagnóstico do transtorno.

Logo, o TDAH se inscreve inevitavelmente em um contexto social e cultural que, em vários países, dá ênfase ao êxito escolar, o qual os pais exigem cada vez mais e nas diversas áreas (educativa, esportiva, artística, social). Isso não é concebível para a criança sem organização, cuja atenção deve ser chamada o tempo todo, além de ela ser, muitas vezes, agressiva. Seria ingênuo acreditar que essas exigências possam, por si mesmas, ser a causa do transtorno. Contudo, é bem provável que, sem elas, as dificuldades de muitas crianças com TDAH seriam muito menos evidentes ou, em todo caso, menos alarmantes para as pessoas próximas. Pode ser então que as exigências contribuam em muitos casos para a manutenção e mesmo para o agravamento do transtorno ao pôr em evidência as dificuldades de muitos jovens e ao relegá-los ao distanciamento ou à rejeição.

As sociedades onde há maior preocupação com o TDAH hoje em dia são aquelas que vivem rápido: seu modo de vida agitado, em busca permanente de novidades, é bastante desatento, hiperativo e impulsivo. Portanto, é preciso indagar-se a respeito de sua influência sobre crianças e adolescentes e também sobre seus pais (Bursztejn e Golse, 2006). Desde os primeiros anos de vida, a infância de todos os países industrializados é submersa em uma onda de sons, imagens e sensações em constante mutação, em geral, sem se ter tempo de prestar muita atenção a elas e menos ainda de compreendê-las. Apoiado em dados, Gitlin (2002) demonstra que os programas de televisão para crianças e os filmes da atualidade para o grande público são muito mais ágeis do que há alguns anos, bombardeando a quem lhes assiste com estímulos geralmente díspares que se expandem a um ritmo trepidante. Mais uma vez, seria ingênuo atribuir a origem do TDAH a nossos modos de vida frequentemente nocivos, pois era de se esperar então que a maior parte de nossas crianças fosse afetada. No entanto, o transtorno reflete bem a corrida desenfreada e, muitas vezes, desorientada em que pais e filhos se vêm envolvidos todos os dias, a qual, embora não explique a hiperatividade, talvez contribua para mantê-la e agravá-la.

## CONCLUSÕES

A hiperatividade, a agitação, a distração e a falta de atenção de crianças e adolescentes com TDAH são o resultado de processos etiológicos em que convergem fatores de risco genéticos, neurofisiológicos, cognitivos, familiares, sociais e culturais. É muito provável que seja necessária uma vulnerabilidade biológica para a manifestação do transtorno. De fato, é difícil conceber que uma criança desenvolva disfunções executivas que influenciam suas manifestações unicamente por razões psicossociais. Mas essa vulnerabilidade requer um "terreno fértil" tanto na família como além dela para se tornar realidade. Em outras palavras, o TDAH é o resultado de transações complexas e ainda pouco conhecidas para as quais a criança, a família nuclear e a família extensa contribuem de maneira ativa. Com o tempo, essas inter-relações traçam diferentes cursos de desenvolvimento do transtorno, alguns mais biológicos (por exemplo, quando vários membros da família são hiperativos), outros mais psicossociais (por exemplo, quando os pais não são hiperativos, mas têm comportamentos antissociais).

Apesar dos progressos consideráveis em relação ao TDAH durante as últimas décadas, ainda são necessários muitos esforços, sobretudo para descrever melhor esses diferentes cursos de desenvolvimento e distinguir suas respectivas etiologias. Como já assinalamos várias vezes ao longo deste capítulo, é particularmente importante determinar:

- se o TDAH de tipo predominantemente desatento é um transtorno distinto ou um subtipo das dificuldades classificadas hoje em dia sob a rubrica geral de transtornos hiperativos;
- até que ponto o TDAH de tipo predominantemente hiperativo-impulsivo ou combinado e os transtornos de comportamento se sobrepõem e representam diferentes manifestações de uma mesma psicopatologia.

Essas questões estão no cerne do contraste entre os critérios diagnósticos da CID-10 e do DSM-IV e terão de ser respondidas para permitir revê-los e dar suporte aos futuros estudos epidemiológicos e desenvolvimentais.

Na expectativa de trabalhos que permitam responder a essas questões, este capítulo será concluído com a citação de alguns trechos das reflexões escritas aos 27 aos de idade por Ian Murray, um adulto que cresceu manifestando a maior parte dos sintomas do TDAH. Ian participou de um estudo longitudinal canadense de Weiss e Hechtman (1993).

**IAN**

"Aos 7 anos, fui obrigado a repetir meu primeiro ano na escola, e Rosemarie quis saber por que eu tinha sido reprovado pela primeira vez. Ela acha como todos os outros meninos e meninas que 'é ridículo'. Não sei como lhe responder e, então, na hora do almoço, digo à minha mãe que estão zombando de mim na escola. Ela me ensinou a lhes dizer que 'isso não lhes diz respeito, que eles não sabem do que se trata'. Mas eu acho mais simples quebrar a cara deles [...]

'Vinte anos mais tarde [...] leio uma nota da senhora Rowe, minha professora da 1ª série:

> Na aula, Ian é um líder que quer sempre controlar o que seus colegas estão fazendo. Ele tem muita dificuldade de fazer amigos e de conservá-los. Quase todas as crianças da turma acham que ele procura causar-lhes aborrecimentos [...] Sua desatenção e agora sua desobediência sempre perturbam a aula [...] Ian tenta chamar a atenção das pessoas próximas, e todos os meios são válidos para ele, positivos ou não. É uma criança que pode ser extremamente gentil e prestativa e que se entende muito melhor com os adultos do que com as crianças [...] Ele tem muita personalidade.

No ensino fundamental, tive professores que fizeram esforços sinceros para me ajudar; outros preferiram me deixar de lado, exigindo pouco e esperando menos ainda, contando que eu acabasse por me render à rotina e que não espezinhasse os direitos alheios. Ainda ouço essas frases que me foram repetidas durante a infância: 'Não tão rápido, Ian' ou 'Você sabe que está enganando a si mesmo, Ian, e a mais ninguém'. Eles estavam errados. Eu não estava tentando enganar a mim mesmo, e não sabia como ir menos rápido [...]

Eu era de algum modo o palhaço da classe. Sabia interromper a monotonia das rotinas cotidianas com meus comentários engraçados e com minhas palhaçadas. Às vezes, os próprios professores gostavam desse tipo de pausa. Um encorajamento de sua parte me levava inevitavelmente a ser mais audacioso ainda. O problema é que eu nunca sabia de fato parar antes que um *Fora daqui!* viesse me interromper em plena ação e me despachar mais uma vez para a sala da diretora – que decidiu, dessa vez, me chicotear [...]

Eu procurava a todo custo esconder minhas dificuldades. Minha dignidade e minha autoestima dependiam disso [...] Infelizmente, jamais conseguia passar despercebido com minha hiperatividade. [No início de cada ano escolar] o telefone começava a tocar em casa já desde a primeira semana de outubro. Eu ainda não sabia ler foneticamente na

5ª série. Os meninos falavam na escola dos livros de aventuras que liam. Então, à noite, eu pedia à minha mãe que os lesse para mim para saber do que eles falavam. Eu fingia ler os mesmos livros [...]".

Aos 27 anos, ao escrever suas reflexões, Ian observa:

"Eu me sinto sozinho, secretamente incompleto [...] sentindo que uma vez mais fiquei atrasado; de fato, talvez nunca tenha superado o atraso que tive e talvez não o supere jamais..." (p. 302-311).

## Resumo

1. As crianças com TDAH manifestam comportamentos perturbadores em que predominam a desatenção e/ou a hiperatividade e a impulsividade. Geralmente persistem durante anos e são nitidamente mais frequentes e mais sérios do que na maior parte das crianças da mesma idade. O diagnóstico clínico atual define o problema da atenção do transtorno pelo que a criança é incapaz de fazer. Essa realidade reflete o fato de que ainda não se sabe com precisão a maneira como os processos de atenção se desenvolvem nas crianças sem dificuldades e, portanto, como e quando as crianças com TDAH se moldam ao longo do desenvolvimento.

2. Apenas uma minoria de crianças turbulentas e desatentas aos olhos de pai ou de mãe ou de professor sofre de TDAH. Atualmente, acredita-se que os sintomas do TDAH representam a extremidade patológica de um *continuum* de comportamentos observados em todas as crianças, de modo que a perspectiva categorial da CID-10 e do DSM-IV – que estabelece ou não a presença do transtorno – reflete mais uma prática clínica do que uma realidade científica.

3. Se é verdade que o diagnóstico de uma psicopatologia se inscreve sempre em um contexto desenvolvimental e social, a influência dele é evidente no TDAH. Na maior parte dos casos, os pais e/ou professores da criança determinaram, a uma certa altura, que o comportamento dela limitava seu funcionamento adaptativo e causava perturbações sérias na família e/ou na escola. Isso significa que, quando o diagnóstico é feito, ele reflete invariavelmente não apenas o comportamento habitual da criança, mas também as normas sociais e o nível de tolerância do meio que solicitou sua avaliação.

4. Distinguem-se dois subtipos principais: o TDAH de tipo predominantemente hiperativo-impulsivo ou combinado e o TDAH de tipo predominantemente desatento. As características e os cursos de desenvolvimento desses subtipos são diferentes e levam certos pesquisadores a acreditar que poderia se tratar de dois transtornos distintos.

5. O transtorno geralmente é diagnosticado durante os primeiros anos da escolaridade momento em que a criança se vê confrontada com as exigências comportamentais e escolares que não consegue cumprir. Estima-se que ele afeta 4 a 6,5% de crianças e adolescentes nos países industrializados. É diagnosticado com mais frequência na infância do que na adolescência, e mais nos meninos do que nas meninas. Isso reflete, pelo menos em parte, o fato de que os sintomas mais "ruidosos" do TDAH geralmente se atenuam durante a adolescência ou no início da idade adulta, e que em qualquer faixa etária é mais característico dos meninos do que das meninas.

6. O TDAH é acompanhado com muita frequência de sintomas de oposição e de agressividade, ou do transtorno oposicional desafiante ou do transtorno de conduta. Essa comorbidade é associada a um curso de desenvolvimento negativo na qual as dificuldades são crônicas.

7. As crianças com TDAH têm capacidades intelectuais inferiores às das outras crianças, dificuldades de aprendizagem, um risco maior de acidentes, mas uma autoestima relativamente boa. Os transtornos de aprendizagem são mais frequentes nas crianças com TDAH de tipo predominantemente desatento do que de tipo predominantemente hiperativo-impulsivo ou combinado.

8. Estudos de famílias, de gêmeos e de crianças adotadas mostram que a etiologia do TDAH tem um componente genético. Entretanto, é muito provável que o transtorno não seja herdado enquanto tal, mas que o fator genético predisponha algumas crianças a ter dificuldades de inibição. Mais precisamente, os resultados de diversas pesquisas vêm fundamentar a hipótese segundo a qual a desatenção, a hiperatividade e a impulsividade que caracterizam o TDAH refletiriam um déficit executivo, provocado por uma alteração do sistema de ativação e de inibição comportamental necessária a um manejo harmonioso do comportamento.

**9** A família constitui um contexto desenvolvimental em que o papel etiológico de diversos fatores de risco é difícil de ser estabelecido, porque eles podem, ao mesmo tempo, contribuir para o aparecimento e para a evolução do TDAH e ser eles mesmos influenciados por esse transtorno. De fato, as dificuldades das crianças hiperativas às vezes perturbam bastante sua vida em família, e ela também contribui para seus comportamentos perturbadores e para a manutenção deles. O mesmo ocorre com as dificuldades que as crianças apresentam na escola.

**10** O TDAH se manifesta frequentemente em um contexto social e cultural que dá uma ênfase excessiva ao êxito escolar – êxito muito difícil ou mesmo inatingível para hiperativos, impulsivos e desorganizados. Do mesmo modo, a vida conturbada de várias sociedades ocidentais provavelmente contribui para a agitação e a falta de organização de muitas crianças desde bem pequenas e, com isso, para o aparecimento dos sintomas mais característicos do transtorno em algumas delas.

## Questões para aperfeiçoar o conhecimento

**1** Pode-se considerar qualquer excesso de atividade que emana de uma criança como um sinal precursor do TDAH ? Justifique sua posição com exemplos.

**2** Em que um hiperativo assemelha-se e diferencia-se de uma criança desatenta? Desenvolva sua resposta com exemplos de comportamento típico.

**3** Julie tem 9 anos e sofre de TDAH de tipo predominantemente desatento. Descreva em que seu comportamento se distingue do de seus pares sem dificuldade.

**4** Pierre tem 7 anos e sofre de TDAH de tipo combinado. Descreva em que seu comportamento se distingue do de seus pares sem dificuldade.

**5** "As dificuldades que a criança com TDAH manifesta no âmbito da atenção têm um aspecto simultaneamente temporal e organizacional." Explique essa asserção usando exemplos concretos.

**6** Descreva os três subtipos do TDAH definidos pelo DSM-IV, assim como evolução da infância à adolescência.

**7** Por que a hiperatividade é mais fácil de diagnosticar durante a infância do que na adolescência?

**8** "As crianças hiperativas não têm transtorno psicopatológico. Elas simplesmente não aprenderam a se comportar direito." Avalie essa afirmação de maneira crítica, com informações fornecidas pelo presente capítulo.

**9** Quais são os transtornos psicopatológicos que costumam acompanhar o TDAH? Como explicar sua comorbidade?

**10** O que você sabe da autoestima das crianças com TDAH?

**11** Descreva o curso de desenvolvimento típico do TDAH. Qual é a importância do sexo da criança nesse curso?

**12** O que se sabe da adaptação das pessoas com TDAH quando suas dificuldades persistem até a idade adulta?

**13** Descreva as ligações evidenciadas pela pesquisa entre o sistema de ativação e de inibição comportamental e os sintomas do TDAH.

**14** Existem contextos familiares e/ou sociais em que o TDAH tenha uma probabilidade elevada de aparecer?

**15** Em que medida a hiperatividade de uma criança é fonte de conflitos na família e na escola?

## Questões para reflexão

**1** A partir de que momento é possível dizer sem risco de se enganar que uma criança sofre de TDAH?

**2** Compare e evidencie as vantagens e os limites de uma abordagem categorial e de uma abordagem dimensional do TDAH.

**3** Como você explica a preponderância muito mais elevada de meninos nas amostras clínicas de crianças com TDAH do que nas amostras comunitárias?

**4** O transtorno hipercinético geralmente se manifesta de forma diferente conforme o sexo. Os critérios diagnósticos deveriam então ser adaptados de acordo com esse aspecto?

**5** Os hiperativos são habitualmente perturbadores tanto na família quanto na escola. Isso é suficiente para afirmar que elas têm uma psicopatologia?

**6** Você recebe em consulta um menino de 7 anos que, como lhe dizem, é extremamente agitado, desatento e desorganizado. Que elementos você iria procurar em seu trabalho para estabelecer um diagnóstico de hiperatividade ou determinar que um tal diagnóstico não é pertinente?

**7** O TDAH é amplamente definido pela negação, pelo que a criança é incapaz de fazer, e não por suas competências. Que problemas uma tal abordagem coloca ao pesquisador e ao clínico?

**8** O TDAH é um transtorno de inibição?

**9** Quais são as vantagens e os limites do modelo etiológico de Barkley?

**10** Pode-se considerar o TDAH como uma criação de sociedades e culturas nas quais as pessoas só se interessam pelo que é rápido e pelo que é novo?

**11** Que crédito se pode dar à hipótese psicanalítica segundo a qual certas crianças desenvolvem o TDAH para se protegerem de sentimentos invasivos de ansiedade, de frustração ou de revolta? Como se pode avaliar essa hipótese cientificamente?

## *Indicadores para estudo*

BADER, M., PIERREHUMBERT, B., JUNIER, L. & HALFON, O. (2005). *Les troubles hyperactifs avec déficit d'attention chez les enfants et les adolescents.* Lausanne : Service universitaire de Psychiatrie de l'Enfant et de l' Adolescent.

BARKLEY, R.A. (2003). Attention-deficit/hyperactivity disorder. In E.J. Mash & R.A. Barkley (Eds.), *Child psychopathology.* New York : Guilford Press, 2nd ed (75-143).

BARKLEY, R.A., COOK, E.H. *et al.* (2002). Consensus statement on ADHD. *European Child & Adolescent Psychiatry,* 11, 96-98.

BOUVARD, M., LE HEUZEY, M.-F. & MOUREN, M.-C. (2006). *L'hyperactivité: de l'enfance à l'âge adulte.* Rueil-Malmaison : Doin, 2ᵉ éd.

BURSZTEJN, C. & GOLSE, B. (2006). L'hyperactivité avec troubles de l'attention: questions cliniques et épistémologiques. *Neuropsychiatrie de l'Enfance et de l'Adolescence,* 54, 29-37.

COMPERNOLLE, T. & DORELEIJERS, T. (2004). *Du calme! Comprendre et gérer l'enfant hyperactif.* Bruxelles : De Boeck.

GERSHON, J. (2002). A meta-analytic review of gender differences in ADHD. *Journal of Attention Disorders,* 5,143-154.

MANNUZZA, S., KLEIN, R.G., ABIKOFF, H., MOULTON, J.L. (2004). Significance of childhood conduct problems to later development of conduct disorder among children with ADHD : A prospective follow-up study. *Journal of Abnormal Child Psychology,* 32, 565-573.

PENNINGTON, B.F. & OZONOFF, S. (1996). Executive functions and developmental psychopathology. *Journal of Child Psychology and Psychiatry,* 37, 51-87.

SCHACHAR, R.J., MOTA, V.L., LOGAN, G.D., TANNOCK, R. & KLIM, P. (2000). Confirmation of an inhibitory control deficit in attention-deficit/hyperactivity disorder. *Journal of Abnormal Child Psychology,* 28, 227-235.

SCHMIDT, M.H. & MOLL, G. H. (1995). The course of hyperkinetic disorders and symptoms: A ten year prospective longitudinal field study. In J. Sergeant (Ed.), *Eunethydis : European approaches to hyperkinetic disorder.* Amsterdam : University of Amsterdam (191-207).

THOMAS, J. & WILLEMS, G. (2001). *Troubles de l'attention, impulsivité et hyperactivité chez l'enfant: approche neurocognitive.* Paris: Masson, 2ᵉ éd.

WALLON, H. (1925). *L'enfant turbulent: étude sur les retards et les anomalies du développement moteur et mental.* Paris: PUF, 2ᵉ éd. 1984 (coll. Quadrige).

## Palavras-chave

abordagem categorial
abordagem dimensional
córtex pré-frontal
déficit de atenção/hiperatividade
déficit de atenção/hiperatividade, tipo combinado
déficit de atenção/hiperatividade, tipo predominantemente desatento
déficit de atenção/hiperatividade, tipo predominantemente hiperativo-impulsivo
disfunção cerebral mínima
eixo hipotálamo-hipófise-adrenal
estudo do fluxo sanguíneo cerebral
funções executivas
imagem por ressonância magnética ou IRM
lesão cerebral mínima
ritmo cognitivo lento
sistema de ativação comportamental
sistema de inibição comportamental
sistema geral de alerta e de vigilância
sistema límbico
tomografia por emissão de pósitrons ou PET scan
transtorno hipercinético

# 7
# OS TRANSTORNOS DE COMPORTAMENTO

*Neste capítulo você saberá que:*

**1** os transtornos de comportamento compreendem duas condições distintas: o transtorno oposicional desafiante e o transtorno de conduta; os problemas que os caracterizam se manifestam de maneiras muito diversas em diferentes períodos do desenvolvimento;

**2** o *transtorno oposicional desafiante* caracteriza-se por um conjunto de comportamentos de oposição, de desobediência, de provocação e de hostilidade em relação aos adultos responsáveis pela criança e em relação aos colegas;

**3** o *transtorno de conduta* recobre o conjunto de comportamentos conflituosos do transtorno oposicional aos quais vêm se somar a violação constante dos direitos fundamentais de outro e das normas sociais (p. ex., agressividade, violência);

**4** existem dois subtipos de transtorno de conduta: um transtorno de conduta de tipo mal socializado e um transtorno de conduta de tipo socializado, cujos cursos de desenvolvimento diferem bastante;

**5** os transtornos de comportamento associam-se frequentemente a outros transtornos ou dificuldades comórbidas (p. ex., hiperatividade, delinquência, utilização precoce e abusiva de drogas, transtornos de humor e transtornos de ansiedade, rejeição social, dificuldades escolares);

**6** a epidemiologia dos transtornos de comportamento depende bastante da idade e do sexo da criança, assim como do contexto social e cultural em que as dificuldades se manifestam;

**7** os transtornos de comportamento estão entre as psicopatologias da infância e da adolescência mais estáveis; nos casos graves, esses transtornos seguem uma progressão ordenada que é surpreendente, dada a heterogeneidade acentuada de sua fenomenologia;

**8** fatores de risco biológicos, psicológicos, familiares, sociais e culturais estão envolvidos na etiologia desses transtornos; esses fatores agem conjuntamente, mas nem todos estão em jogo em todos os casos, de modo que o mesmo transtorno em crianças diferentes não reflete necessariamente os mesmos riscos.

---

Além do campo da desatenção e da hiperatividade, tratado no Capítulo 6, a vida em sociedade exige que a criança aprenda a se entender com seu meio, seja na família, na escola ou no bairro. De maneira mais geral, desde os primeiros anos de vida, toda criança deve aprender, de um lado, a respeitar os direitos fundamentais do outro e a se conformar a inúmeras normas sociais e culturais e, de outro lado, a resolver os conflitos que surgem inevitavelmente quando vive em comunidade, colaborando, e não se opondo, ao seu meio. Este capítulo trata de dois transtornos que frequentemente se encadeiam: o transtorno oposicional desafiante, que começa durante a infância, e o transtorno de conduta, que se manifesta sobretudo durante a adolescência. O capítulo dá ênfase às características muito variadas desses transtornos e ao papel fundamental que desempenha o ambiente familiar, escolar e social em seu aparecimento e em sua evolução. Destaca-se ainda, em vários momentos, o fato de que, embora os comportamentos perturbadores que caracterizam esses transtornos – provocação, roubo, mentira, agressividade, etc. – sejam muito frequentes hoje nas sociedades ocidentais, apenas uma minoria de jovens que os manifestam sofre de um transtorno psicopatológico do comportamento.

## DOIS TRANSTORNOS DE COMPORTAMENTO SOCIAL

Os **transtornos de comportamento** ocupam um lugar particularmente importante na psicopatologia da criança e do adolescente, ao mesmo tempo porque são frequentes e porque são "ruidosos". Difíceis de ignorar, esses transtornos preocupam há muito tempo um grande número de pais, educadores, agentes sociais e cidadãos, em geral por causa de suas repercussões sociais às vezes catastróficas, mais do que por suas consequências funestas para o desenvolvimento da própria criança. Há várias décadas, os transtornos de comportamento – ou mais precisamente, em uma abordagem diagnóstica, o **transtorno oposicional desafiante**[*] e o **transtorno de conduta** – também suscitam um interesse sustentado por parte de numerosos pesquisadores e são objeto de numerosos trabalhos clínicos (Dumas, 2000). Assim, é provável que se conte com mais pesquisas científicas e relatórios clínicos nesse campo do que em qualquer outro da psicopatologia da criança e do adolescente. Contudo, a maioria das pesquisas se aplica aos meninos. Assim como no caso do déficit de atenção/hiperatividade (TDAH) (ver Capítulo 6), de fato, ainda se sabe relativamente pouco hoje sobre a natureza e o desenvolvimento dos transtornos de comportamento nas meninas.

Normalmente, ou se dá aos problemas de comportamento um sentido amplo e essencialmente descritivo, ou um sentido mais estrito, que é diagnóstico ou clínico. No sentido *descritivo*, esses problemas agrupam um conjunto de comportamentos perturbadores que a maioria das crianças e adolescentes manifesta em diversos graus ao longo de seu desenvolvimento. A desobediência, a provocação, o roubo, a mentira e a agressividade verbal e física são exemplos frequentes disso. Embora sejam inaceitáveis em todas, ou quase todas, as situações sociais, esses comportamentos não permitem por si sós afirmar a presença de dificuldades psicopatológicas na criança ou adolescente que os manifesta. No sentido *diagnóstico ou clínico*, os transtornos de comportamento são psicopatologias distintas que pressupõem a presença de um certo número de comportamentos perturbadores relativamente bem definidos, que só podem ser diagnosticados se forem preenchidos alguns critérios (p. ex., idade, duração dos sintomas). Isso significa que, embora os comportamentos perturbadores sejam frequentes atualmente na maioria das sociedades ocidentais, apenas uma minoria de jovens que os manifestam tem um transtorno psicopatológico.

Como mencionamos há pouco, dois transtornos são os mais utilizados para classificar os problemas de comportamento nas crianças e nos adolescentes: o transtorno oposicional desafiante e o transtorno de conduta. Como o nome indica, o *transtorno oposicional desafiante* caracteriza-se por comportamentos de oposição, de provocação e de transgressão que levam constantemente a conflitos marcantes com o meio (sobretudo os pais, mas também com irmãos, professores, colegas). O *transtorno de conduta* recobre o conjunto desses comportamentos conflituosos, aos quais se somam a violação permanente dos direitos fundamentais do outro e das normas sociais. Esse transtorno é evidentemente mais sério, e quase sempre tem repercussões desenvolvimentais e legais importantes. No plano fenomenológico, esses dois transtornos se distinguem pelo fato de que o primeiro se manifesta sobretudo por comportamentos observáveis em um grau menor na maio-

---

[*] N. de R.T. Em português, encontra-se também como transtorno desafiador de oposição, conforme o DSM-IV.

ria das crianças ao longo de seu desenvolvimento, enquanto que o segundo agrupa comportamentos de violações dos direitos do outro e das normas sociais que, em qualquer idade, são observados apenas em uma minoria de crianças e adolescentes (Dumas, 2000).

O DSM-IV descreve o transtorno oposicional e o transtorno de conduta separadamente, enquanto a CID-10 apresenta uma lista única de sintomas, que recobre o conjunto dos problemas de comportamento, e descreve subtipos que permitem especificar a natureza das dificuldades observadas. Falaremos em diversos momentos neste capítulo de transtornos de comportamento no plural, referindo-nos ao transtorno oposicional e ao transtorno de conduta, sem distinguir um do outro. Ainda que essa terminologia seja corrente em psicologia e em psiquiatria de língua francesa, ela é vaga, pois, de algum modo, quase todas as psicopatologias apresentadas nesta obra são "transtornos de comportamento". É preciso, portanto, ter em mente essa distinção e dar aqui ao termo "comportamento" um sentido relativamente restrito. Em outras palavras, os transtornos de comportamento de que trata este capítulo são antes de tudo transtornos de comportamento social.

## APANHADO HISTÓRICO

No dia 4 de novembro de 1754, o Registro do Consistório (um conselho religioso que zelava pelos bons costumes da população) do vilarejo suíço de Bercher – onde escrevemos a primeira edição deste livro – relata os seguintes fatos (ver Figura 7.1):

> Sobre a representação feita pelo Ministro a propósito dos maus-tratos a que o filho de François Louis de B. e o filho de Étienne L. submeteram o filho do falecido Jean Daniel L., tratando-o cruelmente a golpes de bastão e arrastando-o pelo chão com o perigo de lhe quebrar a perna [...] porque o referido filho de Jean Daniel L. queria impedir que os acusados colhessem peras de uma pereira de seu pomar [...].
>
> Sobre o que o consistório, para prevenir os abusos e desordens que tais malfeitores causariam à sociedade e para impedir que tão maus exemplos se difundissem [...], decidiu a propósito ordenar que as referidas crianças sejam chicoteadas na escola e que sejam advertidas na presença de seus pais.
>
> O consistório ordenou ainda que depois que isto foi feito durante a prece e de se cuidar para que essas crianças não frequentem nem os catecismos nem as preces, ordenaram que se advertissem os pais para levá-los lá sob pena de eles próprios serem castigados. (Paquier, 1972, p. 87)

As primeiras descrições do que é chamado hoje de transtornos de comportamento remontam à Antiguidade. De fato, certos jovens se opõem permanentemente à autoridade de seus pais ou às regras sociais por comportamentos agressivos, violentos ou delinquentes. Portanto, não é surpreendente que, sob todas as suas formas, a agressividade e a violência mereçam grande atenção há muito tempo, e que tenham dado margem a numerosas teorias (p. ex., Bandura, 1973; Dollard, Doob, Miler, Mowrer e Sears, 1939; Freud, 1929; Lorenz, 1963), todas incompletas até hoje e a maioria procurando explicar atos extremos. De fato, os comportamentos agressivos e delinquentes em geral, e os transtornos de comportamento em particular, estão entre os primeiros que foram descritos de maneira detalhada nos trabalhos de psicopatologia da criança. Em 1888, em uma obra intitulada *La folie*

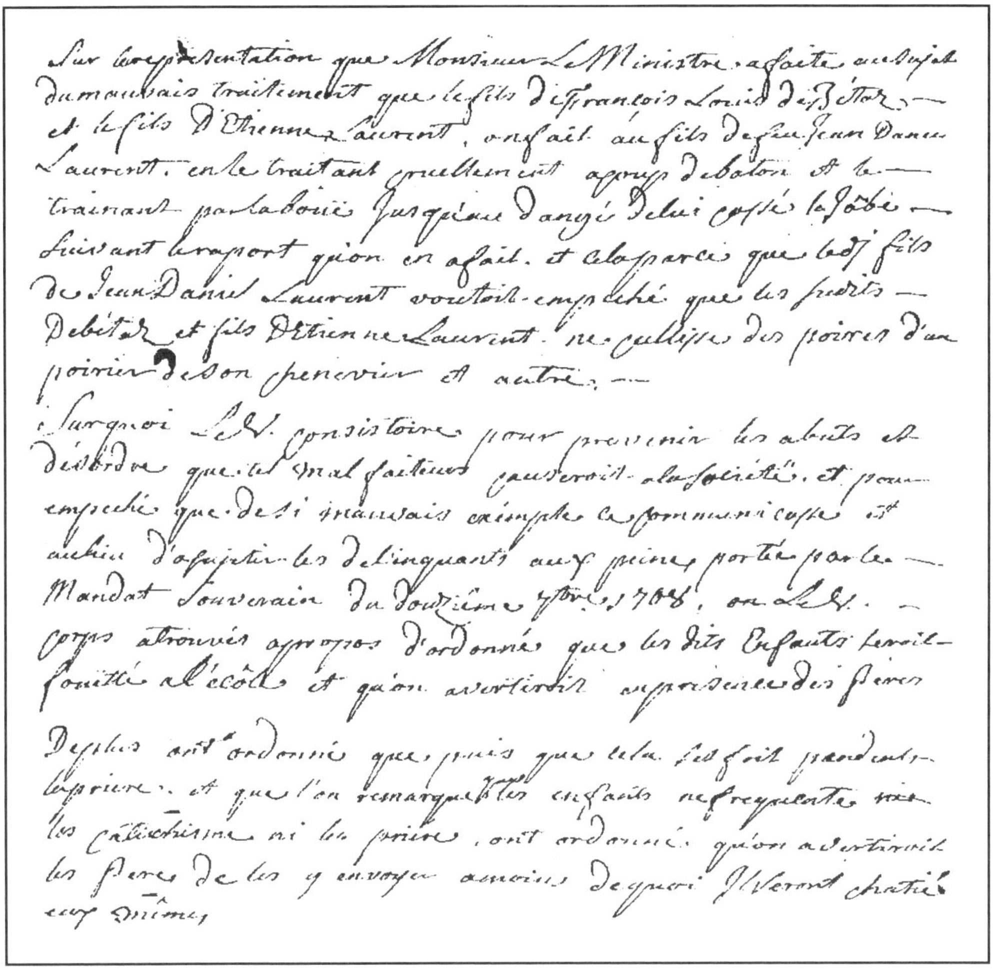
Sur la representation que Monsieur le Ministre a faite au sujet du mauvais traitement que le fils de François Louis de Bettex et le fils d'Etienne Laurent ont fait au fils de feu Jean Daniel Laurent, en le traitant cruellement a coups de baton et le trainant par la boue jusqu'à ce qu'en danger de lui casser la jambe — suivant le raport qu'on en a fait. et cela parce que led. fils de Jean Daniel Laurent vouloit empeché que les predits Debettex et fils d'Etienne Laurent ne cueillisse des poires d'un poirier de son pere ou autre; —

Surquoi le V. consistoire pour prevenir les abuts et desordre que tels mal faiteurs causeroit a la societé, et pour empeché que de si mauvais exemple ce communicasse et aussi d'assujetir les delinquants aux peines portées par le Mandat souverain du douzième 7bre 1708, on le V. corps a trouvé apropos d'ordonner que les dits Enfants seroit fouettés a l'école et qu'on avertiroit en presence des peres.

De plus ont ordonné que puis que cela s'est fait pendant la priere, et que l'on remarque que les enfants ne frequentent ni les catechisme ni les prieres, ont ordonné qu'on avertiroit les peres de les y envoyer a moins de quoi ils seront chatiés eux mêmes.

**FIGURA 7.1**
Extrato do registro do Consistório de Bercher.

*chez les enfants* [A loucura nas crianças], Paul Moureau de Tours escrevia:

> Todos conhecemos essas crianças que deixam os pais em desespero por sua indocilidade, o furor de suas pequenas paixões, a inércia ou a violência que elas opõem a qualquer disciplina, cuja vontade é extremamente difícil de subjugar por punições ou recompensas, que podem se fazer de santas, mas que no fundo não se corrigem jamais. (p. 291)

Com uma precisão clínica muito moderna, Moureau descreve várias crianças que tinham aquilo que era chamado então de *caráter patogênico*. Um deles preenche a maior parte dos critérios diagnósticos do transtorno de conduta tal como se define na atualidade:

**E... D...**

E... D... tem atualmente 13 anos e meio. Ele nasceu em 1871 [...] O nascimento foi fácil, mas a criança era pequena, raquítica e franzina. Bons cuidados e o ar do campo tornaram-no uma bela criança. Desde os 2 anos, isto é, praticamente desde que começou a andar e a falar, manifestam-se propensões anormais para a maldade, a traquinagem... etc. Tinha prazer em atormentar os pais, em deixá-los preocupados, tendo de procurá-lo por toda parte, escondia objetos, assustava os vizinhos com seus gritos quando não queriam satisfazer seus caprichos. Esses instintos só aumentaram até os 6 anos, momento em que começou a ir à escola, mas, passados apenas alguns dias, seu caráter desagradável e maldoso, contido até então, voltava a predominar, e o professor teve a maior dificuldade do mundo para mantê-lo. Nunca quis trabalhar com seu pai nem aprender um ofício. Todos os meios empregados para domá-lo foram inúteis. Doçura, firmeza, nada funcionou.

A partir dos 7 anos, começa a manifestar ideias de independência pouco condizentes com sua idade. Vagueia em vez de ir à escola; depois, pouco a pouco, fica mais tempo ausente; é preciso ir procurá-lo à noite na rua [...] Essa criança, como dissemos, era maldosa: de fato, bem pequena, tentava morder, arranhar as pessoas que a vestiam ou queriam abraçá-la. Já maior, brigava o tempo todo com crianças de sua idade, às vezes brigava até com os mais velhos. Na rua, nada lhe causava mais prazer do que dar rasteiras nos transeuntes para que caíssem. Um dia ele fez isso com um guarda-pesca à beira d'água: o qual caiu no rio. Uma outra vez, divertiu-se afogando patinhos no alto de uma fonte, torturando-os. Na escola, todos o temiam. Mentiroso ao extremo, forjava histórias procurando semear sempre a desordem e a confusão.

Nenhuma hereditariedade foi relatada: E... D... tem duas irmãs, uma mais velha e a outra mais nova – ambas gozam de perfeita saúde. Ele próprio, quando criança, nunca ficou doente, escapando até mesmo das doenças mais comuns nos primeiros anos [...] A mãe é muito saudável e não conhece ninguém na família que tenha apresentado transtornos nervosos ou intelectuais. O pai tampouco tem qualquer antecedente hereditário. Toda a família conseguiu, por meio do trabalho, conquistar uma posição respeitável no comércio parisiense". (p. 58-59)

É a natureza inquieta dos transtornos de comportamento e, ao mesmo tempo, sua amplitude que chamam a atenção em todos os estudos clássicos, qualquer que seja a orientação teórica (p. ex., Aichorn, 1935; Glueck e Glueck, 1950; McCord e McCord, 1959; Redl e Wineman, 1964; Robins, 1966; Winnicott, 1969). Isso ainda é verdadeiro. Apoiadas em dados, sínteses constatam que:

- a partir dos anos de 1960, a maior parte das sociedades ocidentais conheceu um crescimento alarmante das taxas de criminalidade, de prisão e de reincidência entre os jovens, sobretudo oriundos de meios carentes;
- muitos apresentavam psicopatologias;
- a criminalidade juvenil é menos denunciada hoje em dia do que era há algumas décadas, o que sugere uma "normalização da violência pela não denúncia" (Gabaglio, Gilliéron e Killias, 2005);
- sendo complicado estabelecer índices precisos, a agressividade, a violência e a delinquência implicam custos humanos, sociais e econômicos exorbitantes, em especial quando são acompanhadas de psicopatologias graves e crônicas (p. ex., Dodge, Coie e Lynam, 2006; Farrington, Langan e Tonry, 2004; Loeber e Farrington, 2001).

A Figura 7.2 traz os índices de detenções de jovens entre 10 e 17 anos nos Estados Unidos de 1980 a 2003 para crimes com violência e apenas homicídios, enquanto a Figura 7.3 representa a proporção de crimes, delitos e outras infrações cometidas por menores de 18 anos na França entre 1990 e 2004.

Não é possível comparar diretamente um país com outro, mas essas duas figuras mostram um decréscimo relativo de diferentes comportamentos criminosos ao longo das últimas décadas. Caso prossiga, isso representará um desenvolvimento encorajador em um campo em que as boas notícias são raras. No entanto, deve-se observar que, mesmo que esse desenvolvimento se confirme, os jovens cujo comportamento é gravemente antissocial ainda são muitos, justificando plenamente a atenção que têm merecido há muito tempo. Isso vale para aqueles que têm um transtorno de comportamento, pois os dados epidemiológicos não relatam uma diminuição significativa da prevalência desses transtornos na atualidade.

## CONSIDERAÇÕES DIAGNÓSTICAS E DESENVOLVIMENTAIS

Não há dúvida nenhuma de que os comportamentos antissociais e às vezes criminosos de alguns jovens impõem atualmente um desafio crucial em muitos países. Contudo, por razões que se confundem, a forma de conceber esses comportamentos e seu lugar na psicopatologia da criança e do adolescente não constitui unanimidade.

## Diversidade de abordagens e de métodos

Os trabalhos disponíveis provêm de várias disciplinas de pesquisas (psicologia, psiquiatria, sociologia, educação e criminologia, entre outras), as quais nem sempre compartilham as mesmas preocupações e os mesmos métodos, geralmente ignorando o que está sendo feito em uma disciplina afim. Os resultados de um estudo criminológico de **delinquência juvenil**, por exemplo, podem ser difíceis de comparar aos de um estudo psiquiátrico de adolescentes com transtorno de conduta, mesmo quando os participantes desses estudos compartilham numerosas características comportamentais e sociodemográficas. A delinquência é uma *noção legal* utilizada para descrever comportamentos

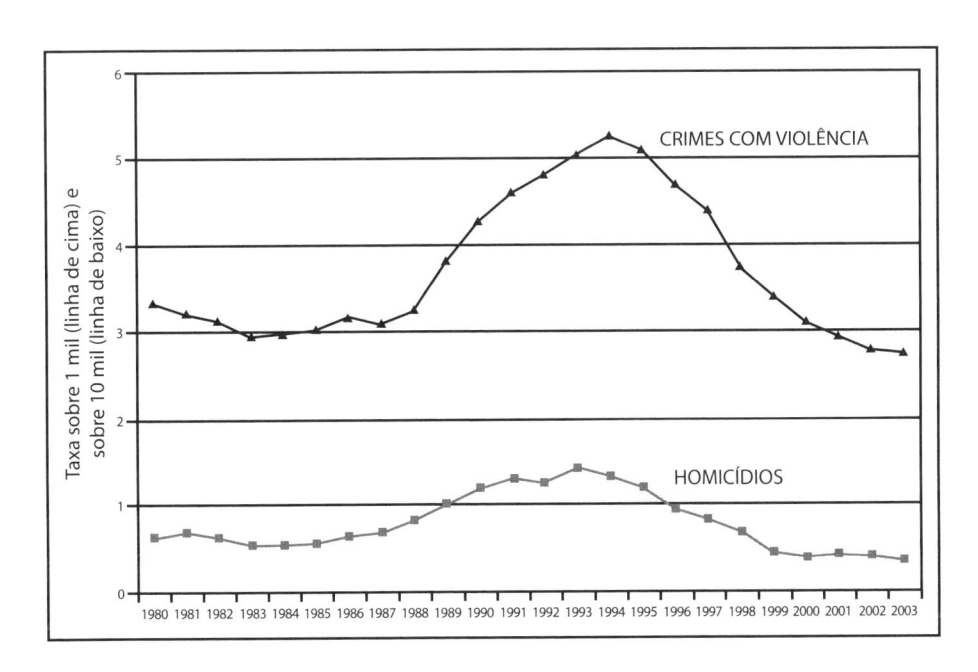

**FIGURA 7.2**
Estados Unidos: taxas de detenção de jovens entre 10 e 17 anos para crimes com violência e apenas para os homicídios.
Fonte: Estatísticas disponíveis na internet no *site* do Office of Juvenile Justice and Delinquency Prevention do Ministério da Justiça norte-americano, http://ojjdp.ncjrs.org/.

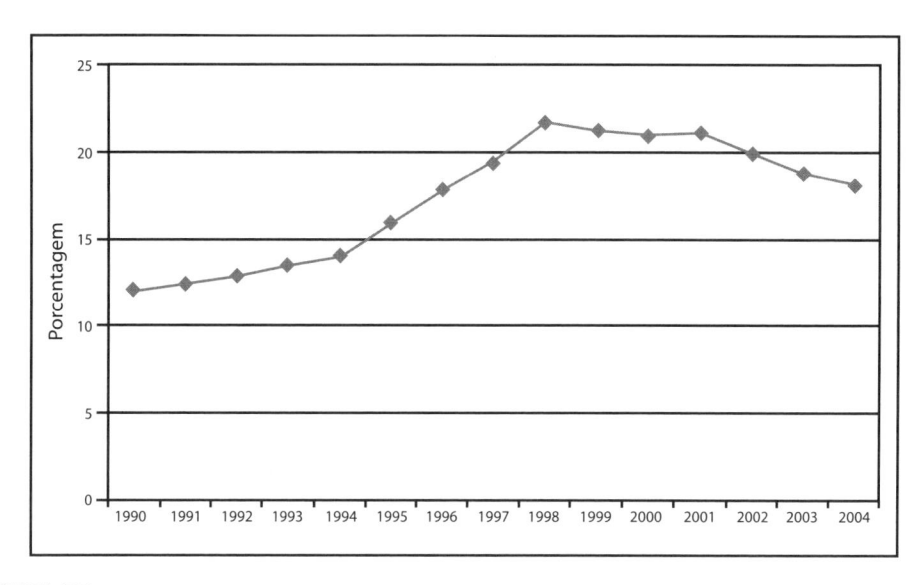

**FIGURA 7.3**
França: proporção de crimes, delitos e outras infrações cometidas por jovens com menos de 18 anos.

Fonte: Estatísticas disponíveis na internet no *site* do Ministério do Interior francês, http://www.interieur.gouv.fr/sections/a_la_une/statistiques/criminalite.

antissociais que se manifestam sobretudo na adolescência e que, na maioria dos casos, são passageiros. Essa noção depende, em grande parte, das leis em vigor em cada país e dos meios locais adotados para garantir sua aplicação. Ela nunca é estática; evoluindo em função de mudanças sociais e legislativas, e de mudanças nas práticas policiais ou jurídicas. Uma única detenção pode fazer de uma criança normal um delinquente; e uma mudança de lei (p. ex., a descriminalização de certas drogas) pode fazer de um delinquente uma criança normal.

Em contrapartida o transtorno de conduta é uma *noção clínica*, a qual, também mutável, evolui em função de práticas taxonômicas\* e é utilizada para descrever uma realidade muito mais nefasta que a delinquência. De fato, esse diagnóstico clínico é reservado às crianças e aos adolescentes com comportamentos perturbadores graves e persistentes, e as consequências são sempre nefastas para eles e para seu meio e para suas vítimas. Assim, além dos fatos reprovados na criança ou no adolescente, a delinquência implica uma intervenção policial (queixa, detenção) e um processo judicial destinado a estabelecer ou não a culpabilidade do acusado. Além de fatos geralmente semelhantes, o transtorno de conduta implica uma avaliação da saúde mental da criança ou do adolescente cujo comportamento é considerado inaceitável. Isso significa que um adolescente culpado de delinquência aos olhos da lei não tem necessariamente um transtorno de conduta. De fato, enquanto a maioria dos jovens com um transtorno de conduta é delinquente e responde por processos judiciais, o inverso não é verdadeiro. De fato, como mencionado, a delinquência costuma ser passageira e não perturba necessariamen-

---

\* N. de R.T. Taxonomia: estudo dos princípios gerais da classificação científica.

te o desenvolvimento, enquanto o transtorno de conduta é crônico e, por definição, entrava o desenvolvimento – em geral gravemente (Moffitt, 1993a; Moffitt e Caspi, 2001).

Essa diversidade conceitual e metodológica é encontrada no interior de cada disciplina, associada frequentemente a uma enorme falta de clareza e de rigor. Existem, por exemplo, estudos de crianças com "problemas" ou "transtornos de comportamento" que não explicam o que se deve entender por esses termos e, assim, seus resultados são de difícil interpretação, na medida em que não definem claramente as características de suas amostras ou os comportamentos avaliados (Hinshaw e Lee, 2003). Logo, dois estudos que examinam a agressividade entre colegas nos primeiros anos escolares podem levar a conclusões contraditórias, por não definirem e/ou não medirem essa variável ou se apoiarem em amostras heterogêneas e descritas incorretamente, ou por ser o próprio fenômeno complexo.

## Diversidade dos fenômenos estudados

Além da diversidade de abordagens e de métodos, acrescenta-se que os fenômenos estudados também são complexos: os comportamentos que se unem sob os transtornos de comportamento estão entre os mais heterogêneos na psicopatologia infantil, e seu único fator comum é a desaprovação em vários contextos. É importante assinalar a diversidade de problemas de comportamento em geral, e da agressividade em particular, ao mesmo tempo porque ela explica as dificuldades com que logo se vê confrontado em qualquer comparação de dados científicos disponíveis hoje e porque os transtornos de comportamento descritos pela CID-10 e pelo DSM-IV reúnem características distintas que, talvez, não compartilhem nem a mesma origem nem a mesma evolução.

A diversidade é, antes de tudo, *desenvolvimental*: os problemas de comportamento se manifestam de maneiras muito diversas em diferentes períodos do desenvolvimento. Ainda que pesquisas longitudinais permitam discernir um fio condutor nas condutas agressivas repetidas da primeira infância à idade adulta, existem diferenças significativas entre a oposição e a provocação aos 3-4 anos, as brigas aos 7, a mentira e o roubo aos 10, o vandalismo e a crueldade aos 12, a violação aos 16 e o assalto à mão armada ou mesmo o homicídio aos 19 (Maughan e Rutter, 1998).

A diversidade de problemas de comportamento é também *topográfica*: qualquer que seja a idade, os comportamentos perturbadores que ela pode manifestar são extremamente variados. Várias distinções são possíveis (ver também Dodge et al., 2006; Hinshaw e Lee, 2003). Em termos de comportamentos de natureza antissocial, achados distinguem entre os problemas de comportamento *manifestos*, como a agressividade, a provocação e a ameaça, e os problemas mais *dissimulados*, como a mentira, o roubo, a fraude ou cabular aula – ou entre o que os autores anglo-saxões denominam comportamentos "abertos" (observáveis) e "encobertos" (não observáveis). Essa distinção, cuja validade é sustentada por pesquisas (Loeber e Schmaling, 1985; Loeber e Hay, 1997), é importante, pois os dois tipos de comportamentos têm antecedentes familiares e consequências desenvolvimentais diferentes (Edelbrock, Rende, Plomin e Thompson, 1995; Loeber, 1990).

No âmbito apenas da agressividade, diversas distinções são também possíveis, e certamente importantes, por exemplo, entre:

- agressividade instrumental ou hostil;
- física ou verbal;

- ativa ou reativa;
- direta ou indireta, relacional (ver Figura 7.4);

A agressividade tanto *instrumental* como *física* são muito frequentes nos primeiros anos de vida, fase em que a criança pequena quer obter um objeto que deseja, procura afirmar sua autonomia em relação aos adultos à sua volta e se opõe às exigências deles ou quer estabelecer seu lugar entre seus irmãos ou em um grupo de amigos. Em geral, esses comportamentos diminuem bastante com o desenvolvimento da linguagem e das competências sociais, enquanto o recurso à agressividade *verbal* tende a aumentar um pouco (Tremblay, Boulerice et al., 1996). Contudo, em uma minoria de crianças, a agressividade física, que é acompanhada frequentemente de hostilidade (a saber, da intenção deliberada de fazer o mal ou de infligi-lo erroneamente a outro):

- persiste ou vai aumentando durante os primeiros anos da escola primária, sobretudo quando a criança é submetida a regras de comportamento inconsistentes por parte dos pais;
- associa-se geralmente a um nível elevado de impulsividade;
- adquire um caráter cada vez mais hostil e é acompanhada às vezes de violência (Atkins e Stoff, 1993; Côté, Vaillancourt, LeBlanc, Nagin e Tremblay, 2006; Loeber e Hay, 1994; Romano, Tremblay, Boulerice e Swisher, 2005).

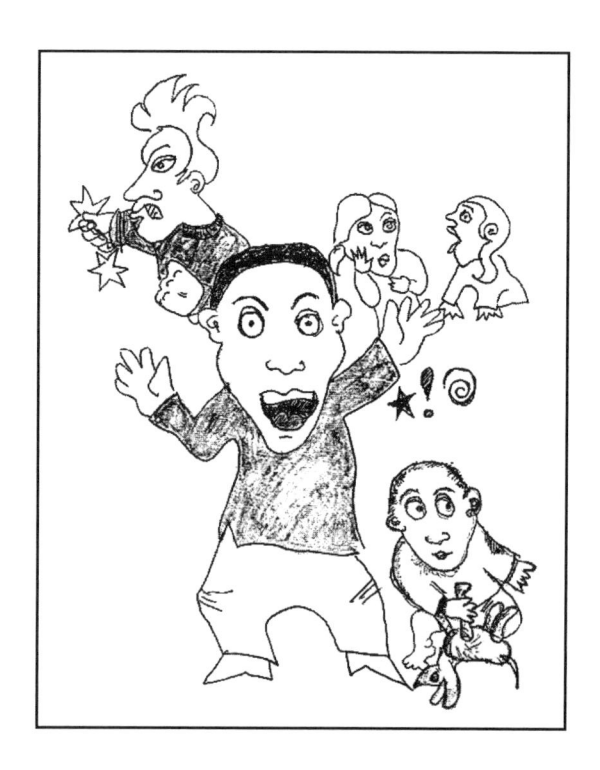

**FIGURA 7.4**
Os problemas de comportamento manifestam-se de maneiras muito variadas – em função, entre outros aspectos, da idade e do sexo da criança ou do adolescente.
Caricatura de Ed Schelb, reproduzida com permissão.

As crianças cuja agressividade física é acentuada são, em sua maioria, meninos (Côté, Tremblay e Vitaro, 2003). Persistindo essa agressividade, é grande a probabilidade de que não apenas manifestem um transtorno oposicional, mas também que desenvolvam um transtorno de conduta, cujas consequências possivelmente serão percebidas além da infância. Estudos longitudinais provenientes de diversos países mostram que a agressividade' física é um dos fatores de risco mais importantes – se não o mais importante – no desenvolvimento precoce do transtorno de conduta (Loeber, Green, Keenan e Lahey, 1995), na duração e no agravamento de seus sintomas (em particular, o roubo e a mentira) (Loeber, Tremblay, Gagnon e Charlebois, 1989), na violência e no envolvimento com a criminalidade na idade adulta (Pulkkinen e Pitkänen, 1993).

A distinção entre agressividade *ativa* e agressividade *reativa* – a mesma que se faz entre agressividade instrumental e hostil e física e verbal – dissimula-se nos mesmos critérios diagnósticos dos transtornos de comportamento. Alguns descrevem comportamentos perturbadores ativos (opor-se ativamente aos pedidos dos adultos ou desobedecer; brutalizar-se, ameaçar ou intimidar; começar brigas, etc.), outros, reativos (ser insatisfeito ou rancoroso; mentir para fugir às obrigações, etc.). Os processos afetivos e cognitivos por trás de ambas são provavelmente diferentes: a agressividade reativa reflete uma interpretação hostil do comportamento alheio. Associa-se a um nível elevado de ativação autonômica e de emoções negativas (tensão muscular, cólera, ameaças) e não tem necessariamente um objetivo preciso. Já a agressividade ativa repousa em uma interpretação específica do comportamento do protagonista e é mais exata. Geralmente tem um objetivo (instrumental ou hostil) e envolve menos a autonomia e a afetividade (Dodge, 1991).

As consequências desenvolvimentais também são diferentes. Os meninos cuja agressividade é mais ativa apresentam uma probabilidade maior de desenvolver um transtorno de conduta e de cometer atos de delinquência e de violência graves do que aqueles cuja agressividade é essencialmente reativa; em compensação, estes últimos são mais impulsivos, isolados e ansiosos (Vitaro, Gendreau, Tremblay e Oligny, 1998; Raine et al., 2006).

Por fim, a distinção entre agressividade *direta* e *indireta* ou *relacional* reflete o fato de a criança poder enfrentar sua vítima diretamente ou se opor abertamente ao que se exige dela, tentar atingir seu objetivo de forma indireta, espalhando falsos rumores, ou usando um terceiro para atacar sua vítima ou se aliando a um ou dois colegas contra alguém. Os trabalhos nessa área indicam que:

- a agressividade indireta ou relacional é mais utilizada pelas meninas;
- com a idade, a agressividade relacional tende a substituir a agressividade física entre as meninas nas quais esta era elevada quando elas eram mais novas;
- as meninas são mais vítimas de agressividade relacional do que os meninos;
- a agressividade relacional associa-se, em ambos os sexos, a diversos fatores de risco ligados aos transtornos de comportamento (p. ex., rejeição social, solidão, sintomas depressivos e ansiosos, etc.), particularmente se é acompanhada de agressividade física (Côté, Vaillancourt, Barker, Nagin e Tremblay, 2007; Crick e Bigbee, 1998; Crick, Ostrov e Werner, 2006).

Esses resultados explicariam em parte a preponderância acentuada desses transtornos nos meninos, admitindo-se que a agressividade indireta é mais difícil de avaliar do que a agressividade direta e, por isso, é geralmente menos percebida.

Além disso os critérios atuais não refletem esse tipo de comportamento.

## Contexto social e cultural

A natureza essencialmente antissocial dos transtornos de comportamento implica, com certeza, que qualquer diagnóstico seja estabelecido em um contexto social que jamais pode ser ignorado. Isso significa que um diagnóstico reflete não apenas o comportamento habitual da criança ou do adolescente, mas também as normas sociais do meio em que ela é avaliada – normas que não são necessariamente as mesmas em todos os ambientes que frequenta, como casa, escola ou bairro. Deve-se observar que o transtorno oposicional desafiante é diagnosticado no início da escolaridade, fase em que a escola recusa comportamentos até então tolerados e, às vezes, até mesmo encorajados em casa e na educação infantil.

A natureza antissocial dos comportamentos perturbadores e a observação corrente segundo a qual eles dependem do contexto em que são avaliados explicam em grande parte o fato de que as correlações entre as avaliações fornecidas nesse campo pelas crianças e por seus pais, por seus professores ou por especialistas em saúde mental sejam normalmente significativas, mas inconsistentes (da ordem de 0,20 a 0,30 em média) (Achenbach, McConaughy e Howell, 1987). Assim, é comum constatar que muitos dados relatados na literatura dependem das pessoas entrevistadas ou observadas, não tanto porque os métodos utilizados para obtê-los careçam de confiabilidade, mas sim porque as pessoas têm perspectivas complementares sobre uma realidade social difusa (Dodge et al., 2006).

Além dessa complementaridade de perspectivas, é essencial destacar que os comportamentos delinquentes em geral e vários sintomas dos transtornos de comportamento em particular são frequentes na adolescência, sobretudo nos meninos. Como mostram estudos provenientes de diversos países ocidentais (Junger-Tas, Terlouw e Klein, 1994), entre 12 e 20 anos, os atos de delinquência são, por assim dizer, a norma, pois são poucos os jovens que jamais cometeram um. Esses atos e suas consequências são graves às vezes; porém, raramente são em si mesmos sinais de psicopatologia.

Além disso, sintomas dos transtornos de comportamento – sobretudo do transtorno de conduta – podem ser aceitáveis e mesmo adequados em certos contextos, seja porque permitem à criança ou ao adolescente pertencer a um grupo de iguais com a função de apoio social, ainda que encoraje a delinquência (Prinz e Miller, 1991), e porque lhes proporcionam proteção em um ambiente em que se sentem, às vezes com razão, em perigo (Loeber e Hay, 1997; Richters e Cicchetti, 1993). Como mostra uma pesquisa comparativa realizada em escolas francesas, alemãs e inglesas, os jovens confrontados diariamente com violências físicas e verbais, ignoradas ou não controladas, podem ser levados a se tornarem eles próprios agressores, ao contrário de continuarem como vítimas (Pain, Barrier e Robin, 1997). Isso significa que o diagnóstico de um transtorno de comportamento é sempre compartilhado: reflete ao mesmo tempo as características da criança e as do ambiente em que o comportamento é considerado inaceitável – ainda que a abordagem diagnóstica seja essencialmente individual (Dumas, 2000). Como assinala o DSM-IV:

> Era preocupante o risco de diagnóstico abusivo de transtorno de conduta em indivíduos vivendo em ambientes em que certos tipos de comportamentos indesejáveis podem ser con-

siderados necessários à proteção do indivíduo (ambiente perigoso, pobre, taxa elevada de criminalidade) (...). O diagnóstico (...) aplica-se unicamente quando o comportamento em questão é sintomático de uma disfunção subjacente que afeta o indivíduo e não representa apenas uma reação direta ao contexto social. (APA, 2000, p. 113)

Se esse alerta contra uma interpretação unicamente individual das dificuldades de comportamento parece evidente, pode ser bastante complicado determinar se essas dificuldades são "apenas uma reação ao contexto social" e se elas refletem uma "disfunção subjacente" em uma criança que internalizou várias condutas agressivas (Hinshaw e Lee, 2003).

Em geral, os transtornos de comportamento não podem ser desvinculados do contexto cultural em que se apresentam, nem das expectativas amplamente compartilhadas que influenciam muito cedo as crianças. Em particular, é preciso destacar que a agressividade e a violência estão ancoradas em culturas ocidentais que, muitas vezes, encorajam e inclusive glorificam as expressões de hostilidade de qualquer tipo desde os primeiros anos, sobretudo nos meninos (Cairns e Cairns, 1994). Espera-se, por exemplo, que os meninos sejam mais agressivos que as meninas e tolera-se um nível de agressividade mais elevado por parte deles. Em uma experiência clássica, Condry e Ross (1985) pediram a jovens adultos que avaliassem o nível de agressividade com base em um filme de uma criança brincando de forma agressiva na neve com outra da mesma idade. Tratava-se de uma menina e de um menino, vestidos de forma a não ser possível distinguir sexo. Contudo, os avaliadores foram informados de que se tratava de dois meninos, de uma menina e de um menino, ou ainda de duas meninas. O grupo que acreditava observar dois meninos considerou suas interações *menos* agressivas, salientando a importância do julgamento social e cultural dos fenômenos agressivos e, por extensão, o papel que as expectativas sociais desempenham em sua expressão.

Logo muito pequenas, as próprias crianças têm consciência das expectativas culturais e agem em consequência disso. É o que revela, por exemplo, um estudo experimental de crianças de 4 a 5 anos que apresentam um risco baixo, médio ou elevado de desenvolver uma psicopatologia (Cole, Zahn-Waxler e Smith, 1994). Nessa pesquisa, descrita no Capítulo 6, os autores expuseram jovens a uma decepção (eles não receberam o prêmio que lhes haviam prometido) e observaram suas reações afetivas imediatamente após essa decepção, primeiro na presença de um adulto e depois sozinhos por um momento. Os resultados mostram que os meninos com nível elevado de sintomas do transtorno oposicional tendiam a reagir à decepção de maneira bastante negativa (p. ex., pela cólera) na presença de um adulto, enquanto as meninas reagiam expressando pouca ou nenhuma emoção negativa na presença do adulto, mas manifestando essas emoções posteriormente sozinhas. Esses resultados reforçam o fato de, desde a primeira infância, as crianças de risco manejarem suas emoções conforme o sexo e contexto em que são observadas; portanto, as manifestações do transtorno refletem essas variáveis. Assim, é possível que as meninas, mesmo manifestando sintomas oposicionais, aprendem muito cedo que a cólera e as demais expressões negativas são pouco toleradas e expressam seus sentimentos não da mesma forma que os meninos – por exemplo, preferindo pouco a pouco a agressividade relacional à agressividade física (Côté, Vaillancourt, Barker et al., 2007). As definições e os critérios diagnósticos da CID-10 e do DSM-IV não estabelecem distinções segundo o sexo, mas essas diferenças põem em questão a pertinência de uma única definição dos transtornos de comportamento e de seus patamares diagnósticos, quer se trate de meninas, quer de meninos (Zoccolillo, 1993).

## O TRANSTORNO OPOSICIONAL DESAFIANTE E O TRANSTORNO DE CONDUTA

### Definições

O *transtorno oposicional desafiante* caracteriza-se por comportamentos de oposição, de desobediência, de provocação e de hostilidade em relação aos adultos e aos colegas. Mesmo que esses comportamentos sejam muito frequentes, um diagnóstico só é possível se são recorrentes (devem se manifestar pelo menos durante seis meses), se claramente excessivos considerando-se idade e fase de desenvolvimento e se há repercussões negativas acentuadas sobre o funcionamento social e adaptativo (APA, 2000; OMS, 1993).

As crianças e os adolescentes com um *transtorno de conduta* manifestam comportamentos conflituosos graves de maneira repetitiva e persistente, os quais podem ser muito diversos, mas têm sempre como afinidade o fato de desrespeitarem os direitos fundamentais alheios, as regras ou normas sociais e culturais geralmente respeitadas pela maioria dos jovens da mesma idade. São coincidentes vários sintomas do transtorno oposicional desafiante e do transtorno de conduta. Contudo, a sintomatologia deste último supera amplamente um quadro oposicional:

- por sua gravidade e, frequentemente, sua persistência;
- pelo fato de o comportamento antissocial ter repercussões desenvolvimentais, sociais e legais;
- pelo fato de, em geral, suas características principais – como agressões, destruição de bens materiais e fraude ou roubo – serem inaceitáveis e punidas, causarem medo e serem raras em qualquer idade.

A agressividade e a violência são as características mais preocupantes do transtorno de conduta. Embora não exista uma distinção objetiva entre essas duas realidades, os pesquisadores costumam defini-las e distingui-las da seguinte forma:

- *agressividade*: ações ou gestos deliberados cujo objetivo é fazer o mal a um indivíduo que procurará, se puder, evitá-lo:
- *violência*: forma extrema de agressividade (p. ex., ferimentos graves, violação, homicídio, etc.), geralmente com consequências tanto jurídicas como clínicas. Isso significa que qualquer ato de violência é agressivo, mas nem todas as ações ou todos os gestos agressivos são violentos.

Por fim, nos casos mais graves, o transtorno de conduta pode evoluir para **transtorno da personalidade antissocial** na idade adulta, caracterizado por desprezo e transgressão dos direitos alheios observado na tendência crônica e acentuada a desrespeitar as normas sociais, a mentir por interesse ou por prazer e a agir de maneira agressiva, impulsiva, impensada e irresponsável (APA, 2000). Não será abordado esse transtorno, cujo diagnóstico só pode ser feito a partir dos 18 anos, mas será mencionado em vários momentos como o desfecho de um curso de desenvolvimento que remonta às vezes à primeira infância.

## Critérios diagnósticos e características essenciais

### *O transtorno oposicional desafiante*

A Tabela 7.1 permite contrastar os critérios diagnósticos do transtorno oposicional desafiante da CID-10 e do DSM-IV. As manifestações de oposição, de provocação e de negativismo em relação às pessoas próximas descritas por esses critérios fazem parte da aquisição normal de competências sociais e de autonomia, e são comuns ao longo do desenvolvimento, sobretudo aos 2 e 3 anos e na adolescência. Em outras palavras, o transtorno oposicional desafiante tem suas origens em manifestações comportamentais normativas e só se distingue delas no plano quantitativo: *é a natureza extrema e prolongada de sintomas em si normais que define o transtorno*. Isso torna difícil a especificação de diagnósticos precisos, como a aplicação de critérios a um caso específico, ameaçando sua validade científica. O transtorno aparece pela primeira vez na terceira edição do DSM (APA, 1980). (Em contrapartida, ele não aparece na edição da CID publicada em 1979.) Os primeiros critérios diagnósticos estabelecidos pelos editores do DSM-III foram críticos, com razão, porque seu uso levava ao diagnóstico um número extremamente elevado de crianças. As modificações posteriores do DSM-III-R e o DSM-IV procuraram responder a essa crítica com critérios mais precisos, ampliando-os para que fosse possível estabelecer um diagnóstico e exigir que as dificuldades observadas impedissem o desenvolvimento da criança.

A CID-10 apresenta uma lista única de sintomas que caracterizam os transtornos de comportamento, depois descreve o diagnóstico do transtorno oposicional desafiante, enquanto o DSM-IV descreve esse transtorno separadamente. Ainda que ambos definam o transtorno oposicional com critérios muito semelhantes, deve-se observar que a CID-10 situa o limite diagnóstico entre esse transtorno e o de conduta em um nível de perturbação mais elevado que o DSM-IV, permitindo ao transtorno oposicional incluir até dois dos critérios que, segundo o DSM-IV, definem o transtorno de conduta. Com isso, a CID-10 resulta em uma taxa de diagnóstico do transtorno mais elevada que a do DSM-IV: 17,5%, segundo um estudo comparativo dos dois sistemas de classificação baseado em uma amostra clínica de 440 crianças e adolescentes de 7 a 14 anos de idade (Lahey et al., 1994).

Em cada uma das classificações, o diagnóstico requer a presença de pelo menos quatro comportamentos "negativistas", hostis ou provocadores durante um período igual ou superior a seis meses. Esses comportamentos devem ser extremos, considerados a idade e o desenvolvimento da criança, além de impedir o funcionamento social e adaptativo. Como o nome indica, o transtorno reflete duas componentes mais amplas que se confundem bastante:

- *a oposição*: a criança manifesta resistência ativa às exigências e aos limites impostos inevitavelmente pela vida coletiva; recusa o compromisso, mesmo que razoável, assim como recusa assumir a responsabilidade por seus atos quando é repreendida por isso ou quando eles lhe causam aborrecimentos; quando se vê forçada a cumprir ordens ou limitada naquilo que lhe permitem fazer, as crises de cólera e os rancores são frequentes e geralmente prolongados;
- *a provocação*: a criança tem uma tendência acentuada a querer testar os limites e a contestar as exigências impostas; muitas vezes, parece ter prazer em provocar, em aborrecer e em irritar os outros; em contrapartida, reage mal

**TABELA 7.1** Transtorno oposicional desafiante: critérios diagnósticos da CID-10 e do DSM-IV

| CID-10 | DSM-IV |
|---|---|
| A) Responde aos critérios gerais do transtorno de conduta.<br>B) Apresenta pelo menos quatro dos sintomas do critério G1 (do transtorno de conduta) com pelo menos dois dos sintomas de (9) a (23) (ver Tabela 7.2).<br>C) Os sintomas citados em B devem ser mal--adaptados, considerado o nível de desenvolvimento.<br>D) Pelo menos quatro dos sintomas persistiram por no mínimo seis meses. | A) Comportamentos negativistas, hostis ou provocadores, persistindo por pelo menos seis meses, durante os quais estão presentes quatro (ou mais) das seguintes manifestações:<br>1. raiva frequente;<br>2. contestação do que os adultos dizem;<br>3. oposição ou recusa a se submeter às regras dos adultos;<br>4. provocação intencional deliberada;<br>5. responsabilidade por seus erros ou por sua má conduta transferida aos outros;<br>6. impaciente ou irritável com os outros;<br>7. insatisfeito e ressentido;<br>8. maldoso ou vingativo.<br>**Obs.:** Só se considera que um critério é preenchido se o comportamento sobrevém com mais frequência do que se observa habitualmente naqueles com idade e nível de desenvolvimento semelhantes.<br>B) Há uma alteração clinicamente significativa do funcionamento social, escolar ou profissional.<br>C) Os comportamentos descritos em A não sobrevêm exclusivamente durante um transtorno psicótico ou de humor.<br>D) O transtorno não responde aos critérios do transtorno de conduta, nem, se o indivíduo tiver 18 anos ou mais, aos da personalidade antissocial. |

ao ser provocada ou repreendida, não tolera a frustração e não tem paciência, podendo ser bastante sensível.

Em ambos, esses comportamentos têm repercussões imediatas, porque causam confrontos frequentes com as pessoas próximas e impedem o funcionamento social e adaptativo. A criança com menos idade se recusará a comer o que lhe é servido, por exemplo, a ir para a cama ou a obedecer a outras exigências inevitáveis do dia a dia (Lüthi Faivre et al., 2005). Posteriormente, brigará o tempo todo com seus irmãos, recusará desligar a televisão e fazer seus deveres ou provocará a cólera alheia com comentários grosseiros (Dumas, 2000). Quando esses comportamentos persistem, têm também consequências nefastas a longo prazo, porque produzem uma disfunção maior em diversos níveis (social, afetivo instrumental) e evoluem para um transtorno de conduta (APA, 2000; OMS, 1993).

Em geral, as crianças com transtorno oposicional não se consideram responsáveis por seus comportamentos extremos, justificados aos seus olhos pelas exigências desproporcionadas de seus próximos ou por circunstâncias que consideram injustas. Seu comportamento perturbador, assim como as interpretações geralmente equivocadas que fazem do comportamento ou das intenções alheias, levam a conflitos permanentes com pais, irmãos e colegas, contribuindo ativamente para as diversas dificuldades com que se defrontam em casa e na escola (Dodge et al., 2006).

As manifestações do transtorno oposicional dependem bastante do contexto social em que a criança é avaliada. Assim, as avaliações feitas em situações ou por pessoas diferentes geralmente divergem (Loeber, Lahey e Thomas, 1991). Em geral, pode ser difícil avaliar o transtorno em um ambiente clínico e em um tempo limitado, sobretudo sendo as únicas fontes de informação os pais e a criança. Recomenda-se, a exemplo de muitos profissionais, que não se diagnostique o transtorno antes de uma observação da criança em seu meio familiar e, se ela for à escola, em seu meio escolar. Foi o que fizemos no caso de Jackie.

## JACKIE

Jackie tem 6 anos. Seus pais nos consultam por recomendação do serviço de assistência social da empresa onde o pai da criança trabalha. Eles vêm pedir conselho, de um lado, porque "Jackie dirige a casa" e, de outro, porque têm dificuldade de fazê-la ir para a cama todas as noites. "Ela não se ajusta a um horário", observa o pai rindo. "Então viemos saber se, por acaso, o senhor teria um para nós."

De acordo com os pais, Jackie se opõe sistematicamente às suas ordens, mesmo as mais razoáveis, o que é plenamente confirmado por duas visitas de observação ao domicílio familiar: Jackie se opõe aos pais, em geral ignorando deliberadamente o que lhe pedem, inclusive às vezes fazendo o oposto do que lhe é cobrado. Sem dizer nada, o pai desliga a televisão. Ela se levanta, liga de novo o aparelho e continua a assistir a seu programa. Os pais começam a comer sozinhos, e a mãe autoriza-a a ver TV até o fim se ela vier para a mesa ao término do programa, o que ela faz. Contudo, recusa-se a comer o que é servido, resmungando e brincando com a comida por alguns minutos antes de ir procurar um iogurte na geladeira, o qual ela come sozinha, de pé na cozinha. Os pais trocam alguns suspiros de desespero, mas não fazem nada para impor sua vontade. Um pouco mais tarde, Jackie toma seu banho sem problemas, cantando alegremente e se divertindo na água. Ela demora a ir para a cama, inventando várias desculpas para fazer ainda uma coisa ou outra antes de lhes obedecer. Visivelmente exasperado, o pai avisa que ela não terá seu rádio para dormir (um privilégio ao qual ela normalmente tem direito). Jackie fica então enfurecida na mesma hora, joga as pantufas na direção do pai, gritando com uma voz estridente entre as lágrimas de raiva: "Eu quero meu rádio, eu quero meu rádio". Por fim, vai para a cama e esconde-se inteiramente sob as cobertas, de onde ainda se pode ouvi-la resmungando e exigindo seu rádio. Os gemidos que os pais tentam ignorar se tornam cada vez mais insistentes. Depois de dez minutos, o pai liga o rádio "para ela conseguir dormir", explicando que ela continuaria reclamando sem parar "durante horas" até ganhar a causa.

Uma observação na escola – onde Jackie está concluindo o maternal – e uma entrevista com sua professora permitem constatar que, embora a menina não seja rejeitada por seus colegas, quase sempre fica sozinha "porque ela quer mandar em tudo. Muitas vezes, queixa-se amargamente de que ninguém quer brincar com ela, que 'não é justo', como ela diz, mas desde que alguém não queira fazer as coisas exatamente como ela quer, ela se irrita ou xinga seus colegas com palavras obscenas, e eu tenho de intervir muito rápido para acalmar a situação [...] Eu a isolo, é a única coisa que funciona, coloco-a no canto por alguns minutos. Pessoalmente, não tenho problemas com ela. Mas, no dia seguinte, ou um ou dois dias depois, começa tudo de novo com as crianças [...] Não quero exagerar. Há dias em que tudo vai bem, ela brinca sem problemas com os colegas. Infelizmente, é quase sempre ela quem está na origem dos conflitos e já tem uma reputação ruim na escola – em grande parte merecida."

Realiza-se uma intervenção que enfatiza, em primeiro lugar, a educação que os próprios pais receberam da família, o que revela vários fatores que provavelmente contribuíram para a incoerência em relação a Jackie – em particular, o fato de que seu pai, o mais velho de quatro meninos, foi submetido a uma disciplina rígida mas benevolente, enquanto que sua mãe foi educada por duas governantas. Ela explica: "minha própria mãe estava sempre ocupada demais para se preocupar com meu irmão e comigo. Com certeza, decidi que não era isso o que eu queria fazer com minha filha, eu queria acompanhá-la em seu crescimento [...] E Georges [seu marido] e eu nem sempre nos entendemos a esse respeito".

Em segundo lugar, a intervenção visa ajudar os pais de Jackie a fixar metas educativas claras sobre as quais estejam de acordo e a ajustar suas práticas educativas de forma a atingir seus objetivos. Eles decidem começar pelo momento de ir dormir, que conseguem controlar em cerca de três semanas, depois de inúmeras tentativas de Jackie, muitas vezes pueris, de sabotar sua determinação. Seus primeiros progressos são muito encorajadores, e os pais se empenham, articulados com a professora da criança, em responder aos seus comportamentos perturbadores da mesma maneira na escola e em casa. Essa intervenção prossegue por cerca de oito meses, quando então os pais decidem que estão preparados para encarar a educação da criança, pois Jackie entendeu finalmente, segundo seu pai, "que quem manda somos nós".

## O transtorno de conduta

A Tabela 7.2 permite uma comparação do transtorno de conduta da CID-10 e do DSM-IV. Como já mencionado, a CID-10 apresenta uma lista única de sintomas muito diversos do conjunto dos transtornos de comportamento; depois descreve diferentes critérios que permitem especificar se é o caso de um *transtorno de conduta limitado ao meio familiar*, de *tipo não socializado* ou de *tipo socializado* (ou de um transtorno oposicional desafiante). Já o DSM-IV descreve o transtorno de conduta em separado do oposicional e reúne sintomas sob quatro aspectos: *agressão, destruição, fraude ou roubo* e *violações graves das regras estabelecidas*. Esse sistema não faz distinção entre um tipo socializado e um tipo não socializado do transtorno, além de não descrever uma forma do transtorno limitada ao meio familiar. Embora ambas estipulem que os sintomas devem ser persistentes para haver um diagnóstico, as regras de duração diferem um pouco (ver Tabela 7.2). Os sistemas de classificação permitem ainda especificar a idade em que o transtorno surge e sua gravidade.

O transtorno de conduta é bastante grave por sua amplitude, por sua persistência e por suas diversas repercussões, tanto para pessoas próximas e vítimas da criança quanto para o próprio afetado. O caso de Bob ilustra claramente isso.

**BOB**

Bob tem 11 anos. Foi encaminhado por sua mãe depois de uma alteração em que ele a golpeou várias vezes no estômago. A mãe o descreve como um "descontrolado" que ela não domina mais, afirmando que palavras, ameaças e punições não têm qualquer efeito sobre seu comportamento. Embora possa ser violento, Bob, na verdade, ignora sua mãe, muito mais do que briga com ela abertamente; em geral chega muito tarde em casa sem permissão e passa muito tempo com garotos mais velhos, descritos pela mãe como "gente que não serve para nada com os quais Bob cabula". Quando o encontramos pela primeira vez, Bob estava a ponto de ser expulso da escola por faltas e por ser agressivo e violento com os outros alunos.

Uma história detalhada de seu desenvolvimento indica que os problemas de Bob remontam à primeira infância. A mãe o descreve como um bebê "difícil e resmungão" que, desde muito cedo, foi expulso de várias creches e de três escolas maternais por causa de seu comportamento desobediente, provocador e perigoso. "Ele sempre teve dificuldade de respeitar ordens e de fazer simplesmente o que lhe pedem" – explica a mãe. "Já bem pequeno, como você vê, e a partir daí as coisas só foram se agravando." Ele acumula déficits escolares e problemas de comportamento desde a educação infantil, repetiu a 3ª série da escola fundamental e estava prestes a repetir a 5ª quando foi encaminhado à terapia. Além disso, foi detido pela primeira vez aos 9 anos, depois de atacar um menino do bairro com quem tinha brigado antes da escola; depois foi detido em outras duas ocasiões: a primeira por ter novamente atacado um menino e a segunda por ter abaixado as calças para assustar uma idosa. Bob não hesita em admitir os incidentes, mas não manifesta nenhum remorso, explicando que em todos reagiu por ter sido provocado ou por querer apenas se divertir. Também minimiza a seriedade desses incidentes e declara muitas vezes sorrindo que "os adultos gostam de exagerar e que não se deve dar muita importância a isso [...] E no fim das contas, esse garoto sabia o que o esperava; ele zombou de mim diante dos colegas [...] e depois eu assustei uma velha e os tiras chegaram [...] Mas não é o fim do mundo, eu estava com os colegas e a gente se divertia muito!".

O pai biológico de Bob abandonou a família pouco depois do nascimento do filho e não tem nenhum contato com ele. A mãe, que se casou novamente pouco depois, está convencida de que os problemas do menino refletem, em grande parte, a relação ruim que ele tem com seu padrasto: "Bom, jamais aceitou Lance, meu marido, e não perde oportunidade de provocá-lo. É grosseiro com ele, usa palavras maldosas e até pede que ele lhe bata, porque sabe que, se Lance bater nele, o Conselho Tutelar o obrigará a sair de casa. Quase três anos antes da primeira consulta, o padrasto de Bob foi obrigado a deixar a casa durante um ano depois de um incidente de maus tratos em que ele deu vários socos

**TABELA 7.2** Transtorno de conduta: critérios diagnósticos da CID-10 e do DSM-IV

| CID-10 | DSM-IV |
|---|---|
| G1 Conjunto de condutas, repetitivas e persistentes, em que são desrespeitados os direitos fundamentais alheios, as normas ou regras sociais correspondentes à idade da criança. O transtorno persiste por pelo menos seis meses, durante os quais pelo menos alguns dos sintomas 1 a 23 estão presentes (para regras e número de sintomas requeridos, ver as subcategorias individuais). Obs.: Para os sintomas 11, 13, 15, 16, 20, 21 e 23, o critério é preenchido desde que tenha se apresentado pelo menos uma vez. <br><br>**A criança** <br>1. tem acessos de raiva anormalmente frequentes e violentos, considerado o nível do desenvolvimento; <br>2. questiona com frequência o que os adultos lhe dizem; <br>3. com frequência opõe-se ativamente aos pedidos dos adultos ou lhes desobedece; <br>4. com frequência de forma deliberada, faz coisas a fim de contrariar os outros; <br>5. com frequência acusa outro de ser responsável por suas faltas ou sua má conduta; <br>6. com frequência fica contrariado com os outros; <br>7. com frequência se mostra insatisfeita ou rancorosa; <br>8. com frequência é maldosa ou vingativa; <br>9. com frequência mente ou não cumpre suas promessas para conseguir objetos ou favores ou para escapar de obrigações; <br>10. com frequência começa as brigas (não considerar brigas entre irmãos); <br>11. utiliza uma arma que pode ferir seriamente (p. ex., um bastão, um tijolo, uma garrafa quebrada, uma faca, uma arma de fogo); <br>12. com frequência fica na rua ao anoitecer, apesar da proibição dos pais (desde os 13 anos de idade); <br>13. foi fisicamente cruel com pessoas (por exemplo, amarra, corta ou queima sua vítima); <br>14. foi fisicamente cruel com os animais; <br>15. destruiu deliberadamente bens alheios (excluído pôr fogo); <br>16. pôs fogo deliberadamente com o risco de provocar grandes estragos; <br>17. rouba objetos de um certo valor, sem enfrentar a vítima, na casa ou em outro lugar (arrombamento, falsificação de documentos); <br>18. cabula aula com frequência, desde os 13 anos de idade; <br>19. fugiu duas ou uma vez sem voltar no dia seguinte, enquanto vivia com seus pais ou em um ambiente familiar (não levar em conta fugas para escapar a castigos físicos ou abusos sexuais); | A) Condutas, repetitivas e persistentes, em que são desrespeitados os direitos fundamentais alheios ou normas e regras sociais correspondentes à idade, como aponta a presença de três ou mais dos critérios seguintes ao longo dos últimos 12 meses, pelo menos um desses critérios ao longo dos últimos seis meses: <br><br>**Agressões contra pessoas ou animais** <br>1. brutaliza, ameaça ou intimida com frequência outras pessoas; <br>2. provoca brigas; <br>3. utiliza uma arma que poderia ferir gravemente (p. ex., um bastão, um tijolo, uma garrafa quebrada, uma faca, uma arma de fogo); <br>4. demonstrou crueldade física contra pessoas; <br>5. demonstrou crueldade física contra animais; <br>6. cometeu um roubo enfrentando a vítima (p. ex., agressão, roubo de bolsa, extorsão de dinheiro, roubo à mão armada); <br>7. forçou alguém a ter relações sexuais. <br><br>**Destruição de bens materiais** <br>8. pôs fogo deliberadamente com a intenção de provocar grandes estragos; <br>9. destruiu deliberadamente o bem alheio (excluindo pôr fogo). <br><br>**Fraude ou roubo** <br>10. invadiu por arrombamento uma casa, apartamento ou carro pertencente a outro; <br>11. mente para conseguir bens ou favores ou para escapar a obrigações (p. ex., "se aproveita" dos outros); <br>12. roubou objetos de um certo valor, sem enfrentar a vítima. <br><br>**Violações graves das regras estabelecidas** <br>13. fica na rua até tarde da noite a despeito das proibições dos pais, e isso começou antes dos 13 anos; <br>14. fugiu e passou a noite fora pelo menos duas vezes enquanto vivia com os pais ou em ambiente familiar (ou fugiu uma única vez sem voltar para casa durante um longo período); <br>15. cabulou aula com frequência, e isso começou antes dos 13 anos. <br><br>B) A perturbação do comportamento causa uma alteração clinicamente significativa do funcionamento social, escolar ou profissional; <br>C) Se o indivíduo tem mais de 18 anos, o transtorno não responde aos critérios da personalidade antissocial. |

(continua)

**TABELA 7.2** (continuação)

| CID-10 | DSM-IV |
|---|---|
| 20. cometeu um delito enfrentando a vítima (p. ex., roubo da carteira, extorsão de dinheiro, roubo à mão armada); <br> 21. forçou alguém a ter uma atividade sexual; <br> 22. maltrata outras pessoas (isto é, machuca-as ou as faz sofrer, por exemplo, intimidando-as, atormentando-as ou molestando-as); <br> 23. invadiu por arrombamento a casa, o apartamento ou o carro de outro para roubar. <br><br> G2 Não responde aos critérios de personalidade dissocial, esquizofrenia, de um episódio maníaco, depressivo, de transtorno invasivo do desenvolvimento ou hipercinético. (Se, por outro lado, o indivíduo responde aos critérios de um transtorno emocional, deve-se fazer o diagnóstico de transtorno misto das condutas e das emoções.) <br> É recomendado especificar a idade do surgimento do transtorno: <br> – durante a infância: manifestação de pelo menos um problema de conduta antes dos 10 anos; <br> – durante a adolescência: ausência de problemas de conduta antes dos 10 anos. <br><br> **Especificação de certos subtipos possíveis** <br> Não existe, até o momento, um consenso quanto à subdivisão dos transtornos de conduta, mas a maior parte dos estudiosos reconhece que se trata de um grupo heterogêneo. O prognóstico depende mais da gravidade (avaliada conforme os sintomas presentes) do que do tipo específico. A distinção entre um "tipo socializado" e um "tipo não socializado", definida por presença ou ausência de relações de amizades duradouras na mesma faixa etária, parece a mais válida. Também é útil isolar os transtornos que só se expressam em casa e agrupá-los em uma categoria à parte. Evidentemente, as subdivisões propostas do transtorno de conduta devem ser objeto de estudos complementares para testar sua validade. <br> Além da subdivisão anterior, é recomendado avaliar cada caso em termos dimensionais, a partir das notas obtidas nas três seguintes dimensões: <br> 1. hiperatividade (desatenção, agitação motora); <br> 2. perturbação emocional (ansiedade, depressão, tendências obsessivas, hipocondria); <br> 3. gravidade do transtorno das condutas: <br>     a) *leve*: nenhuma ou poucas perturbações de condutas, além daquelas necessárias ao diagnóstico; *além disso*, as perturbações das condutas não causam muito mal a outro; <br>     b) *moderada*: o número de problemas de condutas e seu efeito sobre os outros são intermediários entre leve e grave; | *Especificar* o tipo, segundo a idade de início: <br> **Tipo com início na infância:** presença de pelo menos um critério característico do transtorno de conduta antes dos 10 anos. <br> **Tipo com início na adolescência:** ausência de qualquer critério característico do transtorno de conduta antes dos 10 anos. <br><br> *Especificar*, segundo a gravidade: <br> **Leve:** há poucos ou não há problemas de conduta que ultrapassem em número aqueles requeridos para o diagnóstico; **além disso**, os problemas de conduta não causam muito mal a outro. <br> **Moderado:** o número de problemas de conduta e seus efeitos sobre outro são intermediários entre "leve" e "grave". <br> **Grave:** existem muitos problemas de conduta que ultrapassam em número aqueles requeridos para o diagnóstico, **ou então** os problemas de conduta causam um grande dano a outro. |

(continua)

**TABELA 7.2** (continuação)

| CID-10 | DSM-IV |
|---|---|
| c) *grave*: existem perturbações das condutas além daquelas requeridas para o diagnóstico, *ou então* causam um grande dano a outro, por exemplo, ferir alguém, praticar atos de vandalismo ou roubos. | |

CID-10/ICD-10. Classification Internationale des Troubles mentaux et des Troubles du comportement. Critères diagnostiques pour la recherche. Organisation mondiale de la Santé, Masson, Paris, 1994.
American Psychiatric Association – DSM-IV-TR. *Manuel Diagnostique et Statistique des Troubles mentaux*, 4e édition. Texte révisé (Washington DC, 2000). Tradução francesa por J.D. Guelfi et al., Masson, Paris, 2003.

no estômago do menino. "Então, como você pode ver, eu não sei realmente como escolher entre meu marido e meu filho [...] Acho que estou quase a ponto de renunciar a ele, Bob. É triste, mas é a verdade." Bob recusa qualquer ajuda, declarando sem rodeios que não tem necessidade disso e, algumas semanas mais tarde, foi detido mais uma vez por delinquência grave e internado em uma instituição educativa em regime fechado.

Assim como Bob, os jovens com transtorno de conduta – sobretudo ao começar antes da adolescência – manifestam regularmente comportamentos agressivos e às vezes violentos, os quais em geral têm origem em um transtorno oposicional desafiante, mas com consequências muito mais graves, particularmente após a puberdade, quando a maturação física e sexual dá uma nova dimensão às dificuldades observadas. Existe de fato uma ligação entre o momento da puberdade e os comportamentos perturbadores nas meninas, e entre a maturação física e os mesmos comportamentos nos meninos. Embora os dados não sejam unânimes (Vitaro, Tremblay, Tessier e Boivin, 1993), aparentemente as meninas com puberdade precoce manifestam, em média, mais comportamentos antissociais em casa, na escola e na vizinhança do que aquelas em que a puberdade é mais tardia (Stattin e Magnusson, 1989b). O mesmo ocorre com os meninos cuja constituição física é particularmente atlética (Killias e Rabasa, 1997; Olweus, 1994). Qualquer que seja a influência da maturação física e sexual no transtorno de conduta, as dificuldades então geradas se agravam bastante durante a adolescência quando persistem. Brigas, ameaças e intimidações são frequentes na família, na escola ou na vizinhança, assim como a crueldade (com as pessoas ou os animais) e a destruição deliberada, o porte e a utilização de armas diversas, o roubo, o arrombamento e a fraude. Nos casos mais sérios, a violência reiterada pode causar ferimentos graves e chegar à violação e mesmo ao homicídio.

Os problemas múltiplos do transtorno de conduta manifestam-se em diferentes contextos nos quais os agentes sociais que exercem habitualmente um controle importante sobre os jovens – geralmente a família e a escola – são incapazes de fazê-lo. A família tem pouco ou nenhum domínio sobre o comportamento do indivíduo com transtorno, tendo em vista que ignora as ordens dos pais ou responsáveis por ele. O mesmo ocorre na escola. A maior parte dos colegas e dos professores rejeita quem apresenta um transtorno de conduta, sobretudo quando são agressivos, ao mesmo tempo porque os temem e porque desaprovam suas ações. Além disso, esses jovens encontram-se tipicamente em situação de fracasso escolar e, quando não são expulsos em razão de seus comportamentos perturbadores, cabulam aula, e as autoridades escolares não costumam manifestar muito empenho em lutar contra isso (Dodge et al., 2006; Dumas, 2000).

Os jovens com transtorno de conduta apresentam características pessoais muito semelhantes àquelas observadas no transtorno oposicional:

- eles não têm tolerância à frustração nem paciência, sendo particularmente agressivos;
- recebem mal uma crítica, mesmo quando claramente justificada, e se enraivecem facilmente;
- são imprevisíveis e "explosivos", sobretudo quando são, ao mesmo tempo, agressivos e rejeitados;
- em situação de conflito, sejam ou não os instigadores, atiçam a rivalidade em vez de apaziguá-la;
- responsabilizam as pessoas próximas por confrontos provocados por seu comportamento ou justificam-no acusando os outros de só terem o que merecem: quando brigam é para se defender; quando atacam alguém ou destroem o que não lhe pertence, é porque foram provocados; quando reagem com agressividade, ou mesmo com violência, é porque os levaram ao limite;
- geralmente dão a impressão de serem "duros", seja porque não têm consideração, empatia e solicitude pelo bem-estar, pelos sentimentos ou pelas preferências alheias; seja porque manifestam pouco ou nenhum remorso ou culpa ao reconhecer suas infrações;
- ao expressarem remorso, sua sinceridade geralmente é posta em dúvida, pois é provável que estejam querendo, na verdade, escapar da punição, e não mudar o comportamento (APA, 2000; Coie e Lenox, 1994; Dumas, 2000; OMS, 1993).

Deve-se observar, por fim, que, assim como o transtorno oposicional desafiante, o transtorno de conduta tem difícil diagnóstico, ao mesmo tempo porque vários comportamentos que o definem são de natureza dissimulada ou oculta, dado que os jovens afetados têm o hábito de minimizar ou negar suas dificuldades, e porque essas dificuldades variam bastante. Na medida em que há pouca concordância entre diferentes fontes de informação, é sempre necessário informar-se junto a diferentes pessoas antes de estabelecer um diagnóstico, ainda que a família e a escola tenham apenas um conhecimento limitado da amplitude das dificuldades (ou também as minimizam).

*Subtipos*

A CID-10 tem três definições que permitem determinar se o transtorno de conduta é limitado ao meio familiar ou se é de tipo não socializado ou socializado. Até onde se sabe, não existem dados científicos sobre o primeiro desses transtornos. De fato, as dificuldades de comportamento da criança costumam ser evidentes também fora de casa se um diagnóstico é justificado. Ao contrário disso, a distinção entre um tipo não socializado e um tipo socializado do transtorno remonta a vários estudos clássicos (Hewitt e Jenkins, 1946). (Essa distinção era feita no DSM-III e no DSM-III-R, mas não aparece mais no DSM-IV, onde foi substituída por outra baseada na idade de início do transtorno. Dado que os transtornos de tipo não socializado e socializado descritos pela CID-10 têm geralmente uma idade de início diferente, essas duas formas de precisar a natureza dos transtornos de comportamento se sobrepõem.)

## Tipos não socializado e socializado

Os jovens com um transtorno de conduta de tipo não socializado tendem à agressividade e à violência e apresentam psicopatologias associadas. Incapazes de criar vínculos duradouros de amizade recíproca e comumente rejeitados, agem sozinhos ou com aqueles que se comportam de maneira semelhante, com os quais costumam ter apenas uma associação passageira. Suas dificuldades começam relativamente cedo e são persistentes, manifestando-se de maneiras diversas além da adolescência.

Os jovens com um transtorno de conduta de tipo socializado têm geralmente dificuldades menos acentuadas. Desenvolvem relações de amizade situadas nos limites do normal e manifestam seus comportamentos antissociais em grupo. São delinquentes, mas nem por isso são sempre agressivos ou violentos, e raramente apresentam transtornos associados. Na maior parte dos casos, seu transtorno limita-se à adolescência, portanto, é de natureza mais passageira. Mais fundamentalmente, a própria existência do transtorno é objeto de debates, pois pesquisadores consideram que a maioria dos jovens que preenchem os critérios é delinquente, mas tem poucas ou não tem características psicopatológicas, ao contrário daqueles que têm um transtorno de conduta de tipo não socializado (Hinshaw e Lee, 2003; Moffitt, 1993a; Moffitt e Caspi, 2001).

## Idade de início e gravidade

A CID-10 e o DSM-IV especificam os critérios de idade e de gravidade do transtorno de conduta e, com isso, dão um aspecto desenvolvimental e dimensional à sua abordagem categorial. Esses critérios são os mesmos em ambos.

O critério de idade permite determinar *se o transtorno começou durante a infância* (a saber, se pelo menos um sintoma foi observado antes dos 10 anos) *ou durante a adolescência*. A distinção lembra claramente aquela entre transtorno de tipo não socializado e socializado. Ela é importante, essencialmente porque os jovens cujas dificuldades começam cedo têm um curso de desenvolvimento muito mais problemático que os jovens cujas dificuldades se manifestam só na adolescência.

Os critérios de gravidade permitem qualificar o transtorno de conduta como *leve*, *moderado* ou *grave*, assim determinando a amplitude e as repercussões nas relações interpessoais. Se está claro que os jovens com vários sintomas antes da adolescência têm um risco bastante elevado de continuar apresentando comportamentos antissociais graves na adolescência e na idade adulta (Maughan e Rutter, 1998; Moffitt e Caspi, 2001), esses critérios não são precisos e até hoje não foram submetidos a um trabalho sistemático de validação.

## Transtorno de conduta e psicopatia

Já foi dito que a falta de empatia e de remorsos são características frequentemente associadas ao transtorno de conduta. Muitas pesquisas levam a crer que a dureza, a insensibilidade e a ausência de empatia e de remorsos caracterizam um pequeno subgrupo de crianças com esse transtorno. Seu perfil psicológico corresponderia, já durante a infância, ao de psicopatas adultos que manifestam um comportamento antissocial crônico e grave e que na sua maioria preenchem os critérios do transtorno da personalidade antissocial (Christian, Frick, Hill, Tyler e Frazer, 1997). Esse **perfil duro/**

**insensível** caracteriza-se não apenas pela falta de emoções e de consideração pelos sentimentos alheios e pela ausência de culpa e de arrependimento, mas também por desonestidade, impulsividade e irresponsabilidade nas relações interpessoais (Farrington, 2005; Frick et al., 2003). Lucas tinha tal perfil.

### LUCAS

Lucas acaba de completar 4 anos, e foi encaminhado pela direção da escola maternal que frequentava, com a autorização prévia de sua mãe. Uma avaliação detalhada – baseada em diferentes fontes de informação e de métodos de avaliação (entrevistas, questionários, observações da criança) – nos leva a estabelecer um diagnóstico do transtorno de conduta acompanhado de vários sintomas do TDAH (ver Capítulo 6).

A professora de Lucas está extremamente preocupada com suas agressões diárias contra os colegas, contra sua assistente e ela própria, além da preocupação com a hiperatividade e impulsividade. "Faz muito tempo que estou na profissão e, sinceramente, creio que nunca vi um menino tão agressivo e perturbado [...] que sempre desnorteia toda a turma". Conforme a professora, Lucas bate, morde e chuta, em geral sem nenhuma provocação, seus colegas ou os adultos à sua volta. "E ele tem um linguajar! Escute, é bem simples: jamais encontrei uma criança pequena assim tão grosseira. Ele praguejará cada frase e, se está irritado, ele o tratará com todos os 'palavrões' possíveis e imagináveis". Além disso, Lucas parece sentir um certo prazer em fazer sofrer as pessoas próximas. "Ele não tem medo nenhum. Vai batendo em um adulto tão rápido quanto em uma criança [...] e, vacilo em dizer, mas creio que ele gosta de ferir. É terrível, mas, não sei, ele gosta de ver outra criança chorando, eu acho. É o único momento em que parece atento, de fato, eu diria até calmo. Ontem, ele arrancou um brinquedo de uma menina que naturalmente começou a chorar e, então, ele deixou o brinquedo de lado e a observou longamente, como se gostasse de vê-la em lágrimas [...] Com isso, ele não tem amigos, é claro. Queixa-se, muitas vezes, de que ninguém quer brincar com ele, mas eu compreendo as outras crianças, elas têm medo dele com razão." Enfim, Lucas causa aborrecimentos porque rouba. "Se ele vê alguma coisa que lhe agrada, ele simplesmente a pega. Não sei se ele se dá conta do que faz, mas está claro que as outras crianças se dão conta disso, e às vezes também seus pais, embora sempre que desaparece qualquer coisa, Lucas é sempre o primeiro a ser acusado, mesmo quando não fez nada de mal."

Quando Lucas não é agressivo, perturba continuamente as atividades coletivas, pois é incapaz de ficar quieto e de se dedicar plenamente a uma tarefa construtiva. Raramente ouve as histórias que a professora lê para as crianças, preferindo ficar andando de um lado para outro, e em geral não termina as atividades e projetos coletivos. Sua aprendizagem parece já comprometida. "Tenho 18 crianças na turma e, à parte uma menina com retardo, ele é o único que ainda não sabe cores e alfabeto, além de não saber escrever seu nome."

Uma observação de Lucas em classe fornece informações que confirmam o relato inquietante da professora. No espaço de 45 minutos, ele bate ou empurra bruscamente cinco crianças diferentes, quatro vezes sem provocação aparente. Dois incidentes levam a vítima a chorar e interromper a atividade em andamento. Além disso, ele só obedece 25% das orientações de dois adultos presentes (a professora e sua assistente), ignorando quase sempre o que lhe pedem, sem que os adultos procurem impor sua vontade. Sentado em torno de uma grande mesa onde as outras crianças estão recortando, ele destrói a imagem que a assistente lhe dá para recortar (picando-a em pedacinhos com a tesoura), depois se levanta e, com a tesoura na mão, sai em busca de coisas para cortar na classe. A professora percebe e lhe pede a tesoura, que ele entrega sem protestar. Os comportamentos perturbadores de Lucas são particularmente evidentes nos momentos de transição. Ele recusa sentar-se em círculo quando a professora se prepara para ler uma história. Mais tarde, ele se recusa a pôr os sapatos antes de sair para o recreio, preferindo esconder os sapatos de uma menina e jogar os outros para cima. A assistente precisa então intervir e isolar Lucas para permitir que seus colegas se arrumem.

Aos 4 anos, Lucas já tem um passado carregado. Pouco depois de seu terceiro aniversário, ele pôs fogo no apartamento da família, que foi inteiramente destruído. Aos 3 anos e meio, usa um fio elétrico desencapado para eletrocutar um gato que sofreu queimaduras graves e teve de ser sacrificado. Longe de manifestar remorsos, ele fez a mesma coisa algumas semanas mais tarde, atacando desta vez uma adolescente que cuidava dele na ausência da mãe. A vítima teve a mão queimada e precisou de cuidados. "Eu poderia dar outros exemplos", diz a mãe. "Ele sempre foi assim. A cada manhã, quando me levanto, não sei como vai ser o dia, quem ele vai atacar ou o que ele vai fazer [...] frente à menor contrariedade, ele berra, grita ou ameaça, como seu pai, e com um linguajar [...] Nem sei lhe dizer quantas vezes ele disse que ia me matar e diz isso com frequência para todo mundo [...] Não sei se ele se dá conta do que faz, tenho dúvida. Posso ser gentil, me irritar, tentar falar calmamente com ele, isso realmente não muda nada. Se ele chora, é porque se machucou ou porque levou uma boa surra, mas nunca por má consciência."

Lucas vive com a mãe e dois irmãos mais velhos, ambos com problemas semelhantes, mas aparentemente menos graves. O pai está preso – pela segunda vez – por roubo com arrombamento e por ter passado vários cheques sem fundo. A vida da família é precária e caótica (pobreza, habitação instável, episódios depressivos e alcoólicos da mãe). Prepara-se uma intervenção na escola para tentar conter o comportamento de Lucas e, sobretudo, para garantir a segurança de seus colegas e do pessoal docente. A mãe é convidada a participar dessa intervenção, o que ela aceita de bom grado, e organizam-se visitas semanais ao domicílio para lhe dar apoio e para ajudá-la em sua tarefa parental. Contudo, ela está sistematicamente ausente ou indisposta na hora dessas visitas, e a intervenção fracassa. Menos de um ano depois, Lucas é expulso da escola depois de uma agressão grave, e a família se muda.

---

É raro que o transtorno de conduta comece durante a primeira infância, mas esse caso trágico ilustra as consequências devastadoras que pode engendrar desde muito cedo – sobretudo quando é acompanhado de características psicopáticas confirmadas. Embora ainda faltem dados desenvolvimentais, sabe-se que essas características agravam bastante o transtorno de conduta (Enebrink, Andershed e Langstrom, 2005). Por exemplo, um acompanhamento com uma duração de quatro anos mostra que as crianças com o transtorno apresentam mais problemas de comportamento, de delinquência e de contatos com a polícia quando têm essas características do que quando não têm (Frick, Stickle, Dandreaux, Farrell e Kimonis, 2005). Mais fundamentalmente, esses dados e outros (Blair, Colledge, Murray e Mitchell, 2001; Frick e Ellis, 1999) sugerem que poderia haver subtipos do transtorno de conduta de acordo com a presença ou com a ausência de características psicopáticas – uma possibilidade que somente estudos de acompanhamento até a idade adulta permitirão avaliar. Em outras palavras, não se sabe ainda se um perfil psicopático agrava as manifestações do transtorno sem mudar fundamentalmente sua natureza e seu desenvolvimento, ou se ele define uma forma qualitativamente diferente do transtorno tanto por suas características alarmantes quanto por suas consequências desenvolvimentais e sociais na adolescência e além dela.

## Validade científica

### Transtorno oposicional desafiante

Embora se saiba que o transtorno oposicional começa em média dois ou três anos antes do transtorno de conduta e que ambos não têm o mesmo curso de desenvolvimento (Loeber, Green, Lahey, Christ e Frick, 1992), a validade científica do transtorno oposicional reside na resposta que se dá à seguinte questão: ele é distinto do transtorno de conduta ou é unicamente uma manifestação precoce dele em certas crianças? Encontram-se elementos importantes de resposta em pesquisas que adotam uma **abordagem categorial** (abordagem que, para uma criança específica, determina a presença ou a ausência do transtorno com a ajuda de critérios diagnósticos) ou uma **abordagem dimensional** (aquela que avalia os comportamentos perturbadores de uma criança em um *continuum*, mas sem com isso estabelecer um diagnóstico clínico). (A distinção entre essas abordagens foi exposta no Capítulo 1 e será retomada no Capítulo 8.)

Em uma abordagem categorial, vários estudos clínicos examinaram a relação entre os dois transtornos de comportamento.

As pesquisas transversais mostram que em média 80% dos jovens com um transtorno de conduta preenchem também os critérios diagnósticos do transtorno oposicional (Faraone, Biederman, Keenan e Tsuang, 1991b; Spitzer, Davies e Barkley, 1990), enquanto as pesquisas longitudinais relatam que uma porcentagem semelhante de jovens com transtorno de conduta apresentou antes um transtorno oposicional (Lahey et al., 1990; Loeber et al., 1995). O fato de que este último seja habitualmente um anúncio do transtorno de conduta e de que os jovens com o transtorno de conduta acumulem os sintomas do transtorno oposicional (em vez de manifestar um transtorno distinto), parece claramente pôr em questão a validade de uma distinção entre esses ambos.

Contudo, a situação não é tão simples. De fato, várias pesquisas longitudinais, entre as quais se encontra um ou dois estudos que acabamos de citar, mostram que, na maior parte dos casos, o transtorno oposicional *não leva* ao transtorno de conduta. Por exemplo, Lahey e colaboradores (1990) relatam que 75% dos meninos que manifestam um transtorno oposicional no início de seu estudo não apresentavam um transtorno de conduta após três anos de acompanhamento. Resultados comparáveis foram relatados por McGee, Feehan, Williams e Anderson (1992). Em suma, os dados transversais e retrospectivos mostram que quase todos os jovens, com um transtorno de conduta preenchem também os critérios de um transtorno oposicional e o manifestaram antes, enquanto os dados prospectivos indicam que apenas uma minoria de crianças com um transtorno oposicional terá ao longo da vida um transtorno de conduta.

Deve-se assinalar que existe igualmente uma ligação confiável entre uma abordagem categorial e uma dimensional do transtorno oposicional e do transtorno de conduta. De fato, os dados mostram que uma criança com um ou outro desses transtornos com base em critérios diagnósticos obtém um escore elevado em uma escala de comportamento que ela preenche ou pai, mãe ou um professor preenchem (Gould, Bird e Jaramillo, 1993). A escala mais utilizada nesse campo é a Child Behavior Checklist (CBCL) (Achenbach e Edelbrock, 1983). Ainda que pesquisas dimensionais confirmem a presença de variados **problemas externalizantes** ou "ruidosos" nas crianças com um transtorno de comportamento, elas nem sempre permitem distinguir entre o transtorno oposicional e o transtorno de conduta, e desse modo também põem em questão a validade de uma distinção entre os dois transtornos.

Como destacam Hinshaw e Lee (2003), a interpretação a ser dada a esses trabalhos não é unanimidade e depende, em parte, do objetivo almejado. Em uma perspectiva preventiva, estudiosos concluem que é importante considerar o transtorno oposicional como uma entidade clínica distinta que, se não se atenuar, irá predizer um transtorno muito mais grave – uma predição confiável que deve permitir a descoberta precoce de crianças de risco e, assim, pelo menos em certos casos, a prevenção do transtorno de conduta (Dumas, Prinz, Smith e Laughlin, 1999; Loeber et al., 1991). Em uma perspectiva taxonômica, outros pesquisadores assinalam que apenas uma minoria de crianças com transtorno oposicional apresenta uma gama de sintomas bastante graves para falar em psicopatologia e que, considerando-se que a maioria manifestará posteriormente um transtorno de conduta, uma única entidade clínica é suficiente para descrever suas dificuldades (Achenbach, 1993).

Na França, essas diferenças de interpretação estão no cerne das reações, às vezes contundentes, ao relatório do

Inserm intitulado *Trouble des conduites chez l'enfant et l'adolescent* (Transtorno de conduta na criança e no adolescente) (2005). Esse relatório de avaliação recomenda a descoberta precoce das dificuldades comportamentais a fim de prevenir o desenvolvimento do transtorno, e não de ajudar as crianças afetadas a se curar. Há muitos críticos do relatório que o consideram como uma rotulagem sem fundamento, pois, desse modo, as crianças se veriam excluídas e punidas desde muito cedo por seus comportamentos importunos (Prieur, 2006). Se os argumentos em favor de uma descoberta e de um tratamento precoces dos transtornos de comportamento são abundantes (Lüthi Faivre et al., 2005), este é o caso também do risco de desvio no sentido de uma prevenção visando a formatar as crianças para que, desde muito cedo, correspondam a um ideal de saúde mental tão ilusório quanto perigoso (Collectif, 2006).

## Transtorno de conduta

A validade do transtorno de conduta não deixa muita dúvida quando se enfatiza antes de tudo seu aspecto social. De fato, muitas sociedades e culturas rejeitam e punem, de diversas maneiras, as agressões físicas e sexuais, a destruição de bens alheios, o roubo, a fraude, a piromania e comportamentos semelhantes. Ao contrário disso, a validade clínica do transtorno é mais difícil de afirmar, pois, ainda que comportamentos perturbadores possam entravar o desenvolvimento e atingir o outro, eles nem sempre são reveladores de uma psicopatologia. Como mostram diferentes estudos longitudinais, aos quais voltaremos mais adiante, a validade clínica do transtorno depende essencialmente da idade em que os sintomas começam e de sua cronicidade (ver Moffitt, 1993a; Moffitt e Caspi, 2001). A maior parte dos jovens cujo transtorno de conduta começa durante a adolescência não apresenta psicopatologias associadas ou transtornos cognitivos e não tem antecedentes familiares que permitam afirmar com certeza a natureza clínica de suas dificuldades – ainda que possam causar grande perturbação ao ambiente e, em muitos casos, ter repercussões para o adolescente até a idade adulta. De fato, só se encontra uma disfunção psicológica (que pode ter origens diversas) em uma minoria de casos, antes de tudo crianças que são agressivas, que manifestam seus primeiros sintomas antes da adolescência e que têm transtornos diversos que precedem ou acompanham o transtorno de conduta. Em outras palavras, a validade clínica não deixa dúvida quando os comportamentos perturbadores – sobretudo a agressividade e a violência – se manifestam cedo e são acompanhados de dificuldades múltiplas e persistentes. Ao contrário disso, é duvidosa quando as manifestações diversas da delinquência, muito comuns durante a adolescência, são consideradas como sintomas psicopatológicos com base nos quais um diagnóstico pode ser validamente estabelecido (Hinshaw e Lee, 2003).

O mesmo ocorre com a validade dos subtipos descritos na CID-10. Estudos realizados em uma perspectiva dimensional, a maioria deles com base em análises fatoriais de escalas de comportamento, indicam que os sintomas dos transtornos de comportamento se agrupam em dois fatores diferentes que a CBCL denomina *Agressão* e *Delinquência*. Esses fatores se aproximam estreitamente do transtorno de conduta de tipo não socializado, de um lado, e de tipo socializado, de outro (Achenbach, Conners, Quay, Verhulst e Howell, 1989). Clinicamente, esses fatores descrevem duas síndromes que se assemelham bastante aos transtornos dos jovens que manifestam suas primeiras dificuldades desde a infância (síndrome agressiva) ou apenas durante a adolescência (síndrome delinquente) (Achenbach, 1993). Logo, ainda que a validade científica dessas duas síndromes não deixe dúvida, somente a validade clínica da síndrome agressiva e do transtorno de conduta de tipo mal socializado parece claramente estabelecida.

Se essa conclusão corresponde aos dados disponíveis, a questão da validade científica dos transtornos de comportamento não é mais saber se existem patologias distintas correspondentes aos critérios diagnósticos utilizados atualmente. De fato, já se sabe que, tal como são definidos na CID-10 e no DSM-IV, o transtorno oposicional e o de conduta reúnem sintomas heterogêneos que só descrevem superficialmente as diversas manifestações dos comportamentos perturbadores. Em outras palavras, esses transtornos são classificados na atualidade com a ajuda de categorias diagnósticas que, seguramente, serão revisadas em função de estudos taxonômicos e desenvolvimentais para possibilitar definir essas manifestações com mais precisão e determinar quais delas, por suas origens, sua evolução e seus fatores associados, representam claramente psicopatologias.

## Outras características e transtornos associados

Como observado nas psicopatologias da criança e do adolescente, os transtornos de comportamento raramente são "puros". De fato, a comorbidade é a regra, sobretudo ao se considerar esses transtornos sob uma perspectiva desenvolvimental. Por exemplo, o transtorno oposicional geralmente anuncia o transtorno de conduta e este último costuma envolver os sintomas do transtorno oposicional. Portanto, não é surpreendente constatar que ambos apareçam frequentemente associados e que sejam acompanhados tipicamente de outras dificuldades que podem ou precedê-los e agravá-los, ou ser consequência deles – isso tanto nas meninas quanto nos meninos (Keenan, Loeber e Green, 1999).

### Transtorno de déficit de atenção/hiperatividade

Quer adotem uma abordagem categorial ou dimensional, estudos clínicos e comunitários mostram que os problemas de comportamento se associam aos sintomas do TDAH ou ao próprio transtorno – mais particularmente à hiperatividade e à impulsividade (mais do que à desatenção) (Dodge et al., 2006; Hinshaw, Lahey e Hart, 1993). Por exemplo, o estudo epidemiológico canadense de Offord e colaboradores reporta taxas de comorbidade de 59% nos meninos e de 56% nas meninas durante a infância, e taxas correspondentes de 30 e 37% durante a adolescência (Szatmari, Boyle e Offord, 1989). Se o TDAH e os transtornos de comportamento são entidades clínicas distintas que respondem a critérios diagnósticos e que geralmente têm antecedentes desenvolvimentais e familiares diferentes (Waschbusch, 2002), essa associação é duplamente significativa.

De um lado, as crianças que apresentam um duplo diagnóstico têm fatores de risco mais numerosos e dificuldades muito mais acentuadas do que as que apresentam apenas um. Em particular, elas manifestam uma maior agressividade física, mais comportamentos perturbadores e problemas escolares e sociais (dificuldades de aprendizagem, rejeição social) (Walker, Lahey, Hynd e Frame, 1987). Elas são também mais impulsivas e mais hostis do que as crianças que são agressivas sem com isso ser hiperativas (Atkins e

Stoff, 1993; Atkins et al., 1993). Em uma comparação de três grupos de crianças (agressivas e hiperativas, apenas agressivas), Atkins e colaboradores relatam, de fato, que, enquanto os dois primeiros grupos tinham um nível semelhante de agressividade instrumental, significativamente mais elevado do que o grupo controle, apenas o grupo de crianças agressivas e hiperativas tinha igualmente um nível elevado de agressividade hostil.

De outro lado, um duplo diagnóstico prediz uma evolução mais rápida e mais desfavorável de dificuldades comportamentais. Quando desenvolvem um transtorno de conduta, as crianças com um transtorno oposicional comórbido com TDAH manifestam seus sintomas em média 3 anos e meio antes que as crianças que têm apenas transtorno oposicional (Loeber et al., 1995). Têm também uma probabilidade muito mais elevada de apresentar comportamentos antissociais e violentos ao longo da adolescência e da idade adulta, e às vezes então de manifestar um transtorno da personalidade antissocial (Farrington, Loeber e Van Kammen, 1990; Moffitt e Caspi, 2001). Os dados de Loeber e colaboradores (1995), assim como os de Gagnon, Craig, Tremblay, Zhou e Vitaro (1995), levam a crer que o TDAH desempenha um papel decisivo no desencadeamento precoce do transtorno de conduta, mais do que em sua evolução, e que esse desencadeamento depende de uma ligação específica entre a agressividade, a oposição e a provocação, de um lado, e os sintomas de hiperatividade e de impulsividade, de outro. Embora a natureza dessa ligação ainda deva ser explicitada, é provável que seja sobretudo a impulsividade que agrava os comportamentos perturbadores com pouca idade, contribuindo assim desde muito cedo para um nível elevado de agressividade (Dodge et al., 2006). No entanto, deve-se ressaltar que essa ligação se aplica provavelmente mais aos meninos do que às meninas. De fato, elas correm um risco mais elevado de ter um transtorno de conduta na adolescência quando foram ou ainda são hiperativas e impulsivas – tenham tido ou não um transtorno oposicional (Lahey, McBurnett e Loeber, 2000).

## Abuso de tabaco, álcool e outras drogas

Os transtornos de comportamento e a delinquência associam-se também à utilização precoce e abusiva de drogas lícitas e ilícitas e ao desenvolvimento de toxicomanias diversas. Essa ligação existe já durante a infância, ao menos nos meninos (Van Kammen, Loeber e Stouthamer-Loeber, 1991), e é claramente estabelecida na adolescência e na idade adulta, tanto nas meninas como nos meninos (Boyle et al., 1992, 1993; Choquet, 1990; Kratzer e Hodgins, 1997; White, Loeber, Stouthamer-Loeber e Farrington, 1999; Zimmermann, Rossier, Bernard, Cherchia e Quartier, 2005). Em um estudo longitudinal de meninos avaliados na 1ª, 4ª e 7ª séries do ensino fundamental, Van Kammen e colaboradores (1991) relatam uma taxa elevada de utilização de tabaco e álcool já na 1ª série, que vai aumentando rapidamente, tanto em termos de quantidade quanto de diversidade das drogas utilizadas. Esse aumento era particularmente acentuado nos jovens que manifestavam diversos sintomas do transtorno de conduta (roubo, vandalismo, falta à escola, etc.), sintomas associados a uma utilização às vezes precoce e diversificada de psicotrópicos.

Observa-se um processo de aceleração semelhante na adolescência. Pesquisas longitudinais apontam que os problemas precoces de comportamento anunciam o uso abusivo de drogas e os problemas de toxicomania (Boyle et al., 1992) e que, uma vez estabelecida essa ligação, o transtorno de conduta e o abuso de drogas se agravam mutuamente. Para ser mais precisos:

- os jovens com um nível elevado de consumo de drogas têm também um nível elevado de agressividade e de violência;
- os jovens cujo consumo de drogas aumenta durante a adolescência acusam um aumento semelhante de seus comportamentos agressivos e violentos;
- esse agravamento mútuo depende diretamente da ligação existente entre o transtorno de conduta e o uso abusivo de psicotrópicos; ele não pode ser explicado apenas em termos de fatores sociais ou culturais (p. ex., estrutura familiar, pertencimento étnico, entre outros);
- o transtorno de conduta e o uso abusivo de psicotrópicos estão associados a um número considerável de dificuldades que comprometem a adaptação dos jovens a longo prazo, a ponto de às vezes pôr sua vida em perigo: abandono dos estudos, tráfico de drogas, porte de armas, promiscuidade sexual e gestações indesejadas (Gilvarry, 2000).

Embora os trabalhos resumidos provenham todos dos Estados Unidos e do Canadá, a situação parece ser semelhante na Europa. Em um estudo preparado para o Conselho da Europa, Killias (1988) relata que, apesar das diferenças evidentes entre as nações, a incidência em um período de 12 meses de delitos contra a propriedade nos jovens de 14 a 20 anos é geralmente muito mais importante entre os usuários de drogas pesadas do que entre os usuários de drogas leves ou os não usuários (ver Figura 7.5). Evidentemente, esses dados não permitem estabelecer uma relação de causa e efeito, mas definem com clareza que os problemas de condutas e de toxicomania estão associados.

## Transtornos de humor e transtornos de ansiedade

Estudos clínicos e comunitários mostram que, em todas as idades, os transtornos de comportamento estão igualmente associados aos transtornos de humor e a transtornos de ansiedade, ou seus sintomas. Por exemplo, as correlações entre os sintomas de depressão e de ansiedade e os comportamentos perturbadores (a agressividade em particular) costumam ser elevadas (Favre e Fortin, 1997; Quiggle, Garber, Panak e Dodge, 1992), e é frequente um duplo diagnóstico, provavelmente mais nas meninas do que nos meninos (Keenan et al., 1999) (ver também Capítulos 8 e 9). Em uma revisão detalhada, Zoccolillo (1992) relata que os transtornos de humor e os transtornos de ansiedade são de 3 a 4 vezes mais frequentes entre crianças e adolescentes com transtorno de conduta do que entre aqueles que não têm.

### Transtornos de humor

Os transtornos de comportamento e os transtornos de humor costumam estar associados, seja porque a depressão encoraja a agressão e a violência, seja porque os problemas do comportamento trazem infelicidade, seja porque essas próprias dificuldades estão associadas a problemas variados, como o uso abusivo de drogas (Hinshaw e Lee, 2003). Muitas pesquisas permitem confirmar a complexidade dessa associação, que provavelmente se desenvolve de formas diferentes dependendo do caso, segundo a presença – entre outras coisas – de acontecimentos de vida negativos (Rowe, Maughan e Eley,

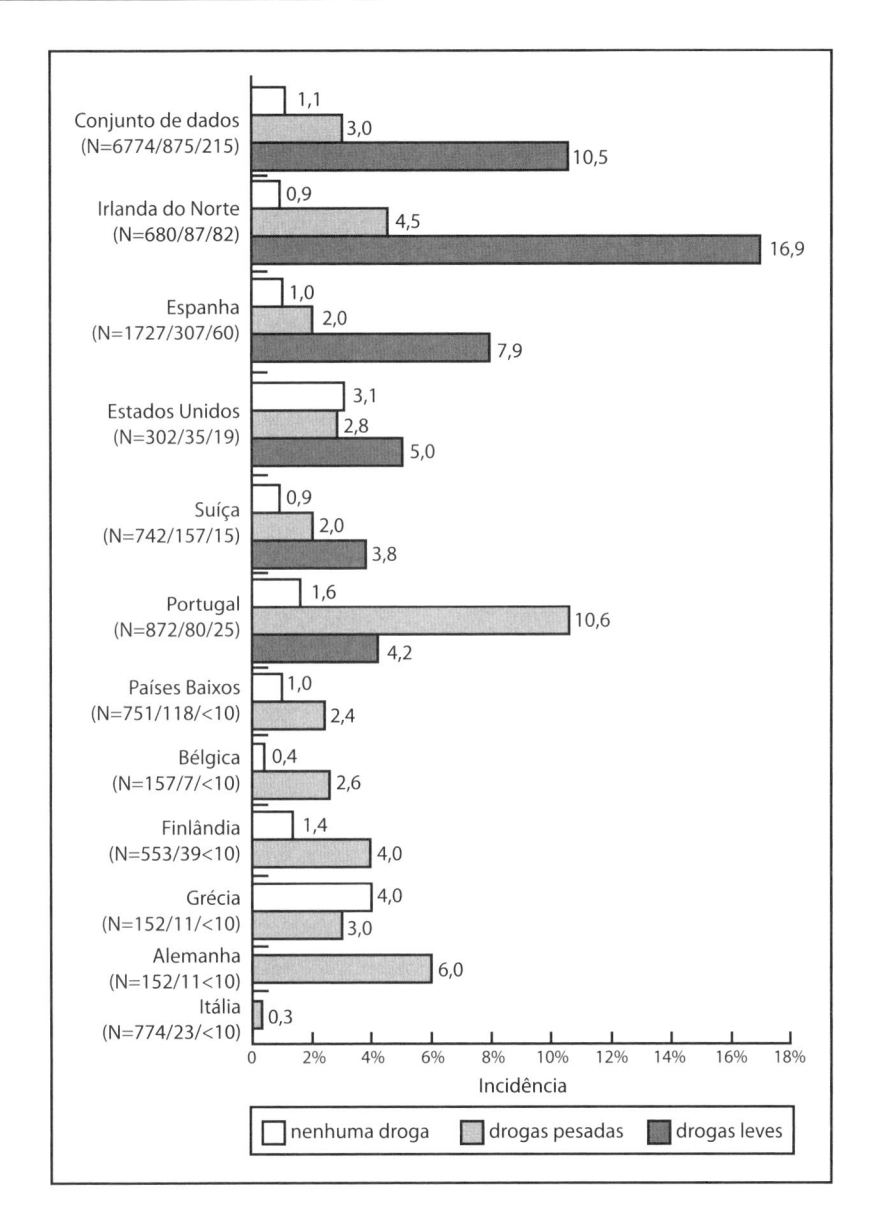

**FIGURA 7.5**
Evidência de delitos contra a propriedade nos jovens de 14 a 20 anos entre os usuários de drogas pesadas, de drogas leves e os não usuários, em um período de 12 meses (Killias, 1998).
Adaptado com permissão

2006). Em um estudo realizado junto a uma amostra comunitária de adolescentes americanos acompanhados até os 24 anos, Seeley, Lewinsohn e Rohde (1997) relatam que a presença comórbida do transtorno de conduta e do transtorno depressivo maior estava fortemente associada ao abuso de drogas e às tentativas de suicídio durante a adolescência e ele predizia um nível elevado de dificuldades de adaptação no início da idade adulta. Há resultados semelhantes em dois outros estudos de acompanhamento, um de uma amostra de adolescentes americanos (Miller-Johnson, Lochman, Coie, Terry e Hyman, 1998) e outro de uma amostra de adolescentes ingleses (Harrington, Fudge, Rutter, Pickles e Hill, 1991). Do mesmo modo, em um estudo que recorre à autópsia psicológica para comparar 67 adolescentes que tinham se suicidado com um grupo de 67 outros adolescentes. Brent e colaboradores (1993) relatam que o transtorno de conduta tinha sido um fator significativo de risco de suicídio. Mais precisamente, esse transtorno tinha uma taxa de prevalência seis vezes mais elevada no grupo de adolescentes que se suicidaram do que no outro grupo controle.

Com base nesses dados, pesquisadores postulam que os adolescentes que preenchem os critérios diagnósticos do transtorno de conduta e do transtorno depressivo maior não têm necessariamente duas patologias distintas, mas um transtorno "misto". Este último, que responde aos critérios diagnósticos do que a CID-10 denomina de *transtorno de conduta com depressão* (esse diagnóstico não é equivalente no DSM-IV), teria uma evolução própria e precisaria ser estudado à parte. De maneira mais geral, a comorbidade mostra que a distinção que se faz com muita frequência entre os transtornos externalizantes e internalizantes é mais tênue do que se supõe – talvez em grande medida porque numerosos jovens que são agressivos em relação a seu meio são também em relação a eles próprios.

### Transtornos de ansiedade

Ainda que estabelecida a ligação entre os transtornos relativos ao comportamento e à ansiedade, ela é tão complexa quanto a que acabamos de ver com os transtornos de humor. Estudos relatam que, antes da puberdade, os jovens (ao menos os meninos), que têm transtorno de conduta e de ansiedade são geralmente mais bem adaptados e menos agressivos do que aqueles que não manifestam sintomatologia ansiosa. Eles brigam com menos frequência, por exemplo, e têm geralmente relações mais positivas com seus pares (Walker et al., 1991). Do mesmo modo, os meninos que, aos 5 anos, apresentam um nível elevado de impulsividade e de ansiedade correm um risco menos acentuado de manifestar comportamentos antissociais constantes e estáveis entre 10 e 13 anos do que seus pares que são impulsivos, mas não são ansiosos (Tremblay, Phil, Vitaro e Dobkin, 1994, 1998). Contudo, esse efeito aparentemente protetor da ansiedade não parece perdurar além da infância. De fato, em um acompanhamento de quatro anos de meninos estudados por Walker e colaboradores (1991), Lahey e McBurnett (1992, citados por Hinshaw et al., 1993) relatam que, embora tenham apresentado menos dificuldades antes dos 11 anos do que os meninos que tinham unicamente um transtorno de conduta, isso já não era verdadeiro a partir do início da adolescência. Nesse momento, o nível de agressividade tinha aumentado, enquanto que o dos adolescentes não ansiosos tinha diminuído. É possível que essa situação aparentemente paradoxal reflita a heterogeneidade dos problemas de ansiedade nas amostras estudadas. De fato, se a sintomatologia é acompanhada de um transtorno de comportamento, pode se caracterizar por um nível elevado de apreensão e de inibição ou de retraimento social e isolamento (ver Capítulo 9). Talvez essa distinção seja crucial, pois a apreensão e a inibição protegem as crianças de inúmeros problemas, enquanto que o retraimento social e o isolamento os agravam (Hinshaw e Lee, 2003).

*Rejeição social*

Não é surpreendente que os comportamentos agressivos, oposicionais e provocadores, sobretudo se crônicos, causem dificuldades de adaptação maiores que vêm a se somar às comorbidades que a criança pode ter. Como assinalado, a tendência acentuada da criança a acusar os outros de ser responsáveis pelas dificuldades que encontra e pelas perturbações que provoca é uma característica preponderante – e um critério diagnóstico – dos transtornos de comportamento. Dodge e seus colaboradores confirmam a validade desse critério (Dodge, 1993). Além disso, eles demonstram que as crianças agressivas, ao contrário das não agressivas, prestam uma atenção seletiva aos indicadores negativos em diversas situações sociais que interpretam de maneira errônea.

De fato, se as intenções de um protagonista são ambíguas, as crianças agressivas lhe atribuem intenções hostis, por exemplo, vendo provocação e maldade onde as crianças sem dificuldade não verão nenhuma intenção negativa (Dodge, Price, Bachorowski e Newman, 1990). Esse estilo ou **viés de atribuição hostil** favorece as crenças que legitimam a agressão assim como o recurso frequente a soluções agressivas em situação de conflito (Kindelberger, 2004; Olson e Hoza, 1993), e se associa desde muito cedo a um nível elevado de rejeição social (Dodge, 1993). Como no caso da associação entre os transtornos de comportamento e o TDAH, essa rejeição social é duplamente significativa. É uma característica comórbida dos transtornos de comportamento (e, particularmente, do transtorno de conduta de tipo não socializado) e um fator preditivo da manutenção desses transtornos e de seu agravamento. De um lado, as crianças rejeitadas são agressivas e procuram agravar as situações de conflito em vez de acalmar a situação (Coie e Lenox, 1994), sobretudo quando seus problemas de comportamento são acompanhados de impulsividade (Snyder, Prichard, Schrepferman, Patrick e Stoolmiller, 2004). Além disso, a rejeição social alimenta os comportamentos agressivos e os agravam (Coie, Terry, Lenox, Lochman e Hyman, 1995; Hoza, Molina, Bukowski e Sippola, 1995). Em um estudo de acompanhamento de uma amostra comunitária de mais de 500 meninos e meninas, Dodge (1997) relata que 50% das crianças que, aos 7 ou 8 anos, já tinham sido rejeitadas durante dois anos, apresentavam problemas de conduta de intensidade clínica na adolescência, em comparação com 9% de crianças não rejeitadas da mesma idade. Os efeitos nefastos da rejeição social são acentuados nos meninos agressivos que acusam seus pares de ser responsáveis por suas dificuldades sociais, e provavelmente são menores se esses meninos reconhecem que seu comportamento explica em grande medida o porquê de eles serem rejeitados (Guerra, Asher e DeRosier, 2004).

De maneira mais geral, a rejeição social favorece a formação de vínculos entre crianças perturbadoras (Boivin e Poulin, 1993; Boivin e Vitaro, 1995; Dishion, Patterson, Stoolmiller e Skinner, 1991), o que pode assumir a forma de uma gangue, contribuir para agravar a intensidade e a gravidade dos transtornos de comportamento e encorajar particularmente a agressividade e a violência (Keena, Loeber, Zhang, Stouthamer-Loeber e Van Kammen, 1995), sobretudo nos meninos (Heinze, Toto e Urberg, 2004).

Ainda que a rejeição social tenha consequências negativas, uma baixa autoestima não é necessariamente uma delas. De fato, na escola, os agressores costumam se ver de maneira mais positiva do que as vítimas veem a si mesmas (Graham, Bellmore e Mize, 2006). É provável que o temor que suscitam, a amizade com pares perturbadores e/ou o pertencimento a uma gangue contribuam para o fato de jovens com um transtorno de conduta se perceberem positivamente ou, pelo menos, projetarem uma imagem de competência pessoal e social (Vitaro, Gagnon e Tremblay, 1992). Contudo, como mostra essa última pesquisa, é importante especificar a natureza da rejeição social ao se considerar seu papel nas condutas antissociais. As crianças rejeitadas e isoladas (sem amigos) possivelmente têm em média mais dificuldades (entre as quais uma baixa autoestima) do que as crianças rejeitadas por seus colegas sem problemas, mas ligadas por amizade, mesmo que passageira, com colegas que também são perturbadores.

*Déficit de aprendizagem*

Os transtornos de comportamento e as dificuldades escolares também costumam estar associados (Hinshaw, 1992; Maguin e Loeber, 1996). Em uma análise detalhada, Maguin e Loeber relatam que as crianças com um rendimento escolar fraco:

- têm uma probabilidade duas vezes mais elevada de manifestar diversos comportamentos agressivos e delinquentes do que seus colegas com rendimento médio;
- manifestam suas dificuldades habitualmente mais cedo;
- manifestam-nas de maneira mais grave e mais crônica.

De maneira mais geral, os transtornos de comportamento e, em particular, o de conduta estão associados a déficits de aprendizagem, à indicação para classes de educação especial ou para instituição e ao abandono dos estudos (Coslin, 2006). Aqui também os processos envolvidos são complexos. Parece bastante provável que, antes da adolescência, a ligação entre as dificuldades comportamentais e escolares se faça pelo TDAH ou, mais amplamente, pelas dificuldades cognitivas, linguísticas e desenvolvimentais precoces e múltiplas (p. ex., hiperatividade/impulsividade, nível de Q.I. baixo, atrasos ou transtornos da linguagem, déficits de natureza executiva, entre outros) (Fergusson e Horwood, 1995; Frick et al., 1991; Gilmour, Hill, Place e Skuse, 2004; Lynam, Moffitt e Stouthamer-Loeber, 1993; Sonuga-Barke, Lamparelli, Stevenson, Thompson e Henry, 1994). Por exemplo, um acompanhamento de meninos da pré-escola até o final do ensino fundamental mostra que os sintomas de hiperatividade e de impulsividade, mas não de desatenção, prediziam um nível elevado e crônico de agressividade (Gagnon, Craig, Tremblay, Zhou e Vitaro, 1995). O mesmo ocorre, conforme essa equipe de pesquisa, com um nível de Q.I. baixo (Larivée et al., 1994). Em contrapartida na adolescência, a ligação entre déficit de aprendizagem e comportamentos agressivos e delinquentes se torna mais direta, e esses problemas se agravam mutuamente, qualquer que seja a natureza das dificuldades cognitivas, linguísticas e desenvolvimentais que possam acompanhá-los (Hinshaw, 1992).

*Adaptação geral*

Apesar da descrição de diferentes comorbidades dos transtornos de comportamento sob diversas rubricas, é evidente que elas coincidem e se somam com mais frequência do que se apresentam separadamente; desse modo, impedem a adaptação geral das crianças e dos adolescentes. Em numerosos casos, que nem sempre são os mais graves, um gesto agressivo, impulsivo ou acidental pode lhes custar a vida ou ter repercussões durante anos. Os meninos que apresentam um transtorno de conduta têm uma probabilidade 3 a 4 vezes maior de morrer antes dos 30 anos que os meninos em geral. Também costumam ter doenças sexualmente transmissíveis às quais se acrescentam, com frequência, para as meninas, uma ou várias gestações indesejadas (Keenan et al., 1999; Kratzner e Hodgins, 1997).

## Epidemiologia

### Prevalência e características ligadas à idade e ao sexo

TRANSTORNO OPOSICIONAL DESAFIANTE

O DSM-IV menciona que as taxas de prevalência do transtorno oposicional desafiante variam de 2 a 16% de acordo com as amostras estudadas e com os métodos de avaliação utilizados (APA, 2000). Esse intervalo muito grande se explica pelo fato de a natureza social do transtorno influenciar consideravelmente suas manifestações de diferentes contextos a outro; de os critérios diagnósticos nem sempre serem aplicados da mesma maneira em cada pesquisa; de esses critérios evoluírem bastante ao longo das últimas décadas. O estudo epidemiológico de Bird e colaboradores (1990) ilustra a influência dos critérios utilizados sobre as taxas de prevalência obtidas: esses autores relatam que a prevalência do transtorno oposicional desafiante segundo os critérios do DSM-III-R diminui à metade ao se estipular – como fazem os critérios atuais – que só se pode estabelecer um diagnóstico se as dificuldades comportamentais da criança impedem seu funcionamento adaptativo.

No relatório de cinco estudos de amostras comunitárias, baseados em sua maioria nos critérios do DSM-III, Rey (1993) relata uma taxa de prevalência média de 5,7%, enquanto em um inventário agrupando 25 pesquisas mais recentes, Lahey, Miller, Gordon e Riley (1999) relatam uma taxa de 3,2%. É muito provável que essa oscilação reflita o fato de os critérios diagnósticos atuais serem mais restritos do que eram nas versões anteriores da CID e do DSM. Um estudo proveniente da Grã-Bretanha vem fundamentar essa interpretação (Maughan, Rowe, Messer, Goodman e Meltzer, 2004). Baseada em uma amostra representativa de mais de 10.000 jovens com idades entre 5 e 15 anos, a pesquisa relata uma taxa de prevalência de 3,2% nos meninos e de 1,4% nas meninas, seguindo os critérios do DSM-IV.

Lahey, Loeber, Quay, Frick e Grimm (1992) relatam uma média de idade de início de 6 anos e meio. Regra geral, o transtorno aparece mais cedo nos meninos do que nas meninas. Até os 10 ou 12 anos, é também mais frequente nos meninos do que nas meninas (2,5 meninas para 1 menino), enquanto na adolescência a prevalência se torna semelhante nos dois sexos (Maughan et al., 2004; Rey, 1993). A diferença segundo idade e sexo tem provavelmente uma dupla explicação. De um lado, as meninas têm a tendência a desenvolver o transtorno um pouco mais tarde que os meninos; de outro, um número considerável daqueles que desenvolvem um transtorno de conduta na adolescência deixam de ser computados nas estatísticas de prevalência do transtorno oposicional. Ignorando a regra diagnóstica do DSM-IV segundo a qual o transtorno oposicional não pode ser diagnosticado em presença do transtorno de conduta, o transtorno oposicional continua sendo 2 a 3 vezes mais frequente nos meninos do que nas meninas durante a adolescência (Maughan et al., 2004) (ver Figura 7.6).

TRANSTORNO DE CONDUTA

O DSM-IV relata igualmente um intervalo de prevalência muito amplo do transtorno de conduta, de 1 a mais de 10% (APA, 2000). Encontra-se um intervalo semelhante em uma síntese de pesquisas epidemiológicas provenientes de diversos países que relata taxas variando, durante a infância, de 1,9 a 8% nos meninos e de 0 a 1,9% nas meninas; durante a adolescência, de 3,45 a 10,4% nos meninos e de 0,8 a 7,4% nas meninas (Zoccolillo, 1993). Embora esteja claro que as taxas variem consideravelmente entre estudos é provável que, no conjunto, esses índices sejam bastante elevados. De fato, o inventário mais recente realizado por Lahey e seu colegas (1999) relata uma taxa média de cerca de 2%. Essa taxa corresponde aos resultados obtidos por Maughan e colaboradores (2004), que relatam uma taxa de prevalência de 2,1% nos meninos e de 0,8% nas meninas, segundo os critérios do DSM-IV.

Este último estudo e outros mostram que, assim como o transtorno oposicional, o transtorno de conduta é mais frequente nos meninos do que nas meninas. Também começa mais cedo nos meninos, e sua prevalência aumenta progressivamente da primeira infância à adolescência, enquanto nas meninas essa prevalência é muito fraca até a adolescência e depois aumenta rapidamente (ver Figura 7.6). Ou seja, a preponderância de meninos no transtorno de conduta é mais acentuada durante a infância do que nos primeiros anos da adolescência, até se tornar novamente acentuada no final da adolescência e no início da idade adulta (Moffitt, Caspi, Rutter e Silva, 2001). Essa evolução da *sex ratio* provavelmente reflete dois fatores: um metodológico (os critérios diagnósticos utilizados em vários estudos descrevem um comportamento particularmente masculino, sobretudo antes da adolescência) (ver Zoccolillo, 1993) e um desenvolvimental, ou seja, o aumento da prevalência do transtorno entre adolescentes

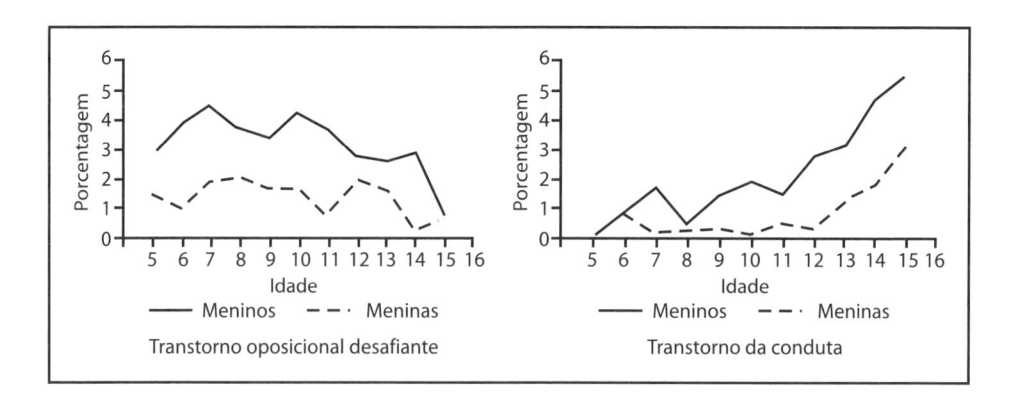

**FIGURA 7.6**
Taxa de prevalência do transtorno oposicional desafiante e do transtorno de conduta segundo idade e sexo. Essas taxas de prevalência baseiam-se em uma amostra representativa de mais de 10 mil jovens, com idades entre 5 a 15 anos, proveniente da Grã-Bretanha. Elas ilustram, de um lado, a diminuição progressiva do transtorno oposicional desafiante de 5 a 15 anos e o aumento rápido do transtorno de conduta no mesmo período; de outro, a preponderância dos meninos nos dois transtornos.

Maughan, B.; Rowe, R.; Messer, J.; Goodman, R. & Meltzer, H. (2004). Conduct disorder and oppositional defiant disorder in a national sample: Developmental epidemiology, *Journal of Child Psychology and Psychiatry, 45*, 609-621. Adaptado com a permissão de Blackwell Publishing.

se deve ao aumento dos comportamentos dissimulados de natureza não agressiva. As meninas com transtorno de conduta recorreram à agressão e à violência, mas são menos agressivas e menos violentas que os meninos em qualquer idade (Broidy et al., 2003; McDermott, 1996).

*Diferenças socioculturais*

A prevalência dos transtornos de comportamento, assim como dos comportamentos perturbadores que os precedem, é mais elevada entre as crianças provenientes de grupos sociais carentes e de minorias étnicas (Allès-Jardel e Mouraille, 2003; Lahey et al., 1995; Patterson, Forgatch, Yoerger e Stoolmiller, 1998; Vitaro, Tremblay e Gagnon, 1992). A ligação entre esses transtornos e pertencimento étnico e social reflete provavelmente o fato de que, em variados contextos, as minorias são carentes. De fato, Lahey e colaboradores (1995) relatam que essa ligação desaparece em sua amostra quando as análises de dados levam em conta o *status* social.

A maior parte dos trabalhos sobre os transtornos de comportamento provém da América do Norte, da Europa ocidental, da Austrália e da Nova Zelândia, apontando que esses transtornos têm taxas de prevalência geralmente semelhantes em diferentes países (Junger-Tas et al., 1994). Em um dos raros estudos epidemiológicos provenientes da Ásia, Matsuura e colaboradores (1993) compararam as taxas de prevalência de quatro comportamentos perturbadores entre milhares de crianças (de 6 a 12 anos) japonesas, chinesas e coreanas: enquanto que, em todos os países, os meninos manifestavam esses comportamentos com mais frequência que as meninas, em 13 das 16 comparações realizadas, esses comportamentos eram significativamente menos comuns entre as crianças japonesas de ambos os sexos do que entre as crianças chinesas ou coreanas. Embora não permita tirar conclusões sobre a epidemiologia dos transtornos de comportamento nesse país, o estudo assinala a importância das pesquisas transculturais que visam a compreender a universalidade e a especificidade dos comportamentos perturbadores, assim como a importância da cultura da criança em sua expressão.

Por último, cabe salientar mais uma vez que os transtornos de comportamento – sobretudo em suas manifestações observadas durante a adolescência – acusaram um aumento muito forte, pelo menos até o início do século XXI, nos países industrializados. Assim, os dados epidemiológicos refletem no campo da psicopatologia, mais do que em outros, uma realidade em evolução rápida e provavelmente ocultam **efeitos de coorte** (os quais dependem menos da natureza do fenômeno estudado do que do período histórico em que uma amostra foi recrutada e avaliada) (Maughan e Rutter, 1998).

## Curso do desenvolvimento e prognóstico

A natureza heterogênea dos transtornos de comportamento, suas ramificações complexas e mutáveis ao longo do desenvolvimento e a comorbidade elevada que os caracteriza não permitem esboçar um curso do desenvolvimento único. Os comportamentos perturbadores, agressivos e violentos têm evoluções diferentes, variáveis em função, entre outros, de seus antecedentes familiares e sociais, das características pessoais das crianças e dos adolescentes em questão, assim como do contexto social em que esses comportamentos se manifestam (Dodge et al., 2006). Contudo, qualquer que seja a evolução desses comportamentos:

- os transtornos de comportamento estão entre os mais estáveis de todas as psicopatologias da infância e da adolescência, embora o transtorno oposicional seja menos que o transtorno de conduta (Frick e Loney, 1999; Loeber, 1991);
- nos casos graves, seguem uma progressão ordenada que surpreende, dada a heterogeneidade acentuada de sua fenomenologia (Dodge et al., 2006; Loeber et al., 2006; Loeber e Hay, 1997; Mughan e Rutter, 1998).;
- essa progressão não implica uma apresentação ou uma evolução uniforme das dificuldades: algumas crianças estão sobretudo em conflito com os adultos; outras são agressivas e violentas; outras roubam, enganam e são dissimuladas; outras ainda apresentam todas as dificuldades de maneira alternada. Contudo, todas têm comportamentos perturbadores que, com o tempo, traçam um curso de desenvolvimento em que o acúmulo de dificuldades segue uma progressão ordenada (Loeber et al., 1993).

## As trajetórias precoce e tardia

A discussão a seguir refere-se ao transtorno de conduta e, nos casos mais graves, ao transtorno oposicional que frequentemente o precede. Como já mencionado, os resultados de estudos estabelecem uma distinção fundamental entre o transtorno de conduta de início precoce e aquele que só se manifesta na entrada da adolescência. A maior parte dos jovens com transtorno de conduta – ou que manifestam sintomas dele – pertence a esse segundo tipo. Antes da adolescência, seu curso de desenvolvimento se parece com a de crianças sem dificuldades marcantes, sobretudo pelo fato de não serem particularmente oposicionais ou agressivos, de sua vida familiar ser pouco perturbada e de progredirem satisfatoriamente nos estudos. É no ingresso da adolescência que começam a manifestar seus primeiros problemas. Em geral, mais do que agressivos, são delinquentes. Vários de seus comportamentos são de natureza ilegal e podem levar a problemas com o judiciário. Manifestam também diversos comportamentos que, embora nem sempre sejam ilegais, normalmente só são aceitáveis a partir do final da adolescência ou na idade adulta: por exemplo, eles terão relações sexuais precoces, conduzirão um veículo sem permissão ou terão um consumo excessivo de tabaco, de álcool ou de drogas. Esse curso de desenvolvimento tardio seguido por um número considerável de meninas e de meninos – a *sex ratio* é de cerca de 2 meninos para 1 menina (Moffitt et al., 2001) – se caracteriza antes de tudo por *um nível fraco de inovação* e *um nível elevado de remissão*. Na maior parte dos casos:

- os comportamentos antissociais são do mesmo tipo e se limitam a poucos contextos (p. ex., o jovem rouba na feira ou "ataca" em manifestações esportivas, mas não apresenta dificuldades maiores em casa ou na escola);
- os comportamentos antissociais são instáveis; o jovem só os manifesta a intervalos regulares e os abandona completamente depois de alguns meses ou anos, de modo que as dificuldades observadas – mesmo consideráveis – raramente persistem além da adolescência (Moffitt, 1993a; Moffitt e Caspi, 2001).

Ainda que os adolescentes com um curso de desenvolvimento tardio do transtorno apresentem um prognóstico relativamente favorável, seus comportamentos costumam criar-lhes enormes dificuldades que podem persegui-los bem além da adolescência: parentalidade precoce, doenças transmitidas sexualmente, acidentes de trânsito, processos judiciários, etc. Além disso, uma minoria não os abandona no final da adolescência, mas continua a manifestar comportamentos antissociais na idade adulta. O estudo longitudinal de Moffitt, Caspi, Harrington e Milne (2002) explica essa persistência em termos de chances perdidas: os comportamentos delinquentes e perturbadores da adolescência podem fechar as portas para educação e atividade profissional, por exemplo, e privar numerosos jovens do apoio social e material de sua família, mantendo-os assim em uma trajetória antissocial, tanto pela falta de oportunidades oferecidas a eles quanto por sua convivência com pessoas que apresentam dificuldades semelhantes.

Inversamente, o curso de desenvolvimento precoce do transtorno de conduta é observado com muito mais frequência nos meninos do que nas meninas – a *sex ratio* é de cerca de 19 meninos para 1 menina (Moffitt et al., 2001) – e se caracteriza, por sua vez, por *um nível elevado de inovação* e um *nível fraco de remissão*, e por comportamentos nos quais a agressividade desempenha um papel preponderante. Embora esse curso se refira apenas a minoria de crianças e de adolescentes, ele tem consequências drásticas, de um lado, porque essa minoria de jovens é responsável pela metade dos atos delinquentes e criminosos cometidos pelos jovens e pela maioria dos atos de agressão e de violência; de outro, porque os comportamentos desses jovens têm ramificações desastrosas que persistem de diversas maneiras na idade adulta e às vezes levam a um transtorno da personalidade antissocial (Farrington, Lambert e West, 1998; Fergusson, Horwood e Ridder, 2005; Moffitt, 1993a; Moffitt e Caspi, 2001; Robins, 1966). Serão retomadas a estabilidade e a evolução do transtorno de conduta de início precoce a seguir.

A justaposição dos dois cursos de desenvolvimento conduz a uma observação feita várias vezes em diversos países, a saber: há no início da adolescência, tanto nas meninas quanto nos meninos, um aumento rápido de comportamentos antissociais, violentos e criminosos, assim como do transtorno de conduta; depois há uma diminuição quase tão rápida desses mesmos comportamentos no final da adolescência até os 25 anos (Maughan e Rutter, 1998; Moffitt, 1993a; Moffitt e Caspi, 2001). Como assinalam Maughan e Rutter (1998), tal crescimento provém do fato de existirem então *mais atores e ação*: de um lado, o número de pessoas com comportamentos antissociais graves chega a seu ponto mais alto durante a adolescência; de outro, esses comportamentos são em média mais numerosos para cada uma dessas pessoas do que na infância ou na idade adulta. A Figura 7.7, tomada de Coie e Dodger (1997), ilustra a prevalência de acordo com a idade de atos de violência grave segundo uma pesquisa nacional americana.

Se essa figura mostra a ocorrência de um crescimento bastante significativo dos comportamentos antissociais na adolescência, um estudo proveniente da Inglaterra (Farrington et al., 1998) indica que se trata em parte de um fenômeno de geração. Em um acompanhamento de mais de 400 homens da infância até os 40 anos, assim como de seus pais, irmãos e seus cônjuges, esses estudiosos reportam uma curva de idade semelhante àquela apresentada na Figura 7.7 apenas entre os indivíduos de seu estudo e os parentes da mesma geração. Os pais biológicos desses indivíduos, ao contrário, apresentavam uma curva muito mais nivelada e, quando envolvidos em processo judicial, a média de idade de início de suas atividades criminosas era mais tardia. Esses dados intergeracionais ilustram os efeitos de coorte mencionados mais acima. Com isso, demonstram a importância do contexto social na manifestação e na evolução dos comportamentos antissociais e alertam contra uma interpretação apressada que consistiria em considerá-los unicamente em termos de psicopatologia individual.

## Estabilidade do transtorno de conduta de início precoce

Como mostram diferentes estudos de amostras clínicas e comunitárias provenientes de diversos países (Fergusson, Horwood e Lynskey, 1995; Lahey et al., 1995; Zoccolillo, Pickles, Quinton e Rutter, 1992), o transtorno de conduta de início precoce é estável ao se avaliar os mesmos indivíduos diversas vezes. O mesmo ocorre, de maneira geral, com a estabilidade dos comportamentos agressivos (Dumas, Neese, Prinz e Blechman, 1996; Kellam, Rebok, Ialongo e Mayer, 1994) e dos atos criminosos (entre as pessoas que cometem dois delitos ou mais) (Farrington et al., 1998).

No estudo de uma amostra clínica de meninos acompanhados por quatro anos, Lahey e colaboradores (1995), por exemplo, relatam que 50% preenchiam os critérios diagnósticos do transtorno todos os anos e 88% uma vez ou mais durante o período de acompanhamento. Essa estabilidade é acentuada nos meninos com problemas de comportamento variados – sobretudo um nível elevado de agressividade física – e com numerosas dificuldades associadas (hiperatividade/ impulsividade, rejeição social, atrasos ou transtornos da linguagem, dificuldades escolares, família não intacta, pobreza) (Côté et al., 2003; Maughan e Rutter, 1998; Moffitt, 1993a). Lahey e colaboradores (1990) relatam que os meninos com transtorno oposicional que manifes-

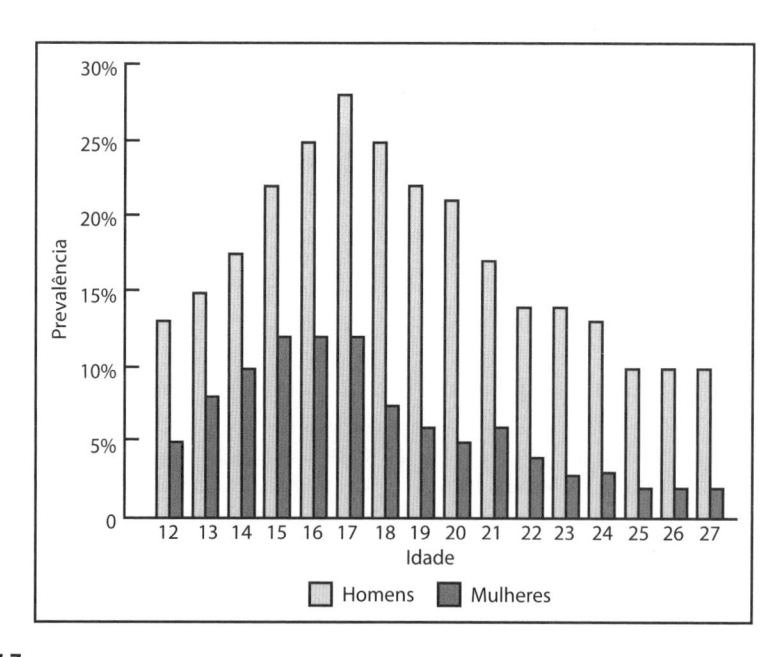

**FIGURA 7.7**
Prevalência segundo idade dos atos autorrevelados de violência grave.
Coie, J. D. e Dodge, J. A. (1997). Aggression and antisocial behavior. In W. Damon e N. Eisenberg (Eds.). *Handbook of child psychology: Vol. 3. Social, emotional and personality development* (5th ed., p. 779-862). New York, Willey. Adaptado com a permissão de John Willey e Sons, Inc.

tam menos de três sintomas do transtorno de conduta têm uma probabilidade menor de desenvolver este último. Ao contrário, quando esses meninos manifestam três ou mais sintomas, a probabilidade aumenta rapidamente. Do mesmo modo, Robins (1966) observa que os jovens com transtorno de conduta antes dos 11 anos têm uma probabilidade duas vezes maior de apresentar um transtorno da personalidade antissocial na idade adulta do que aqueles que desenvolvem o mesmo transtorno depois dos 11 anos; quanto mais precoces, múltiplas e variadas são suas dificuldades, mais seu funcionamento adaptativo é afetado em diversos aspectos na idade adulta. Estudos mais recentes confirmam que os comportamentos perturbadores da primeira infância – especialmente a agressividade – são um indicador consistente da frequência, da gravidade e da duração dos comportamentos agressivos e antissociais até a idade adulta (Brame, Nagin e Tremblay, 2001; Fergusson et al., 2005, Moffitt e Caspi, 2001; Moffitt et al., 2002). Contudo, deve-se observar que, menos que a intensidade dos comportamentos perturbadores desde muito cedo, sua estabilidade é crucial para a evolução das dificuldades. De fato, em um estudo longitudinal de quase 1.200 crianças acompanhadas desde os 2 anos até o início da adolescência, Campbell e colaboradores (2006) relatam que aquelas cuja agressividade se mantivera estável na primeira infância, mesmo que fosse de fraca intensidade, tinham muitas dificuldades de comportamento e de aprendizagem aos 12 anos, ao contrário das crianças cuja agressividade precoce era elevada, mas se atenuara rapidamente.

Ainda que a estabilidade dos comportamentos antissociais, em geral, e a do transtorno de conduta de início precoce, em particular, sejam marcantes, deve-se evitar uma interpretação que atribua essa estabilidade unicamente à criança. De fato, os dados que permitem estabelecer a continuidade do transtorno ao longo do tempo refletem uma continuidade não apenas individual, mas também contextual. Se o comportamento de crianças de risco é relativamente estável, isso se deve, em parte, ao fato de seu contexto de vida também ser, e, com muita frequência, ele as expõe durante anos – na família, na escola, no bairro – aos comportamentos que definem a trajetória do transtorno. A estabilidade contextual se aplica seguramente a outras psicopatologias, mas desempenha um papel menos importante nos transtornos nos quais a influência do contexto social pesa menos.

### Evolução do transtorno de conduta de início precoce

Os estudos longitudinais mencionados (Patterson et al., 1998) permitem traçar a evolução relativamente previsível do transtorno de conduta de início precoce da infância à idade adulta. Como mostram Loeber e Hay (1997):

- as diversas manifestações de agressividade (oposição, provocação, agressões menores, tumultos, violência física e sexual) têm idades de início escalonadas e se encadeiam;
- os comportamentos perturbadores mais tardios não substituem, mas geralmente se somam àqueles que a criança já adquiriu, agravando, assim, de forma progressiva, seu comportamento e as dificuldades que ele causa;
- quanto mais as dificuldades da criança persistem e se complicam, menos ela tende a desistir.

Várias dificuldades associadas ao transtorno de conduta de início precoce já foram descritas e não serão resumidas novamente. Contudo, quando essas dificuldades não são simultâneas ao próprio transtorno, nota-se que podem aparecer ao longo dos anos, acumular-se e ter repercussões ao longo da adolescência e além dela. Mencionaremos dificuldades relatadas em diversos trabalhos: as crianças e os adolescentes cujo transtorno de conduta persiste correm um risco elevado de abusar do álcool e de outras drogas e de ser presos por essa razão, de deixar a escola sem uma qualificação reconhecida, de não prosseguir sua formação profissional ou um curso superior, de ficar desempregados, de ser pais antes da idade adulta, de ter uma psicopatologia na idade adulta e, para os meninos, de morrer ainda jovens (Kratzer e Hodgins, 1997; Pulkkinen e Pitkänen, 1993; Robins e Price, 1991; Zoccolillo et al., 1992). Serão dados dois exemplos mais detalhados a seguir.

Em um acompanhamento de crianças educadas em instituições por vários anos, Zoccolillo e colaboradores (1992) relatam que cerca de um terço daqueles que tinham transtorno de conduta preenchiam os critérios diagnósticos do transtorno da personalidade antissocial na idade adulta, e que dois terços tinham dificuldades de adaptação importantes em suas relações íntimas, sociais ou profissionais. É também o que ilustra o estudo sueco de Kratzer e Hodgins (1997). Baseado em uma coorte composta de todas as crianças nascidas em Estocolmo em 1953 que ainda moravam nessa cidade em 1963, esse estudo acompanhou mais de 6.400 homens e 6.200 mulheres até os 30 anos. Nessa idade, 75% dos homens e 30% das mulheres que haviam apresentado problemas de comportamento na infância tinham cometido crimes e/ou manifestavam alguma psicopatologia (uma toxicomania, na maioria dos casos). Os homens, mas não as mulheres, corriam também um risco muito mais elevado de morrer antes dos 30 anos quando tinham apresentado tais problemas. Esse estudo (Pajer, Stouthamer-Loeber, Gardner e Lorber, 2006) mostram que, embora o futuro das mulheres pareça ser menos determinado que o dos homens, elas enfrentam comumente dificuldades consideráveis e crônicas de adaptação, tanto conjugais e familiares quanto profissionais, assim como problemas de saúde física e mental.

Como mostram estas duas últimas pesquisas, o transtorno de conduta ou suas sequelas manifestam-se na idade adulta em relações conjugais e familiares perturbadas e, provavelmente, sobretudo por meio da violência conjugal e dos maus-tratos – a ponto de perpetuar os comportamentos antissociais (Clément e Bouchard, 2003; Farrington et al., 1998; Huesmann, Eron, Lefkowitz e Walder, 1984; Smith e Farrington, 2004). Contudo, em uma nota mais otimista, o inverso parece aplicar-se igualmente: os jovens adultos de risco costumam ter uma adaptação mais favorável quando se beneficiam do apoio social e familiar de adultos cujo comportamento não é antissocial, assim como de um emprego regular (Zoccolillo et al., 1992). Os processos subjacentes a essas evoluções muito diferentes do transtorno ainda estão por ser descobertos – não só para compreender verdadeiramente como o transtorno evolui, mas também para tentar bloqueá-lo, tanto no interior de uma mesma geração quanto de uma geração a outra (Hinshaw e Lee, 2003).

Em resumo, a maioria das crianças com comportamentos agressivos e perturbadores desde muito cedo não desenvolve jamais um transtorno de conduta, e menos de 10% daquelas com um transtorno oposicional prosseguem um curso de desenvolvimento que as levará a manifestar problemas antissociais até a idade adulta (Hinshaw e Lee, 2003). Esses números permitem ter uma perspectiva do transtorno de conduta; porém, sabe-se que quanto mais cedo começam os comportamentos agressivos e perturbadores, mais aumenta a probabilidade de esse transtorno se manifestar e tornar-se crônico. Estudos apresentados mais adiante permitem determinar, em termos de fatores de risco e de proteção, as variáveis que influenciam essa probabilidade e a ordem em que essas variáveis se manifestam. Permitem assim esboçar os elementos-chave ao mesmo tempo da etiologia e do curso de desenvolvimento do transtorno de conduta de início precoce (como também, provavelmente, do transtorno de conduta de tipo não socializado da CID-10, visto que essas duas patologias coincidem bastante, se é que são realmente distintas). Tal curso, resumido em forma de gráfico (Figura 7.8), ilustra o fato de esse transtorno ter antecedentes que remontam, na maior parte dos casos, à primeira infância, e consequências negativas múltiplas evidentes, muitas vezes, além da adolescência.

Essa figura muito esquemática, assim como os dados desenvolvimentais que a precedem, poderia levar a crer que o transtorno de conduta de início precoce evolui com a força do destino. Nada seria mais falso. A estabilidade desse transtorno e sua progressão relativamente ordenada não são sinônimos de determinismo psicossocial e não implicam nem uma manifestação contínua dos sintomas nem um isomorfismo sintomático em todos os jovens da mesma idade. A Figura 7.8 descreve apenas uma evolução observada com frequência nessas linhas gerais. Contudo, é essencial assinalar, de um lado, que se observa uma desistência de várias crianças ao longo dessa trajetória e, de outro, que existem diferenças individuais consideráveis nessa evolução em função de vários fatores pessoais, familiares e sociais, como oportunidades que a criança encontra ou que ela própria cria pondo em prática diversos comportamentos antissociais e pró-sociais que adquire à medida que se desenvolve. Em outras palavras, curso de desenvolvimento não é sinônimo de fatalidade: ninguém pode escrever a biografia de uma criança agressiva ou de qualquer outra criança antes que lhe deem oportunidade de viver (Dumas, 2000).

## Etiologia

A maior parte dos que estudaram a fundo os transtornos de comportamento reconhece atualmente que não existe um fator único capaz de explicar sua origem, apesar das muitas teorias propostas ao longo de todo o século XX. Não há dúvida nenhuma de que as teorias psicanalítica de Freud (1929), motivacional de Dollard e colaboradores (1939), etiológica de Lorenz (1963) e sociocomportamental de Bandura (1973) explicam o desenvolvimento e a evolução desses transtornos em certos casos, mas estão longe de explicá-las em cada caso individual, não porque elas não tenham valor, mas porque os comportamentos agressivos e perturbadores:

- são variados demais para haver uma única explicação teórica;
- têm origens múltiplas e diversas, mesmo quando são semelhantes de uma criança a outra;
- têm origens mutáveis que evoluem da primeira infância à idade adulta (Dumas, 2000).

Partindo da constatação de que, em função de diferentes circunstâncias individuais, familiares, sociais e culturais, certas crianças têm um risco estatístico elevado de desenvolver um transtorno de conduta, enquanto que, para outras, esse risco é baixo, a maioria dos estudos etiológicos refere-se atualmente a **fatores de risco e de proteção** muito mais do que de causas, destacando a importância qualitativa deles. Como mencionado no Capítulo 1, em geral, quanto maior a quantidade e a exposição a fatores de risco, maior é a probabilidade de que um transtorno se desenvolva (Shaw, Vondra, Hommerding, Keenan e Dunn, 1994), ou se prolongue mesmo com uma intervenção psicossocial (Dumas e Wahler, 1983). Por exemplo, Loeber e colaboradores (1995) relatam que, em seu estudo longitudinal, 70% dos meninos que tinham três ou mais fatores de risco (transtorno oposicional, pobreza e toxicomania de um dos pais) desenvolveram o transtorno de conduta, contra 12,5% de meninos que não tinham nenhum.

Essa abordagem é, antes de tudo, descritiva, com a vantagem de explicitar que os transtornos de comportamento podem se desenvolver de várias maneiras em presença de diversos fatores de risco, mas com a desvantagem de não explicar verdadeiramente como esses fatores exercem sua influência para levar às dificuldades observadas. Evidentemente, uma coisa é saber que o *status* socioeconômico está ligado ao transtorno de conduta, outra coisa é explicar como esse fator manifesta seus efeitos. Visto que ainda faltam estudos permitindo elucidar os processos que subentendem o desenvolvimento dos transtornos de comportamento, serão discutidos os fatores de risco que parecem claramente envolvidos na etiologia desses transtornos, mas sugere-se não perder de vista que:

- esses fatores biológicos, psicológicos, familiares, sociais e culturais não estão todos em jogo em cada caso, de modo que o mesmo transtorno em crianças

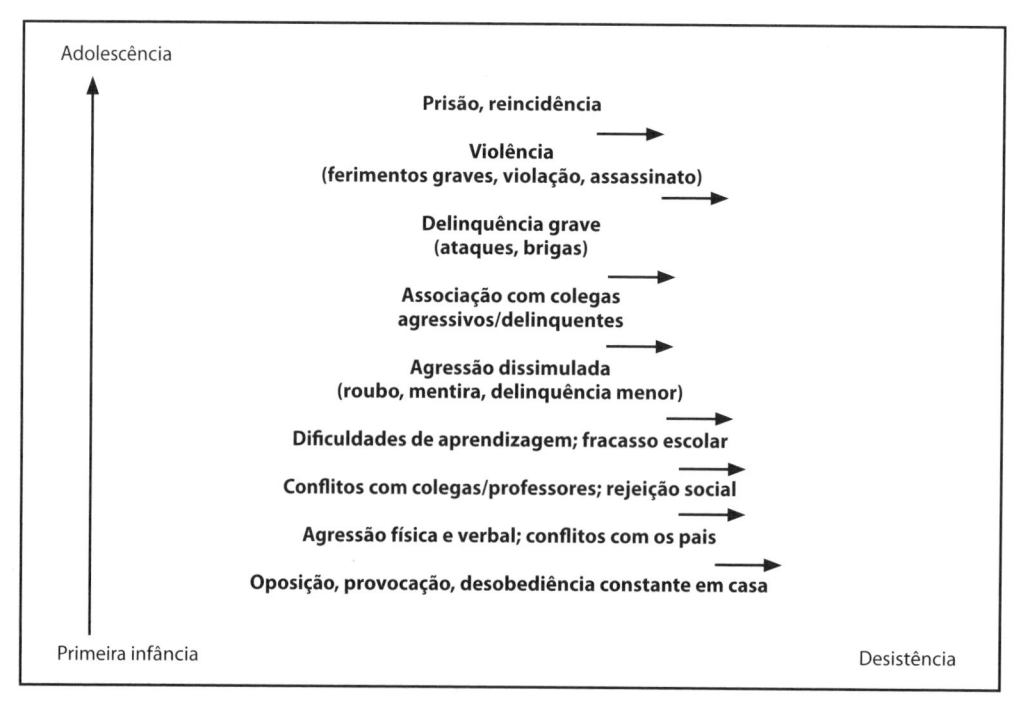

**FIGURA 7.8**
Representação esquemática do curso de desenvolvimento do transtorno de conduta de início precoce.

diferentes não reflete necessariamente os mesmos riscos;
- esses fatores agem de forma articulada; produzem e frequentemente eles próprios são o produto de efeitos transacionais complexos ainda não compreendidos;
- a influência desses fatores depende provavelmente tanto do momento em que eles agem e a duração de sua ação quanto de sua natureza;
- vários desses fatores têm seguramente um efeito diferente conforme incidam sobre meninos ou meninas.

## Fatores biológicos

### Fatores genéticos

Rutter e colaboradores (1990) analisaram estudos de gêmeos e de crianças adotivas estabelecendo uma ligação genética na etiologia do transtorno de conduta e de transtorno da personalidade antissocial na idade adulta, sobretudo quando crônicos. Essa ligação existe também na infância e na adolescência, mas é necessário qualificá-las. Em primeiro lugar, trata-se de uma ligação dinâmica e mutável que, com a idade, provavelmente se torna mais pronunciada nas meninas do que nos meninos (Jacobson, Prescott e Kendler, 2002). Em segundo lugar, essa ligação se aplica a comportamentos perturbadores – como agressividade, impulsividade e hiperatividade – mais do que a um transtorno específico (Dick, Wiken, Kaprio, Pulkkinen e Rose, 2005). Em terceiro lugar, assim como nos estudos de amostras de adultos, essa ligação é importante antes de tudo para as manifestações mais graves de comportamentos antissociais. Por exemplo, em uma metanálise de 12 estudos de gêmeos e de três estudos de crianças adotadas baseados em amostras de faixas etárias diversas, Mason e Frick (1994) assinalam que a ligação genética é muito mais acentuada nos gêmeos de 4 a 7 anos para comportamentos como a crueldade em relação a animais e a piromania do que a desobediência e a provocação. É o que aparece também em estudos mostrando que essa ligação é mais pronunciada para os sintomas do transtorno de conduta de tipo mal socializado do que de tipo não socializado (Edelbrock et al., 1995); para os comportamentos agressivos do que para os comportamentos delinquentes (van den Oord, Boomsma e Verhulst, 1994); de maneira geral, para o curso de desenvolvimento de início precoce do que para o de início tardio (Taylor, Iacono e McGue, 2000).

Deve-se observar também que os comportamentos antissociais tendem a ser encontrados nas mesmas famílias. Existe uma forte ligação entre o transtorno da personalidade antissocial dos pais (sobretudo do pai) e o de conduta dos filhos (Faraone et al., 1991b) e, de maneira mais geral, entre a criminalidade ou o consumo de drogas dos pais e os comportamentos antissociais dos filhos (Bailey, Hill, Oesterle e Hawkins, 2006; Smith e Farrington, 2004). É interessante que essa ligação não parece depender do nível de contato entre os pais antissociais e seus filhos e é observada mesmo quando pai e filho não vivem juntos, o que põe em dúvida uma explicação unicamente sociocomportamental dessa transmissão intergeracional (Tapscott, Frick, Wootton e Kruh, 1996).

Tais achados deixam entrever a possibilidade de uma influência genética na etiologia dos transtornos de comportamento mais graves; porém eles não permitem determinar o que seria herdado e, evidentemente, não eliminam a possibilidade de transmissão ambiental de efeitos aparentemente biológicos. A maioria dos autores que se debruçaram sobre essa questão assinala esses dois pontos. Além

**TABELA 7.3** Fatores de risco associados ao desenvolvimento e à manutenção dos transtornos de comportamento

| | |
|---|---|
| **Desenvolvimentais** | Exposição a diversos agentes tóxicos durante a gravidez (p. ex., fumo)<br>Temperamento "difícil"<br>Hiperatividade/impulsividade (relacionada sobretudo ao transtorno de conduta)<br>Agressividade física<br>Poucas capacidades intelectuais (sobretudo um Q.I. verbal fraco)<br>Dificuldades de natureza executiva<br>Maturação física e sexual (relacionada sobretudo ao transtorno de conduta) |
| **Familiares** | Criminalidade (sobretudo dos pais)<br>Psicopatologia e/ou toxicomania parental<br>Apego inseguro<br>Disciplina inadequada<br>Maus-tratos<br>Falta de afeição e de encorajamento à aprendizagem de competências sociais, afetivas e instrumentais<br>Relações conflituosas na família; estresse relacional<br>Conflitos conjugais<br>Instabilidade familiar (p. ex., mudanças frequentes da figura parental)<br>Isolamento social (sobretudo das mães) |
| **Escolares** | Rejeição social (por parte de colegas e de professores)<br>Dificuldades e déficit de aprendizagem<br>Clima escolar favorecendo um nível elevado de anomia |
| **Sociais** | Pobreza<br>Racismo<br>Associação entre crianças e adolescentes perturbadores (p. ex., gangue)<br>Nível elevado de comportamentos antissociais e de violência na vizinhança |
| **Culturais** | Exposição direta e midiatizada a diversos comportamentos agressivos e violentos (p. ex., *videogames*)<br>Tolerância de um nível elevado de falta de civilidade |

disso, opondo-se às afirmações apressadas bastante frequentes nesse âmbito, os autores insistem que as crianças de risco por razões genéticas não herdam diretamente comportamentos antissociais ou criminosos, mas tendências comportamentais que, *em presença de outros fatores de risco*, as tornam particularmente inclinadas a desenvolver um transtorno de conduta (Gottesman e Goldsmith, 1994; Hinshaw e Lee, 2003; Larivée et al., 19945). É o que ilustram numerosos dados neurobiológicos.

Fatores neurobiológicos

Partindo da observação corrente de que, na maioria dos casos, os transtornos de comportamento mais graves são precedidos de sinais anunciadores que remontam à primeira infância e acompanhados, muitas vezes, de dificuldades cognitivas e linguísticas e/ou do TDAH, muitas pesquisas voltaram-se aos fatores neurofisiológicos e neuropsicológicos que poderiam desempenhar um papel na etiologia desses transtornos. Essas pesquisas (mencionadas brevemente), mostram que:

- existe uma ligação entre diversos fatores de risco antes ou no momento do nascimento e um nível elevado de comportamentos antissociais precoces; o fumo durante a gravidez parece aumentar bastante o risco de tais comportamentos (Wakschlag, Pickett,

Cook, Benowitz e Leventhal, 2002; Wakschlag, Pickett, Kasza e Loerber, 2006);
- existe uma ligação entre um nível de Q.I. verbal fraco e um nível elevado de comportamentos antissociais, sobretudo na adolescência (Lynam et al., 1993);
- as dificuldades intelectuais de crianças e adolescentes com um transtorno de comportamento são acompanhadas frequentemente de dificuldade de natureza executiva, sobretudo em presença de um nível elevado de hiperatividade e de impulsividade ou de TDAH (ver Capítulo 6);
- esses diversos fatores poderiam desempenhar um papel causal, pois costumam preceder em vários anos a manifestação de comportamentos antissociais (Hinshaw, Carte, Sami, Treuting e Zupan, 2002; Lynam e Henry, 2001; Raine, 2002a).

Como observam os autores, essas ligações em si são relativamente modestas, e é muito pouco provável que expliquem por si mesmas os transtornos de comportamento. Em contrapartida, é provável que, com o tempo, seus efeitos se acumulem e que, em presença de outros fatores de risco individuais, familiares ou sociais, contribuam para precipitar a manifestação desses transtornos, porque impedem o comportamento da criança, suas relações com o meio e suas aquisições escolares.

Em uma perspectiva que une esses trabalhos aos antes descritos sobre os fatores genéticos, uma vulnerabilidade genética poderia se expressar por meio de certas características temperamentais da criança e mais precisamente de tendências comportamentais que favorecem um nível elevado de atividade motora e de irritabilidade, uma falta de tolerância à frustração, assim como a dificuldades de controle e de expressão de emoções. Serão descritos brevemente três campos de pesquisa que se sobrepõem: aquelas sobre ativação e inibição comportamental, sobre regulação neuroquímica e hormonal da ativação e sobre temperamento precoce.

No Capítulo 6, foi visto que Quay (1988, 1993) tinha proposto um modelo teórico baseado nos trabalhos neuroanatômicos e neurofisiológicos de Gray (1987) para explicar a etiologia do TDAH e dos transtornos de comportamento. Deve-se recordar que esses trabalhos postulam que as diferenças individuais observáveis desde a primeira infância no manejo de diversas situações afetivas, sociais e instrumentais refletem a atividade complementar de três sistemas neurobiológicos: um **sistema de inibição comportamental**, um **sistema de ativação comportamental** e um **sistema geral de alerta e de vigilância**. No cérebro, esse sistema de ativação e de inibição comportamental está associado a um grupo de estruturas, sendo as principais o **eixo hipotálamo-hipófise-adrenal** ou eixo HPA, o **sistema límbico** e o **córtex pré-frontal** (ver Figuras 1.7 e 1.8). Uma disfunção dessas estruturas e/ou dos neurotransmissores e dos hormônios que asseguram a comunicação nessas estruturas poderia explicar certos comportamentos antissociais. Mais precisamente, Quay (1993) postula que as crianças que manifestam um transtorno de conduta grave desde a primeira infância (um transtorno de tipo não socializado) sofreriam de um desequilíbrio neurofisiológico: o sistema de ativação comportamental exerceria um controle predominante nessas crianças em detrimento do sistema de inibição. Esse desequilíbrio as levaria a buscar obter o quanto fosse possível consequências positivas imediatas (reforço), a se tornarem sensíveis a essas consequências positivas com o tempo e a ignorar ou minimizar as consequências negativas (punição) de seu comportamento. Quay fez um levantamento de estudos (psicológicos, fisiológicos, bioquímicos, farmacológicos) que fundamentam sua hipótese, mas só uma será avaliada.

Várias pesquisas experimentais confirmam que as crianças com um nível elevado de comportamentos antissociais ou com um transtorno de conduta têm uma tendência acentuada a procurar obter um máximo de recompensas imediatas e a reagir pouco ou não reagir à punição (Frick et al., 2003). Daugherty e Quay (1991) demonstraram que isso era verdade mesmo quando as recompensas se tornavam cada vez menos prováveis ao longo da experiência, enquanto as punições se acumulavam, e, desse modo, o comportamento da criança não tinha o efeito esperado. Esses autores ilustraram a perseverança em face de um fracasso crescente em uma comparação de cinco grupos de crianças (com idades de 8 a 13 anos aproximadamente): um grupo TC (apresentando um nível elevado de sintomas do transtorno de conduta), um grupo TDAH (apresentando um nível elevado de sintomas do TDAH), um grupo TC + TDAH, um grupo ansioso/retraído e um grupo controle. Eles pediram a essas crianças que fizessem uma tarefa controlada por computador, na qual deveriam abrir uma porta que aparece na tela várias vezes para descobrir se será recompensado (ele recebe então uma ficha) ou punido (ele perde então uma ficha que ganhou antes). A probabilidade de haver uma recompensa escondida atrás dessa porta diminui progressivamente de 90 a 0% do início ao fim da experiência. A criança pode parar de jogar quando quiser e conservar as fichas que ganhou. Essa técnica permite estabelecer o ponto em que o jogador decide parar quando se vê confrontado com perdas crescentes. Os resultados mostram que as crianças dos grupos TC e TC + TDAH persistiram mais tempo nessa tarefa, apesar de suas perdas. Outros trabalhos mostram que essa perseverança não se deve a problemas de inibição – ao fato de que as crianças com um transtorno de conduta sejam capazes de se impedir de responder em situação experimental –, pois ela só é observada quando elas têm uma chance de ganhar algo. Quando se pede que inibam certas respostas, sem que essa inibição lhes dê acesso com isso a uma recompensa qualquer, sua performance é de fato semelhante à de crianças do grupo comparativo (Schachar, Tannock e Logan, 1993).

Sínteses sobre os fatores neurofisiológicos associados ao transtorno de conduta resumem os trabalhos que examinaram os diversos **neurotransmissores** (p. ex., a serotonina) e diversos hormônios (p. ex., o cortisol, a testosterona), assim como diferentes processos de ativação do sistema nervoso central (Lahey, Hart, Pliszka, Applegate e McBurnett, 1993; Lahey, McBurnett et al., 1995; Raine, 2002b). Esses trabalhos sobre a regulação neuroquímica e hormonal da ativação vêm ao mesmo tempo sustentar e ampliar a hipótese de Quay. Embora a maioria deles seja limitada por problemas metodológicos levantados por esses autores, seus resultados são intrigantes: sugerem que os processos biológicos que subtendem o transtorno de comportamentos de tipo "psicopático não socializado agressivo" (ou transtorno de conduta de início precoce) são essencialmente opostos àqueles que subentendem o transtorno de conduta de tipo "neurótico socializado não agressivo" (Lahey, McBurnett et al., 1995). Em uma pesquisa que confirma em parte essa hipótese, Loney, Butler, Lima, Counts e Eckel (2006) detectaram um nível fraco de cortisol nos adolescentes com comportamentos antissociais, mas apenas quando eles tinham o perfil psicopático duro e insensível. Snoek, van Goozen, Matthys, Buitelaar e van Engeland (2004) obtiveram resultados semelhantes junto a crianças com um transtorno oposicional desafiante, mas também apenas no caso de seus sintomas serem particularmente acentuados. Em outras palavras, os comportamentos antissociais graves associados ao transtorno de conduta de início precoce seriam caracterizados por um nível fraco de ativação fisiológica e de reatividade autonômica, enquanto o transtorno do segundo tipo não teria essas características ou teria características opostas (Raine, 2002a). No primeiro caso, esses dois fatores facilitariam os comportamentos que permitem à criança aumentar seu nível de ativação, a ponto de, às vezes, agir contra seu próprio interesse (p. ex., ignorando o perigo, as reações negativas do meio ou as perdas crescentes em situação experimental). Isso contribui, assim, para a manutenção do comportamento em face da punição e, mais amplamente, para o desenvolvimento de problemas de socialização, sendo a criança menos capaz a aprender a temer o perigo e a punição, a evitar as situações nas quais não é recompensada e a modificar seu comportamento se ele traz consequências negativas (van Goozen, Snoek, Matthys, van Rossum e van Engeland, 2004). Essa conclusão coincide evidentemente com a de Quay. De maneira geral, adianta a possibilidade de que uma disfunção do sistema de ativação e de inibição comportamental e estruturas e processos neurofisiológicos que os subentendem expliquem – inter-relacionados a outros fatores de risco – a origem e a manutenção de certos comportamentos antissociais mais graves.

Sem necessariamente recorrer a fatores neurobiológicos específicos, os estudos que examinaram o temperamento de crianças agressivas e perturbadoras relatam resultados complementares. Em uma pesquisa longitudinal em que foram acompanhadas mais de 2.400 crianças de 4 a 8 meses até os 8 anos de idade, Sanson, Smart, Prior e Oberklaid (1993) compararam as características precoces daqueles que, ao longo do acompanhamento, tinham manifestado um nível elevado de agressividade, de hiperatividade ou de agressividade e hiperatividade. Já entre 4 e 8 meses, as crianças que mais tarde se tornaram agressivas eram mais "difíceis" que um grupo de crianças sem essa característica ou que se tornaram apenas hiperativas. Elas enfrentaram circunstâncias de vida mais desfavoráveis (como a pobreza), eram facilmente irritáveis e de humor quase sempre negativo. Quatro avaliações até os 7 ou 8 anos confirmaram esses resultados que tenderam a se acentuar. Com o tempo, as crianças agressivas e mais ainda as agressivas e hiperativas se diferenciaram dos dois outros grupos (hiperativo e controle) por seu temperamento difícil e seus comportamentos perturbadores, primeiro em casa, depois na escola. Como assinalam os autores, e como mostram também Bates, Bayles, Bennett, Ridge e Brown (1998) e Maziade e colaboradores (1990), ainda que pareça estabelecida uma ligação entre temperamento e transtornos de comportamento, ela não é linear nem suficiente para a manifestação de dificuldades. De fato, essa ligação parece muito mais acentuada se a criança é não apenas agressiva e hiperativa, mas também é submetida desde muito pequena a uma disciplina maternal pouco coerente e/ou vive em uma família confrontada com grandes dificuldades sociais e materiais.

Em um outro estudo de acompanhamento mencionado antes, Dodge (1997) relata dados que não apenas confirmam a existência de vínculos entre rejeição social e o transtorno de conduta, como também sugerem que a rejeição social precoce poderia levar a esse transtorno ou, pelo menos, a acelerar a idade de seu início. Contudo, os mesmos dados mostram que esse efeito depende estreitamente do temperamento da criança avaliada muito pequena, visto que a ligação entre rejeição e transtorno de conduta só se manifestava se a criança era difícil já aos 6 meses. Em contrapartida, seria simplista demais concluir que esse estudo permite estabelecer uma causalidade linear: temperamento difícil → rejeição → social transtorno de conduta. De fato, Dodge mostra que a rejeição social, se persistir, leva a criança a se tornar hipersensível às provocações alheias: quanto mais a rejeição se prolonga, mais a criança reage a diversas provocações que se pede que ela imagine, fisiologicamente, por um processo de ativação comportamental (aceleração do ritmo cardíaco) e, psicologicamente, por comportamentos perturbadores e por atribuições equivocadas. Assim, a rejeição social parece ter uma influência psicológica e uma influência fisiológica, ambas facilitando as manifestações variadas dos transtornos de comportamento em uma criança que não sofre passivamente seu transtorno, mas contribui ativamente para seu desenvolvimento e para sua manutenção.

As pesquisas sobre o temperamento são fundamentais, pois estabelecem uma ligação possível com os dados genéticos, neurofisiológicos e neuropsicológicos antes analisados. Além disso, esses estudos advertem para o perigo de um pensamento linear que procuraria simplesmente enumerar os fatores que podem explicar a etiologia dos transtornos de comportamento, pois esses fatores nunca agem sozinhos nem em direção única. É muito provável que o temperamento precoce da criança desempenhe um papel nessa etiologia, mas em relação com variáveis como o *status* socioeconômico da família, a comorbidade com um outro transtorno, tal como a hiperatividade e a rejeição social. E a ativação comportamental, que reflete, em parte, a herança genética da criança e determina seu temperamento, é ela própria influenciada pelo que influencia: facilita a rejeição social e os vários fracassos que, ao se prolongarem, tornam essa ativação ainda mais sensível, e esses fatores se agravam mutuamente por um processo de *feedback* positivo. Por último, essas características psicológicas e fisiológicas encontram habitualmente uma "terra de acolhimento" na família: os próprios pais costumam ter características semelhantes que, inter-relacionadas, contribuem muito provavelmente para relações familiares difíceis que têm como efeito agravar os comportamentos antissociais da criança e, às vezes, da família como um todo.

Em suma, deve-se perguntar aqui se os fatores de risco chamados de "biológicos" e "psicossociais" não são, de fato, muito mais complexos do que esses rótulos deixam transparecer e se nosso vocabulário não contribui para perpetrar um modo de pensamento dualista limitado demais para captar a complexidade não apenas dos transtornos de comportamento, mas também da maioria dos fenômenos psicopatológicos. Como destaca Maccoby (2000), jamais se compreenderão esses fenômenos opondo "herança" e "ambiente" ou, mais amplamente, as contribuições da criança e as de seu meio, pois essas contribuições só têm efeitos em transação umas com as outras – um ponto essencial sobre o qual insistimos nos Capítulos 1 e 2.

## *Fatores psicológicos e familiares*

### As relações entre pai/mãe-filho

A família é o contexto psicossocial cujo papel na etiologia dos transtornos de comportamento foi mais estudado. Embora se disponha de muitos dados, sua interpretação não costuma ser simples, porque os fatores de risco ligados à família estão inter-relacionados na maioria dos casos, sendo, então, raramente "puros", e porque as crianças agressivas e perturbadoras com dificuldades precoces provêm de famílias com problemas múltiplos, ou seja, de situações em que é difícil estabelecer causas e efeitos. Metodologicamente, o transtorno da criança pode ser associado a um fator de risco familiar porque essas duas variáveis alternam-se de modo linear, sem que com isso uma seja a causa da outra; porque uma é a causa da outra; ou, ainda, porque cada uma dessas variáveis está associada a variáveis suplementares ou "demais" variáveis. É com essas diversas possibilidades em mente que se deve considerar a informação disponível.

Pesquisas confirmam uma observação clínica muito corriqueira: o transtorno de conduta de início precoce se manifesta primeiro na família, em geral de maneira progressiva em um período de vários meses ou até de vários anos (APA, 2000). De fato, na infância, as manifestações persistentes de oposição, de provocação e de agressividade refletem tanto um contexto relacional perturbado quanto problemas de comportamento atribuíveis unicamente à criança (Dadds, Sanders, Morrison e Regbetz, 1992; Dumas e LaFreniere, 1993; Patterson, Reid e Dishion, 1992). A relação entre mãe-filho é objeto de mais trabalhos e a que se conhece melhor, embora não seja evidentemente a única a desempenhar um papel no desenvolvimento e na evolução dos transtornos de comportamento (DeKlyen, Speltz e Greenberg, 1998; Phares e Compas, 1991).

Dumas e LaFreniere (1993) utilizam o conceito de **estresse relacional**, em que mãe e filho contribuem ativamente para distinguir as famílias de filhos com problemas de comportamento das famílias cujos filhos não os apresentam. Nesse estudo, em situação de jogo, as mães de filhos agressivos – segundo uma avaliação independente da criança feita por sua educadora na escola maternal – eram relativamente positivas, mas se distinguiam de mães de outras crianças (ansiosas, competentes ou médias) pelo fato de serem incoerentes: costumavam ignorar o comportamento positivo da criança, enquanto respondiam de maneira positiva a seu comportamento negativo e coercitivo. Contudo, esse modo de interação parece ser *menos um atributo próprio às mães de filhos agressivos do que um atributo da relação entre mãe-filho*, pois só o observamos quando essas mães brincavam com o próprio filho. Ao pedirmos a essas mães que fizessem o mesmo jogo com uma criança desconhecida (da mesma idade e do mesmo sexo que a sua, sendo ela igualmente agressiva, segundo sua educadora), essas mães eram tão coerentes e positivas quanto as mães de crianças competentes ou médias que serviam de grupos de comparação.

Um estudo complementar, baseado na mesma amostra, confirma a natureza essencialmente relacional dos comportamentos agressivos, pelo menos durante a pequena infância (Dumas, LaFreniere e Serketich, 1995). Essa pesquisa mostra que, em situação de controle, a relação de força das crianças agressivas com suas mães favorece a criança. De fato, ela recorre a diversos comportamentos agressivos e perturbadores para obter o que quer, enquanto a mãe não lhe impõe limites eficazes, sobretudo se ela é bastante coercitiva. Dumas (1997, 2006) especula que, quando mãe e filho mantêm esse tipo de interações de maneira repetida e prolongada, a agressividade e a hostilidade podem se tornar um modo de comunicação no qual os protagonistas "se exercitam" com tanta frequência, que se torna um modo mais ou menos automatizado e cada vez mais difícil de modificar. Essa hipótese, apoiada por pesquisas, reúne diversos trabalhos que consideram a agressividade como um modo de comunicação privilegiado para a criança ou para o adolescente com seu contexto se ele tem poucos ou não tem outros meios de se relacionar (Dodge et al., 2006; Favre e Fortin, 1997; Kennedy, 1997).

O contexto relacional perturbado que caracteriza os primeiros anos das crianças com uma probabilidade elevada de desenvolver um transtorno oposicional ou um transtorno de conduta se manifesta por meio de fatores de risco como:

- um apego ansioso desde os primeiros meses de vida (Burgess, Marshall, Rubin e Fox, 2003; Greenberg, Speltz e DeKlyen, 1993);
- trocas recíprocas de natureza coercitiva e punitiva, nas quais as atividades e as expressões positivas e afetuosas são pouco frequentes (Dumas e LaFreniere, 1995; Patterson et al., 1992);
- uma disciplina parental que não apenas é incoerente e punitiva, mas que também reflete, nas famílias estressadas, o humor do pai ou da mãe assim como o comportamento do filho (Dumas e Wekerle, 1995);
- atos isolados ou repetidos de maus-tratos que são, às vezes, tentativas desesperadas de um dos pais de exercer o controle que não tem sobre seu filho (Dodge, Pettit e Bates, 1997; Caspi et al., 2002).
uma falta de oportunidades e de encorajamento necessários ao desenvolvimento de competências afetivas, sociais e instrumentais (Rutter e Giller, 1983).

Esses fatores de risco têm origens e efeitos complexos, motivo pelo qual só serão mencionados resumidamente. Como mostra uma análise de 23 estudos, por exemplo, existem ligações significativas, mas fracas, entre o apego precoce mãe-filho e a competência social e a agressividade durante os anos que precedem o ingresso na escola (Rouillard e Schneider, 1995). Isso se dá provavelmente, pelo menos em parte, porque a qualidade do apego depende do temperamento da criança e da disciplina a que é submetida, da saúde mental de sua mãe, assim como do *status* socioeconômico da família, porque prediz a manifestação de comportamentos perturbadores nos meninos mais do que nas meninas (Balleyguier, 1991; Burgess et al., 2003; Greenberg et al., 1993).

O mesmo ocorre no âmbito da disciplina. Estudos (geralmente baseados em métodos de observação direta) estão de acordo ao mostrar que a maioria das mães de crianças pequenas agressivas e perturbadoras tem dificuldades maiores de disciplina. Em termos interativos, elas são incoerentes: reagem às faltas de seus filhos gritando com eles, punindo-os severamente ou mesmo batendo neles; às vezes fazendo sermões ou ameaçando-os com consequências que não levam adiante, às vezes ainda ignorando-as ou mesmo rindo e encorajando seu comportamento inapropriado. Essa incoerência é encontrada afetiva e cognitivamente: essas mães costumam vacilar entre sentimentos de frustração e de cólera e a firme intenção de impor sua autoridade, de um lado, e sentimentos de desânimo e de impotência, de outro, o que as leva a se distanciar do filho e, às vezes, até a rejeitá-lo (Dumas e LaFreniere, 1993; Dumas e Wahler, 1985). Contudo, se essas dificuldades de disciplina estão claramente estabelecidas, elas se desenvolvem com mais frequência e, em geral, são mais acentuadas nas famílias carentes ou em circunstâncias em que a criança tem um temperamento difícil e/ou é hiperativa e impulsiva, ou em que sua mãe é deprimida (Bates, Pettit, Dodge e Ridge, 1998; Dumas e Wekerle, 1995; Shaw et al., 1998).

Deve-se destacar, então, que as crianças submetidas a maus-tratos têm uma probabilidade maior de desenvolver problemas de comportamento de intensidade clínica do que outras crianças, e que essa ligação não pode ser explicada por demais fatores de risco (pobreza, entre outros) (Dodge et al., 1997). Ainda que esses problemas sejam mais frequentes nas famílias que cometem maus-tratos, é impossível estabelecer uma simples relação de causa e efeito entre essas duas variáveis. Por exemplo, as consequências dos maus-tratos dependem de processos de atribuição que a criança desenvolve para interpretar as situações de vitimização (Dodge et al., 1995). Essas consequências dependem igualmente da neurofisiologia da criança. De fato, em um acompanhamento de mais de mil crianças avaliadas em vários momentos entre 3 e 28 anos, Caspi e colaboradores (2002) relatam que um fator neurofisiológico de origem genética – um nível elevado de uma enzima chamada monoamina oxidase A (MAOA) – parece proteger as vítimas de maus-tratos de comportamentos antissociais. Esses resultados poderiam explicar em parte por que nem todas as vítimas de maus-tratos se tornam agressivas e violentas. De maneira mais geral, demonstrando que o patrimônio genético de uma criança pode modular sua sensibilidade a um fator ambiental, esse estudo ilustra mais uma vez a inutilidade de querer opor as influências hereditárias e as influências ambientais nesse campo, assim como na psicopatologia desenvolvimental.

OUTRAS INFLUÊNCIAS FAMILIARES

Outras influências familiares vêm a se somar regularmente àquelas que acabamos de ver, agravando assim as relações familiares precárias das crianças agressivas (ver sínteses de Capaldi e Patterson, 1994, e Maughan, 2001). Estão entre elas:

- os conflitos conjugais (Katz e Gottman, 1993);
- os sintomas ou os transtornos psicopatológicos (sobretudo das mães) (Dumas, Gibson e Abin, 1989);
- as toxicomanias (p. ex., o alcoolismo paterno) (Faraone et al., 1991b; Fitzgerald et al., 1993);
- o isolamento social (Dumas e Wahler, 1983);
- a instabilidade familiar (p. ex., organização caótica da vida familiar, mudanças constantes, trocas frequentes de figura paterna) (Corapci e Wachs, 2002; Dumas et al., 2005).

A título de exemplo, deve-se observar que vários estudos relatam que as crianças agressivas e perturbadoras geralmente têm mães desprovidas de apoio social e/ou mães de humor depressivo. Os estudos de Dumas (1986) e de Dumas e Wahler (1983) defendem, de um lado, que a qualidade dos vínculos maternos (observados em visitas domiciliares) está ligada à qualidade de seu apoio social extrafamiliar durante as 24 horas que precedem uma observação; outro, que a relação entre práticas parentais e apoio social varia em função do nível socioeconômico da família (a falta de apoio é crítica em situação de precariedade). Do mesmo modo, se a depressão materna aumenta a probabilidade de comportamentos antissociais em seus filhos (Dumas et al., 1989), eles aumentam de igual modo a depressão materna (Frye e Garber, 2005).

Se o papel desses fatores de risco está documentado, ele também é complexo. Três exemplos ilustram essa complexidade. Em um estudo longitudinal baseado em observações detalhadas de relações conjugais, Katz e Gottman (1993) acompanharam 56 famílias em que uma criança tinha entre 4 e 5 anos no início da pesquisa. Constataram que apenas uma estrutura de interações conjugais chamada de *hostilidade recíproca* – na qual a mulher manifestava um nível elevado de cólera em relação a seu cônjuge e o marido e a mulher compartilhavam uma hostilidade mútua – estava ligada a problemas de comportamento na criança três anos depois. De maneira geral, um estudo detalhado da vida familiar de 108 crianças e adolescentes e de seus pais mostrou que os conflitos conjugais associados a um nível acentuado de hostilidade e de sentimentos negativos por parte de adultos aumentava a agressividade de seus filhos, enquanto o inverso era verdadeiro para conflitos que culminavam em resoluções e sentimentos positivos (Cummings, Goeke-Morey e Papp, 2004). Esses autores acreditam que, em uma dinâmica disfuncional, um nível elevado de hostilidade conjugal pode instaurar-se nas inter-relações familiares, e os conflitos constantes entre os pais influenciam e serão influenciados pelo comportamento de uma criança agressiva e perturbadora, favorecendo com o tempo o aparecimento e a manutenção de um transtorno de comportamento.

Em um estudo de observação das relações familiares de 47 crianças agressivas, Dumas e Gibson (1990) relatam que o humor materno estava associado às interações delas com *todos* os membros da família. As crianças que tinham mães deprimidas eram mais obedientes e menos agressivas em relação a elas, mas menos obedientes e mais negativas em relação aos pais e aos irmãos, enquanto as crianças que não tinham mães deprimidas se comportavam de maneira oposta. Desse modo, ainda que a depressão materna pareça protegê-la um pouco dos comportamentos perturbadores de seu filho agressivo, os sintomas encorajam-no a se opor e a provocar mais os outros membros da família, contribuindo assim para a disfunção do sistema familiar.

Por fim, em um estudo de laboratório, Pelham e colaboradores (1997) treinaram quatro meninos de 10 a 12 anos para representar o papel ou de uma criança cooperativa e sem dificuldade, ou de uma criança perturbadora que manifestava diversos comportamentos diagnósticos dos transtornos de comportamento e do TDAH. Depois convidaram 60 pais de crianças sem dificuldades – todos tinham um filho de 12 anos – a participar de uma série de atividades (jogos, deveres, conversa, atividade exigente, etc.), metade com um ator "normal", metade com um ator "perturbado". Após essas atividades, os autores ofereceram a cada pai sua bebida alcoólica favorita, que eles poderiam consumir à vontade enquanto preenchiam uma série de questionários que avaliavam suas reações à tarefa que tinham acabado de realizar. Os pais que tinham realizado a tarefa com um ator "perturbado" julgaram-na muito mais estressante e expressaram um nível mais elevado de ineficácia (como pai), ansiedade, depressão e hostilidade do que os pais que trabalharam com um ator "normal" – e consumiram 30% a mais de álcool do que estes últimos! Embora sejam relativamente fáceis de interpretar, esses resultados alertam contra uma perspectiva ingênua que atribua a causa dos transtornos de comportamento unicamente às dificuldades pessoais e sociais de certos pais. Não há dúvida de que elas contribuem de maneira significativa para a etiologia dos transtornos, mas a própria criança sempre desempenha um papel essencial em suas manifestações e em sua evolução. Em outras palavras, os comportamentos perturbadores – da criança ou dos pais – justificam bem seu nome: na perspectiva transacional que emerge dos dados disponíveis, esses comportamentos perturbam a vida familiar, *sendo as crianças agressivas e suas famílias, ao mesmo tempo, as vítimas e os arquitetos do ambiente desagradável que compartilham* (Patterson, 1976).

Para além da família

As crianças no início do ensino fundamental com um transtorno de comportamento correm um risco elevado de logo serem confrontadas com novas dificuldades que virão se somar àquelas que já manifestam e agravá-las (Maughan, 2001; Rutter e Giller, 1983). Dois fatores de risco já examinados – a rejeição social e as dificuldades escolares – foram evidenciados inúmeras vezes. Em resumo, as crianças agressivas em relação aos colegas ou sempre perturbadoras das atividades coletivas costumam ser rejeitadas logo de início e, assim, privadas da influência normativa das crianças da mesma idade, essencial ao desenvolvimento de diversas competências. A rejeição social favorece a formação de ligações entre crianças e depois de adolescentes perturbadores que, juntos, se associam às vezes em gangues e se encorajam mutuamente a ser agressivos e violentos (Keenan et al., 1995).

O mesmo ocorre com as dificuldades escolares. Por um lado, as crianças cujo comportamento é agressivo e perturbador geralmente não possuem, no início da escolaridade, aptidões e conhecimentos de base essenciais para o êxito que a maioria de seus colegas adquiriu antes (atenção, o domínio do alfabeto, dos números e das cores, etc.). Por outro lado, seu comportamento e seu atraso já evidentes conduzem a punições constantes e, em muitos casos, à rejeição do professor (Campbell, 1991), aumentando fortemente a probabilidade de que algumas delas manifestem de forma rápida um déficit de aprendizagem e, às vezes, sintomas de um transtorno de aprendizagem (Rutter e Giller, 1983). Na maior parte dos casos, esses fatores têm também um efeito negativo sobre as relações familiares da criança. O fracasso escolar e/ou as relações tensas entre a escola e a família, devido a problemas de disciplina constantes, podem então favorecer o rápido aparecimento de um círculo vicioso em que a agressividade nesses dois contextos, a rejeição e o isolamento social, assim como déficits de aprendizagem, limitam cada vez mais as competências afetivas, sociais e instrumentais de uma criança que já não as possui (Dodge et al., 2006).

## Fatores sociais

As dificuldades múltiplas de crianças cujo comportamento é agressivo e perturbador geralmente se manifestam em um contexto social por si só difícil. Morando muitas vezes em um bairro confrontado com problemas graves e crônicos (pobreza, desemprego, racismo, atividades criminosas, etc.), elas encontram todos os dias várias outras crianças com comportamentos semelhantes, o que lamentavelmente aumenta o risco de que suas próprias dificuldades persistam e se agravem.

Teorias e estudos científicos de orientações diversas – psicológica, sociológica, criminológica – dão ênfase às circunstâncias sociais passíveis de facilitar o desenvolvimento e a evolução da agressividade e da delinquência, para explicar tanto o comportamento individual como os fenômenos sociais, por exemplo, o aumento acentuado da violência infantil ao longo das últimas décadas e os sentimentos de insegurança que ela provoca (Debardieux e Blaya, 2001; Roché, 1996). Os dados que emergem desses trabalhos são quase que exclusivamente de natureza correlacional. De fato, não se dispõe de estudos longitudinais que permitam estabelecer o papel etiológico de fatores de risco sociais, frequentemente enumerados na manifestação dos transtornos de comportamento. Além disso, a maioria das crianças expostas a esses fatores jamais desenvolvem transtornos, ou seja, se esses fatores desempenham um papel etiológico, eles o fazem apenas em interação com outras variáveis (ver Garmezy, 1993). Logo, os fatores estudados ultrapassam, no conjunto, os limites deste capítulo. Serão analisados somente dois, a pobreza e a vizinhança, tendo em vista que se dispõe de dados que confirmam sua importância e que eles parecem exercer um impacto nefasto sobre crianças e adolescentes de risco.

Já foi mencionado que há uma ligação entre os transtornos de comportamento e o *status* socioeconômico da família da criança, mais particularmente a pobreza. É difícil de se avaliar o papel da pobreza, porque ela está associada a variáveis geralmente envolvidas na origem ou na evolução dos transtornos de comportamento – como o pertencimento étnico, a baixa escolaridade dos pais, o desemprego, as condições de habitação e, em certos países, o acesso aos cuidados médicos e aos serviços sociais. Contudo, não há dúvida da existência de uma ligação entre a pobreza e os transtornos de comportamento (Maughan, 2001; Shaw et al., 1994). Mais precisamente:

- a pobreza está ligada a diversos comportamentos perturbadores e violentos desde a infância, sobretudo nos meninos, mesmo quando a pobreza não é crônica (Bolger, Patterson, Thompson e Kupersmidt, 1995; Guerra, Huesmann, Tolan, Van Acker e Eron, 1995);
- a longo prazo, a pobreza prediz os problemas de comportamento, a delinquência e a criminalidade (Farrington e Loeber, 1998);
- a ligação entre pobreza e comportamentos antissociais é acentuada em presença de outros fatores de risco, com os conflitos entre pai/mãe-filho (Ingolsdsby et al., 2006);
- uma diminuição da pobreza está ligada a uma diminuição dos problemas de comportamento (mas não de depressão ou de ansiedade) na infância e na adolescência (Costello, Compton, Keeler e Angold, 2003);

- em muitas famílias, a pobreza está associada ao pertencimento a uma minoria étnica, assim como ao racismo e à discriminação que essa situação geralmente implica (McLoyd, 1990).

Kennedy (1997) dá um exemplo eloquente do papel que palavras racistas podem ter no desencadeamento de confrontos agressivos entre uma criança de risco e seu meio. Como exemplo, a transcrição de um diálogo entre o autor e Iesha, uma adolescente negra de 14 anos:

**IESHA**

"Me dê um exemplo, me diga alguma coisa que alguém poderia te dizer e que te levaria a brigar."

"OK, tinha esse cara, era uma aula de ciências, o último período do dia. E ele me diz: 'Iesha?'. Eu lhe digo: 'O quê?'. Ele me diz: 'Como é que você é negra se sua mãe é branca?'. Isso realmente me chocou no momento e eu o ignorei. Depois eu lhe disse: 'Porque meu pai é negro'. E ele me disse: 'Tua mãe gosta de negrinhos?' (insulto extremamente grosseiro nos Estados Unidos, porque implica, entre outras coisas, que uma mulher branca tem relações íntimas com um homem de raça inferior) e eu vi uma cadeira ao alcance da mão e peguei e já ia jogar na cabeça dele. E o professor tentou me segurar e eu bati nele com um livro [...] Não consigo suportar que alguém fale da cor de alguém [...] O que eu quero dizer, eu... quando alguém diz alguma coisa que me diz respeito e que eu não gosto, primeiro eu olho para ele e rio. E depois eu fico realmente aborrecida. E sem saber realmente como, eu começo a berrar e a bater nele."

"É você que decide de fato bater ou... simplesmente acontece?"

"Eu não penso. O que quero dizer é que não consigo me deter. É como se não fosse eu que estivesse em meu corpo. Não consigo me controlar". (p. 195-196)

Os transtornos de comportamento estão ligados também ao ambiente, sobretudo à vizinhança onde vive a criança. Sabe-se, por exemplo, que os problemas de agressividade e de delinquência são frequentes no meio urbano, em particular nos bairros carentes (Body-Gendrot, 1992; Richters e Martinez, 1993; Tremblay, Mâsse, Pagani e Vitaro, 1996), e que as crianças que vivem nesses bairros correm um risco elevado não apenas de desenvolver tais problemas, mas também de desenvolvê-los mais cedo que as crianças dos bairros menos carentes (Attar, Guerra e Tolan, 1994; Kupersmidt, Griesler, DeRosier, Patterson e Davis, 1995). Esse último estudo relata que o fato de viver em um bairro relativamente abastado parece proteger as crianças que, por razões familiares (pobreza), se inclinariam sem isso aos comportamentos agressivos.

Trabalhos ilustram o efeito nefasto de uma exposição regular a diversos comportamentos violentos na vizinhança. Esse efeito, que é evidente desde a primeira infância (Farver e Frosch, 1996), evidencia que as crianças expostas a um nível elevado de violência são elas próprias, em média, mais violentas, e que, provavelmente, ser testemunha de violência facilita o desenvolvimento de comportamentos semelhantes (Farrell e Bruce, 1997; Martinez e Richters, 1993). Embora nem sempre seja simples estabelecer uma ligação, é provável que esse efeito seja temível sobretudo em presença de outros fatores de risco. Por exemplo, essa ligação é especialmente acentuada nas crianças que, segundo sua própria avaliação, não têm apoio e afeição da mãe (Bailey, Hannigan, Delaney-Black, Convington e Sokol, 2006). É acentuada também nos meios onde o acesso a armas é fácil. A pesquisa experimental demonstra que a presença ou a própria menção a uma arma facilita o acesso automatizado a um modo de pensamento agressivo (Anderson, Benjamin e Bartholow, 1998). A criminologia, por sua vez, estabelece uma ligação entre esse acesso e a utilização de armas; mais genericamente, entre esse acesso e os diversos comportamentos violentos. Por exemplo, Killias e Rabasa (1997) relatam que, em uma coorte nacional de meninos provenientes da Suíça, esse acesso estava particularmente associado a um nível elevado de violência (mais do que a comportamentos delinquentes).

*Fatores culturais*

A antropologia concluiu, há muito tempo, que algumas sociedades são muito mais violentas do que outras e que algumas culturas expõem as crianças desde muito pequenas a atitudes e gestos violentos, enquanto outras lhes ensinam a condená-los (Ruback e Weiner, 1995). Um exame das pesquisas nesse sentido nos conduziria bem além dos limites desta obra. Portanto, serão discutidos apenas dois fatores de risco culturais preocupantes – a violência na mídia e a anomia –, visto que eles contribuem para um aumento da agressividade e da violência dos jovens e para os transtornos de comportamento de alguns deles.

Vivam ou não em famílias ou bairros carentes, as crianças estão expostas hoje em dia a um nível elevado de violência por meio da mídia – em escala planetária (Politiques Sociales, 2006; Tisseron, 2002). O forte efeito da violência da televisão, dos filmes e dos *videogames* foi demonstrado muitas vezes, e as pesquisas provenientes de diversos países são muitas para serem apresentadas neste capítulo (Dodge et al., 2006). Será destacado apenas que essas pesquisas convergem em um ponto crucial: a violência midiatizada aumenta – bastante, às vezes – a probabilidade de comportamentos agressivos e violentos. Esse fator de risco influencia as crianças desde muito pequenas, tanto meninas quanto meninos, embora estes últimos sejam normalmente bem mais afetados.

Nenhum pesquisador sério sustenta que a violência midiatizada explica por si só os transtornos de comportamento ou os atos de violência de jovens que às vezes abalam um país inteiro. No entanto todos os pesquisadores sérios reconhecem que a violência midiatizada dessensibiliza para a violência real por meio de efeitos conhecidos (Anderson et al., 2003):

- um *efeito de inoculação*: banaliza a violência, aumentando a tolerância e a apatia dos jovens, tornando-os insensíveis aos sofrimentos das vítimas, sofrimentos que, na verdade, raramente são mostrados na tela;
- um *efeito de estimulação*: encoraja os jovens a gostar do que é violento e a procurar deliberadamente programas, filmes e jogos que saciem seu apetite nesse aspecto;
- um *efeito de provocação*: encoraja o papel de agressor, intensificando as sensações, as emoções e os pensamentos dos jovens que se identificam com os heróis que observam e admiram;
- um *efeito de vitimização*: aumenta o temor e a desconfiança dos jovens, levando-os a crer que o mundo é um lugar perigoso habitado por pessoas nas quais não se pode confiar; também favorece os comportamentos que dão aos jovens a ilusão de poder se proteger dos perigos que os cercam (portando uma arma, por exemplo);
- um *efeito de justificação*: ensina os jovens a considerar a violência como uma ferramenta eficaz que ajuda a resolver diversos problemas, a se afirmar e a se fazer respeitar.

Na maioria dos casos, esses efeitos são moderados; contudo, tantos jovens são expostos cotidianamente a essa violência midiatizada, que ela pode ter consequências em escala social, mesmo que apenas uma pequena minoria de jovens expostos seja de fato influenciada. Essa influência torna-se grave na medida em que é amplamente inconsciente. Todos os jovens afirmam sem hesitar que os *videogames* violentos e a violência midiatizada em geral apenas os divertem – e muitos pais concordam com eles. Infelizmente, muitas pesquisas mostram que, ao longo dos anos, essa violência que se repete incansavelmente e é objeto de diversão ou de jogo educa-os de forma implícita e leva-os a tolerar um nível cada vez mais elevado de incivilidade e de violência, às vezes em seu próprio comportamento (Dumas, 2000).

Logo, de forma mais ampla, pesquisadores especulam há muito tempo sobre o papel que pode desempenhar um ambiente social e cultural onde os jovens são permanentemente expostos a um nível elevado de agressividade e de violência – individuais e institucionais – no desenvolvimento e na evolução de comportamentos semelhantes, e sobre o clima de anomia que essa incivilidade, às vezes extrema, encoraja (Pain, 1996; Selosse, 1997). A informação disponível raramente se baseia em dados científicos e mais raramente ainda em amostras representativas. Em contrapartida, diversos trabalhos levam a crer que tal ambiente favorece a aprendizagem desse gênero de comportamentos da mesma maneira que a violência na mídia, levando os jovens a considerá-los como soluções adequadas em situações de conflito e tornando-os menos sensíveis às consequências negativas resultantes, para eles e para seu meio (Dodge et al., 2006). É claramente o que emerge de suas análises detalhadas do clima escolar, uma do ponto de vista dos professores, outra dos alunos. Em uma pesquisa sobre a violência escolar na França, Debarbieux (1996, p. 105) escreve:

> O desgaste do professor reside inteiramente nessas tensões cotidianas: pequenas injúrias entre alunos, agitação, barulho, desprezo, sentimentos de impotência. Não é necessariamen-

te a aula ingovernável nem a eclosão de grandes tumultos, mas a certeza de uma degradação constante, do alargamento de um fosso. Isso passa por detalhes aparentemente insignificantes, mas repetidos com tamanha frequência que não podem deixar de ser significativos: "Não se consegue fazê-los encapar os livros", "Eles têm todos os direitos, desde o mais simplório, mascar chicletes, ou dizer 'o que é que você tem hoje, está louca?', os direitos sem nenhum dever".

E em um estudo realizado simultaneamente na França, na Alemanha e na Inglaterra em estabelecimentos escolares, Pain e colaboradores (1997) relatam que 11% dos jovens entrevistados rejeitam o sistema escolar e adotam uma atitude de anomia frente à violência que presenciam ou da qual participam regularmente. Ainda que não se possa saber, com base nessa pesquisa, quantos desses jovens têm um transtorno de conduta, a descrição que fazem os autores é eloquente:

> Tudo o que vem do estabelecimento é rejeitado: o ensino é chato, os professores não se interessam pelos alunos e não os respeitam, as relações entre alunos são ruins (...) Mas o que talvez mais defina esses alunos é a perda de qualquer referência. A trapaça, o roubo, a extorsão, as agressões, o racismo, o não respeito dos alunos por parte dos professores não têm importância. À falta de sociabilidade acrescenta-se a anomia. (p. 272)

## CONCLUSÕES

A natureza "ruidosa" dos transtornos de comportamento e suas consequências às vezes trágicas conduzem há muito tempo à busca de explicações. Os crimes cometidos não são novos, mas sempre chocam profundamente:

Março de 1998, Pavilly, Seine-Maritime, França. Em posse de uma arma, três jovens de 14 e 15 anos assassinam um comerciante de 60 anos em sua mercearia.

No mesmo mês, dois meninos de 11 e 13 anos abrem fogo em sua escola de Jonesboro, Arkansas, EUA, matando quatro colegas e uma professora.

Abril de 1999, Littleton, Colorado, EUA: dois adolescentes abrem fogo em Columbine High School. Matam 12 colegas e um professor antes de se suicidarem.

Junho de 1999, Detroit, Michigan, EUA: dois irmãos de 12 e 13 anos são acusados de tentativa de assassinato de uma menina de 3 anos. Eles a fizeram entrar à força em uma secadora de roupa depois de tê-la espancado.

Abril de 2006, Bruxelas, Bélgica: Joe Van Holsbeeck, 17 anos, é morto a facadas em plena Estação Ferroviária Central por dois jovens que queriam roubar seu MP3.

Sempre se faz novamente a mesma pergunta: quem são esses jovens capazes de cometer tais crimes? Embora essa pergunta seja de natureza psicológica e psicopatológica, ela é também de natureza social e política, sobretudo ao conduzir a uma segunda pergunta: o que fazer para prevenir tais atrocidades?

A complexidade dos transtornos de comportamento, assinalada em vários momentos, não permite dar uma resposta simples a essas perguntas, não obstante a pressão de uma opinião pública quase sempre amedrontada. Na falta de respostas claras e, sobretudo, completas – das quais ninguém dispõe –, busca-se por toda parte bodes expiatórios, como a mídia ou a erosão dos valores; soluções milagrosas, como a identificação e o controle social das famílias "de risco" ou a educação moral na escola. Sob a pressão crescente da opinião pública, os pesquisadores e os analistas que se indagam seriamente sobre a natureza dos transtornos de comportamento são incapazes de explicar, em poucas palavras, que não existem respostas simples e que aqueles que as propõem correm o risco de impedir os esforços de prevenção e de intervenção, em vez de contribuir com eles. A tarefa é ainda mais difícil na medida em que os diversos modelos etiológicos disponíveis integram equivocadamente (ou não integram) os aspectos múltiplos desses transtornos e não explicam elementos essenciais dos dados epidemiológicos ou desenvolvimentais (taxas de comorbidade muito elevadas e suas consequências para a evolução dos transtornos, entre outros). Várias indagações persistem.

Em primeiro lugar, como delimitar a heterogeneidade dos transtornos de comportamento, tal como são definidos hoje em dia, de maneira a especificar suas manifestações diversas? Os elementos essenciais de uma resposta devem ser buscados, com toda certeza, em uma perspectiva desenvolvimental que privilegie o estudo de diferentes trajetórias características da evolução desses transtornos, e não nas trajetórias diagnósticas que os definem. Os trabalhos de Loeber e de Moffitt (p. ex., Loeber e Hay, 1997; Moffitt et al., 2002) parecem promissores, de um lado, porque descrevem diferentes trajetórias com antecedentes e consequências distintos e, de outro, porque mostram que, nos casos mais graves, certos jovens seguem cursos de desenvolvimento paralelos, ou alternam de cursos, assim acumulando seus efeitos negativos.

Em segundo lugar, como ponderar a importância dos fatores biológicos, psicológicos e sociais no desenvolvimento e na evolução dos transtornos de comportamento, além de explicar suas diferentes contribuições em função não apenas de sua natureza, mas também do momento em que se manifestam na vida da criança? A atração das posições extremas – simplistas e perigosas – representa uma armadilha que alguns parecem ter dificuldade de evitar. Uma descrição detalhada dos processos biológicos que subjazem os comportamentos antissociais não contribuirá automaticamente para compreender sua etiologia, pois esses processos se inscrevem sempre em um contexto psicológico, social e cultural que não pode ser ignorado. O acúmulo de dados biológicos, sobretudo genéticos, não permitirá jamais, por exemplo, explicar o aumento acentuado dos transtornos de comportamento e da delinquência juvenil ao longo das últimas décadas, simplesmente porque determinantes biológicos requerem muito mais que uma ou duas gerações para evoluir. O mesmo se pode dizer, no outro extremo, das proposições segundo as quais os comportamentos antissociais são essencialmente o reflexo de um sistema social perverso e injusto, ao qual jovens reagiriam com violência, porque a maior parte das crianças vítimas de pobreza, discriminação, racismo e demais injustiças não é afetada por um transtorno de conduta. Em outras palavras, os comportamentos antissociais emergem e evoluem em uma interface pessoa-meio bastante complexa, porque reflete – ao mesmo tempo – o desenvolvimento do indivíduo em seu contexto imediato (o tempo pessoal) e as circunstâncias sociais mais amplas desse desenvolvimento (o tempo histórico).

Por fim, quais são os limites de uma abordagem psicopatológica dos transtornos de comportamento e, de maneira mais geral, dos comportamentos antissociais? Procurando diferenciar o que é normal do que não é, uma abordagem diagnóstica corre inevitavelmente o risco de individualizar e de "patologizar", e assim ignorar, as circunstâncias sociais que favorecem a agressividade e a delinquência. Essa questão é fundamental tanto para a definição dos transtornos de comportamento quanto para qualquer trabalho de intervenção ou de prevenção. Ignorá-la é correr o perigo, de um lado, de considerar esses transtornos unicamente como patologias individuais e, de outro, de implantar programas voltados a controlar essas "patologias" sem jamais interpelar os sistemas sociais e as culturas que motivam suas manifestações.

## Resumo

1. As primeiras descrições dos transtornos de comportamento remontam à Antiguidade: sempre houve jovens que se opuseram à autoridade de seus pais ou às regras sociais mediante comportamentos agressivos, violentos ou delinquentes. A agressividade e a violência juvenis continuam sendo na atualidade uma preocupação proeminente em diversas sociedades – tanto dos poderes públicos quanto de especialistas, como psicólogos, psiquiatras, criminologistas, juristas e educadores.

2. Dois transtornos são utilizados com mais frequência para classificar os problemas de comportamento nas crianças e nos adolescentes. O primeiro, o *transtorno oposicional desafiante*, caracteriza-se por comportamentos de oposição, de provocação e de transgressão, os quais levam permanentemente a sérios conflitos com o meio (sobretudo os pais, mas também irmãos, professores, colegas). O segundo, o *transtorno de conduta*, recobre os comportamentos conflituosos aos quais vêm se somar a violação constante dos direitos fundamentais alheios e das regras sociais. No plano fenomenológico, os dois transtornos se distinguem pelo fato de o primeiro se manifestar sobretudo por comportamentos observáveis em um grau menor na maior parte das crianças ao longo de seu desenvolvimento, enquanto que o segundo agrupa comportamentos de violação de direitos alheios e de regras sociais que, em qualquer idade, são observados apenas em uma minoria de crianças e adolescentes.

3. Crianças e adolescentes com um transtorno de comportamento não se consideram responsáveis por suas ações, que – a seus olhos – se justificam pelas exigências absurdas de seu meio ou por circunstâncias que consideram injustas ou inaceitáveis. Seus comportamentos perturbadores, assim como as interpretações frequentemente errôneas que fazem do comportamento ou das intenções de outros, levam a conflitos permanentes com pais, irmãos e colegas, contribuindo bastante para várias dificuldades que costumam encontrar em casa, na escola e em toda parte.

4. Existem dois subtipos do transtorno de conduta: o de tipo não socializado e o de tipo socializado, cujos cursos de desenvolvimento diferem bastante. No primeiro caso, jovens são levados à agressividade e à violência, e apresentam psicopatologias associadas. São incapazes de criar vínculos duradouros de amizade recíproca e costumam ser rejeitados. Agem sozinhos ou em grupo que se comporta de maneira semelhante. No segundo caso, têm habitualmente dificuldades menos acentuadas: desenvolvem relações de amizade normais e manifestam seus comportamentos antissociais em grupo. São delinquentes, mas nem por isso são sempre agressivos ou violentos, e raramente apresentam transtornos associados. O transtorno de tipo não socializado é chamado também de transtorno de conduta de início precoce. Começa mais cedo, em média, que o transtorno de tipo socializado (ou transtorno de conduta de início tardio), é mais estável e tem quase sempre repercussões nefastas até a idade adulta – podendo evoluir, então, nos casos mais graves, para um transtorno da personalidade antissocial.

5. Os transtornos de comportamento associam-se com frequência a outros transtornos ou comorbidades (hiperatividade, delinquência, utilização precoce e abusiva de drogas, transtornos de humor e de ansiedade, rejeição social, dificuldades escolares, entre outros). Por exemplo, crianças igualmente hiperativas e impulsivas têm mais fatores de risco e dificuldades muito mais acentuadas do que as que têm apenas um transtorno de comportamento. Manifestam maior agressividade física, mais comportamentos perturbadores e diversos problemas escolares (dificuldades de aprendizagem) e sociais (rejeição social). São também mais impulsivas e mais hostis do que as crianças que são agressivas sem com isso ser hiperativas.

6. Os dados epidemiológicos permitem estimar que o transtorno oposicional desafiante atinge cerca de 3% da população e o transtorno de conduta 2%, os meninos mais do que as

meninas, e os jovens pobres mais do que os jovens ricos. A maioria das crianças com comportamentos agressivos e perturbadores não desenvolve jamais um transtorno de conduta, e menos de 10% daquelas com um transtorno oposicional seguem um curso de desenvolvimento que as levará a manifestar problemas antissociais até a idade adulta. Tais índices permitem manter o transtorno de conduta em perspectiva, mas sabe-se que quanto mais os comportamentos agressivos e perturbadores começam cedo, se prolongam e causam dificuldades múltiplas, mais aumenta a probabilidade de que o transtorno se manifeste e se torne crônico.

**7** A maioria dos pesquisadores e dos clínicos que examinaram os transtornos de comportamento reconhece que não existe um fator único capaz de explicar sua origem, apesar das muitas teorias propostas ao longo do século XX. Partindo da constatação de que, em razão de diferentes circunstâncias individuais, familiares, sociais e culturais, há crianças que têm um risco elevado de desenvolver um transtorno de conduta, enquanto para outras esse risco é baixo, a maioria dos estudos etiológicos reporta-se atualmente a fatores de risco e de proteção, e não tanto de causas, assinalando a importância quantitativa desses fatores. Tal abordagem é antes de tudo descritiva, com a vantagem de mostrar que os transtornos de comportamento podem se desenvolver de várias maneiras em presença de diversos fatores de risco, mas com a desvantagem de não explicar de fato como esses fatores influenciam as dificuldades observadas.

## Questões para aperfeiçoar o conhecimento

**1** Por que os transtornos de comportamento são conhecidos desde a Antiguidade e estão entre as psicopatologias da infância e da adolescência mais estudadas?

**2** Explique por que apenas uma minoria de delinquentes apresenta um transtorno de conduta, mas por que a maior parte das crianças e adolescentes com um transtorno de conduta é também delinquente.

**3** Exasperados com o comportamento perturbador de muitas crianças, certos adultos se apressam em afirmar que ela têm transtorno de comportamento. Qual é a evidência necessária para justificar tal afirmação?

**4** Resuma as diferentes manifestações da agressividade na infância e na adolescência e explique sua importância no estudo dos transtornos de comportamento.

**5** Liste semelhanças e diferenças recorrendo a exemplos de agressividade instrumental e a agressividade hostil. Ambas influenciam ou não o desenvolvimento e a evolução do transtorno de conduta?

**6** Liste semelhanças e diferenças recorrendo a exemplos de agressividade direta e agressividade indireta. Ambas influenciam ou não o desenvolvimento e a evolução do transtorno de conduta?

**7** Os transtornos de comportamento são de difícil diagnóstico. Descreva como estabelecer um diagnóstico evitando na medida do possível os erros.

**8** Quais os subtipos do transtorno de conduta cuja validade científica está claramente estabelecida? Resuma-os, explicitando seu desenvolvimento.

**9** Os adultos com um transtorno da personalidade antissocial são, em sua maioria, psicopatas. Qual é a evidência que permite supor que, em vários casos, suas dificuldades remontam à infância?

**10** Como se explica o fato de um número considerável de jovens com transtorno de conduta seja também deprimido e/ou ansioso?

**11** Explique por que a rejeição de uma criança com um transtorno de comportamento pode agravar suas dificuldades, sobretudo quando os incidentes se repetem e se prolongam no tempo.

**12** A criança com um transtorno de comportamento se recusa a aceitar a responsabilidade por suas faltas, acusando os outros. Em que medida se pode dar crédito a essa alegação? A criança às vezes tem razão ou está sempre errada?

**13** O que se sabe da epidemiologia social dos transtornos de comportamento?

**14** Descreva o curso de desenvolvimento e a etiologia do transtorno de conduta de início precoce.

**15** Descreva a etiologia do transtorno de conduta de início precoce.

**16** Descreva o papel presumido dos sistemas de ativação e de inibição comportamental na etiologia do transtorno de conduta.

**17** É cada vez mais frequente afirmar que a violência na mídia desempenha um papel no desenvolvimento e na manutenção de comportamentos agressivos e violentos nos jovens. Avalie a evidência científica disponível de maneira crítica.

## Questões para reflexão

**1** Como se explica a forte ligação entre a adolescência e os comportamentos delinquentes, agressivos e violentos?

**2** "Os transtornos de comportamento não existem. O que existe são crianças mal-educadas." Critique essa afirmação a partir da evidência científica apresentada neste capítulo.

**3** É possível isolar a agressividade de seu contexto social e cultural para tratá-la como sintoma de uma psicopatologia? Se a resposta é sim, como? Se é não, por quê?

**4** Os meninos com um transtorno de conduta morrem, em média, mais cedo que os meninos em geral. Como explicar essa ligação?

**5** É verdadeiro que os meninos são mais agressivos que as meninas. Como? Por quê?

**6** Como se explica o fato de os comportamentos antissociais, e os transtornos de comportamento serem mais frequentes nos grupos sociais carentes do que nos grupos mais favorecidos?

**7** Em um ambiente perigoso, torna-se necessário para algumas crianças adotar um comportamento antissocial a fim de se proteger das agressões de que costumam ser vítimas. Pode-se considerar então seu comportamento como patológico? Justifique sua posição.

**8** O curso de desenvolvimento do transtorno de conduta de início precoce é um dos mais estáveis da psicopatologia da infância e da adolescência. Contudo, esse transtorno jamais tem força de destino. Como explicar esse paradoxo?

**9** Como explicar o fato de, educadas em condições familiares e sociais aparentemente semelhantes, certas crianças se tornarem agressivas e violentas, enquanto outras não apresentarem tais problemas?

**10** Patterson (1976) afirma que as crianças agressivas e sua família são, ao mesmo tempo, vítimas e arquitetos do ambiente desagradável que compartilham. Comente de maneira crítica essa afirmação.

## Indicadores para estudo

BANDURA, A. (1973). *Aggression: A social learning analysis*. Englewood Cliffs, NJ: Prentice-Hall.

BODY-GENDROT, S. (1992). *Ville et violence: l'irruption de nouveaux acteurs*. Paris: PUF.

BOIVIN, M. & POULIN, F. (1993). Les camarades de jeu des garçons agressifs: les choix de camarades de jeu et la qualité de l'insertion sociale des garçons agressifs. *Enfance*, 47, 261-278.

CAIRNS, R.B. & CAIRNS, B.D. (1994). *Lifelines and risks: Pathways of youth in our time*. New York: Cambridge University Press.

DEBARBIEUX, E. & BLAYA, C. (Eds.) (2001). *La violence en milieu scolaire. 3. Dix approches en Europe*. Paris: ESF.

DODGE, K.A., COIE, J.D. & LYNAM, D. (2006). Aggression and antisocial behavior in youth. In W. Damon, R.M. Lerner & N. Eisenberg (Eds.), *Handbook of child psychology : Vol. 3. Social, emotional, and personality development*. New York: Wiley, 6th ed. (719-788).

DODGE, K.A., PETTIT, G.S. & BATES, J.E. (1997). How the experience of early physical abuse leads children to become chronically aggressive. In D. Cicchetti & S. L. Toth (Eds.), *Developmental perspectives on trauma: Theory, research, and intervention*. Rochester, NY : University of Rochester Press (263-288).

DOLLARD, J., DOOB, L.W., MILLER, N.E., MOWRER, O.H. & SEARS, R.R. (1939). *Frustration and aggression*. New Haven, CT : Yale University Press.

DUMAS, J.E. (2000). *L'enfant violent: le connaître, l'aider, l'aimer*. Paris: Bayard.

DUMAS, J.E. (2006). Le rôle des expériences quotidiennes au sein de la famille dans l'acquisition d'un habitus relationnel agressif. In J.-P. Pourtois & H. Desmet (éd.), *La bientraitance en situation difficile*. Paris: L'Harmattan (19-46).

DUMAS, J.E. & LAFRENIERE, P.J. (1995). Relationships as context: Supportive and coercive interactions in competent, aggressive, and anxious mother-child dyads. In J. McCord (Ed.), *Coercion and punishment* in *long-term perspectives*. New York : Cambridge University Press (9-33).

DUMAS, J.E., LAFRENIERE, P. J. & SERKETICH, W. I. (1995). «Balance of power»: A transactional analysis of control in mother-child dyads involving socially competent, aggressive, and anxious children. *Journal of Abnormal Psychology*, 104, 104-113.

F. ARRINGTON, D.P., LANGAN, P.A. & TONRY, M. (2004). *Cross-national studies in crime and justice*. Washington, DC: U.S. Department of Justice. Bureau of Justice Statistics. Disponible sur le site www.ojp.usdoj.gov.bjs/abstract/cnscj.htm

FAVRE, D. & FORTIN, L. (1997). Aspects socio-cognitifs de la violence chez les adolescents et développement d'attitudes alternatives utilisant le langage. In C. Thélot (éd.), *Violences à l'école: état des savoirs*. Paris: Armand Colin (225-253).

GRAHAM, S., BELLMORE, A.D. & MIZE, J. (2006). Peer victimization, aggression, and their co-occurrence in middle school : Pathways to adjustment problems. *Journal of Abnormal Child Psychology*, 34, 363-378.

GRAY, J.A. (1987). *The psychology of fear and stress*. New York: Cambridge University Press, 2nd ed.

HINSHAW, S.P. & LEE, S.S. (2003). Conduct and oppositional defiant disorders. In E.J. Mash & R.A. Barkley (Eds.), *Child psychopathology*. New York: Guilford, 2nd ed. (144-198).

JUNGER-TAS, J., TERLOUW, G. J. & KLEIN, M. W. (1994) (Eds.). *Delinquent behavior among young people in the Western world*. Amsterdam: Kugler.

LORENZ, K. (1963). *L'agression: une histoire naturelle du mal*. Paris: Flammarion.

LYNAM, D. R. & HENRY, B. (2001). The role of neuropsychological deficients in conduct disorders. In J. Hill & B. Maughan (Eds.), *Conduct disorders in childhood and adolescence*. New York: Cambridge University Press (235-263).

MAUGHAN, B. (2001). Conduct disorder in context. In J. Hill & B. Maughan (Eds.), *Conduct disorders in child hood and adolescence* (pp. 169-201). New York; Cambridge University Press.

McCORD, W. & McCORD, J. (1959). *Origins of crime: A new evaluation of the Cambridge-Somerville study*. New York : Columbia University Press.

PAIN, J., BARRIER, É. & ROBIN, D. (1997). *Violences* à *l'école: Alemagne, Angleterre, France*. Vigneux: Matrice.

REDL, F. & WINEMAN, D. (1964). *L'enfant agressif. Tome 1: Le moi désorganisé*. Paris: Fleurus.

ROBINS, L.N. (1966). *Deviant children grown up: A sociological and psychiatric study of sociopathic personality*. Baltimore : Williams and Wilkins.

ROCHE, S. (1996). *La société incivile: qu'est-ce que l'insécurité?* Paris: Seuil.

SELOSSE, J. (1997). *Adolescence, violences et déviances*. Vigneux: Matrice.

TISSERON, S. (2002). *Enfants sous influence. Les écrans rendent-ils les jeunes violents* ? Paris; Armand Colin/ VUEF.

TREMBLAY, R.E., BOULERICE, B., HARDEN, P.W., McDUFF, P., PERUSSE, D., PIHL, R.O. & ZOCCOLILLO, M. (1996). Les enfants du Canada deviennent-ils plus agressifs à l'approche de l'adolescence? In Développement des Ressources Humaines Canada et Statistique Canada (éd.), *Grandir au Canada* : *Enquête longitudinale nationale sur les enfants et les jeunes*. Ottawa: Statistique Canada (145-156).

WINNICOTT, D.W. (1969). *La tendance antisociale*. Paris; Payot.

## *Palavras-chave*

abordagem categorial
abordagem dimensional
córtex pré-frontal
delinquência juvenil
efeitos de coorte
eixo hipotálamo-hipófise-adrenal
estresse relacional
fatores de risco e de proteção
neurotransmissores
perfil duro/insensível
problemas externalizantes
sistema de ativação comportamental
sistema de inibição comportamental
sistema geral de alerta e de vigilância
sistema límbico
transtorno de conduta
transtorno da personalidade antissocial
transtorno oposicional desafiante
transtornos de comportamento
viés de atribuição hostil

# 8
# OS TRANSTORNOS DE HUMOR

*Neste capítulo você saberá que:*

1. existem diferentes transtornos de humor: *o depressivo maior, o distímico e o bipolar* (os mais importantes);

2. os transtornos de humor se manifestam por mudança acentuada e prolongada das emoções da criança ou do adolescente, a qual se caracteriza pelo predomínio de depressão e de desespero e, muitas vezes, por uma falta de interesse acentuada e uma queda geral do nível de atividade ou, inversamente, por uma agitação maníaca;

3. são muito mais comprometedores que uma mudança de humor passageira e geralmente estão associados a psicopatologias ou a acontecimentos estressantes, como luto, divórcio ou doença. De fato, os deprimidos apresentam com frequência vários transtornos, o que faz da comorbidade uma regra nesse campo, muito mais que uma exceção;

4. a depressão e a irritabilidade representam dois aspectos preponderantes nas dificuldades de funcionamento características dos transtornos de humor na infância e na adolescência;

5. a incidência e a gravidade dos sintomas que acompanham o humor depressivo ou irritável ou a falta de interesse e de prazer variam entre as pessoas atingidas;

6. na adolescência, o transtorno depressivo maior torna-se frequente, sobretudo nas meninas; quando está associado a dificuldades variadas, geralmente a sintomas ou a um transtorno de ansiedade, e não somente a problemas de comportamento;

7. os transtornos de humor são um fator de risco de suicídio;

8. quando os transtornos de humor persistem, estão associados a dificuldades de adaptação mais sérias, que, em geral, somam-se às comorbidades que a criança ou o adolescente pode ter. Em muitos casos, as dificuldades persistem até a idade adulta;

9. a maior parte dos pesquisadores e dos clínicos reconhece hoje em dia sua origem multifatorial, reconhecendo a intersecção de fatores de risco que, desde muito cedo, predispõem muitas crianças e muitos adolescentes a reagir a acontecimentos de vida estressantes por uma desordem afetiva acentuada que, em alguns, se tornará crônica.

O mito moderno da infância, compartilhado pelas sociedades ocidentais, faz dessa faixa etária um período de inocência, de despreocupação e de alegria de viver. Contudo, nem sempre é assim. São muitas as crianças e mais ainda os adolescentes que julgam a vida árdua e desesperançosa, a ponto de alguns manifestarem um transtorno de humor e pensarem, às vezes, em se suicidar. Os transtornos de humor mais frequentes na infância e na adolescência são o depressivo maior, o distímico e o bipolar. Este capítulo apresenta as características e a epidemiologia de cada um deles e assinala o que os distingue dos sentimentos de aflição e de desespero que durante períodos longos acompanham a experiência de vida de todo ser humano. A questão do suicídio é igualmente abordada. Após uma descrição detalhada dos fenômenos depressivos, o capítulo traça a evolução dos transtornos de humor da infância à adolescência, delineando a manifestação desses transtornos, com o tempo, de maneira cada vez mais semelhante à sua manifestação na idade adulta. Por fim, diferentes perspectivas etiológicas são examinadas e integradas em um modelo explicativo multifatorial.

## QUANDO A AFLIÇÃO E O DESESPERO SUBSTITUEM A ALEGRIA DE VIVER DA INFÂNCIA

Qualquer pessoa é confrontada, em algum momento de sua vida, com separação, fracasso ou luto, além dos sentimentos de aflição e de desespero que engendram. A adversidade e o estresse sob todas as suas formas são inevitáveis; para alguns, são, às vezes, crônicos e incontroláveis. As crianças, evidentemente, não são poupadas, quer tenham de viver em circunstâncias sociais e econômicas marcadas por pobreza, exploração e falta de perspectiva, quer, apesar da suficiência ou mesmo da riqueza material, tenham de ver apenas um futuro sem esperança. Como nos revelou certa vez Pierre-Yvez, um adolescente em lágrimas:

> É como se eu já estivesse morto, mas ainda estou vivo. Nunca tive um sentimento tão estranho como esse... Despertar todas as manhãs à luz do dia e pensar, sentir no mais profundo de mim mesmo, que ela poderia esperar, que a noite poderia continuar, sem fim, e que eu poderia continuar a dormir sem parar, dormir...

Como o nome indica, os **transtornos de humor** se manifestam por mudança marcante ou prolongada das emoções da criança ou do adolescente, a qual se caracteriza por um humor em que depressão e desespero predominam e, frequentemente, por falta de interesse acentuada e por queda geral do nível de atividade ou, ao contrário, por agitação maníaca. Os transtornos de humor costumam ser acompanhados de sintomas que afetam o funcionamento da criança e do adolescente e perturbam suas relações com o meio: a irritabilidade, a desvalorização ou a culpabilidade, a agitação ou a desaceleração psicomotora e a falta de energia estão entre os mais correntes. A queda do nível de atividade ou a agitação excessiva são observadas não apenas no comportamento imediato, mas também, a longo prazo, em uma queda do rendimento escolar e em uma falta de interesse pelas atividades das quais a criança ou o adolescente participa habitualmente. Os transtornos de humor raramente são contínuos; ao contrário, são relativamente crônicos, manifestam-se geralmente por episódios recorrentes que podem alterar seriamente vários períodos de desenvolvimento e, nos casos mais graves, prosseguir na idade adulta ou levar ao suicídio.

Diferentemente da maioria das psicopatologias da infância e da adolescência, os transtornos de humor são definidos e diagnosticados com a ajuda dos mesmos critérios utilizados para os adultos. Embora existam divergências de opinião importantes quanto à forma de definir e de classificar esses transtornos (Chabrol, 2001; OMS, 1993; Rouillon, 1997), a CID-10 e o DSM-IV os apresentam de maneira semelhante. Cada um descreve os três transtornos mais utilizados na classificação das alterações do humor das crianças e dos adolescentes: o **transtorno depressivo maior**, o **transtorno distímico** e o **transtorno bipolar** (apesar da terminologia um pouco diferente). Para descrever o transtorno depressivo maior, a CID-10 fala em *episódio depressivo* quando a pessoa apresenta apenas um incidente de depressão, e de *transtorno depressivo recorrente* quando apresenta episódios repetidos. O DSM-IV descreve um único transtorno depressivo (depressivo maior) e especifica ao se tratar de um episódio depressivo isolado ou de episódios repetidos. Do mesmo modo, a CID-10 fala em *distimia* e de *transtorno afetivo bipolar*, enquanto o DSM-IV, em *transtorno distímico* e de *transtorno bipolar*. (Ambos definem também outros transtornos de humor que podem permitir a classificação de pessoas que não respondem aos critérios dos três transtornos. Contudo, eles se aplicam às perturbações do humor observadas nos adultos e não serão mencionados aqui, a não ser na medida em que representem uma evolução dos transtornos de humor da infância e da adolescência.)

## APANHADO HISTÓRICO

Embora a **melancolia** seja mencionada com frequência nos escritos médicos da Antiguidade, as primeiras descrições modernas dos transtornos de humor datam de cerca de 150 anos. Por exemplo, na França, em um dos primeiros esforços sistemáticos de classificação das doenças mentais, Esquirol (1838) distingue entre "delírios parciais tristes" e "delírios parciais alegres" – que ele chama respectivamente de *lipemanias* (ou melancolias) e *monomanias* – e descreve suas diferentes manifestações antes da idade adulta. Alguns anos mais tarde, Baillarger (1854) apresenta na Academia de Medicina de Paris o que é provavelmente a primeira dissertação sobre o transtorno bipolar, intitulada *Nota sobre um gênero de loucura cujos acessos são caracterizados por dois períodos regulares, um de depressão e o outro de excitação*. Na Inglaterra, Maudsley (1867) descreve a melancolia como uma das sete formas da insanidade da infância e apresenta suas características principais. Na Alemanha, as nove edições do *Kompendium der Psychiatrie* de Kraepelin (1883) apresentam estudos que ilustram a evolução dos conhecimentos no âmbito dos transtornos de humor e descrevem suas manifestações na infância e na adolescência (citado por Trede et al., 2005). Ainda que essas descrições sejam muitas, elas foram ignoradas durante mais da metade do século XX, pois os meios clínicos e científicos julgavam os fenômenos depressivos muito raros e mesmo impossíveis antes da idade adulta (Kanner, 1935). De fato, foi só a partir dos anos de 1970 que os transtornos de humor se tornaram – ou mais exatamente, voltaram a ser – um tema legítimo de pesquisas sistemáticas em psicopatologia da criança e do adolescente (Parry-Jones, 1995).

Há quatro abordagens que historicamente se mesclaram para conduzir àquela que atualmente domina as pesquisas científicas. Influenciada pelo pensamento psicanalítico clássico, a primeira afirmava que os transtornos de humor não podiam se manifestar antes do final da adolescência, e isso por diferentes razões teóricas – por exemplo, por eles implicarem a presença de um superego suficientemente desenvolvido a fim de permitir à pessoa afetada dirigir sua agressividade contra ela mesma (Mahler, 1961). Há uma posição semelhante, mas defendida a partir de afirmações teóricas diferentes, em Jeammet (1995, p. 1493):

> A depressão pura é rara na adolescência. Trata-se de um dado clínico e psicodinâmico. A adolescência está sob o efeito de uma ameaça de perda objetal e de uma desestabilização de suas bases narcísicas, ambas se agravando. A elaboração da posição depressiva tornou-se difícil, assim como a expressão do reconhecimento de uma vivência depressiva.

Mesmo autores reconhecendo que os sentimentos de angústia e de desespero que acompanham os transtornos de humor provavelmente só são sentidos de fato com o surgimento dos processos cognitivos das operações formais no início da adolescência, tal perspectiva, de maneira geral, não é mais aceita hoje em dia nos meios científicos. De fato, os dados de muitos achados demonstram que os transtornos de humor atingem com frequência os adolescentes e mesmo as crianças, que eles acompanham já durante a infância sentimentos de angústia e de desespero acentuados e que a existência de mecanismos etiológicos defendidos pelos teóricos de orientação psicanalítica repousa sobre trabalhos clínicos sem base científica.

Uma segunda abordagem, também vinculada à corrente psicanalítica, reconheceu de antemão que os transtornos de humor podiam se manifestar desde a adolescência. De fato, essa abordagem considera a depressão na adolescência como um desarranjo normal provocado pelas mudanças físicas e psicológicas que acompanham a puberdade. Nessa perspectiva, a depressão é uma manifestação necessária, mas passageira, da adolescência, uma fase desenvolvimental que, embora possa perturbar bastante o adolescente e seu meio, não costuma ter consequências nefastas a longo prazo. Em 1958, Freud escrevia:

> Todos nós conhecemos adolescentes que, mesmo com 14, 15 ou 16 anos, não apresentam sinais aparentes de inquietação interior (...) ainda que isso nos satisfaça, significa um atraso do desenvolvimento normal e deve ser considerado como um sintoma a ser levado a sério. (citado por Klein, 2003, p. 32)

A adolescência necessita de muitas adaptações geralmente rápidas e estressantes, e os "sinais aparentes de inquietação interior" são frequentes nesse período (Petersen, Sarigiani e Kennedy, 1991). Apesar disso, os dados disponíveis vão ao encontro da hipótese segundo a qual é *a ausência* de depressão que representa um estado patológico na adolescência – a menos que se defina a depressão como um estado de humor passageiro que caracteriza a experiência de todo ser humano. De fato, muitos estudos discutidos ao longo deste capítulo confirmam, de um lado, que a maior parte dos adolescentes não é deprimida, logo, uma fase depressiva nessa faixa etária não é uma etapa de desenvolvimento normal, e, de outro, que os adolescentes clinicamente deprimidos não estão apenas às voltas com uma inquietação interior, mas enfrentam dificuldades que dão lugar a perturbações maiores, persistentes, às vezes, até a idade adulta e suscetíveis, nos casos mais graves, a levar ao suicídio.

Deve-se observar que essa perspectiva, reflexo de uma concepção popular da adolescência, considerada como um período conturbado no qual os jovens manifestam dificuldades de adaptação, teve pesadas consequências em termos de psicopatologia:

- a importância dos transtornos de humor antes da idade adulta foi por muito tempo minimizada e seu impacto sobre o desenvolvimento amplamente ignorado;
- esses transtornos levaram comparativamente muito mais tempo para ser reconhecidos como um objeto legítimo de pesquisa do que a maioria das psicopatologias da infância e da adolescência;
- os jovens afetados por um transtorno de humor não dispuseram por muito tempo de cuidados profissionais adequados, pois seus sintomas eram considerados como a manifestação de uma fase normal de desenvolvimento, e não como os sinais de transtornos graves (Petersen et al., 1993; Waslick, Kandel e Kakouros, 2002).

Uma terceira abordagem também reconheceu de antemão que os transtornos de humor podiam se manifestar desde a infância, mas postulou que eles se apresentavam por sintomas de agressividade, delinquência, hiperatividade ou ansiedade (Glaser, 1967). Essa perspectiva, associada à **depressão mascarada** ou a **equivalentes depressivos**, dominou por um certo tempo as pesquisas na área. Ela tinha a vantagem de permitir a descrição das manifestações muito diversas dos transtornos de humor ao longo do desenvolvimento e de levá-los em conta (o que as duas primeiras perspectivas faziam pouco ou não faziam). Porém, essa abordagem logo esbarrou em um duplo problema de lógica. Em primeiro lugar, os equivalentes depressivos suscetíveis de mascarar a depressão jamais foram definidos com clareza e acabaram por recobrir (por assim dizer) as manifestações psicopatológicas da infância e da adolescência (excetuadas as mais graves, como as dos transtornos invasivos e da esquizofrenia). Assim, os transtornos de humor perderam qualquer característica específica antes da idade adulta. Em segundo lugar, as tentativas de estabelecer equivalentes depressivos reconhecidos malograram, pois, na medida em que eram, por definição, mascarados, era sempre possível que uma criança ou um adolescente manifestasse sua depressão por sintomas ainda não reconhecidos. (Esse segundo problema é semelhante àquele engendrado pela noção de *disfunção cerebral mínima* lançada para explicar os transtornos de aprendizagem e o transtorno hipercinético.) Embora essa abordagem já não ocupe um papel de destaque na pesquisa científica, os defensores da depressão mascarada, ao insistir no fato de que os fenômenos depressivos são acompanhados de sintomas muito diversos ao longo da infância e da adolescência, contribuíram para colocá-los atualmente sob a definição da comorbidade, abordada mais adiante.

Uma quarta abordagem, que se parece sob vários ângulos com a anterior, mesmo menos extrema, reconheceu também que os transtornos de humor podiam se manifestar desde a infância. Em contrapartida, assinalou que suas características eram, em geral, diferentes; logo esses transtornos necessitavam de critérios diagnósticos específicos (Weinberg, Rutman, Sullivan, Penick e Dietz, 1973). Se, *a priori*, essa perspectiva corresponde àquilo que se conhece sobre formas diversas de psicopatologia, a pesquisa que ela suscitou não conduziu à descrição de uma sintomatologia depressiva específica da infância ou da adolescência (Kazdin, 1990). Essa abordagem, assim como a da depressão mascarada, não é mais aceita pela maioria dos pesquisadores. Contudo, ao reconhecer que os transtornos de humor podem se manifestar desde a infância, que eles costumam estar associados a diferentes sintomas ou psicopatologias e que sua evolução se inscreve em um período desenvolvimental marcado por mudanças maiores, ambas contribuíram de forma significativa para a perspectiva que domina as pesquisas científicas há mais de 30 anos. Ela foi adotada neste livro e parte do princípio de que os sintomas característicos dos transtornos de humor são semelhantes ao longo do desenvolvimento humano. Entretanto, ela reconhece que nem por isso os sintomas são idênticos em todas as idades e nem se apresentam todos ao mesmo tempo ou com a mesma intensidade; ao contrário, manifestam-se em um contexto desenvolvimental que jamais pode ser ignorado e que os distingue dos fenômenos depressivos da idade adulta (Cicchetti, Rogosch e Toth, 1994; Dugas, 1997).

## CONSIDERAÇÕES DIAGNÓSTICAS E DESENVOLVIMENTAIS

Os critérios diagnósticos da CID-10 e do DSM-IV são relativamente bem definidos e oferecem uma descrição clara dos transtornos de humor. Contudo, seu estudo e seu diagnóstico em crianças ou adolescentes não costumam ser simples, por razões, ao mesmo tempo, conceituais, metodológicas e desenvolvimentais.

### Categoria ou dimensão?

Duas abordagens conceituais importantes (categorial e dimensional) confrontam-se permanentemente no campo dos transtornos depressivos, assim como na psicopatologia desenvolvimental (ver Capítulo 1). Em poucas palavras, devem-se compreender as perturbações do humor manifestadas por crianças e adolescentes como psicopatologias que podem ou não estar presentes, ou como dimensões do comportamento por meio das quais os jovens expressam um nível elevado de sintomas variados, entre os quais predominam os sentimentos depressivos? A resposta a essa pergunta depende evidentemente do objetivo estabelecido. Se o objetivo é ter um grupo que responda a critérios diagnósticos precisos para estudar certos aspectos dos transtornos de humor (como epidemiologia, curso de desenvolvimento ou etiologia) ou avaliar um tratamento específico, a abordagem categorial é preferível na maioria das vezes; se, ao contrário, o objetivo é compreender as manifestações diversas dos transtornos de humor, estudar sua comorbidade ou avaliar a natureza e a prevalência dos sintomas depressivos em uma determinada população (sem que com isso ela tenha de responder aos critérios diagnósticos), uma abordagem dimensional costuma ser mais adequada. O problema é que tanto ao pesquisador como ao clínico essas duas abordagens conduzem a resultados contraditórios, porque as questões colocadas e as populações estudadas não são verdadeiramente semelhantes em diferentes abordagens. Portanto, os dados disponíveis devem ser interpretados levando em conta a abordagem em que foram obtidos. Esse é o caso da comorbidade dos transtornos de humor, que é elevada talvez porque a abordagem categorial que os define procura isolar realidades sobrepostas (Hammen e Rudolph, 2003).

### Sintoma, síndrome ou transtorno?

O estudo dos transtornos de humor é complicado pelo caráter vago do termo "depressão", o qual reflete tanto uma noção popular quanto um conceito científico, e pesquisadores costumam dar-lhe definições variadas segundo a abordagem conceitual em que avaliam o humor da criança ou do adolescente e os métodos utilizados para fazê-lo (Chabrol, 2001; Hammen e Rudolph, 2003; Kazdin, 1990; Rouillon, 1997). Atribuíram ao termo – e ainda atribuem – três sentidos distintos: descritivo, clínico e diagnóstico.

No sentido mais amplo, o termo "depressão" descreve um sintoma. Ele permite resumir os sentimentos de aflição e de desespero que, em graus diferentes e em momentos diversos, acompanham, durante longos períodos, a experiência de vida dos seres humanos. Por si só, o sintoma é mais normativo que patológico, sendo a aflição e o desespero muito frequentes nos jovens, sobretudo na adolescência. As análises de Achenbach (1991) e de Compas, Ey e Grant (1993), por exemplo, indicam que elas podem atingir de 10 a 20% dos adolescentes ao se basear na avaliação de seus pais e até 40% ao se basear em sua autoavaliação, sendo mais frequentes nas meninas do que nos meninos. Embora a depressão seja o sintoma que mais caracteriza crianças e adolescentes submetidos a estudos clínicos (Achenbach, 1991), nem por isso é suficiente para estabelecer a presença de um transtorno.

No sentido clínico, o termo faz referência a uma síndrome e pressupõe a presença de sintomas que, excetuado humor depressivo, compreende perda de energia, sentimentos de desvalorização e de culpabilidade e perturbações do sono ou do apetite, por exemplo. Essa síndrome é evidentemente mais séria que uma mudança de humor passageira, acompanhando outras psicopatologias ou acontecimentos estressantes, como luto, divórcio ou doença. Contudo, não é indicativa de um transtorno de humor. Além disso, pode ser avaliada de maneira informal em uma entrevista clínica, por exemplo, ou com a ajuda de escalas de autoavaliação ou de questionários paralelos, preenchidos pelos pais, pelos professores ou pelos colegas. Ao padronizar essas medidas, elas permitem dizer se quem recebe um escore clínico é "deprimido", o que não implica necessariamente que tenham um transtorno de humor de acordo com os critérios diagnósticos de um sistema de classificação. Visto que maioria dos instrumentos padronizados situa o patamar clínico por volta de 95%, tem-se que 5% da população têm depressão clínica, conforme esses instrumentos. As pesquisas apoiadas nesses instrumentos mostram que essa síndrome depressiva faz parte das dificuldades conhecidas como **problemas internalizantes**, nas quais sintomas de ansiedade estão presentes (ver sobre a validade científica neste capítulo e no Capítulo 9) (Chorpita, Plummer e Moffitt, 2000).

Por fim, no sentido diagnóstico, o termo depressão faz referência a uma psicopatologia cuja presença é estabelecida com a ajuda de critérios específicos, como os da CID-10 ou do DSM-IV. Assim como no sentido clínico, o termo pressupõe a existência de sintomas afins, mas exige que eles tenham certa intensidade e manifestem-se durante um período mínimo de tempo. O emprego do termo no sentido diagnóstico pressupõe também a existência de transtornos depressivos distintos, diferenciados de outras psicopatologias pela sintomatologia e por seus cursos de desenvolvimento. Embora os transtornos de humor ainda sejam avaliados só por entrevistas clínicas em presença da família, dispõe-se, há algum tempo, de entrevistas diagnósticas estruturadas, como o DISC (Diagnostic Interview for Children) (Shaffer, Fisher, Lucas, Dulcan e Schwab-Stone, 2000) e o K-SADS (Schedule for Affective Disorders and Schizophrenia for School-Aged Children) (Ambrosini, 2000). Com uma série de perguntas sistematizadas, as entrevistas permitem um diagnóstico válido e confiável conforme os critérios do DSM-IV. Elas são complexas e necessitam de uma formação específica por parte de quem deseja utilizá-las. Contudo, têm a vantagem de oferecer diagnósticos rigorosos que podem contribuir para a qualidade das decisões (por exemplo, quando é imperativo estabelecer um diagnóstico preciso para se assegurar de que a criança ou o adolescente receberá o tratamento mais apropriado) e métodos de pesquisa (por exemplo, quando se trata de recrutamento para uma pesquisa comparativa de um grupo que manifesta um transtorno de humor e da certeza de que todos os participantes foram escolhidos de maneira semelhante).

### Levar em conta perspectivas complementares oferecidas por diferentes fontes de informação

Como mencionado, existem vários métodos para avaliar os muitos aspectos da depressão. Portanto, não é de se surpreender que os resultados de estudos disponíveis dependam, em parte, dos métodos utilizados pelos autores. É uma prática comum recorrer a diferentes pessoas para avaliar os transtornos de humor e depois comparar as informações obtidas para se assegurar na medida do possível de que um diagnóstico, se for estabelecido, é válido e confiável. Algumas entrevistas diagnósticas estruturadas, assim como questionários, têm versões paralelas que permitem obter a mesma informação de fontes diferentes. Em um recenseamento detalhado de pesquisas, Achenbach,

McConaughy e Howell (1987) concluíram que as correlações entre as avaliações fornecidas pelas crianças e por pais, professores ou especialistas em saúde mental eram significativas, mas fracas (da ordem de 0,20 a 0,30 em média). Se, à primeira vista, os índices podem parecer alarmantes, vários achados mostram, de fato, que se obtêm informações complementares por parte de pessoas diferentes (Kazdin, 1990). Assim, por exemplo, a criança ou o adolescente parece ter mais condições de avaliar sua autoestima, seus sentimentos de desvalorização e de desespero, além de suas ideias e tentativas suicidas. Ao contrário disso, as informações fornecidas pelos pais possibilitam circunscrever melhor seu funcionamento social em casa e as manifestações visíveis de seu humor, enquanto as avaliações dos professores e dos colegas descrevem melhor seu nível de integração escolar e seu *status* social.

### Evolução da sintomatologia da infância à adolescência

O estudo dos transtornos de humor e seu diagnóstico em um caso particular são influenciados pelo fato de sua sintomatologia depender tanto da idade do envolvido quanto do contexto em que ela é avaliada e dos métodos de avaliação utilizados. Em outras palavras, o fato de os transtornos de humor serem diagnosticados com os mesmos critérios em todas as idades não implica absolutamente um isomorfismo sintomático ao longo do desenvolvimento. Foi o que mostraram Carlson e Kashani (1988) em uma comparação dos sintomas mais característicos de crianças com menos de 6 anos (n = 9), crianças em idade escolar (n = 95), adolescentes (n = 92) e adultos (n = 100); e Birmaher e colaboradores (2004) em uma comparação de crianças (n = 46) e adolescentes (n = 22). Em geral, a frequência de sintomas, como o humor depressivo, a falta de concentração, as perturbações do sono e as tendências suicidas, varia pouco ao longo do desenvolvimento. Em contrapartida, a falta de interesse e de prazer, as mudanças de humor acentuadas ao longo do dia, o desespero, a desaceleração psicomotora e as ideias delirantes aumentam com a idade, enquanto a aparência triste, a falta de autoestima e os sintomas somáticos diminuem. A seguir, serão abordadas as mudanças consideráveis que, embora não modifiquem fundamentalmente a natureza dos transtornos de humor conforme a idade, influenciam sua apresentação e sua evolução.

## OS DIFERENTES TRANSTORNOS DE HUMOR

### Definições

O *transtorno depressivo maior* caracteriza-se pela ocorrência de episódios depressivos com uma duração de pelo menos duas semanas cada um. Fala-se em episódio depressivo isolado (quando é único) e de transtorno depressivo recorrente em presença de mais episódios. Quando um transtorno é recorrente, os episódios depressivos e os períodos de remissão se alternam e, em geral, há uma distinção nítida entre os períodos de funcionamento normal e os de transtorno (APA, 2000; OMS, 1993).

O *transtorno distímico* caracteriza-se por sintomas depressivos por, no mínimo, um ano. Eles são menos acentuados, mas mais crônicos do que no transtorno depressivo maior, manifestando-se durante semanas ou meses sem uma melhora significativa do humor. Os períodos de remissão, se existirem, devem ser de menos de dois meses. As flutuações entre períodos depressivos e de remissão são menos acentuadas do que no transtorno depressivo recorrente, sendo clinicamente difíceis de serem estabelecidos (APA, 2000; OMS, 1993).

O *transtorno bipolar* caracteriza-se por episódios acentuados durante os quais se passa de uma elevação do humor e de um aumento de energia e de atividade para um rebaixamento do humor e uma redução do nível de energia e de atividade. Fala-se em **mania** no momento em que, durante uma semana, no mínimo, o humor é nitidamente elevado e mesmo eufórico ou irritável, além de ser acompanhado de sintomas extremos descritos a seguir; e em **hipomania** no momento em que as alterações do humor são evidentes, mas menos acentuadas ou mais breves (APA, 2000; OMS, 1993).

Para evitar as repetições inúteis, refere-se neste capítulo a *transtornos depressivos* ao ser necessário aludir ao mesmo tempo ao transtorno depressivo maior e ao transtorno distímico (e distingui-los do transtorno bipolar), e a *transtornos de humor* para indistintamente mencionar os três.

## Critérios diagnósticos e características essenciais

*O transtorno depressivo maior*

A Tabela 8.1 contrasta os diagnósticos de um episódio depressivo da CID-10 e do DSM-IV. O transtorno depressivo maior caracteriza-se pela ocorrência de episódios depressivos. No início de sua evolução, geralmente é difícil determinar se ou a criança apresenta um episódio depressivo isolado durante o qual os sintomas tendem a variar de um dia a outro ou de uma semana a outra, ou se apresenta um transtorno recorrente.

Para facilitar o diagnóstico e contribuir para sua confiabilidade, o DSM-IV especifica que um episódio está terminado quando a pessoa não manifesta, durante dois meses ao menos, sintomas necessários ao diagnóstico de um episódio depressivo. A CID-10 também especifica um intervalo de dois meses entre cada episódio, mas é menos precisa quanto à natureza desse intervalo, indicando apenas que ele deve ser "sem perturbação significativa do humor" (APA, 2000; OMS, 1993).

Os sintomas descritos nos dois sistemas de classificação são bastante semelhantes, embora a CID-10 descreva dez (dos quais três principais: humor depressivo, perda de interesse e falta de energia) e o DSM-IV apenas nove (sendo dois principais: humor depressivo ou irritável e perda de interesse). Portanto, o que define o transtorno consiste em um humor depressivo ou irritável ou em uma diminuição acentuada do interesse ou do prazer pela maioria das atividades. Essas mudanças que a criança expressa subjetivamente e que o meio constata manifestam-se todos os dias por duas semanas. Elas são acompanhadas também de mais sintomas, entre os quais os mais frequentes são fadiga acentuada ou perda de energia, perturbações do sono ou do apetite, desaceleração psicomotora ou agitação, sentimentos injustificados de desvalorização e de culpabilidade, dificuldades de concentração e ideias suicidas ou pensamentos de morte recorrentes. Se todos são necessários ao diagnóstico de um episódio depressivo, um estudo baseado em uma amostra de mais de 1.700 adolescentes mostra que o humor depressivo é o ponto central para a definição do transtorno depressivo maior, pois é o sintoma que prediz mais claramente sua presença e sua manutenção por dois anos (Georgiades, Lewinsohn, Monroe e Seely, 2006).

A incidência e a gravidade dos sintomas, assim como o grau de disfunção da criança, permitem determinar se o episódio depressivo é *leve*, *moderado* ou *grave*. O DSM-IV exige que os cinco sintomas

**TABELA 8.1** Episódio depressivo: critérios diagnósticos da CID-10 e do DSM-IV

| CID-10 | DSM-IV |
| --- | --- |
| A) O episódio depressivo deve persistir por duas semanas, além de haver ausência de sintomas que respondam aos critérios de um episódio maníaco ou hipomaníaco, em um momento qualquer da vida. O episódio não é imputável à utilização de uma substância psicoativa ou a um problema de saúde mental.<br>B) Presença de, no mínimo, dois dos três sintomas seguintes:<br>  1. humor depressivo em um grau nitidamente anormal para o indivíduo, presente praticamente o dia todo, em ampla medida não influenciado pelas circunstâncias, mas persistindo por duas semanas;<br>  2. diminuição acentuada do interesse ou do prazer por atividades habitualmente agradáveis;<br>  3. redução da energia ou aumento da fatiga.<br>C) Presença de, no mínimo, um dos sintomas seguintes para atingir um total de pelo menos *quatro* sintomas:<br>  1. perda da autoconfiança ou da autoestima;<br>  2. sentimentos injustificados de culpabilidade, culpabilidade excessiva ou inapropriada;<br>  3. pensamentos de morte recorrentes, ideias suicidas recorrentes ou comportamento suicida de qualquer tipo;<br>  4. diminuição da aptidão de pensar ou de se concentrar (apontada pelo indivíduo ou observada pelos outros), manifestando-se, por exemplo, por indecisão ou hesitações;<br>  5. modificação da atividade psicomotora, caracterizada por agitação ou desaceleração (apontadas ou observadas);<br>  6. perturbação do sono;<br>  7. alteração do apetite (diminuição ou aumento) com variação de peso correspondente. | A) Pelo menos cinco dos sintomas seguintes devem ter estado presentes durante um mesmo período com duração de duas semanas e ter representado uma mudança em relação ao funcionamento anterior; pelo menos um dos sintomas é (1) humor depressivo ou (2) perda de interesse ou de prazer.<br>  1. Humor depressivo presente praticamente o dia todo, quase todos os dias (por exemplo, sentimento de tristeza ou vazio), observado pelo indivíduo ou pelos outros. **Obs.:** Eventualmente, irritabilidade na criança ou adolescente.<br>  2. Diminuição acentuada do interesse ou do prazer por atividades durante o dia todo, quase todos os dias (apontada pelo indivíduo ou pelos outros).<br>  3. Perda ou ganho significativo de peso na ausência de dieta (por exemplo, alteração do peso superior a 5% em um mês), diminuição ou aumento do apetite. **Obs.:** Na criança, considerar o aumento de peso esperado.<br>  4. Insônia ou hipersonia.<br>  5. Agitação ou desaceleração psicomotora (constatada pelos outros, não limitada a um sentimento subjetivo de estar febril ou de amolecimento interior).<br>  6. Cansaço ou perda de energia.<br>  7. Sentimento de desvalorização ou de culpabilidade excessiva inapropriada que pode ser delirante (não somente se acusar ou se sentir culpado por estar doente).<br>  8. Diminuição da capacidade de pensar ou de se concentrar, indecisão (apontada pelo indivíduo ou pelos outros).<br>  9. Pensamentos de morte recorrentes (não somente o medo de morrer), ideias suicidas recorrentes sem plano preciso ou tentativa de suicídio ou plano preciso para se suicidar.<br>B) Os sintomas não respondem aos critérios de episódio misto.<br>C) Os sintomas induzem um sofrimento clinicamente significativo ou uma alteração do funcionamento social, profissional, etc.<br>D) Os sintomas não são imputáveis aos efeitos fisiológicos direitos de uma substância ou a um problema médico.<br>E) Os sintomas não se explicam melhor por um luto, isto é, após a morte de um ente querido, persistem durante mais de dois meses ou são acompanhados de uma alteração acentuada do funcionamento, de preocupações mórbidas de desvalorização, de ideias suicidas, de sintomas psicóticos ou de uma desaceleração psicomotora. |

CID-10/ICD-10. Classification Internationale des Troubles mentaux et des Troubles du comportement. Critères diagnostiques pour la recherche. Organisation mondiale de la Santé, Masson, Paris, 1994.
American Psychiatric Association – DSM-IV-TR. *Manuel Diagnostique et Statistique des Troubles mentaux*, 4ª édition. Texte révisé (Washington DC, 2000). Tradução francesa por J.D. Guelfi et al., Masson, Paris, 2003.

sejam evidentes para que um diagnóstico seja possível, mas não especifica critérios para estabelecer a gravidade de um episódio. Em contrapartida, a CID-10 propõe um diagnóstico preciso: quatro em dez para um episódio leve, seis em dez para um episódio moderado e oito em dez para um episódio grave, desde que, entre os três sintomas principais – humor depressivo, perda de interesse e falta de energia –, dois estejam presentes para um episódio leve ou moderado e os três para um episódio grave (APA, 2000; OMS, 1993).

Embora se utilizem os mesmos critérios para diagnosticar o transtorno depressivo maior, o DSM-IV especifica que o humor da criança em um episódio depressivo pode ser mais irritável do que deprimido (APA, 2000). É o que ilustra o caso de Robert.

### ROBERT

Robert tem 14 anos. Seus pais o descrevem como um adolescente infeliz, retraído e, em geral, exasperado. Robert confirma sua descrição, mas explica com insistência que não é absolutamente exasperado: "Não sou exasperado. Apenas trato de reagir às exigências insensatas de pessoas insensatas! E, acredite em mim, haveria motivo para ficar exasperado!". As "pessoas" em que ele fala são de seu meio: os pais, o irmão caçula, os professores, os colegas e o psicólogo. Quando este último lhe pede que dê exemplos de exigências insensatas a que é submetido, ele parece ser incapaz de mencioná-las. Visto que prefere continuar se queixando, sem realmente conseguir explicar o que gostaria que fosse mudado, suas afirmações são quase sempre extremas e não deixam entrever nenhuma mudança possível: "A solução é simples: que me deixem em paz!", "Não é uma ou duas coisas que é preciso mudar aqui e ali, tudo tem que mudar! Tudo!".

Os pais descrevem Robert como "uma criança normal" que começou a apresentar problemas sérios há oito meses. Eles são incapazes de explicar sua origem, mas relatam que começaram pouco depois da morte de seu tio materno. Robert afirma que não era próximo a seu tio, e que seu falecimento não o marcou muito. Contudo, após algumas semanas de psicoterapia, ele reconhece que foi então que começou a se colocar "muitas questões a respeito da morte" e a comer e a dormir muito mais do que antes. Engordou mais de 20 kg em alguns meses e tornou-se obeso. Também dorme demais, às vezes desde que chega da escola. Entretanto, sua capacidade intelectual lhe permite progredir sem grande esforço. Ele explica que é só porque não precisa realmente trabalhar que ainda vai à escola. "Sim, eu vou, isso não compensa a energia, preferia ficar em casa o dia todo, mas eu vou."

É importante estipular que o humor da criança é irritável, mais do que deprimido, pois isso permite estabelecer um diagnóstico não só com base na observação direta de um estado depressivo, mas também naquilo que se presume ser a reação dela a esse estado (Marcelli, 1995). Essa prática seria contestável se não correspondesse ao que é observado comumente no trabalho clínico e àquilo que muitas pesquisas demonstram. Em uma análise de duas amostras clínicas de crianças e adolescentes com idades entre 6 e 18 anos, Ryan e colaboradores (1987) relatam que 83% deles apresentavam sintomas de irritabilidade e de cólera (gravidade menor: 27%; média: 37%; elevada: 19%). Resultados semelhantes foram obtidos por Goodyer e Cooper (1993) em um estudo de adolescentes com idades entre 11 e 16 anos. Contudo, é essencial destacar que, mesmo nas crianças pequenas, os sintomas mais característicos do transtorno são os dos critérios diagnósticos atuais, e não os de depressão "mascarada", como a irritabilidade e a cólera. Depois de comparar 55 crianças com o transtorno e 57 sem transtorno, todas com idades de 3 a 5 anos e meio, Luby e colaboradores (2003) relatam que as características que distinguiam as crianças deprimidas eram seu humor triste, falta de energia e choro e resmungo contínuos.

Não existem, em média, diferenças de duração, frequência ou gravidade dos episódios depressivos segundo idade ou sexo (Birmaher et al., 2004). Contudo, a duração, a frequência e a gravidade variam significativamente quando a criança ou o adolescente manifesta episódios depressivos. Isto significa que, mesmo os episódios depressivos ocorrendo com frequência, eles muito raramente se parecem. Seus sintomas são semelhantes nas meninas e nos meninos, mas mudam constantemente e são acentuados em diferentes episódios (Lewinsohn, Pettit, Joiner e Seeley, 2003). Meninas e meninos manifestam também contrastes consideráveis de humor quando estão em remissão. Podem não apresentar nenhum sintoma entre episódios (remissão completa) ou continuar a manifestar alguns deles sem com isso responder aos critérios de um episódio depressivo (remissão parcial). No segundo caso, às vezes é difícil, clinicamente, determinar se há realmente um transtorno depressivo maior em período de remissão ou se há transtorno distímico (APA, 2000).

Ainda que o transtorno depressivo maior se manifeste de maneira semelhante, as listas de sintomas das duas classificações ocultam diferenças desenvolvimentais decisivas, pois a frequência de alguns sintomas varia com a idade. Em geral, como já assinalada, os mais novos parecem tristes e deprimidos, mas só raramente manifestam sentimentos de tristeza e de desespero. Ao contrário disso, têm a tendência a ser irritáveis e agitados, se opor ao que lhes pedem, a se queixar de dores e de doenças somáticas sem fundamento. Esse quadro é menos frequente nos adolescentes que dizem ser deprimidos em mais de 90% dos casos e que apresentam perturbações do sono (em geral a hipersonia), perda de peso e falta de interesse pela maior parte das atividades (Kashani e Carlson, 1987; Ryan et al., 1987).

O número e a gravidade dos sintomas que acompanham o humor depressivo (irritável) ou a falta de interesse e de prazer variam bastante. Cerca de metade dos afetados apresenta **sintomas vegetativos** ou "endógenos" (insônia ou despertar matinal precoce, perda de peso, desaceleração psicomotora ou agitação, flutuações acentuadas do humor ao longo do dia, geralmente com depressão mais marcada pela manhã, sentimentos profundos de aflição e de desespero) (Mitchell, McCauley, Burke e Moss, 1988; Ryan et al., 1987). Esses sintomas (os mais graves do transtorno depressivo maior) predizem uma evolução desfavorável e uma recaída rápida entre episódios (McCauley et al., 1993).

Crianças e adolescentes manifestam também **sintomas psicóticos**. As alucinações auditivas são frequentes. As ideias delirantes e os sintomas de mania provavelmente são em menor número, embora seja difícil avaliá-los de maneira confiável antes da adolescência. Análises de amostras clínicas indicam que de 6 a 7% daqueles com um transtorno depressivo maior apresentam ideias delirantes, e de 30 a 50% alucinações (Mitchell et al., 1988; Ryan et al., 1987), e que cerca de um terço preenche os critérios de um transtorno psicótico (Strober, Lampert, Schmidt e Morrell, 1993). Uma minoria manifesta também sintomas maníacos que levam ao aparecimento de um transtorno bipolar durante a adolescência (DelBello et al., 2003; Mitchell et al., 1988; Strober et al., 1993). Em uma comparação de um grupo de crianças (n = 45) e adolescentes (n = 50) deprimidos, Mitchell e colaboradores (1988) relatam uma diminuição dos sintomas psicóticos com a idade: 31% das crianças tinham alucinações, 13% ideias delirantes e 11% sintomas de mania, contra, respectivamente, 22, 6 e 3% dos adolescentes. Apesar da diminuição, os sintomas psicóticos acompanham os transtornos de humor das crianças e dos adolescentes com mais frequência que dos adultos e, como no caso dos sintomas vegetativos, costumam predizer uma evolução desfavorável.

Por último, as ideias suicidas e as tentativas de suicídio acompanham sentimentos de aflição e de desespero, e o transtorno depressivo maior em particular. Do mesmo modo, esse transtorno representa um fator de risco considerável de suicídios consumados nos adolescentes (Brent et al., 1993; Bridge, Goldstein e Brent, 2006; Flisher e Shaffer, 1997; Purper-Ouakil e Mouren-Siméoni, 2000).

## O transtorno distímico

A Tabela 8.2 permite comparar os critérios diagnósticos do transtorno distímico da CID-10 e do DSM-IV. Ele é essencialmente uma depressão crônica e contínua do humor. Para que um diagnóstico possa ser estabelecido, o transtorno deve durar, no mínimo, um ano e, quando há períodos de remissão durante o ano, eles não podem durar mais que dois meses cada um.

A duração dos períodos depressivos e a frequência com que se alternam com os de remissão variam bastante. Em geral, os períodos depressivos duram semanas ou meses sem melhora significativa, mas são pontuados de períodos durante os quais a criança ou o adolescente funciona de forma relativamente normal. Como já observado, o transtorno distímico pode ser difícil de diferenciar do transtorno depressivo recorrente, não apenas porque sua sintomatologia é semelhante, mas porque as flutuações entre fases depressivas e de remissão podem parecer muito com a alternância entre funcionamento habitual e disfunção que define o transtorno depressivo recorrente. Mas, em geral, os episódios depressivos que caracterizam esse transtorno diferem do funcionamento normal da criança ou do adolescente, enquanto o transtorno distímico tem um caráter mais crônico em que as flutuações entre fases depressivas e de remissão são menos acentuadas (APA, 2000; OMS, 1993).

Assim como no transtorno depressivo maior, o DSM-IV especifica que o humor da criança ou do adolescente em depressão pode ser mais irritável do que depressivo. Excetuado esse humor, os dois sistemas de classificação descrevem vários sintomas dos quais pelo menos alguns devem ser observados para que um transtorno distímico possa ser diagnosticado. A CID-10 apresenta uma lista de 11 sintomas adicionais, dos quais três devem estar presentes pelo menos durante certas fases depressivas, enquanto que o DSM-IV apresenta uma lista de seis sintomas dos quais pelo menos dois devem se manifestar quando a criança ou o adolescente está deprimido. Uma comparação dessas duas listas mostra que elas coincidem em muitos aspectos (ver Tabela 8.2). Além de uma falta de interesse quase sempre generalizada, os sintomas compreendem perda de energia, perturbações do sono ou do apetite, falta de autoestima e de autoconfiança, dificuldades de se concentrar, de tomar decisões ou de enfrentar responsabilidade e sentimentos de pessimismo e de desespero.

O quadro apresenta-se de maneira semelhante nas meninas e nos meninos, impedindo bastante seu funcionamento cotidiano. Contudo, são menos acentuados do que no transtorno depressivo maior e não impedem que a criança ou o adolescente participe, de forma satisfatória, de atividades como estudar ou trabalhar (APA, 2000; OMS, 1993).

Embora todos esses sintomas sejam observados nas crianças e nos adolescentes com transtorno distímico, uma análise de 55 casos clínicos acompanhados durante um período que vai dos 3 aos 12 anos relata que alguns são muito mais

**TABELA 8.2** Transtorno distímico: critérios diagnósticos da CID-10 e do DSM-IV

| CID-10 | DSM-IV |
|---|---|
| A) Ocorrência de pelo menos dois anos de depressão constante ou constantemente recorrente. Os períodos intermediários de humor normal raras vezes duram mais do que algumas semanas e não há episódios hipomaníacos.<br>B) Quase nenhum dos episódios isolados de depressão que sobrevêm durante dois anos apresenta gravidade ou duração suficiente para responder aos critérios de um transtorno depressivo recorrente leve.<br>C) Durante alguns períodos de depressão, no mínimo três dos seguintes sintomas devem estar presentes:<br>  1. redução da energia ou da atividade;<br>  2. insônia;<br>  3. perda de autoconfiança ou sentimentos de insuficiência;<br>  4. dificuldades de concentração;<br>  5. choros frequentes;<br>  6. perda de interesse ou de prazer pela sexualidade ou outras atividades agradáveis;<br>  7. perda de esperança ou sentimentos de desespero;<br>  8. percepção de uma incapacidade de enfrentar responsabilidades habituais do cotidiano;<br>  9. pessimismo em relação ao futuro ou ruminações sobre o passado;<br>  10. retraimento social;<br>  11. fala menos do que de hábito. | A) Humor depressivo presente praticamente o dia todo, mais de um dia a cada dois durante pelo menos dois anos, percebido pelo indivíduo ou observado pelos outros. **Obs.:** Nas crianças e nos adolescentes, o humor pode ser irritável, e a duração deve ser inferior a um ano.<br>B) Quando o sujeito é deprimido, ele apresenta, no mínimo, dois dos sintomas seguintes:<br>  1. perda de apetite ou hiperfagia;<br>  2. insônia ou hipersonia;<br>  3. baixa de energia ou cansaço;<br>  4. baixa autoestima;<br>  5. dificuldades de concentração ou de tomar decisões;<br>  6. sentimentos de desesperança.<br>C) Durante dois anos (um ano para os adolescentes) de perturbação tímica, o indivíduo nunca teve períodos de mais de dois meses consecutivos sem apresentar os sintomas dos critérios A e B.<br>D) Durante os dois primeiros anos (o primeiro ano para as crianças e os adolescentes) da perturbação tímica, nenhum episódio depressivo maior esteve presente; isto é, a perturbação tímica não é mais bem explicada por um transtorno depressivo maior crônico ou por um transtorno depressivo maior em remissão parcial.<br>E) Nunca houve um episódio maníaco, misto ou hipomaníaco, e os critérios do transtorno ciclotímico jamais foram reunidos.<br>F) A perturbação tímica não ocorre só durante a evolução de um transtorno psicótico crônico, como uma esquizofrenia ou um transtorno delirante.<br>G) Os sintomas não se devem aos efeitos de uma substância (por exemplo, uma droga que dá lugar a um abuso, um medicamento) ou a um problema médico (por exemplo, hipotireoidismo).<br>H) Os sintomas causam um sofrimento clinicamente significativo ou uma alteração do funcionamento social, profissional, e assim por diante. |

CID-10/ICD-10. Classification Internationale des Troubles mentaux et des Troubles du comportement. Critères diagnostiques pour la recherche. Organisation mondiale de la Santé, Masson, Paris, 1994.
American Psychiatric Association – DSM-IV-TR. *Manuel Diagnostique et Statistique des Troubles mentaux*, 4ª édition. Texte révisé (Washington DC, 2000). Tradução francesa por J.D. Guelfi et al., Masson, Paris, 2003.

frequentes que outros (Kovacs, Akiskal, Gatsonis e Parrone, 1994). O humor e as ruminações depressivas (em particular, os sentimentos de não ser amado e de não ter amigos) são mais frequentes, assim como a desobediência, a irritabilidade, as crises de cólera, a falta de autoestima e as dificuldades de concentração. Ao contrário disso, o retraimento social, a perda de interesse e de prazer e os sintomas vegetativos (sobretudo as perturbações do sono e do apetite) são mais raros. Resultados semelhantes foram obtidos por Bouvar e Dugas (1992) em um estudo francês realizado com 65 crianças e adolescentes hospitalizados por distimia, e por Masi e colaboradores (2003) em um estudo italiano realizado com 100 crianças e adolescentes hospitalizados ou atendidos em serviço ambulatorial. O caso de Denise ilustra a prevalência prolongada que pode ter o transtorno distímico.

### DENISE

Denise tem 14 anos e recebe atendimento psicológico e psiquiátrico há alguns anos.

Denise nasceu a termo, aparentemente sem dificuldades, mas de um pai alcoolista e de uma mãe que desde os 15 anos era submetida a tratamento por diversos transtornos graves (entre outros, o da personalidade *borderline*). Aos 9 meses, a mãe de Denise entrega-a à avó paterna, pois está grávida de novo e não pode cuidar da criança. Na verdade, ela abandona a filha que, desde então, não tem mais contato com os pais.

Denise vive com a avó até os 5 anos, quando esta morre de repente. A criança, que não tem outro parente para abrigá-la, fica sob responsabilidade do serviço social que a coloca em uma família de acolhimento. Segundo a assistente social que a acompanha desde os 7 anos, Denise reage muito mal à perda de sua avó à qual era muito apegada e "regride terrivelmente". Chora muito, recusa-se a comer sem ajuda, urina regularmente na cama ou nas calças e se mantém afastada dos adultos, assim como da maioria das crianças da sua idade. Sua primeira colocação dura menos de um ano, pois a família de acolhimento se diz incapaz de assumir tamanho encargo. Ela é colocada na casa de uma viúva que lhe dá muito mais atenção e afeto, que lhe permite pouco a pouco fazer pequenos progressos importantes, e que logo ela decide chamar de "vovó". Agora chora pouco e pode ser sempre consolada; ela também mantém o asseio de dia e de noite. Seus primeiros anos de escola são satisfatórios, embora permaneça isolada, tenha poucos ou nenhum amigo de sua idade e pareça sempre duvidar dela mesma. Quatro anos mais tarde, sua avó adotiva fica doente, e Denise é colocada em uma terceira família de acolhimento. Ela então se retrai por completo e não desenvolve verdadeiras relações com essa nova família, seja com os pais, muito mais jovens que os adultos em que até então ela confiava, seja com as duas crianças que têm quase a mesma idade que ela. Logo acumula também um déficit escolar considerável, e é por recomendação de sua professora que se submete a uma consulta psicológica. É diagnosticada distimia, e a menina recebe uma terapia de apoio durante mais de um ano, sem sucesso. Aos 12 anos, é colocada, a seu pedido, em uma instituição para jovens adolescentes. Seu estado psicológico não melhora muito. Mais ou menos aos 13 anos fala pela primeira vez em suicídio à sua assistente social, a única pessoa em quem parece ter um pouco de confiança. Um exame psiquiátrico determina que ela sofre de depressão maior. Recusa-se a uma nova terapia individual, mas começa uma terapia de grupo "sem acreditar nela".

Alguns meses mais tarde, Denise tem uma primeira *overdose* de analgésicos e álcool. Quando recobra a consciência no hospital, parece não se arrepender de nada, a não ser de não ter conseguido morrer. "Teria sido a melhor coisa." Ela é colocada, a partir desse incidente, em uma instituição especializada.

## O transtorno bipolar

A Tabela 8.3 permite constrastar os critérios diagnósticos de um episódio maníaco da CID-10 com os do DSM-IV. O transtorno bipolar se distingue pela ocorrência de *episódios de mania*, os quais se caracterizam por um humor anormalmente elevado que persista por pelo menos uma semana e que seja acompanhado de sintomas como:

- aumento acentuado de energia e de atividades agitadas, febris ou distraídas;
- redução da necessidade de sono;
- tendência a falar continuamente;
- busca de atividades e de projetos agradáveis, mas irrefletidos, porque expõem a pessoa a um nível elevado de perigo e de decepção.

Nos casos mais graves, os episódios maníacos interferem nas responsabilidades escolares ou profissionais da criança ou do adolescente, exigindo sua hospitalização. Os *episódios de hipomania* são semelhantes, mas menos graves, sendo os sintomas menos acentuados ou de duração mais curta (a saber, quatro dias consecutivos segundo os dois sistemas de classificação). Por último, os *episódios mistos* são aqueles durante os quais a criança ou o adolescente preenche os critérios de depressão e de mania, passando rapidamente (até várias vezes por dia) de um estado depressivo a um estado maníaco ou normal. Fala-se em uma **inversão da polaridade** quando o transtorno evolui de um episódio depressivo maior para um

**TABELA 8.3** Episódio maníaco: critérios diagnósticos da CID-10 e do DSM-IV

| CID-10 | DSM-IV |
|---|---|
| A) Humor manifestamente exaltado, expansivo ou irritável, anormal para o indivíduo. A modificação do humor é acentuada e persiste por, no mínimo, uma semana (a menos que seja suficientemente grave para necessitar de hospitalização).<br>B) Presença de pelo menos três dos sintomas seguintes (quatro se o humor é apenas irritável), impedindo seriamente o funcionamento pessoal cotidiano:<br>　1. aumento da atividade ou agitação física;<br>　2. maior comunicabilidade que de hábito ("desejo de falar continuamente");<br>　3. fuga de ideias ou sensações subjetivas de que os pensamentos fogem;<br>　4. perda das inibições sociais normais, conduzindo a comportamentos inadequados às circunstâncias;<br>　5. redução da necessidade de sono;<br>　6. elevação da autoestima ou ideias de grandeza;<br>　7. tendência à distração ou a mudanças permanentes de atividades ou de projetos;<br>　8. comportamento imprudente ou despreocupado, cujos riscos não são reconhecidos, por exemplo, compras impensadas, iniciativas insensatas, imprudência no volante;<br>　9. energia sexual acentuada ou condutas sexuais imprudentes.<br>C) (Esse critério especifica a presença ou a ausência de sintomas psicóticos, permitindo assim um diagnóstico de *mania com sintomas psicóticos* ou de *mania sem sintomas psicóticos*.)<br>D) *Critérios de exclusão mais comumente utilizados*. O episódio não é imputável a uma utilização de substâncias psicoativas ou a um problema fisiológico. | A) Período limitado durante o qual o humor é elevado de maneira anormal e persistente por pelo menos uma semana (ou qualquer outro período se for necessária uma hospitalização).<br>B) Ao longo desse período de perturbação do humor, pelos menos três dos sintomas seguintes (quatro se o humor é apenas irritável) persistiram com uma intensidade suficiente:<br>　1. aumento da autoestima ou ideias de grandeza;<br>　2. redução da necessidade de sono (por exemplo, o indivíduo se sente descansado depois de apenas três horas de sono);<br>　3. maior comunicabilidade que de hábito ou desejo de falar continuamente;<br>　4. fuga de ideias ou sensações subjetivas de que os pensamentos fogem;<br>　5. tendência à distração (por exemplo, a atenção é facilmente atraída por estímulos externos sem importância ou insignificantes);<br>　6. aumento da atividade orientada para um objetivo (social, profissional, escolar ou sexual) ou agitação psicomotora;<br>　7. engajamento excessivo em atividades agradáveis, mas com elevado potencial de consequências temerárias (por exemplo, a pessoa se lança sem comedimento em compras impensadas, em condutas sexuais inconsequentes ou em investimentos comerciais insensatos).<br>C) Os sintomas não respondem aos critérios de um episódio misto.<br>D) A perturbação do humor é suficientemente grave para causar uma alteração acentuada do funcionamento profissional, das atividades sociais ou das relações interpessoais, ou para necessitar de hospitalização a fim de prevenir consequências temerárias para o indivíduo ou para quem o cerca, ou então existem características psicóticas.<br>E) Os sintomas não se devem aos efeitos de uma substância (por exemplo, substância que dá lugar a abusos, medicamentos ou tratamentos) ou de um problema médico (por exemplo, hipotireoidismo). |

CID-10/ICD-10. Classification Internationale des Troubles mentaux et des Troubles du comportement. Critères diagnostiques pour la recherche. Organisation mondiale de la Santé, Masson, Paris, 1994.
American Psychiatric Association – DSM-IV-TR. *Manuel Diagnostique et Statistique des Troubles mentaux*, 4ª édition. Texte révisé (Washington DC, 2000). Tradução francesa por J.D. Guelfi et al., Masson, Paris, 2003.

episódio maníaco (ou o contrário disso). Por outro lado, a evolução de um episódio hipomaníaco para um maníaco ou misto ou de um maníaco para um episódio misto (ou o oposto) é considerada como um único episódio. A recorrência do transtorno é definida por uma inversão da polaridade, por um período de dois meses sem sintomas maníacos entre os episódios (APA, 2000; OMS, 1993).

Os critérios da CID-10 e do DSM-IV são semelhantes. Porém, cada classificação define diferentemente os transtornos nos quais é evidente um episódio de mania ou de hipomania. Mencionar-se--á uma única distinção que foi objeto de pesquisas entre o que o DSM-IV chama de *transtorno bipolar I*, caracterizado por um episódio depressivo e um de mania, e o *transtorno bipolar II*, caracterizado por um episódio depressivo e um de hipomania (ambos antes da idade adulta). Josh tem a primeira variação.

### JOSH

Josh tinha 10 anos quando o conhecemos e manifestava há mais de dois anos mudanças de humor acentuadas, acompanhadas de crises de agitação e de agressividade. Sua mãe relata que ele sempre foi "sensível", mas reforça que, há algum tempo, "a menor coisa pode aborrecê-lo, agitá--lo ou torná-lo agressivo a ponto de às vezes nos dar medo". Suas mudanças de humor são abruptas, imprevistas e, em geral, terminam tão rápido como começaram, mas jamais sem criar conflitos com toda a família. Quando está agitado, Josh coloca quase tudo à sua volta em desordem ou se lamenta ruidosamente das "injustiças" que ele sofrer, mas sem conseguir explicar o que quer dizer quando repete: "Não é justo, não é justo". Ele fala sem parar durante esses períodos de agitação, "mas sem realmente dizer alguma coisa", explica sua mãe, porque muda de assunto sem transição e não parece de fato muito preocupado em se comunicar: "Ele fala, fala, acho que você entende o que quero dizer, mas é desconexo, e não creio que ele próprio acompanhe sempre o tema de sua conversa". Sua mãe acrescenta que, quando não está agitado ou aborrecido, ele é calmo, mas retraído ou deprimido. Então, chora muito, diz que não entende o que acontece com ele e quer dormir. Às vezes, manifesta até mesmo o desejo de morrer, mas nunca tentou suicídio.

Josh foi adotado logo após seu nascimento, e os pais não têm informação sobre sua família de origem. Não há antecedentes de depressão ou de mania em sua família adotiva.

A agitação extrema da criança no momento de sua primeira consulta conduz à sua hospitalização. Um tratamento medicamentoso e uma psicoterapia, da qual os pais participam ativamente com Josh, o ajudarão a fazer progressos rápidos. Entretanto, um ano e meio após sua primeira consulta, ele permanece frágil e facilmente agitado, mas não manifesta mais as mudanças extremas de humor que teve durante mais de dois anos.

---

Como ilustra o caso de Josh, os maníacos dão a impressão de ter "máxima voltagem" durante um episódio. São agitados e hiperativos e parecem ter uma energia inesgotável; além disso, dormem pouco, às vezes a ponto de ficar exauridos – e de exaurir as pessoas próximas (Biederman et al., 2000). Essa agitação é acompanhada de uma sociabilidade excessiva e de uma necessidade incessante de falar, às vezes rapidamente e de maneira coerente, como se o jovem fosse impelido a falar. Uma adolescente em terapia por transtorno bipolar, muitas vezes, chegava à clínica "a todo vapor". Correndo e quase em fôlego, ela se sentava e anunciava a quem quisesse ouvir: "Tenho tantas coisas para lhe dizer que nem sei como começar". Contudo, seu discurso, assim como o de todas as pessoas maníacas, não tinha organização e riqueza de informações, porque seus pensamentos se desenrolavam de maneira desconexa e, às vezes, até anárquica. Essa **fuga de ideias**[*] permite

---

[*] N. de R.T. Pressão de pensamentos, produto da excitação associativa e inibição da associação com impossibilidade de selecionar uma só ideia, uma vez que elas surgem em grande quantidade. Para atenuar a pressão interna, as ideias fluem sem coerência.

distinguir o transtorno de um nível elevado de excitação que se pode observar em uma criança feliz e desejosa de compartilhar sua alegria com as pessoas próximas. Como observam Geller e Luby (1997, p. 168), os jovens com o transtorno "não realizam grande coisa porque suas ideias não param de interrompê-los". Entre as muitas atividades que empreendem, os adolescentes estão sempre em busca de sensações agradáveis (por exemplo, sexo, droga) e se expõem então a riscos cujas consequências tendem a negar. Agindo perigosamente, mesmo dizendo que não correm perigo, precisam, em certas circunstâncias, ser hospitalizados para sua própria proteção (Weller, Weller e Fristad, 1995).

Os episódios maníacos também costumam ser acompanhados de um comportamento desmesurado da autoestima ou de **ideias de grandeza**[*] sem fundamento. Um adolescente que fracassa na escola anunciará suas intenções de seguir um curso de medicina ou de direito, por exemplo, ou se recusará a se preparar para um exame e será reprovado deliberadamente para "provar ao professor que ele não sabe ensinar" (Geller e Luby, 1997). A autoestima excessivamente confiante dos jovens maníacos encontra-se, às vezes, em seus projetos desmesurados. Assim, por exemplo, um jovem que se interessa por literatura se empenhará em escrever um romance do qual anunciará um sucesso retumbante (Carlson, 1994). Nos casos mais graves, a mania é acompanhada de alucinações ou de ideias delirantes que também são a expressão extrema de interesses e engajamentos que a pessoa tinha antes da doença. Uma criança ou um adolescente que tem um engajamento religioso há muito tempo poderá assim apresentar alucinações com temas religiosos, afirmar que Deus conversa diretamente com ele e mesmo se declarar um mensageiro divino encarregado de interpelar seu meio. Em um estudo clínico, Carlson e Strober (1979) observaram que 50% de adolescentes com um transtorno bipolar tinham alucinações, e que dois terços tinham ideias delirantes. Encontram-se porcentagens um pouco menos elevadas no estudo de Kafantaris, Coletti, Dicker, Padula e Pollack (1998). Assim como no transtorno depressivo maior, o prognóstico costuma ser desfavorável quando a mania é acompanhada de sintomas psicóticos.

Embora a mania se revele de maneira relativamente semelhante nas crianças e nos adolescentes, a frequência de certos sintomas e sua apresentação variam bastante com a idade. As crianças pequenas são agitadas, irritáveis e mudam abruptamente de humor; costumam também ter crises de choro e vários sintomas somáticos. Nos casos mais graves, essas crianças são praticamente incontroláveis, porque têm crises de raiva e de agressividade durante as quais põem as pessoas próximas e a si mesmas em perigo (Carlson e Kelley, 1998). Uma inversão clara da polaridade do transtorno é menos evidente do que na adolescência, seja porque as crianças afetadas manifestam uma hipomania crônica, seja porque elas passam por ciclos frequentes, mas breves, durante os quais ficam agitadas, deprimidas, facilmente contrariadas e maníacas. Em um estudo de crianças cujo transtorno bipolar tinha começado aos 8 anos em média, Geller e colaboradores (1998) relatam que esses ciclos duravam no máximo 24 horas em três quartos delas. Ou seja, na maior parte dos casos, é preciso esperar a adolescência para que a natureza clínica do transtorno seja evidente. É preciso também esperar a adolescência para que os episódios da ma-

---

[*] N. de R.T. Ideias delirantes expansivas, derivadas da sensação subjetiva e consciente de uma potência física e psíquica exageradas, contrastando com a realidade.

nia sejam acompanhados de um humor verdadeiramente eufórico, de loucura de grandeza e de riscos cujas consequências podem ser graves – em parte porque é mais difícil para os adultos proteger os adolescentes do que as crianças maníacas (Strober, 1997).

Essas diferenças desenvolvimentais podem tornar difícil o diagnóstico de um transtorno bipolar antes da metade ou do final da adolescência. Mais especificamente:

- o transtorno é raro (sobretudo durante a infância) e comórbido, tendo sintomas comuns, como se verá mais adiante;
- quando a criança ou o adolescente não tem antecedentes psicopatológicos, é difícil distinguir entre o que poderia ser um primeiro episódio de mania e um período de confusão afetiva normal mais preocupante – ou pelo menos fatigante para as pessoas próximas;
- quando um primeiro episódio é acompanhado de sintomas psicóticos, é difícil distinguir entre uma esquizofrenia na infância e um transtorno bipolar, dado que este último necessita uma inversão de polaridade que só pode ser observada com o tempo;
- quando um primeiro episódio é acompanhado de uma agitação hiperativa e de comportamentos perigosos (por exemplo, consumo de droga), é difícil diferenciar entre TDAH, transtorno de conduta e bipolar, novamente porque este último necessita uma inversão de polaridade que ainda não foi observada (Hammen e Rudolph, 2003; Leibenluft, Charney, Towbin, Bhangoo e Pine, 2003).

Isso significa que, em muitos casos, só se pode estabelecer um diagnóstico provisório, e é necessário um período de acompanhamento para determinar a natureza das dificuldades. Significa também que a existência de um transtorno bipolar antes da adolescência ainda é controversa, como veremos mais adiante.

## Validade científica

### Transtorno depressivo maior e transtorno distímico

A validade científica do transtorno depressivo maior e do transtorno distímico está estabelecida na população adulta em que eles são conhecidos há muito tempo e descritos de maneira semelhante em estudos clínicos e comunitários. Os dados relativos à infância e à adolescência conduzem a uma conclusão mais oscilante (Nurcombe, 1994). Sob a perspectiva desenvolvimental, seu diagnóstico antes da idade adulta traz três questões fundamentais de validade, das quais duas se inscrevem em uma abordagem categorial e a terceira em uma abordagem dimensional dos fenômenos depressivos:

Em primeiro lugar, o transtorno depressivo maior e o transtorno distímico podem ser diagnosticados de maneira válida com a ajuda de critérios diagnósticos estabelecidos para os adultos? Sem dúvida nenhuma (Dugas, 1997; Hammen e Rudolph, 2003; Harrington, Rutter e Fombonne, 1996), por quatro razões:

- esses critérios descrevem adequadamente os comportamentos de crianças e adolescentes que apresentam perturbações significativas do humor, admitindo-se que estes se mostrem tanto irritáveis quanto deprimidos;
- as crianças e os adolescentes que são diagnosticados com o apoio desses critérios são avaliados também por outros métodos de avaliação (por exemplo, escalas de autoavaliação, questionários preenchidos por terceiros);

- os dados desenvolvimentais indicam que as crianças e os adolescentes apresentam os mesmos sintomas que os adultos, embora a frequência e a intensidade de certos sintomas variem com a idade;
- um transtorno depressivo durante a infância ou a adolescência representa um risco desenvolvimental específico: aumenta consideravelmente a probabilidade de um transtorno semelhante na idade adulta, e não de psicopatologias diferentes.

Em segundo lugar, pode-se distinguir o transtorno depressivo maior do transtorno distímico antes da idade adulta? Alguns trabalhos confirmam a validade dessa distinção, enquanto há os que a colocam em dúvida. Por exemplo, Kovacs e colaboradores (1994) e Lewinsohn, Hops, Roberts, Seeley e Andrews (1993) relatam que esses transtornos não começam na mesma idade, que eles têm uma sintomatologia distinta e que evoluem de forma diferente. Em compensação, uma pesquisa epidemiológica mais recente sobre mais de 1.200 jovens de 9 a 17 anos confirma que o transtorno distímico geralmente começa mais cedo que o transtorno depressivo maior, mas que há diferenças significativas entre suas características clínicas ou psicossociais (Goodman, Schwab-Stone, Lahey, Shaffer e Jensen, 2000). É possível que diferenças metodológicas expliquem tais resultados contraditórios ou que os dois transtornos se distingam nas amostras clínicas, e não nas pesquisas epidemiológicas.

Em terceiro lugar, pode-se considerar a depressão como uma psicopatologia distinta entre as manifestações psicopatológicas da infância e da adolescência? Ou, em termos estatísticos, existe um "fator depressivo" entre aqueles que aparecem com mais frequência nas multianálises nesse campo? Os dados disponíveis não permitem responder a essa questão de maneira definitiva, porque os resultados dessas análises dependem das amostras envolvidas. Como vimos no Capítulo 1, dois fatores psicopatológicos emergem tipicamente da análise fatorial de escalas de avaliação do comportamento preenchidas pela criança, pelo pai ou pela mãe ou pelo professor, como o CBCL (Child Behavior Checklists) (Achenbach e Edelbrock, 1983) ou o PSA (Profil socio-affectif) (Dumas, LaFreniere, Capuano e Durning, 1997). O primeiro, um fator de *problemas externalizantes* ou "ruidosos", agrupa as dificuldades comportamentais (como os problemas de oposição ou de conduta e os sintomas de desatenção, de hiperatividade e de impulsividade); o segundo, um fator de *problemas internalizantes* ou "surdos", agrupa as dificuldades afetivas (como a ansiedade e a depressão). A validade desses dois fatores não deixa dúvida: eles foram evidenciados em vários estudos de amostras comunitárias e clínicas de crianças e adolescentes provenientes de países diferentes. Assim, por exemplo, Dumas e colaboradores constatam esses dois fatores em estudos de amostras normativas realizados na Europa e na América do Norte com a ajuda das versões francesa, inglesa e espanhola do PSA (Dumas et al., 1997; Dumas, Martinez, LaFreniere e Dolz, 1998; LaFreniere e Dumas, 1995).

O fato de esses dois fatores aparecerem com muita regularidade em análises baseadas em amostras e instrumentos diferentes levou pesquisadores a preconizar a utilização do conceito de **afetividade negativa** para descrever os fenômenos depressivos e ansiosos e distingui-los (ver Capítulo 9), e outros a concluir que, na infância e na adolescência, os transtornos depressivos não podem ser diferenciados considerando-se a base de dados científicos de uma síndrome ansioso-depressiva ampliada (Achenbach, Conners, Quay, Verhulst e Howell, 1989). Essa conclusão parece justificada em vista do peso dos dados disponíveis e, ao menos em uma abordagem dimensional, questiona a validade científica de dois transtornos depressivos distintos nas crianças e nos adolescentes. Contudo, ela deve ter ponderações, pois alguns estudos clínicos, baseados em amostras de crianças com mais idade e de adolescentes em tratamento hospitalar por diversas psicopatologias, identificaram um fator depressivo ao longo de análises multivariadas (Kolvin et al., 1991; Weiss e Nurcombe, 1992). Embora esse fator seja estatisticamente menos contundente que o fator de problemas internalizantes obtidos na maior parte das análises dimensionais, esses estudos sugerem que um fator depressivo emerge ao se estudar amostras clínicas em que os participantes têm mais idade e um nível de patologia nitidamente elevado. Em geral, diferentes estudos (por exemplo, Cole, Truglio e Peeke, 1997) demonstram que os fenômenos depressivos têm a tendência a se "purificar" com a idade. De fato, crianças e adolescentes manifestam habitualmente um nível de comorbidade mais elevado quando sofrem de um transtorno de humor do que os adolescentes com mais idade.

Em resumo, a validade do transtorno depressivo maior e do transtorno distímico nas crianças e nos adolescentes depende da perspectiva em que se aborda o estudo: os dados obtidos seguindo uma abordagem categorial parecem demonstrar essa validade, sobretudo quando elas provêm de amostras clínicas; ao contrário disso, a maior parte dos dados epidemiológicos obtidos de acordo com uma abordagem dimensional a coloca em questão. Contudo, as duas abordagens parecem convergir nas crianças com mais idade e sobretudo nos adolescentes, e no extremo patológico dos fenômenos depressivos. De fato, essa validade deixa pouca dúvida nos adolescentes e mesmo nas crianças cujos sintomas depressivos são mais graves (em particular, quando compreendem sintomas vegetativos) e que, por conseguinte, são submetidos com mais frequência a cuidados profissionais (Kolvin et al., 1991; Luby et al., 2003).

## Transtorno bipolar

Não resta muita dúvida de que o transtorno bipolar pode ser diagnosticado de maneira válida durante a adolescência com a ajuda dos critérios diagnósticos estabelecidos para os adultos, essencialmente porque ele se apresenta de maneira muito semelhante (Carlson, 1994; Leibenluft et al., 2003). Em contrapartida, na infância, sua validade empírica e, desse modo, sua própria existência, ainda se prestam à discussão – não tanto porque as crianças jamais apresentariam sintomas de mania, mas porque sua mania é quase sempre atípica (Biederman et al., 2000; Silva, Matzner, Diaz, Singh e Dummit, 1999). De fato, como já assinalado, a mania se manifesta de maneira relativamente semelhante nas crianças e nos adolescentes, mas a frequência de certos sintomas e sua manifestação variam consideravelmente com a idade. Assim como Josh, as crianças às voltas com um episódio de mania são agitadas, irritáveis e extremamente agressivas e destrutivas. Elas também mudam abruptamente de humor e podem começar a chorar e se mostrar deprimidas pouco tempo depois de um excesso de mania. Essa mudança rápida de humor não corresponde a uma inversão da polaridade do transtorno tal como é definida nas classificações atuais, pois um episódio de mania deve durar no mínimo uma semana. Entretanto, se parece bastante com ela. Assim, o transtorno bipolar é válido na infância no momento em que se aceita a apresentação frequentemente atípica da mania nessa idade, mas não tem validade quando se considera que está presente somente nos casos em que o indivíduo tem episódios maníacos e depressivos claramente distintos, tanto por sua sintomatologia quanto por sua duração. Nesse transtorno, assim como em outros, os critérios diagnósticos costumam ser adaptados conforme a idade. No entanto, há o perigo de diluir a "linguagem comum" dada por esses critérios e de chegar a diferenças de definição importantes – a ponto de, atualmente, os dados descritivos e epidemiológicos referentes ao transtorno bipolar dependerem em parte da equipe de pesquisa que os coletou (Biederman, 1998; Klein, Pine e Klein, 1998).

**Outras características e transtornos associados**

Indivíduos deprimidos apresentam psicopatologias múltiplas, fazendo da comorbidade uma regra, e não uma exceção. Dos que são característicos da infância e da adolescência, os transtornos de humor estão de fato entre os que mais comumente se associam a sintomas ou a psicopatologias, geralmente acentuados (Hammen e Compas, 1994; Kovacs, 1997). Por exemplo, o estudo de uma amostra clínica de 275 crianças e adolescentes deprimidos revela que 89% daqueles com um transtorno de humor tinham também algum outro. As análises de amostras comunitárias relatam taxas de comorbidade mais baixas, mas, mesmo assim, preponderantes (Angold, Costello e Erkanli, 1999). Sob um ponto de vista desenvolvimental, as comorbidades precedem o transtorno bipolar (Geller et al., 1998) e, em muitos casos, persistem mesmo quando esses transtornos foram tratados com sucesso.

Embora seja encontrada em diversas psicopatologias da infância e da adolescência, a comorbidade elevada é uma característica marcante dos transtornos de humor. De fato, tudo indica que a probabilidade de que ele seja acompanhado de psicopatologias é geralmente mais elevada do que a de um outro transtorno estar associado ao transtorno de humor (Angold e Costello, 1993). É possível sugerir ao menos duas explicações para isso: de um lado, uma sintomatologia depressiva é encontrada em diversos transtornos, sobretudo porque é difícil ser feliz e descontraído quando se sofre, por exemplo, de ansiedade, de anorexia ou de problemas de comportamento; de outro, cada vez mais pesquisas mostram que transtornos diferentes compartilham uma etiologia comum. É o caso do transtorno depressivo maior, da distimia e dos transtornos de ansiedade, como veremos mais adiante (Capítulo 9) e muito provavelmente do transtorno bipolar e do TDAH (Faraone, Biederman, Mennin, Wozniak e Spencer, 1997). Todavia, os dados publicados até agora devem ser ponderados em três pontos:

1. Embora sejam habitualmente elevadas, as taxas de comorbidade variam bastante, limitando o impacto do conhecimento nesse campo. Como visto, elas são mais elevadas nos estudos de amostras clínicas, talvez porque crianças e adolescentes com problemas múltiplos são os mais suscetíveis de ser submetidos a cuidados profissionais. Porém, as amostras raras vezes são representativas, e é bem provável que as taxas de comorbidade observadas superestimem a amplitude do problema.
2. A comorbidade varia em função de idade e sexo. Como já assinalado, pesquisas mostram, de um lado, que os transtornos de humor têm a tendência a se "purificar" com a idade, sendo as taxas de comorbidade mais elevadas na infância do que na adolescência e, de outro, que meninas e meninos têm

taxas de comorbidade semelhantes, mas que, nas meninas, os transtornos afins são os de ansiedade e de condutas alimentares (em particular nas adolescentes), e, nos meninos, os de comportamento (Anderson e McGee, 1994; Kessler, Avenevoli e Merikangas, 2001; Petersen et al., 1993).
3. Uma nota metodológica é importante: a maior parte dos estudos de comorbidade fala em crianças e adolescentes "deprimidos" sem fazer distinção entre o transtorno depressivo maior e o transtorno distímico. Assim, os resultados nem sempre permitem determinar se existem diferenças importantes de comorbidade entre ambos.

*Dupla depressão*

O transtorno depressivo maior e o transtorno distímico manifestam-se na mesma pessoa ao mesmo tempo. Fala-se então em **dupla depressão**. Na análise de uma amostra não submetida a cuidados específicos, Keller e colaboradores (1988) relatam que 24% dos adolescentes com transtorno depressivo maior tinham também transtorno distímico, que tipicamente tinha começado mais cedo. Há taxas mais elevadas (em torno de 70%) em estudos clínicos que também observam que o transtorno distímico costuma preceder o depressivo maior (Birmaher et al., 1996; Kovacs et al., 1994). Tal comorbidade está associada a dificuldades acentuadas de adaptação (Goodman et al., 2000) que geralmente persistem por vários anos.

*Transtornos de ansiedade*

Os transtornos de ansiedade quase sempre estão associados aos de humor, como afirmam estudos realizados em diversos países junto a amostras clínicas e comunitárias (por exemplo, Masi et al., 2003; McCauley et al., 1993). Duas sínteses detalhadas (Brady e Kendall, 1992; Kovacs, 1990) relatam que entre 30 a 70% de crianças e adolescentes deprimidos apresentam também todos os sintomas de um transtorno de ansiedade, como a ansiedade de separação, a ansiedade generalizada, o transtorno de pânico, as fobias específicas, a fobia social e o transtorno da personalidade obsessivo-compulsiva. Kovacs, Gatsonis, Paulauskas e Richards (1989) consideram que uma sintomatologia de ansiedade pode ser um precursor significativo de um transtorno de humor. Dados longitudinais vêm fundamentar essa hipótese. Avenevoli, Stolar, Li, Dierker e Merikangas (2001) e Reinherz e colaboradores (1989) relatam que um nível elevado de sintomas de ansiedade aos 9 anos representa predisposição para depressão na adolescência.

Não se sabe se a presença de um transtorno de ansiedade complica o curso de desenvolvimento de um transtorno de humor. Ao que parece, um transtorno de ansiedade não amplia a duração de um episódio depressivo ou distímico, mas precede o início da depressão na maioria dos casos e prossegue após o final do último episódio (Kovacs et al., 1989). Contudo, tal generalização deve ser evitada, pois, segundo este último estudo, ela se aplicaria mais ao transtorno depressivo maior do que ao distímico. De fato, os autores relatam que, em 19 sobre 30 casos de comorbidade entre transtorno depressivo maior e o de ansiedade, a ansiedade tinha precedido a depressão, mas que isso só era verdadeiro em 2 sobre 9 casos de comorbidade entre transtorno distímico e o de ansiedade. (Essas porcentagens devem ser interpretadas com cautela em vista do número limitado de indivíduos em cada grupo.)

Como já dito, considerado o fato de que as crianças e os adolescentes deprimidos apresentam um transtorno de ansiedade (e não apenas alguns sintomas de ansiedade), é possível que boa parte deles manifeste um único transtorno, que é tratado separadamente pelos sistemas de classificação utilizados hoje em dia. O transtorno teria a tendência a evoluir da manifestação de ansiedade e depressão na infância a uma manifestação em que a depressão domina na adolescência. Essa sugestão encontra forte apoio em estudos fatoriais mostrando que, na maioria das amostras, os sintomas de depressão e de ansiedade se reúnem sob um único fator de problemas internalizantes na infância e que só com a idade a depressão se distingue da ansiedade (Cole et al., 1997). (Ver Capítulos 8 e 9.)

### Transtornos de comportamento e TDAH

Os transtornos de humor estão associados a uma rede de dificuldades comportamentais. Vários estudos baseados em escalas de avaliação do comportamento relatam que as correlações entre os sintomas depressivos e os comportamentos perturbadores (a agressividade, a hiperatividade e a impulsividade) costumam ser muito elevadas (Quiggle, Garber, Panak e Dodgere, 1992). Estudos diagnósticos vêm respaldar esses resultados. A síntese de Fleming e Offord (1990), que compila os resultados de 14 pesquisas comunitárias, relata que crianças e adolescentes com transtorno depressivo maior ou distímico apresentam também um transtorno oposicional desafiante (comorbidade: 0 a 50%), um transtorno de conduta (17 a 79%), o TDAH (0 a 57%) e/ou uma toxicomania (23 a 25%). Há resultados semelhantes no que se refere ao transtorno bipolar (Geller et al., 2002): ele, raras vezes, manifesta-se sozinho – tem uma taxa de comorbidade elevada com o TDAH, em torno de 60 a 90% na infância e de 30% durante a adolescência, sendo associada a comportamentos impulsivos, destrutivos e perigosos (por exemplo, uso abusivo do álcool e de droga, promiscuidade, roubo) (Geller e Luby, 1997). Tais comportamentos explicam o fato de ser quase sempre muito difícil estabelecer uma ligação entre transtorno bipolar, o TDAH e o de conduta sem consultar diferentes fontes de informação, observar a criança por um longo período e avaliá-la várias vezes (Youngstrom, Findling, Youngstrom e Calabrese, 2005).

Ainda não se sabe exatamente em que medida a presença de um transtorno de comportamento influencia o curso de desenvolvimento de um transtorno de humor. Entretanto, deve-se ressaltar que os transtornos de comportamento e o de conduta não parecem ser uma simples manifestação secundária e passageira da depressão em certos jovens. De fato, os dados longitudinais de Kovacs, Paulauskas, Gatsonis e Richards (1988) mostram, de um lado, que a probabilidade de que um transtorno de conduta seja acompanhado de um transtorno de humor aumenta em função da duração dos problemas depressivos e, de outro, que os problemas de comportamento têm tendência a ainda se manifestar e se agravar depois que a depressão desaparece, em ambos os sexos. Resultados semelhantes foram relatados em um acompanhamento de três anos de uma outra amostra clínica (McCauley et al., 1993). Por último, em um acompanhamento de uma amostra clínica inglesa com uma duração média de 18 anos, Harrington, Fudge, Rutter, Pickles e Hill (1991) constataram que um grupo de crianças e adolescentes com um transtorno depressivo somente tinha uma probabilidade elevada de continuar a manifestar um tal transtorno na fase adulta, enquanto um grupo com transtorno depressivo e de conduta tinha uma probabilidade elevada de manifestar envolvimento com a criminalidade e com comportamentos antissociais na idade adulta. De fato, o prognóstico a longo prazo dos jovens com esses dois transtornos era mais parecido com o de um grupo no qual os indivíduos apresentavam apenas um transtorno de conduta do que com o de um grupo unicamente depressivo. Lewinsohn, Rohde, Klein e Seeley (1999) relatam resultados semelhantes em um estudo de uma amostra comunitária de adolescentes americanos acompanhados até os 24 anos. Com base nesses resultados, os dois grupos de pesquisa estimam que crianças e adolescentes que preenchem os critérios diagnósticos de transtorno depressivo maior e de conduta não têm necessariamente psicopatologias distintas, mas "mistas", com evolução própria, que precisam ser estudadas à parte (ver Capítulo 7 e Harrington et al., 1996).

Como mencionado, o vínculo entre os transtornos de humor e os transtornos de comportamento é elevado nos meninos, enquanto nas meninas os transtornos de humor, os de ansiedade e os problemas de alimentação costumam inter-relacionar-se (Rohde, Lewinsohn e Seeley, 1991). As oscilações de peso deliberadas estão associadas às mudanças de humor nas adolescentes (Rosen, Gross e Vara, 1987) e os transtornos de conduta alimentar são acompanhados de sintomas depressivos ou de um transtorno de humor (ver Capítulo 10). Um estudo de Bouvard (1987, citado por Mouren-Siméoni e Falissard, 1997) constatou que a anorexia estava mais associada com o transtorno depressivo maior do que à distimia, enquanto o inverso era verdadeiro para a bulimia. Contudo, a natureza da associação entre essas psicopatologias e seu papel na evolução dos transtornos de humor ainda precisam ser elucidados.

*Adaptação geral*

Ao persistirem por meses ou mesmo anos, os transtornos de humor estão associados também a dificuldades de adaptação que geralmente vêm a se somar às comorbidades que a criança ou o adolescente talvez apresentem. Os jovens com alterações do humor costumam ter problemas de saúde física e/ou um transtorno do controle esfincteriano. Por exemplo, uma análise clínica relata que a enurese atinge 1 em 5 crianças com um transtorno bipolar e, em três quartos dos casos, precede os primeiros sinais de mania (Klages, Geller, Tillman, Bolhofner e Zimerman, 2005; ver Capítulo 11). Os transtornos de humor estão ligados ainda às dificuldades de aprendizagem (McCauley, Mitchell, Burke e Moss, 1988; ver Capítulo 5), às dificuldades relacionais com a família, com os professores e com os colegas (Dugas, 1997; Hecht, Inderbitzen e Bukowski, 1988; Nolan, Flynn e Garber, 2003; Patterson e Stoolmiller, 1991) e, nas meninas, a uma probabilidade mais elevada de engravidar antes da idade adulta (ver Petersen et al., 1993). Por exemplo, crianças e adolescentes deprimidos ou maníacos costumam ter um rendimento escolar insuficiente e um nível elevado de faltas na escola, assim como dificuldades evidentes de manejar suas emoções e de resolver problemas em situações de conflito em casa e na escola. Em contrapartida, os trabalhos de Dugas e Mouren (1980) e de McCauley e colaboradores (1988) indicam que esses jovens, em geral, fazem progressos escolares e relacionais satisfatórios entre cada episódio, mesmo as relações com pares levando mais tempo para voltar ao normal do que o rendimento escolar. Enfim, deve-se observar que esses jovens têm uma baixa autoestima associada a equívocos em sua maneira de pensar, aos quais voltaremos mais adiante.

*Como interpretar a comorbidade?*

As taxas muito elevadas de comorbidade características dos transtornos de humor antes da idade adulta podem dar margem a várias interpretações teóricas e metodológicas (ver Angold e Costello, 1995; Hammen e Compas, 1994; Seligman e Ollendick, 1998). Ressalta-se (Caron e Rutter, 1991) que é muito pouco provável que as taxas sejam o resultado de efeitos aleatórios. De fato, é possível que elas descrevam a contento a realidade muito complexa dos fenômenos depressivos nas crianças e nos adolescentes – realidade na qual os sentimentos de aflição, de ansiedade, de agitação e de raiva esbarram um no outro e confrontam-se regularmente. Se isso ocorre, é preciso se perguntar se os transtornos de humor existem, de fato, em "estado puro" antes da idade adulta e se, por conseguinte, o que era chamado antes de depressão mascarada não é, em grande parte, aquilo que se chama hoje em dia de comorbidade (Anderson e McGee, 1994; Hammen e Compas, 1994).

A comorbidade evidencia ainda os limites de uma abordagem categorial dos fenômenos depressivos e maníacos antes do final da adolescência. Esses limites não implicam que as categorias diagnósticas da CID-10 e do DSM-IV não se apliquem aqui, mas sim que os transtornos de humor das crianças e dos adolescentes não são só a "versão jovem" dos mesmos transtornos na idade adulta. Não há dúvida de que essas categorias, ainda que insuficientes, são sempre úteis para descrever esses problemas. Contudo, ocultam inevitavelmente a complexidade da depressão e da mania, como o fato de essas realidades clínicas evoluírem bastante ao longo do desenvolvimento, em função, entre outras coisas, da maneira como as pessoas próximas reagem às dificuldades da criança ou do adolescente, assim como do sexo e do nível de adaptação antes da manifestação dos primeiros sintomas.

## O suicídio

Já em 1855, Durand-Fardel constatava a importância alarmante do suicídio nas crianças:

> De 25.760 suicídios observados na França de 1835 a 1844, 192 ocorreram antes dos 16 anos, ou seja, 1 sobre 134 ou, ainda, 19 por ano. (p. 61)

Embora essas cifras pareçam baixas atualmente, elas mostram que o suicídio entre os jovens não é um fenômeno novo (ver Moron, 2006, para uma abordagem histórica). O suicídio, que é uma causa importante de morte em vários países, é frequente entre adolescentes e jovens adultos (Chabrol, 2001). A Figura 8.1 expõe as taxas de suicídio conforme sexo entre pessoas de faixa etária variando de 15 a 29 anos.

Em qualquer idade, o suicídio é a principal causa de mortalidade ligada aos transtornos de humor (Rouillon, 1997). Durante a infância e a adolescência:

- diferentes psicopatologias estão associadas ao suicídio, mas ela é muito mais acentuada nos transtornos de humor do que em outros (Shaffer et al., 1996);
- quem sofre com transtornos depressivos está associado a tentativas de suicídio mais sérias do que a população geral (Beautrais, 2003); isso é verdadeiro também para o transtorno bipolar (Goldstein et al., 2005; Lewinsohn, Klein e Seeley, 1995);
- os jovens com um transtorno de humor correm um **risco na vida** de suicidar-se 25 a 30 vezes mais elevado do que as pessoas sem dificuldades psicológicas (Brent et al., 1993; Hartmann, 2003.

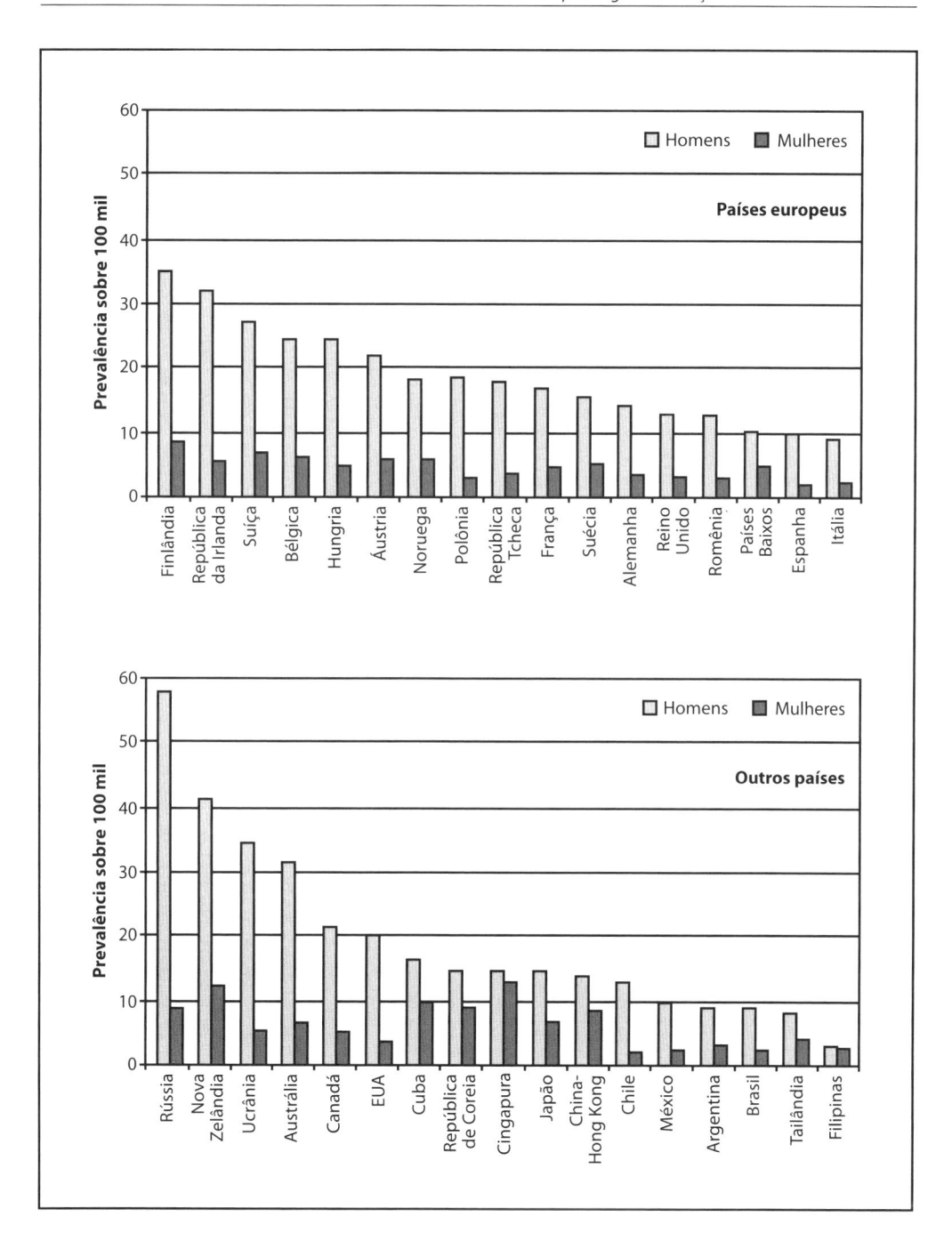

**FIGURA 8.1**
Taxas de suicídio conforme sexo entre pessoas com idades entre 15 e 29 anos.
A figura ilustra a dimensão do suicídio entre os jovens – apesar de diferenças consideráveis de acordo com sexo e em países variados.

Dados extraídos do Relatório Mundial sobre a violência e a saúde da Organização Mundial da Saúde (2002).

Cerca de dois terços de crianças e adolescentes deprimidos têm ideias suicidas. A proporção é semelhante na infância e na adolescência e, segundo Kashani e Carlson (1987), é constatada inclusive entre crianças com menos de 6 anos. Pesquisas provenientes de diversos países apontam que, na adolescência, tais ideias são alimentadas e alimentam uma sintomatologia depressiva na qual predominam os sentimentos de desespero (Stewart et al., 2005). Isso ocorre muito particularmente quando essa sintomatologia está associada a um nível elevado de impulsividade (Belloc, Leichsenring e Chabrol, 2004) ou ao consumo de drogas (Catteau e Chabrol, 2005) – dois fatores de risco que aumentam sensivelmente a probabilidade de suicídio.

Enquanto cerca de 1% de crianças e 9% de adolescentes tentam o suicídio na população geral (Pfeffer, Lipkins, Plutchik e Mizruchi, 1988), tais índices são sensivelmente mais elevados entre os jovens com transtorno depressivo maior (Mitchell et al., 1988; Ryan et al., 1987). Em uma análise clínica de crianças e adolescentes com esse transtorno, Ryan e colaboradores relatam que mais de um terço tinha preocupações suicidas acentuadas (sem diferença ligada à idade) e que 6% de crianças e 12% de adolescentes tentaram uma ou várias vezes o suicídio. Esses pesquisadores constatam que a diferença entre as porcentagens não é significativa, mas que as tentativas dos adolescentes se consumam com mais frequência que as das crianças, sobretudo porque os primeiros escolhem métodos mais fatais (por exemplo, arma de fogo, *overdoses*). Em um estudo longitudinal de 159 crianças e adolescentes que apresentavam transtorno depressivo maior, Rao, Weissman, Martin e Hammond (1993) relatam um índice de suicídio de 4,4% em um período de cerca de 10 anos, sendo que muitos jovens tiveram diversas tentativas antes de se matar. Os autores confirmam que suicídios ocorrem com mais frequência entre adolescentes, e observam que estão associados a um período de depressão que pode durar muitos anos e ainda a complicações do próprio transtorno (por exemplo, presença de sintomas psicóticos), da situação familiar (por exemplo, depressão ou demais psicopatologias, como o alcoolismo, em parentes de primeiro grau). Enfim, meninos com transtorno de humor se suicidam com mais frequência que as meninas, ainda que elas também pensem no suicídio e tentem se matar várias vezes; porém, mais uma vez, os meios utilizados pelos meninos são mais fatais (Beautrais, 2003). A Tabela 8.4 estabelece uma lista de indicações de um potencial ampliado em uma pessoa suicida.

## Epidemiologia

### Prevalência e características ligadas à idade e ao sexo

Estima-se que 17 a 20% dos jovens terão episódios depressivos antes do final da adolescência (Glowinski, Madden, Bucholz, Lynskey e Heath, 2003; Lewinsohn, Clark, Seeley e Rode, 1994). Essa **prevalência na vida** faz da depressão uma das psicopatologias da infância e da adolescência mais frequentes (Fleming e Offord, 1990). Ainda que essa afirmação seja bastante aceita na atualidade, ainda é difícil determinar a amplitude exata desses transtornos, sobretudo porque as taxas de prevalência relatadas variam bastante em função das amostras estudadas (normativas ou clínicas), das definições da depressão utilizadas (sintoma, síndrome ou transtorno de humor), dos métodos de avaliações (questionários, entrevistas clínicas, avaliações sociométricas, etc.) e das pessoas junto às quais os dados são coletados (indivíduo, pais, professores, amigos).

**TABELA 8.4** Indicações de um potencial suicida ampliado em uma pessoa suicida (conforme Flisher e Shaffer, 1997)

Antecedentes de tentativas ou de atitudes suicidas
Plano suicida
Plano de morte, especialmente com utilização de arma de fogo
Disponibilidade de armas de fogo e de medicamentos potencialmente fatais em casa
Projeto específico combinado ao uso de álcool
Precauções tomadas contra qualquer socorro
Sinais de ordenação de seus pertences
Frequência elevada de ideias suicidas
Desejo de reencontrar um ente querido que morreu
Mensagens suicidas escritas ou orais
Percepção do suicídio como uma verdadeira alternativa
Incapacidade de estabelecer uma boa relação com o terapeuta
Incapacidade de aderir a um contrato de não suicídio
Inadequação de apoio, vigilância e julgamento de pais

Um estudo epidemiológico canadense ilustra as dificuldades encontradas com frequência nessa área. Com base em uma amostra normativa de mais de 2.800 crianças e adolescentes entre 6 e 16 anos, Fleming, Offord e Boyle (1989) relatam que a prevalência do transtorno depressivo maior (diagnosticado com a ajuda dos critérios do DSM-IV) oscila bastante em função do nível de certeza do diagnóstico apresentado. Em um nível de certeza elevado (a saber, o diagnóstico só é apresentado quando os sintomas depressivos estão claramente presentes), 0,6% de crianças e 1,8% de adolescentes são afetados. Em um nível de certeza médio (vários sintomas estão claramente presentes), os índices quadruplicam e atingem 2,7 e 7,8% respectivamente. E em um nível de certeza baixo (vários sintomas estão presentes, mas sua gravidade pode ser menor), as mesmas taxas aumentam até 17,5 e 43,9%. Variáveis da mesma ordem foram obtidas por Roberts, Lewinsohn e Seeley (1995) em um estudo de uma amostra de mais de 1.700 adolescentes.

Oscilações consideráveis estão também na prevalência de transtornos de humor com base em dados provenientes de pessoas diferentes. No estudo de Fleming e colaboradores (1989), os adolescentes são deprimidos com uma frequência seis vezes maior conforme o depoimento deles, e não de seus pais.

Embora esse trabalho sugira uma interpretação cautelosa dos dados disponíveis, três compilações de mais de 15 estudos epidemiológicos publicados entre 1979 e 1993 (Angold e Costello, 1995; Fleming e Offord, 1990) permitem captar a amplitude dos transtornos depressivos antes da idade adulta. Baseados, em sua maioria, nos critérios diagnósticos do DSM-III e do DSM-III-R, tais achados são unânimes em mostrar que a prevalência do transtorno depressivo maior varia de menos de 1 a 9%, com um valor médio em torno de 5%. O transtorno distímico é menos frequente (entre 1 a 5%) (Birmaher et al., 1996), e o transtorno bipolar provavelmente mais raro ainda (entre 1 a 2%) (Lewinshon, Klein e Seely, 2000; Youngstrom et al., 2005). Como são cíclicos, sua prevalência é pelo menos 50% inferior à sua prevalência em um período de um ano. Sua prevalência difere também em função da idade e do sexo.

Idade

A prevalência dos transtornos depressivos é inferior a 1% antes dos 6 anos de idade (Fombonne, 1994; Kashani e Carlson, 1987; Kashani, Holcomb e Orvaschel, 1986). Aumenta a partir dessa faixa etária, atingindo entre 2 e 3% das crianças com menos de 12 anos e 6 e 9% nos adolescentes. Pesquisas mostram, de fato, que a prevalência cresce perto da puberdade (é em média 3 a 4 vezes mais elevada na adolescência do que na infância) (Kessler e Walters, 1998; McGee et al., 1990; Roza, Hofstra, van der Ende e Verhulst, 2003). Contudo, tal quadro não é observado no caso do transtorno bipolar, cuja prevalência continua sendo da ordem de 1 a 2% até a idade adulta (Lewinsohn, Seeley, Buckley e Klein, 2002).

Sexo

O transtorno bipolar atinge meninas e meninos em proporções semelhantes, embora seja apontado com mais frequência nos meninos, sobretudo quando são pequenos e apresentam comorbidades (Youngstrom et al., 2005). Em compensação, a prevalência de transtornos depressivos cresce nas meninas com a idade, de modo que as meninas correm um risco 2 a 3 vezes maior de sofrer de depressão que os meninos (Lewinsohn et al., 1993; McGee, Freehan, Williams e Anderson, 1992). Essa oscilação mantém-se na idade adulta. Nas crianças, os dados são menos claros. Estudos indicam que até os 12 anos, os transtornos de humor (sobretudo o distímico) são mais frequentes nos meninos do que nas meninas (Costello et al., 1988), enquanto outros não relatam diferenças segundo o sexo (Fleming et al., 1989). Provavelmente essas contradições reflitam, em parte, o fato de as amostras em que se baseiam esses dados e os métodos utilizados para avaliar a depressão nem sempre serem semelhantes. (Os resultados de Costello e colaboradores provêm de entrevistas diagnósticas estruturadas, enquanto os de Fleming e colaboradores se baseiam em questionários preenchidos pelas crianças, por seus pais e por seus professores.) Pode ocorrer também que a idade em que os dados epidemiológicos são coletados tenha influência. Um estudo de crianças de 9, 11 e 13 anos relata, de fato, que a puberdade estava associada a um aumento dos transtornos depressivos nas meninas, mas a sua diminuição nos meninos (Angold, Costello e Worthman, 1998). Caso esses resultados se confirmem, a puberdade, mais do que a idade, poderia explicar diferenças epidemiológicas de acordo com o sexo.

A interpretação a ser dada ao crescimento da incidência de transtorno depressivo nas meninas durante a adolescência é um tema sobre o qual pesquisadores se debruçaram (Nolen-Hoeksema, Girgus e Seligman, 1991; Petersen et al., 1991). Em uma revisão detalhada, Nolen-Hoeksema e Girgus (1994) mostram que os dados disponíveis levam a crer que esse aumento reflete a convergência de alguns elementos-chave. Antes de tudo, indicam que existem diferenças consideráveis na maneira como as meninas e os meninos abordam as situações estressantes: mesmo antes da adolescência, as meninas têm a tendência a prolongar essas situações, a se preocupar longamente e a se culpabilizar, enquanto os meninos procuram se distrair mediante a ação, frequentemente se absorvendo em uma atividade que mobiliza sua atenção (Nolen-Hoeksema, 2000). Além disso, no início da adolescência, as meninas costumam enfrentar mais situações estressantes, as quais estão ligadas à puberdade e às mudanças biológicas e psicológicas que ela provoca, sobretudo no que se refere ao humor (Cyranowski, Frank, Young e Shear, 2000). Tudo isso reflete diversos aspectos familiares e sociais. Por exemplo, as meninas correm um risco maior de ver seus pais se divorciarem nesse momento do que os meninos (Petersen et al., 1991). As meninas também são impelidas por pressões da sociedade, da cultura e da mídia a se amoldar a um ideal de beleza física muito diferente e muito mais difícil de alcançar do que os meninos (ver Capítulo 10). Por último, na maior parte das sociedades, as mulheres e, antes delas, as adolescentes, estão expostas a condições de vida em geral mais estressantes que os homens, como pobreza, falta de instrução formal e violência física e sexual (Strickland, 1992). Esses fatores poderiam facilitar uma tendência que conduz adolescentes a apresentar sintomas depressivos acentuados ou transtorno de humor – o que explicaria, pelo menos em parte, os dados epidemiológicos encontrados na maioria dos estudos. Embora pesquisas que permitam fundamentar cada uma das hipóteses sejam muitas para serem apresentadas, nesse livro deve-se destacar que as meninas costumam enfrentar os desafios da adolescência de maneira diferente dos meninos. Por exemplo, dois estudos comparativos, com mais de 800 adolescentes cada um, relatam que as meninas tinham uma tendência mais acentuada à falta de consideração por si mesmas (duvidar de si mesmas e de sua aparência física, etc.), de levar em conta os elementos negativos de uma situação em detrimento de um modo de pensar positivo ou de expressar uma necessidade mais pronunciada de se sentir aceitas e de ter êxito do que os meninos. Já eles eram mais impulsivos e se diziam mais prontamente dispostos a resolver os problemas interpessoais pela força (Calvete e Cardeñoso, 2005; Eberhart, Shih, Hammen e Brennan, 2006). Ainda que esses efeitos sejam modestos e as exceções abundantes, eles se manifestam em uma escala muito grande e poderiam assim explicar, pelo menos em parte, a frequência preponderante de fenômenos depressivos nas meninas durante a adolescência, enquanto os fenômenos agressivos são mais frequentes nos meninos (ver Capítulo 7).

Por último, é importante assinalar que diferentes estudos de amostras comunitárias relatam que muitas crianças e sobretudo adolescentes manifestam sintomas depressivos acentuados, mas sem com isso preencher os critérios diagnósticos de um transtorno (Achenbach, 1991; Choquet, Ledoux e Menker, 1988; Cooper e Goodyear, 1993). Em um estudo francês de mais de 300 adolescentes, Choquet e colaboradores (1988) relatam que 21% de meninas e 7% de meninos se sentem deprimidos; 47% de meninas e 20% de meninos se sentem cansados; 35% de meninas e 21% de meninos têm dificuldades de dormir; 10% de meninas e 5% de meninos têm ideias suicidas. Em geral, na adolescência, a sintomatologia depressiva de nível clínico varia entre 10 e 40% e é mais elevada nas meninas do que nos meninos, sobretudo quando os dados provêm dos próprios adolescentes, e não de seus pais ou de seus professores. Esses resultados indicam que os fenômenos depressivos são frequentes nos adolescentes e que representam, então, na maioria dos casos, bem mais do que sinais de inquietação interior, ainda que um grande número deles não sofra necessariamente de um transtorno de humor (Hammen e Rudolph, 2003).

### Diferenças socioculturais

Estudos mostram que crianças e adolescentes expostos a circunstâncias econômicas e sociais desfavoráveis – sobretudo quando são crônicas, como a pobreza e o racismo – correm um risco elevado de manifestar psicopatologias, entre os quais os transtornos de humor (Costello et al., 1996; McGee et al., 1990). Contudo, os estudos ressaltam que são ilusórias as generalizações que se aplicariam ao conjunto dos jovens de uma certa condição social ou de um grupo étnico específico. De um lado, é comum encontrar tanto diferenças intragrupos como intergrupos, muito provavelmente porque as medidas de *status* social e de pertencimento étnico são muito abrangentes e não refletem uma realidade psicológica e social; de outro, os efeitos que diversos fatores de risco socioculturais têm, sem dúvida nenhuma, sobre os transtornos de humor são abrandados por fatores de proteção dos quais certos jovens se beneficiam mais do que outros – como um nível elevado de coesão familiar e de apoio social (Reinherz et al., 1989), ou agravados por um acúmulo de fatores de risco – como a presença de um transtorno de humor paterno ou materno ou de dificuldades psicossociais variadas na família (Beardslee, Versage e Gladstone, 1998).

Para além dessas generalizações, deve-se observar que os jovens que fazem parte de grupos comumente excluídos ou rejeitados – às vezes por sua própria família – correm um risco elevado de ter um transtorno depressivo. É o caso dos adolescentes homossexuais e bissexuais. Um estudo longitudinal proveniente da Nova Zelândia relata que 71% desses jovens preenchiam os critérios diagnósticos do transtorno depressivo maior e que as tentativas de suicídio eram 5 a 6 vezes mais presentes nesse grupo do que em outro de adolescentes heterossexuais (Fergusson, Horwood e Beautrais, 1999). Ainda que, sem dúvida, esses resultados tenham explicações variadas, é certo que os jovens constantemente marginalizados e perseguidos pelas mais diversas razões são quase sempre deprimidos, pensam com frequência no suicídio e até o consumam (Friedman, Koeske, Silvestre, Korr e Sites, 2006).

Além disso, enfim, os transtornos de humor vêm aumentando nos países industrializados desde 1970, muito particularmente nos adolescentes e nos jovens adultos (Burke, Burke, Rae e Regier, 1991; Kessler et al., 2001). Como ilustra a Figura 8.2, são mais comuns na atualidade e começam em média mais cedo do que há apenas algumas gerações. Isso é verdadeiro sobretudo para os episódios depressivos leves e moderados que caracterizam o transtorno depressivo maior, e não para os episódios graves, provavelmente porque estes últimos reflitam mais a influência de fatores de risco genético, cuja evolução é muito mais lenta que a dos fatores de risco psicossocial (Ryan et al., 1992).

Os dados comparativos provenientes de vários países evidenciam que se trata de um aumento real, e não simplesmente de um efeito do aumento proporcional de jovens na população dos países industrializados desde 1950, ou a um conhecimento mais apurado dos transtornos de humor (Hammen e Rudolph, 2003). Ainda que esse aumento tenha explicações diversas, pesquisadores e médicos assinalam com frequência que os transtornos de humor refletem, em parte, os estilos de vida muito estressantes aos quais os jovens estão expostos atualmente, como as desagregações familiares e sociais que muitos deles enfrentam mas que não controlam, e o fato de, mesmo quando seu conforto material é garantido, às vezes em excesso, eles terem dificuldade de dar um sentido à sua vida e de encarar o futuro.

Em resumo, ao contrário da prevalência do transtorno bipolar (que se altera pouco com a idade) a dos transtornos depressivos aumenta com a idade, e o ápice

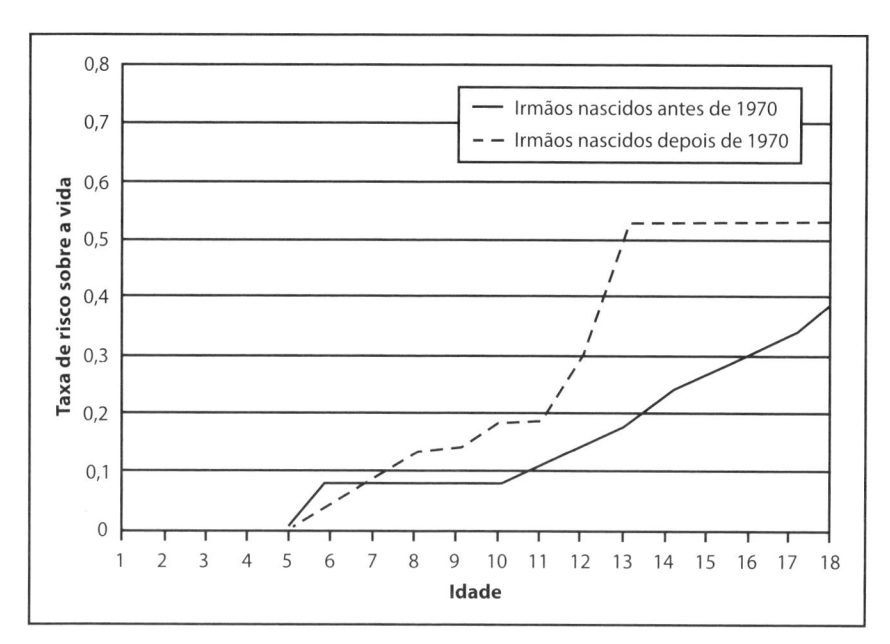

**FIGURA 8.2**
Comparação das taxas de risco sobre a vida do transtorno depressivo maior antes e depois de 1970.

Baseada em um estudo de irmãos e de jovens adolescentes com transtorno depressivo maior, essa figura mostra que os participantes nascidos depois de 1970 tinham um risco muito mais elevado de desenvolver um transtorno de humor – e de desenvolvê-lo cedo – do que os participantes nascidos antes dessa data.
Ryan, N. D. et al. (1992). A secular increase in child and adolescent onset affective disorder. *Journal of the American Academy of Child and Adolescent Psychiatry*, 31, p. 603. Adaptado com a permissão de Lippincott, Williams e Wilkins.

ocorre na adolescência. Logo, ela é 3 a 4 vezes mais elevada do que na infância. Esse crescimento, manifestado em uma mesma geração, é acompanhado de importantes efeitos de coorte, dado que o índice de transtornos depressivos leves e moderados cresceu em vários países industrializados ao longo das últimas décadas.

## Curso de desenvolvimento e prognóstico

### Transtorno depressivo maior e transtorno distímico

Enquanto o transtorno depressivo maior e o transtorno distímico se manifestam desde a infância e têm sintomatologias semelhantes em qualquer idade, a natureza dos fenômenos transforma-se bastante ao longo do desenvolvimento. Antes da puberdade, são mais de natureza distímica do que depressiva (no sentido de um transtorno depressivo maior). Afetam os meninos na mesma medida (se não mais) que as meninas e caracterizam-se por taxas de comorbidade muito elevadas com os transtornos de ansiedade e os transtornos de comportamento. Na adolescência, o transtorno depressivo maior torna-se frequente, sobretudo nas meninas, e quando está associado a dificuldades variadas, é mais com sintomas ou com um transtorno de ansiedade do que com dificuldades comportamentais.

Contudo, poucos adolescentes depressivos – a maior parte meninos – apresenta um transtorno comórbido de conduta. Essas mudanças (o transtorno depressivo maior torna-se mais frequente que o distímico após a puberdade, a comorbidade diminui e as meninas são mais atingidas que os meninos) levam a uma manifestação da depressão semelhante, cada vez mais, a da idade adulta.

Transtorno depressivo maior

Mesmo o transtorno depressivo maior atingindo crianças com menos de 6 anos (Kashani e Carlson, 1987; Luby et al., 2003), ele começa habitualmente entre 10 e 17 anos. A média de idade é de 11 anos nos estudos clínicos (Kovacs et al., 1994), de 12 a 13 anos nos estudos de crianças cujas mães são depressivas (Hammen, 1991) e de 14 anos nos estudos comunitários (Lewinsohn et al., 1993). As mesmas pesquisas mostram que o primeiro episódio dura em média de 5 a 8 meses – ou mais tempo – se um dos pais também tem um transtorno de humor (Kaminski e Garber, 2002). Na maioria dos estudos clínicos e comunitários, mais de 80% de crianças e adolescentes com um episódio depressivo se restabelecem em um período igual ou inferior a um ano, e mais de 90% em dois (ou menos) anos. Contudo, a reincidência é elevada, sobretudo para os jovens submetidos a cuidados hospitalares: em média, pode-se esperar que 18 a 35% de crianças e adolescentes afetados tenham um novo episódio no ano seguinte, 40 a 45% em dois anos, 54 a 61% em três anos e mais de 70% em cinco anos (Birmaher et al., 2004; Lewinsohn et al., 1993; McCauley et al., 1993; Strober et al., 1993). Um estudo de acompanhamento de adolescentes hospitalizados constatou que 100% deles tiveram episódios depressivos nos oito anos seguintes ao primeiro episódio (Garber, Kriss, Koch e Lindholm, 1988). Pode ocorrer ainda que os episódios depressivos durem em média mais tempo nas meninas do que nos meninos, e que elas apresentem um risco mais elevado de recaída (McCauley et al., 1993). Por fim, 15 a 30% de crianças e adolescentes com transtorno depressivo maior desenvolvem bipolaridade antes da idade adulta (DelBello et al., 2003; Kovacs et al., 1994).

Independentemente da psicopatologia, o prognóstico é desfavorável quando o transtorno depressivo maior começa cedo, quando o primeiro episódio é grave e/ou quando a adaptação é inconsistente nos diversos âmbitos. A incidência de transtornos de humor na família e de sintomas vegetativos e/ou psicóticos prediz uma evolução negativa (Kaminski e Garber, 2002; McCauley et al., 1993; Strober et al., 1993). Nesse último estudo, por exemplo, as dificuldades múltiplas dos adolescentes cujo transtorno depressivo era de natureza psicótica tinham tendência a persistir mais tempo que as dos adolescentes sem sintomatologia psicótica. Além disso, 28% dos adolescentes psicóticos, mas nenhum dos não psicóticos, desenvolveram sintomas evidentes de mania ao longo dos dois anos de acompanhamento.

A evolução do transtorno depressivo maior varia bastante de uma pessoa a outra, mas sabe-se que crianças e adolescentes atingidos por um primeiro episódio depressivo têm uma probabilidade elevada de manifestar outros ou de desenvolver psicopatologias quaisquer. Embora não seja verdadeiramente crônico, o transtorno depressivo maior tende, de fato, a ser recorrente e a ter consequências nefastas que repercutem no funcionamento a longo prazo. Cada vez mais estudos longitudinais permitem afirmar que esse transtorno ou um nível elevado de sintomas depressivos durante a infância e/ou a adolescência predizem:

- um estado afetivo semelhante na idade adulta, assim como outras psicopatologias (por exemplo, transtornos de ansiedade);
- dificuldades consideráveis de desenvolver relações íntimas e de se beneficiar do apoio que elas proporcionam (por exemplo, conflitos conjugais, gravidezes não desejadas);
- consumo elevado de diversos psicotrópicos;
- vida profissional irregular;
- risco maior de acidentes e de suicídio (por exemplo, Lewinsohn et al., 1999; Rao, Hammen e Daley, 1999).

Os estudos de acompanhamento do Maudsley Hospital de Londres, que estão entre as pesquisas mais aprofundadas disponíveis, relatam que quase dois terços das pessoas com um transtorno depressivo maior na adolescência têm episódios depressivos na idade adulta, manifestam psicopatologias diversas e apresentam dificuldades pessoais e sociais que limitam bastante seu funcionamento (Fombonne, Wostear, Cooper, Harrington e Rutter, 2001a, 2001b). Contudo, pesquisas mostram que a evolução do transtorno para além da adolescência depende, em parte, de transtornos associados à depressão ao longo do desenvolvimento. O prognóstico é desfavorável para os jovens cujo transtorno depressivo maior é comórbido com o de conduta. Na idade adulta, esses jovens manifestam um transtorno da personalidade antissocial, comportamentos criminosos, toxicomania (alcoolismo, uso abusivo de drogas) e tendências suicidas com mais frequência que os jovens sem essa comorbidade (Lewinsohn et al., 1999).

### Transtorno distímico

O transtorno distímico começa habitualmente mais cedo que o depressivo maior e caracteriza-se por períodos depressivos mais longos. A idade de início varia entre 6 e 13 anos, com média em torno de 9 a 10 anos no início dos estudos clínicos (Kovacs et al., 1994) e de 11 a 12 anos nos estudos comunitários (Lewinsohn et al., 1993). Os períodos depressivos duram de 3 a 5 anos (Birmaher et al., 1996). A maioria das crianças atingidas se restabelece, mas o risco de recaída ou de desenvolver outro transtorno na sequência de um primeiro é mais elevado. Em um estudo de 55 casos clínicos acompanhados durante 3 a 12 anos, Kovacs e colaboradores (1994) observaram que a evolução do transtorno era intermitente, mas quase sempre desfavorável: durante o período de acompanhamento, os indivíduos não apresentavam nenhum sintoma depressivo durante metade do tempo, mas só estavam livres de qualquer psicopatologia um terço do tempo em média. De fato, esses autores descrevem o transtorno distímico como um *marcador precoce* que prediz dificuldades crônicas, em particular recorrentes do humor. Nesse acompanhamento, 76% desenvolveram um transtorno depressivo maior durante ou na sequência de um transtorno distímico, 13% um transtorno bipolar, 40% um transtorno de ansiedade, 31% um transtorno de conduta e 7% toxicomania. Em outras palavras, mais do que persistir da infância até a adolescência, o transtorno distímico tem a tendência a evoluir por vários anos em outras psicopatologias na maioria dos atingidos.

### Transtorno bipolar

Sabe-se que a manifestação do transtorno bipolar muda bastante com a idade:

raramente começa antes da adolescência, manifesta-se primeiramente por episódios maníacos com uma duração longa e tipicamente *mistos* durante os quais o adolescente preenche os critérios de depressão e de mania, passando de imediato de um estado depressivo a um estado normal. Só quando se aproxima a idade adulta, os jovens com o transtorno apresentam episódios maníacos distintos que duram vários dias: isso acontece antes de surgir a inversão da polaridade e de um episódio depressivo ser evidente ou antes de ocorrer um retorno temporário a um nível de funcionamento normal (Carlson, 1994).

Embora o transtorno bipolar só se revele de fato na adolescência, pesquisas levam a crer que ele tem origem em alterações de comportamentos evidentes na infância. É o caso do TDAH com o qual costuma ser comórbido. Em um acompanhamento de quatro anos, Biederman e colaboradores (1996) relatam que 11% de crianças com TDAH apresentavam também transtorno bipolar no início dessa pesquisa e que 12% o tinham desenvolvido durante o período de acompanhamento, enquanto nenhuma das crianças com as quais foram comparadas manifestou o transtorno durante o mesmo período (elas tinham outras psicopatologias, mas não TDAH). Em uma minoria de casos, é possível, portanto, que o TDAH seja um precursor importante do transtorno bipolar, que ele o "anunciaria" de algum modo alguns anos antes, em parte, através de sintomas que se sobrepõem e, em parte também, através de uma predisposição familiar. De fato, a mesma equipe de pesquisadores relata que essa ligação entre o TDAH e o transtorno bipolar se explica em larga medida pela presença de um transtorno bipolar nas famílias de crianças cujas primeiras dificuldades são sintomas de hiperatividade e de impulsividade (Faraone et al., 1997). Essa comorbidade é fonte de vários debates (Geller et al., 1988; Klein et al., 1998). A importância que se deve atribuir a ela só poderá ser estabelecida por estudos longitudinais, o que não é uma tarefa fácil, dada a raridade do transtorno bipolar.

Para resumir, ainda que os pesquisadores nem sempre tenham atribuído aos transtornos de humor a atenção que eles mereciam antes da idade adulta, os conhecimentos epidemiológicos e desenvolvimentais disponíveis mostram claramente que, ao se manifestar já na infância ou na adolescência, os transtornos raramente são dificuldades menores ou passageiras. Klein (2003, p. 32-33) assinala bem a amplitude do problema:

> A depressão (...) não é um transtorno menor do desenvolvimento, mas uma patologia à parte, com pesadas consequências na saúde pública (...) Os transtornos de humor se associam frequentemente a uma queda do rendimento escolar, a relações familiares ou de amizade comprometidas, assim como a um risco maior de consumo de drogas e álcool, de suicídio, de psicoses e de reincidências de episódios depressivos.

## Etiologia

Existe uma literatura abundante sobre a etiologia dos transtornos de humor. De fato, vários modelos biológicos, psicológicos e sociais foram propostos (ver sínteses de Baron, 1993; Hammen e Rudolph, 2003). Estes são bastante semelhantes, sendo que os contrastes entre modelos residem na importância atribuída a cada fator etiológico presumido, e não nos próprios fatores. Apesar dessa abundância, ainda não é possível extrair da literatura um modelo coerente por diversas razões:

- os modelos teóricos disponíveis foram desenvolvidos a fim de explicar a etiologia dos transtornos de humor

nos adultos e adaptados após sua manifestação em uma idade mais jovem. Não existe um modelo especificamente concebido e testado que explique o desenvolvimento e a evolução deles nas crianças e nos adolescentes;
- esses modelos não envolvem os aspectos variados dos transtornos de humor nos jovens. A maior parte dá ênfase a poucos fatores etiológicos presumidos, mas não explicam como, em uma perspectiva multifatorial amplamente aceita, esses fatores interagem;
- esses modelos são incapazes de explicar as taxas elevadas de comorbidade que são regra nos transtornos de humor;
- esses modelos não refletem (ou refletem mal) o desenvolvimento das diversas capacidades da criança (biológicas, afetivas, instrumentais, simbólicas, sociais), em função de sua maturação e de sua experiência, além de não conseguir explicar os dados epidemiológicos e desenvolvimentais que descrevem a evolução desses transtornos da primeira infância à adolescência.

Embora ainda reste por ser desenvolvido um modelo coerente, as pesquisas etiológicas colocam as bases fundamentais visando a compreender o desenvolvimento e a evolução dos transtornos de humor e oferecem pistas de pesquisa que poderiam permitir integrar os dados biológicos, psicológicos e sociais disponíveis. Esses dados serão abordados brevemente, e o leitor que deseja saber mais pode pesquisar os modelos teóricos de Hammen e Rudolph (2203).

*Fatores biológicos*

Fatores genéticos

Sabe-se há muito tempo que os transtornos de humor costumam atingir uma mesma família (ver síntese de Duffy, Kutcher, Alda e Grof, 1997). Achados sugerem que esse efeito é genético. Por exemplo, as taxas de ocorrência de gêmeos homozigóticos são 3 a 5 vezes mais elevadas que as de gêmeos dizigóticos para os transtornos depressivos (Sullivan, Neale e Kendler, 2000) e cerca de 7 vezes mais elevadas para o transtorno bipolar (Kieseppa, Partonen, Haukka, Kaprio e Lonnqvist, 2004). Diversos estudos realizados com gêmeos mostram que os efeitos genéticos são dinâmicos: acentuam-se mais na adolescência do que na infância, emergem ao longo do desenvolvimento para desempenhar uma influência crescente com a idade (Scourfield et al., 2003; Thapar e McGufin, 1994).

Os estudos de agregação familiar vão no mesmo sentido. As **pesquisas descendentes** – que estudam os filhos de pais com alguma psicopatologia – apontam que uma criança corre um risco elevado de desenvolver um transtorno de humor e, em particular, de desenvolvê-lo antes da idade adulta se o pai ou a mãe apresentá-lo (Birmaher et al., 1996; DelBello e Geller, 2001). Esse risco é mais elevado no caso de o transtorno do pai ou da mãe ter começado cedo (antes dos 20 anos) e de ambos, e não apenas um, ter um transtorno de humor (Klein, Lewinsohn, Rodhe, Seely e Olino, 2005). O risco também aumenta com a idade. Assim, uma criança com um pai ou mãe com transtorno depressivo tem 40% de chance de tê-lo também antes dos 20 anos, e 60% de ser antes dos 25 anos (Beardslee et al., 1998). Por fim, esse risco é mais familiar do que individual, isto é, quando pai ou mãe tem um transtorno de humor, a família corre um risco elevado de ter um transtorno semelhante ou um transtorno de ansiedade (Olino, Lewinsohn e Klein, 2006).

Há dados semelhantes em **pesquisas ascendentes** – que estudam os parentes de crianças afetadas por uma psicopatologia (Birmaher et al., 1996; Faraone et al., 1997; Lewinsohn, Klein, Durbin, Seeley e Rhode, 2003). Por exemplo, em um estudo realizado junto a 2.750 parentes de primeiro grau de 840 adolescentes e jovens adultos, os últimos autores relatam que a taxa de prevalência sobre a vida do transtorno depressivo maior era de 32% nos parentes quando os próprios indivíduos tinham o transtorno, de 24% quando os sujeitos tinham um nível elevado de sintomas depressivos (mas não preenchiam os critérios diagnósticos do transtorno) e de 20% quando não eram depressivos. Ainda que esses estudos estabeleçam a existência de ligações familiares provavelmente de origem genética, é raro existir uma correspondência exata entre o transtorno paterno ou materno e o da criança. Assim, os filhos de pais afetados com transtorno de humor correm um risco elevado de tê-lo ou então ter outras psicopatologias (por exemplo, um transtorno de ansiedade ou problemas de adaptação) (DelBello e Geller, 2001; Lewinsohn, Olino e Klein, 2005). Do mesmo modo, os pais de filhos com um transtorno bipolar costumam ter depressão quando não têm, eles próprios, um transtorno bipolar (Faraone et al., 1997).

Embora esses estudos sugiram que fatores genéticos desempenham um papel etiológico fundamental, não é possível hoje em dia confirmar esse papel nem elucidar a natureza dos processos que estariam envolvidos. De um lado, a evidência disponível dificilmente permite separar os efeitos de natureza hereditária e ambiental: por exemplo, se o fato de ter pai ou mãe depressivo pode, por uma ligação genética, predispor uma criança a desenvolver um transtorno de humor, o fato de o ambiente da criança ser inevitavelmente afetado pela doença do pai ou mãe, em geral de diversas formas, todas complexas, pode efetivamente ter um efeito semelhante. De outro lado, mesmo que a existência de uma ligação genética se confirme (o que é bastante provável), a natureza dessa ligação ainda precisa ser estabelecida. Como assinalam Rutter e colaboradores (1990), nesse campo, assim como em outros, a criança não herda possivelmente um transtorno enquanto tal; herda uma vulnerabilidade afetiva evidente que, se ela for exposta a experiências de vida nefastas e não dispuser de meios pessoais e de apoio social para enfrentá-los, poderia contribuir para os primeiros sinais de um transtorno. O fato de apenas raramente haver uma correspondência exata entre o transtorno de humor do pai ou mãe e o do filho confirma essa hipótese.

FATORES NEUROBIOLÓGICOS

Várias pesquisas realizadas com adultos mostra que os transtornos de humor estão associados a diversas anormalidades neurobiológicas, as quais compreendem uma disfunção do **eixo hipotálamo-hipófise-adrenal** (ou eixo HPA) e do **sistema límbico** (ver Figuras 1.7 e 1.8); uma alteração dos neurotransmissores e dos hormônios que asseguram a comunicação nessas estruturas; uma desregulação do ciclo vigília-sono. Mais particularmente, os adultos depressivos têm:

- um nível elevado de cortisol (um hormônio essencial ao manejo do estresse) e um controle anormal desse hormônio (evidenciado por sua resposta anormal no teste de supressão à dexametasona);
- uma hipossecreção de hormônio do crescimento;
- disfunções de certos neurotransmissores (em particular da serotonina);
- alterações do sono (evidenciadas, por exemplo, por uma encefalografia anormal).

Uma visão abrangente de tais alterações sugere que na idade adulta os transtornos de humor estão associados a uma hipersensibilidade e/ou a uma hiper-reatividade ao estresse. Com o tempo, não apenas essa hipersensibilidade/hiper-reatividade compromete o manejo do comportamento, como também influencia de maneira negativa a expressão e a interpretação de diversas emoções, assim como a memória dessas emoções (Davidson, 2005). Ainda que habitualmente caminhem no mesmo sentido, as pesquisas realizadas com crianças e adolescentes são muito menos numerosas e muitas vezes equivocadas. Em um estudo detalhado, Kaufman, Martin, King e Charney (2001) mostram que crianças e adolescentes depressivos não têm um nível elevado de cortisol, ao contrário dos adultos, mas costumam ter, como estes últimos, uma resposta anormal no **teste de supressão à dexametasona**, sobretudo quando seus sintomas são graves. (A administração de dexametasona conduz a uma supressão da secreção de cortisol durante mais de 24 horas – supressão que não se observa ou só se observa de maneira muito menos acentuada – nas pessoas atingidas por um transtorno de humor.)

Do mesmo modo, crianças e adolescentes depressivos não têm uma hipossecreção de hormônio de crescimento, ao contrário dos adultos; porém, como estes últimos, tendem a secretar menos hormônio de crescimento em resposta à administração de hormônio liberador do hormônio de crescimento (GHRH). Essa resposta anormal é observada igualmente em crianças sem psicopatologia, mas com um risco elevado de desenvolver um transtorno de humor, porque o pai ou a mãe é atingido (Birmaher et al., 2000). A síntese de Kaufman e colaboradores (2001) evidencia também disfunções de neurotransmissores em diversos estudos de crianças e adolescentes; por outro lado, assinala que seus resultados, às vezes, são contraditórios e que só correspondem de maneira aproximativa àqueles obtidos junto a adultos. Então, tal síntese relata que as alterações do sono observadas nos transtornos de humor na idade adulta são raras ou inexistentes na infância; entretanto, se tornam cada vez mais evidentes ao longo da adolescência.

Embora ainda sejam necessárias pesquisas consistentes para compreender o papel de diferentes sistemas neurobiológicos no desenvolvimento e na evolução dos transtornos de humor da infância à idade adulta, vários achados sugerem que experiências precoces influenciam a etiologia por meio de mudanças neurofisiológicas permanentes. Pode ser, de fato, que, desde muito cedo e talvez já antes do nascimento, diversos acontecimentos fora de seu controle predisponham uma criança a se tornar depressiva ou maníaca, perturbando o desenvolvimento dos sistemas neurobiológicos que subentendem o manejo do estresse e a expressão das emoções. Em três compilações da literatura, De Bellis, Hooper e Sapia (2005), Heim e Nemeroff (2001) e Huizink, Mulder e Buitelaar (2004) especulam que experiências traumáticas ou estressantes antes ou pouco depois do nascimento alteram o eixo HPA e o sistema límbico ainda em desenvolvimento e os tornam cronicamente hiperativos, aumentando o risco de que, meses ou anos mais tarde, algumas crianças reajam a um estilo de vida estressante ou a um acontecimento penoso (por exemplo, luto, doença, fracasso) desenvolvendo um transtorno de humor. Ainda que pesquisas venham fundamentar essa hipótese, a evidência disponível leva a crer que as experiências de vida precoces que poderiam provocar disfunções neurobiológicas crônicas predispõem a vários transtornos – como os de comportamento (abordados no Capítulo 7 e os de ansiedade, abordados no Capítulo

9) (Gutteling et al., 2005; Huizink et al., 2004). Ou seja, quando uma criança ou um adolescente manifesta um transtorno de humor, é apenas uma inter-relação com outros fatores de risco de alterações neurobiológicas que desempenham um papel etiológico.

## Fatores psicológicos, familiares e sociais

### Perspectiva psicanalítica

Há modelos psicanalíticos dos transtornos de humor, e os escritos de Freud sobre o assunto (1917) conduziram a trabalhos importantes que ainda prosseguem (ver Marcelli, 1995). Eles atribuem a causa de tais transtornos a diversas experiências da criança, principalmente na família, como a separação real ou simbólica da mãe, a fixação em uma fase de desenvolvimento precoce, a agressividade dirigida contra si mesma, a perda ou a falta de autoestima ou sentimentos acentuados e crônicos de impotência. O papel etiológico desses fatores não pode ser confirmado a partir dos trabalhos realizados sob essa perspectiva, e as teorias psicanalíticas deram lugar a poucas pesquisas científicas. Contudo, os teóricos de orientação psicanalítica atuaram como pioneiros no estudo clínico dos fenômenos depressivos, e a maior parte desses fatores é encontrada em outros modelos psicológicos que foram objeto de avaliações sistemáticas.

### Teoria do apego

Inspirada ao mesmo tempo no pensamento analítico e em uma abordagem etiológica, a teoria do apego de Bowlby (1980) postula que uma das principais causas dos transtornos de humor provém do apego inseguro que a criança desenvolve desde muito cedo com os pais e, mais particularmente, com a mãe. Pesquisas desenvolvimentais mostram que as crianças que, desde os primeiros meses de vida, não conseguem estabelecer uma ligação de apego estreita e tranquilizadora com sua mãe (ou com outra pessoa que ocupe esse papel) – geralmente porque esta não lhe dá afeição e os cuidados regulares de que necessita e/ou porque elas próprias apresentam desde muito pequenas dificuldades de adaptação – correm um risco elevado de manifestar sintomas depressivos ou um transtorno de humor meses ou anos mais tarde (Cummings e Cicchetti, 1990). Mesmo sendo difícil estabelecer relações de causa e efeito, diferentes trabalhos sugerem que um apego inseguro predispõe a transtornos por pelo menos três razões:

- priva a criança da atenção positiva do adulto e do reconforto de que necessita em situação de estresse, sem os quais é difícil para ela aprender a manejar progressivamente suas emoções negativas;
- passa à criança uma imagem negativa do mundo, ensinando-a a considerá-lo como um lugar perigoso no qual é difícil contar com os outros e confiar neles;
- leva a criança a desenvolver uma imagem negativa de si mesma, a se desvalorizar e a julgar que não merece ser amada.

Não há dúvidas de que as complicações da relação entre pais e filho, sobretudo entre mãe e filho, estão envolvidas na etiologia dos transtornos de humor, mas elas não estão ligadas unicamente a esses transtornos: ligam-se ainda a diferentes psicopatologias da infância e da adolescência (Greenberg, Cicchetti e Cummings, 1990; Moran, Pederson e Tarabulsy, 1996). Assim, em uma perspectiva multifatorial semelhante à das pesquisas neurobiológicas, é provável que os problemas de apego dos primeiros anos aumentem de maneira abrangente o risco de psicopatologia ao longo do desenvolvimento, sendo que a manifestação das dificuldades varia em função de efeitos transacionais que implicam fatores de risco. Entre os mencionados com mais frequência, destacam-se o temperamento do recém-nascido, a natureza das relações familiares e diversos acontecimentos de vida cuja importância depende tanto da fase de desenvolvimento quanto dos problemas que eles causam (Balleyguier, 1991; Bouvard e Gasman, 1997; Dumas e Gibson, 1990).

### Perspectiva cognitiva

As teorias cognitivas atribuem a origem dos transtornos de humor à maneira como a criança ou o adolescente trata a informação afetiva, interpessoal e social. Desenvolvidas a partir de pesquisas clínicas e experimentais feitas com adultos, as teorias de Beck (1976) e de Seligman (1975) são as mais conhecidas e as mais bem aceitas. Beck (1976) postula que as pessoas com depressão cometem *erros sistemáticos* em sua maneira de pensar. Por exemplo, a maioria dos jovens com um bom desempenho em uma prova na escola fica feliz, enquanto os deprimidos têm a tendência a minimizar esse desempenho, provavelmente dizendo que as questões eram fáceis ou que tiveram sorte e anunciando para quem queira ouvi-los que, com certeza, serão reprovados no exame final. Mais precisamente, seus pensamentos são impregnados de um olhar e de um julgamento negativo sobre:

- eles mesmos ("Eu sou gorda e feia. Isso é um fato.");
- o mundo ("Não há lugar nesse mundo para pessoas como eu, porque esse mundo é mais bonito do que eu.");
- o futuro ("Fazer um esforço? Por quê? Nada vai mudar.").

Pela prática, essa **tríade cognitiva negativa** se torna automatizada e extremamente resistente a qualquer mudança, levando cada vez mais os jovens que pensam assim a interpretar o que lhes acontece de maneira crítica e pessimista, a generalizar suas experiências negativas ao extremo e a tirar delas conclusões sem fundamento, a instigar o julgamento negativo das pessoas próximas e, consequentemente, a manifestar de forma imediata sintomas depressivos. A teoria especifica que a natureza do transtorno e sua aparição dependem de fatores psicossociais além dessas variáveis cognitivas (por exemplo, personalidade, competências sociais, acontecimentos de vida estressantes) (Beck, Epstein e Harrison, 1983).

O modelo de Seligman (1975) sugere que os transtornos de humor têm sua origem em experiências recorrentes de **impotência adquirida** frente aos desafios e aos problemas que toda pessoa tem de enfrentar (Ric, 1996). Essas experiências, reais ou percebidas como tais, levam a pessoa a esperar que suas ações sejam incapazes de influenciar o curso dos acontecimentos que pontuam sua vida cotidiana e, com o tempo, a desenvolver um **estilo de atribuição depressivo** (Abramson, Seligman e Teasdale, 1978), o qual consiste essencialmente em atribuir a maior parte dos acontecimentos negativos a causas:

- internas ("Eu fui mal no exame porque sou burro.");
- estáveis ("Não adianta nada me preparar para os exames, eu sempre vou mal.");
- globais ("As provas e os exames existem para fazer com que pessoas como eu se deem mal.").

Esse estilo de atribuição encoraja o pessimismo, a passividade e o retraimento e, ao persistir, provoca sintomas depressivos ou transtorno de humor. Esse modelo teórico, assim como o de Beck, reconhece que inúmeras variáveis, além do estilo de atribuição, influenciam a natureza do transtorno e o momento em que ele eclode (Seligman, Abramson, Semmel e Von Baeyer, 1979). A Figura 8.3 oferece uma representação esquemática desses dois modelos.

Embora as teorias de Beck e Seligman tenham sido desenvolvidas de modo independente, elas, sem dúvida, compartilham vários pontos comuns. Cada uma deu lugar a programas de pesquisa muito ativos ainda hoje que demonstram a importância de variáveis cognitivas nos fenômenos depressivos. Assim, estudos de amostras clínicas e comunitárias relatam que as crianças e os adolescentes depressivos

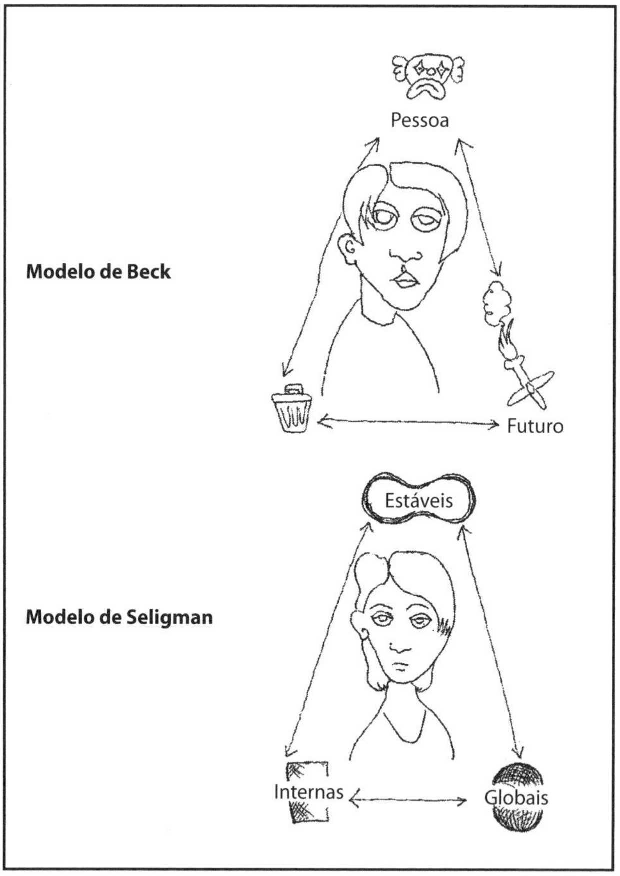

**FIGURA 8.3**
Representação esquemática das teorias cognitivas de Beck e de Seligman.
A criança ou o adolescente deprimido, no primeiro modelo, tem um modo de pensar que se tornou automatizado, no qual ele se percebe e percebe o mundo e o futuro de maneira negativa; no segundo, um estilo de atribuição negativo que o leva a atribuir a maioria dos acontecimentos negativos a causas internas, estáveis e globais.
Caricaturas de Ed Schelb, reproduzidas com permissão.

têm muitas **ideias falsas** e, tipicamente, modos de pensamento automatizados, favorecendo uma apreciação negativa de si, do mundo e do futuro, e que eles atribuem os acontecimentos negativos a causas internas, estáveis e globais sobre as quais eles têm pouco ou nenhum controle (Garber, Keiley e Martin, 2002; Gotlib e Hammen, 1992; Hammen e Rudolph, 2003). Por exemplo, os jovens que julgam erroneamente seus pares os percebem de maneira negativa, correndo um risco elevado de se tornarem depressivos (Kistner, David-Ferdon, Repper e Joiner, 2006). É verdade também que provocam regularmente a avaliação negativa de seus pares (Borelli e Prinstein, 2006) – provavelmente porque, em cada caso, sua negatividade afetiva, interpessoal e social alimenta seus sintomas depressivos, e eles, na dinâmica de um círculo vicioso, só fazem agravar essa negatividade (Schwartz, Kaslow, Seeley e Lewinsohn, 2000).

Mesmo não havendo dúvidas de que crianças e adolescentes com transtorno de humor manifestam processos cognitivos depressivos, muitos estudos disponíveis são de natureza transversal e não permitem afirmar que eles influenciam a etiologia dos transtornos. Contudo, os estudos longitudinais são cada vez mais numerosos e evidenciam a complexidade dos fatores de risco (Kistner et al., 2006). Em um deles, Nolen-Hoeksema, Girgus e Seligman (1992) avaliaram a cada seis meses por cinco anos os sintomas depressivos, os acontecimentos de vida e os pensamentos de uma amostra comunitária de crianças que, no início, frequentavam a 2ª ou a 3ª série do ensino fundamental. As primeiras avaliações indicaram que, por dois anos, apenas os acontecimentos de vida negativos permitiam predizer os sintomas depressivos que iriam se manifestar seis meses ou um ano mais tarde. Foi somente após um período de acompanhamento de três anos que o estilo de atribuição também passou a contribuir de maneira significativa para essa predição. Tais resultados sugerem que as primeiras manifestações depressivas poderiam ser o reflexo de circunstâncias de vida negativas. Os sintomas contribuiriam então, pelo menos em certas crianças, para o desenvolvimento de um estilo de atribuição depressivo que, sozinho ou associado a outras circunstâncias de vida sempre negativas, permitiriam que os sintomas se mantivessem ou mesmo piorassem, tornando assim essas crianças vulneráveis a um transtorno de humor. Essas hipóteses etiológicas são interessantes, mas devem ser vistas com cautela, pois, com certeza, há outros fatores de risco envolvidos.

Por fim, ainda que pesquisas justifiquem uma abordagem cognitiva dos transtornos de humor, várias questões permanecem em suspenso. Antes de tudo, os dados negativos não permitem distinguir entre os modelos de Beck e de Seligman e, assim, confirmar ou inferir a importância dos processos etiológicos que eles representam. Em segundo lugar, os erros cognitivos que esses modelos evidenciam são sinais comuns de diferentes psicopatologias. De fato, modelos semelhantes foram propostos para explicar a etiologia de outros transtornos, como os de comportamento e os de ansiedade (ver Capítulos 7 e 9), pondo em dúvida a especificidade dos erros de interpretação ou de atribuição na etiologia dos transtornos de humor (Quiggle et al., 2002). Em terceiro lugar, os dois modelos pressupõem que os processos cognitivos que eles colocam em jogo são frutos de uma interpretação errônea da realidade. Costuma-se falar, nesse campo, em "erros" ou de "desvios" que dariam à criança ou ao adolescente uma percepção falsa da realidade. Contudo, em uma importante síntese de numerosos estudos, Weisz, Rudolph, Granger e Sweeney (1992) sugerem que, na maioria dos casos, a interpretação da criança infelizmente é correta: seus modos de pensamento são negativos porque suas experiências cotidianas também são, e suas atribuições são negativas porque ela se sente impotente em face das dificuldades com que se depara. Sapolsky (1994, p. 36) escreve na mesma perspectiva:

> A pedra angular da abordagem cognitiva é que a depressão e a distorção (da realidade) estão estreitamente ligadas e que uma mudança das percepções e das interpretações errôneas melhorará a depressão. E se não houvesse distorção? E se a realidade do depressivo fosse constituída de uma tristeza sem remédio porque ele é, digamos, um refugiado ou um sem-teto?

Essa questão é fundamental, sem dúvida, não só porque toca diretamente na validade da perspectiva cognitiva, mas também porque tem consequências importantes para as abordagens terapêuticas que procuram modificar os modos de pensamento das pessoas deprimidas sem se assegurar antes de que esses modos são de fato errôneos. De maneira mais ampla, essa questão assinala que muitos jovens são profundamente deprimidos porque seus pais brigam sem parar, ou brigam com eles ou estão bêbados toda vez que chegam da escola; ou porque seus colegas zombam deles o tempo todo por serem obesos ou homossexuais; ou porque vivem em uma pobreza abjeta e enfrentam permanentemente o racismo à sua volta. Em suma, é provável que vários jovens sejam deprimidos não porque sua interpretação da realidade seja incorreta, mas porque essa realidade não tem saída.

Perspectiva comportamental

As teorias comportamentais pesquisam a etiologia dos transtornos de humor na natureza das relações interpessoais que a criança ou o adolescente mantêm com as pessoas próximas (Lewinsohn, 1974). Nesse sentido, tais transtornos provêm, antes de tudo, da falta de experiências positivas e gratificantes no cotidiano:

- de um lado, a criança não é valorizada por sua família e por seus pares, que a ignoram, desprezam ou rejeitam;
- de outro, ela carece de competências afetivas, sociais ou instrumentais que lhe permitam se valorizar e obter, tanto dos outros como de si mesma (através de processos de autorregulação), a gratificação de que necessita para se sentir aceita e apreciada.

Privada dessa gratificação, ela terá a tendência a se isolar e a se recolher em si mesma e, em certos casos, a desenvolver sintomas depressivos ou mesmo um transtorno de humor. Robert, cujo caso resumimos no início deste capítulo, dizia que evitava a família e os amigos porque ninguém o compreendia. Quando o encontramos pela primeira vez, ele tinha pouquíssimos contatos que não fossem superficiais com as pessoas próximas e era então quase sempre mal-humorado e ríspido. Na perspectiva comportamental, a falta de adaptação limita progressivamente as competências da criança, provoca um julgamento social cada vez mais negativo a seu respeito e contribui também para a manutenção ou deterioração de seu estado afetivo – através de processos transacionais nos quais ela desempenha tanto o papel de arquiteto quanto o de vítima de suas dificuldades (Gotlib e Hammen, 1992).

Vários estudos mostram que os fenômenos depressivos, em geral, e os transtornos de humor, em particular, estão associados a características comportamentais descritas nessa perspectiva. De um lado, esses transtornos aparecem frequentemente em contextos psicossociais pouco gratificantes ou mesmo abertamente punitivos, nos quais as crianças ficam o tempo todo expostas, direta ou indiretamente, observando interações de pessoas próximas, a acontecimentos estressantes que não as valorizam, mas impedem seu funcionamento adaptativo (McCauley et al., 1993; Patterson e Stoolmiller, 1991); de outro, como já assinalado, as crianças e os adolescentes depressivos carecem de competências afetivas, sociais e instrumentais em interações com o mundo adulto e também com seus pares: eles se isolam em casa e na escola e, nesses dois contextos, são isolados e, às vezes, rejeitados (Lewinsohn et al., 1994; Rudolph e Clark, 2001); têm dificuldades de expressar e de manejar suas emoções nas situações estressantes (Zahn-Waxler, Klimes-Dougan e Slatterry, 2000); não conseguem resolver os problemas, pois têm a tendência a se submeter ou a se opor, mas não sabem se afirmar de maneira positiva (Quiggle et al., 1992; Rudolph, Hammen e Bruge, 1994); são bastante críticos em relação a si mesmos, às vezes a ponto de procurar deliberadamente a avaliação negativa de seu meio (Borelli e Prinstein, 2006).

A maioria dos estudos comportamentais é de natureza transversal, mas um número crescente de pesquisas longitudinais vem fundamentar essa perspectiva. Só podemos citar aqui três, que demonstram que a rejeição social no início da adolescência (Brendgen, Wanner, Morin e Vitaro, 2005; Nolan et al., 2003) e a falta de competências sociais na mesma idade (Cole, Martin, Powers e Truglio, 1996) predizem, todos eles, um nível elevado de sintomatologia depressiva de 1 a 3 anos mais tarde – enquanto o inverso não é verdadeiro.

Se a evidência de que dispomos confirma a importância das variáveis comportamentais e, sobretudo, das relações interpessoais nos transtornos de humor, as questões levantadas a respeito da perspectiva cognitiva surgem outra vez nesse caso. Em suma, entre as características comportamentais e interpessoais ligadas a esses transtornos, é difícil ainda distinguir entre aquelas que podem desempenhar um papel etiológico daquelas que são apenas características associadas (por exemplo, através da comorbidade). Além disso, tais características não são evidentemente específicas dos transtornos de humor, mas estão envolvidas também, conforme diversos trabalhos, na etiologia de outros transtornos, como os de ansiedade e os de comportamento. Por último, o papel etiológico dessas características ainda não foi estabelecido. Vários estudos longitudinais relatam resultados que vão nesse sentido, embora a maioria dos pesquisadores adote um modelo multifatorial em que uma sinergia de acontecimentos negativos e de comportamentos mal-adaptados – em relação com outros fatores de risco – é ao mesmo tempo causa e consequência dos sintomas depressivos que perturbam o funcionamento afetivo, social e instrumental de crianças e adolescentes.

RELAÇÕES FAMILIARES

Muitas pesquisas, nem sempre vinculadas a uma perspectiva teórica específica, avaliam há muito tempo a natureza das relações familiares em que pai ou mãe (geralmente a mãe) tem transtorno de humor. Eles indicam, em qualquer idade, que as crianças estão expostas a um risco elevado de ter um estilo depressivo e de desenvolver um transtorno de humor devido ao modo de interação e comunicação intrafamiliar, o que contribui para sua manutenção, uma vez que se estabelecem (Chiariello e Orvaschel, 1995; Garber e Flynn, 2001; Goodman e Gotlib, 1999). Uma análise desses trabalhos revela que três dimensões do comportamento materno desempenham um papel-chave: nível elevado de afetividade negativa e de hostilidade (por exemplo, cólera, ameaças); um nível elevado de desapego ou de indiferença (por exemplo, falta de participação ativa na relação com a criança); um nível fraco de afetividade positiva (por exemplo, afeição, ternura, brincadeiras) (Lovejoy, Graczyk, O'Hare e Neuman, 2000). Uma adolescente observa com muita pertinência:

> Realmente é terrível conviver com a indiferença. Eu sei o que é. Quando eu era pequena, minha mãe teve uma forte depressão quando nasceu minha irmãzinha. E os piores momentos eram quando ela ficava ausente (...) A gente tinha a impressão de que nada a tocava (...) Quando ela se dirigia a nós para nos repreender pelas traquinagens que a gente fazia, então nos tranquilizávamos. Dizíamos que as coisas estavam melhorando. (Humbeeck, 1993, p. 32)

A primeira das três dimensões descritas por Lovejoy e colaboradores (2000) destaca-se nos estudos compilados por eles, já que exerce um efeito particularmente nefasto sobre a criança quando a mãe está em fase ativa de depressão. Do mesmo modo, os efeitos da depressão materna são mais acentuados nas crianças com menos idade e nas famílias sem estrutura. Embora essas pesquisas confirmem que a afetividade e as práticas educativas de pais deprimidos desempenham um papel na etiologia dos transtornos de humor, seria ingênuo considerar essas dimensões como a causa imediata. Como assinalado, os dados analisados por Lovejoy e colaboradores sugerem que mãe e filho são ao mesmo tempo os criadores e as vítimas de um círculo vicioso no qual seus comportamentos inadaptados se reforçam mutuamente, em geral em um contexto social que também contribui para as dificuldades observadas.

Achados afirmam também que as relações familiares são perturbadas nas famílias de crianças ou de adolescentes depressivos. Observa-se nessas famílias, assim como nas de mães depressivas, um nível elevado de comunicação crítica e negativa, de hostilidade e de falta de afeição, expressadas por retraimento, frieza e falta de apoio mútuo; por acessos de cólera e comportamentos similares (Dadds, Sanders, Morrison e Regbetz, 1992; Puig-Antich et al., 1985a). Os modos de interação e de comunicação não tendem muito a melhorar quando a criança sai de um episódio depressivo; na verdade, eles representam um fator de risco que facilita a incidência de episódios posteriores (Puig-Antich et al., 1985b).

Se é incontestável que as relações familiares de crianças e de adolescentes depressivos são em média mais perturbadas que as de seus pares sem dificuldades, é possível também que seus comportamentos depressivos lhes permitam moderar um pouco suas relações e sejam assim reforçados na família. Por exemplo, Sheeber, Hops, Andrews, Alpert e Davis (1998) relatam que mães de adolescentes depressivos tinham uma tendência significativamente mais elevada que mães de adolescentes não depressivos a reagir de maneira ativa a seus comportamentos negativos – por exemplo, expressando sua simpatia ou sugerindo uma solução para suas dificuldades. Quanto aos pais de adolescentes depressivos, eles tinham uma tendência significativamente mais elevada de reagir de maneira passiva aos mesmos comportamentos – retraindo-se ou evitando sobretudo expressar uma reação agressiva. Esses resultados sugerem que, pelo menos em alguns casos, os adolescentes deprimidos usam seus sintomas para moderar o impacto de relações familiares negativas, como fazem provavelmente muitas mães deprimidas (Dumas e Gibson, 1990; Hops et al.,

1987). De maneira mais geral, esses resultados:

- assinalam a importância de uma abordagem relacional para descrever não apenas a frequência de certos comportamentos-chave entre os membros de uma mesma família, mas também a forma como esses comportamentos se interligam e se agravam;
- demonstram o papel ativo da criança e de seu meio na manifestação e na regulação de sua sintomatologia;
- mais uma vez fundamentam um modelo transacional em que, em sinergia patológica, sintomas depressivos e relações conflituosas se agravam de maneira recíproca.

Em resumo, quaisquer que sejam os processos etiológicos envolvidos, apenas uma minoria de crianças e adolescentes com um transtorno de humor vive uma situação familiar ou social que seja normal. Segundo um estudo de 299 crianças e adolescentes sob tratamento em um hospital pediátrico de Paris, entre 1988 e 1996, por um transtorno depressivo maior, essa minoria seria de apenas 14% quando as situações psicossociais anormais são definidas com a ajuda dos critérios da CID-9 ou da CID-10 (Dugas, 1997) (ver Tabela 8.5). Ainda que seja alarmante, essa cifra parece razoável quando se consideram as dificuldades psicossociais que afetam os jovens com depressão, dentro e fora da família.

FORA DA FAMÍLIA

Como ilustra a Tabela 8.5, o estudo de Dugas (1997) inscreve-se em uma linha de trabalhos clínicos e científicos que documentam a existência de ligações entre diferentes formas de adversidade familiar e social, de um lado, e os transtornos de humor da infância e da adolescência, de outro. Eles são muitos, motivo pelo qual não serão resumidos aqui. Deve-se observar simplesmente, a título de exemplo, que esses transtornos estão ligados aos maus-tratos e à negligência (Kashani e Carlson, 1987), aos conflitos conjugais, à separação e ao divórcio (Block, Block e Gjerde, 1986), ao abuso de droga e ao alcoolismo parental (Mitchell et al., 1988), ao falecimento parental ou de um amigo e à ruptura de uma relação amorosa (Birmaher et al., 1996; Reinherz et al., 1989) e a fatores contextuais como pobreza, desemprego e diversos aconteci-

**TABELA 8.5** Principais situações psicossociais anormais e transtorno depressivo maior isolado ou recorrente (critérios do DSM-III-R) (segundo Dugas, 1997)

| SITUAÇÃO PSICOSSOCIAL ANORMAL (SPSA) | TRANSTORNO DEPRESSIVO MAIOR | | | | | |
|---|---|---|---|---|---|---|
| | MENOS DE 13 ANOS (N = 104) | | 13 ANOS E MAIS (N = 195) | | TOTAL (N = 2990) | |
| | N | % | N | % | N | % |
| **Transtorno mental/desvio parental** | 50 | 49 | 89 | 45 | 139 | 46 |
| **Discórdia intrafamiliar** | 48 | 47 | 70 | 36 | 118 | 39 |
| **Comunicação familiar inadequada** | 33 | 32 | 74 | 38 | 107 | 36 |
| **Situação parental anormal** | 32 | 31 | 54 | 27 | 86 | 29 |
| **Ausência de SPSA** | 14 | 14 | 27 | 14 | 41 | 14 |

Esse estudo ilustra o fato de que a maioria das crianças e adolescentes com um transtorno de humor vivem em uma situação psicossocial anormal – uma situação que, muito provavelmente, influencia e é influenciada por suas dificuldades.

mentos estressantes (Costello et al., 1996; McCauley et al., 1993). Os dados longitudinais mostram que tais fatores costumam preceder o aparecimento de um transtorno e que de algum modo servem como desencadeadores, provavelmente em crianças ou adolescentes já vulneráveis por outras razões (Birmaher et al., 1996). Muito provavelmente não há simples ligações de causa e efeito que se apliquem à maioria dos jovens afetados, mas se sabe que as circunstâncias e os acontecimentos estressantes aumentam a probabilidade de um transtorno de humor, em particular quando:

- são crônicos;
- atingem crianças muito pequenas que não dispõem de meios físicos e psíquicos para se defender;
- colocam a criança ou o adolescente em uma situação que não pode ser mudada e sobre a qual exerce pouco ou nenhum controle;
- sobrevêm em uma família na qual pai ou mãe já apresenta um transtorno semelhante ou é particularmente pessimista e hostil (Bruce et al., 2006; Hammen, Shih, Altman e Brennan, 2003; Kovacs et al., 1989; Mccauley et al., 1993).

Só é possível oferecer aqui um resumo. Em um estudo de mais de 200 adolescentes refugiados em Quebec, em geral porque tinham sido obrigados a fugir de seus países de origem, Tousignant e colaboradores (1999) relatam uma taxa de transtornos depressivos duas vezes mais elevada do que em um grupo de comparação, sobretudo nas meninas. Ainda que o fato de ser refugiado represente, sem dúvida, um fator de risco importante, ele não é específico dos transtornos de humor; na realidade, essa pesquisa mostra que está associado a um aumento geral das dificuldades de adaptação e à presença de outras patologias, como os transtornos de ansiedade e os de comportamento. É certo, porém, que circunstâncias de vida que uma criança ou um adolescente não pode mudar e sobre as quais tem, quando muito, um controle limitado contribuem para os transtornos de humor e para sua manutenção.

## CONCLUSÕES

Assim como em outros aspectos da psicopatologia da criança e do adolescente, a pesquisa fez progressos notáveis no estudo dos transtornos de humor, hoje mais conhecidos e reconhecidos do que há alguns anos. A utilização de critérios idênticos para diagnosticá-los em qualquer idade contribuiu bastante para esses progressos. Contudo, os critérios podem dar a impressão de que eles se manifestam de forma semelhante nos adultos e nas crianças, levando-nos a minimizar a importância dos processos de desenvolvimento das competências afetivas, sociais e instrumentais que faltam no momento em que uma criança ou um adolescente é depressivo ou maníaco. Se é verdade que muitos jovens sofrem de dificuldades nas quais predominam os sentimentos de aflição, de desespero e de agitação profunda, elas não são só um reflexo dos mesmos fenômenos na geração de seus pais. Em outras palavras, se a utilização de critérios diagnósticos aplicados a qualquer idade permite uma linguagem comum e facilita bastante a pesquisa e o trabalho clínico, ainda há muito a ser feito para compreender como os processos de desenvolvimento normal são alterados pelos fatores de risco evidenciados neste capítulo, conduzindo ao aparecimento dos transtornos de humor e explicando suas diferentes manifestações e suas evoluções muito diversas.

Um trabalho considerável de integração de dados discordantes também resta por ser feito. Como visto, os processos etiológicos, apresentados em diferentes perspectivas teóricas, são muito mais convergentes do que contraditórios. Quer interessem à genética, à neurofisiologia, à psicologia, quer à sociologia dos transtornos de humor, a maior parte dos pesquisadores e dos clínicos reconhece sua origem multifatorial. Esses transtornos são a conjunção de fatores de risco que, desde muito cedo, predispõem crianças e adolescentes a reagir a acontecimentos estressantes por uma alteração afetiva acentuada que, em certas crianças, se tornará crônica. Mas como descrever melhor e explicar os diferentes encadeamentos de risco que podem levar a um transtorno de humor? O maior desafio da pesquisa não é mais descobrir os diversos fatores em jogo – aqueles que são amplamente conhecidos –, mas elucidar através de modelos teóricos suscetíveis de serem avaliados a maneira como esses fatores agem em conjunto com os efeitos que se conhecem.

Por fim, o papel que a criança ou o adolescente desempenha na evolução de um transtorno de humor está por ser descoberto. À parte algumas descrições clínicas, ignora-se tudo sobre esse papel. Como a criança chega ou não chega a dar um sentido à dor existencial que acompanha seus sintomas? Como o adolescente consegue ou não consegue vislumbrar um futuro um pouco mais sereno quando é atormentado por um eterno presente de desespero? Ainda que nem todas essas perguntas tenham uma resposta científica, são inevitavelmente as que se colocam os jovens que vivem em uma dor profunda e que às vezes lutam obstinadamente para sair dela. Pierre-Yves abriu este capítulo e o encerrará.

### PIERRE-YVES

Pierre-Yves teve um episódio depressivo um ano após a morte trágica de sua primeira namorada. Pouco antes do final de sua primeira terapia, ele nos trouxe dois pequenos contos que acabara de escrever. O primeiro era muito sombrio. Contava a história de um detento encarcerado em uma prisão feita não de muros, mas de morte, uma prisão sem saída, de perda.

"É você?"

Ele olha primeiro para um infinito que eu não vejo, depois se volta lentamente para mim, um ar quase irônico.

"Não."

"Era você?"

"Sim, era eu, às vezes ainda tenho momentos em que tudo é negro, tudo; mas agora sou capaz de controlá-los."

"Há alguma coisa ainda que provoca facilmente esses momentos?"

"Ah, sim, a música que me recorda os momentos que passamos juntos. Mais do que todas as palavras, todos os pensamentos, a música tem uma força terrível."

A segunda história era muito diferente, muito mais jovem: as palavras de um adolescente contando de coração aberto seu primeiro amor.

"Obrigado por compartilhar uma história tão íntima, tão bela. Hoje é de você mesmo que fala essa história?"

"Não, não verdadeiramente. Não mais verdadeiramente. E talvez, de certa maneira, ainda seja eu."

"De certa maneira?"

"É essa lembrança que eu quero guardar dela, de nós, do que fomos juntos (...) Enquanto eu quis guardá-la, ela, não sua lembrança, ela, eu estava na escuridão e a vida não tinha mais nenhum sentido."

"Ela está morta, ela."

"Sim, mas eu guardo sua lembrança. Foi por isso que escrevi esta história (...) Vou amá-la sempre."

## Resumo

**1** As primeiras descrições modernas dos transtornos de humor remontam a cerca de 150 anos. Historicamente, o estudo desses transtornos foi dificultado pelo caráter vago do termo "depressão", o qual reflete tanto uma noção popular quanto um conceito científico. Ainda hoje, pesquisadores e clínicos dão definições diferentes a ele segundo a abordagem conceitual em que avaliam o humor da criança ou do adolescente e os métodos que utilizam para fazê-lo.

**2** Duas abordagens conceituais mais importantes se confrontam regularmente na área dos transtornos de humor: uma categorial e outra dimensional. O problema é que tanto para o pesquisador como para o clínico essas duas abordagens conduzem a resultados contraditórios, em geral porque as questões levantadas e as populações estudadas não são verdadeiramente semelhantes. Contudo, trabalhos se apoiam nessas duas abordagens a fim de obter uma visão abrangente de aspectos múltiplos da depressão nas crianças e nos adolescentes. Isso é verdadeiro também para os diferentes métodos de avaliação dos transtornos de humor.

**3** O *transtorno depressivo maior* caracteriza-se pela manifestação de episódios depressivos que variam em intensidade e podem ser mais ou menos prolongados. O *transtorno distímico* caracteriza-se por sintomas depressivos durante um período mínimo de um ano. Esses sintomas são menos acentuados, porém mais crônicos do que no transtorno depressivo maior. O *transtorno bipolar* caracteriza-se por episódios acentuados durante os quais a criança ou o adolescente passa de uma elevação do humor e de um aumento de energia e de atividade a uma queda do humor e a uma redução do nível de energia e de atividade.

**4** Os transtornos de humor são diagnosticados de maneira válida durante a infância e a adolescência com a ajuda de critérios diagnósticos estabelecidos para os adultos. Contudo, existem diferenças importantes em sua manifestação segundo a idade, e é somente por volta do final da adolescência que eles já não se distinguem mais de sua apresentação na idade adulta.

**5** Esses transtornos são geralmente comórbidos, entre eles mesmos e com outros transtornos, sobretudo com os de ansiedade e os de comportamento. A presença de comorbidades pode influenciar o curso de desenvolvimento de um transtorno de humor, assim como o funcionamento adaptativo na idade adulta.

**6** Os transtornos de humor estão entre as psicopatologias mais frequentes da infância e da adolescência. As taxas de prevalência estão em elevação em países industrializados, ao menos se consideradas suas manifestações menos graves.

**7** As pessoas com um transtorno de humor correm um risco elevado de se suicidar. Isso é verdadeiro na adolescência e no início da idade adulta, sobretudo nos meninos.

**8** Os transtornos de humor estão associados a fatores de risco biológicos, psicológicos, familiares e sociais. Ocorrem com frequência em uma mesma família e, quando isso acontece, tendem a ser relativamente crônicos.

**9** As crianças e os adolescentes com um transtorno de humor têm uma percepção negativa de si mesmos, do mundo e do futuro. Têm um estilo de atribuição depressiva no qual predominam as avaliações negativas. Contudo, o papel etiológico de sua maneira de pensar causa controvérsia, pois é possível que ela seja tanto a consequência como a causa de seus sintomas.

**10** As crianças e os adolescentes geralmente têm relações familiares e sociais perturbadas. Suas dificuldades estão ligadas a fatores de risco, como os maus-tratos e a negligência; os conflitos conjugais, a separação e o divórcio; o abuso de droga e o alcoolismo parental; o falecimento parental ou de um amigo e a ruptura de uma relação amorosa; pobreza, desemprego e acontecimentos estressantes. Esses fatores costumam preceder o aparecimento de um transtorno de humor e agem de algum modo como desencadeadores, provavelmente em crianças ou adolescentes já vulneráveis por quaisquer razões.

**11** Quer se interessem pela genética, pela neurofisiologia, pela psicologia, quer pela sociologia dos transtornos de humor, a maioria dos pesquisadores e dos clínicos reconhece sua origem multifatorial. Os transtornos são a convergência de fatores de risco que, provavelmente desde muito cedo, predispõem crianças e adolescentes a reagir a acontecimentos estressantes por uma alteração afetiva acentuada que se tornará crônica em alguns deles.

## Questões para aperfeiçoar o conhecimento

1. Defina com a ajuda de exemplos os termos "lipemania" e "monomania". Que relação esses dois termos têm com os transtornos de humor?

2. Atribuem-se diferentes sentidos à palavra "depressão". Explique com a ajuda de exemplos da infância e da adolescência.

3. Como se pode distinguir clinicamente, em uma criança ou em um adolescente, um transtorno de humor de um humor depressivo ou agitado?

4. Devem-se compreender as alterações do humor manifestadas por crianças e adolescentes como psicopatologias ou como dimensões comportamentais por meio das quais esses jovens expressam um nível elevado de sintomas diversos e, entre eles, predominam os sentimentos depressivos?

5. Defina: transtorno depressivo maior, transtorno distímico e transtorno bipolar. O que eles têm em comum? Em que eles se distinguem?

6. O transtorno bipolar caracteriza-se por uma "inversão da polaridade". O que se entende por esse conceito?

7. O que é a dupla depressão?

8. Como você explica as ideias suicidas e as tentativas de suicídio nas crianças deprimidas?

9. Você trabalha com um adolescente de 15 anos com transtorno depressivo maior. Quais são os sinais que poderiam levá-lo a crer que ele pensa em se suicidar?

10. Como se comporta em casa e na escola habitualmente um adolescente com transtorno bipolar?

11. Como distinguir o comportamento de uma criança maníaca e o de uma hiperativa?

12. Descreva um curso de desenvolvimento possível do transtorno depressivo maior dos 13 anos à idade adulta.

13. Resuma o papel etiológico presumido dos fatores neurobiológicos nos transtornos de humor da infância à adolescência.

14. Defina e dê exemplos do conceito de "afetividade negativa".

15. A qualidade do apego entre mãe e filho desempenha um papel na etiologia dos transtornos de humor? Fundamente sua resposta com a ajuda de exemplos.

16. Compare os modelos etiológicos de Beck e de Seligman.

## Questões para reflexão

1. O que os transtornos de humor têm em comum com a melancolia em que se falava no passado? Responda à pergunta com exemplos tirados da infância e da adolescência.

2. Em que medida crianças e adolescentes com transtorno de humor são os arquitetos de suas próprias dificuldades?

3. A depressão do adolescente é o reflexo de uma distorção da realidade?

4. É preferível considerar os transtornos de humor sob uma perspectiva categorial ou dimensional?

5. Em geral, as crianças depressivas parecem, para as pessoas próximas, tristes e deprimidas ou agitadas, mas apenas raramente exprimem sentimentos de tristeza e de desespero. Como explicar essa observação?

6. Defina o transtorno bipolar e explique no que ele é "bi"polar.

7. Os episódios maníacos são acompanhados de um aumento desmesurado da autoestima ou de ideia de grandeza sem fundamento. Como você explica esses sintomas.

8. A depressão não é uma psicopatologia distinta na infância e na adolescência, mas simplesmente o reflexo de uma realidade penosa. Avalie e critique essa afirmação.

9. De todos os transtornos da infância e da adolescência, os transtornos de humor estão entre aqueles que se associam com mais frequência a sintomas ou a psicopatologias. Como explicar essa comorbidade muito elevada?

10. Os transtornos de ansiedade associam-se com frequência aos transtornos de humor. Em que medida eles comprometem seu curso de desenvolvimento?

11. Os transtornos de comportamento associam-se com frequência aos do humor, provavel-

mente mais nos meninos do que nas meninas. Em que medida eles comprometem o curso de desenvolvimento e como se explica essa oscilação conforme o sexo?

**12** Explique a etiologia dos transtornos de humor sob uma perspectiva multifatorial, levando em conta fatores biológicos, psicológicos, familiares e sociais evidenciados na literatura científica.

## *Indicadores para estudo*

ANGOLD, A. & COSTELLO, E.J. (1995). The epidemiology of depression in children and adolescents. In I.M. Goodyer (Ed.), *The depressed child and adolescent : Developmental and clinical perspectives.* Cambridge: Cambridge University Press (127-147).

BARON, P. (1993). *La dépression chez les adolescents.* Paris: Maloine.

BOUVARD, M.P. & GASMAN, I. (1997). Tempéraments à risque et vulnérabilité aux troubles dépressifs chez l'enfant. In M.-C. Mouren-Siméoni et R. G. Klein (éd.), *Les dépressions chez l'enfant et l'adolescent: faits et questions.* Paris: Expansion Scientifique Publications (258-269).

BOWLBY, J. (1980). *Attachement et perte: la perte. Tristesse et dépression.* Paris: PUF.

CARLSON, G.A. (1994). Adolescent bipolar disorder : Phenomenology and treatment implications. In W. M. Reynolds & H. F. Johnston (Eds.), *Handbook of depression in children and adolescents : Issues in clinical child psychology.* New York : Plenum (41-60).

CHABROL, H. (2001). *La dépression de l'adolescent.* Paris: PUF.

CICCHETTI, D., ROGOSCH, F.A. & TOTH, S.L. (1994). A developmental psychopathology perspective on depression in children and adolescents. In W. M. Reynolds & J. F. Johnston (Eds.), *Handbook of depression in children and adolescents.* New York: Plenum Press (123-141).

DAVIDSON, R.J. (2005). Well-being and affective style: Neural substrates and biobehavioural correlates. In F. A. Huppert, N. Baylis & B. Keverne (Eds.), *The science of well-being.* New York: Oxford University Press (107-139).

DUFFY, A., KUTCHER, S., ALDA, M. & GROF, P. (1997). Hypotheses génétiques et troubles de l'humeur à début précoce. In M.-C. Mouren-Siméoni & R.G. Klein (éd.), *Les dépressions chez l'enfant et l'adolescent: faits et questions.* Paris: Expansion Scientifique Publications (243-257).

DUGAS, M. (1997). Trouble dépressif majeur et psychopathologie du développement In M.-C. Mouren-Siméoni & R. G. Klein (éd.), *Les dépressions chez l'enfant et l'adolescent. Faits et questions.* Paris: Expansion Scientifique Publications (7-54).

DUMAS, J.E. & GIBSON, J.A. (1990). Behavioral correlates of maternal depressive symptomatology in conduct-disorder children: II. Systemic effects involving fathers and siblings. *Journal of Consulting and Clinical Psychology,* 58, 877-881.

FREUD, S. (1917). Mourning and melancholia. In J. Strachey (Ed.), *The standard edition of the complete psychological works of Sigmund Freud* (Vol. 14). London: The Hogarth Press.

HAMMEN, C. & RUDOLPH, K. D. (2003). Childhood mood disorders. In E. J. Mash & R.A. Barkley (Eds.), *Child psychopathology.* New York: Guilford, 2nd ed (233-278).

HARTMANN, F. (2003). Suicide et dépression. In J.-P. Olié, M.-F. Poirier & H. Lôo (éd.), *Les maladies dépressives.* Paris: Flammarion, 2ᵉ éd. (56-69).

KLEIN, R.G. (2003). Maladies dépressives chez l'adolescent. In J.-P. Olié, M.-F. Poirier & H. Lôo (éd.), *Les maladies dépressives.* Paris: Flammarion, 2ᵉ éd. (32-39).

KOVACS, M. (1997). Comorbidité dans la dépression de l'enfant et de l'adolescent. In M.-C. Mouren-Siméoni & R.G. Klein (éd), *Les dépressions chez l'enfant et l'adolescent: faits et questions.* Paris: Expansion Scientifique Publications (130-143).

MORAN, G., PEDERSON, D.R. & TARABULSY, G.M. (1996). Le rôle de la théorie de l'attachement dans l'analyse des interactions mère-enfant à la petite enfance: descriptions précises et interprétations significatives. In G.M. Tarabulsy & R. Tessier (éd.), *Le développement émotionnel et social de l'enfant.* Sainte-Foy, Québec: Presses de l'Université du Québec (69-109).

MORON, P. (2006). *Le suicide.* Paris: PUF.

MOUREN-SIMEONI, M.-C., FALISSARD, B. (1997). Dysthymie chez l'enfant et l'adolescent. In M.-C. Mouren-Siméoni & R.G. Klein (éd.), *Les dépressions chez l'enfant et l'adolescent: faits et questions.* Paris: Expansion Scientifique Publications (55-79).

NURCOMBE, B. (1994). The validity of the diagnosis of major depression in childhood and adolescence. In W.M. Reynolds & H.F. Johnston (Eds.), *Handbook of depression in children and adolescents.* New York: Plenum Press (61-77).

PARRY JONES, W.L. (1995). Historical aspects of mood and its disorder inyoung people. In I.M. Goodyer (Ed.), *The depressed child and adolescent: Developmental and clinical perspectives.* Cambridge : Cambridge University Press (1-25).

STROBER, M. (1997). La maladie bipolaire. In M.-C. Mouren-Siméoni & R. G. Klein (éd.), *Les dépressions chez l'enfant et l'adolescent: faits et questions.* Paris Expansion Scientifique Publications (187- 196).

## *Palavras-chave*

afetividade negativa
depressão mascarada
dupla depressão
eixo hipotálamo-hipófise-adrenal
equivalentes depressivos
estilo de atribuição depressivo
fuga de ideias
hipomania
ideias de grandeza
ideias falsas

impotência adquirida
inversão da polaridade
mania
melancolia
pesquisas ascendentes
pesquisas descendentes
prevalência na vida
problemas internalizantes
risco na vida
sintomas psicóticos

sintomas vegetativos
sistema límbico
teste de supressão à
  dexametasona
transtorno bipolar
transtorno depressivo maior
transtorno distímico
transtornos de humor
tríade cognitiva negativa

# 9

# OS TRANSTORNOS DE ANSIEDADE

*Neste capítulo você saberá que:*

**1** o medo e a angústia são reações humanas universais. Ao longo da vida, na maior parte dos casos, esses sentimentos desempenham um papel adaptativo às vezes essencial à sobrevivência;

**2** em certos casos, essas reações são extremas, tanto por sua frequência quanto por sua intensidade; em situações assim, impedem o desenvolvimento e a adaptação da criança e do adolescente em lugar de favorecê-lo;

**3** os transtornos resultantes diferem entre si, mas todos se caracterizam por sentimentos intensos e persistentes de ansiedade. Este capítulo trata de sete transtornos de ansiedade que geralmente se manifestam na infância e na adolescência: *a ansiedade de separação, a fobia específica, a fobia social, o transtorno obsessivo-compulsivo, o transtorno de pânico, o transtorno de estresse pós-traumático e a ansiedade generalizada*;

**4** eles se manifestam em diferentes níveis – comportamental, cognitivo, afetivo e fisiológico – e, sem intervenção, podem se tornar crônicos e persistir até a idade adulta;

**5** os transtornos de ansiedade são frequentemente comórbidos com eles mesmos ou com outras psicopatologias, como os transtornos de humor, a hiperatividade e os transtornos de comportamento. Também costumam conturbar a adaptação e a aprendizagem;

**6** em geral, atingem mais de 10% das crianças e dos adolescentes (mais as meninas do que os meninos);

**7** embora os transtornos de ansiedade tenham manifestações muito diferentes, eles são o resultado de fatores de risco que, em articulação, aumentam a inibição comportamental e causam uma série de sintomas, entre os quais predominam temores, dúvidas, hesitações, retraimento social e evitação.

Depois de ter estabelecido uma distinção entre o medo e a angústia – reações humanas universais – e a ansiedade patológica, este capítulo oferece uma descrição detalhada dos sete transtornos de ansiedade mais frequentes na infância e adolescência. Estudos de caso exemplificam as características compartilhadas não obstante sua grande diversidade. O capítulo examina em seguida a comorbidade e a epidemiologia, explora os processos de desenvolvimento que os subentendem e considera os diferentes fatores de risco que explicam sua etiologia, que é multifatorial. Os fatores de risco mais influentes são: vulnerabilidade genética ligada ao fato de membros da família terem um transtorno de ansiedade; vulnerabilidade neurofisiológica ligada a uma alteração precoce do funcionamento do eixo HPA, do sistema límbico e/ou do córtex pré-frontal; vulnerabilidade neurofisiológica manifestada através de características temperamentais e/ou cognitivas em que predominam um nível elevado de negatividade afetiva e uma percepção de falta de controle; relações familiares pouco gratificantes, em que os pais contribuem para reforçar as emoções e os pensamentos de ansiedade, assim como os comportamentos de evitação da criança; acontecimentos de vida que aumentam sensivelmente, às vezes de maneira crônica, o nível de estresse ao longo do desenvolvimento.

## QUANDO O MEDO E A ANGÚSTIA TORNAM-SE PATOLÓGICOS

Os barulhos inesperados, os animais pequenos ou grandes e as pessoas vistas pela primeira vez geralmente causam sobressalto ou fazem chorar a criança pequena, enquanto os irmãos mais velhos ficam maravilhados diante de criaturas ferozes e gigantes de todo tipo que povoam os livros de histórias infantis e que, às vezes, perturbam seu sono. Nicolas dá um exemplo disso (ver Figura 9.1).

> Às vezes, na minha cama de cima do beliche, começo a pensar que talvez um monstro tenha se escondido na cama de baixo e que fareja à sua volta procurando por um menininho para devorar, e eu sou o menininho que ele está farejando (...)
> Minha mãe me diz que nenhum monstro se escondeu. (Mas) às vezes, até as mães podem se enganar. (p. 20-23)

Desde muito pequeno, qualquer ser humano está predisposto a temer objetos e situações que poderiam lhe causar mal e a evitá-los. A **ansiedade** – expressada através de sentimentos intensos de **medo** e de **angústia** – é uma reação universal frente a objetos ou situações que representam uma ameaça ou um perigo real ou imaginário. Costuma-se fazer uma distinção de natureza descritiva entre medo (associado a um objeto ou a uma situação específicos) e a angústia (difusa e anterior a circunstâncias nefastas). Na prática, porém, medo e angústia estão estreitamente ligados, manifestando-se por meio de reações comportamentais, cognitivas, afetivas e psicológicas simultâneas. Quando extremas, essas reações são invasivas: perturbam o comportamento da criança, sua atenção, seus pensamentos, sua imaginação, suas emoções, assim como seu corpo, seus gestos e suas sensações.

O medo e a angústia são muito comuns ao longo da vida e desempenham um papel adaptativo. As crianças, assim como os adolescentes, têm de enfrentar os mais diversos desafios que provocam sentimentos intensos e prolongados de ansiedade, os quais são parte integrante do desenvolvimento normal, seja aos 7 meses, quando a criança se vê diante de adultos que não conhece, aos 7 anos, quando tem de responder a novas exigências escolares ou aos 17 anos, quando sua autonomia crescente a obriga a fazer escolhas e a assumir responsabilidades que jamais teve de enfrentar até então.

O medo e a angústia são temas de muitos estudos descritivos. Desde as pesquisas clássicas de Jersild e Holmes (1935) e de Lapouse e Monk (1959), há indícios de que a maioria das crianças e dos adolescentes tem diversos medos por vezes acentuados, os quais evoluem bastante ao longo dos anos e costumam atenuar em número, mas crescer em complexidade (Vasey, Crnic e Carter, 1994). Conforme várias compilações detalhadas, as manifestações de ansiedade seguem um curso de desenvolvimento universal (resumido na Tabela 9.1). Esse curso depende da maturidade cognitiva da criança e das exigências normativas que, na maioria das culturas, lhes são impostas à medida que ela cresce (Fonseca, Yule e Erol, 1994).

Os recém-nascidos e as crianças muito pequenas têm medo de acontecimentos repentinos e inesperados, como barulhos súbitos, ou objetos que se aproximam rapidamente. Desde os 6 meses, eles têm medo de situações novas e reagem negativamente quando são separados das pessoas próximas, reações que diminuem por volta dos 2 anos para serem substituídas, até os 4 anos, pelo medo de ficar sozinho ou do escuro e pelo temor de animais.

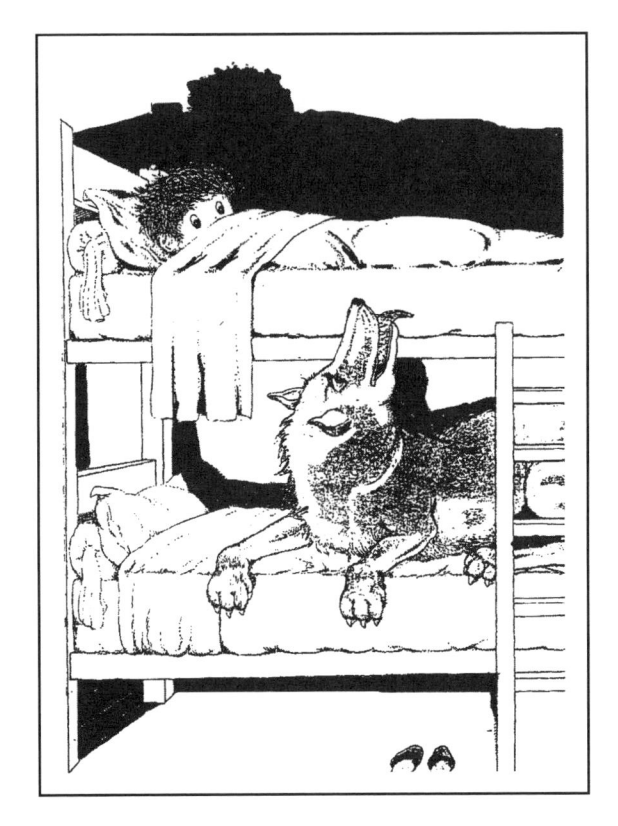

**FIGURA 9.1**
Desenho e texto extraídos de "Nicolas et tous ses fantômes" (Viorst e Galeron, 1992).

O medo dos cachorros é frequente nessa idade. O despertar da imaginação dá lugar, entre 5 e 6 anos, ao medo de criaturas imaginárias (fantasmas, monstros, etc.) e de animais selvagens que poderiam querer o mal da criança. Eles diminuem sensivelmente por volta dos 7 anos para ser substituídos por temores mais realistas, embora pouco prováveis em muitos casos, como a morte de um ser querido, os acidentes graves, as catástrofes naturais e a guerra. As crianças nessa idade também costumam temer a punição em casa ou na escola. Essa situação predomina até a puberdade. A natureza da ansiedade torna-se sobretudo social. Os adolescentes temem a avaliação de seu meio, as dificuldades, a rejeição e o fracasso escolar (Turgeon, Chartrand e Brousseau, 2005).

Estudos quantitativos realizados por Ollendick e colaboradores concluem que, apesar das diferenças culturais, a progressão é encontrada em amostras provenientes de países diversos, como a Austrália, a China, a Nigéria e os Estados Unidos (Ollendick, King e Frary, 1989; Ollendick, Yang, King, Dong e Akande, 1996). Além disso, na maioria das amostras estudadas, observa-se que a intensidade do medo diminui com a idade e que as meninas expressam mais medo que os meninos. Contudo, deve-se observar que, de acordo com a mesma equipe de pesquisa, a progressão desenvolvimental oculta o fato de que certos medos são relativamente estáveis. Em um estudo realizado com quatro grupos de crianças e adolescentes com idades de 7 a 9, de 10 a 12, de

**TABELA 9.1** O que causa medo em diferentes idades

| | |
|---|---|
| Ao nascer | Medo do inesperado (por exemplo, barulhos súbitos) |
| Aos 6 meses | Medo de pessoas e de situações novas |
| Aos 2 anos | Medo de certos animais, medo de ficar sozinho e do escuro |
| Aos 5 anos | Medo de animais selvagens e de criaturas imaginárias |
| Aos 7 anos | Medo de acidentes, da morte e de catástrofes |
| Na adolescência | Medo da avaliação negativa das pessoas próximas e do fracasso |

Os medos apresentados nesta tabela são recorrentes. São observados na maioria das crianças e dos adolescentes e não são, por si mesmos, manifestações patológicas de ansiedade.

13 a 15 e de 16 a 18 anos, foi relatado que alguns medos estão presentes com frequência em cada faixa etária, como o medo de ataques violentos (por exemplo, arrombamentos), de acidentes, da morte e de mortos, de dificuldades e de fracasso escolar (Ollendick, Matson e Hetsel, 1985). Então, o medo dos jovens não é uma entidade estática: evolui em função de mudanças sociais. Cada vez mais crianças e adolescentes preocupam-se atualmente com medos "novos", como a AIDS, as agressões sexuais e o terrorismo (Muris e Ollendick, 2002).

Os **transtornos de ansiedade** agrupam dificuldades heterogêneas que têm como aspecto comum sentimentos intensos e persistentes de ansiedade. Ao contrário dos medos passageiros e às vezes acentuados da infância e da adolescência, esses transtornos

- provocam uma aflição extrema que não provém de um perigo real ou iminente;
- não podem ser aplacados por gestos tranquilizadores ou por um apelo à razão ou à evidência;
- não podem ser ou são com muita dificuldade dominados por um ato de vontade;
- levam a criança a evitar o que ela teme ou a tentar fugir;
- às vezes persistem por muito tempo e interferem no seu desenvolvimento.

Utilizando uma terminologia em muitos casos semelhante, mas raramente idêntica, a CID-10 e o DSM-IV classificam sete transtornos mais amplos sob a rubrica de transtornos de ansiedade. A Tabela 9.2 permite comparar essa terminologia e aponta que, em termos fenomenológico, esses transtornos se distinguem pela natureza da ansiedade observada (Mouren-Siméoni, Vila e Vera, 1993). O que o DSM-IV chama de **ansiedade de separação**, de **fobia específica**, de **fobia social** e de **transtorno obsessivo-compulsivo**, a ansiedade é *dirigida*: a criança teme algo ou uma situação específicos e se preocupa com isso de forma constante. No **transtorno de pânico**, a ansiedade é *invasiva e extrema*: a criança é tomada de súbito por sensações de pânico que podem fazê-la perder momentaneamente o autocontrole. No **transtorno de estresse pós-traumático**, a ansiedade é *reacional*: a criança revive uma situação traumática da qual ela própria ou alguém próximo foi vítima, o que lhe causa sensações extremas de medo e de angústia. Por último, na **ansiedade generalizada**, ela é *flutuante*: a criança tem vários temores persistentes e irrealistas que perturbam bastante seu comportamento. Os sete transtornos serão apresentados na mesma ordem em que aparecem na tabela.

A CID-10 destaca que os transtornos de humor têm semelhanças evidentes em todas as idades, mas oferece

**TABELA 9.2** Os transtornos de ansiedade segundo a terminologia da CID-10 e do DSM-IV

| NATUREZA DA ANSIEDADE OBSERVADA | CID-10 | DSM-IV |
|---|---|---|
| **Dirigida** | angústia de separação<br>fobia específica<br>ansiedade social<br>transtorno obsessivo-compulsivo | ansiedade de separação<br>fobia específica da infância<br>fobia social<br>transtorno obsessivo-compulsivo |
| **Invasiva** | transtorno de pânico | transtorno de pânico |
| **Reacional** | transtorno de estresse pós-traumático | transtorno de estresse pós-traumático |
| **Flutuante** | ansiedade generalizada da infância | ansiedade generalizada |

CID-10/ICD-10. Classification Internationale des Troubles mentaux et des Troubles du comportement. Critères diagnostiques pour la recherche. Organisation mondiale de la Santé, Masson, Paris, 1994.
American Psychiatric Association – DSM-IV-TR. *Manuel Diagnostique et Statistique des Troubles mentaux*, 4ª édition. Texte révisé (Washington DC, 2000). Tradução francesa por J.D. Guelfi et al., Masson, Paris, 2003.

critérios específicos para descrever três durante a infância e a adolescência, a saber, a angústia de separação, a ansiedade social da infância e a ansiedade generalizada da infância. Já o DSM-IV descreve um único transtorno de ansiedade – a ansiedade de separação – no capítulo dos transtornos diagnosticados habitualmente na primeira infância, na segunda infância ou na adolescência. Os outros são diagnosticados com critérios definidos para os adultos, embora o DSM leve em conta até certo ponto o aspecto desenvolvimental desses transtornos e as modificações que geralmente é necessário fazer nos critérios diagnósticos quando eles são aplicados às crianças e aos adolescentes.

## APANHADO HISTÓRICO

O estudo científico dos transtornos de ansiedade que ocorrem na infância e na adolescência é relativamente recente, e o campo de conhecimentos ainda é muito mais limitado nessas idades do que na idade adulta. Em um breve exame histórico, Klein e Last (1989) descrevem achados que ilustram que as reações extremas de medo e de angústia manifestadas por certas crianças suscitam há muito tempo um interesse intenso e variado.

Deve-se observar que intelectuais de diversas especialidades – como a filosofia (Kierkegaard, 1844), a biologia (Darwin, 1873), a psiquiatria (Janet e Raymond, 1908) e a psicologia (Binet, 1895) – se debruçaram sobre os fenômenos de ansiedade e que dois estudos clássicos (o do pequeno Hans [Freud, 1909] e o do pequeno Albert) (Watson e Rayner, 1920) influenciaram o desenvolvimento das pesquisas modernas em psicopatologia da criança e do adolescente.

Freud atribuía um papel primordial à ansiedade no desenvolvimento da pessoa, normal ou patológica. Publicou várias obras que exemplificam a riqueza, a complexidade e a evolução de seu pensamento. No primeiro estudo de caso psicanalítico de uma criança, Freud (1909) descreve os sintomas de um menino de 5 anos, o pequeno Hans, que tinha uma fobia dos cavalos e sofria de angústia de separação. A criança se recusava a sair de casa, porque não queria se separar de sua mãe e temia encontrar cavalos – algo bastante provável em uma época em que eles ainda não tinham sido substituídos pelos automóveis. Trabalhando inteiramente por correspondência com o pai de Hans,

Freud interpretou os sintomas da criança em termos de conflito edipiano: de um lado, seu medo extremo dos cavalos representava um medo inconsciente de que seu pai o castrasse porque ele desejava ocupar seu lugar e ter relações íntimas com a mãe; de outro, esse medo lhe permitia não sair de casa e assim evitar de se separar daquela que ele amava tanto. Ainda que vários críticos de Freud considerem suas hipóteses sem fundamento (Wolpe e Rachman, 1960), o caso do pequeno Hans continua sendo importante, não apenas porque Freud atuou como pioneiro no estudo psicológico dos transtornos de ansiedade, mas também porque seu trabalho reconhece a existência desses transtornos desde a primeira infância e ilustra as complicações decorrentes no desenvolvimento das crianças afetadas. Achados de orientação psicanalítica prosseguiram ao longo de todo século XX (Erikson, 1950; A. Freud, 1946; Sullivan, 1953). Em geral, eles foram dando cada vez mais ênfase aos fatores relacionais e às circunstâncias familiares e sociais que podem causar os transtornos, e não aos conflitos psíquicos postulados por Freud, que são menos observáveis.

Na mesma época que Freud, mas em uma perspectiva diametralmente oposta, Watson e Rayner (1920), da Universidade John Hopkins, nos Estados Unidos, recorreram aos princípios do condicionamento clássico da psicologia experimental, em pleno florescimento na época, para provocar deliberadamente a fobia de um animal em uma criança pequena. Eles ensinaram o pequeno Albert, com 11 meses, a temer um rato branco fazendo um ruído estridente de metal atrás da criança sempre que ela se aproximava do animal. Esse ruído, que o assustava e o fazia chorar, levou-o rapidamente a manifestar todos os sintomas de uma fobia específica. Com 1 ano, Albert tinha medo não apenas de ratos brancos, mas também de cães, de casacos de pele e de vários objetos que se assemelhavam a eles. Watson e Rayner não tiveram oportunidade de dessensibilizar Albert, como era sua intenção, pois a criança foi adotada pouco depois dos resultados desastrosos dessa primeira experiência.

Alguns anos mais tarde, seguindo o mesmo caminho, Mary Cover Jones (1924), da Columbia University, nos Estados Unidos, utilizou vários princípios da psicologia experimental (condicionamento clássico, condicionamento instrumental e modelagem) para tratar de Peter, um menino de 3 anos que tinha uma fobia específica de coelhos semelhante à de Albert. Enquanto Peter brincava sozinho ou com três crianças não ansiosas, Jones o expôs, diversas vezes, a um coelho, colocando-o cada vez mais perto dele, em princípio em uma gaiola e depois em liberdade. Peter foi recompensado todas as vezes em que se aproximou do animal e, com isso, aprendeu, com o tempo, a brincar com ele e a superar sua fobia. Assim como os de Freud, os primeiros trabalhos experimentais demonstraram, já há quase um século, a influência dos transtornos de ansiedade desde a primeira infância. Eles suscitaram várias pesquisas, cujo objetivo sempre foi, de um lado, determinar os fatores fisiológicos, psicológicos e ambientais motivadores de um nível elevado de ansiedade e, de outro, de desenvolver métodos eficazes de intervenção a fim de remediá-los (Gray, 1987; Rachman, 1977).

Logo, as observações detalhadas de Darwin sobre as emoções levaram a uma profusão de pesquisas sobre desenvolvimento e expressão de manifestações diversas. Etologistas, psicólogos e antropólogos se interessaram pela impressão, assim como pela gênese da relação de apego entre mãe e filho (o apego também foi objeto de análise quando é alterado devido ao medo e à angústia)

(Ainsworth, 1982; Bowlby, 1973; Harlow, 1958; Montagner, 1988; Zazzo, 1979b). Suas análises concluíram que, ao não assumir proporções patológicas, a ansiedade serve de sinal de alerta: ela anuncia a presença de uma situação que poderia ser perigosa e prepara o organismo para mobilizar seus recursos para enfrentá-la. Nessa perspectiva, uma relação de apego estável e segura entre pais e filho tem uma dupla função: de um lado, permite à criança obter a proteção de sua mãe (ou de um adulto) em um ambiente que ela conhece e que poderia ser perigoso; de outro, concede-lhe o amor e o estímulo de que ela necessita para desenvolver suas competências com toda segurança, sem correr o perigo de ser abandonada. Ao contrário disso, um apego inconsistente deixa a criança atormentada por sentimentos invasivos de medo e de angústia frente a desafios que inevitavelmente ela tem de enfrentar, o que limita o desenvolvimento de suas competências e torna-a vulnerável a um transtorno de ansiedade (Belsky e Nezworki, 1988). Ainda que, no plano teórico, o vínculo entre a relação de apego e a ansiedade possa parecer evidente, deve-se observar que ainda não há atualmente estudos científicos confirmando a existência de tal vínculo.

Até o início dos anos de 1980, as pesquisas científicas relativas à ansiedade deram ênfase à manifestação e à evolução das reações de medo e de angústia em crianças e adolescentes, e não ao estudo dos transtornos de ansiedade como tais. É por isso que permanecem relativamente pouco conhecidos (Zahn-Waxler, Klimes-Dougan e Slattery, 2000). Além disso, a falta de distanciamento histórico contribui para a percepção ainda corrente de que eles são raros antes da idade adulta e relativamente benignos. Tal percepção é falsa, mas persistente, o que se explica também pelo fato de esses transtornos raramente se fazerem notar. A maioria dos adultos ansiosos procura evitar atrair a atenção a qualquer custo e sofre em silêncio. Além disso, seu comportamento não perturba muito o grande público e não interessa mais à mídia, ao contrário do comportamento das crianças violentas, delinquentes, toxicômanas ou suicidas. Suas dificuldades não são menos reais e seus sofrimentos são penosos, para eles e para quem os ama, motivo por que merecem tanta atenção quanto as crianças – cujo comportamento é mais ruidoso (Dumas, 2005b).

O desenvolvimento de critérios diagnósticos aplicáveis às crianças e aos adolescentes data dos anos de 1980, com a publicação do DSM-III (APA, 1980), do DSM-III-R (APA, 1987) e da CID-9 (OMS-1979). Essas classificações deram lugar a estudos sistemáticos das características mais importantes dos transtornos de ansiedade da infância e da adolescência, assim como de sua epidemiologia, de seus cursos de desenvolvimento e de sua etiologia. Eles mostram que esses transtornos podem se manifestar muito cedo, já na primeira infância, que eles têm consequências nefastas sobre o desenvolvimento afetivo e social e sobre o desempenho escolar da criança e do adolescente, anunciando transtornos semelhantes ou dificuldades de adaptação na idade adulta (Albano, Chorpita e Barlow, 2003; Turgeon e Gendreau, 2006).

## CONSIDERAÇÕES DIAGNÓSTICAS E DESENVOLVIMENTAIS

Antes de considerar cada transtorno em particular, é necessário levantar algumas questões de ordem diagnóstica e desenvolvimental aplicáveis aos transtornos de ansiedade. Essas considerações são semelhantes àquelas que mencionamos nos Capítulos 7 e 8 relativa aos transtornos de comportamento e aos transtornos de humor; portanto, elas serão abordadas brevemente.

## Categorias, dimensão e comorbidade

Na infância e na adolescência, os transtornos de ansiedade representam mais um exagero de tendências desenvolvimentais normais do que entidades clínicas qualitativamente distintas (OMS, 1993). A abordagem categorial, que estabelece critérios diagnósticos para distingui-los, tende assim a mascarar o fato de esses transtornos serem associados e de suas manifestações se confundirem. Na verdade, a comorbidade é a norma, sobretudo antes da adolescência (Andersen, 1994; Mouren-Siméoni et al., 1993). Essa realidade frequentemente torna difícil estabelecer um diagnóstico clínico e levanta questões que só podem ser abordadas por meio de estudos longitudinais, os quais mencionaremos muitas vezes neste capítulo, e que mostram como a comorbidade influencia o curso de desenvolvimento dos transtornos de ansiedade (além disso, sua etiologia depende da presença ou não de uma patologia associada). Defende-se, de um lado, que esses transtornos são entidades clínicas menos precisas que os diagnósticos atuais levam a crer e, de outro, que pesquisadores e clínicos estão mais capacitados a determinar de maneira confiável a presença de um transtorno de ansiedade ao fundamentarem seus diagnósticos em uma abordagem categorial (utilizando um instrumento diagnóstico padronizado como o DISC ou Diagnostic Interview Schedule for Children) e em uma abordagem dimensional (obtendo da criança, de seus pais e de um professor uma avaliação comportamental, como o CBCL ou Child Behavior Checklist) (Albano et al., 2003; Schniering, Hudson e Rapee, 2000).

## As diferentes modalidades de expressão da ansiedade

Conforme a Tabela 9.3, a ansiedade tem modalidades múltiplas de expressão. Assim, em termos de comportamento, ela pode se manifestar por evitação, fuga ou compulsões; em termos cognitivos, por ruminações, interpretações errôneas ou obsessões; em termos afetivos, por sentimentos de medo, de angústia, de pânico ou de aflição; e, em termos fisiológicos, por reações somáticas, como uma alteração do ritmo respiratório ou cardíaco, suores frios ou cólicas (Dumas, 2005b). Essas modalidades descrevem uma fenomenologia muito complexa que, em geral, difere de uma pessoa a outra, que evolui com a idade e que reflete provavelmente considerações sociais e culturais ainda pouco conhecidas (Fonseca et al., 1994). Essa complexidade pode, mais uma vez, tornar difícil estabelecer um diagnóstico clínico. De um lado, é raro que essas modalidades coincidam inteiramente. Na maioria dos casos, as crianças ansiosas parecem privilegiar uma ou duas: algumas ruminam e mostram-se sempre preocupadas; outras são tensas e ficam agitadas diante do menor desafio; outras ainda se queixam de dores inexplicáveis todos os dias, ou quase. De outro lado, essas crianças, muitas vezes, aprenderam a dominar essas modalidades – sobretudo quando são ansiosas há muito tempo – a ponto de conseguir passar a impressão de ter muito menos dificuldades do que têm de fato.

## Diferenciar a ansiedade normal da patológica

Embora nem sempre seja fácil estabelecer a presença de um transtorno de ansiedade, há quatro elementos importantes que permitem distinguir os medos e as angústias passageiros da ansiedade patológica (Dumas, 2005b):

**TABELA 9.3** As múltiplas modalidades de expressão da ansiedade

| | |
|---|---|
| **Emocional** | Sentimentos extremos de medo, angústia, fraqueza, impotência e desespero, falta de segurança e de autoestima |
| **Mental** | Atenção "cativa"; pessimismo, negatividade, ideias falsas do perigo; ruminações ansiosas e frequentemente extenuantes |
| **Corporal** | Tensão, agitação geral ou calma incomum; gestos de proteção, respiração rápida, ritmo cardíaco acelerado ou irregular, transpiração excessiva |
| **Comportamental** | Evitação ou fuga; recusa de assumir riscos, mesmo moderados; timidez e "invisibilidade" social |

Os transtornos de ansiedade se manifestam em quatro níveis distintos. Esta tabela fornece alguns exemplos de suas modalidade de expressão em cada um desses níveis.

*Comportamento*

Quando um transtorno está presente, a evitação é o comportamento mais revelador. A criança se recusa a sair de casa porque não quer se separar de seus pais, por exemplo, porque teme um ataque de pânico, ou porque se impõe limites extremos para jamais enfrentar o objeto ou a situação que receia. Em certos casos, a evitação é bastante significativa, mas mais sutil. Por exemplo, a criança fala sem parar sobre aquilo que teme ou encontra inúmeras desculpas para não ter de fazê-lo; dedica um tempo enorme às suas obsessões ou a preocupações e fica agitada quando a impedem de fazer isso.

*Qualidade de vida*

A presença de um transtorno é observada principalmente em diversas emoções negativas, assim como em sua antecipação. Mesmo quando tudo vai bem, a criança se mostra preocupada. Ela parece inquieta e tensa, tem um ar triste ou mal-humorado. Ao menor impulso ou provocação, ela chora, grita ou fica enraivecida; se fecha e recusa qualquer contato. Quando fala abertamente, ela própria reconhece que é infeliz e diz que luta em vão contra sua ansiedade.

*Desenvolvimento*

Quando uma criança manifesta um transtorno de ansiedade há um certo tempo, é inevitável que ele tenha repercussões negativas em seu desenvolvimento, as quais assumem a forma de atrasos acentuados em diversos aspectos, às vezes acompanhados de comorbidades.

*Vida familiar*

Fora de casa, a maioria das crianças ansiosas evita chamar a atenção e procura deliberadamente passar despercebida. Em contrapartida, em casa, elas são bem diferentes. Queixam-se de tudo e costumam ser muito exigentes. Podem, por exemplo, enfurecer-se, resmungar horas a fio para evitar obedecer ou mostrar sua contrariedade e sua infelicidade. Às vezes, esses comportamentos perturbadores preocupam mais os pais do que os transtornos de ansiedade que os alimentam.

## As perspectivas complementares oferecidas por diferentes fontes de informação

É essencial considerar que crianças, pais e professores oferecem perspectivas complementares sobre as diferentes manifestações de ansiedade que geralmente se confundem, mas que às vezes se contradizem. Embora estudos de amostras comunitárias e clínicas concordem em mostrar que os transtornos de ansiedade estão entre as psicopatologias mais frequentes da infância e da adolescência, as taxas de prevalência relatadas variam em função, por exemplo, das pessoas entrevistadas (ver Albano et al., 2003). Além disso, crianças, pais e professores apresentam um concepções controversas desses transtornos (Benjamin, Costello e Warren, 1990; Jensen et al., 1996). Em geral:

- as correlações entre os sintomas relatados por diferentes fontes de informação variam e são inconsistentes;
- a maior parte das crianças que preenchem os critérios diagnósticos de um transtorno de ansiedade com base em um instrumento diagnóstico padronizado (como o DISC ou Diagnostic Interview Schedule for Children) não são as mesmas que preenchem esses critérios de acordo com seus pais ou professores;
- crianças, pais e professores descrevem a natureza desses transtornos e sua comorbidade de maneira muito diferente.

Por exemplo, no estudo de Benjamin e colaboradores (1990), os pais de crianças com um transtorno de ansiedade achavam que elas tinham um funcionamento social satisfatório, mas um nível elevado de sintomas psicopatológicos; seus professores, ao contrário, não percebiam um tal nível de sintomas, mas julgavam sua competência social, sua performance e seus progressos escolares fracos. Se, à primeira vista, essa situação parece limitar bastante a validade científica dos transtornos de ansiedade, ela reflete muito provavelmente o fato de eles serem complexos, de as crianças e os adolescentes afetados se comportarem diferentemente, de suas dificuldades se apresentarem de maneiras diversas conforme as pessoas entrevistadas. É necessário, portanto, se apoiar em várias fontes de informação para captar as diversas manifestações, tanto no trabalho clínico quanto na pesquisa.

## OS DIFERENTES TRANSTORNOS

### Definição, critérios diagnósticos e características essenciais

*A ansiedade de separação*

A criança com ansiedade de separação tem um medo excessivo de se separar de seus pais ou de pessoas às quais é apegada, ou medo de ter de sair de casa sem elas. Como os sentimentos de ansiedade ligados à separação são muito comuns nas crianças pequenas, só é possível fazer um diagnóstico se a ansiedade observada é persistente e excessiva considerando a etapa desenvolvimental da criança e seu contexto sociocultural, se está ligada à separação (mais do que a situações múltiplas) e se provoca uma angústia manifesta ou impede o desenvolvimento social ou escolar. A CID-10 especifica que o transtorno deve começar antes de 6 anos, enquanto o DSM-IV permite um diagnóstico até o final da adolescência (APA, 2000; OMS, 1993).

A Tabela 9.4 permite comparar os critérios diagnósticos da ansiedade de separação da CID-10 e do DSM-IV. Como eles indicam, é a angústia extrema e persistente manifestada antes ou no momento da separação que distingue a ansiedade de separação das dificuldades passageiras observadas com frequência nos primeiros anos de vida. O transtorno manifesta-se nos quatro níveis descritos: comporta-

**TABELA 9.4** Ansiedade de separação: critérios diagnósticos da CID-10 e do DSM-IV

| CID-10 | DSM-IV |
|---|---|
| A) Presença de pelo menos três das seguintes manifestações:<br>1. temor irrealista e persistente de que possa acontecer algo ruim a pessoas às quais é apegada ou de que elas desapareçam (por exemplo, medo que vão embora e não voltem; medo de não vê-las mais), além de preocupação persistente com sua morte;<br>2. temor irrealista e persistente de que um contratempo separe-a de uma pessoa à qual é apegada (por exemplo, se perder, ser raptada, internada em um hospital, ser morta);<br>3. hesitação persistente ou recusa de ir à escola devido ao medo da separação de uma pessoa à qual é apegada (mais do que razões, como o medo do que poderia acontecer na escola);<br>4. separação difícil à noite, como explica a presença de pelo menos uma das seguintes manifestações:<br>  a) hesitação persistente ou recusa de ir dormir, a não ser junto ou perto de uma pessoa à qual é apegada;<br>  b) necessidade de se assegurar da presença ou de dormir perto de uma pessoa à qual é apegada;<br>  c) hesitação persistente ou recusa de dormir fora de casa.<br>5. medo persistente e inapropriado de ficar sozinha em casa durante o dia ou sem uma pessoa à qual é apegada;<br>6. pesadelos constantes sobre temas de separação;<br>7. ocorrência constante de sintomas somáticos (como náuseas, dores abdominais, cefaleias ou vômitos) em situações que implicam uma separação de uma pessoa à qual é apegada; por exemplo, quando tem de ir à escola, ou em circunstâncias que implicam uma separação (férias, acampamentos, etc.);<br>8. sentimento excessivo e constante de angústia (por exemplo, ansiedade, crises de choro, cóleras; hesitação persistente em sair de casa; confusão, apatia ou retraimento social) antes, durante ou imediatamente após uma separação de uma pessoa à qual é apegada.<br>B) Não responde aos critérios de ansiedade generalizada da infância.<br>C) Início do transtorno antes dos 6 anos.<br>D) O transtorno não faz parte de uma perturbação global das emoções, das condutas ou da personalidade, ou de um transtorno invasivo de desenvolvimento, psicótico ou ligado à utilização de substâncias psicoativas.<br>E) Duração do transtorno: pelo menos quatro semanas. | A) Ansiedade excessiva e inapropriada à fase de desenvolvimento em relação à separação da casa ou das pessoas às quais é apegada, como explicam três (ou mais) das seguintes manifestações:<br>1. Angústia excessiva e recorrente nas situações de separação de casa ou das principais figuras de apego; antecipação a tais situações.<br>2. Temor excessivo e persistente sobre o desaparecimento das principais figuras de apego ou de uma desgraça que possa lhes ocorrer.<br>3. Temor excessivo e persistente de que uma infelicidade venha separá-la de suas principais figuras de apego (perder-se ou ser raptada).<br>4. Hesitação persistente ou recusa de ir à escola ou a qualquer outro lugar devido ao medo da separação.<br>5. Apreensão ou hesitação excessiva e persistente em ficar em casa sozinha ou em outros ambientes sem adultos de confiança ou sem uma das principais figuras de apego.<br>6. Hesitação persistente ou recusa de dormir fora de casa ou ir dormir sem estar próxima de uma das principais figuras de apego.<br>7. Pesadelos constantes sobre temas de separação.<br>8. Queixas somáticas constantes (dores de cabeça, dores abdominais, náuseas, vômitos) em circunstância de separações das principais figuras de apego ou em antecipação a elas.<br>B) A duração do transtorno é de pelo menos quatro semanas.<br>C) Início antes dos 18 anos.<br>D) O transtorno causa uma angústia clinicamente significativa ou uma alteração do funcionamento social, escolar ou outros aspectos importantes.<br>E) O transtorno não sobrevém exclusivamente durante o transtorno invasivo de desenvolvimento, a esquizofrenia ou outra psicopatologia, e nos adolescentes e nos adultos não é melhor explicado pelo diagnóstico de transtorno pânico com agorafobia.<br>Especificar se:<br>**Início precoce**: antes dos 6 anos. |

CID-10/ICD-10. Classification Internationale des Troubles mentaux et des Troubles du comportement. Critères diagnostiques pour la recherche. Organisation mondiale de la Santé, Masson, Paris, 1994.
American Psychiatric Association – DSM-IV-TR. *Manuel Diagnostique et Statistique des Troubles mentaux*, 4ª édition. Texte révisé (Washington DC, 2000). Tradução francesa por J.D. Guelfi et al., Masson, Paris, 2003.

mental, cognitivo, afetivo e fisiológico. Nas crianças com menos idade, essa angústia traduz-se com frequência em choros ruidosos, gritos ou crises de cólera que visam a evitar ou a adiar o máximo possível a separação. Nas crianças com mais idade, os sinais de angústia são menos acentuados, mas, com o desenvolvimento da linguagem e da imaginação, são acompanhados de preocupações e de temores exagerados e recorrentes que não se consegue aplacar mediante um apelo à evidência ou à razão. Tipicamente, a criança tem medo que um acontecimento atroz venha separá-la de súbito de pessoas queridas: medo, por exemplo, de que os pais tenham de ser internados em um hospital durante sua ausência ou de que morram em decorrência de um acidente ou de um atentado, ou de que ela própria se perca, seja raptada ou morta. Esses medos são irrealistas e sobretudo exagerados, porque superestimam o perigo e são catastróficos. Se é verdade que seus pais poderiam morrer de súbito, a criança com ansiedade de separação se preocupa excessivamente com isso e, quando um deles se atrasa ou não telefona como de costume, ela logo se convence de que algo terrível aconteceu. Por isso, ao se preparar para sair de casa, a criança leva um tempo enorme para fazer isso e redobra os esforços para evitar a separação. Suplica, tenta convencer o adulto por todos os meios ou fica doente. Dor de cabeça, cólicas e náuseas são comuns. Nos casos mais graves, observa-se uma agitação extrema, palpitações, sensações de desmaio ou de vômitos, que podem perturbar seriamente a família (APA, 2000; Bailly, 1995; OMS, 1993). Em geral, os sintomas se manifestam unicamente no momento em que a criança antecipa uma separação iminente – ir à escola, por exemplo, mas não nos dias de folga (Kearney, 2001).

Longe de casa, as crianças com ansiedade de separação são infelizes e permanecem assim até a hora de voltar (ao contrário das crianças que protestam ou têm crises de choro quando são deixadas na creche ou na escola, mas que melhoram logo que os pais vão embora). O tipo e a intensidade de seus sintomas variam bastante, mas a evitação é sempre o fator comum. Mais novas, essas crianças geralmente se mantém à parte, guardam um silêncio às vezes obstinado, choram ou resmungam de forma contínua e não aceitam ser consoladas. Também são incapazes de brincar como as crianças da sua idade e têm dificuldade de brincar sem interrupção e de se deixar absorver pelos jogos.

Com mais idade, elas têm um ar triste, participam pouco ou não participam de atividades e, na escola, têm dificuldades de se organizar e de trabalhar de maneira construtiva. Às vezes, podem telefonar regularmente para os pais ou voltar para casa em plena jornada para se assegurar que não ocorreu nenhum mal a um ser que lhes é querido. Esses sintomas tendem a afetar seu desempenho escolar e evidentemente limitam suas relações sociais com os colegas que, incapazes de compreender seu comportamento, costumam ignorá-las ou então zombar delas. Nos casos mais graves, essas crianças são extremamente hesitantes, se recusam a ir à escola ou a participar de outras atividades (por exemplo, aniversários, reuniões de família) na ausência de seus pais.

Embora a casa seja tipicamente seu lugar preferido, as crianças com ansiedade de separação também apresentam dificuldades nela. Durante o dia, as menores costumam ficar "grudadas": têm de saber sempre onde estão seus pais e, às vezes, os seguem de um cômodo a outro, chorando ou se queixando quando são deixadas sozinhas, mesmo que por um instante. As com mais idade têm dificuldade de se organizar e de se ocupar sozinhas; procuram constantemente o conselho e a aprovação de seus pais, que costumam ignorar logo que os recebem. Na hora de dormir e durante a noite, as crianças com esse transtorno levam um tempo enorme para ir para a cama, recusam-se a dormir sozinhas, têm pesadelos cujo conteúdo está ligado à sua sintomatologia, se levantam para ir dormir com os pais em geral até a adolescência (Nielsen et al., 2000). Essas dificuldades, mais do que os sintomas de ansiedade, são, em muitos casos, a razão principal de uma consulta profissional – como ilustra o caso de Sarah.

## SARAH

Aos 6 anos Sarah nos é encaminhada por seu pediatra, consultado primeiro por seus pais. Cerca de dois meses após o início das aulas, Sarah faltou metade dos dias e, quando é forçada a ir, geralmente chega atrasada e sempre chorando. A professora logo convocou os pais para exigir que tomassem providências, porque a menina perturba a classe ao chegar chorando e porque não se beneficia muito da experiência. "Ela prefere resmungar em seu canto a participar das atividades propostas", explica-nos a professora em uma entrevista por telefone.

Os pais de Sarah confirmam a avaliação pouco elogiosa da professora em nosso primeiro encontro: "Não gosto de sua abordagem, mas reconheço que ela tem razão", diz sua mãe. "É uma batalha todas as manhãs, primeiro para fazê-la levantar. Quando está de pé, chora ou resmunga porque não quer ir à escola ou porque não está se sentindo bem [...] Acontece de tudo: dor de cabeça, cólicas, lágrimas pesadas. É triste, mas sou enfermeira e juro para você, é uma verdadeira hipocondríaca: sente dor em toda parte. Certo dia, chegou a dizer que estava com dor de dente! Devo confessar que ri, porque ela já sentia dor de tudo, e, aliás, ela não gostou nem um pouco. Nesse dia, eu estava pouco amável e paciente [...] Ela demora para se vestir, e, às vezes, tenho de ajudá-la porque perde muito tempo. Depois, passa 10 ou 15 minutos no banheiro para fazer xixi, mas dobrada ao meio, com a cabeça sobre os joelhos, como se acabasse de sofrer uma operação terrível [...] Ela não come quase nada no café da manhã, mesmo que eu lhe ofereça seus cereais favoritos ou um pequeno pão com chocolate. Ela os devorará no sábado e no domingo, mas não durante a semana. E, finalmente, é hora de ir, então começa a verdadeira batalha, sobretudo se meu marido já saiu. É a grande crise do cólera: ela chora, urra, bate os pés, se recusa a entrar no carro. Às vezes, até se esconde se eu não ficar atenta. De tempos em tempos, fica em um tal estado que acaba vomitando. Certa ocasião, ela também vomitou na escola, então me telefonaram e eu tive de ir buscá-la. Logo que me vê, tudo fica muito bem. É a mesma coisa quando permito que fique em casa. Isso deixa meu marido furioso, pois diz que ela nos manipula. Mas é verdade, ela fica radiante, e todos os seus sintomas desaparecem."

Os pais de Sarah dizem ter tentado de tudo para resolver o problema: firmeza, punições, longos discursos sobre as virtudes da educação, promessas de recompensa e outras abordagens, sem sucesso.

Sarah sempre foi, de acordo com seus pais, uma criança "medrosa e tímida", sobretudo em comparação com seu irmão mais novo, "que não tem medo de nada". Foi por isso que decidiram mantê-la em casa até os 5 anos e fazê-la frequentar apenas um ano do maternal. Após uma adaptação difícil e algumas semanas de lágrimas quase todas as manhãs no momento da separação, Sarah começou a se ambientar. "Ela tinha uma professora incrível, que fazia um monte de atividades com as crianças e que sabia tranquilizá-las quando algo não ia bem. Ela também estava em uma turma pequena", explica sua mãe.

Os primeiros sintomas evidentes de seu transtorno de ansiedade remontam ao verão anterior a seu ingresso na terapia e decorrem provavelmente da hospitalização de sua mãe durante alguns dias para uma intervenção cirúrgica. "Ela teve muita dificuldade de entender", explica seu pai, "e eu me sinto um pouco culpado, porque, sozinho, com duas crianças em casa, eu realmente não me dei conta disso. Ela estava muito calma e quase não falava quando a gente ia ao hospital, mas em casa ela fazia perguntas sem parar. Acho que essa era sua forma de dizer que estava preocupada com a mãe [...] Depois que (sua mãe) voltou para casa, Sarah ficou muito "grudada". Ela hesita em ir brincar com seus amigos; na verdade, quase não sai mais. E toda noite, toda noite, ela vem para nossa cama, em geral depois de ter acordado de propósito sua mãe (coisa que fazia apenas raramente antes). Se tento levá-la de volta para a cama, ela retorna um pouco mais tarde ou se deita e dorme na porta de nosso quarto como um cãozinho de guarda."

Sarah não hesita em reconhecer que seu comportamento a torna infeliz e preocupa seus pais, mas justifica isso explicando que sempre se sente mal de manhã e que não gosta nem de seus colegas de turma nem de sua nova professora, que qualifica de "velha bruxa". Quando ela é lembrada de que não tem nenhum sintoma nos dias de folga ou que vários de seus amigos do bairro estão na mesma turma, ela ergue os ombros sem responder. Reconhece apenas uma vez ter sentido "medo" por sua mãe quando ela estava no hospital, mas logo acrescenta que "tudo vai bem agora que ela está em casa de novo".

A intervenção avança paralelamente em dois aspectos:

1. Trabalho aprofundado com os pais, sobretudo com a mãe de Sarah, com o objetivo de formular suas prioridades educativas e de explorar as circunstâncias familiares que poderiam ter levado às dificuldades da criança. Isso põe em evidência importantes tensões conjugais que são abordadas antes de fazer a abordagem com Sarah.

2. Modificação do comportamento da criança em casa, por meio de rotinas muito claras e previsíveis na hora de dormir e depois de se levantar. Em um período de cerca de cinco semanas, essas rotinas permitem, em primeiro lugar, a Sarah (e a seus pais) ter mais sono e posteriormente ir para a escola evitando as batalhas diárias. Passados seis meses, a criança vai para a escola sem dificuldade e está bem integrada, e a professora é muito mais positiva agora em relação a ela do que antes. Mas Sarah continua sendo uma menininha tímida que se retrai facilmente e que tem poucos amigos.

---

## A fobia específica

A fobia específica caracteriza-se por um medo acentuado e persistente de um objeto ou de uma situação isolados que, na verdade, não representa um perigo real. As fobias de certos animais, do escuro, do raio ou do trovão são exemplos comuns. É a especificidade do objeto ou da situação que distingue esse transtorno, sendo que os estímulos podem desempenhar esse papel se forem muito grandes, fazendo com que a expressão do fenômeno varie bastante entre as pessoas. Visto que as crianças, quando pequenas, costumam ter medo de diversos objetos ou de situações específicas, só é possível estabelecer um diagnóstico se a ansiedade observada for persistente e claramente excessiva, considerada a fase desenvolvimental da criança e seu contexto sociocultural, e se causar uma angústia manifesta ou uma disfunção que impeça o desenvolvimento social ou escolar (APA, 2000; Essau, Conradt e Petermann, 2000; OMS, 1993).

Os critérios diagnósticos das fobias específicas da CID-10 e os do DSM-IV são apresentados na Tabela 9.5. A partir das pesquisas clássicas de Marks (1969) sobre as fobias, diversos autores (Ollendick, Hagopian e King, 1997; Silverman e Rabian, 1993) assinalam que as fobias específicas da infância e da adolescência se distinguem dos medos passageiros, ainda que muitas vezes acentuados, observados regularmente ao longo do desenvolvimento pelo fato de provocarem uma angústia extrema não correspondente aos perigos que o estímulo fobógeno poderia apresentar; além disso, elas não podem ser acalmadas com gestos tranquilizadores, com apelo à razão, com as evidências ou com um ato de vontade. Essas características estão nos critérios diagnósticos dos dois sistemas e, de maneira geral, nos transtornos de ansiedade (ver Tabela 9.2). Os sintomas de uma fobia específica devem persistir no mínimo por seis meses (segundo o DSM-IV) e ter consequências desenvolvimentais nefastas para que seja feito um diagnóstico.

A presença do estímulo fobógeno provoca, na maior parte dos casos, uma reação imediata e previsível: tensão e ansiedade manifestas, agitação e/ou sintomas somáticos múltiplos estão sempre presentes e, às vezes, desencadeiam um **ataque de pânico**. Quando tal paradoxo não é atingido, a criança se imobiliza ou se agarra (por exemplo, ao pai), ou procura fugir quando sente medo ou dominar seu medo em um desconforto evidente. As crianças com menos idade choram, gritam ou têm crises de cólera, sobretudo ao se tentar forçá-las a enfrentar o objeto ou a situação que temem.

Não estando frente a frente com aquilo que receia, às vezes a criança se preo-

**TABELA 9.5** Fobia específica: critérios diagnósticos da CID-10 e do DSM-IV

| CID-10 | DSM-IV |
|---|---|
| A) Seja (1) seja (2):<br>　1. temor acentuado de um objeto ou de uma situação específica, excetuados aqueles incluídos na agorafobia ou na fobia social;<br>　2. evitação acentuada de um objeto ou de uma situação, excetuados aqueles incluídos na agorafobia ou na fobia social.<br>As fobias específicas mais difundidas referem-se aos animais, aos pássaros, aos insetos, à altura, aos raios, às viagens de avião, aos recintos fechados, à visão do sangue ou de feridas, aos tratamentos dentários ou aos hospitais.<br>B) Ocorrência, na situação fobógena, depois do início do transtorno, de pelo menos um dos sintomas de ansiedade descritos no critério B (da agorafobia).<br>C) Alteração emocional significativa devido aos sintomas ou à evitação, com a consciência do caráter excessivo ou irracional destes últimos.<br>D) Os sintomas sobrevêm exclusivamente nas situações temidas ou no caso de o indivíduo pensar nelas.<br>Se necessário, as fobias específicas podem ser subdivididas em:<br>• animais (por exemplo, insetos, cachorros);<br>• fenômenos naturais (por exemplo, tempestades, água);<br>• sangue, injeções, feridas;<br>• situações (por exemplo, elevadores, túneis);<br>• outros. | A) Medo persistente e intenso de caráter irracional ou excessivo, desencadeado pela presença ou pela antecipação do confronto com um objeto ou com uma situação específica (por exemplo, viajar de avião, altura, animais, tomar uma injeção, ver sangue).<br>B) A exposição a estímulos fobógenos provoca de forma quase sistemática uma reação de ansiedade imediata que pode assumir a forma de um ataque de pânico ligado à situação ou facilitado por ela. **Obs.:** Nas crianças, a ansiedade pode se expressar por choros, acessos de cólera, reações de paralisia ou o ato de agarrar-se a alguém.<br>C) O indivíduo reconhece o caráter excessivo ou irracional do medo. **Obs.:** Nas crianças, esse caráter pode estar ausente.<br>D) A(s) situação(ões) fobógena(s) é (são) evitada(s) ou vivida(s) com uma ansiedade ou uma angústia intensa.<br>E) A evitação, a antecipação ou o sofrimento na(s) situação(ões) temida(s) perturbam significativamente os hábitos do indivíduo, suas atividades profissionais (ou escolares), sua vida social e suas relações, além de essa fobia ser acompanhada de uma sensação de sofrimento.<br>F) Nos indivíduos com menos de 18 anos, a duração é de pelo menos 6 meses.<br>G) A ansiedade, os ataques de pânico e a evitação fóbica associados ao objeto ou à situação específica não são melhor explicados por um transtorno mental, como o obsessivo-compulsivo (por exemplo, exposição à sujeira em alguém com uma obsessão da contaminação), um transtorno de estresse pós-traumático (como resposta a estímulos associados a um fator de estresse grave), ansiedade de separação (por exemplo, evitação escolar), fobia social (por exemplo, evitação de situações sociais por medo de ser constrangido), um transtorno de pânico com agorafobia ou uma agorafobia sem antecedentes de transtorno de pânico.<br><br>*Especificar* o tipo:<br>animal;<br>ambiente natural (altura, trovão, água, etc.);<br>sangue-injeção-acidente;<br>situacional (aviões, elevadores, lugares fechados, etc.);<br>outros (evitação fóbica de situações que poderiam levar a vomitar ou a contrair uma doença; nas crianças, evitação dos ruídos fortes ou de personagens fantasiados, etc.). |

CID-10/ICD-10. Classification Internationale des Troubles mentaux et des Troubles du comportement. Critères diagnostiques pour la recherche. Organisation mondiale de la Santé, Masson, Paris, 1994.
American Psychiatric Association – DSM-IV-TR. *Manuel Diagnostique et Statistique des Troubles mentaux*, 4ª édition. Texte révisé (Washington DC, 2000). Tradução francesa por J.D. Guelfi et al., Masson, Paris, 2003.

cupa com isso a ponto de se manter hipervigilante, sobretudo se acredita que teria de enfrentá-lo de súbito. Paradoxalmente, está sempre à espreita, atenta ao que teme a fim de evitá-lo a qualquer custo. Assim, a fonte de sua preocupação pode, com o tempo, ocupar uma parte importante de seu dia e mobilizar seus recursos psicológicos em detrimento de seu funcionamento adaptativo. Como ilustra o estudo de caso de Joëlle, uma criança com fobia de tempestades que passa o tempo todo à espreita do mau tempo.

### JOËLLE

Joëlle tinha pouco mais de 8 anos quando tratamos dela por uma fobia de tempestade e de raio. Ela passa em média quase uma hora por dia consultando diversas informações meteorológicas (rádio, televisão, jornais) e adquiriu conhecimentos detalhados nesse campo, totalmente excepcionais para uma criança de sua idade. Os pais a apelidaram afetuosamente de "Miss Meteorologia", e ela não esconde seu orgulho de dominar o tema bem mais do que todos os adultos que conhece. Contudo, conhecimento e preocupação são apenas as duas faces de uma mesma realidade para Joëlle.

Em casa, ela faz perguntas sem parar a respeito do tempo e de sua segurança pessoal (por exemplo, "O que eu posso fazer no ônibus escolar se começar a chover", "Será que vamos todos morrer se tiver raio?"). Ela tem enormes dificuldades de dormir quando está chovendo, temendo que a chuva forte se transforme em tempestade. Agarra-se ao pai ou à mãe sempre que há uma tempestade ou vai se esconder debaixo de um colchão que ela colocou em diagonal contra uma parede de seu quarto para essa finalidade, berrando a cada trovão.

Na escola, ela se levanta com frequência para ir à janela examinar o céu e "não tem concentração", segundo sua professora. Esta relata que, para sua surpresa e de toda a turma, várias vezes Joëlle se refugiou debaixo da carteira ao som de uma porta batendo ou de um ruído semelhante, acreditando que se tratava de um trovão. Os apelos à razão de seus pais, de outros adultos e de várias crianças de sua idade nunca tiveram o efeito esperado. Quando, pouco antes de sua primeira consulta, o pai lembrou-a de que as crianças que tomavam o ônibus com ela não tinham medo de ser abatidas pelo raio, ela respondeu simplesmente: "Sim, mas eles não percebem!".

---

A resposta de Joëlle, "Sim, mas eles não percebem", mostra que, muitas vezes, as crianças não reconhecem a natureza extrema e irracional de sua fobia ou a minimizam. Contudo, esse reconhecimento é necessário para diagnosticar o transtorno nos adolescentes. Em geral, não são tanto os medos das crianças que sofrem de uma fobia, mas sim as dificuldades causadas por seus sintomas que levam as pessoas próximas a agir. Assim, Joëlle nos foi encaminhada depois de um encontro que seus pais tiveram com a professora, no qual esta expressou o temor de que a criança ficasse cada vez mais atrasada em relação aos colegas e que fosse rejeitada e excluída por causa de seus comportamentos insólitos.

A CID-10 e o DSM-IV permitem determinar a natureza das fobias específicas conforme a fonte principal de ansiedade. Em uma fobia específica do tipo *animal*, o medo é induzido pelos animais ou pelos insetos. Em uma fobia específica do tipo *ambiente natural*, certos fenômenos naturais (por exemplo, temporais, altura) provocam sentimentos intensos de medo e de angústia. Em uma fobia específica do tipo *sangue-injeção-acidente*, o medo está ligado ao ato de ver sangue, de receber uma injeção ou de sofrer uma intervenção médica ou ainda de ser testemunha de um acidente. Vários estudos epidemiológicos, como o estudo alemão de Essau e colaboradores (2000), mostram que esses três tipos de fobias são frequentes durante a infância e a adolescência. Por fim, em uma fobia específica do tipo *situacional*, certas situações são fonte de ansiedade patológica (por exemplo, transportes públicos, elevadores). Esse tipo de ansiedade pode às vezes ser difícil de distinguir de uma fobia social.

Não se dispõe atualmente de dados que permitam validar a existência de subtipos na infância e na adolescência. O DSM-IV assinala que uma resposta que provoca uma mudança rápida do ritmo cardíaco, uma queda da pressão e um desmaio é característica da maioria dos adultos com uma fobia específica de tipo sangue-injeção-acidente (APA, 2000) e contrária às reações fisiológicas observadas habitualmente em fobias específicas. Uma resposta semelhante foi observada em alguns estudos clínicos de adolescentes (Albano et al., 2003).

## A fobia social

A fobia social caracteriza-se por um medo acentuado e persistente de ser avaliado negativamente, de ser constrangido ou de agir de forma inapropriada. As crianças e os adolescentes afetados temem ser vistos como incompetentes, fracos, estúpidos e de ser criticados ou rejeitados. Eles mantêm contatos satisfatórios com seu meio imediato, como os membros da família e, às vezes, com alguns colegas que conhecem bem. Contudo, seus temores irrealistas os levam sempre a evitar situações ou a tentar ser despercebidos. Interpretam seu retraimento social e seus hábitos de evitação às vezes bizarros como medidas necessárias para se proteger do julgamento negativo que temem, não percebendo ou minimizando o fato de que seu comportamento induz tal julgamento. Em muitos casos, o fato de terem vergonha de suas próprias dificuldades só faz agravar os problemas (APA, 2000; OMS, 1993).

A Tabela 9.6 compara os critérios diagnósticos da fobia social da CID-10 e do DSM-IV, mostrando que as características das fobias específicas antes mencionadas se aplicam também à fobia social, embora a fonte de ansiedade seja diferente. Aqui, a criança ou o adolescente teme as situações sociais nas quais poderia ser interpelada ou nas quais suas competências poderiam ser avaliadas: por exemplo, evita brincar ou conversar com outras crianças, sobretudo quando são muitas, e teme ser obrigada a ler ou a responder a uma pergunta na turma, mesmo sendo capaz de fazer isso. A fobia social provoca sempre uma angústia extrema que não corresponde a um perigo objetivo e leva a uma evitação persistente e generalizada. Os adolescentes reconhecem a natureza extrema e irracional de sua fobia, o que muitas crianças são incapazes de fazer.

Os sintomas devem persistir no mínimo por seis meses, segundo o DSM-IV, e ter consequências desenvolvimentais nefastas para que se possa fazer um diagnóstico. Ainda que as múltiplas manifestações da fobia social sejam habitualmente menos impressionantes que as das específicas, as situações temidas provocam uma reação semelhante. As crianças procuram não chamar a atenção ou fugir se puderem, se obrigam a dominar seu medo em um desconforto evidente: elas se encolhem, tremem e evitam os olhares. Quando precisam falar diante de um grupo, sua voz é oscilante e podem inclusive não encontrar palavras e ter um ataque de pânico. Os adolescentes com esse transtorno têm dificuldades de se concentrar e de trabalhar de maneira satisfatória. Nos casos mais graves, queixam-se de uma verdadeira paralisia intelectual: sua cabeça está vazia, não sabem mais pensar e têm inclusive dificuldades de falar. Esses jovens sentem dificuldades semelhantes em casa, ainda que menos acentuadas. Recusam, por exemplo, atender ao telefone, ignoram as visitas e detestam as reuniões familiares (Beidel, Turner e Morris, 1999; Mouren-Siméoni et al., 1993).

Crianças e adolescentes com fobia social são descritos habitualmente por pais, professores e colegas como solitários: eles

**TABELA 9.6** Fobia social: critérios diagnósticos da CID-10 e do DSM-IV

| CID-10 | DSM-IV |
|---|---|
| A) Ansiedade persistente que se manifesta por um comportamento de evitação social em situações sociais nas quais a criança é exposta a pessoas não familiares, inclusive crianças de sua idade.<br>B) A criança fica perturbada, constrangida ou preocupada demais com o caráter apropriado de seu comportamento ao estar em contato com pessoas desconhecidas.<br>C) O transtorno interfere de forma significativa nas relações sociais (inclusive as relações com os pares), restringindo-as; as situações sociais novas ou impostas provocam uma perturbação ou uma confusão acentuada, com crise de choro, falta de palavras espontâneas ou afastamento da situação social.<br>D) A criança mantém relações sociais satisfatórias com pessoas conhecidas (os membros de sua família ou colegas que conhece bem).<br>E) O início do transtorno coincide habitualmente com uma fase de desenvolvimento durante a qual essas reações de ansiedade são consideradas inapropriadas. A intensidade anormal dessas reações, sua persistência ao longo do tempo e a implicação social que as acompanham devem ser manifestadas antes do 6 anos.<br>F) Não responde aos critérios da ansiedade generalizada da infância.<br>G) O transtorno não faz parte de uma perturbação mais ampla das emoções, das condutas, da personalidade ou de um transtorno invasivo de desenvolvimento, de um transtorno psicótico ou outro ligado à utilização de substâncias psicoativas.<br>H) Duração do transtorno: pelo menos 4 semanas. | A) Medo persistente e intenso de situações sociais ou de performance durante as quais o indivíduo está em contato com pessoas não familiares ou pode estar exposto à eventual observação alheia. Teme agir (ou mostrar sintomas de ansiedade) de forma embaraçosa ou humilhante. **Obs.:** Nas crianças, devem-se encontrar elementos que mostrem a capacidade de ter relações sociais com pessoas familiares de acordo com a idade, e a ansiedade deve sobrevir em presença de outras crianças, e não só nas relações com os adultos.<br>B) A exposição ao contexto social temido provoca de maneira sistemática uma ansiedade que pode assumir a forma de um ataque de pânico ligado à situação ou facilitado por ela. **Obs.:** Nas crianças, a ansiedade pode se expressar por choros, acessos de cólera, reações de paralisia ou de retraimento quando há pessoas não familiares.<br>C) O indivíduo reconhece o caráter excessivo ou irracional do medo. **Obs.:** Nas crianças, esse caráter pode estar ausente.<br>D) As trocas pessoais são evitadas ou vividas com uma ansiedade e uma angústia intensas.<br>E) A evitação, a antecipação ansiosa ou o sofrimento na(s) situação(ões) temida(s) perturbam de forma significativa os hábitos, as atividades profissionais (escolares) ou as sociais e as relações. Essa fobia é acompanhada de uma sensação de sofrimento intenso.<br>F) Nos indivíduos com menos de 18 anos, a duração é de no mínimo 6 meses.<br>G) O medo ou o comportamento de evitação não está ligado aos efeitos físicos diretos de uma substância (uma substância que dá margem a um abuso ou um medicamento, etc.), nem a um problema médico, e ambos não são melhor explicados por um transtorno mental (transtorno de pânico com ou sem agorafobia, transtorno de ansiedade de separação, medo de uma dismorfia corporal, transtorno invasivo de desenvolvimento ou personalidade esquizoide, etc.).<br>H) Se um problema médico ou outro transtorno mental está presente, o medo descrito em A não está vinculado a eles; por exemplo, o indivíduo não teme gaguejar, tremer – no caso de um mal de Parkinson – ou revelar um comportamento alimentar anormal na anorexia mental (anorexia nervosa) ou na bulimia (bulimia nervosa).<br>Especificar se:<br>**Tipo generalizado:** se os medos se referem à maior parte das situações sociais (considerar igualmente um diagnóstico adicional de personalidade evitante). |

CID-10/ICD-10. Classification Internationale des Troubles mentaux et des Troubles du comportement. Critères diagnostiques pour la recherche. Organisation mondiale de la Santé, Masson, Paris, 1994.
American Psychiatric Association – DSM-IV-TR. *Manuel Diagnostique et Statistique des Troubles mentaux*, 4ª édition. Texte révisé (Washington DC, 2000). Tradução francesa por J.D. Guelfi et al., Masson, Paris, 2003.

têm no máximo um ou dois amigos com os quais mantêm contatos regulares; exceto isso, permanecem à margem do mundo social – por medo e por não ter desejo de contatos (ver Figura 9.2). Como mostra o estudo de caso de Kevin, na escola, eles receiam ter de falar frente à turma, detestam os corredores barulhentos e as confusões, evitam os lugares que reúnem muita gente (salas de esporte, cafeteria, pátio). Do mesmo modo, suas relações íntimas são raras ou inexistentes durante a adolescência (Ballenger et al., 1998; Spence, Donovan e Brechman-Toussaint, 1999).

### KEVIN

Kevin tem 14 anos quando o encontramos pela primeira vez. Vive com o pai e com a irmã mais nova (a mãe morreu quando ele tinha 5 anos). Desde os 11 anos não vai à escola se seu pai não levá-lo de carro, embora o ônibus escolar pare bem perto de sua casa. "Não gosto que me olhem no ônibus e, de todo modo, tem muito barulho." Ele exige sempre ser deixado na escola antes da chegada do ônibus.

Então se dirige rapidamente à sua mesa, onde deixa seus pertences antes que os corredores fiquem cheios. De lá, vai se refugiar no banheiro, onde fica trancado até tocar o sinal. Assiste às aulas sem maiores dificuldades, desde que não lhe façam perguntas; ele, na verdade, condicionou de certo modo os professores a jamais interpelá-lo, evitando deliberadamente qualquer olhar direto. Ao meio-dia, almoça rapidamente sempre com um menino mais novo, também retraído, longe dos outros alunos, e depois fica esperando o reinício das aulas, seja em um canto do pátio com outros amigos solitários, seja na biblioteca, onde é proibido falar! O diálogo a seguir ilustra um aspecto das dificuldades de Kevin:

"Kevin, me diga uma coisa. Você gostaria de ter contatos com seus colegas na escola se não tivesse medo, ou, no fundo, você pouco se importa com esses contatos?"

"Eu gostaria... eu acho, sim, eu gostaria... Outro dia eu estava esperando para sair da aula (Kevin sai sempre por último para evitar a bagunça) e tinha esses dois meninos que estavam falando nesse *videogame*. Eles não conseguiam passar à fase seguinte e estavam discutindo o que era preciso fazer. [Ele então explica como é o jogo em poucas palavras.] Eu tenho o jogo e era evidente que eles estavam completamente travados..."

"Então, você se dirigiu a eles e lhes deu a solução."

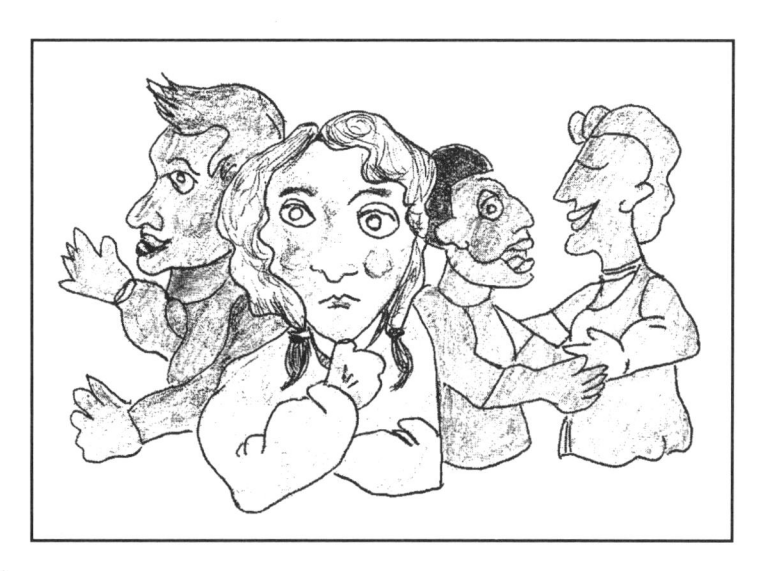

**FIGURA 9.2**
As crianças e os adolescentes que sofrem de fobia social se mantêm à margem do mundo social – por temor e por não ter desejo de contatos.
Caricatura de Ed Schelb, reproduzida com permissão.

"Não... eu, eu não sei, eu vacilei... e de todo modo eles saíram."

"Me diga exatamente o que passou por sua cabeça enquanto você vacilava."

"Eu não sei, eu me perguntava o que eles iam dizer, do tipo por que estou me metendo. E depois, muito rápido, eu não sei, eu tive medo e não pensei mais nada."

É muito claro que Kevin deseja ser aceito e às vezes sonha em voz alta em ter um ou dois amigos de verdade com os quais possa compartilhar tudo. Porém, segundo seu pai e uma professora que o conhece desde pequeno, ele sempre foi um solitário. Durante vários anos, parece que ninguém se preocupou efetivamente com seu comportamento social, ao mesmo tempo porque ele sempre teve temperamento fácil em casa e porque fazia progressos satisfatórios na escola. É por recomendação insistente de seu professor de educação física que o pai marca um encontro conosco para uma consulta psicológica. Pouco antes dessa consulta, Kevin, que nada muito bem, aceitou participar de uma competição de natação organizada em uma outra escola da cidade. Alguns minutos antes de sua primeira corrida, ele entrou em pânico quando viu o número de espectadores em torno da piscina e fugiu para o vestiário, onde o professor o encontra "muito agitado e quase desorientado" e cuida dele antes de levá-lo para casa. Ele nos explicará mais tarde: "Não sei o que aconteceu. Quando vi todas aquelas pessoas que me olhavam, entrei em pânico, era mais forte que eu, precisei ir embora".

---

Embora no cotidiano os comportamentos de Kevin, de maneira geral, não sejam realmente extremos e possam passar despercebidos, Albano e colaboradores (2003) e Mouren-Siméoni e colaboradores (1993) assinalam com muita pertinência que, mais do que as crianças e os adolescentes com transtorno de ansiedade, aqueles que têm uma fobia social sofrem em silêncio: dia após dia, eles suportam o mundo social que os torna infelizes e, nas situações estressantes, manifestam sintomas que os afastam dos contatos e das experiências necessárias a seu desenvolvimento (ver também La Greca e Lopez, 1998).

A fobia social, tal como é definida no DSM-IV, inclui as manifestações do **transtorno de evitação**, característico da infância e da adolescência descrito separadamente no DSM-III-R (APA, 1987). A decisão de agrupar ambos parece justificada pelo fato de que sua apresentação é muito semelhante, embora evolua ao longo dos anos: as crianças com menos idade têm a tendência a evitar as pessoas que conhecem pouco ou não conhecem, e os adolescentes a temer o julgamento alheio (Last, Perrin, Hersen e Kazdin, 1992; Vera, 1988). O DSM-IV estipula que, quando os sintomas são observados na maioria das situações sociais, é necessário especificar que a fobia social é de *tipo generalizado*. Os dados disponíveis levam a crer que esse subtipo é bastante frequente e que as crianças afetadas têm dificuldades que começam precocemente e são mais acentuadas e mais comórbidas do que nas crianças cuja fobia social só é observada em algumas situações (Velting e Albano, 2001).

## O transtorno obsessivo-compulsivo

O transtorno obsessivo-compulsivo (ou TOC) apresenta vários aspectos clínicos complexos dos quais se costuma falar no plural (os TOC, em vez de o TOC). Crianças e adolescentes com TOC têm **obsessões** e/ou **compulsões** recorrentes e intrusivas que causam uma angústia às vezes extrema e que interferem de forma significativa em seu funcionamento adaptativo.

As obsessões são pensamentos ou impulsões estranhas que a criança reconhece como algo próprio dela, mas que não consegue "tirar da cabeça". Elas se apresentam em forma de ideias, de imagens ou de necessidades imediatas e irresistíveis que costumam refletir um medo irracional ou um tema com forte carga afetiva, quase sempre de natureza sexual, agressiva ou religiosa. A criança tem medo, por exemplo, de pegar uma doença fatal que se torna a fonte de ruminações constantes, é obcecada por uma imagem pornográfica que lhe vem à mente o tempo todo, ou então é corroída por uma dúvida atroz, como a de não ter realizado uma determinada tarefa de maneira absolutamente "perfeita". É o caso, por exemplo, de rituais de asseio, de ordenação e de verificação. As obsessões são sempre extremas: elas não refletem simplesmente uma preocupação legítima que possa ser dominada por um apelo à razão e à evidência (Henin e Kendall, 1997).

As compulsões são atos repetitivos que não constituem em si uma fonte de satisfação. Seu único objetivo é diminuir ou evitar a ansiedade e a angústia causadas pelas obsessões. Como seu nome indica, as compulsões levam o sujeito a agir de uma maneira específica que geralmente vai de encontro à sua vontade. As compulsões por lavar são as mais frequentes em qualquer idade (Swedo, Rapoport, Leonard, Lenane e Cheslow, 1989), embora um número significativo de crianças e adolescentes apresente também compulsões que os obrigam a organizar objetos de uma determinada maneira, a contar de maneira repetitiva ou a fazer uma série de gestos ou de movimentos em uma ordem específica. As compulsões podem estar relacionadas com as obsessões que as provocam: uma criança pode, por exemplo, justificar um ritual de lavar compulsivo por um temor exagerado da contaminação. Contudo, isso não ocorre necessariamente: assim, um adolescente pode tocar certas partes do corpo em uma determinada ordem a fim de "afastar" um medo obsessivo de fazer mal a outro. As compulsões podem ser também de natureza expiatória, como no caso em que a criança se diz obrigada a contar ou a rezar de uma certa maneira para se redimir de um pensamento

blasfemo que a deixa obcecada (Henin e Kendall, 1997). Ainda que as compulsões variem bastante, elas têm sempre um caráter rígido e imperativo: devem ser executadas exatamente da mesma maneira e, se isso não acontecer, têm de ser repetidas até que fiquem "perfeitas". Nos casos mais graves, elas adquirem a forma de verdadeiras coreografias, elaboradas de maneira individual nos menores detalhes, que a criança repete até se sentir momentaneamente satisfeita com sua performance (APA, 2000).

Em resumo, as obsessões não são só preocupações realistas, mas exageradas; são pensamentos ou impulsões irresistíveis, coercitivos e persistentes. E as compulsões que eles causam não têm uma finalidade adaptativa a não ser a de levar a uma diminuição passageira da ansiedade obsessiva. Assim, ao contrário das rotinas tranquilizadoras ou dos rituais que muitas crianças gostam de seguir, sobretudo quando pequenas (por exemplo, em certas brincadeiras ou na hora de dormir), os TOC perturbam o comportamento, às vezes seriamente, e estão sempre associados a sintomas diversos e quase sempre acentuados de ansiedade (APA, 2000; OMS, 1993).

Na Tabela 9.7, estão os sintomas do transtorno obsessivo-compulsivo da CID-10 e do DSM-IV, refletindo a natureza intrusiva, muitas vezes até invasiva, do transtorno. De fato:

- as obsessões, assim como as compulsões, não podem ser controladas voluntariamente;
- necessitam de um tempo longo (devem levar mais de uma hora por dia, segundo o DSM-IV);
- são vividas com intrusões penosas; não dão nenhum prazer, mas são apenas toleradas porque são o único meio de dominar momentaneamente uma ansiedade sempre ameaçadora.

**TABELA 9.7** Transtorno obsessivo-compulsivo: critérios diagnósticos da CID-10 e do DSM-IV

| CID-10 | DSM-IV |
|---|---|
| A) Obsessões ou compulsões (ou ambas), presentes quase todos os dias durante um período de pelo menos duas semanas.<br>B) As obsessões (pensamentos, ideias ou representações) e as compulsões (comportamentos) têm em comum as seguintes características, que devem estar presentes:<br>　1. O indivíduo reconhece que elas são produto de seus próprios pensamentos e que não são impostas por pessoas ou outras influências externas.<br>　2. São repetitivas e desagradáveis; pelo menos uma das obsessões é sentida como exagerada ou absurda.<br>　3. O indivíduo faz esforços para resistir a elas (mas a resistência pode ser mínima no caso de certas obsessões ou compulsões quando persistem por muito tempo). Deve haver pelo menos uma obsessão ou uma compulsão à qual o indivíduo tenta resistir.<br>　4. O indivíduo não tem nenhum prazer de um pensamento obsessivo ou de um ato compulsivo. (Mas essa atividade pode causar uma redução momentânea da tensão ou da ansiedade.)<br>C) As obsessões ou compulsões estão na origem de sentimentos de angústia ou interferem no funcionamento social ou individual, habitualmente causando uma perda de tempo.<br>D) *Critérios de exclusão mais comumente utilizados.* As obsessões ou as compulsões não se devem a um transtorno mental, por exemplo, esquizofrenia ou semelhantes, ou a um transtorno de humor (afetivo). | A) Existência ou de obsessões ou de compulsões:<br>*Obsessões definidas por (1), (2), (3) e (4):*<br>　1. pensamentos, impulsões ou representações recorrentes e persistentes que, em certos momentos de afecção, são sentidas como intrusivas e inapropriadas que causam uma ansiedade ou uma angústia consideráveis;<br>　2. pensamentos, impulsões ou representações não são simplesmente preocupações excessivas ligadas a problemas da vida real;<br>　3. o indivíduo faz esforços para ignorar ou reprimir pensamentos, impulsões ou representações ou para neutralizá-los por pensamentos ou ações diferentes;<br>　4. o indivíduo reconhece que pensamentos, impulsões ou representações obsessivos provêm de sua própria atividade mental (eles não são externamente impostos).<br><br>*Compulsões definidas por (1) e (2):*<br>　1. comportamentos repetitivos (por exemplo, lavar as mãos, organizar, verificar) ou atos mentais (por exemplo, rezar, contar, repetir palavras silenciosamente) que o indivíduo se sente impelido a realizar em resposta a uma obsessão ou segundo certas regras que devem ser aplicadas de maneira inflexível;<br>　2. os comportamentos ou os atos mentais destinam-se a neutralizar ou a diminuir o sentimento de angústia ou a impedir um acontecimento ou uma situação temida; contudo, esses comportamentos ou esses atos mentais não têm uma relação realista com o que eles se propõem a neutralizar ou diminuir, sendo manifestamente excessivos.<br>B) Em algum momento durante a evolução do transtorno, o indivíduo reconheceu que as obsessões ou as compulsões eram excessivas ou irracionais. **Obs.:** Isto não se aplica às crianças.<br>C) As obsessões ou compulsões estão na origem de sentimentos marcados de angústia, de uma perda de tempo considerável (levando mais de uma hora por dia), ou interferem de forma significativa nas atividades habituais do indivíduo, em seu funcionamento profissional (ou escolar) ou em suas atividades ou relações sociais habituais.<br>D) Se um outro transtorno do Eixo I também está presente, o conteúdo das obsessões ou das compulsões não se limita a este último (por exemplo, preocupação ligada à comida quando se trata de um transtorno de alimentação; ao fato de arrancar os cabelos no caso de tricotilomania; preocupação ligada à aparência no caso de medo |

(continua)

**TABELA 9.7** (continuação)

| CID-10 | DSM-IV |
|---|---|
| | de uma dismorfia corporal; preocupação quanto a drogas ao se tratar de um transtorno ligado ao uso de uma substância; temor de ter uma doença grave no caso de hipocondria; preocupação quanto a necessidades sexuais impulsivas ou fantasias em caso de parafilia; ruminações de culpa quando se trata de um transtorno depressivo maior). <br> E) A preocupação não resulta de efeitos fisiológicos diretos de uma substância (por exemplo, uma substância que dá lugar a um abuso ou um medicamento), nem de um problema médico. <br> Especificar se: <br> **Com pouca retomada de consciência:** se a maior parte do tempo durante o episódio atual o indivíduo não reconhece que as obsessões e as compulsões são excessivas ou irracionais. |

CID-10/ICD-10. Classification Internationale des Troubles mentaux et des Troubles du comportement. Critères diagnostiques pour la recherche. Organisation mondiale de la Santé, Masson, Paris, 1994.
American Psychiatric Association – DSM-IV-TR. *Manuel Diagnostique et Statistique des Troubles mentaux*, 4ª édition. Texte révisé (Washington DC, 2000). Tradução francesa por J.D. Guelfi et al., Masson, Paris, 2003.

O DSM-IV permite especificar até que ponto a criança tem consciência da natureza excessiva e irracional de suas obsessões ou de suas compulsões. Essa especificação pode ser útil clinicamente, embora sua validade científica não tenha sido objeto de uma avaliação.

Qualquer tentativa de evitar as obsessões ou de resistir às compulsões leva, de forma rápida, a um aumento acentuado da ansiedade e pode até mesmo desencadear um ataque de pânico. Observa-se tal aumento da ansiedade quando, por exemplo, a criança se obriga a pensar em outra coisa, quando se impõe uma tarefa que demande muito de sua atenção ou quando alguém tenta impedi-la à força a ceder à sua compulsão ou a interromper sua rotina obsessiva (Albano et al., 2003).

Na maioria dos casos, os TOC causam dificuldades enormes. As crianças afetadas geralmente são lentas. De um lado, suas obsessões as impedem de se concentrar e de prosseguir com tarefas cotidianas sem se distrair; de outro, dedicam muito mais tempo a tudo o que fazem: se vestem, se lavam ou comem de forma compulsiva, por exemplo, seguem vários rituais para ordenar suas coisas, verificam insistentemente se realizaram com perfeição algo que acabam de fazer (por exemplo, seus deveres).

As dificuldades que costumam preocupar mais os pais provêm do fato de que o transtorno perturba seriamente as relações familiares e sociais. Em geral, as crianças afetadas não têm nenhum problema de comportamento fora de casa, mas podem ser verdadeiros tiranos com seus próximos. Elas tendem a impor seus rituais a toda a família, por exemplo, exigindo uma limpeza absoluta na casa, se recusando a fazer uma visita por receio de não conseguirem satisfazer sua obsessão ou de serem descobertas. Em geral, evitam as situações que deem lugar às suas obsessões e logo acusam um déficit escolar, mesmo tendo um nível de inteligência satisfatório. Por último, as preocupações invasivas características do transtorno (em particular, o tempo que ele demanda) levam quase sempre a uma sensação de esgotamento e a uma fadiga crônica que só fazem agravar as circunstâncias (Mouren-Siméoni et al., 1993). A história de Anne ilustra essas dificuldades múltiplas.

### ANNE

Anne, que acaba de completar 13 anos, sofre de um transtorno obsessivo-compulsivo grave. Suas dificuldades remontam à primeira infância. Começaram com rituais de organização que, no início, os pais julgaram sem importância, talvez em parte porque o pai manifestava comportamentos semelhantes. Já aos 5 anos, Anne passava muito tempo organizando com muita precisão quase tudo à sua volta: suas roupas, a louça e os armários da cozinha. Desordem era sinônimo de ansiedade para ela, e desordem prolongada, de fortes crises de raiva e de agitação.

Esses rituais deram lugar progressivamente a rituais de asseio e depois de limpeza. Aos 10 anos, Anne lavava as mãos mais de dez vezes por dia, durante vários minutos a cada vez. Ela se mostrava também muito preocupada com tudo o que se referia ao asseio, sobretudo em casa, onde exigia que todos se adequassem aos seus padrões extremos de higiene. A partir daí, suas dificuldades se agravaram rapidamente. Primeiro ela mantinha as mãos úmidas entre duas lavagens, depois totalmente molhadas, colocando-as em sacos plásticos cheios de guardanapos ensopados.

Aos 12 anos, Anne vivia com as mãos molhadas, dia e noite, só tirando-as de seus sacos para comer, ir ao banheiro ou se lavar. Dificuldades na escola levaram a uma consulta psiquiátrica e a uma primeira hospitalização. Apesar de alguns progressos passageiros, Anne logo recomeçou a molhar as mãos ao sair do hospital e, alguns meses mais tarde, a molhar também os pés.

Uma segunda hospitalização conduziu logo depois a uma intervenção coordenada (psiquiátrica, psicológica e dermatológica) que possibilitou curar quase que inteiramente as mãos e os pés em quatro semanas – durante as quais Anne teve de ser vigiada 24 horas por dia (mesmo assim, ela consegue molhar-se diversas vezes chorando, cuspindo nas mãos ou escapando a essa vigilância permanente escondendo-se no banheiro).

Apesar dos progressos, Anne continuou muito agitada durante sua permanência no hospital, mesmo sob efeito dos medicamentos prescritos, e se recusava a participar ativamente das entrevistas realizadas quase todos os dias. Ela reconheceu o caráter extremo e inadaptado de seu comportamento, mas repetia insistentemente que precisava molhar as mãos e os pés para evitar comichões terríveis. Ao final de uma hospitalização de pouco mais de um mês, apesar da opinião contrária de toda a equipe médica, os pais decidem repentinamente permitir que Anne voltasse para casa e recusaram um acompanhamento em domicílio.

## O transtorno de pânico

O transtorno de pânico caracteriza-se por ataques súbitos de pânico recorrentes, os quais sobrevêm em situações diversas e não podem ser explicados por uma ameaça vital, uma doença ou um outro transtorno, como toxicomania. Esses ataques de ansiedade são limitados e brutais: atingem seu auge em alguns minutos e depois diminuem rapidamente de intensidade. Sua natureza extrema provoca um temor persistente de que ataques semelhantes ou mais graves sobrevenham do nada. De forma rápida, a pessoa confrontada com esse temor:

- preocupa-se com as consequências nefastas que esses ataques poderiam ter para sua saúde física ou psíquica;
- mantém-se atenta a qualquer sinal, mesmo insignificante, que possa prenunciar um novo ataque (por exemplo, sensações somáticas, como transpiração, tremor ou dor);
- interpreta esses sinais de maneira catastrófica.

A Figura 9.3 ilustra as ligações existentes entre as características comportamentais, cognitivas, afetivas e fisiológicas em um transtorno de pânico e a maneira como a pessoa pode vir a entrar em pânico quando essas características se cruzam e se agravam mutuamente. Se, por definição, os primeiros ataques de pânico devem sobrevir de improviso para que o transtorno seja diagnosticado, eles podem ser progressivamente desencadeados por circunstâncias ambientais que a criança ou o adolescente associa a ataques anteriores (APA, 2000; OMS, 1993).

Os critérios diagnósticos de um ataque de pânico da CID-10 ou do DSM-IV encontram-se na Tabela 9.8, os quais são praticamente os mesmos nas duas classificações, não definem o ataque de pânico enquanto tal, mas os *ataques* que são seu sinal distintivo. Três condições devem ser preenchidas para que o transtorno seja diagnosticado:

- a criança apresenta "pelo menos dois" (segundo o DSM-IV) ou "vários" ataques (de acordo com a CID-10) em um período de quatro semanas;
- as preocupações de ter um novo ataque persistente;
- os ataques são imediatos e não ocorrem unicamente em situações de perigo real (por exemplo, ameaça de morte) ou fóbica (por exemplo, medo patológico de um animal doméstico).

Esse último ponto é importante, pois os ataques de pânico acompanham outras psicopatologias (por exemplo, um transtorno de ansiedade como uma fobia específica ou um transtorno de humor), assim como toxicomania e problemas médicos (por exemplo, asma). Um transtorno de pânico só pode ser diagnosticado quando o quadro observado não se explica unicamente por essas dificuldades.

Como ocorre com os transtornos de ansiedade, a gravidade e os sintomas variam bastante. O mesmo ocorre com a frequência dos ataques de pânico, com sua regularidade ou com sua cronicidade. Porém, na maior parte dos casos, o trans-

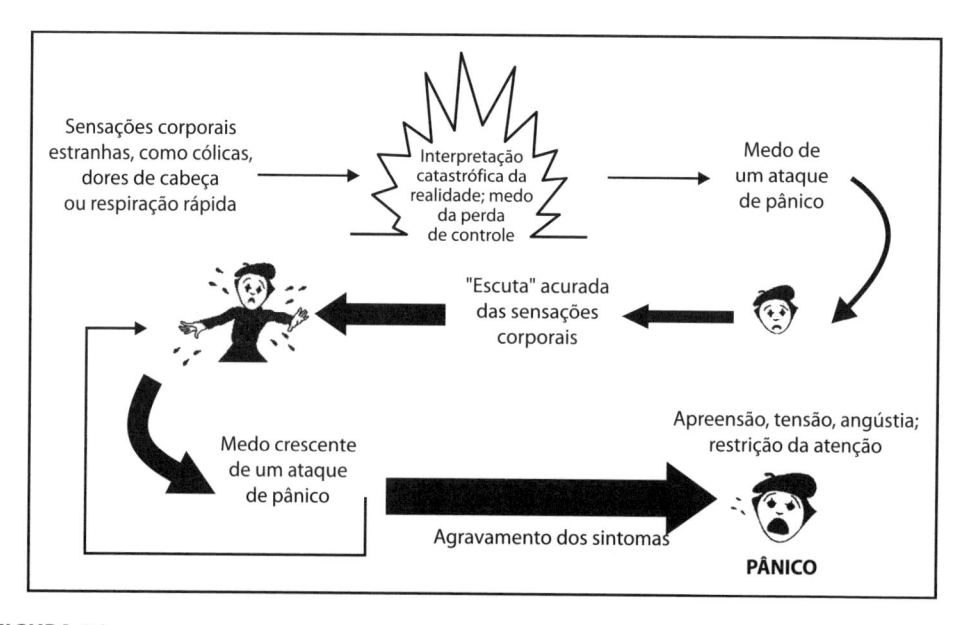

**FIGURA 9.3**
Representação sistemática das ligações entre as características comportamentais, cognitivas, afetivas e fisiológicas do transtorno de pânico.

**TABELA 9.8** Ataque de pânico: critérios diagnósticos da CID-10 e do DSM-IV

| CID-10 | DSM-IV |
|---|---|
| A) Ataques de pânico recorrentes, não exclusivamente associados a uma situação ou a um objeto específico, frequentemente espontâneos (isto é, os episódios são imprevisíveis).<br>Os ataques de pânico sobrevêm fora de circunstâncias que implicam esforços físicos importantes, um perigo ou um risco vital.<br>B) Um ataque de pânico caracteriza-se pela presença de cada um dos seguintes elementos:<br>  1. constitui um episódio bem delimitado de temor ou de mal-estar intenso;<br>  2. sobrevém brutalmente;<br>  3. atinge seu clímax em alguns minutos e persiste pelo menos alguns minutos;<br>  4. é acompanhado de pelo menos quatro sintomas da lista seguinte, sendo que pelo menos um desses sintomas é obrigatório entre os itens de (a) a (d):<br>**Sintomas ligados a uma hiperatividade neurovegetativa**<br>  a) palpitações ou acelerações do ritmo cardíaco (taquicardia);<br>  b) transpiração;<br>  c) tremores ou espasmos musculares;<br>  d) boca seca (não decorrente de medicamentos ou de uma desidratação);<br>**Sintomas relacionados aos sistemas respiratório e gastrointestinal**<br>  e) respiração difícil;<br>  f) sensação de estrangulamento;<br>  g) mal-estar ou dor torácica;<br>  h) náusea ou mal-estar abdominal;<br>**Sintomas relacionados ao estado mental**<br>  i) situação de atordoamentos de fraqueza, de instabilidade ou de "cabeça vazia";<br>  j) impressão de que os objetos não são reais, de que não se está conectado à realidade ou se está distante;<br>  k) medo de perder o controle, de ficar louco ou de desmaiar;<br>  l) medo de morrer;<br>**Sintomas gerais**<br>  m) acessos de calor ou arrepios;<br>  n) sensações de dormência ou comichões (parestesias).<br>C) *Critérios de exclusão mais correntemente utilizados:*<br>Os ataques de pânico não se devem a um transtorno somático, a um transtorno mental orgânico ou a um outro transtorno mental, como uma esquizofrenia ou transtornos afins, transtorno de humor (afetivo) ou a um transtorno somatoforme.<br>Existem variações consideráveis quanto ao conteúdo e à gravidade do transtorno. Se necessário, pode-se utilizar a quinta característica do código para especificar dois graus de intensidade, médio e grave, do transtorno:<br>Transtorno de pânico médio<br>  Pelo menos quatro ataques de pânico no espaço de quatro semanas<br>Transtorno de pânico grave<br>  Pelo menos quatro ataques de pânico por semana no espaço de quatro semanas. | **Obs.:** Ataque de pânico não pode ser codificado enquanto tal. Codificar o diagnóstico específico em que sobrevém o ataque de pânico (por exemplo, transtorno de pânico com agorafobia).<br>Um período bem delimitado de temor ou de mal-estar intenso em que no mínimo quatro dos seguintes sintomas ocorreram de forma brutal e atingiram seu clímax em menos de 10 minutos:<br>  1. palpitações, batimentos do coração ou aceleração do ritmo cardíaco;<br>  2. transpiração;<br>  3. tremores ou espasmos musculares;<br>  4. sensações de "respiração cortada" ou impressão de sufocação;<br>  5. sensação de estrangulamento;<br>  6. dor ou mal-estar torácico;<br>  7. náusea ou mal-estar abdominal;<br>  8. sensação de vertigem, de instabilidade, de cabeça vazia ou impressão de desmaio;<br>  9. sensação de não estar conectado à realidade ou despersonalização (estar separado de si);<br>  10. medo de perder o autocontrole ou de ficar louco;<br>  11. medo de morrer;<br>  12. parestesias (sensações de dormência ou comichões);<br>  13. arrepios ou acessos de calor. |

CID-10/ICD-10. Classification Internationale des Troubles mentaux et des Troubles du comportement. Critères diagnostiques pour la recherche. Organisation mondiale de la Santé, Masson, Paris, 1994.
American Psychiatric Association – DSM-IV-TR. *Manuel Diagnostique et Statistique des Troubles mentaux*, 4ª édition. Texte révisé (Washington DC, 2000). Tradução francesa por J.D. Guelfi et al., Masson, Paris, 2003.

torno causa uma angústia manifesta, impede o desenvolvimento social ou escolar e tem consequências comportamentais, cognitivas, afetivas e fisiológicas que podem dominar a vida do indivíduo entre os ataques. No dia a dia, o obstáculo associado a esse transtorno não provém dos próprios ataques, e sim das preocupações constantes e da **hipervigilância** causadas. Como já mencionado, a natureza súbita e geralmente extrema dos ataques de pânico leva as pessoas afetadas a antecipar um novo ataque e a se preocupar com os sintomas que poderiam prenunciá-lo. É por isso que muitos adolescentes que sofrem com o transtorno de pânico relatam sintomas acentuados de ansiedade generalizada, apresentando ainda um transtorno de ansiedade ou de humor (Last et al., 1992). Além disso, a agitação extrema provocada por um ataque e as consequentes sensações somáticas dão margem a interpretações alarmantes acerca da saúde física ou mental (Albano et al., 2003; Mouren-Siméoni et al., 1993). Alguns temem que elas reflitam a presença de uma doença grave ou mesmo fatal; há ainda os que receiam perder o controle. "Se isso continuar, vou ter de ir para o hospital ou sofrer uma cirurgia", nos disse certa vez uma menininha de 9 anos em consulta. E um adolescente de 16 anos: "Era terrível; era como se minha cabeça não me pertencesse mais, de fato eu acreditei por um momento que ia ficar completamente louco."

Persistentes, os ataques de pânico conduzem a comportamentos de evitação cada vez mais acentuados e podem se tornar graves. A criança poderá se recusar, por exemplo, a ficar sozinha ou a sair de casa por medo de ter um ataque em uma situação em que não poderia contar com um socorro imediato, além de exigir que alguém a acompanhe toda vez que tiver de sair. O transtorno pode ser acompanhado assim de **agorafobia**[*] e levar a um diagnóstico de *transtorno de pânico com agorafobia*, no qual a criança teme estar em um lugar de onde seria incapaz de sair sem ter um ataque (ou incapaz de sair a tempo).

Os jovens que sofrem desse transtorno se recusam às vezes a ficar sozinhos em casa e evitam restaurantes, cinemas, elevadores, grandes lojas e lugares semelhantes (Masi, Favilla, Mucci e Millepiedi, 2000). Nesse caso, o transtorno pode lembrar muito a angústia de separação e complicar o diagnóstico, sobretudo nos mais novos (Albano et al., 2003; APA, 2000; Mouren-Siméoni et al., 1993).

A incidência do transtorno de pânico nas crianças e nos adolescentes continua sendo um tema controverso. De fato, há autores que postulam que, antes do final da adolescência, os jovens não têm as capacidades cognitivas necessárias para interpretar de maneira catastrófica as sensações somáticas ligadas aos ataques de pânico (ver Kearney e Silverman, 1992). Contudo, cada vez mais estudos mostram que os adolescentes e, com menos frequência, as crianças podem preencher os critérios diagnósticos do transtorno de pânico e têm as capacidades cognitivas geralmente associadas a ele (Goodwin e Gotlib, 2004; Mattis e Ollendick, 1997). De acordo com este último estudo, as crianças que manifestam sintomas de pânico se queixam de ansiedade difusa e parecem buscar ativamente uma explicação para as sensações que experimentam. Elas têm medo, por exemplo, de ficar doentes subitamente, de ser hospitalizadas ou de não conseguir dominar um novo ataque que poderia atingi-las a qualquer momen-

---

[*] N. de R.T. Literalmente significa medo de espaços abertos, normalmente associada ao medo de interagir com outras pessoas.

to. O estudo de caso de Jean-Jacques ilustra o domínio que o transtorno pode ter sobre a vida de um adolescente.

### JEAN-JACQUES

Aos 17 anos, Jean-Jacques é um pianista de talento. Dois dias antes de um concurso importante, ele foi passear pela cidade "para se distrair". Quando já estava saindo de uma grande loja onde comprou um disco, ele se sentiu subitamente "como que sufocado por uma onda de calor". "Eu tremia, meu coração batia em todas as direções, tinha dificuldade de respirar e, eu me lembro, eu, eu tive um medo terrível de cair, de desmaiar, talvez até de morrer, não sei. Eu estava ao lado de um balcão de cosméticos e me agarrei a uma prateleira. Uma vendedora deve ter visto que alguma coisa não ia bem, porque ela veio logo, e já não sei muito bem o que aconteceu. E no mesmo instante apareceu um monte de gente à minha volta e, não sei como, fui parar em uma maca em uma salinha, uma espécie de enfermaria, mas acho que eu ainda estava um pouco abalado, porque o gerente chamou uma ambulância e me levaram ao hospital. Lá, um médico simpático me perguntou se eu tinha bebido, se estava drogado e várias perguntas desse tipo, e me examinou da cabeça aos pés e me disse que eu estava muito bem. De fato, eu me sentia muito bem. Quem não estava bem era minha mãe, que tinha vindo me buscar. Quando me viu achei que era ela que ia ter um desses ataques!"

Jean-Jacques passou brilhantemente em seu concurso de música, mas teve um segundo ataque alguns dias mais tarde, em um ônibus que pegou para voltar para casa. Ele conseguiu descer do ônibus sem ajuda na parada seguinte, sentou-se um pouco em um banco, depois decidiu fazer o resto do caminho a pé. "[Esse ataque] não foi tão violento quanto o primeiro, mas foi naquele momento, sim, foi naquele momento que eu comecei a sentir medo, muito medo [...] Medo porque esses ataques chegam assim, sem aviso, como se alguém me atacasse pelas costas".

Nas semanas seguintes, Jean-Jacques começou a ficar com medo de ter novos ataques de pânico – ele teve três no espaço de cinco semanas, todos em circunstâncias diferentes – e se preocupava cada vez mais com as consequências que poderiam ter para ele caso persistissem. Ele falou sobre isso com seus pais e com o tio que é médico e que o encaminhou ao serviço de psicologia e pediatria onde trabalhávamos na época.

"Eu quero fazer alguma coisa [...] porque não quero que esses ataques estraguem tudo, que me impeçam de tocar (piano). E se um desses ataques me acontecesse em pleno concerto? Oh Deus! Não, meu Deus, eu quero continuar tocando..."

"Você é corajoso."

"Não sei, eu tenho medo." [ele chora]

É feita uma intervenção medicamentosa e um acompanhamento psicológico. Os ataques de pânico desaparecem quase que totalmente: Jean-Jacques não tem nenhum durante um período de seis meses. Contudo, até o final do tratamento, ele se mantém alerta, dizendo que o temor "de ser atacado" de improviso o perturba mais que esses próprios ataques.

---

## O transtorno de estresse pós-traumático

O transtorno de estresse pós-traumático é um transtorno de ansiedade que sobrevém após um acontecimento ou uma situação traumática extrema. Ele pode afetar a criança diretamente (por exemplo, ameaças de morte, abuso sexual, violência) ou atingir uma pessoa próxima a ela (por exemplo, morte ou agressão grave de um membro da família). Pode ser provocado ainda por uma catástrofe natural, por atos de guerra ou de terrorismo ou por demais manifestações de violência. O fator de estresse provoca os seguintes sintomas:

- sentimentos intensos de medo, de horror e de impotência;
- rememoração persistente do acontecimento e evitação dos estímulos associados a ele;
- hiperatividade e reatividade fisiológica;
- agitação e desorganização comportamental.

O transtorno de estresse pós-traumático distingue-se das reações profundas, mas passageiras, que certas crianças manifestam em decorrência de acontecimentos estressantes (por exemplo, falecimento de um dos pais, suicídio de um amigo) tanto por sua natureza extrema e persistente quanto pelo fato de que sempre perturba o funcionamento adaptativo a longo prazo (APA, 2000; Davis e Siegel, 2000; OMS, 1993).

A Tabela 9.9, com os critérios diagnósticos da CID-10 e do DSM-IV, mostra que, embora de maneira geral eles sejam semelhantes, existem diferenças fundamentais entre os diagnósticos dos dois sistemas:

- a natureza e os sintomas que devem ser observados não são os mesmos (por exemplo, nenhum sintoma de hiperatividade é requerido para um diagnóstico para a CID-10, enquanto pelo menos dois o são para o DSM-IV);
- o DSM-IV observa que a sintomatologia do transtorno pode se manifestar de formas diferentes conforme a idade, o que a CID-10 não assinala;
- a CID-10 estipula que os sintomas devem aparecer nos seis meses seguintes ao trauma, enquanto o DSM-IV exige sua presença durante um mínimo de um mês;
- o DSM-IV estipula que, conforme a duração e o aparecimento dos sintomas, é necessário especificar se o transtorno é *agudo, crônico e/ou de ocorrência diferida*; embora essas especificações correspondam a observações clínicas, não existem dados que permitam afirmar sua validade científica.

Ainda que os acontecimentos suscetíveis de desencadear um transtorno de estresse pós-traumático sejam muito diversos, eles sempre invadem a memória da criança. Ela o revive de maneira repetida e intensa por meio de injunções perturbadoras, de pesadelos e/ou de episódios dissociativos (*flashbacks* instantâneos ou prolongados) durante os quais acredita estar sofrendo de novo a experiência do trauma.

Essa rememoração, que pode ocorrer do nada ou ser provocada por estímulos internos ou externos que evocam o acontecimento desencadeador (por exemplo, um aniversário), representa uma tentativa de dominar esse acontecimento. Contudo, ela sempre fracassa, o que condena a criança a revivê-la e explica a manutenção do transtorno, mesmo quando sua segurança e a de seu meio estão asseguradas (Fletcher, 2003; Mouren-Siméoni et al., 1993).

O transtorno de estresse pós-traumático é acompanhado de sintomas psicológicos e fisiológicos graves. Quando o trauma não atingiu a integridade física da criança e de seus próximos – durante uma catástrofe natural, por exemplo –, o transtorno pode se manifestar por um aumento da agitação e da agressividade e, nas crianças menores, pelo aparecimento de um outro transtorno, como a enurese (Durkin, Khan, Davidson, Zamn e Stein, 1993) (ver Capítulo 11). Nos casos mais graves, o trauma provoca comportamentos de evitação de tudo o que está associado a ele, esforços frequentemente deliberados de não pensar sobre o assunto e um embotamento afetivo generalizado. A criança – sobretudo quando foi vítima de estresse prolongado que atingiu sua integridade física e psicológica, como abusos sexuais – dá a impressão de sofrer de **anestesia emocional**: ela parece desligada de seu meio, manifesta pouco ou nenhum interesse pelas atividades que antes lhe davam prazer e experimenta a forte sensação de ter apenas um futuro limitado ou de não ter nenhum futuro (Fletcher, 2003). Esses sintomas são acompanhados de sentimentos de culpa ou de vergonha, de baixa autoestima e de uma visão pessimista do mundo (um lugar perigoso em que raramente se pode confiar nos adultos). A história da peque-

**TABELA 9.9** Transtorno de estresse pós-traumático: critérios diagnósticos da CID-10 e do DSM-IV

| CID-10 | DSM-IV |
|---|---|
| A) Confronto – breve ou prolongado – com uma situação ou com um acontecimento estressante excepcionalmente ameaçador ou catastrófico, que provocaria sintomas evidentes de angústia na maioria dos indivíduos.<br>B) O fator de estresse é constantemente rememorado ou "revivido", como testemunha a presença de lembranças invasivas, intensas, sonhos repetitivos ou de um sentimento de angústia quando o indivíduo é exposto a situações que lembram o fator de estresse ou estão associados a ele.<br>C) Evitação ou tendência à evitação – ausente antes do confronto com o fator de estresse – de situações que o lembram.<br>D) Seja (1) ou (2):<br>  1. incapacidade, parcial ou completa, de se lembrar de aspectos importantes do período de exposição ao fator de estresse;<br>  2. presença de sintomas persistentes que traduzem uma hipersensibilidade psíquica e uma hipervigilância (ausentes antes de confronto com o fator de estresse), como comprova pelo menos duas das seguintes manifestações:<br>    a) dificuldade de dormir ou de manter o sono;<br>    b) irritabilidade ou acesso de cólera;<br>    c) dificuldade de concentração;<br>    d) hipervigilância;<br>    e) reação de sobressalto exagerada.<br>E) Ocorrência dos critérios B, C e D nos seis meses seguintes ao acontecimento estressante ou ao final de um período de estresse. Uma ocorrência diferida em mais de seis meses pode ser incluída quando se trata de alcançar objetivos específicos (nesse caso, estes devem ser especificados à parte). | A) O indivíduo está exposto a um acontecimento traumático no qual os dois seguintes elementos estão presentes:<br>  1. o indivíduo viveu, testemunhou ou foi confrontado com acontecimentos durante os quais pessoas podem ter morrido ou ficado gravemente feridas, foram ameaçadas de morte ou de grave lesão, ou durante os quais sua integridade física ou a de outro pode ter sido ameaçada;<br>  2. a reação do indivíduo ao acontecimento se traduziu em um medo intenso, um sentimento de impotência ou de horror.<br>**Obs.:** Nas crianças, essas manifestações podem ser substituídas por um comportamento desorganizado ou agitado.<br>B) O acontecimento traumático é constantemente revivido das seguintes maneiras:<br>  1. Lembranças repetitivas e invasivas do acontecimento provocando um sentimento de angústia e compreendendo imagens, pensamentos ou percepções.<br>**Obs.:** Nas crianças, pode ocorrer um jogo repetitivo de temas ou aspectos do trauma.<br>  2. Sonhos repetitivos com o acontecimento, provocando angústia.<br>**Obs.:** Nas crianças, pode haver sonhos assustadores sem conteúdo reconhecível.<br>  3. Impressão ou manobras súbitas "como se" o acontecimento traumático fosse se reproduzir (incluindo sensação de reviver o acontecimento, ilusões, alucinações e episódios dissociativos, incluídos aqueles que ocorrem ao despertar ou durante uma intoxicação).<br>**Obs.:** Nas crianças, podem ocorrer reconstituições específicas do traumatismo.<br>  4. Sentimento intenso de desordem psíquica quando da exposição a indicadores internos ou externos que evocam ou se assemelham a um aspecto do acontecimento traumático em questão.<br>  5. Reatividade fisiológica quando da exposição a indicadores internos ou externos que podem evocar ou se assemelhar a um aspecto do acontecimento traumático em questão.<br>C) Evitação persistente dos estímulos associados ao traumatismo ou embotamento da reatividade geral (não preexistente ao traumatismo), como testemunha a presença de pelo menos três das seguintes manifestações:<br>  1. esforços para evitar os pensamentos, os sentimentos ou as conversas associadas ao trauma; |

*(continua)*

**TABELA 9.9** Continuação

| CID-10 | DSM-IV |
|---|---|
| | 2. esforços para evitar atividades, lugares ou pessoas que despertam lembranças do trauma; |
| | 3. incapacidade de recordar um aspecto importante do trauma; |
| | 4. redução nítida do interesse por atividades importantes ou do engajamento nelas; |
| | 5. sentimento de distanciamento ou de se tornar estranho em relação aos outros; |
| | 6. restrição dos afetos (por exemplo, incapacidade de experimentar sentimentos ternos); |
| | 7. sentimento de estar "fechado" (por exemplo, pensa não poder fazer carreira, se casar, ter filhos ou ter um curso normal de vida). |
| | D) Presença de sintomas persistentes que traduzem uma ativação neurovegetativa (não preexistente ao trauma) como confirma a presença de pelo menos duas das seguintes manifestações: |
| | 1. dificuldades de dormir ou sono interrompido; |
| | 2. irritabilidade ou acesso de cólera; |
| | 3. dificuldades de concentração; |
| | 4. hipervigilância; |
| | 5. reação de sobressalto exagerada. |
| | E) A perturbação (sintomas dos critérios B, C e D) dura mais de um mês. |
| | F) A perturbação causa um sofrimento clinicamente significativo ou uma alteração do funcionamento social, profissional, etc. |
| | Especificar se: |
| | **Aguda:** se a duração dos sintomas é de menos de três meses. |
| | **Crônica:** se a duração dos sintomas é de três ou mais meses. |
| | *Especificar se:* |
| | **Ocorrência diferida:** se o início dos sintomas ocorre pelo menos seis meses após o fator de estresse. |

CID-10/ICD-10. Classification Internationale des Troubles mentaux et des Troubles du comportement. Critères diagnostiques pour la recherche. Organisation mondiale de la Santé, Masson, Paris, 1994.
American Psychiatric Association – DSM-IV-TR. *Manuel Diagnostique et Statistique des Troubles mentaux*, 4ª édition. Texte révisé (Washington DC, 2000). Tradução francesa por J.D. Guelfi et al., Masson, Paris, 2003.

na Amandine exemplifica a profunda falta de confiança.

### AMANDINE

Amandine tem 5 anos. Vive com os avós maternos desde os 3 anos. O pai cumpre uma pena de prisão por tê-la sodomizado e submetido desde muito pequena a abusos sexuais constantes. A mãe, toxicômana, visita-a de tempos em tempos, mas não assume nenhuma responsabilidade sobre sua educação.

Os avós, de quem ela gosta muito, cuidam dela com afeição. Contudo, não são capazes de enfrentar suas dificuldades.

Com exceção do avô, em quem ela confia, Amandine tem um medo generalizado dos homens, explica a avó. "Decidi procurá-lo porque ela se recusa a ir à escola. No primeiro dia de aula, há algumas semanas, estava disposta a ir, um pouco atemorizada, mas é normal nessa idade. Mas, quando viu que era um homem que dirigia o ônibus escolar, ela se recusou a subir, agarrou-se em mim e começou a berrar, uma coisa terrível, como se alguém a estivesse enforcando [...] A mesma coisa no dia seguinte. Meu marido nos levou à escola. Entrei junto, ela apertava minha mão. Estava muito tensa. Olhava tudo à sua volta, quase como um caçador, acho que você entende o que quero dizer. E teve a infelicidade de ver o zelador que estava limpando as janelas. Imediatamente começou a berrar, e a diretora chegou. Conversou com ela muito gentilmente e tentou acalmá-la, mas não havia mais o que fazer. Fiquei triste por ela e por esse pobre zelador! A própria diretora a conduziu até a turma – carregando-a no colo, porque se recusava a andar. Há duas meninas vizinhas na mesma turma com quem costuma brincar. Mas ela estava tão agitada, que acho que nem as reconheceu. Tive de levá-la de volta para casa comigo, e desde então ela não foi mais à escola."

As primeiras dificuldades de Amandine apareceram por volta dos 3 anos. Começou por ficar muito grudada e a verificar o tempo todo se a avó estava por perto, recusando-se, por exemplo, a ir sozinha ao banheiro. Depois desenvolveu dificuldades para dormir e um sono frequentemente interrompido, exigindo todas as noites que a avó ficasse no quarto até ela dormir, acordando duas ou três vezes por noite gritando ou chorando, aparentemente por causa de pesadelos. Por fim, recusou-se a ficar em presença de um homem sem que a avó estivesse ao lado dela e começou a reviver o abuso por meio de jogos sexuais. "É sempre embaraçoso, mas há cerca de um ano ela se deita sobre uma almofada e contorce os quadris fazendo ruídos; ela se despe em pleno dia para tocar seu sexo ou se esfregar, além de fazer amor com suas bonecas. Cheguei a surpreendê-la fazendo jogos semelhantes com um menininho de quem eu cuido às vezes em casa."

Uma colega cuida de Amandine e da família com muita dedicação. Estabeleceu-se um tratamento com duração de mais de um ano, primeiro para permitir a Amandine se separar um pouco de sua avó, sobretudo na hora de dormir e de ir ao banheiro. Através de jogos, primeiro na casa da criança e depois fora, essa separação progride rapidamente, e Amandine aprende a confiar na interventora, de quem gosta muito. Depois de alguns meses, esta lhe apresenta um "amigo" (um outro interventor) que, durante algumas semanas, assiste a todos os encontros terapêuticos, mas sem participar ativamente dele. Esse período de "familiarização" permite pouco a pouco a Amandine confiar nesse homem e, por meio de jogos, compreender que nem todos eles querem lhe fazer mal. A intervenção possibilita ainda que aprenda a ir à escola no início da primavera, primeiro com sua avó, depois no ônibus escolar, sempre dirigido por um homem. Por último, a interventora se retira pouco a pouco, deixando seu "amigo" concluir o trabalho iniciado.

Amandine fez progressos consideráveis, ainda que seus jogos sexuais e seus pesadelos não tenham desaparecido por completo no final do tratamento. Contudo, ela não está curada, longe disso, e é certo que terá de enfrentar, provavelmente muitas vezes, os traumas que a marcaram tão profundamente desde muito pequena.

## A ansiedade generalizada

As crianças que sofrem de ansiedade generalizada se preocupam com acontecimentos ou atividades sempre de maneira extrema e incontrolável. Elas não produzem sinais característicos (como os ataques de pânico ou as compulsões), mas suas preocupações são persistentes e causam enorme confusão, são acompanhadas de sintomas somáticos e perturbam o desenvolvimento e o funcionamento adaptativo. Isso ocorre sobretudo nas crianças com mais idade e nos adolescentes que, em média, manifestam mais sintomas do que as crianças com o transtorno (APA, 2003; OMS, 1993; Strauss, Lease, Last e Francis, 1988).

A Tabela 9.10 apresenta os diagnósticos da ansiedade generalizada da CID-10 e do DSM-IV. Os critérios do DSM-IV agrupam os da **hiperansiedade**, a qual no DSM-III-R era descrita à parte no capítulo dos transtornos na infância ou na adolescência.

Ao contrário da maioria das crianças que se deixam absorver pelo momento presente para usufruí-lo plenamente, as hiperansiosas têm uma preocupação patológica com o futuro e parecem tensas e, às vezes, profundamente infelizes. Pais e professores costumam dizer que "elas parecem carregar o mundo nas costas" (ver Figura 9.4). Por exemplo, ficam ansiosas com seu rendimento escolar e com seus deveres, receiam ser vítimas

**TABELA 9.10** Ansiedade generalizada: critérios diagnósticos da CID-10 e do DSM-IV

| CID-10 | DSM-IV |
|---|---|
| **Obs.:** Nas crianças e nos adolescentes, a ansiedade generalizada se traduz por queixas menos variadas do que no adulto, e os sintomas específicos da hiperatividade neurovegetativa são menos acentuados.<br>Nesses casos, podem-se utilizar os seguintes critérios:<br>A) Ansiedade e inquietação acentuadas (expectativa temerosa) presentes pelo menos um a cada dois dias, por pelo menos seis meses; a ansiedade e a inquietação referem-se a vários acontecimentos (por exemplo, desempenho escolar ou profissional).<br>B) O indivíduo tem dificuldade de controlar sua inquietação.<br>C) A ansiedade e a inquietação são acompanhadas de três dos seguintes sintomas (com presença de, no mínimo, dois dos sintomas em um a cada dois dias):<br>  1. estado febril, sensação de estar superexcitado ou no limite (por exemplo, sensação de tensão psíquica associada a uma incapacidade de se controlar);<br>  2. fadiga, esgotamento, fatigabilidade devido à ansiedade ou à inquietação;<br>  3. dificuldades de concentração ou impressão de "cabeça vazia";<br>  4. irritabilidade;<br>  5. tensão muscular;<br>  6. perturbação do sono (dificuldades para dormir, sono interrompido ou agitado, não satisfatório) devido à ansiedade ou à inquietação.<br>D) Temores e inquietação ocorrem em situações, atividades, contextos ou circunstâncias. A ansiedade generalizada não apresenta episódios bem delimitados (como no transtorno de pânico), e a inquietação não se limita a um aspecto único preponderante (como na angústia de separação ou no transtorno de ansiedade fóbico na infância). (Identifica-se no contexto mais amplo da ansiedade generalizada uma ansiedade focada no momento em que esta última prevalece sobre os demais transtornos de ansiedade).<br>E) Início do transtorno na infância ou na adolescência (antes dos 18 anos).<br>F) A ansiedade, a inquietação ou os sintomas físicos levam a um grau clinicamente significativo de angústia ou de disfunção da rotina de vida.<br>G) O transtorno não se deve aos efeitos diretos de uma substância psicoativa ou um medicamento, por exemplo, ou de um problema médico (por exemplo, um hipertireoidismo); não se manifesta exclusivamente durante um transtorno de humor, psicótico ou invasivo de desenvolvimento. | A) Ansiedade e preocupação excessivas (expectativa com apreensão) presentes a maior parte do tempo durante pelo menos seis meses referentes a acontecimentos (desempenho profissional ou escolar).<br>B) Dificuldade de se controlar essa preocupação.<br>C) A ansiedade e a preocupação estão associadas a três (ou mais) dos seis sintomas seguintes (pelo menos alguns dos sintomas estando presentes a maior parte do tempo durante os últimos 6 meses):<br>**Obs.:** Para as crianças, é necessário apenas um item.<br>  1. agitação, sensação de estar superexcitado ou no limite;<br>  2. fatigabilidade;<br>  3. dificuldades de concentração ou lapsos de memória;<br>  4. irritabilidade;<br>  5. tensão muscular;<br>  6. perturbação do sono (dificuldades para dormir, sono interrompido ou agitado e não satisfatório).<br>D) O objeto da ansiedade e das preocupações não se limita às manifestações de um transtorno do Eixo I, por exemplo, a ansiedade ou a preocupação não é de ter um ataque de pânico (como no transtorno de pânico), de passar mal em público (como na fobia social), de ser contaminado (como no transtorno obsessivo-compulsivo), de estar longe de seu domicílio ou de seus próximos (como no transtorno de ansiedade de separação), de ganhar peso (como na anorexia mental), de ter múltiplas queixas somáticas (como no transtorno de somatização) ou de ter uma doença grave (como na hipocondria), e a ansiedade e as preocupações não surgem exclusivamente durante um transtorno de estresse pós-traumático.<br>E) A ansiedade, as preocupações ou os sintomas físicos causam um sofrimento clinicamente significativo ou uma alteração do funcionamento geral da rotina.<br>F) Não é consequência de efeitos fisiológicos diretos de uma substância que dá margem a abusos, um medicamento, entre outros, ou de um problema médico (por exemplo, hipertireoidismo), não se manifestando exclusivamente durante um transtorno de humor, psicótico ou invasivo de desenvolvimento. |

CID-10/ICD-10. Classification Internationale des Troubles mentaux et des Troubles du comportement. Critères diagnostiques pour la recherche. Organisation mondiale de la Santé, Masson, Paris, 1994.
American Psychiatric Association – DSM-IV-TR. *Manuel Diagnostique et Statistique des Troubles mentaux*, 4ª édition. Texte révisé (Washington DC, 2000). Tradução francesa por J.D. Guelfi et al., Masson, Paris, 2003.

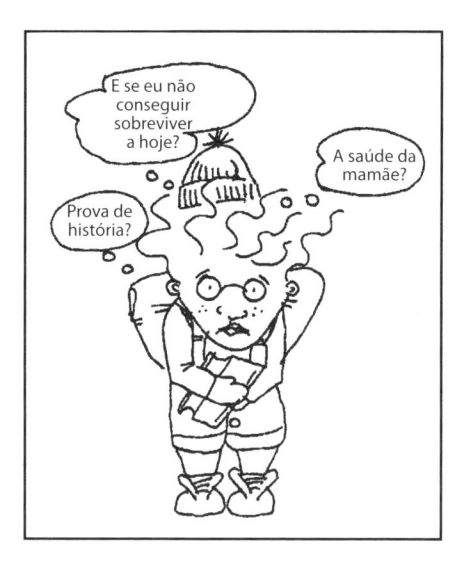

**FIGURA 9.4**
As crianças com ansiedade generalizada se preocupam excessivamente com quase tudo e costumam dar a impressão de carregar o mundo nas costas.
Caricatura de Ed Schelb, reproduzida com permissão.

de agressão e temem as catástrofes de todo tipo (Weems, Silverman e La Greca, 2000). Em geral, também têm preocupações que raramente se observam antes da idade adulta. Por exemplo, elas se preocupam sem razão aparente com a saúde, o trabalho ou as finanças dos pais; temem a volta às aulas ou as férias que só ocorrerão em algumas semanas ou meses. Além disso, duvidam de suas competências pessoais e tendem a se impor exigências extremas que as impelem não apenas a ser perfeccionistas, mas a pôr em questão continuamente o que fazem e a temer que seu meio as julgue tão severamente como elas próprias se julgam (Albano et al., 2003; Bell-Dolan e Brazeal, 1993).

Deve-se observar que as diversas preocupações dos hiperansiosos são muito comuns entre os jovens de sua idade e que o que caracteriza o transtorno é o fato de elas serem sempre extremistas e irrealistas, e não a natureza e a quantidade de preocupações (Weems et al., 2000). Assim como as crianças com outros transtornos de ansiedade, mas de maneira difusa, as hiperansiosas não precisam de razões para ter medo (Dumas, 200b). Habitualmente, sem que elas próprias saibam por que, passam muito tempo pensando no pior, exagerando o perigo real daquilo que as preocupa, a ponto de se sentirem às vezes completamente incapazes de enfrentar. Suas ruminações ansiosas costumam variar bastante. Contudo, são sempre acompanhadas de vários sintomas típicos (Strauss, Lease et al., 1988; Werry, 1991):

- tensão, agitação ou incapacidade de se concentrar, às vezes ligadas a dificuldades de sono, apesar de um cansaço evidente;
- dificuldades de concentração e de organização;
- necessidade excessiva de ser tranquilizado;
- provavelmente com menos frequência, dores diversas sem fundamento.

Como ilustra a história de Tarik, os esforços empreendidos pela família e pela escola a fim de acalmar e tranquilizar essas crianças são inúteis, pois elas os demandam, mas não os levam em conta.

### TARIK

Tarik tem 11 anos. Ele sofre de uma doença crônica há alguns anos; porém, seu pediatra está convencido de que a maior parte dos sintomas que apresenta não decorre dessa doença. Quando o encontramos pela primeira vez, disse-nos que tem dores de estômago frequentes e não sabe por que, mas que, fora isso, está bem. Algumas perguntas mais pontuais o levam a admitir de imediato que se preocupa "com muitas coisas" e que seu médico acha que isso agrava suas dores de estômago. Entre o que menciona estão os amigos, o futebol, os acidentes e a saúde de sua mãe. No entanto, surpreendentemente, Tarik não revela uma preocupação com sua própria saúde. O garoto tem dificuldade de definir o que o preocupa; ele explica, por exemplo, que tem medo de seus pais morrerem em um acidente de carro ou de seus companheiros de futebol serem machucados por ele. (Ficamos sabendo mais tarde que ele é de fato um bom jogador.)

Em uma entrevista à parte, a mãe de Tarik nos conta que o filho "se preocupa o tempo todo" e acrescenta: "Nisso ele se parece comigo." O pai confirma essa comparação e dá vários exemplos das preocupações cotidianas de Tarik. Os pais são interpelados pelo desempenho escolar do menino. Ele é um bom aluno, mas há cerca de seis meses gasta cada vez mais tempo verificando e repetindo os deveres, a ponto de às vezes não conseguir concluí-los. "Ele pode fazer uma página de matemática em alguns minutos, explica o pai, e depois verificar cada problema diversas vezes; em seguida, nos pede para verificar também [...] e, desse jeito, a matemática pode levar mais de uma hora. É a mesma coisa para os demais deveres: mesmo que a gente se sente do lado dele e o ajude, e que o tranquilize dizendo que está tudo certo [...] é normal ficar preocupado. Mas quando Tarik fica, de fato, preocupado, e não consegue mais parar. Isso o deixa infeliz e a nós também. Às vezes, francamente, ele nos deixa loucos! E então a gente se irrita. Eu sei que é burrice e que isso nunca resolve a situação. Entretanto, é difícil raciocinar calmamente com uma criança como Tarik."

## Validade científica

Sem dúvida, se considerados como categorias distintas, os transtornos de ansiedade descritos pela CID-10 e pelo DSM-IV não têm validade científica. Antes de tudo, seus critérios diagnósticos se confundem, pois compartilham diversos sintomas, não apenas entre eles, mas também com os transtornos de humor. Além disso, seus cursos de desenvolvimento são talvez mais convergentes do que distintos. Por último, os transtornos de ansiedade geralmente se associam ao mesmo tempo entre eles e com outros transtornos, em particular os do humor (Albano et al., 2003).

Como mencionado, a comorbidade elevada característica dos transtornos de ansiedade, sobretudo nas crianças, implica obstáculos para uma abordagem categorial. Vimos no Capítulo 8 que várias análises estatísticas de escalas de avaliação do comportamento mostram que os escores de ansiedade e de depressão costumam estar vinculados na infância e na adolescência – quer se entrevistem os próprios jovens, seus pais, quer seus professores – e que as análises fatoriais não revelam qualquer aspecto distinto de ansiedade (Seligman e Ollendick, 1998).

A partir de achados sobre a convergência dos fenômenos de ansiedade e de depressão na idade adulta (Clark e Watson, 1991; Mineka, Watson e Clark, 1998), pesquisadores preconizam uma abordagem dimensional da ansiedade na qual as categorias diagnósticas são consideradas muito mais como protótipos do que como entidade clínicas distintas. O **modelo tripartite** de Clark e colaboradores postula a existência de três dimensões psicológicas ou de fatores cujas origens são neurobiológicas e psicossociais:

- **a afetividade negativa** representa uma sensibilidade aos acontecimentos negativos e uma tendência a reagir por sinais ou sentimentos de tensão, de temor, de hostilidade e de angústia;
- **a afetividade positiva** representa uma forma de emocionalidade que reage aos acontecimentos negativos de maneira dinâmica e construtiva;
- **a hiperatividade fisiológica** reflete uma tendência a manter um nível elevado de atividade fisiológica (por exemplo, agitação muscular, aceleração da respiração e do ritmo cardíaco).

De acordo com esse modelo, a ansiedade e a depressão teriam como afinidade uma afetividade negativa elevada, e ela, acompanhada de falta de afetividade positiva, favorece o desenvolvimento dos transtornos de humor, e quando acompanhada de hiperatividade fisiológica, favorece o transtorno de ansiedade. Cada vez mais trabalhos realizados com crianças e adolescentes confirma a utilidade desse modelo e, mais especificamente, de suas dimensões afetivas (Austin e Chorpita, 2004; Chorpita, Daleiden, Moffitt, Yim e Umemoto, 2000; Chorpita, Plummer e Moffitt, 2000). Por exemplo, em um estudo baseado em uma amostra de mais de 1.100 crianças e adolescentes de meios socioculturais diferentes, Austin e Chorpita (2004) relatam que afetividade negativa elevada associava-se a uma sintomatologia também elevada de cinco transtornos de ansiedade (a ansiedade de separação, a fobia social, os TOC, o transtorno de pânico e a ansiedade generalizada).

Como abordado mais adiante, essas dimensões afetivas têm como paralelos, de um lado, esquemas cognitivos nos quais as ideias predominantes são as de perigo e de ameaça na ansiedade, além de desespero, de perda e de fracasso na depressão (Bögels e Zigterman, 2000; Muris, Merckelbach e Damsma, 2000; Suarez e Bell-Dolan, 2001); de outro, formas díspares de tratar a informação correspondente a esses esquemas (Dalgleish et al., 2003; Ladouceur et al., 2005; Vasey e MacLeod, 2001).

Se isso se confirmar, seria possível conceber os transtornos de ansiedade não como sintomas de patologias distintas, mas como afecções nas quais os sintomas de um transtorno específico predominam conforme os fatores de risco envolvidos, apesar de o funcionamento afetivo da criança ou do adolescente ser perturbado ou não com gravidade.

## Outras características e transtornos associados

Várias revisões detalhadas mostram que a comorbidade é a regra nos transtornos de ansiedade e, de maneira mais geral, que eles têm um efeito nefasto e frequentemente persistente sobre a adaptação geral da criança ou do adolescente – sejam os estudos de amostras em que se baseiam comunitários ou clínicos (Anderson, 1994; Bergeron, Valla e Gauthier, 2006; Mouren-Siméoni et al., 1993).

*Afecções médicas*

Visto que os transtornos de ansiedade costumam ter vários sintomas somáticos como critérios diagnósticos, não é surpreendente que o DSM-IV e a CID-10 mencionem em diversos momentos que eles se associam a problemas médicos (por exemplo, dermatológicos nos TOC, cardíacos ou tireoidianos no transtorno de pânico), além de dificuldades para dormir e pesadelos. Ainda que a qualidade do sono tenda a ser pior, apenas uma minoria de crianças e adolescentes com ansiedade tem problemas médicos estabelecidos (APA, 2000; OMS, 1993). Não menos importante, clinicamente, é realizar um exame aprofundado no caso de um nível elevado de sintomas da ansiedade.

Vários achados mostram que um transtorno de ansiedade – em particular os TOC – pode sobrevir em decorrência de uma doença. De fato, há crianças que desenvolvem TOC após uma reação autoimune devido a uma infecção por estreptococos. Designado pela sigla inglesa **PANDAS** (Paediatric Autoimmune Neuropsychiatric Disorders Associated with Streptococcal infections), esse transtorno:

- começa na infância, em média vários anos antes dos TOC;
- manifesta-se muito rápido e de maneira aguda;
- é acompanhado de anomalias neurológicas (por exemplo, hiperatividade motriz).

Esse transtorno, acompanhado frequentemente de tiques motores ou vocais, será retomado no Capítulo 12. Será mencionado unicamente que um tratamento dirigido à infecção visando diminuir a reação autoimune conduz, em muitos casos, a uma diminuição acentuada dos sintomas (Roupret e Kochman, 2002).

## Transtornos de ansiedade

Os transtornos de ansiedade geralmente são comórbidos, mais nas crianças do que nos adolescentes, em particular entre os jovens submetidos a uma avaliação clínica. A revisão de Anderson (1994) relata que a comorbidade desses transtornos é de 36 a 39% nas crianças e de 14% nos adolescentes em diferentes estudos de amostras comunitárias. Os trabalhos de Biederman e colaboradores (1992) indicam que mais de dois terços de crianças e adolescentes avaliados em clínicas especializadas têm pelo menos dois transtornos de ansiedade, e os que mais aparecem associados são a ansiedade generalizada, a de separação e a fobia específica e social.

## Outras psicopatologias

Os transtornos de ansiedade costumam associar-se aos sintomas e aos transtornos de humor, quer sejam considerados também os dados epidemiológicos (Essau et al., 2000; Fergusson, Horwood e Lynskey, 1993), quer os dados clínicos (Last et al., 1992; Swedo et al., 1999). Por exemplo, em uma pesquisa baseada em uma amostra de 70 crianças e adolescentes com TOC, Swedo e colaboradores relatam que três quartos tinham transtornos comórbidos. Mais especificamente, 26% tinham um transtorno depressivo maior e 13% tinham dificuldades de adaptação acompanhadas de sintomas depressivos. As taxas de comorbidade variam bastante e tendem a ser mais elevadas nas pesquisas clínicas do que nas comunitárias, assim como nos jovens com dois transtornos de ansiedade e naqueles com apenas um. Além disso, as taxas médias relatadas ocultam o fato de que certos transtornos de ansiedade – como a ansiedade generalizada e a de separação – costumam associar-se mais a manifestações depressivas do que outros. Provavelmente isso ocorre, em parte, porque sua sintomatologia e a dos transtornos de humor (em particular o depressivo maior) são semelhantes (Seligman e Ollendick, 1998; Strauss, Last, Hersen e Kazdin, 1988).

Pesquisas relatam que, desde muito cedo, os transtornos de ansiedade podem estar associados ao transtorno de déficit de atenção/hiperatividade (TDAH) e aos de comportamento (Biederman et al., 1997; Gregory, Eley e Plomin, 2004; Russo e Beidel, 1994; Strauss, Lease et al., 1988). Embora se saiba que as taxas médias ocultam o fato de que certos transtornos de ansiedade são mais comumente comórbidos do que outros, a comorbidade com o TDAH é da ordem de 20 a 33% e diminui com a idade. A comorbidade com o transtorno oposicional desafiante ou com o de conduta varia entre 15 e 40% aproximadamente, tendendo a permanecer estável ou a aumentar um pouco da infância à adolescência (Anderson, 1994; Mouren-Siméoni et al., 1993). Essa ligação é importante, pois o curso de desenvolvimento de um transtorno de ansiedade que é acompanhado de um transtorno de conduta é provavelmente diferente daquela de um transtorno de ansiedade que se manifesta de outras formas (ver Capítulo 7). As pesquisas que examinaram a fundo a comorbidade com as toxicomanias levam a crer que esta é elevada também nesse aspecto, sobretudo na adolescência, fase em que, por exemplo, jovens recorreram a diversos métodos de automedicação para acalmar seus sintomas (Bailly, 1995; Kaplov, Curran, Angold e Costello, 2001).

Por fim, deve-se observar que, em uma minoria de casos, os transtornos de ansiedade podem estar associados também a psicopatologias diversas (por exemplo, transtornos alimentares, transtornos da personalidade, tiques, enurese) (Bailly, 1995; Durkin et al., 1993; Fletcher, 2003; Leonard et al., 1992; Swedo et al., 1989). Existe, por exemplo, uma associação entre o transtorno obsessivo-compulsivo e a anorexia (ver Capítulo 10) e entre esse mesmo transtorno e os tiques (ver Capítulo 12), como existe entre o transtorno de estresse pós-traumático e a enurese (ver Capítulo 11).

## Capacidades intelectuais e dificuldades de aprendizagem

As capacidades intelectuais de crianças com um transtorno de ansiedade são semelhantes às de outras crianças. Contudo, a ansiedade pode interferir em seu desempenho intelectual, de tal modo que, às vezes, dão a impressão de que são menos capazes do que são de fato. Isso ocorre sobretudo na escola, nas situações ansiogênicas, como as apresentações orais e os exames. Com o tempo, essas situações podem contribuir para dificuldades de aprendizagem e déficits de aprendizagem, sobretudo nos jovens que faltam às aulas com certa regularidade ou as abandonam por causa do transtorno (Coslin, 2006; Van Ameringen, Macini e Farvolden, 2003).

## Adaptação geral

Como os estudos de caso apresentados ajudam a compreender, os transtornos de ansiedade são acompanhados de dificuldades cotidianas que limitam seriamente o funcionamento adaptativo sem com isso constituir um transtorno específico. Há diferenças evidentes segundo a perspectiva da pessoa da qual se obtém informação (Benjamin et al., 1990); mesmo assim, as competências sociais e a integração da criança em um grupo são sempre fracas em relação às de seus colegas, seja porque ela teme as situações sociais e as evita, seja porque suas preocupações recorrentes a impedem de participar plenamente delas (La Greca e Lopez, 1998). Isso explica que as relações das crianças ansiosas com seus colegas se caracterizem por um nível elevado de retraimento, mais do que de rejeição social (Hoza, Molina, Bokowski e Sippola, 1995). Como mostra esse estudo, o isolamento social é duplamente significativo. É uma característica comórbida dos sintomas de ansiedade e, quando o desenvolvimento da criança é objeto de um acompanhamento, um fator preditivo da manutenção e, muitas vezes, do agravamento de seus sintomas. Por exemplo, se a criança com ansiedade de separação aceita ir à escola, sua forte resistência de participar de atividades, assim como as faltas frequentes e as preocupações, limita e limitará sua experiência no plano social. É o caso também se os sintomas da criança a impedem de participar das atividades que a maioria dos jovens compartilha regularmente com seus colegas. Desse modo, são muitas as crianças ansiosas que evitam os aniversários, as excursões e os acampamentos de férias, porque querem esconder seu TOC ou sua fobia específica, por exemplo, ou porque temem as situações sociais ou porque se preocupam de forma mais genérica com um pouco de tudo.

No aspecto psicológico, crianças e adolescentes com ansiedade costumam ter uma baixa autoestima. O transtorno provoca sentimentos de perda de coragem e de desespero quando eles atribuem suas dificuldades a uma falta de competência ou a uma fraqueza de caráter (APA, 1994), e a sentimentos de solidão e de exclusão quando se sentem incompreendidos ou quando as pessoas próximas zombam deles (Strauss e Last, 1993). Contribuindo para um círculo vicioso do qual geralmente não veem saída, a baixa autoestima alimenta e é alimentada por **ideias falsas** de perigos a que estão expostos, as quais refletem sua tendência a:

- interpretar situações de maneira negativa;
- exagerar a possibilidade de que ocorra algo terrível;
- subestimar sua capacidade de enfrentar os perigos que temem (Bögels e Zigterman, 2000; Vasey e MacLeod, 2001).

A tendência é evidente ao estarem diante de uma escolha ou se encontrarem em uma situação cuja saída é incerta (Muris et al., 2000; Suarez e Bell-Dolan, 2001). Infelizmente, em muitos casos, seu desempenho confirma a imagem negativa que eles têm de si mesmos e de suas competências. De fato, pesquisas mostram que, solicitadas a realizarem diferentes tarefas experimentais e depois a avaliarem o próprio desempenho, as crianças ansiosas com autoavaliação negativa são, em geral, aquelas cujo desempenho é considerado fraco por observadores que não sabem nada a respeito de suas dificuldades (Alfano, Beidel e Turner, 2006; Spence et al., 1999).

## Epidemiologia

### Prevalência e características ligadas à idade e ao sexo

Os transtornos de ansiedade atingem mais de 10% das crianças e dos adolescentes, sendo que as taxas variam de 6 a 20% conforme a definição aplicada, a idade e os métodos de avaliação utilizados (Albano et al., 2003; Costello e Angold, 1995). Evidentemente, as taxas mais baixas são encontradas nos estudos que se baseiam não apenas no fato de os indivíduos manifestarem a sintomatologia de um transtorno de ansiedade específico, mas também de ele causar angústia ou disfunção de intensidade clínica. Assim, o estudo de Anderson, Williams, McGee e Silva (1987), baseado em uma amostra comunitária de crianças de 11 anos, relata que 12% tinham sintomas acentuados de ansiedade e que cerca de 3% sofriam de um transtorno de ansiedade. Essas taxas eram, respectivamente, de 17,3 e 8,7% em um estudo de uma amostra semelhante de adolescentes (Kashani e Orvaschel, 1988). Na medida em que sintomas de ansiedade são "silenciosos", as taxas observadas são mais elevadas quando os dados sobre os quais se baseia são obtidos junto aos jovens e a seus pais (Benjamin et al., 1990). Para mais detalhes a esse respeito, há uma compilação detalhada da epidemiologia dos transtornos de ansiedade em Bergeron e colaboradores (2006).

Com exceção da fobia social e do transtorno obsessivo-compulsivo, que atingem com a mesma frequência, ou até mais, tanto meninos quanto meninas (Hagopian e Ollendick, 1997; Hanna, 1995), vários estudos comunitários indicam que eles são mais frequentes nas meninas, independentemente da idade. A *sex ratio* média é de 2 meninas para 1 menino (Kashani e Orvaschel, 1990; Mackinaw-Koons e Vasey, 2000) e vai aumentando da infância à idade adulta (Roza, Hofstra, van der Ende e Verhulst, 2003). Isso ocorre particularmente quando os dados se baseiam em métodos de autoavaliação (Ollendick et al., 1989). Nos estudos de amostras clínicas, ao contrário, essa preponderância feminina só aparece claramente na adolescência (Hagopian e Ollendick, 1997).

### Ansiedade de separação

Nas oito amostras comunitárias compiladas por Anderson (1994), a prevalência da ansiedade de separação vai de menos de 1 a quase 13%, com uma média situada entre 4 e 5%. Essa média é muito mais elevada nas amostras clínicas. O transtorno é particularmente frequente com a puberdade e atinge as meninas com mais frequência que os meninos. Last e colaboradores (1992), em um estudo clínico, relatam uma idade média de início de 7 anos e meio.

### Fobia específica

Diversas amostras comunitárias provenientes de vários países indicam que as fobias específicas atingem, em média, 3 a 5% de crianças e adolescentes, com as taxas de prevalência variando de menos de 3 a 18%, segundo os estudos. As fobias específicas são mais frequentes nas meninas do que nos meninos (Costello e Angold, 1995; Essau et al., 2000; Muris e Merckelbach, 2000). Estima-se que cerca de 15% de crianças e adolescentes submetidos a consultas profissionais por dificuldades de adaptação têm fobia específica que, nas maioria dos casos (60 a 75% aproximadamente), é acompanhada de um outro transtorno de ansiedade ou de dificuldades maiores (Last et al., 1992; Ollendick et al., 1997). Last e colaboradores (1992) situam a idade de início do transtorno por volta de 8 anos.

### Fobia social

A fobia social é um dos transtornos de ansiedade mais raros, sobretudo antes da adolescência. A revisão de Costello e Angold (1995), que compila quatro estudos comunitários, indica que ele atinge cerca de 1% de crianças e adolescentes. Uma taxa de prevalência semelhante foi relatada por Anderson (1994). Raramente começa antes dos 11 anos, muito provavelmente porque é no momento da puberdade que os adolescentes se preocupam cada vez mais com a avaliação social a que são submetidos, às vezes a ponto de querer evitá-la o máximo possível (Wittchen, Stein e Kessler, 1999). Entre os adolescentes, a fobia social atinge os meninos com a mesma frequência que as meninas. Nas crianças, ao contrário, é provável que seja mais frequente entre os meninos, sobretudo porque, em geral, se

## Transtorno obsessivo-compulsivo

Os TOC atingem menos de 1% de crianças e entre 1 e 2% de adolescentes, segundo a maioria dos estudos disponíveis (Albano et al., 2003), enquanto pesquisas relatam taxas duas vezes mais elevadas (Maggini et al., 2001). Geralmente começa entre 12 e 13 anos (Wewetzer et al., 2001), mais cedo nos meninos do que nas meninas segundo alguns estudos (Last e Strauss, 1989), contrastando com outros (Hanna, 1995). Parece que a *sex ratio* é equilibrada ou que há uma pequena preponderância de meninos (Hanna, 1995; Last et al., 1992).

## Transtorno de pânico

Os ataques de pânico isolados são raros nas crianças, mas relativamente frequentes nos adolescentes, podendo atingir 40 a 60% com idades entre 12 anos e 19 anos (King, Gullone, Tonge e Ollendick, 1993; Macaulay e Kleinknecht, 1989). O transtorno de pânico, ao contrário, é muito mais raro em qualquer idade (Goodwin e Gotlib, 2004). Nos estudos comunitários, ele afeta entre 1 e 5% dos jovens, oscilando conforme a idade e os critérios diagnósticos utilizados, com maior incidência entre as meninas (Lewinsohn, Hops, Roberts, Seeley e Andrews, 1993; Macaulay e Kleinknecht, 1989; Whitaker, Johnson, Shaffer, Rapoport e Kalikow, 1990). Nos estudos clínicos, as taxas de prevalência são de 5 a 15% (Alessi e Magen, 1988; Alessi, Robbins e Dilsaver, 1987; Last e Strauss, 1989). Como no caso dos ataques de pânico, a prevalência do transtorno de pânico aumenta bastante da infância à adolescência. De fato, a idade média de início é mais tardia do que para os demais transtornos de ansiedade, situando-se entre 12 e 14 anos nos estudos clínicos de Biederman e colaboradores (1997) e de Last e colaboradores (1992).

## Transtorno de estresse pós-traumático

A epidemiologia do transtorno de estresse pós-traumático varia bastante em função dos traumas e de sua duração. As taxas são elevadas entre os jovens cuja vida foi posta em perigo ou cuja integridade física foi atingida (Fletcher, 2003). Em um estudo realizado junto a mais de 5 mil jovens (com idades entre 9 e 19 anos) expostos ao furacão Hugo, uma catástrofe natural que havia atingido a costa atlântica dos Estados Unidos em 1989, Shannon, Lonigan, Finch e Taylor (1994) mostram uma taxa média de prevalência de 5,4 % três meses após o ocorrido. Essa taxa é a mesma, independentemente da origem étnica, porém é maior entre as meninas (6,9% contra 3,8%), e entre as crianças (9 a 12 anos: 9,2%; 13 a 15 anos: 4,2%; 16 a 19 anos: 3,1%). Essas cifras são similares às de um estudo epidemiológico americano que avaliou mais de 4.000 adolescentes, mostrando uma taxa de 6,3% entre as meninas e de 3,7% entre os meninos (Kilpatrick et al., 2003).

## Ansiedade generalizada

A prevalência da hiperansiedade depende da idade. O transtorno atinge, em média, 3% de crianças e 6% de adolescentes (Anderson, 1994), embora alguns trabalhos relatem taxas de prevalência mais elevadas (Kashani e Orvaschel, 1990). Ainda que os primeiros sintomas possam aparecer durante a primeira infância, ele geralmente começa mais tarde que a ansiedade de separação (Westenberg,

Siebelink, Warmhoven e Treffers, 1999). O estudo clínico de Last e colaboradores (1992) situa a idade média de início entre 8 e 9 anos e relata que atinge mais meninas que meninos, o que confirma a síntese de Werry (1991) – ela relata, de fato, que a *sex ratio* é equilibrada na infância e que somente na adolescência o índice de meninas ultrapassa sensivelmente o dos meninos.

*Diferenças socioculturais*

O DSM-IV assinala em vários momentos que existem diferenças socioculturais na expressão da ansiedade e menciona algumas delas em um *Glossaire des syndromes propres à une culture donnée* [glossário para síndromes ligadas à cultura] (APA, 2003). Ainda que a experiência clínica confirme a importância de considerar o contexto social e cultural em qualquer avaliação psicopatológica, poucas pesquisas se debruçaram sobre essa questão em termos de ansiedade (Albano et al., 2003). O estudo de Last e colaboradores (1992) indica que, em sua clínica especializada, existem mais semelhanças do que diferenças socioculturais na apresentação e na evolução desses transtornos, confirmado por pesquisas diversas (Benjamin et al., 1990). Contudo, não se sabe até que ponto suas conclusões podem ser generalizadas, nem se elas refletem fatores socioeconômicos ou fatores étnicos e culturais, estreitamente ligados no contexto americano.

Do mesmo modo, estudos normativos que comparam as manifestações de ansiedade em diversos contextos socioculturais mostram que as semelhanças são tão importantes – ou até mais – quanto as diferenças (ver síntese de Fonseca et al., 1994). Porém, é preciso assinalar que essa conclusão muito geral deve ser relativizada ao se examinar cada um dos transtornos de ansiedade, ao se comparar suas taxas de prevalência, assim como sua apresentação em diferentes culturas e ao se preocupar com a maneira e com a intensidade com que os jovens expressam o medo e a angústia em diferentes países. É o que ilustram pesquisas comparativas provenientes da África, da América do Norte, da Ásia, da Austrália e da Europa (Assailly, 1988; Ollendick et al., 1996). Só será possível dar alguns exemplos. Com base em um inventário de estudos clínicos, Jugon (2000) relata que a fobia social é frequente no Japão entre adolescentes e jovens adultos, e que seus sintomas mais acentuados não correspondem perfeitamente às classificações ocidentais (por exemplo, medo do enrubescer, de ser observado). Do mesmo modo, em um dos raros estudos epidemiológicos provenientes da Ásia, Matsuura e colaboradores (1993) comparam a prevalência de três sintomas (preocupação, tristeza e medo) entre vários milhares de crianças japonesas, chinesas e coreanas de 6 a 12 anos. Ainda que, em cada país, meninos e meninas manifestem esses sintomas com a mesma frequência, são significativamente mais presentes entre as crianças coreanas dos dois sexos do que entre as crianças japonesas ou chinesas. A sintomatologia dos chineses é semelhante em uma única exceção: meninos e meninas japoneses se dizem mais preocupados do que meninos e meninas chineses. Por último, em uma pesquisa comparativa do medo de mais de 850 jovens de 8 a 17 anos provenientes da Nigéria e do Quênia, Ingman, Ollendick e Akande (1999) relatam maior incidência desse sentimento na Nigéria e assinalam que, nesses dois países, crianças e adolescentes admitem ter mais medo em média do que jovens da mesma idade nos Estados Unidos, na Austrália e na China. Esses autores constatam também que, nos dois países, as crianças de religião cristã dizem ter mais medo do que as muçulmanas. Embora não se possa tirar nenhuma conclusão dessas comparações, elas mostram a importância de pesquisas transculturais para compreender a universalidade e a especificidade dos fenômenos de ansiedade e para elucidar o papel da cultura e da religião da criança em sua expressão.

**Curso de desenvolvimento e prognóstico**

A evolução dos transtornos de ansiedade e seu futuro na idade adulta variam e dependem de vários fatores, como sexo, idade de início e gravidade dos sintomas, presença de transtornos comórbidos e acesso a atendimento especializado. Contudo, algumas generalizações são possíveis (ver Anderson, 1994; Costello e Angold, 1995; Mouren-Siméoni et al., 1993).

1. Em relação ao transtorno de ansiedade, os adolescentes relatam mais sintomas que as crianças (Werry, 1991), mas estudos de amostras comunitárias mostram que, após quatro anos de acompanhamento, cerca de 60% das crianças não apresentam mais dificuldades maiores (Anderson, 1994). Contudo, esse índice encorajador oculta o fato de transtornos de ansiedade oscilarem muito mais em termos de gravidade. Por exemplo, os TOC estão entre os mais estáveis: 68 a 71% dos casos acompanhados por Flament e colaboradores (1990) e por Wewetzer e colaboradores (2001) ainda o apresentam 7 a 11 anos depois. Do mesmo modo, o transtorno de estresse pós-traumático tem efeitos agudos e passageiros quando o acontecimento traumático é de natureza isolada, mas efeitos crônicos podem durar até a idade adulta quando o traumatismo persiste (Beitchman et al., 1992; Fletcher, 2003). Logo, mesmo quando as pessoas ansiosas veem suas dificuldades melhorar, são muitas as que continuam a ter problemas de adaptação pessoais e profissionais na idade adulta (Woodward e Ferguson, 2001).
2. Um grande número de sintomas durante a infância prediz um risco maior de transtornos de ansiedade – em particular, de fobia social, de fobia específica ou de transtorno de pânico – na adolescência e no início da idade adulta (Goodwin, Fergusson e Horwood, 2004). Estudos mostram também que uma sintomatologia elevada de ansiedade ou um transtorno de ansiedade evolui para diversas dificuldades. É o caso da ansiedade de separação e da generalizada, as quais, às vezes, precedem em vários anos um transtorno de pânico, depressivo ou o uso abusivo de tabaco, de álcool, etc. (Kaplow et al., 2001; Petot, 2004; Sonntag, Wittchen, Hofler, Kessler e Stein, 2000; Woodward e Ferguson, 2001). A evolução para um transtorno depressivo maior é alarmante, pois os ansiosos que se tornam depressivos apresentam um risco elevado de pensar em suicídio ou de se suicidar (Nelson et al., 2000; Pawlak, Pascual-Sanchez, Rae, Fischer e Ladame, 1999).
3. Mesmo quando são crônicos, os transtornos de ansiedade raramente evoluem de forma contínua, havendo sempre uma alternância entre fases agudas e de remissão. Entretanto, as fobias específicas são mais estáveis que a ansiedade de separação, por exemplo.
4. Mesmo nos casos mais graves, há vários anos de evolução entre o início do transtorno e a primeira consulta clínica; isso se aplica, em particular, à ansiedade generalizada e às fobias específicas (Last et al., 1992). Além disso, a maioria dos que enfrentam dificul-

dades em termos de ansiedade jamais é submetida a cuidados profissionais (Albano et al., 2003).
5. Por último, com exceção do estresse pós-traumático e de algumas fobias específicas, os transtornos de ansiedade desenvolvem-se de maneira progressiva, a partir de comportamentos relativamente sem importância (por exemplo, a ansiedade de separação e os TOC).

*Dois exemplos*

É raro que a ansiedade de separação comece logo após um acontecimento traumático em que a criança tenha se deparado com a possibilidade real de ser separada dos pais ou de outras pessoas às quais é apegada (embora, em casos como o de Sarah, a hospitalização de um dos pais ou uma ausência semelhante pudesse ser vista como uma separação total). É bem mais provável que, em decorrência de uma mudança importante, como a passagem da pré-escola para o ensino fundamental, uma criança facilmente angustiada seja rodeada de cuidados por um dos pais, ele próprio angustiado, no momento da separação, e com o tempo e com as crises constantes, essa criança acabe encontrando um meio de evitar ir à escola, forçando assim o pai ou mãe a faltar ao trabalho para cuidar dela. Um cenário parecido é fácil de imaginar na hora de dormir. É possível que dores inexplicáveis ou um medo súbito permitam à criança retardar o sono ou ir dormir por algumas horas na cama dos pais. Na maioria das famílias, as dificuldades não vão além disso, mas naquelas que as encorajam "entrando no jogo" da criança, uma progressão rápida poderá levá-la a recusar ir à escola ou dormir sozinha e, com o tempo, manifestar os sintomas da ansiedade de separação.

Os TOC geralmente progridem da mesma maneira. Na maioria dos casos, a criança começa por manifestar hábitos específicos ou pequenas rotinas que as pessoas próximas consideram como excêntricas ou bizarras, mas não como alarmantes. Ela gosta que tudo esteja bem organizado e ela própria organiza sem parar, ou coleciona objetos que ela mesma separa e ordena sempre da mesma maneira. Com o tempo, esses hábitos podem ganhar amplitude e se generalizar, após um período de estresse ou de conflito conjugal, por exemplo. Eles se tornam então cada vez mais integrados ao cotidiano da criança, a ponto de dominar quase tudo o que ela faz, de tiranizar o resto da família e de não poder mais ser considerados como "hábitos". Quando consultam pela primeira vez, os pais estão desesperados e perplexos com o domínio exercido pelo transtorno. Eles explicam como comportamentos que no início eram insignificantes foram ganhando amplitude progressivamente, a ponto de os tornarem cúmplices das dificuldades da criança com o objetivo louvável de acalmar sua ansiedade sempre ameaçadora. Uma mãe contará em detalhe a rotina que tem de seguir todos os dias para desinfetar a casa dos germes temidos por sua filha, por exemplo; ou um pai nos fará uma demonstração de genuflexões e da pequena pirueta que precisa fazer toda vez que atravessa a porta porque o filho exige isso.

*Do medo ao medo do medo*

Embora o desenvolvimento e a evolução dos transtornos variem, há em todos os casos uma progressão semelhante da natureza fundamental das dificuldades (Dumas, 2005b). Em uma primeira fase, a ansiedade tem um lado objetivo: por exemplo, a criança realmente tem medo de ser separada dos pais, de raio e de trovão, do primeiro ataque de pânico que acaba de ter. Esses medos são normais, ainda que exagerados. Em uma segunda fase, que sobrevém rapidamente, a antecipação subjetiva daquilo que a criança teme passa a predominar. Ela começa a ficar cada vez mais tempo pensando naquilo que receia e a ter medo: ela se preocupa permanentemente com uma possível separação, teme que o tempo mude ou se angustia com a ideia de ter um novo ataque de pânico. Nesse ponto, a criança já não tem mais medo: ela tem medo de ter medo, e seu comportamento transitou do normal do patológico.

Isso significa que, com o tempo, os estímulos que provocam a ansiedade da criança se tornam rapidamente *bifásicos*: têm um lado primitivo objetivo e um secundário subjetivo provocado pela antecipação ansiosa do objeto, da situação ou da obsessão temida. Como assinalam Mouren-Siméoni e colaboradores (1993, p.76, itálico no original):

> Primeiro, observam-se *evitações ligadas diretamente à ansiedade suscitada pelo confronto ou estímulo ansiogênico* (...). Depois, desenvolve-se *o medo do medo com as antecipações ansiosas*. Não é a presença instantânea do estímulo que assusta, mas o temor ou o conhecimento de uma ocorrência próxima. Assim, o indivíduo evita tudo em função de previsões.

O medo do medo muda profundamente as circunstâncias. A criança ansiosa não se preocupa com o que lhe dá medo apenas quando é confrontada com ele: prevê esse confronto constantemente e, assim, vive tanto no futuro quanto no presente. É infeliz e procura evitar o que teme, não só quando se arma um temporal, por exemplo, mas antecipadamente, em função de suas previsões catastróficas, e não da realidade. O leitor se recordará que, na escola, Joëlle se levantava sempre sem permissão para examinar por um longo tempo o céu. E, em casa, qualquer que fosse o clima, ela sempre perguntava assustada: "Será que nós vamos morrer se tiver raio?".

O medo do medo apresenta-se de diferentes formas em todos os transtornos de ansiedade, como ilustram os exemplos. A criança que sofre de TOC não teme unicamente seus pensamentos obsessivos, que ela tenta afastar por meio de rituais compulsivos: também receia que nenhum ritual jamais seja perfeito o bastante para livrá-la desses pensamentos e, assim, se condena a perseguir suas obsessões para sempre. Do mesmo modo, um adolescente com transtorno de pânico não teme simplesmente um novo ataque, mas se mantém à espreita de qualquer sinal de aviso e evita as situações que possam provocá-lo. Com o tempo, esse medo do medo pode dominar quase por completo a vida daquele que está submetido a ele independentemente do que se passa aqui e agora e que ele poderia usufruir.

Com isso, o medo do medo alimenta muitas ideias falsas que jamais são questionadas, porque a criança evita deliberadamente as situações em que isso possa ocorrer. Convencida de que acontecerá algo terrível se não executar esses rituais, a criança com TOC se aplica de forma cada vez mais determinada e jamais chega a compreender que o mal que teme só existe em sua imaginação. Essa evolução contribui para sua baixa autoestima que, em muitos casos, reflete as dificuldades da criança e, infelizmente, as reforçam.

### Etiologia

As causas dos fenômenos de ansiedade são objeto de especulações e de pesquisas sistemáticas há longo tempo. Em 1895, Binet atribuía o medo nas crianças a causas tão diversas quanto o contágio, a imaginação superexcitada, a hereditariedade e os maus-tratos que a criança observa (por exemplo, a violência conjugal) ou que ela própria sofre. Binet, que ilustra cada uma dessas hipóteses etiológicas com a ajuda de observações recolhidas junto a professores e pais, assinala, já na época, a importância de considerar que as manifestações de medo e de ansiedade podem ter origens diferentes e que qualquer afirmação de natureza etiológica deve ser feita com precaução.

*Fatores biológicos*

FATORES GENÉTICOS

Pesquisas relatam que os transtornos de ansiedade têm taxas de semelhança mais elevadas nos gêmeos monozigóticos do que nos gêmeos dizigóticos. Enquanto os primeiros trabalhos levavam a crer que fatores genéticos estavam ligados à transmissão de certos transtornos (por exemplo, os TOC, o transtorno de pânico) mais do que os demais (por exemplo, a ansiedade de separação, a ansiedade generalizada), as pesquisas mais recentes confirmam que esses fatores desempenham um papel etiológico mais acentuado para algumas dificuldades, mas mostram que os transtornos de ansiedade não são transmitidos enquanto tais (Andrews, Stewart, Allen e Henderson, 1990; Eley et al., 2003; Kendler, Neale, Kessler, Heath e Eaves, 1992). Por exemplo, em um estudo baseado nos dados de mais de 4.500 pares de gêmeos de 4 anos, Eley e colaboradores (2003) relatam que a timidez e a inibição, assim como os sintomas obsessivo-compulsivos partilham uma influência genética comum, enquanto os medos específicos e os sintomas de ansiedade de separação refletem a influência do ambiente. Isso significa que os transtornos de ansiedade se desenvolvem em função de vários fatores, entre os quais uma vulnerabilidade genética, que é elevada em algumas pessoas e para alguns transtornos. Kendler e colaboradores (1992) lançam a hipótese de que, pelo menos nas mulheres, essa vulnerabilidade não se limita aos sintomas de ansiedade, mas afeta o campo afetivo como um todo, explicando, assim, em parte, as altas taxas de comorbidade entre os transtornos de ansiedade e os de humor. Conforme esse estudo de gêmeos, fatores genéticos semelhantes tornariam algumas meninas vulneráveis a dois transtornos: o depressivo maior e a hiperansiedade, enquanto fatores ambientais determinariam aquilo que teria a maior probabilidade de se manifestar durante o desenvolvimento.

Os estudos de gêmeos levam a crer que o modo de transmissão de uma tal vulnerabilidade é genética, mas essa interpretação deve ser feita com cautela, pois os resultados obtidos, às vezes em uma mesma pesquisa, dependem em parte da metodologia utilizada. Assim, em um estudo realizado junto a 376 pares de gêmeos, Thapar e McGuffin (1995) relatam que as taxas de concordância dos sintomas de ansiedade desses gêmeos se explicam não por um modelo de transmissão genética nas análises dos dados obtidos de seus pais, mas por um modelo de transmissão ambiental nas análises dos dados fornecidos pelos próprios jovens.

Alguns estudos de agregação familiar, seja de filhos de adultos com um transtorno de ansiedade (**pesquisas descendentes**) (Biederman et al., 2001; Mancini, van Ameringen, Szatmari, Fugere e Boyle, 1996), seja de pais de crianças com esse transtorno (**pesquisas ascendentes**) (por exemplo, Martin, Cabrol, Bouvar, Lépine e Mouren-Siméoni, 1999; Last, Hersen, Kazdin, Francis e Grubb, 1997) concordam em mostrar que os sintomas e os transtornos de ansiedade tendem a ser encontrados em uma mesma família (ver também síntese de Leboyer e Lépine, 1988). Assim, os parentes de primeiro grau de crianças com um transtorno de ansiedade têm uma probabilidade maior de tê-lo também do que os parentes de crianças "normais", o que não significa que exista uma correspondência sistemática entre a natureza do transtorno da criança e a do de seus pais. No estudo de Last, Hersen e colaboradores (1987), apenas os transtornos de pânico e os TOC tinham uma tendência estatisticamente significativa de ser encontrados em uma mesma família. Do mesmo modo, em um estudo de 46 crianças e adolescentes com TOC graves, Lenane e colaboradores (1990) constataram que 30% tinham um ou mais parentes de primeiro grau com o transtorno (geralmente o pai). É possível que nos transtornos de ansiedade graves, a vulnerabilidade conferida pelo pertencimento à mesma família seja mais específica do que para a ansiedade em geral. Isso explicaria em parte o aparecimento do mesmo transtorno em gerações diferentes. Contudo, essa correspondência intergeracional é rara. O pertencimento familiar confere uma vulnerabilidade afetiva acentuada que se expressa de maneiras diferentes em função de fatores de risco que não são todos de natureza genética (Rutter et al., 1990). Assim, por exemplo, os pais de crianças que não são, eles mesmos, ansiosos costumam ter outras psicopatologias, como um transtorno de humor (Olino, Lewinsohn e Klein, 2006).

Por último, estudos se debruçam há muito tempo sobre os processos genéticos envolvidos na transmissão dos transtornos de ansiedade. Assim como na maioria dos casos de psicopatologias da infância e da adolescência, esses processos ainda precisam ser elucidados. Contudo, vários estudos de genética molecular levam a crer que certos genes poderiam desempenhar um papel fundamental no desenvolvimento de transtornos como o TOC (Leckman e Kim, 2006), o pânico e as fobias (Smoller et al., 2005). No momento em que isso ocorre, este último estudo mostra que provavelmente vários genes não contribuam de forma direta para o aparecimento de um transtorno específico, mas que favoreçam o aparecimento de características temperamentais que predisponham a uma sintomatologia de ansiedade.

Em resumo, a evidência genética disponível permite concluir (ver Eley, 2001, para uma revisão detalhada) que:

- os transtornos de ansiedade são, em parte, de origem genética;
- não são herdados como tais; as crianças afetadas herdam, sim, uma tendência a reagir com ansiedade em diversas situações, e não um transtorno específico;
- os fatores genéticos provavelmente desempenham um papel mais evidente nas meninas do que nos meninos;
- mesmo quando há correspondência de transtorno de ansiedade entre gêmeos ou entre pais e filhos, os últimos dificilmente manifestam os mesmos sintomas (por exemplo, as mesmas obsessões ou as mesmas compulsões); esse ponto deixa entrever a complexidade dos processos envolvidos e vai ao encontro de uma abordagem que explicaria os transtornos de ansiedade unicamente em termos de imitação.

Fatores neurobiológicos

*Estruturas sociais associadas à ansiedade*. Em relação ao cérebro, o medo e a angústia estão associados a um grupo de estruturas, sendo as principais o **eixo hipotálamo-hipófise-adrenal** (ou eixo HPA), o **sistema límbico** e o **córtex pré-frontal** (ver Figuras 1.7 e 1.8). Essas estruturas, estreitamente ligadas a outras partes do cérebro, formam o **sistema** de **ativação comportamental** e o **sistema de inibição comportamental** (Gray, 1987), os quais desempenham um papel fundamental na gestão do comportamento e, mais especificamente, na expressão e na interpretação de diversas emoções, assim como na memória delas.

Igual à depressão, a ansiedade caracteriza-se por uma hiperatividade do eixo HPA e do sistema límbico e por uma disfunção de neurotransmissores e de hormônios que possibilitam a comunicação no sistema de inibição comportamental, como a norepinefrina e o hormônio corticotrópico ou ACTH (hormônio adrenocorticotrópico). Por exemplo, pesquisas relatam a hiperatividade da amígdala em crianças ansiosas, assim como anomalias estruturais do eixo HPA e do sistema límbico (do qual a amígdala faz parte) (Thomas e De Bellis, 2004). Do mesmo modo, aqueles bastante ansiosos costumam ter um nível elevado de norepinefrina, e uma injeção desse neurotransmissor torna ansiosas as pessoas não ansiosas (Krystal, Deutsch e Charney, 1996). Então, o gene responsável pelo controle do hormônio corticotrópico estaria envolvido no nível de inibição comportamental de pais com um transtorno de ansiedade e de seus filhos (Smoller et al., 2005).

Ainda que os estudos de gênero não permitam estabelecer uma relação de causa e efeito, pesquisas sugerem que experiências de vida desempenham um papel decisivo na etiologia da ansiedade por meio de alterações neurofisiológicas precoces. De fato, em três compilações da literatura, De Bellis, Hooper e Sapia (2005), Heim e Nemeroff (2001) e Pine (2003) constatam que, desde muito cedo, diversos acontecimentos penosos ou traumáticos podem predispor uma criança a se tornar ansiosa, desestabilizando seu sistema de inibição comportamental. É o caso de abandono, de maus-tratos e de guerra, por exemplo (ver Bradshaw, Schore, Brown, Poole e Moss, 2005). Esses acontecimentos moldariam o eixo HPA e o sistema límbico ainda em desenvolvimento muito depois do nascimento e os tornariam assim cronicamente hiperativos, aumentando o risco de que, meses ou até anos mais tarde, essas crianças desenvolvam um transtorno de ansiedade, apesar de, objetivamente, não estarem mais em perigo. Análises pré-natais vêm fundamentar essa hipótese (ver síntese de Van den Bergh, Mulder, Mennes e Glover, 2005). Existe, de fato, uma ligação entre um nível elevado de ansiedade e de estresse maternos durante a gravidez e o comportamento do feto (medido com a ajuda de ultrassonografias a partir de aproximadamente 27 semanas de gestação). Em 14 estudos de acompanhamento independentes, essa ligação prediz um nível elevado de problemas afetivos, cognitivos e de comportamento na criança após o nascimento, provavelmente porque a ansiedade materna e o estresse influenciam o desenvolvimento do eixo HPA e do sistema límbico já antes do nascimento.

De maneira mais geral, as pesquisas neurofisiológicas assinalam a importância de uma abordagem desenvolvimental da ansiedade, mostrando que diferentes fatores de risco podem, antes e depois do nascimento, influenciar o desenvolvimento e o funcionamento do sistema de inibição da criança e assim expô-la a um risco elevado de manifestar, às vezes anos mais tarde, uma sintomatologia de ansiedade (Gendreau e Ravacley, 2006).

*Temperamento precoce.* As pesquisas neurofisiológicas sobre o temperamento precoce da criança convergem, de um lado, com os dados neurofisiológicos que acabamos de esboçar e, de outro, com os trabalhos sobre a afetividade negativa antes mencionados. Partindo da observação retrospectiva de que os transtornos de ansiedade são precedidos de sinais anunciadores que remontam à primeira infância, estudos se debruçaram sobre as características temperamentais que poderiam diferenciar as crianças ansiosas das que não são. Os mais conhecidos são os de Kagan e colaboradores sobre a inibição (Biederman, Rosenbaun, Chaloff e Kagan, 1995; Kagan, 1989; Kagan e Snidman, 1991). Mostram que certas crianças são muito mais inibidas que outras desde o nascimento. Em termos fisiológicos, esse temperamento precoce manifesta-se por índices como um ritmo cardíaco elevado e pouco variável e por uma aceleração do ritmo cardíaco em presença de estímulos novos ou dependentes de um esforço específico para ser assimilados. No plano comportamental, quando são muito pequenas, essas crianças têm a tendência a reagir a diversas situações chorando e manifestando um nível acentuado de atividade motriz. Com mais idade, elas não se expressam espontaneamente em situações experimentais (por exemplo, observações em laboratório), exploram pouco ou nada seu ambiente e evitam os contatos com os adultos, como também com as crianças que não conhecem. Essas características comportamentais:

- são, em parte, de origem genética (Smoller et al., 2005);
- são encontradas em estudos de primatas (Suomi, 1986);
- são estáveis ao longo de toda a infância;
- não podem ser explicadas por fatores contextuais (por exemplo, prematuridade, doenças crônicas, estresse familiar, pobreza);
- estão associadas ao desenvolvimento e à manutenção dos transtornos de ansiedade, até a idade adulta (Chorpita e Barlow, 1998; Rimm-Kaufman e Kagan, 2005; Schwartz, Wright, Shin, Kagan e Rauch, 2003).

Diversos estudos de famílias mostram a existência de uma ligação entre a inibição comportamental e os transtornos de ansiedade – quer se estudem filhos de pais com psicopatologia (metodologia descendente) ou os pais de crianças com esse transtorno (metodologia ascendente). Em um estudo descendente, 85% dos filhos de pais afetados por um transtorno de pânico com agorafobia e 70% de crianças sofrendo desse transtorno e de depressão tinham um nível de inibição acentuado. Em compensação, apenas 50% dos filhos de pais afetados por depressão e 15% dos filhos de pais sem transtornos tinham um nível de inibição semelhante (Rosenbaum et al., 1992; citados por Biederman et al., 1995). Do mesmo modo, em um estudo ascendente, os pais de crianças inibidas tinham sofrido com mais frequência de um transtorno de ansiedade na infância, às vezes ainda presente, do que os pais de crianças sem transtorno (Rosenbaum et al., 1992; citados por Biederman et al., 1995). Em um estudo de acompanhamento de crianças inibidas, a mesma equipe de pesquisa relata que aquelas cujo nível de inibição era mais estável apresentavam um risco elevado de ter parentes afetados por um transtorno de ansiedade e de desenvolvê-lo (Hirshfeld et al., 1992). Por último, nos trabalhos de dois outros grupos de pesquisa, crianças que tinham sido descritas por seus pais como tímidas e inibidas desde muito pequenas apresentavam com mais frequência um transtorno de ansiedade ou sintomas marcantes de ansiedade na adolescência do que crianças menos inibidas (Leve, Kim e Pears, 2005; Prior, Smart, Sanson e Oberklaid, 2000).

Não há dúvida de que a inibição representa um fator de risco importante na etiologia dos transtornos de ansiedade, mas "inibição comportamental e psicopatologia não são sinônimos" (Biederman et al., 1995). De fato, esses autores assinalam que cerca de 70% de crianças inibidas não manifestam transtornos de ansiedade e concluem que a inibição só é um risco significativo em combinação com outros fatores – por exemplo, quando um dos pais da criança sofre ou sofreu de alguma psicopatologia, ou quando sua criação encoraja suas tendências de ansiedade em vez de ajudá-la a enfrentar aquilo que teme – e daí a importância das pesquisas etiológicas.

## Fatores psicológicos, familiares e sociais

### PERSPECTIVAS PSICOLÓGICAS

Existem diversos modelos psicológicos que visam a explicar a origem e o desenvolvimento dos transtornos de ansiedade. Esses modelos partilham pontos comuns com aqueles que apresentamos no Capítulo 8. De forma muito breve, a *perspectiva psicanalítica* clássica considera a ansiedade como um elemento fundamental do desenvolvimento normal da pessoa. Para Freud (1926) e para vários de seus discípulos, os transtornos de ansiedade representam a expressão manifesta de pulsões inconscientes de natureza sexual ou agressiva, e seus sintomas permitem à criança expressar suas pulsões de maneira menos ameaçadora, deslocando-os de um objeto proibido (por exemplo, a mãe) a outro (por exemplo, uma rotina obsessiva).

A *teoria do apego*, que deve muito à perspectiva psicanalítica, postula que os transtornos de ansiedade têm origem quase sempre em uma perturbação precoce da relação entre mãe e filho, seja porque o genitor não é capaz de dar à criança a base segura e tranquilizadora de que ela necessita, seja porque a própria criança apresenta um desafio muito grande para o genitor (temperamento difícil, prematuridade, doença, entre outros), seja, o que é mais provável, porque, em função de processos transacionais complexos, genitor e filho não conseguem se apegar um ao outro (Bowlby, 1973; Zazzo, 1979b). Essa perturbação precoce leva muitas crianças a ter dificuldade de se separar da mãe para explorar o ambiente, por temer que ela não esteja mais disponível ao voltar. Com o tempo, essas crianças interiorizam os problemas que as separações e os reencontros colocam para elas e adquirem uma imagem negativa de si mesmas, de seu ambiente e do mundo em que vivem – imagem que, às vezes, contribui para o aparecimento de sintomas de ansiedade ou de um transtorno de ansiedade (Belsky e Nezworski, 1988; Provost e LaFreniere, 1991). Os mais recentes não apenas confirmam a importância das dificuldades de apego no aparecimento da ansiedade, como mostram igualmente que é em associação com outros fatores de risco que essas dificuldades têm efeitos mais acentuados. Por exemplo, um estudo das características psicossociais e familiares de 104 crianças de 3 a 4 anos mostrou que os indivíduos mais ansiosos tinham não só um apego inseguro com sua mãe, como também um nível acentuado de inibição e, com muita frequência, uma mãe também ansiosa – o que ilustra a importância de uma abordagem multifatorial (Shamir-Essakow, Ungerer e Rapee, 2005).

A *perspectiva comportamental* apoia-se nos princípios do condicionamento clássico e operante e da imitação para explicar a origem desses transtornos. Por exemplo, Mowrer (1960) postula que, em um momento determinado e geralmente de maneira fortuita, certos estímulos se associam a sentimentos incondicionados de medo ou de angústia e, com isso, podem ser capazes de desencadear esses sentimentos quando a pessoa é exposta novamente a esses estímulos ou a estímulos semelhantes. Um cão ameaçador poderá desempenhar esse papel para uma criança, do mesmo modo que uma imposição social, como a obrigação de apresentar seu trabalho para toda a classe, desempenhará para outra. Ainda que os estímulos potenciais não sejam ilimitados – dado que os seres humanos estão predispostos a temer alguns mais do que outros (Seligman, 1971) – , eles são significativos e, nessa perspectiva, explica, em parte, a heterogeneidade dos transtornos de ansiedade e de suas manifestações. A criança procurará então evitar os estímulos de modo a não se confrontar com a ansiedade que eles provocam e, toda vez que isso acontecer, verá seus comportamentos de evitação reforçados. Na mesma perspectiva, achados ilustram também o papel que os processos de modelagem e de reforço recíproco entre pais e filhos desempenham na manutenção dos transtornos de ansiedade (Dadds, Barrett e Rapee, 1996; King, Gullone e Ollendick, 1998) e, provavelmente, no aparecimento precoce de sintomas de ansiedade (Gerull e Rapee, 2001) – seja através do condicionamento direto da criança, seja da informação, às vezes errônea, que recebe ou da imitação de seu ambiente. Se, como já mencionado, a imitação não explica por si só a origem dos transtornos de ansiedade, essas pesquisas mostram que ela pode ser um fator de risco, sobretudo na manifestação de fobias específicas e de certas fobias sociais.

Do mesmo modo que procede para explicar a origem dos transtornos de ansiedade, a *perspectiva cognitiva* assinala a importância da afetividade negativa e das interpretações errôneas da realidade ligadas a ela na etiologia desses transtornos. Alloy, Kelly, Mineka e Clements (1990), por exemplo, recorrem aos conceitos de **impotência adquirida** e de desespero para distingui-los dos transtornos de humor, enquanto Barlow (2002) estabelece essa distinção com base no conceito de **controle** (ou de domínio). Essa perspectiva, que representa a dimensão cognitiva do modelo tripartite de Clark antes descrito, postula que a criança, confrontada com experiências repetidas de impotência (real ou percebida), terá a tendência a manifestar sintomas depressivos se acreditar que não tem nenhum controle sobre a situação em que se encontra e sintomas de ansiedade se acreditar que tem apenas um controle limitado e inadequado sobre essa situação. Trabalhos compilados por Albano e colaboradores (2003), Chorpita (2001) e Chorpita e Barlow (1998) confirmam que um sentido de domínio inadequado de acontecimentos de vida desempenha um papel-chave na etiologia dos transtornos de ansiedade. Os autores mostram que é provável que esse sentido de domínio inadequado seja adquirido, em grande parte, no ambiente familiar da criança, com base em experiências precoces durante as quais ela, de fato, não tem controle e que está estreitamente ligado aos processos fisiológicos de inibição comportamental antes descritos. Nessa perspectiva, as consequências psicológicas e fisiológicas dessa falta de controle conduzem a criança a generalizar essas primeiras experiências e a antecipar, ao se ver confrontada com novas situações, sua incapacidade de dominá-las plenamente – mesmo não sendo esse o caso – e assim a manifestar regularmente comportamentos de ansiedade. A Figura 9.5, que tomamos de Chorpita e Barlow (1998), apresenta um modelo desenvolvimental que ilustra o papel presumido de uma falta de controle na manifestação desses comportamentos e, de maneira mais geral, o aspecto duplo dos transtornos de ansiedade descrito.

Relações familiares

Os estudos que corroboram as diferentes perspectivas teóricas resumidas destacam sempre a importância de conceber a etiologia e o desenvolvimento dos transtornos de ansiedade em termos

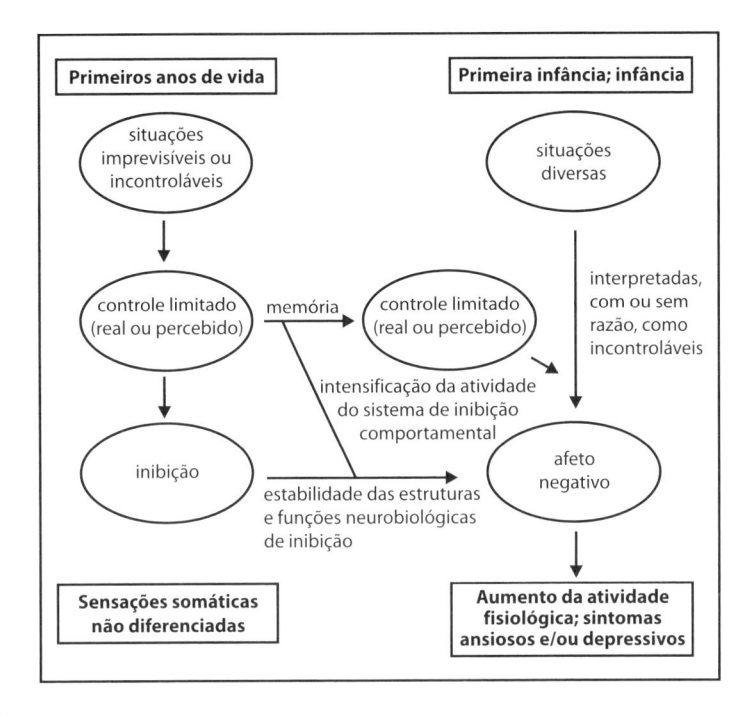

```
┌─────────────────────────────────────────────────────────────────────┐
│  ┌─────────────────────────┐        ┌─────────────────────────┐    │
│  │  Primeiros anos de vida │        │ Primeira infância; infância │ │
│  └─────────────────────────┘        └─────────────────────────┘    │
│         ╱─────────╲                         ╱─────────╲             │
│        │ situações │                       │ situações │            │
│        │imprevisíveis ou│                  │  diversas │            │
│        │incontroláveis│                     ╲─────────╱             │
│         ╲─────────╱                              │                   │
│              │                                   │   interpretadas, │
│              ▼                                   │   com ou sem     │
│         ╱─────────╲     memória    ╱─────────╲   │   razão, como    │
│        │ controle limitado│──────▶│ controle limitado│  incontroláveis│
│        │(real ou percebido)│      │(real ou percebido)│              │
│         ╲─────────╱                ╲─────────╱                       │
│              │          intensificação da atividade                  │
│              │          do sistema de inibição                       │
│              │          comportamental                               │
│              ▼                                ╱─────────╲            │
│         ╱─────────╲                          │  afeto   │            │
│        │ inibição │                          │ negativo │            │
│         ╲─────────╱    estabilidade das estruturas ╲───╱             │
│                        e funções neurobiológicas     │               │
│                        de inibição                   ▼               │
│  ┌─────────────────────┐              ┌─────────────────────┐       │
│  │ Sensações somáticas │              │ Aumento da atividade│       │
│  │  não diferenciadas  │              │ fisiológica; sintomas│      │
│  └─────────────────────┘              │ ansiosos e/ou depressivos│  │
│                                        └─────────────────────┘       │
└─────────────────────────────────────────────────────────────────────┘
```

**FIGURA 9.5**
Modelo desenvolvimental que ilustra o papel presumido da falta de controle no aparecimento de sintomas de ansiedade e/ou de depressão.

Chorpita, B. F. e Barlow, D. H. (1998). The development of anxiety: The role of control in the early environment. *Psychological Bulletin*, 124, 3-21. Adaptado com a permissão da American Psychological Association.

relacionais mais do que individuais: pelo menos no plano fisiológico, eles refletem a qualidade das relações que a criança mantém com seu meio tanto quanto ou até mais que suas características específicas, de um lado, e do ambiente, de outro (Dumas, 2005b). Por exemplo, Dadds e colaboradores afirmam que, quando a imitação desempenha um papel na ansiedade, as dificuldades da criança nunca são uma cópia exata das de outra pessoa. A imitação é muito mais sutil. Ela entra em jogo não apenas porque a criança copia simplesmente, mas porque se identifica com alguém que ela ama, admira ou respeita, adotando pouco a pouco sua maneira de ser e de fazer conscientemente (Dadds et al., 1996). Esses pesquisadores, que estudaram o fenômeno a fundo, observaram-no muitas vezes em conversas aparentemente banais que as crianças ansiosas têm com seus pais. No extrato a seguir, tirado de uma dessas conversas, um menino de 10 anos, que sofre de ansiedade social, fala com seus pais sobre meninos de sua idade que ele viu jogando *handball* e rindo. Ele diz que da próxima vez espera não ficar apenas olhando de longe, mas que vai se aproximar e pedir para brincar com eles.

> O MENINO – Eu vou lá e peço a eles: posso brincar com vocês, por favor?
> A MÃE – Você acha que talvez eles concordem?
> O MENINO – Talvez...
> O PAI – Você acha que eles o deixarão jogar *handball*?

O MENINO – Não.
A MÃE – Por quê?
O MENINO – Eu não sou muito bom...
A MÃE – Como assim?
O MENINO – Eu não corro muito rápido.
A MÃE – Você teria coragem mesmo de pedir para brincar com eles?
O MENINO – Eu acabaria desistindo.
O PAI – Por que você desistiria?
O MENINO – Porque eu já sei resposta antes. É sempre "não".
A MÃE – Quando você diz que eles estão rindo, será que talvez eles estejam zombando de você porque sabem que gostaria de lhes pedir para jogar?
O MENINO – Ah, sim.
A MÃE – Mesmo?
O MENINO – Sim.
A MÃE – Bom, então o que você acha que vai fazer da próxima vez? Você vai evitar esse tipo de situação ou vai mesmo jogar?
O MENINO – Eu gostaria mesmo de jogar *handball*.
A MÃE – Sim, mas primeiro você precisa ficar bom nisso.
O MENINO – Sim.
A MÃE – É difícil, não é?
O MENINO – Sim.

Esse diálogo penoso ilustra como pais aparentemente bem-intencionados podem destruir em instantes o pouco de confiança que uma criança ansiosa tem em si mesma. Não é preciso mais do que algumas perguntas para que a criança reflita sobre suas hesitações, para que duvide cada vez mais de suas próprias competências e, em um círculo vicioso, encoraje os pais a duvidar também.

Diversos trabalhos confirmam a importância de uma perspectiva relacional e mostram que as crianças com um nível elevado de ansiedade costumam ter mães excessivamente autoritárias, que demonstram pouca afeição por elas (Wood, McLeod, Sigman, Hwang e Chu, 2003) e são muito rígidas – limitando as escolhas da criança, assim como seu próprio comportamento em relação a ela (Hollenstein, Granic, Stoolmiller e Snyder, 2004). Por exemplo, essas mães falam menos com elas e expressam menos emoções positivas quando têm uma conversa (Suveg, Zeman, Flannery-Schroeder e Cassano, 2005). Foi o que também constatamos em uma série de estudos de nossa equipe de pesquisa nos quais observamos crianças pequenas ansiosas jogando com suas mães (Dumas, LaFreniere e Serketich, 1995; Dumas e LaFreniere, 1993; LaFreniere e Dumas, 1996). Ora com o objetivo de proteger a criança, ora de evitar que ela errasse ou fizesse "besteiras", as mães tomavam conta do jogo e diziam exatamente o que ela tinha de fazer, em vez de lhe permitir ter iniciativa por si mesma. E quando a criança errava ou decidia jogar de outra maneira, as mães logo a criticavam, em vez de orientá-la e de incentivá-la. Nos casos mais extremos, essas crianças quase não jogavam com suas mães, temendo cometer erros e ser imediatamente corrigidas.

É preciso destacar que o controle excessivo e a falta de afeição observados regularmente nesses estudos não são tanto características específicas das mães de crianças ansiosas, mas de suas relações com o filho. De fato, percebia-se isso apenas quando essas mães jogavam com seus próprios filhos. Quando pedíamos que jogassem o mesmo jogo com uma criança ansiosa que não conheciam (sempre da mesma idade e do mesmo sexo que seu filho), essas mães se comportavam como as de crianças competentes que serviam de comparação: não eram particularmente autoritárias e se mostravam tão afetuosas quanto as mães de crianças sem dificuldade.

Esses resultados, que destacam a natureza relacional dos fenômenos ansiosos, são encontrados em diversos estudos retrospectivos de adultos aos quais se pede que avaliem a maneira como foram criados. Em uma análise desses estudos, Gerlsma, Emmelkamp e Arrindell (1990) mostraram que esses adultos, quando sofrem de transtornos de ansiedade, normalmente relatam ter sido submetidos a práticas parentais caracterizadas por um nível excessivo de controle e por uma falta de afeição. Se, portanto, parece muita clara a existência de uma ligação entre a natureza da disciplina e a afeição que a criança recebeu, ela é, com certeza, complexa, pois depende de outras variáveis, como as características temperamentais a que já nos referimos e diversos acontecimentos de vida ligados à ansiedade.

### Acontecimentos de vida

Assim como a maioria das psicopatologias da infância e da adolescência, os transtornos de ansiedade estão ligados a vários acontecimentos negativos. Isso se aplica aos transtornos de ansiedade em geral e, por definição, ao transtorno de estresse pós-traumático. O leitor se recordará que Kevin tinha perdido a mãe aos 5 anos e que Amandine foi vítima de abusos sexuais terríveis desde muito pequena. Em geral, eles tendem a ser mais frequentes nas crianças confrontadas com acontecimentos sobre os quais elas não têm controle ou que não melhoram com o tempo. É o caso, por exemplo, da morte de um ente querido, de uma desavença conjugal prolongada ou de um divórcio doloroso, além de condições precárias de vida, de violência ou de guerra. Por exemplo, o estudo clínico de Last e colaboradores (1992) relata que a ansiedade de separação é bastante frequente nas famílias monoparentais de baixo nível socioeconômico. Já o estudo comunitário de Kliewer, Lepore, Oskin e Johnson (1998) constata que as crianças expostas regularmente a um nível elevado de violência têm uma tendência acentuada a manifestar sintomas ansiosos e depressão, sobretudo quando lhes falta apoio social dentro e fora da família.

Vários modelos teóricos explicam esses vínculos. A maioria postula que é necessário um nível excelente de estímulo para permitir a uma pessoa de qualquer idade enfrentar os desafios da vida cotidiana e que em situação de estresse esse estímulo aumenta a ponto de comprometer em alguma medida as competências: atenção, memória, comunicação, decisão, etc. (Garmezy e Rutter, 1985). Mesmo úteis, a maioria dos modelos carece de precisão e não permite especificar os fatores de estresse que predizem o aparecimento do transtorno de ansiedade em dado momento. Com certeza, a tarefa não é fácil, pois os vínculos investigados são extremamente complexos. Dois exemplos ajudam a perceber tal complexidade.

Em um estudo longitudinal do impacto dos conflitos conjugais sobre o desenvolvimento das crianças, Katz e Gottman (1993) relatam que uma estrutura de interações conjugais que, em caso de conflito, o marido manifesta um nível elevado de cólera e a tendência a se retrair em vez de se comunicar está associada a uma sintomatologia de ansiedade e de depressão na criança (segundo a avaliação do professor). Já uma estrutura na qual a mulher manifesta um nível elevado de cólera, e em que os cônjuges partilham uma hostilidade recíproca está ligada a problemas de comportamento (conforme o Capítulo 7).

Do mesmo modo, diversos acontecimentos negativos que ultrapassam o âmbito familiar estão associados a sinais de ansiedade ou a um transtorno de ansiedade. É o caso de atos de violência e de guerra, por exemplo, ou de catástrofes naturais que traumatizam um país ou uma região como um todo (Durkin et al., 1993). Em geral, a realidade a que as crianças estão expostas atualmente é bem mais complexa e talvez também mais angustiante. É provável que essa realidade, assim como o clima de insegurança que parece prevalecer no mundo, só aumente o risco de ver algumas crianças desenvolverem um transtorno de ansiedade (ver Figura 9.6). As mais vulneráveis são, evidentemente, aquelas que já têm uma natureza medrosa ou angustiada e aquelas que carecem de afeto e de apoio dentro e fora da família.

Logo, se é verdade que crianças e adolescentes ansiosos são ou foram expostos a acontecimentos estressantes e, às vezes, crônicos, esses acontecimentos só desempenham um papel etiológico em uma minoria de casos, porque a maior parte dos jovens confrontados com eles não apresenta um transtorno de ansiedade, até porque eles se estendem por anos, e nem todos são necessariamente marcados por acontecimentos estressantes. Desse modo, a maioria dos pesquisadores e dos clínicos considera os fatores de estresse e os demais acontecimentos negativos não propriamente como agentes etiológicos específicos, mas como fatores de risco que, em sinergia com outros, podem facilitar o desenvolvimento desses transtornos, determinar sua natureza e o momento de seu aparecimento, além de influenciar sua evolução. Esse ponto será retomado nas conclusões.

## CONCLUSÕES

De todas as crianças que imaginam, como o pequeno Nicolas do início deste capítulo, que seu quarto, à noite, é o reino de criaturas ferozes e famintas, ainda é difícil predizer quais delas rirão de seus medos alguns anos mais tarde e quais desenvolverão um transtorno de ansiedade. A maioria dos pesquisadores nessa área reconhece que a origem desses transtornos é complexa e adotam um modelo transacional no qual os fatores desenvolvimentais, familiares e ambientais contribuem para seu aparecimento, tanto quanto para sua manutenção e evolução.

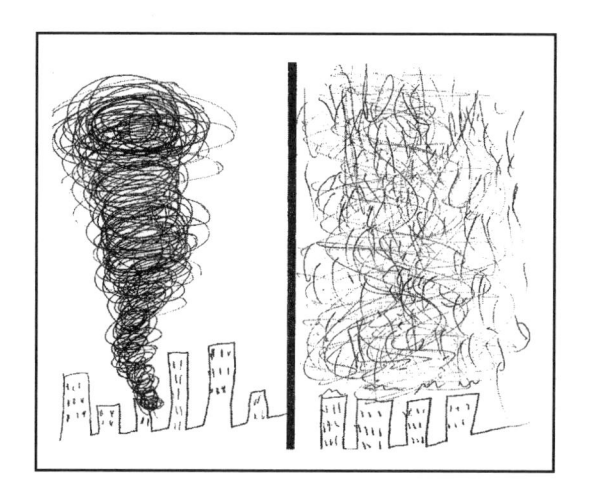

**FIGURA 9.6**
Terrorismo e ansiedade.
Os atos de terrorismo contribuem para um clima de insegurança que, muito provavelmente, aumenta o risco de transtornos de ansiedade em crianças que já são de natureza medrosa ou angustiada. Desenhos espontâneos da filha do autor (8 anos) pouco após os atentados de 11 de setembro de 2001.

Graças aos imediatos progressos das pesquisas apresentadas neste capítulo, sabe-se hoje em dia que esses transtornos são mais frequentes quando há sinergia dos seguintes fatores:

- vulnerabilidade genética ligada ao fato de que membros da família tem um transtorno de ansiedade;
- vulnerabilidade neurofisiológica ligada a uma alteração precoce do funcionamento do eixo HPA, do sistema límbico e/ou do córtex pré-frontal;
- vulnerabilidade neuropsicológica manifestada por meio de características temperamentais e/ou cognitivas em que predomina um nível elevado de negatividade afetiva e uma percepção de falta de controle;
- relações familiares pouco gratificantes, em que os pais contribuem para aumentar as emoções e os pensamentos ansiosos, assim como os comportamentos de evitação, frequentemente em resposta às manifestações de medo e de angústia da criança;
- acontecimentos de vida que aumentam sensivelmente, às vezes de maneira crônica, o nível de estresse ao longo do desenvolvimento.

Sabe-se também que, agindo em conjunto, esses fatores provavelmente têm um desfecho comum: aumentam a inibição comportamental e causam uma série de sintomas em que predominam temores, dúvidas, hesitações, retraimento social e evitação. É preciso esperar que o prosseguimento das pesquisas permita determinar essa sinergia nos anos seguintes e, assim, compreender melhor como esses fatores de risco conduzem alguém a desenvolver um transtorno de ansiedade específico.

## *Resumo*

**1** A ansiedade é uma reação universal. Expressa-se por meio de sentimentos de medo e de angústia em face dos objetos ou das situações que apresentam um perigo ou uma ameaça real ou imaginária. Esses sentimentos são parte integrante do desenvolvimento normal da criança e do adolescente.

**2** Os transtornos de ansiedade distinguem-se dos medos passageiros e, às vezes, muito fortes da infância e da adolescência pelas seguintes características: provocam uma angústia extrema não proveniente de um perigo real ou iminente; não podem ser aplacados por gestos tranquilizadores ou por um apelo à razão ou à evidência; não podem ser controlados – se não, não é o suficiente – por um ato de vontade; levam a criança a evitar o que ela teme; comprometem seu desenvolvimento e às vezes persistem por longo tempo.

**3** Na infância e na adolescência, os transtornos de ansiedade representam mais um exagero extremo de tendências desenvolvimentais normais do que entidades clínicas qualitativamente distintas. Por conseguinte, por um lado, esses transtornos são entidades clínicas menos precisas do que os diagnósticos atuais permitem supor e, por outro, pesquisadores e clínicos são os mais habilitados a determinar de maneira precisa a presença de um transtorno de ansiedade quando entrevistam pessoas e baseiam seu diagnóstico ao mesmo tempo em abordagens categorial e dimensional.

**4** Nem sempre é fácil estabelecer a presença de um transtorno de ansiedade, mas há quatro elementos que permitem distinguir os medos e as angústias passageiras da ansiedade patológica: o *comportamento* da criança, sua *qualidade de vida*, seu *desenvolvimento* e sua *vida familiar*.

**5** O capítulo descreve sete transtornos distintos: *a ansiedade de separação, a fobia específica, a fobia social, o transtorno obsessivo-compulsivo, o transtorno de pânico, o transtorno de estresse pós-traumático* e *a ansiedade generalizada*. Ainda que às vezes eles se diferenciem bastante, a ansiedade subjacente tem meios de expressão encontrados em todos. No plano comportamental, a ansiedade pode se manifestar por comportamentos de evitação, de fuga ou por compulsões; no plano cognitivo, por ruminações, interpretações errôneas ou obsessões; no plano afetivo, por sentimentos de medo, de angústia, de pânico ou de aflição; no plano fisiológico, por diversas reações somáticas, como uma alteração do ritmo respiratório ou cardíaco, suores frios ou cólicas.

6 Os transtornos de ansiedade são frequentemente comórbidos, entre eles e com outras psicopatologias. É o caso dos transtornos de humor, da hiperatividade e dos transtornos de comportamento. Eles sempre comprometem a adaptação geral e a aprendizagem, ainda que as capacidades intelectuais das crianças geralmente sejam boas.

7 As pesquisas epidemiológicas mostram que os transtornos de ansiedade atingem mais de 10% de crianças e adolescentes. Com exceção da fobia social e do transtorno obsessivo-compulsivo que afetam os meninos com a mesma frequência ou até mais que as meninas, esses transtornos atingem mais as meninas de qualquer faixa etária.

8 Com exceção do estresse pós-traumático e de algumas fobias específicas, os transtornos de ansiedade desenvolvem-se de forma progressiva a partir de comportamentos relativamente sem relevância. Em geral, contam-se vários anos de evolução entre o início do transtorno e a primeira consulta clínica. Mesmo quando são crônicos, raramente evoluem de forma contínua; as fases agudas costumam alternar-se com fases de remissão. Crianças e adolescentes veem suas dificuldades melhorarem com a idade. Contudo, há os que continuam a ter grandes problemas de adaptação pessoais e profissionais na fase adulta.

9 A maioria dos pesquisadores reconhece que a origem dos transtornos de ansiedade é complexa e adotam um modelo transacional no qual fatores desenvolvimentais, familiares e ambientais contribuem para seu aparecimento, como também para sua manutenção e evolução, entre os quais estão: vulnerabilidade genética ligada à existência de um transtorno de ansiedade na família; vulnerabilidade neurofisiológica ligada a uma perturbação precoce do funcionamento do eixo HPA, do sistema límbico e/ou do córtex pré-frontal; vulnerabilidade neuropsicológica que se manifesta por meio de características temperamentais e/ou cognitivas em que predominam um nível elevado de negatividade afetiva e uma percepção de falta de controle; relações familiares pouco gratificantes, em que os pais contribuem para aumentar as emoções e os pensamentos ansiosos, assim como os comportamentos de evitação, frequentemente em resposta às manifestações de medo e de angústia da criança; acontecimentos de vida que aumentam sensivelmente e, às vezes, de maneira crônica o nível de estresse ao longo do desenvolvimento.

## Questões para aperfeiçoar o conhecimento

1 Dê uma definição de cada um dos seguintes termos: medo, angústia, fobia, obsessão, compulsão. O que eles têm em comum? Em que se diferem?

2 Distinga o medo e a angústia com três exemplos.

3 Quando é possível falar em um transtorno de ansiedade?

4 Como se pode distinguir ansiedade normal da patológica? Fundamente sua resposta com exemplos.

5 Resuma três transtornos de ansiedade frequentes na infância.

6 Resuma três transtornos de ansiedade frequentes na adolescência.

7 O caso de Hans, descrito por Freud e mencionado neste capítulo, relaciona-se com qual transtorno? Descreva as dificuldades da criança nos termos que seriam utilizados hoje em dia para fazer isso.

8 O transtorno obsessivo-compulsivo e o transtorno de estresse pós-traumático se manifestam de formas muito diferentes em termos fenomenológicos. Contudo, além das aparências, eles se assemelham. Descreva três elementos comuns a ambos.

9 Descreva as ligações entre as características comportamentais, cognitivas, afetivas e fisiológicas em um ataque de pânico.

10 Descreva três transtornos associados aos transtornos de ansiedade que costumam agravá-los.

11 Quais são as ligações entre os sentimentos de ansiedade e os de depressão? Descreva-os tendo como exemplo um transtorno de ansie-

dade de sua escolha e referindo-se ao modelo tripartite descrito neste capítulo.

**12** O medo do medo desempenha um papel fundamental no desenvolvimento e na evolução dos transtornos de ansiedade. Explique esse papel com a ajuda de um transtorno de ansiedade qualquer.

**13** Como se explica o fato de a ansiedade de separação da infância ser às vezes a precursora do transtorno de pânico na adolescência?

**14** O que é a inibição comportamental? Descreva seu papel no manejo normal e patológico do comportamento cotidiano.

**15** Descreva a disfunção dos sistemas de ativação e de inibição comportamental que poderia subentender os transtornos de ansiedade.

**16** Mencionam-se vários estudos de caso neste capítulo. Escolha um deles e explique como se desenvolveu provavelmente o transtorno que afeta a criança, fazendo referência aos fatores etiológicos evidenciados pela pesquisa.

## Questões para reflexão

**1** Como a ansiedade é um fenômeno universal, quais são os elementos essenciais que devem ser levados em conta antes de estabelecer um diagnóstico de um transtorno de ansiedade?

**2** Como se explica o fato de os transtornos de ansiedade serem mais frequentes nas meninas do que nos meninos?

**3** As obsessões e as compulsões são as duas faces de uma mesma realidade. Existem obsessões não acompanhadas de compulsões e compulsões que não respondam a obsessões?

**4** Os transtornos de ansiedade são encontrados, muitas vezes, na mesma família. Como se explica essa observação evitando um dualismo simplista entre "efeitos genéticos" e "ambientais"?

**5** O conceito de inibição comportamental serve atualmente como uma ligação que permite aproximar os resultados de pesquisas realizadas em perspectivas diferentes. Avalie a utilidade e os limites desse conceito.

**6** Os adolescentes ansiosos são, por definição, medrosos e angustiados. Contudo, há muitos que pensam em suicídio e até se matam. Como se explica essa ligação? Eles não deveriam ter medo do suicídio e da morte?

**7** "As crianças ansiosas são simplesmente os membros mais fracos de sua geração." Explique essa afirmação de maneira crítica.

**8** Este capítulo estabelece uma ligação entre o clima de insegurança prevalente na atualidade em muitos países e os transtornos de ansiedade da infância e da adolescência. Avalie-a de maneira crítica.

## Indicadores para estudo

ALBANO, A.M., CHORPITA, B.R. & BARLOW, D.H. (2003). Childhood anxiety disorders. In E. J. Mash & R. A. Barkley (Eds.), *Child psychopathology*. New York : Guilford, 2nd ed. (279-329).

AUSTIN, A. A. & CHORPITA, B.F. (2004). Temperament, anxiety, and depression: Comparisons across five ethnic groups of children. *Journal of Clinical Child and Adolescent Psychology, 33*, 216-226.

BAILLY, D. (1995). *L'angoisse de séparation*. Paris: Masson.

BINET, A. (1895). La peur chez les enfants. *L'Année Psychologique, 2*, 223-254.

CHORPITA, B.F., PLUMMER, C.P. & MOFFITT, C. (2000). Relations of tripartite dimensions of emotion to childhood anxiety and mood disorders. *Journal of Abnormal Child Psychology, 28*, 299-310.

DUMAS, J. (2005b). L *'enfant anxieux : comprendre la peur de la peur et redonner courage*. Bruxelles : De Boeck.

DUMAS, J.E., LAFRENIERE, P. J. & SERKETICH, W.J. (1995). «Balance of power»: A transactional analysis of control in mother-child dyads involving socially competent, aggressive, and anxious children. *Journal of Abnormal Psychology, 104*, 104-113.

ERIKSON, E.H. (1950). *Enfance et société*. Neuchâtel: Delachaux et Niestlé.

FREUD, S. (1909). Analysis of a phobia in a five-year-old boy. In J. Strachey (Ed.), *The standard edition of the complete psychological works of Sigmund Freud* (Vol. 10). London : The Hogarth Press.

FREUD, S. (1926). Inhibitions, symptoms, and anxiety. In J. Strachey (Ed.), *The standard edition of the complete psychological works of Sigmund Freud* (Vol. 20). London : The Hogarth Press.

JUGON, J.-C. (2000). De quelques aspects particuliers des phobies sociales chez les jeunes Japonais. *Neuropsychiatrie de l'Enfance et de l'Adolescence,* 48, 61-69.

KIERKEGAARD, S. (1844). *Le concept de l'angoisse.* Paris: Gallimard.

LAFRENIERE, P. J. & DUMAS, J.E. (1996). L'anxiété et le retrait social en période préscolaire: un lien avec les relations parent-enfant. In G.M. Tarabulsy & R. Tessier (éd.), *Le développement émotionnel et social de l'enfant.* Sainte-Foy, Québec : Presses de l'Université du Québec (33-67).

LEBOYER, M. & LEPINE, J.-P. (1988). L'anxiété est-elle héréditaire ? *L'Encéphale,* 14, 49-52.

MARCHAND, A. & LETARTE, A. (1993). *La peur d'avoir peur.* Montréal: Stanké.

MONTAGNER, H. (1988). *L'attachement. Les débuts de la tendresse.* Paris: Odile Jacob.

MOUREN SIMEONI, M.-C., VILA, G. & VERA, L. (1993). *Troubles anxieux de l'enfant et de l'adolescent.* Paris: Maloine.

PETOT, D. (2004). L'angoisse de séparation infantile est-elle le précurseur de l'agoraphobie et de l'attaque de panique ? *Neuropsychiatrie de l'Enfance et de l'Adolescence,* 52, 78-84.

TURGEON, L., & GENDREAU, P. (éd) (2006). *Les troubles anxieux chez les enfants et les adolescents: épidémiologie, évaluation et traitement.* Marseille : Sola!.

## *Palavras-chave*

- afetividade negativa
- afetividade positiva
- agorafobia
- anestesia emocional
- angústia
- ansiedade
- ansiedade de separação
- ansiedade generalizada
- ataque de pânico
- compulsões
- controle
- córtex pré-frontal
- eixo hipotálamo-hipófise-adrenal
- *flashback*
- fobia específica
- fobia social
- hiperansiedade
- hiperatividade fisiológica
- hipervigilância
- ideias falsas
- impotência adquirida
- medo
- modelo tripartite
- obsessões
- PANDAS
- pesquisas ascendentes
- pesquisas descendentes
- sistema de ativação comportamental
- sistema de inibição comportamental
- sistema límbico
- transtorno de ansiedade
- transtorno de estresse pós--traumático
- transtorno de evitação
- transtorno de pânico
- transtorno obsessivo-compulsivo

# 10
# OS TRANSTORNOS DE ALIMENTAÇÃO E DE CONDUTAS ALIMENTARES

*Neste capítulo você saberá que:*

1. os transtornos de alimentação são característicos da infância, enquanto os transtornos de condutas alimentares são da adolescência;

2. os transtornos de alimentação compreendem três condições distintas: pica, mericismo e o transtorno de alimentação da primeira ou da segunda infância;

3. pica é a ingestão repetida de substâncias sem valor nutritivo, geralmente acompanhada de retardo mental grave; a pica não é uma doença crônica, mas pode levar a sérios problemas de saúde;

4. o mericismo caracteriza-se pela regurgitação voluntária e repetida de alimentos; às vezes, também é acompanhada de retardo mental e pode ter consequências muito sérias para a saúde;

5. o transtorno de alimentação da primeira ou da segunda infância caracteriza-se pela incapacidade de a criança comer normalmente e não ganhar nem perder peso; está associado a diversos atrasos de desenvolvimento e a dificuldades cognitivas acentuadas;

6. a obesidade da infância e da adolescência não é uma psicopatologia, mas uma condição clínica caracterizada por um excesso de tecido adiposo distribuído nas zonas adiposas do organismo; a obesidade é um fator de risco dos transtornos de condutas alimentares, por razões fisiológicas ou psicológicas;

7. a anorexia e a bulimia são os mais frequentes na adolescência (e na idade adulta);

8. a anorexia caracteriza-se por uma recusa categórica de manter um peso corporal normal e por medidas extremas e intencionais visando perder ou não ganhar peso na fase de crescimento;

9. a bulimia manifesta-se por crises regulares de hiperfagia, seguidas de comportamentos compensatórios visando evitar o ganho de peso;

10. a anorexia e a bulimia têm cursos de desenvolvimento próprios;

11. a anorexia é acompanhada de uma disfunção fisiológica e hormonal invasiva que, sem intervenção médica, põe em perigo a saúde e mesmo a vida da pessoa afetada;

12. uma perspectiva multifatorial é a mais adequada para explicar a etiologia complexa da anorexia e da bulimia. Nessa perspectiva, tais transtornos têm antecedentes biológicos, psicológicos e familiares, além de imposições sociais e culturais (analisadas neste capítulo).

A alimentação é uma das atividades cotidianas mais importantes: ela pontua a vida familiar e social do ser humano na medida em que o nutre e assegura seu equilíbrio fisiológico e psíquico. Em geral, não apresenta nenhum problema e costuma ser uma fonte de prazer. Contudo, desde muito pequenas, há crianças que têm grandes dificuldades que não podem ser explicadas unicamente em termos médicos. A elas acrescenta-se um problema cada vez mais preocupante, o da obesidade. Ainda que não seja uma psicopatologia em si, ela afeta um número cada vez maior de jovens e pode contribuir para o transtorno de conduta alimentares na adolescência. É de fato nesse período que muitos jovens começam a fazer dieta forçada com o objetivo de perder peso e que alguns – sobretudo do sexo feminino – se tornam anoréxicos ou bulímicos. A primeira parte deste capítulo descreve os transtornos de

> alimentação da infância; a segunda apresenta brevemente a obesidade e seus reflexos nos transtornos de condutas alimentares da adolescência; e a terceira trata da anorexia e da bulimia, os mais relevantes. A discussão abordará essencialmente a forma como se instalam esses transtornos, frequentemente alarmantes para as pessoas próximas, e o papel desempenhado pela família, a sociedade e a cultura em sua etiologia e em sua evolução.

## ALTERAÇÕES NA DIETA ALIMENTAR

A alimentação é uma atividade humana que, por razões biológicas, psicológicas e sociais, desempenha um papel fundamental na rotina de cada pessoa. Embora esse papel seja, acima de tudo, garantir a sobrevivência, ele não se limita absolutamente a essa única dimensão. Desde o nascimento – e isso em todas as sociedades – as refeições ditam o ritmo do cotidiano e costumam reunir diversas pessoas com ligações estreitas em torno de uma mesma atividade: come-se evidentemente para se nutrir, mas também para se encontrar, para celebrar e para marcar os acontecimentos importantes da vida (nascimento, casamento, luto, etc.). Por conseguinte, aquele que apresenta dificuldades alimentares evidencia – e não é de se estranhar – problemas que afetam tanto seu equilíbrio fisiológico quanto suas relações sociais.

Os **transtornos de alimentação e das condutas alimentares da primeira ou da segunda infância** e os **transtornos de condutas alimentares da adolescência** distinguem-se não apenas pela idade em que se manifestam, como também pela natureza das dificuldades observadas. No primeiro caso, a criança come, por exemplo, papel, terra, giz, além de não ganhar peso no ritmo esperado. No segundo, o adolescente se recusa a comer ou impõe a si mesmo uma dieta inadequada e caótica para não engordar ou para perder peso. Seja como for, quem apresenta transtornos de alimentação ou das condutas alimentares põem em perigo a própria saúde. Sem a intervenção das pessoas próximas e, em certos casos, sem internações, suas dificuldades podem levar a outros problemas e, às vezes, até a morte. Os transtornos de conduta alimentar nas jovens são acompanhados de preocupações incessantes com o peso e de esforços obsessivos para controlá-lo, de uma visão irrealista de sua aparência física e de uma tendência obstinada a negar a gravidade de seu estado de saúde. Como mostra a Tabela 10.1, a CID-10 e o DSM-IV separam os transtornos de alimentação e das condutas alimentares da infância e os da adolescência e da idade adulta. Tal divisão será mantida neste livro.

## OS TRANSTORNOS DE ALIMENTAÇÃO DA INFÂNCIA

### Definições, critérios diagnósticos e características essenciais

Alterações alimentares na infância dizem respeito ao que a criança ingere e à forma como o faz. Elas são classificadas no DSM-IV como **pica**, **mericismo** e **transtorno de alimentação da primeira ou da segunda infância**; já na CID-10 não há distinção entre mericismo e transtorno de alimentação da primeira ou da segunda infância (APA, 2000; OMS, 1003). Embora sejam relativamente comuns, eles ainda não são tão conhecidos e até hoje foram objeto de poucas pesquisas, em comparação aos transtornos de alimentação na adolescência e na idade adulta (abordados mais adiante).

**TABELA 10.1** Principais transtornos de alimentação e das condutas alimentares apresentados na CID-10 e no DSM-IV

| CID-10 | DSM-IV |
|---|---|
| **Infância** | **Infância** |
| Pica | Pica |
| ------ | Mericismo |
| Transtorno de alimentação da primeira e da segunda infância (inclui o mericismo) | Transtorno de alimentação da primeira ou da segunda infância |
| **Adolescência e idade adulta** | **Adolescência e idade adulta** |
| Anorexia mental | Anorexia mental |
| Bulimia (Bulimia nervosa) | Bulimia (Bulimia nervosa) |

CID-10/ICD-10. Classification Internationale des Troubles mentaux et des Troubles du comportement. Critères diagnostiques pour la recherche. Organisation mondiale de la Santé, Masson, Paris, 1994.
American Psychiatric Association – DSM-IV-TR. *Manuel Diagnostique et Statistique des Troubles mentaux*, 4ª édition. Texte révisé (Washington DC, 2000). Tradução francesa por J.D. Guelfi et al., Masson, Paris, 2003.

## Pica

A pica caracteriza-se pela ingestão frequente de substâncias sem valor nutritivo, como fragmentos de pintura ou gesso, tecido, cabelos, areia, terra, pedregulhos, insetos ou até excrementos de animais, em certos casos sem discriminação, às vezes, com uma preferência evidente por algum deles (Ali, 2001; Benoit, 2000; Stiegler, 2005). As crianças com esse comportamento não demonstram aversão pelo que não é comestível. A pica é quase sempre acompanhada de retardo mental grave, atingindo indivíduos de qualquer idade. Esse comportamento evidentemente assusta as pessoas próximas, conforme explicitado no relato seguinte:

### UM PAI RELATA

A pica é terrível. Veja o que retiramos da garganta de nosso filho nos últimos dois anos: um molho de chaves, vários clipes grandes, pedaços de madeira, pedregulhos, papel, alfinetes de fralda abertos (...) Acrescente-se a isso o que ele engole antes que a gente consiga impedir: ímãs de geladeira, pedaços de Barbie, moedas, grampos, etc. (Menard, 1999, citado por Stiegler, 2005, p. 28)

A Tabela 10.2 contrasta os critérios diagnósticos da CID-10 e do DSM-IV. Como constatado, ambos estão de acordo que só é possível estabelecer um diagnóstico quando o transtorno persiste por um mês no mínimo e quando ele não se explica pelas crenças do meio cultural da criança. Contudo, a CID-10 exige que ela tenha, no mínimo, 2 anos (idade cronológica e mental) antes de fazer um diagnóstico, enquanto o DSM-IV estipula que o comportamento não deve corresponder ao desenvolvimento da criança. Do mesmo modo, a CID-10 exclui um diagnóstico de pica na presença de qualquer outra psicopatologia, salvo o retardo mental, enquanto o DSM-IV defende o oposto disso.

## Mericismo

O mericismo caracteriza-se pela regurgitação voluntária e repetida de alimentos que são mastigados antes de a criança engoli-lo ou cuspi-lo. Esse transtorno aparece, quase sempre, durante o primeiro ano de vida e, às vezes, é acompanhado de retardo mental. A Tabela 10.3 apresenta os critérios diagnósticos do DSM-IV. As crianças com mericismo

**TABELA 10.2** Pica: critérios diagnósticos da CID-10 e do DSM-IV

| CID-10 | DSM-IV |
|---|---|
| A) Ingestão frequente de substâncias não comestíveis, pelo menos duas vezes por semana.<br>B) Duração do transtorno de pelo menos um mês (em certos estudos, os pesquisadores defendem uma duração mínima de três meses).<br>C) Ausência de transtorno mental ou de qualquer transtorno de comportamento citado na CID-10 (exceto o retardo mental).<br>D) A idade cronológica e mental é de pelo menos 2 anos.<br>E) O comportamento alimentar não está relacionado com a cultura em que a criança está inserida. | A) Ingestão repetida de substâncias não comestíveis durante pelo menos um mês.<br>B) A ingestão de tais substâncias não corresponde ao desenvolvimento.<br>C) O comportamento não representa uma prática culturalmente aceita.<br>D) Se o comportamento é concomitante exclusivamente com outro transtorno mental (retardo mental, transtorno invasivo de desenvolvimento, esquizofrenia, etc.), é grave o bastante para justificar um exame clínico. |

CID-10/ICD-10. Classification Internationale des Troubles mentaux et des Troubles du comportement. Critères diagnostiques pour la recherche. Organisation mondiale de la Santé, Masson, Paris, 1994.
American Psychiatric Association – DSM-IV-TR. *Manuel Diagnostique et Statistique des Troubles mentaux*, 4ª édition. Texte révisé (Washington DC, 2000). Tradução francesa por J.D. Guelfi et al., Masson, Paris, 2003.

são geralmente bebês que engolem uma primeira vez e depois regurgitam os alimentos para remastigá-los sem náusea ou mal-estar aparente, antes de voltar a engoli-los ou cuspi-los. Durante a ruminação, os bebês costumam adotar uma postura característica: cabeça e ombros para trás, as costas arqueadas; ficam tensos, mas absorvidos pela atividade com a qual parecem sentir certo prazer (APA, 2000; Benoit, 2000).

## Transtorno de alimentação da primeira ou da segunda infância

Sua manifestação é muito diversa. Em geral, caracteriza-se pela incapacidade de comer normalmente e não ganhar peso ou, ao contrário, perder peso por, no mínimo, um mês. Esse transtorno começa antes dos 6 anos. A Tabela 10.4 reproduz os critérios diagnósticos da CID-10 e do DSM-IV. Há variações entre as crianças, mas todas as dificuldades observadas têm um aspecto afim: a criança não se alimenta de maneira adequada e, consequentemente, não tem um desenvolvimento normal. Em particular, ela não ganha ou perde peso e, quando as dificuldades alimentares persistem, compromete sua saúde mental e psicológica: mal-alimentada, quando não está desnutrida, está sujeita a infecções; tem um atraso desenvolvimental acentuado; é apática e facilmente irritável (Benoit, 2000). Um estudo descritivo realizado com crianças de 3 anos mostra que os problemas de alimentação são comuns em idade tenra e que o transtorno é provavelmente a manifestação extrema de dificuldades relatadas por muitos pais. São de três tipos: a criança é inquieta e teimosa na hora das refeições; recusa certos alimentos; há brigas constantes entre mãe e filho para impor sua vontade. Os caprichos e as recusas são mais frequentes quando as próprias mães têm dificuldades de adaptação (psicopatologia, problemas com álcool, entre outros), enquanto os conflitos entre mãe e filho são mais evidentes nas famílias em que a criança já tem problemas de comportamento (por exemplo, teimosia, crise de cólera frequentes) (Lewinsohn et al., 2005).

Mesmo semelhantes nos dois sistemas de classificação, os critérios diagnós-

**TABELA 10.3** Mericismo: critérios diagnósticos do DSM-IV

| CID-10 | DSM-IV |
|---|---|
| O transtorno não é descrito à parte na CID-10. | A) Regurgitação e mastigação repetidas do alimento durante pelo menos um mês, seguindo-se a um período de funcionamento normal.<br>B) O comportamento não se deve a uma doença gastrintestinal nem a outra alteração médica (por exemplo, refluxo esofágico).<br>C) O comportamento não sobrevém exclusivamente durante anorexia nervosa ou de bulimia (bulimia nervosa). Se os sintomas sobrevêm apenas quando há um retardo mental ou um transtorno invasivo de desenvolvimento, são graves o bastante para justificar um exame clínico. |

CID-10/ICD-10. Classification Internationale des Troubles mentaux et des Troubles du comportement. Critères diagnostiques pour la recherche. Organisation mondiale de la Santé, Masson, Paris, 1994.
American Psychiatric Association – DSM-IV-TR. *Manuel Diagnostique et Statistique des Troubles mentaux*, 4ª édition. Texte révisé (Washington DC, 2000). Tradução francesa por J.D. Guelfi et al., Masson, Paris, 2003.

ticos não especificam de maneira objetiva o que se deve entender por *dificuldade persistente de se alimentar de forma apropriada* (DSM) ou por *incapacidade persistente de alimentar-se de forma apropriada* (CID), o que torna difícil estabelecer o diagnóstico sem ambiguidade, a qual é acentuada nas pesquisas anglo-saxônicas que, em geral, apresentam o transtorno como síndrome de **failure to thrive** (ou **déficit pôndero-estatural**), mas sem que se saiba, na falta de critérios diagnósticos precisos e aceitos pelos pesquisadores, se efetivamente se trata da mesma manifes-

**TABELA 10.4** Transtorno de alimentação da primeira ou da segunda infância: critérios diagnósticos da CID-10 e do DSM-IV

| CID-10 | DSM-IV |
|---|---|
| A) Dificuldade persistente de se alimentar de forma apropriada, regurgitação ou ruminação persistente do alimento.<br>B) O peso é mantido, e não há problema de saúde significativo durante pelo menos um mês. (Como existem transtornos alimentares transitórios, os pesquisadores poderão, em certos estudos, estabelecer uma duração de três meses.)<br>C) Início do transtorno antes dos 6 anos de idade.<br>D) Ausência de transtorno mental ou transtorno de comportamento citado na CID-10 (exceto retardo mental).<br>E) Ausência de doença que explique o transtorno de alimentação. | A) Dificuldades de alimentação manifestadas por uma incapacidade persistente de alimentar-se de forma apropriada, sem ganho ou perda de peso por um mês.<br>B) O problema não se deve a um distúrbio gastrintestinal nem a uma doença associada (por exemplo, refluxo esofágico).<br>C) O problema não se explica por um transtorno mental (por exemplo, mericismo), nem pela carência de alimentos.<br>D) Início antes dos 6 anos de idade. |

CID-10/ICD-10. Classification Internationale des Troubles mentaux et des Troubles du comportement. Critères diagnostiques pour la recherche. Organisation mondiale de la Santé, Masson, Paris, 1994.
American Psychiatric Association – DSM-IV-TR. *Manuel Diagnostique et Statistique des Troubles mentaux*, 4ª édition. Texte révisé (Washington DC, 2000). Tradução francesa por J.D. Guelfi et al., Masson, Paris, 2003.

tação psicopatológica ou de transtornos distintos. Como mostra o estudo de caso a seguir, esse transtorno é mais alarmante para as pessoas próximas da criança do que para ela mesma.

### MICHELE

Michele, 3 anos e meio, foi encaminhada por seu pediatra em razão de um comportamento oposicional em casa. Uma avaliação detalhada logo mostra que esse comportamento se limita a tudo o que diz respeito à alimentação. A criança, raquítica, mas muito esperta, não ganhou peso em mais de seis meses. Mesmo assim, está bem de saúde, e os pais e o médico se preocupam mais com seu comportamento do que com sua alimentação. A mãe e a filha participam sozinhas da avaliação e do tratamento, já que o pai de Michele sempre se recusou, segundo a esposa, a preocupar-se com a alimentação da menina.

Na primeira consulta, a mãe de Michele confessou ter seguido o conselho do pediatra de consultar um psicólogo, não tanto pela criança, mas por ela mesma se sentir esgotada:

"É simplesmente isso, eu não aguento mais. É como se eu passasse o dia inteiro correndo atrás dessa menina para tentar fazê-la comer. Estou exagerando, eu sei, mas essa é a impressão que sempre fica ao final de cada dia."

"Você corre?"

"Sim, ela não quer comer nada [...], então tento lhe dar de comer quando posso. Ainda de manhã isso é mais fácil. Eu a coloco diante da televisão, e, mesmo que não tenha nada que a interesse, ela fica [sentada], e eu consigo fazer com que ela coma algumas colheradas de cereais ou pedacinhos de pão, o que ela ingere sem perceber. Porém, se eu quero que ela fique à mesa e que faça uma refeição conosco, quando temos visitas, por exemplo, não tem jeito. Michele se recusa a engolir qualquer coisa, mesmo que alguém lhe dê na boca; fica correndo em torno da mesa; perturba. Também engole qualquer coisa e cospe em seguida. Como você vê, a refeição da família não é nada agradável! [Ela mal pode conter as lágrimas]. Então, eu lhe dou de comer quando posso. E para poder, é preciso correr!"

A avaliação mostra que a criança come provavelmente o equivalente a uma refeição por dia, nunca na mesma hora ou no mesmo lugar, em pequenas doses e sem nenhum interesse. Sua dieta, inadequada, limita-se a pão, a alguns cereais e a um ou dois sucos de frutas. Qualquer tentativa de impor uma ordem nessa situação caótica leva sempre a "batalhas" em que, quanto mais a mãe se esforça por todos os meios (negociação, severidade, afeição, chantagem) para fazer a filha alimentar-se, mais ela se opõe e cada vez com mais força (gritos, choros, crises de cólera, corridas pela casa) ou com atitudes desafiadoras, como cuspir o que tem na boca.

A origem do transtorno de Michele é incerta. Ela não nasceu prematura nem apresenta uma doença que explique seus sintomas. Segundo a mãe, ela sempre foi resistente a alimentar-se, porque sofreu de cólicas durante vários meses após o nascimento e porque cuspia ou vomitava frequentemente:

"Eu ficava contente quando ela não gritava imediatamente após ter comido e quando retinha metade do que tinha engolido. Então eu lhe dava de comer um pouco a qualquer momento para que ela tivesse o suficiente."

"E é o que você ainda faz."

"E é o que ainda faço. Na verdade, ela nunca aprendeu, não sabe o que é uma refeição, que as pessoas fazem refeições em determinadas horas. E em casa, depois de três anos com ela, também não sabemos mais realmente o que são as refeições."

Uma intervenção comportamental estruturada, com visitas regulares a domicílio, possibilitou que mãe e filha cessassem as batalhas centradas na alimentação e melhorassem bastante sua relação. A criança aprendeu a comer e a beber à mesa em algumas semanas, e a mãe, a lhe impor uma dieta mais equilibrada. Com isso, o peso aumentou, mas ainda se mantém inferior ao esperado após seis meses de acompanhamento. A intervenção revela grandes dificuldades conjugais, que o casal aborda em terapia, aparentemente sem sucesso.

## Epidemiologia e curso do desenvolvimento

Não há dados epidemiológicos e desenvolvimentais suficientes que permitam estabelecer taxas exatas de prevalência dos transtornos de alimentação da infância ou descrever suas trajetórias de maneira detalhada. Os estudos disponíveis relatam taxas de prevalência de 2 a 29% (Kedesdy e Budd, 1998), talvez por existirem diferenças consideráveis da distribuição desses transtornos, mas, sobretudo, por esses estudos se apoiarem em amostras, definições e métodos de avaliação diferentes. Essa situação reflete ainda o fato de que as pesquisas sistemáticas se tornaram difíceis pela falta de definição precisa do transtorno de alimentação da infância, que é talvez o mais comum dos três transtornos descritos nesta seção. A seguir, o resumo do que há disponível sobre cada transtorno.

## Pica

Mesmo sem dados quantitativos precisos e confiáveis sobre a prevalência da pica, há um consenso de que esse transtorno é relativamente raro. Além disso, dificilmente é diagnosticado sem que haja também retardo mental ou autismo, quando então sua prevalência aumenta com a gravidade das dificuldades. A prevalência varia de menos de 1% a cerca de 15% em estudos realizados com amostras comunitárias, chegando a 25% em pesquisas em instituição (Ali, 2001). Contudo, com critérios diagnósticos precisos, a prevalência é menor (por exemplo, 2,5% em um complexo hospitalar francês; Haoui, Gautie e Puisset, 2003). A pica aparece com mais frequência entre 12 e 24 meses, desaparecendo sem intervenção após alguns meses na maior parte dos afetados. Por outro lado, em certos casos, o transtorno pode durar anos (Benoit, 2000).

A pica não é, em geral, uma doença crônica. Entretanto, pode levar rapidamente a sérios problemas de saúde, como infecções frequentes, envenenamento por chumbo ou substâncias tóxicas, além de complicações digestivas que podem inclusive necessitar de uma intervenção cirúrgica (APA, 2000; Haoui et al., 2003). Um estudo prospectivo indica também que a presença de sintomas da pica na infância prediz o aparecimento da bulimia na adolescência (Marchi e Cohen, 1990).

## Mericismo

Não existem dados quantitativos precisos e confiáveis sobre a prevalência do mericismo. No entanto, está claro que esse transtorno atinge sobretudo os bebês, embora cerca de 10% dos adultos com retardo mental também apresentem seus sintomas, que se associam à bulimia (Fairburn e Cooper, 1984). O mericismo costuma manifestar-se entre 3 e 12 meses, mas isso pode acontecer mais tarde no caso de pessoas com retardo mental. Em geral, o transtorno desaparece sem intervenção. O mericismo atinge mais os meninos do que as meninas (*sex ratio* de 5 meninos para 1 menina) (Benoit, 2000).

Assim como a pica, o mericismo pode ter consequências muito sérias, como desnutrição, desidratação e transtornos digestivos, eventualmente até levando à morte (de fato, estima-se que, sem cuidados, quase 25% das crianças afetadas morrem) (Benoit, 2000).

## Transtorno de alimentação da primeira ou da segunda infância

É provável que a taxa de prevalência do transtorno de alimentação na infância seja relativamente elevada, sobretudo ao se aceitar que não há grandes diferenças entre esse transtorno e a síndrome de *failure to thrive*.

Nos Estados Unidos, 1 a 5% das crianças submetidas a cuidados em hospitais são internadas por insuficiências de peso que, em mais de metade dos casos, não têm origem clínica (Lyons-Ruth, Zeanah e Benoit, 1996). Contudo, a prevalência na população é mais elevada, pois se estima que quase metade das crianças com o transtorno não é identificada e jamais recebe cuidados (Wright, 2000). O transtorno de alimentação na infância manifesta-se, em geral, nos 12 primeiros meses de vida e costuma desaparecer após um período longo, mas não sem que a criança tenha necessidade de cuidados médicos, às vezes acompanhados de períodos de hospitalização. O transtorno atinge mais os meninos que as meninas e é particularmente comum em crianças carentes (Mackner, Black e Starr, 2003). Está associado a diversos problemas de crescimento e, conforme certos estudos, a dificuldades afins (Corbett e Drewett, 2004). Todavia, no momento em que um retardo cognitivo é evidente, ele não decorre necessariamente do transtorno, porque as crianças com dificuldades cognitivas têm pais assim (Boddy, Skuse e Andrews, 2000).

Os dados sobre o curso de desenvolvimento do transtorno de alimentação na infância são relativamente positivos, sobretudo para crianças com cuidados adequados. Em um estudo longitudinal realizado com 42 crianças que apresentaram um déficit pôndero-estatural acentuado com 1 ano e 42 outras crianças, as primeiras eram muito menores e mais magras aos 6 anos, mas, em geral, não apresentavam atraso cognitivo (Boddy et al., 2000). Drewett, Corbett e Wright (2006) relatam resultados semelhantes em um estudo de acompanhamento de 89 crianças até a adolescência e mostram que, na puberdade, estas últimas não eram mais ansiosas ou deprimidas e não tinham mais preocupações alimentares que outras 91 crianças analisadas. Esses dados (Mackner et al., 2003) sugerem ainda que as consequências a longo prazo do transtorno são psíquicas e que, embora as dificuldades cognitivas sejam evidentes nos primeiros anos de vida, eles atenuam com a idade. Contudo, é preciso destacar uma exceção importante a essa conclusão: um estudo de acompanhamento de 44 crianças até a idade adulta mostra que quando o déficit pôndero-estatural provém de maus-tratos físicos – mais do que da negligência ou de problemas na criação –, o curso de desenvolvimento só é positivo se esses maus-tratos cessarem rapidamente e não se repetirem (Iwaniec, Sneddon e Allen, 2003).

## Etiologia

A informação disponível assemelha-se em três pontos:

1. A etiologia dos transtornos alimentares na infância é complexa e varia bastante entre as crianças.
2. Esses transtornos são mais frequentes nas famílias em que as mães também têm problemas relativos à alimentação.
3. Ainda que fatores genéticos possam eventualmente explicar dificuldades de alimentação nos pais e nas crianças de uma mesma família, os fatores psicossociais desempenham um papel preponderante na etiologia dos transtornos alimentares da infância (Agras, Hammer e McNicolas, 1999; Whelan e Cooper, 2000).

É provável que, por razões médicas ou fisiológicas, certas crianças sejam predispostas a desenvolver um transtorno alimentar nos primeiros meses ou anos de vida. Tal predisposição levaria a criança com anemia, por exemplo, a procurar compensá-la ingerindo objetos sem valor nutritivo (Arbiter e Black, 1991; Lemanck et al., 2002); ou uma criança com um esôfago dilatado ou com dificuldade de mastigação a reter o alimento que engole (Rogers, Stratton, Victor, Kennedy e Andres, 1992). Porém, na maior parte dos casos, as crianças com um transtorno alimentar não manifestam essas dificuldades, e mesmo aquelas com esse tipo de problemas provavelmente não desenvolvem um transtorno, a não ser em presença de fatores de risco psicossociais.

Os fatores psicossociais mais frequentes são:

- dificuldades de apego precoces;
- falta de cuidados ou negligência física;
- carência afetiva ou maus-tratos;
- pobreza;
- isolamento social da família;
- dificuldades na criação e psicopatologia parental (como um transtorno de humor nas mães e/ou abuso de álcool ou drogas nos pais) (Benoit e Coolbear, 2004; Haoui et al., 2003; Iwaniec et al., 2002).

Diversas etiologias são possíveis, como, por exemplo, uma criança com uma mãe ansiosa e protetora ficar tensa no momento da refeição e vomitar regularmente, seja porque sua ansiedade reflete a da mãe, seja porque ela é sempre forçada a comer quando não sente fome. Pode ocorrer, ao contrário, que uma criança que vive em uma instituição onde não recebe um mínimo de cuidados ou em uma família negligente passe a ingerir substâncias não comestíveis, a regurgitar ou a se comportar de forma desafiadora no momento das refeições a fim de romper a angústia ou a solidão, de se acalmar lançando-se a uma conduta repetitiva automatizada; isso porque seu comportamento inadaptado lhe proporciona atenção por parte dos adultos. Esse cenário provavelmente é comum entre as crianças institucionalizadas ao apresentarem atrasos de desenvolvimento (Tarren-Sweeney, 2006). Pode ocorrer ainda de uma criança desenvolver um transtorno alimentar no quadro de problemas graves do apego entre mãe e filho: os sintomas lhe permitem manter bem ou mal uma relação com uma mãe incoerente, hostil e rejeitante, ou com uma mãe que lhe demonstra pouca afeição e que não lhe proporciona os cuidados de que necessita (Benoit e Coolbear, 2004; Szwec, 2004). Soulé e Soulé (1967; citados por Mazet e Houzel, 1993, p. 185) descrevem um cenário que, na relação perturbada entre mãe e filho, poderia explicar a origem de certos casos de mericismo:

> Quando o bolo alimentar deixa a mucosa esofagiana, a criança perde as sensações ligadas a ele, e, na medida em que a alimentação é identificada com a mãe (porque ela é incapaz de lhe proporcionar satisfação), a perda de sensações ligada ao bolo alimentar significa uma perda de objeto, e todos os seus esforços musculares tendem a dominar essa perda fazendo com que as sensações reapareçam e perdurem. Chegou-se a comparar esse mecanismo com o jogo infantil que consiste em fazer desaparecer e reaparecer um objeto e que S. Freud já havia interpretado (jogo da bobina) como um exercício de controle pelo desaparecimento e reaparecimento da mãe. Entretanto, nessa situação, em lugar de o controle conduzir a uma elaboração do jogo e avançar no sentido de uma socialização, a criança se recolhe em si mesma e vive sua necessidade de controle em circuito fechado, sem possibilidade de elaboração.

Embora esses cenários sejam plausíveis, repousam sobre observações clínicas e, assim, não permitem afirmar que esses fatores estejam na origem de tais transtornos, sobretudo ao se considerar que todas as crianças com carências afetivas estão longe de desenvolver um transtorno alimentar.

Finalmente, Lyons-Ruth e colaboradores (1996) citam diferentes trabalhos sugerindo que os transtornos alimentares, sobretudo em bebês, poderiam estar ligados ao fato de que alguns nasceram prematuros. De fato, os progressos recentes da pediatria permitem aos prematuros sobreviver em número bem maior que no passado. Contudo, ainda não se conhecem todos os efeitos perversos – físicos e psicológicos – que esses progressos poderiam produzir. A sobrevivência de prematuros depende de cuidados intensivos prolongados que podem alterar o desenvolvimento de uma relação de apego positiva e predispor o bebê a desenvolver reações de aversão ao alimento ou de regurgitação acentuada (por exemplo, após procedimentos incômodos de alimentação por tubos). Esses trabalhos não demonstram a existência de uma relação de causa e efeito, mas assinalam a importância de desenvolver as pesquisas científicas nesse campo e alertam contra efeitos inesperados que eventualmente poderiam ter os cuidados intensivos a que são submetidos bebês prematuros.

## A OBESIDADE

### Definição

A **obesidade** da infância e da adolescência não é uma psicopatologia, mas uma condição clínica caracterizada por excesso de tecido adiposo repartido nas zonas adiposas. Os lipídios (gorduras) que a alimentação proporciona são utilizados como fonte de energia ou estocados nos lipócitos do corpo. Quanto mais essas células armazenam gordura, mais elas engordam, às vezes ao ponto de saturação – se isso acontecer, elas se multiplicam para permitir ao organismo estocar mais gordura – e daí a obesidade. Semelhante a outras condições clínicas, como a hipertensão e alterações do metabolismo, a obesidade representa o extremo superior da distribuição de peso na população. Considera-se que uma criança ou um adolescente é obeso quando seu **índice de massa corporal** (IMC) situa-se em 95% ou mais dessa distribuição, considerando-se a idade e o sexo. Esse índice é obtido dividindo o peso da pessoa em quilos pela altura em metros quadrados (Devlin, Yanovski e Wilson, 2000).

### Epidemiologia e consequências desenvolvimentais

Mesmo a obesidade não sendo uma psicopatologia, ela assumiu em pouco tempo proporções alarmantes na maioria dos países industrializados. Relatórios científicos, comissões de especialistas e diversos projetos de lei fazem dela atualmente uma preocupação essencial de saúde pública a partir da infância (ver Figura 10.1). Tal preocupação é amplamente justificada, tendo em vista que trabalhos da International Obesity Task Force apontam o aumento acentuado do sobrepeso e da obesidade entre os jovens a partir dos anos de 1970, estimando que, em 2002, 22% dos meninos e 27,5% das meninas entre 2 e 15 anos de idade tinham excesso de peso, e que 5,5% dos meninos e 7,2% das meninas eram obesos. Em geral, esses achados demonstram que, no mínimo, 10% das crianças em idade escolar têm atualmente excesso de peso em todo o mundo – o que é acentuado na América (do Norte e do Sul) (32%), na Europa (20%) e no Oriente Médio (16%) (Lobstein, Bauer e Uauy, 2004; Relly, 2006). Na Europa, as pesquisas da International Obesity Task Force mostram que, desde o final dos anos de 1990, o excesso de peso e da obesidade também está crescendo todos os anos (ver Figura 10.2). Essas pesquisas projetavam que, na ausência de medidas preventivas, em 2010, haveria 1,3 milhões de crianças com

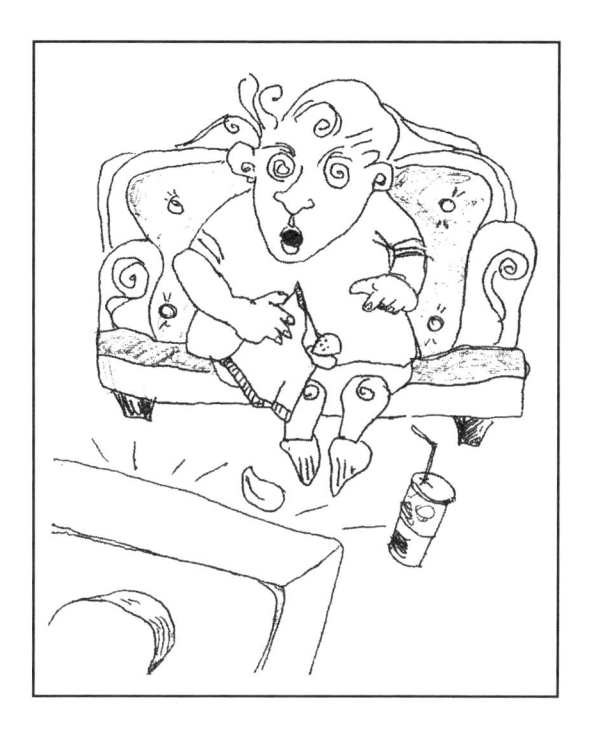

**FIGURA 10.1**
Especialistas estabelecem um vínculo de causa e efeito entre um estilo de vida em que cada vez mais crianças são inativas e alimentam-se de maneira inadequada e o rápido aumento da obesidade ao longo das últimas décadas.
Caricatura de Ed Schelb, reproduzida com permissão.

excesso de peso e 0,3 milhão de crianças obesas *a mais* todo ano na União Europeia (Jackson-Leach e Lobstein, 2006).

Apenas uma minoria de crianças e adolescentes obesos se torna anoréxica ou bulímica. Contudo, a obesidade é um fator de risco importante dos transtornos de condutas alimentares, por razões tanto fisiológicas quanto psicológicas. Mais especificamente:

1. O excesso de peso e a obesidade tendem a ser crônicos. As crianças que apresentam um excesso de peso antes de 1 ano de idade correm um risco elevado de continuar pesando mais que seus pares e, muitas vezes, de ser obesas aos 4 anos (Dennison, Edmunds, Stratton e Pruzek, 2006); crianças obesas correm um risco elevado de se tornar adolescentes e adultos obesos, sobretudo quando os pais também o são (Whitaker, Wright, Pepe, Seidel e Dietz, 1997).

2. A obesidade tem inúmeras consequências nefastas, tanto clínicas quanto sociais (Reilly et al., 2003). As crianças obesas geralmente são rejeitadas por seus pares e até pela família. Próximo da adolescência, os comentários críticos levam essas crianças, às vezes, a procurar perder peso rapidamente a fim de melhorar a imagem que têm de si mesmas e de seu corpo, e de ser mais bem aceitas por seu meio – em certos casos, a ponto de levar a comportamentos alimentares muito restritivos e, com o tempo, à anorexia (Ball e Lee, 2000).

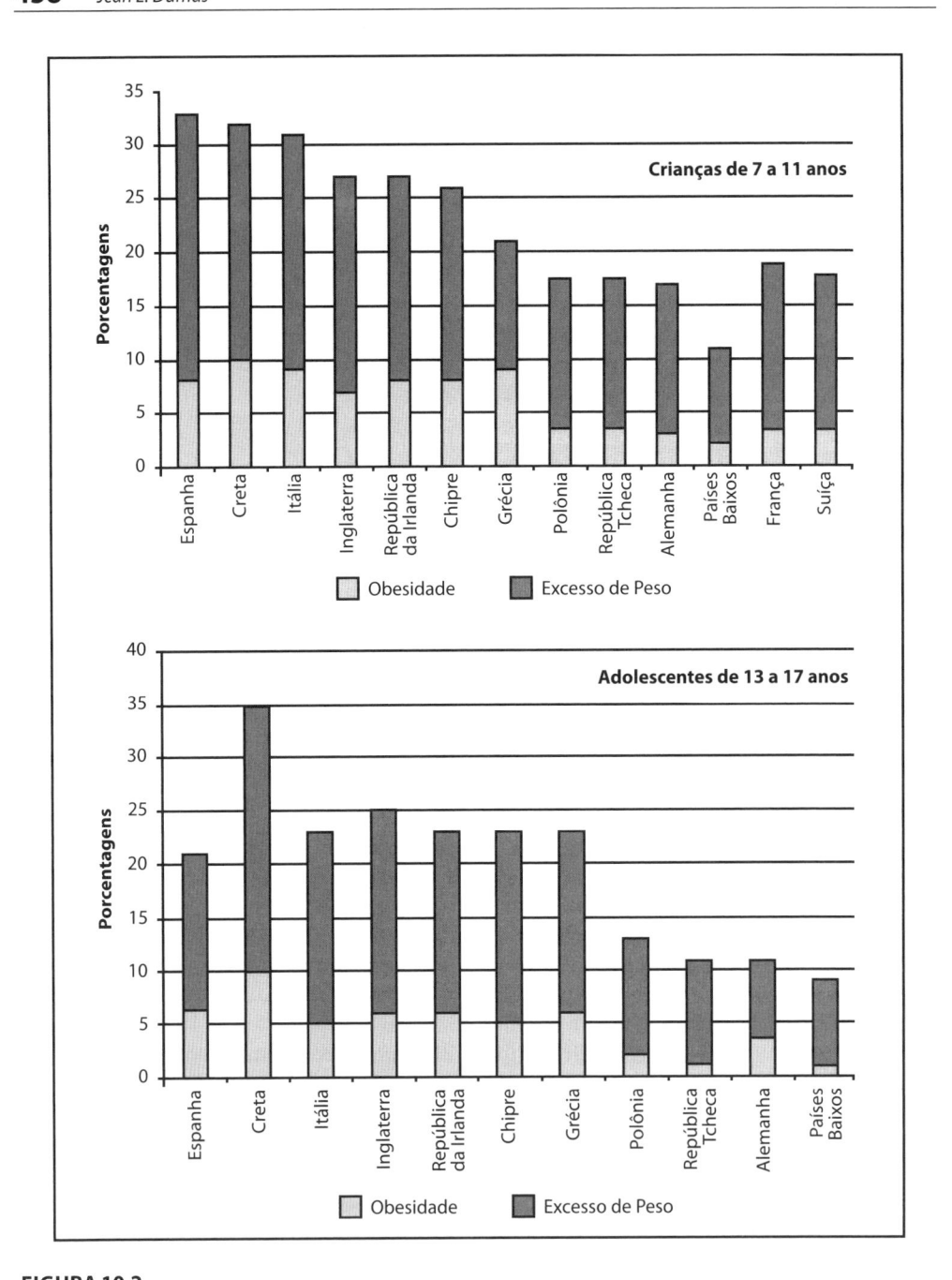

**FIGURA 10.2**
Excesso de peso e obesidade em crianças e adolescentes de diversos países europeus.

A figura permite comparar índices de excesso de peso e de obesidade em crianças e adolescentes de diversos países europeus.Eles são apresentados apenas para ilustrar a importância do problema, pois provêm de pesquisas diversas, sendo que nem todas foram realizadas na mesma época e com a mesma metodologia.

Lobstein, T., Rigby, N. e Leach, R. (2007). *EU platform on diet, physical activity and health*, www. iotf.org. Adaptado com permissão.

3. A obesidade também faz crescer bastante o risco de bulimia (Fairburn et al., 2003). De fato, adolescentes que procuraram em vão controlar o peso, às vezes durante anos, recorreram a diversos comportamentos compensatórios, como os vômitos provocados e o uso abusivo de laxantes, o que, com o tempo, anunciam a bulimia (Eisenberg, Neumark-Sztainer, Story e Perry, 2005; Epstein, Valosky, Wing e McCurley, 1994).

Em resumo, a obesidade está estreitamente ligada à anorexia e à bulimia, que ela quase sempre precede. Não serão examinados os diversos fatores que explicam a etiologia da obesidade, pois com isso ultrapassaríamos o âmbito da psicopatologia. Contudo, vale destacar que pesquisas mostram que esses fatores são, em grande medida, os mesmos que explicam a anorexia e a bulimia, apresentados adiante (Fairburn e Brownell, 2002).

## OS TRANSTORNOS ALIMENTARES DA ADOLESCÊNCIA

### Definição e apanhado histórico

A **anorexia nervosa** ou *anorexia mental* e a **bulimia** ou *bulimia nervosa* são mais frequentes na adolescência e na idade adulta. A anorexia nervosa caracteriza-se por uma recusa categórica de manter um peso corporal normal e por medidas extremas e intencionais visando a perder ou a não ganhar peso no período de crescimento. A bulimia caracteriza-se por crises regulares de hiperfagia, seguidas de comportamentos compensatórios para evitar ganhar peso, como os vômitos provocados e o uso abusivo de laxantes. Enquanto as pessoas com anorexia ficam muito magras ou mesmo raquíticas e enquanto suas dificuldades progridem, as pessoas com bulimia, na maior parte dos casos, têm um peso nos limites da normalidade. Embora esses dois transtornos sejam questões clínicas distintas, compartilham vários sintomas (Garner e Fairburn, 1988). A anorexia e a bulimia afetam as adolescentes e as jovens adultas, mas também podem ocorrer nos homens que, cada vez mais cedo, também se preocupam bastante com o peso (Muise, Stein e Arbess, 2003). A anorexia afeta igualmente as crianças quase na puberdade, o que não é o caso (exceto ocorrências raras) da bulimia (APA, 2000; OMS, 1993).

### A anorexia nervosa

As primeiras descrições da anorexia nervosa estão em escritos que datam da Idade Média. Como a doença ainda não era reconhecida como tal naquela época, seus sintomas são apresentados como a expressão de um ascetismo extremo que só se observa em pessoas muito religiosas e, às vezes, reconhecidas em vida por sua santidade (Bemporad, 1996). Os primeiros estudos médicos datam do final do século XVII e já reconhecem a natureza complexa do transtorno, explicando que ele pode ser causado por um desequilíbrio físico e afetivo (Strober, 1986). Contudo, foi preciso esperar uma centena de anos para que dois médicos, Lasègue (1873), na França, e Gull (1874), na Inglaterra, quase que simultaneamente, introduzissem a anorexia na nomenclatura médica e depois na nomenclatura psiquiátrica. Enquanto Lasègue fala em *anorexia histérica* e Gull de *anorexia nervosa*, cada um oferece uma descrição detalhada da sintomatologia dos afetados, que não difere muito das descrições contemporâneas. Assim como Chabrol (2005) e Rieger, Touyz, Swain e Beumont (2001), deve-se observar que nem Lasègue nem Gull mencionam que suas pacientes tinham pavor de ficar gordas e de ganhar peso.

Hoje em dia, como esse medo irracional é uma das características centrais do transtorno, é possível que esse sintoma seja um acréscimo relativamente recente à sua sintomatologia, que reflete, ao menos em parte, a atual ênfase social e cultural dada à magreza, sobretudo nos países ocidentais (Soh, Touyz e Surgenor, 2006).

O texto de Lasègue (1873), rico em detalhes precisos e perspicazes, continua extremamente atual, não apenas por descrever os sintomas do transtorno com cuidado, mas por ilustrar claramente o papel fundamental da família em sua evolução. A seguir, serão destacados alguns trechos particularmente contundentes.

### LASÈGUE, *DA ANOREXIA HISTÉRICA*

Uma jovem entre 15 e 20 anos experimenta uma emoção que não confessa ou que dissimula. Na maioria das vezes, trata-se de um projeto real ou imaginário de casamento, de uma contrariedade ligada a qualquer desejo ou mesmo a qualquer aspiração consciente. Outras vezes, ficamos reduzidos às conjecturas sobre a causa ocasional, seja porque a jovem tem interesse em se fechar no mutismo tão habitual às histéricas, seja porque na realidade a causa primeira lhe escapa [...]

Ela experimenta um mal-estar após a alimentação, sensações vazias de plenitude, de angústia, gastralgia [...] Nem ela nem os assistentes dão muita importância a isso [...] No dia seguinte, a mesma sensação se repete e continua igualmente insignificante, mas persistente durante vários dias. A doente declara então, por si mesma, que o melhor remédio para essa doença indefinida, bastante incômoda, consiste em reduzir a ingestão de alimentos, e até aí nada de extraordinário [...] Pouco a pouco, ela come menos, alegando ora uma dor de cabeça, ora um desgosto momentâneo, ora o temor de ver se repetirem as impressões dolorosas que se seguem às refeições. Ao final de algumas semanas, já não são mais supostas repugnâncias passageiras, mas é a recusa de se alimentar que se prolongará indefinidamente. A doença está declarada e vai seguir sua marcha de forma tão fatal, que fica fácil prognosticar o futuro [...]

Atentas aos julgamentos feitos sobre elas, sobretudo daqueles aos quais se associa a família, as histéricas não perdoam e, considerando que foram os outros que começaram as hostilidades, elas se dão o direito de dar prosseguimento a eles com uma tenacidade implacável [...]

A doente, longe de se debilitar, de se entristecer, desenvolve uma forma de vivacidade que não é própria dela; quase que se poderia dizer que ela toma suas precauções para os períodos posteriores e que prepara argumentos dos quais não deixará de se servir.

A repugnância a se alimentar segue sua marcha lentamente progressiva. As refeições se reduzem cada vez mais [...] Quase sempre, a doente vai suprimindo sucessivamente um dos tipos de alimento: o pão, a carne, certos legumes [...] Se a situação não varia quanto à anorexia e à recusa de alimentos, as disposições das pessoas próximas se modificam à medida que o mal se prolonga, e paralelamente o estado mental da histérica fica mais latente [...] Quando, após vários meses, a família, o médico, os amigos constatam a inutilidade persistente de todos os esforços, a preocupação começa, e, com ela, o tratamento moral [...] A família só tem a seu dispor dois métodos que sempre esgota: implorar ou ameaçar, e servem ambos de motivação. Multiplicam-se as iguarias à mesa na esperança de despertar o apetite, depois a solicitude aumenta, mas o apetite diminui. A doente degusta desdenhosamente os pratos novos e, depois de ter demonstrado assim sua boa vontade, considera-se livre da obrigação de fazer mais. As pessoas suplicam, pedem como um favor, como uma prova soberana de afeição, e a doente se resigna a acrescentar só mais um bocado à refeição que ela declara concluída. O excesso de insistência invoca um excesso de resistência [...] Finalmente, deixa-se de suplicar e se exige. Nova tentativa mais infrutífera que as anteriores.

A anorexia torna-se, pouco a pouco, o objetivo único das preocupações e das conversas, estabelecendo-se assim uma atmosfera em torno da doente que a envolve e da qual ela não escapa em nenhum momento do dia [...] Mas o que predomina no estado mental da histérica é uma quietude, eu diria quase um contentamento verdadeiramente patológico [...] um otimismo inexpugnável contra o qual se aniquilam as súplicas e as ameaças. *Não estou sofrendo, portanto, estou bem de saúde*, é a frase monótona que substituiu a anterior: não posso comer porque sofro [...]

As regras até então insuficientes, irregulares, param de vir, e sobrevém a sede. Esses são, em geral, os primeiros avisos de complicações iminentes [...] O aparecimento de sinais cuja gravidade não escapa a ninguém redobra as preocupações, e amigos, pais passam a ver a situação como desesperadora. Não se surpreendam de me ver [...] pôr sempre em paralelo o estado mórbido da histérica e as preocupações de seu meio. Esses dois termos são solidários, e se teria uma noção errônea da doença ao restringir o exame à doente. (p. 388-399)

---

Ainda que os trabalhos de Lasègue e Gull tenham despertado um grande interesse por parte de médicos e estimulado diversas pesquisas, a predominância das teorias clínicas durou só até o início do século XX para ser substituída gradativamente por teorias psicológicas: primeiro psicanalíticas, depois comportamentais e familiares. Como se percebeu no texto citado, o próprio Lasègue já anunciava essas teorias, oferecendo diversas hipóteses psicológicas para explicar a gênese do transtorno.

## A bulimia

Enquanto a medicina, a psiquiatria e a psicologia se debruçam há muito tempo sobre a anorexia, a bulimia é uma "descoberta" relativamente recente (Russell, 1979). De fato, ela aparece como um fenômeno psicopatológico novo nos anos de 1960 e é descrita à parte pela primeira vez na terceira edição do DSM (APA, 1980). Mas é provável que essa "descoberta" corresponda mais diretamente a um aumento muito forte e rápido de sua incidência desde os anos de 1960 (Chabrol, 2005; Garner e Fairburn, 1988) do que ao aparecimento de uma forma de psicopatologia inteiramente nova. A Figura 10.3 ilustra o aumento do **risco na vida** da bulimia ao longo das últimas décadas.

Historicamente, as crises de bulimia foram consideradas como uma prerrogativa dos ricos, e não como uma patologia ou como consequência de diversas doenças do estômago ou do sistema digestivo. Entretanto, uma compilação de referências e de escritos históricos (Stein e Laakso, 1988) mostra que a bulimia não surgiu do nada há apenas algumas décadas e que existem descrições clínicas de comportamentos alimentares semelhantes que datam já de dois ou três séculos. Alguns anos antes do aparecimento do relato de Lasègue sobre a anorexia, Blachez (1869) descreve vários casos de bulimia no *Dictionnaire encyclopédique des sciences médicales* e insiste na natureza funcional desse transtorno, o qual ele distingue de um apetite exagerado ligado a certas doenças ou ao fenômeno de crescimento rápido da adolescência. Apesar de sua riqueza, essas descrições dão a impressão de um transtorno muito menos conhecido na época do que a anorexia, correspondendo apenas parcialmente ao que é chamado hoje em dia de bulimia. É importante assinalar, como fazem Stein e Laakso (1988), que Blachez descreve casos de homens afetados pelo transtorno, o que ele apresenta como uma fome insaciável que se torna a única preocupação do paciente, a ponto de limitar suas faculdades:

> É raro que o bulímico conserve a integridade de suas faculdades intelectuais. Quase sempre o nível delas diminui nitidamente. Preocupado o tempo todo em buscar satisfazer seu apetite, o bulímico torna-se inacessível a qualquer interesse. O estado de torpor em que mergulham suas laboriosas digestões torna-se habitual. Ele se embrutece insensivelmente. (p. 319)

Blanchez (1869) jamais menciona que os bulímicos sentem seu comportamento alimentar como uma intrusão a que gostariam de poder resistir (e o fazem frequentemente através de período de jejum, por exemplo), como tampouco menciona seu desejo intenso de não ganhar peso. Esses dois sintomas são considerados como características fundamentais do transtorno.

## Critérios diagnósticos e características essenciais

*A anorexia nervosa*

A Tabela 10.5 apresenta os critérios diagnósticos da anorexia da CID-10 e do DSM-IV, os quais pressupõem três características fundamentais (para uma descrição mais detalhada, ver Brusset, 1998; Chabrol, 2005; Gordon, 2006):

- a recusa de manter um peso normal;
- um medo intenso de engordar e uma autoestima diretamente ligada ao peso;
- perturbações significativas da percepção de si mesmo e do peso do próprio corpo.

As pessoas com anorexia sofrem de desnutrição deliberada: não somente têm baixo peso como se recusam a se alimentar de forma adequada. Na prática, é quase sempre difícil determinar com precisão o patamar a partir do qual o peso de uma pessoa deixa de ser normal. A título indicativo, os dois sistemas de classificação consideram esse peso baixo demais, seja quando é inferior a 85% do esperado segundo as curvas de crescimento para idade, sexo e altura do adolescente, seja quando é igual ou inferior a um índice de massa corporal de 16 kg/m$^2$ durante a adolescência e de 17,5 kg/m$^2$ na idade adulta (Perdereau, Godart e Jeammet, 2002). O DSM-IV alerta contra uma interpretação rígida desses critérios, observando que é necessário considerar a morfologia da pessoa, assim como seu peso antes da manifestação do transtorno.

As anoréxicas têm também pavor de engordar e impõem a si mesmas um limite

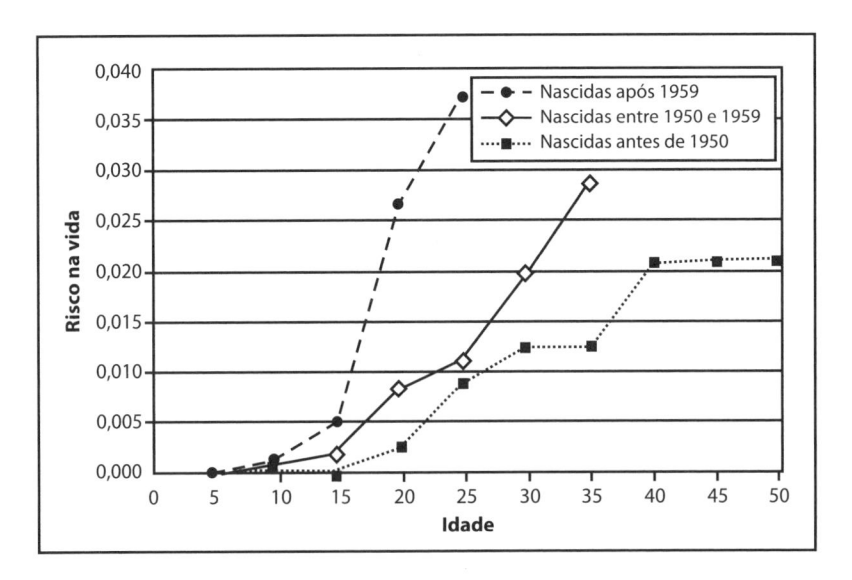

**FIGURA 10.3**

Bulimia: aumento do risco na vida ao longo das últimas décadas.

Baseada em um estudo de gêmeas, a figura mostra que adolescentes e jovens adultas nascidas após 1959 têm um risco muito mais elevado de se tornar bulímicas – desde muito cedo – do que adolescentes e jovens adultas nascidas antes dessa data.

Kendler, K. S. et al. (1991). The genetic epidemiology of bulimia nervosa. *American Journal of Psychiatry*, 148, p. 1631. Adaptado com permissão da American Psychiatric Association.

de peso muito abaixo do normal e particularmente nocivo à sua saúde. Evitando alimentos que consideram como "engordantes", elas têm uma dieta muito restrita e inadequada. Aos 35 anos, Vittoria fala de sua juventude conturbada pela anorexia no *site Psychologies.com*:

### VITTORIA

Nesta manhã, minha filha Giorgia, com 3 anos, me perguntou se teria seios como eu quando crescesse. Eu lhe respondi: "Sim, é claro!". Essa pergunta, aparentemente inocente, teve um reflexo terrível em mim, que vivi os mais belos anos de minha juventude martirizada por meu corpo.

Aos 12 anos, como tinha algumas formas um tanto arredondadas, decidi perder um pouco de peso. Mas, rapidamente, fui tomada por terríveis obsessões: diminuir progressivamente as porções da refeição (à mesa, escondia comida no guardanapo e até nos bolsos); depois, pesar todos os alimentos, calcular as calorias, rejeitar todos os lipídios e todos os glucídios, só comer carnes e peixes magros, frutas e legumes com menos de 50 calorias por 100 gramas e laticínios desnatados. Além disso, pesquisava as gorduras e os açúcares ocultos e eliminava-os com papel absorvente. E bebia muita água para enganar a fome, mas também porque a água é purificadora.

**TABELA 10.5** Anorexia: critérios diagnósticos da CID-10 e do DSM-IV

| CID-10 | DSM-IV |
|---|---|
| A) Perda ou, nas crianças, incapacidade de ganhar peso, levando a um índice inferior a pelo menos 15% do peso normal ou esperado, consideradas a idade e a altura.<br>B) A perda de peso é provocada pelo indivíduo, que evita os "alimentos que engordam".<br>C) Percepção de si como sendo muito gordo(a), com medo intenso de engordar, levando o indivíduo a se impor um peso limite baixo.<br>D) Presença de um transtorno endócrino difuso do eixo hipotálamo-hipófise-gônada, com amenorreia na mulher e perda de interesse sexual e impotência no homem (embora os sangramentos vaginais possam persistir nas mulheres anoréxicas submetidas a terapia hormonal de substituição, utilizada frequentemente com finalidade contraceptiva).<br>E) Não responde aos critérios A ou B da bulimia.<br>**Comentários**<br>As características seguintes reforçam o diagnóstico, mas sua presença não é obrigatória: vômitos provocados, utilização de laxantes, prática excessiva de exercícios físicos, utilização de "inibidores de apetite" ou de diuréticos. Quando o transtorno aparece antes da puberdade, as manifestações que o acompanham são retardadas ou interrompidas (interrupção do crescimento: nas meninas, ausência de desenvolvimento dos seios e amenorreia primária; nos meninos, ausência de desenvolvimento dos órgãos genitais). Após a cura, a puberdade tende a se realizar de maneira normal; contudo, a menstruação só aparece tardiamente. | A) Recusa de manter o peso corporal normal ou abaixo de um índice mínimo para idade e altura (por exemplo, perda de peso, levando à sua manutenção em menos de 85% do esperado; incapacidade de ganhar peso durante o período de crescimento, levando a um índice inferior a 85% do esperado).<br>B) Medo intenso de ganhar peso ou de ficar gordo, ainda que o índice seja inferior ao normal.<br>C) Alteração da percepção do peso ou da forma do próprio corpo, influência excessiva do peso ou da forma corporal sobre a autoestima, negação da gravidade da magreza.<br>D) Nas mulheres pós-púberes, amenorreia, isto é, ausência de pelo menos três ciclos menstruais consecutivos. (Uma mulher é assim considerada se a menstruação só vem após a administração de hormônios, como estrógenos.)<br>Especificar o tipo:<br>**Tipo restritivo:** durante o episódio de anorexia, a mulher não apresentou, de maneira regular, crise de bulimia, nem recorreu aos vômitos provocados ou à utilização de purgativos.<br>**Tipo compulsão periódica/purgativo:** durante o episódio de anorexia, a mulher apresentou, de maneira regular, crises de bulimia e/ou recorreu aos vômitos provocados ou à utilização de purgativos. |

CID-10/ICD-10. Classification Internationale des Troubles mentaux et des Troubles du comportement. Critères diagnostiques pour la recherche. Organisation mondiale de la Santé, Masson, Paris, 1994.
American Psychiatric Association – DSM-IV-TR. *Manuel Diagnostique et Statistique des Troubles mentaux*, 4ª édition. Texte révisé (Washington DC, 2000). Tradução francesa por J.D. Guelfi et al., Masson, Paris, 2003.

Quase sempre julgando sua dieta draconiana insuficiente, a maioria das anoréxicas recorre a comportamentos extremos para perder peso, como os vômitos provocados, o uso abusivo de laxantes, de diuréticos ou de preparados para tirar o apetite e a prática excessiva de exercícios físicos. Longe de aliviar o medo de engordar, esses comportamentos têm a tendência a agravar as preocupações centradas em torno de tudo o que diz respeito ao peso e, assim, a levá-las a tentar, em uma busca sem fim, emagrecer sempre mais.

A autoestima dos anoréxicos depende estreitamente do quanto conseguem controlar o peso. Consideram o emagrecimento como um sinal de valor e de autocontrole; já o oposto é considerado um fracasso inaceitável que evidencia fraqueza e um sinalizador para redobrar o esforço. Contudo, como jamais ficam satisfeitas com seu peso, essas pessoas geralmente são incapazes de se beneficiar de uma autoestima positiva que não seja passageira (Brusset, 1998; Garner, 1993).

Por último, mesmo muito magras, às vezes até esqueléticas, adolescentes com anorexia continuam acreditando estarem gordas demais e se recusam a admitir que seu estado físico possa ter consequências graves ou mesmo fatais (ver Figura 10.4). Outras reconhecem estar magras, mas continuam preocupadas com diversas partes de seu corpo que querem reduzir mais, negando ou minimizando as consequências nefastas de seu estado. Elas pesam ou medem partes do corpo com muita frequência e observam a si mesmas de forma obsessiva visando assegurar-se de que perderam o "excedente" de peso ou, pelo menos,

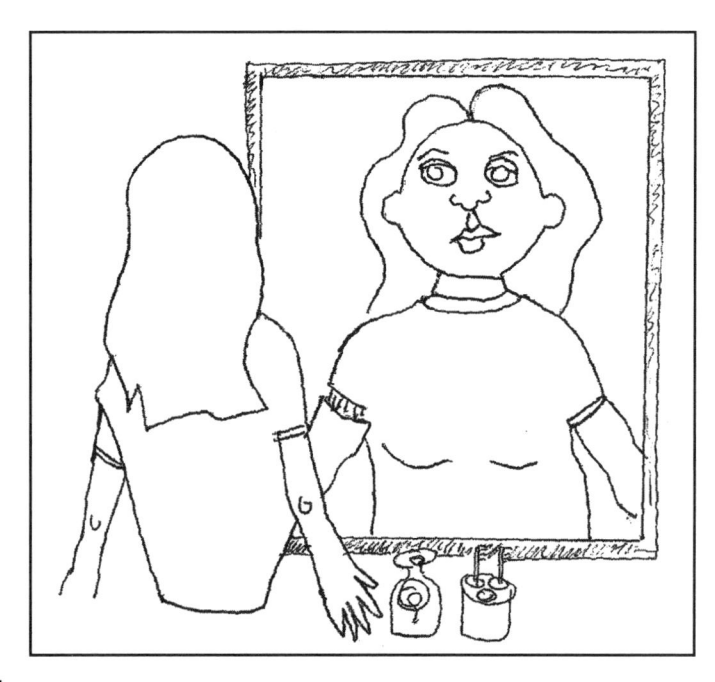

**FIGURA 10.4**
As pessoas com anorexia têm uma autopercepção enganosa da forma e do peso de seu corpo. Mesmo magras ou esqueléticas, elas se veem gordas.
Caricatura de Ed Schelb, reproduzida com permissão.

de que não estão engordando (Shafran, Fairburn, Robinson e Lask, 2004). Essas distorções de percepção explicam que, na negação total da doença, as pessoas com o transtorno, de maneira geral, se consideram em boa saúde, não se alarmam com a perda de peso, mas se felicitam com isso e raramente procuram por si mesmas cuidados profissionais (Polivy e Herman, 2002). Sua desnutrição extrema tende a levar as pessoas próximas a se preocupar cada vez mais com sua saúde e a buscar ajuda, a qual é sistematicamente recusada, o que acaba provocando conflitos familiares centrados na alimentação e no peso. O DSM-IV destaca que essas características explicam o fato de os anoréxicos serem informantes pouco confiáveis, sendo necessário buscar dados junto à família e a outras pessoas a fim de avaliar o grau de gravidade do transtorno e de suas consequências.

Sheila MacLeod tornou-se anoréxica na adolescência. Vinte anos mais tarde, publicou sua autobiografia (MacLeod, 1981), em que relata sua luta contra esse transtorno que pode determinar toda uma vida. Adolescente, Sheila tem uma relação bastante difícil com o pai, que é muito exigente e que, de resto, dedica muita atenção à alimentação. No internato para meninas – onde foi admitida graças a uma bolsa de estudos –, ela não corresponde aos cânones de beleza em vigor e é sempre motivo de zombaria.

### SHEILA

"Eu lia e escrevia muito. Mas o que me importava era a hora das refeições. Contudo, se antes eu experimentava uma espécie de interesse positivo pelo ato de comer, agora era movida pela preocupação de evitá-lo: essas refeições se tornaram a oportunidade de provar a mim mesma que eu sempre alcançava o êxito, a vitória. Agora eu pedia porções minúsculas, contentando-me com uma garfada, e jogava o resto no guardanapo, escondendo o que sobrava debaixo de um garfo virado."

Quando seu peso ficou abaixo de 44 kg, ela se viu forçada a fazer um regime destinado a "refazer uma saúde":

"Desta vez a vigilância foi reforçada, e era mais difícil dar minha porção de manteiga à vizinha, esvaziar meu Ovomaltine na pia, pelas costas da vigilante geral, ou me livrar do excesso de alimento no banheiro. Mas também fiquei mais esperta. Acho que foi mais ou menos nessa época [...] que eu descobri o purgante [...] Tomando uma dose ou duas de laxante, eu podia me livrar desse sentimento insuportável de peso e desse enchimento que me impuseram. As dores de estômago agudas que anunciavam o alívio eram sempre agradáveis, e, depois disso, eu me sentia triunfalmente asseada.

Meu corpo agora estava puro e cuidado, livre de suas excrescências de carne, mas estava igualmente limpo. Minha menstruação parou quando fiquei abaixo de 40 quilos [...] Eu não queria que voltasse. Era uma vitória triunfal para mim ter sido capaz de interrompê-la. Em vez de crescer, tinha de algum modo diminuído, revertendo assim um processo biológico natural. Não era mais uma mulher. Era o que eu queria ser: uma menina [...] Coisa que jamais me deram oportunidade de ser: uma menininha.

Quando cheguei finalmente a menos de 38 quilos, eu me olhava no espelho, coisa que fazia com muita frequência como todas as anoréxicas e vi algo bonito: eu estava me vendo. Independentemente do que outros pudessem dizer ou pensar, eu estava bonita: era eu mesma.

Na escola, eu trabalhava duro, passava a maior parte do tempo livre na biblioteca. Uma nota abaixo de A me decepcionava e, mesmo sendo a melhor da classe [...], eu sempre achava que podia fazer melhor.

Em casa, eu 'racionalizava' os armários da cozinha [...] Esvaziava esses cantos esquecidos que existem em toda casa, mandava roupas velhas para associações de caridade e chamava escoteiros para nos livrar de pilhas de jornais e revistas velhas [...] Na cozinha, insistia para que cada um comesse o que eu tinha posto em seu prato. Servindo grandes porções, eu mesma não comia nada, e essa abstinência era mais uma prova de minha superioridade moral [...]. Sou super-humana. Não tenho necessidade de comer." (p. 88-101)

---

Dez anos depois de ter sofrido pela primeira vez de anorexia, Sheila teve uma recaída. Seu peso não passava de 38 quilos. Essa recaída durou dois anos e se complicou com uma depressão. Sete anos mais tarde, após a morte de sua mãe, ela reincidiu na anorexia. No momento em que escreveu esse relato, ela se considerava restabelecida de sua doença, mas não curada.

## A bulimia

A CID-10 e o DSM-IV descrevem a bulimia de maneira semelhante, mas organizam seus critérios diagnósticos de forma diferente (ver Tabela 10.6). Encontram-se nos dois sistemas as seguintes características fundamentais (para uma descrição mais detalhada, ver Apfeldorfer, 2002; Chabrol, 2005; Gordon, 2006):

- crises regulares de bulimia;
- comportamentos compensatórios inapropriados;
- medo intenso de engordar e autoestima diretamente ligada à forma e ao peso do corpo.

As crises de bulimia se manifestam pelo consumo rápido de alimento, em geral em quantidades nitidamente superiores ao normal e sempre em um tempo limitado (em um período inferior a duas horas). Esse consumo, que costuma ocorrer às escondidas, é impulsivo e anárquico: a adolescente devora com avidez tudo o que está ao alcance da mão (Brusset, 1995). Ainda que as crises de hiperfagia sejam sempre limitadas no tempo, elas podem se desenvolver em mais de um lugar, por exemplo, começando no restaurante e depois prosseguindo em casa.

Essas crises são frequentes: devem ocorrer pelo menos duas vezes por semana (em média) por três ou mais meses para que o diagnóstico possa ser estabelecido. A CID-10 acrescenta que as crises de bulimia são pontuadas por uma preocupação persistente de alimentar-se e por uma necessidade de comer que vai se tornando progressivamente irresistível.

O relato anônimo a seguir, acessível no *site* www.blackandwhite.over-blog.org descreve uma crise de bulimia:

### ANÔNIMO

Estou fisicamente mal: uma dor de cabeça atroz que começou logo depois do almoço e uma forte náusea devido a um copo de suco de laranja. Vou comer esta noite e tentar reter minha refeição. Em seguida, vou deitar no sofá para repousar (meu corpo me cobra pela maneira como trato dele).

Quarenta minutos mais tarde (...) Bem, isso foi evacuado, não comer ou comer e provocar uma crise de bulimia, eu não tinha comido nada de dia, mas queria comer à noite, pois sei que meu corpo está precisando. Resultado: refeição bulímica e náusea terrível, só preciso esperar (*sic*) ficar sozinho para me esvaziar, daqui 20 minutos, espero. Uma torta de peras (inteira), um prato de salada, três quartos de uma torta de maçã, um iogurte de morango. Total da crise: em torno (*sic*) de 3 mil calorias.

O que eu faço? Estou agora na alternância total de dois transtornos, a anorexia e a bulimia, restrição... crise... restrição... crise... prefiro a anorexia total, eu me sentia menos doente. As crises me desgastam, tenho dor de estômago e tensão nos calcanhares.

Como evidencia esse relato, as crises de hiperfagia esgotam a pessoa e geralmente são acompanhadas de um sentimento intenso de perda de controle ao qual se acrescentam, em seguida, sentimentos de vergonha e de culpa. A pessoa que sofre de bulimia se acha incapaz de controlar a natureza e a quantidade do que ingere e mesmo de parar de comer (ver Figura 10.5). Porém, ao contrário de uma pessoa com anorexia, ela reconhece que seu comportamento é extremo, tem vergonha dele e procura dissimulá-lo. O fato de essas crises de bulimia ocorrerem quase sempre em segredo e de não afetarem habitualmente a aparência física explica que a pessoa consiga esconder um problema grave que vai piorando durante um longo período (Kerr, Skok e McLaughlin, 1991).

Para evitar ganhar peso, as pessoas bulímicas recorrem a uma variedade de comportamentos inapropriados após uma crise. Elas se forçam a vomitar e, em cerca de um terço dos casos, utilizam laxantes, diuréticos ou outros preparos farmacêuticos para se "esvaziar" (Mitchell e Pyle, 1988). Os bulímicos costumam alternar as crises de hiperfagia com períodos de jejum de um ou mais dias, e às vezes negligenciam um tratamento médico necessário para perder peso, como um tratamento à base de insulina em um diabético. Em geral, esse *caos alimentar* (Chabrol, 2005) é acompanhado também de exercícios físicos excessivos – por serem extremos, contraindicados pelos médicos ou por interferirem nas atividades sociais ou pro-

**TABELA 10.6** Bulimia: critérios diagnósticos da CID-10 e do DSM-IV

| CID-10 | DSM-IV |
|---|---|
| A) Episódios repetidos de hiperfagia (duas vezes por semana no mínimo durante um mês) com consumo rápido de grandes quantidades de alimento em um tempo limitado.<br>B) Preocupação persistente com o fato de comer, associado a um desejo intenso ou a uma necessidade irresistível de alimento.<br>C) O indivíduo tenta neutralizar o ganho de peso ligado ao alimento, como atesta a presença de pelo menos uma das seguintes manifestações:<br>  1. vômito provocado;<br>  2. utilização de laxantes;<br>  3. alternância com períodos de jejum;<br>  4. utilização de inibidores de apetite, de preparados tireoidianos ou de diuréticos; quando a bulimia ocorre em pacientes diabéticos, eles podem conscientemente negligenciar seu tratamento à base de insulina.<br>D) Percepção de si como sendo muito gordo(a), com medo intenso de engordar (levando a um peso inferior ao normal). | A) Surgimento recorrente de crises de bulimia. Uma crise de bulimia responde às duas características seguintes:<br>  1. ingestão em um período de tempo limitado (menos de 2 horas) de uma quantidade de alimento nitidamente superior ao que a maioria das pessoas absorveria em um período de tempo similar e nas mesmas circunstâncias;<br>  2. sensação de perda de controle sobre o comportamento alimentar durante a crise (sentimento de não conseguir mais parar de comer ou de não conseguir controlar o que se come ou a quantidade que se come).<br>B) Comportamentos compensatórios inapropriados e recorrentes visando a prevenir o ganho de peso, como vômitos provocados, uso abusivo de laxantes, diuréticos, lavagens ou outros medicamentos, jejum e exercício físico excessivo.<br>C) As crises de bulimia e os comportamentos compensatórios ocorrem ambos, em média, duas vezes por semana durante três meses.<br>D) A autoestima é influenciada de maneira excessiva pelo peso e pela forma corporal.<br>E) O transtorno não sobrevém exclusivamente durante episódios de anorexia nervosa.<br>Especificar o tipo:<br>**Tipo purgativo:** durante o episódio atual de bulimia, o indivíduo recorreu regularmente aos vômitos provocados ou ao uso abusivo de laxantes, diuréticos, lavagens.<br>**Tipo não purgativo:** durante o episódio atual de bulimia, o indivíduo apresentou outros comportamentos compensatórios inapropriados, como jejum ou exercício físico excessivo, mas não recorreu regularmente aos vômitos provocados ou ao uso abusivo de laxantes, diuréticos, lavagens. |

CID-10/ICD-10. Classification Internationale des Troubles mentaux et des Troubles du comportement. Critères diagnostiques pour la recherche. Organisation mondiale de la Santé, Masson, Paris, 1994.
American Psychiatric Association – DSM-IV-TR. *Manuel Diagnostique et Statistique des Troubles mentaux*, 4ª édition. Texte révisé (Washington DC, 2000). Tradução francesa por J.D. Guelfi et al., Masson, Paris, 2003.

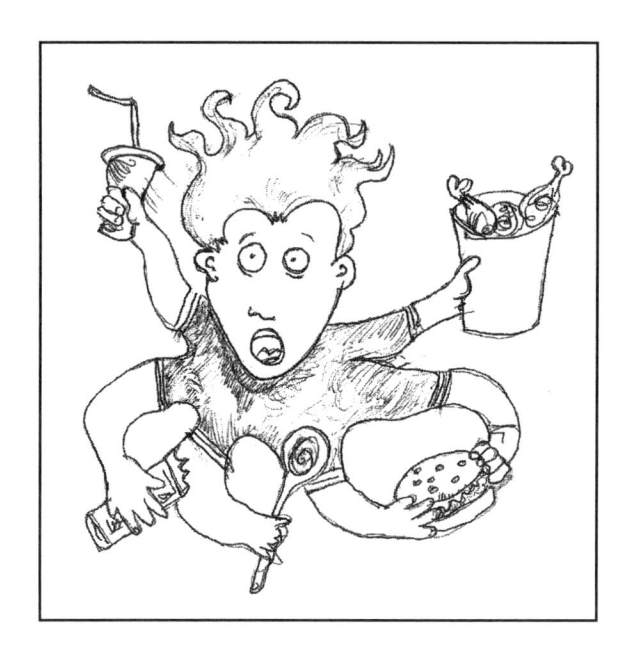

**FIGURA 10.5**
As crises de bulimia manifestam-se pelo consumo rápido de alimentos em quantidades nitidamente superiores ao normal e sempre em um tempo limitado.
Caricatura de Ed Schelb, reproduzida com permissão.

fissionais. Embora esses comportamentos compensatórios sejam quase sempre muito exigentes, eles não são muito eficazes para lutar contra o ganho de peso. Por exemplo, os vômitos que ocorrem imediatamente após uma refeição reduzem apenas metade do aporte calórico do alimento consumido (Kaye, Weltzin, Hsu, McConaha e Bolton, 1993). Além disso, esses comportamentos só trazem um alívio psicológico passageiro, logo substituído por sentimentos depressivos de fraqueza pessoal e de autocrítica, além de um recrudescimento das preocupações centradas no peso e na alimentação (Gordon, 2006).

Ao caos alimentar dos bulímicos acrescentam-se atitudes extremas, não apenas em relação ao alimento, como também, de maneira mais ampla, à percepção de si e dos outros. As pessoas com esse transtorno têm a tendência, assim como os anoréxicos, mas de maneira mais intensa, a passar rapidamente de sentimentos positivos a negativos. Essas flutuações de humor e de atitude costumam ter repercussões nefastas sobre as relações familiares e sociais (Lilenfeld et al., 2000).

Por fim, as pessoas com bulimia têm um medo intenso de engordar e baseiam sua autoestima na forma e no peso, com os quais jamais estão satisfeitas. Ainda que, como mencionado, a maioria delas tenha um peso situado nos limites do normal, elas se acham gordas demais e impõem a si mesmas como objetivo manter um peso inferior ao normal (Shafran et al., 2004).

*Subtipos*

Ao contrário da CID-10 e das edições anteriores do DSM, o DSM-IV descreve dois subtipos de anorexia nervosa e dois de bulimia.

As pessoas com anorexia de *tipo restritivo* não têm crises regulares de bulimia e não recorrem aos vômitos provocados ou ao uso de purgativos. Elas conseguem perder peso graças a um controle estrito da dieta alimentar, ao jejum e à prática excessiva de exercícios físicos. Cerca de metade dos anoréxicos é de tipo restritivo (Agras, 1987).

As pessoas com anorexia de *tipo compulsão periódica/purgativo* têm crises regulares de bulimia e/ou recorrem aos vômitos provocados ou ao uso de purgativos para controlar o peso. (Elas, na verdade, se parecem menos com os anoréxicos do que com os bulímicos. Mas se distinguem deles pelo fato de consumirem menos alimento quando têm uma crise de bulimia e de vomitarem ou se purgarem mais regularmente, às vezes até mesmo depois de terem comido muito pouco.) A maioria dos anoréxicos com crises de bulimia se esforça para vomitar ou recorre a laxativos, diuréticos ou lavagens após uma crise. Ao contrário disso, há uma minoria que não tem crises regulares de bulimia, mas se força a vomitar ou abusa de purgativos depois de ter comido. A frequência de crises de bulimia ou do recurso aos vômitos ou à utilização abusiva de purgativos varia muito de um indivíduo a outro. O DSM-IV aponta que essa frequência parece ser semanal na maior parte dos casos.

As pessoas com bulimia de *tipo purgativo* recorrem regularmente aos vômitos provocados ou ao uso abusivo de purgativos após uma crise de hiperfagia (cerca de dois terços dos bulímicos são desse tipo; Agras, 1987).

As pessoas com bulimia de *tipo não purgativo* não recorrem a esse tipo de comportamentos compensatórios, mas jejuam ou fazem exercícios físicos exageradamente após uma crise de hiperfagia.

### Validade científica

A CID-10 e o DSM-IV assinalam que o comportamento das pessoas com anorexia nervosa (sobretudo de tipo com crises de bulimia/vômitos ou uso de purgativos) se parece com o das pessoas com bulimia e alertam que pode ser difícil fazer o diagnóstico com segurança. A CID-10 exclui um diagnóstico de anorexia em presença de crises regulares de bulimia, enquanto o DSM-IV estipula que só se pode estabelecer um diagnóstico de bulimia quando a pessoa não preenche todos os critérios da anorexia. Essas orientações são contraditórias: elas têm como efeito permitir que o diagnóstico de anorexia prevaleça sobre o de bulimia no DSM-IV, ao passo que tornam esse mesmo diagnóstico de anorexia impossível na CID quando as crises de hiperfagia ocorrem regularmente. Essa contradição levanta a questão da validade científica desses dois diagnósticos.

Embora a bulimia seja uma psicopatologia menos conhecida que a anorexia e nem sempre seja fácil decidir clinicamente o diagnóstico mais apropriado, é importante distinguir entre esses dois transtornos. Duas considerações importantes devem ser levadas em conta:

- os anoréxicos sofrem de desnutrição, o que não é o caso dos bulímicos;
- a anorexia e a bulimia têm cursos de desenvolvimento diferentes, sendo que a anorexia começa em média mais cedo e tem um prognóstico mais obscuro que a bulimia.

É com base nessas considerações que o DSM-IV estipula que um diagnóstico de anorexia deve suplantar o de bulimia na presença de sintomas dos dois transtornos. Como, em geral, os sintomas de anorexia têm consequências mais graves que os de bulimia, a definição parece ser mais justificada clinicamente que o inverso, que se encontra na CID-10.

Um estudo realizado na Inglaterra por Hay, Fairburn e Doll (1996) vem confirmar a validade dos dois subtipos de bulimia descritos pelo DSM-IV. Realizado com uma amostra representativa de mulheres jovens com bulimia, relata, de fato, que dois grupos principais emergiram das análises estatísticas detalhadas de suas características. O primeiro grupo, que havia recorrido aos vômitos provocados e ao uso abusivo de purgativos após uma crise de hiperfagia, seguia uma dieta estrita e se dizia preocupado com a aparência física e com o peso. O segundo grupo apresentava os mesmos sintomas, mas com uma gravidade menor, e raramente tinha recorrido aos vômitos provocados ou ao uso de purgativos. Esses dois grupos também se distinguiam do ponto de vista psicológico: as pacientes do primeiro grupo eram mais impulsivas e tinham mais dificuldades de adaptação e transtornos comórbidos (por exemplo, tentativas de suicídio), enquanto as pacientes do segundo grupo eram mais rígidas e controladas, parecendo dominar melhor suas dificuldades. Esses resultados são encorajadores, mas evidentemente terão de ser confirmados por outros estudos, sobretudo longitudinais, que permitam descrever o curso de desenvolvimento de cada subtipo e estabelecer – se esses dois subgrupos forem distintos – que sua evolução é diferente (Wilson, Becker e Heffernan, 2003).

Ainda que essas pesquisas venham fundamentar a validade dos dois subtipos de bulimia descritos no DSM-IV, elas põem em questão, em contrapartida, a definição da CID-10 e do DSM-IV de que as crises de bulimia devem ser marcadas pela ingestão de quantidades excessivas de alimento. De fato, essa e outras pesquisas (Surgenor, Horn, Plumridge e Hudson, 2002) mostram que, pelo menos nos países ocidentais, o sentimento de perda de controle é mais importante para a definição de uma crise do que a quantidade de alimento consumida: muitas pessoas comem, na verdade, muito pouco durante uma crise. Os dados disponíveis põem em questão também a orientação da CID-10 segundo a qual as pessoas com bulimia se impõem um peso bastante inferior ao peso pré-mórbido. Os bulímicos, efetivamente, vivem na obsessão de perder peso, mas a maioria o mantém nos limites do normal (Wilson et al., 2003).

## Outras características e transtornos associados

Dadas as ligações próximas entre a alimentação e a saúde, não é de se surpreender que os transtornos de condutas alimentares sejam sempre acompanhados de complicações médicas graves, assim como de sintomas ou transtornos psicopatológicos sérios.

### *Anorexia*

AFECÇÕES MÉDICAS

A anorexia é acompanhada de uma disfunção fisiológica e hormonal invasiva que, sem intervenção médica, põe em perigo a saúde e mesmo a vida da pessoa afetada. As adolescentes que desenvolvem o transtorno após a puberdade são, em sua maioria, amenorreicas, enquanto nas meninas pré-pubertárias a menarca e o desenvolvimento das características sexuais secundárias são retardados. A CID-10 observa também que os anoréxicos são geralmente impotentes e não têm desejo sexual, e que nos meninos pré-pubertários o desenvolvimento dos órgãos sexuais é interrompido ou atrasado.

À parte a amenorreia, as afecções médicas ligadas à anorexia dependem da evolução e do subtipo da doença. São comuns as seguintes alterações: fraqueza geral, problemas cardiovasculares (como a bradicardia e a hipotensão), problemas gastrintestinais e renais e lanugo (uma fina penugem corporal no rosto e no tronco). Elas são mais frequentes nos anoréxicos de tipo restritivo. Geralmente vão piorando e, nos casos extremos, podem levar à morte em decorrência de complicações cardiovasculares ou de uma insuficiência renal. Nos anoréxicos de tipo compulsão periódica/purgativo, são acompanhadas de sintomas ligados aos vômitos provocados: erosão do esmalte dos dentes, hipertrofia das glândulas salivares e calosidades nas mãos (APA, 2000). Essas dificuldades costumam ser agravadas pelo fato de que a maioria dos anoréxicos recusa qualquer cuidado profissional e, quando são forçados a receber atendimento devido à deterioração de seu estado de saúde, não obedecem às orientações médicas.

### Sintomas e transtornos psicopatológicos

A anorexia e a bulimia são quase sempre comórbidas, não tanto porque as pessoas afetadas costumam manifestar os dois transtornos ao mesmo tempo, mas porque passam regularmente de um transtorno a outro. No estudo que introduziu a bulimia na nomenclatura clínica moderna, Russell (1979) descreve-a como uma variante da anorexia e relata que 57% dos bulímicos que havia estudado tinham manifestado antes anorexia. Em um estudo mais recente, Keel, Mitchell, Davis, Fieselman e Crow (2000) relatam que esse era o caso de 36% dos participantes.

As anoréxicas também costumam apresentar sintomas depressivos (humor depressivo, retraimento social, irritabilidade, sono difícil ou perturbado) ou um transtorno de humor, sobretudo quando são esqueléticas (Strober e Katz, 1988).

Em um estudo transversal, Perdereau e colaboradores (2002) relatam uma taxa de comorbidade de 45%, enquanto no estudo longitudinal de Halmi e colaboradores (1991) essa taxa é de 70%. Visto que os sintomas depressivos se parecem muito com aqueles que acompanham as desnutrições graves (Kaye, Weltzin e Hsu, 1993) e que são relativamente raros nos anoréxicos em remissão, é bastante provável que sejam secundários à desnutrição, e não uma de suas causas (Toner, Garfinkel e Garner, 1988). As anoréxicas também tendem a ser suicidas, sobretudo as de tipo restritivo – o suicídio corresponde à metade das mortes em decorrência do transtorno (APA, 2000). Na amostra de Perdereau e colaboradores (2002), as participantes tentaram uma ou várias vezes o suicídio. Por último, deve-se observar que as anoréxicas se ferem deliberadamente, se cortando, se batendo ou arranhando diversas partes do corpo a ponto de sangrar e, às vezes, de precisar de atendimento médico. A maioria explica esses comportamentos de automutilação dizendo que é um meio de se punir, de atenuar seus sentimentos de cólera e de tensão ou de padecer física em vez de psicologicamente (Paul, Schroeter, Dahme e Nutzinger, 2002).

Muitos anoréxicos apresentam também diversos sintomas de transtornos de ansiedade, sobretudo do transtorno da personalidade obsessivo-compulsiva (Perdereau et al., 2002). Colecionam receitas culinárias, tornam-se *experts* em tudo o que diz respeito ao alimento ou praticam outras atividades de forma obsessiva. Segundo Toner, Garfinkel e Garner (1988), cerca de um terço delas apresenta um transtorno da personalidade obsessivo-compulsiva, o que pode justificar um duplo diagnóstico quando os sintomas não se centram unicamente no alimento (APA, 2000; Hsu, Kaye e Weltzin, 1993). Uma pesquisa retrospectiva sugere que o TOC ou um nível elevado de sintomas de compulsão é um fator de risco da anorexia e que a precede em muitos anos – em parte, talvez, porque essas psicopatologias partilham uma vulnerabilidade genética comum (Anderluh, Tchanturia, Rabe-Hesketh e Treasure, 2003).

As anoréxicas, sobretudo em um estágio crônico da doença, manifestam também vários sintomas associados aos transtornos da personalidade. Embora nem sempre se faça um duplo diagnóstico, Skodol e colaboradores (1993) estimam que mais da metade das anoréxicas apresenta geralmente um transtorno da personalidade evitante. Uma síntese detalhada de estudos assinala a tendência acentuada ao perfeccionismo, sentimentos de incompetência, falta de iniciativa e forte necessidade de controlar tudo à sua volta (Cassin e von Ranson, 2005), e, somando a isso, segundo o DSM-IV, há uma tendência acentuada a evitar as situações sociais, as relações íntimas e a expressão espontânea de sentimentos (APA, 2000). Na maioria dos casos, parece que essas características estão presentes antes da manifestação do transtorno e que persistem sem grandes mudanças, mesmo quando os atingidos se curam dele (Lilenfeld et al., 2000).

Por fim, o abuso de álcool e de outras drogas é frequente, sobretudo nos anoréxicos de tipo compulsão periódica/purgativo (Wilson, 1991), muito provavelmente porque tendem mais que os anoréxicos de tipo restritivo às mudanças de humor rápidas e extremas, assim como à falta de controle de seus impulsos (Claes, Vandereycken e Vertommen, 2002).

## Bulimia

### AFECÇÕES MÉDICAS

Em geral, os problemas clínicos ligados à bulimia são menos sérios do que os observados na anorexia, porque as pessoas com esse transtorno raramente têm desnutrição. Assim como no caso da anorexia, os problemas dependem da evolução e do subtipo da doença. Às vezes, as adolescentes com bulimia são amenorreicas. Por outro lado, os sintomas mais frequentes são os referentes aos vômitos provocados e ao uso abusivo de purgativos, como a erosão do esmalte dos dentes, a hipertrofia das glândulas salivares, as calosidades nas mãos, a constipação e a desidratação (APA, 2000). Esses sintomas, observados sobretudo nas pessoas com bulimia de tipo purgativo, podem ser acentuados quando a doença é crônica. Complicações graves, como as úlceras do esôfago, do estômago ou arritmias cardíacas, são muito mais raras, mas podem ser fatais.

### SINTOMAS E TRANSTORNOS PSICOPATOLÓGICOS

Já em 1945, Fenichel e Bataille qualificavam a bulimia como uma *toxicomania sem droga*. As características comportamentais se assemelham às dos toxicômanos, e estudos clínicos e epidemiológicos estabelecem relações entre as condutas bulímicas e a utilização de drogas e psicotrópicos (Ledoux e Choquet, 1991). Cerca de um terço das pessoas com bulimia usa regularmente álcool e drogas (APA, 2000), e muitas manifestam todos os sintomas de um ou de vários sintomas ligados a uma substância (Kendler et al., 1991; Wilson, 1991). Do mesmo modo, muitas pesquisas sobre o alcoolismo e sobre toxicomanias diversas indicam que uma proporção elevada de toxicômanos sofre de bulimia (Higuchi, Suzuki, Yamada, Parrish e Kono, 1993; Hudson, Weiss, Pope, McElroy e Mirin, 1990). Contudo, a natureza dos vínculos entre esses transtornos está por ser definida. De acordo com Ledoux e Choquet (1991), por exemplo, isso desaparece nas análises que consideram o nível da sintomatologia depressiva dos indivíduos.

Há estudos que indicam que metade das bulímicas em tratamento manifesta um transtorno de ansiedade (Laessle, Kittl, Fichter, Wittchen e Pirke, 1987), um transtorno de humor (Fornari et al., 1992) ou vários sintomas desses transtornos (Flament et al., 1993; Ledoux e Choquet, 1991; Strober e Katz, 1988). Além disso, várias bulímicas manifestam comportamento de automutilação graves (Paul et al., 2002). Contudo, as pesquisas não são unânimes sobre a natureza ou a amplitude dessa comorbidade (Wilson et al., 2003). Não se sabe tampouco se existe uma ligação específica entre a bulimia e os transtornos de ansiedade e os de humor, ou se ela reflete o fato de os sintomas de ansiedade e depressão acompanharem a maioria das psicopatologias (Schwalberg, Barlow, Alger e Howard, 1992). O fato de um estudo francês constatar que 71% dos indivíduos já tinham apresentado um ou vários episódios depressivos antes de se tornarem bulímicos sugere que a depressão é um prenúncio da bulimia (Flament et al., 1993). Do mesmo modo, um estudo realizado com mais de mil pares de gêmeos indica que, em vários casos, a bulimia e a depressão poderiam partilhar uma origem hereditária afim, o que explicaria em parte a relação entre esses dois transtornos (Walters et al., 1992). Porém, esse estudo mostra que a bulimia e a depressão são psicopatologias distintas e que o que poderia associá-las não deve ser resumido simplesmente por antecedentes hereditários.

As pessoas com bulimia, assim como as anoréxicas, manifestam, em mais de metade dos casos, sintomas associados aos transtornos da personalidade. Em especial, elas têm a tendência a ser impulsivas e a buscar sensações e estímulos novos, o que poderia explicar suas crises de hiperfagia e o recurso aos comportamentos compensatórios que as crises provocam (Cassin e von Ranson, 2005). Skodol e colaboradores (1993) relatam que mais de 50% de bulímicos têm também um transtorno da personalidade, geralmente *borderline*, enquanto o DSM-IV afirma que está mais associado à bulimia de tipo purgativo (APA, 2000).

## Epidemiologia

*Prevalência e características ligadas à idade e ao sexo*

### Anorexia

Os estudos epidemiológicos realizados em diversos países industrializados ao longo dos últimos 30 anos indicam que as taxas de prevalência da anorexia variam de 0,3 a 0,5%, e que esses índices provavelmente cresceram muito na segunda metade do século XX (Bulik et al., 2006). Mais de 90% dos anoréxicos são adolescentes ou mulheres jovens (Hoek e van Hoeken, 2003; Lucas, Beard, O'Fallon e Kurland, 1991). Ainda que o transtorno seja muito mais raro nos homens, ele geralmente se apresenta e evolui de forma semelhante (Muise et al., 2003).

A anorexia começa entre 15 e 19 anos, e cerca de 40% dos afetados se encontram nessa faixa etária. É raro que ela se inicie antes da puberdade ou depois do 40 anos. A incidência de anorexia, que aumenta na adolescência, acaba decrescendo com a idade (Hoek e van Hoeken, 2003). Contudo, pode se manifestar nos mais velhos, geralmente mulheres com o transtorno desde a adolescência ou no início na idade adulta (Cosford e Arnold, 1992).

Diversos estudos estão de acordo que as taxas de incidência da anorexia cresceram ao longo das últimas décadas, pelo menos até os anos de 1970, principalmente entre as jovens de 15 a 24 anos (Lucas, Crowson, O'Fallon e Melton, 1999). Na Suíça, por exemplo, Willi e Grossmann (1983) e Milos e colaboradores (2004) relatam que o número de mulheres entre 12 e 25 anos em tratamento hospitalar por anorexia era de cerca de 4 sobre 100 mil entre 1956 e 1958, e que a partir de então mais do que quadruplicou para atingir 17 sobre 100 mil entre 1973 e 1975 e 20 sobre 100 mil entre 1993 e 1995. Esse crescimento não podia ser explicado por outras variáveis, como a idade das pacientes no momento de sua admissão no hospital ou o uso de critérios de admissão diferentes em épocas diferentes, mas é provável que se deva, em parte, a um melhor conhecimento sobre o transtorno, assim como ao aumento do número de pessoas em busca de tratamento, e não unicamente ao índice de afetados.

## Bulimia

Diversos estudos epidemiológicos indicam que a bulimia é mais frequente que a anorexia, e que começa no final da adolescência ou no início da idade adulta. Nos países industrializados, as taxas de prevalência são de 1 a 3% nas mulheres e de 0,1% nos homens (Flament et al., 1993; Hoek e van Hoeken, 2003; Ledoux e Choquet, 1991). Contudo, podem atingir 8 ou até 10% entre as jovens que cursam o ensino superior nos Estados Unidos (Schlundt e Johnson, 1990) e na França (Note, 1991). Embora haja casos de bulimia nas pessoas mais velhas (Cosford e Arnold, 1992), 90 a 95% dos bulímicos são mulheres jovens, e o mesmo ocorre com a anorexia.

A incidência da bulimia também vem apresentando forte crescimento, ou ao menos foi o que ocorreu ao longo das últimas décadas (Fairburn, Hay e Welch, 1993). Esse panorama é claramente ilustrado em um estudo com 2.163 gêmeos (Kendler et al., 1991), resumido na Figura 10.3. É o que constatam igualmente Turnbull, Ward, Treasure, Jick e Derby (1996) em um estudo realizado na Inglaterra com adolescentes e adultos com idades de 10 a 39 anos. Eles mostram um crescimento da incidência do transtorno de 15 sobre 100 mil em 1988 para 52 sobre 100 mil em 1993.

Vários autores (Fairburn e Beglin, 1994; Hoek e van Hoeken, 2003) assinalam que a prevalência de transtornos de condutas alimentares, estabelecida com base em dados epidemiológicos, provavelmente subestima a amplitude do problema por duas razões: de um lado, as pessoas com esses transtornos procuram esconder suas dificuldades e se recusam a participar dos estudos epidemiológicos; de outro, as taxas não levam em conta um grande número de pessoas com diversos sintomas de anorexia ou de bulimia, mas que não chegam a preencher todos os critérios diagnósticos. De fato, os dados epidemiológicos mostram que:

- as crises de hiperfagia são frequentes na infância, atingindo 2% das crianças de 6 anos, segundo um estudo realizado na Alemanha com mais de 2 mil alunos do ensino fundamental (Lamerz et al., 2005);
- muitos jovens buscam ativamente emagrecer, mas já são excessivamente magros para sua saúde, ainda que não evidenciem um transtorno alimentar (Callahan et al., 2003);
- uma proporção elevada de adolescentes de ambos os sexos manifesta diversos sintomas de anorexia ou de bulimia sem que se tenha estabelecido um diagnóstico – porque seu peso permanece nos limites do normal, apesar de sua recusa de se alimentar regularmente, ou porque suas crises de

hiperfagia ocorrem com uma frequência inferior a duas vezes por semana (Chamay-Weber, Narring e Michaud, 2005; Lewinsohn, Striegel-Moore e Seeley, 2000).

Em geral, o futuro desses jovens é mais favorável que o dos que sofrem de anorexia ou de bulimia. Embora se estime que 7 a 10% deles se tornarão posteriormente anoréxicos ou bulímicos, os sintomas parciais evoluem de maneira positiva na maioria dos casos (Santonastaso, Friederici e Favaro, 1999; Patton, Coffey e Sawyer, 2003).

*Diferenças socioculturais*

Não obstante a existência de comparações interculturais de prevalência e das características fundamentais dos transtornos de condutas alimentares, as conclusões de duas sínteses detalhadas desses trabalhos são equivocadas (Miller e Pumariega, 2001; Wildes, Emery e Simons, 2001). Em geral, há taxas de prevalência mais elevadas nos países industrializados onde existe abundância de alimentos e onde o ideal de beleza feminina enfatiza a magreza (APA, 2000). Em um estudo japonês, por exemplo, Nakamura e colaboradores (1999) relatam índices semelhantes aos de pesquisas ocidentais. Nos Estados Unidos e na Europa, a anorexia e a bulimia atingem com mais frequência as adolescentes e as jovens de raça branca oriundas de meios abastados (indivíduos das minorias étnicas com esses transtornos também provêm do mesmo ambiente) (Sanchez-Cardena, 1991; Smith e Krejci, 1991). Contudo, essa generalização ignora o fato de as diferenças socioculturais serem dinâmicas e evoluírem rapidamente em função de mudanças sociais ou individuais – por exemplo, quando uma sociedade se abre a diversas influências ocidentais na alimentação ou na moda, ou quando uma pessoa se muda e encontra uma cultura diferente da sua (Lake, Staiger e Glowinski, 2000; Miller e Pumariega, 2001).

Em um estudo muito citado, Nasser (1986) comparou a incidência de transtornos de condutas alimentares em 60 jovens egípcias que estudavam no Cairo e em 50 compatriotas que estudavam em Londres. Enquanto as estudantes que viviam no Egito não manifestavam nenhum transtorno desse tipo, 12% das que viviam na Inglaterra tinham bulimia. Do mesmo modo, 22% das últimas manifestavam um nível elevado de preocupações centradas no peso e na alimentação, contra 12% de suas compatriotas que viviam no Egito. Gunewardene, Huon e Zheng (2001) relatam resultados semelhantes em um estudo comparativo realizado na China e na Austrália.

Os estudos que compararam as características mais importantes dos transtornos de condutas alimentares indicam que elas geralmente são semelhantes, não importando a cultura. Porém, é preciso dar atenção aos trabalhos de Lee e colaboradores em Hong Kong (Lee, Leung, Wing e Chiu, 1991; Lee, Hsu e Wing, 1992; Lee, Lee, Ngai, Lee e Wing, 2001). Os autores concluíram que na cultura chinesa, onde a magreza é menos importante do que nos países ocidentais e o ideal de beleza enfatiza o rosto, as perturbações da percepção do corpo são raras, e o que costuma precipitar os transtornos de condutas alimentares não é o excesso de peso, e sim a acne. É o que ilustra o estudo de caso de D. abaixo:

**D.**

D. tem 18 anos (...) Ela nos foi encaminhada depois de ter perdido 24% do peso (de 49 para 37 kg) nos últimos seis meses. É a mais velha de duas filhas de uma família de classe média. Todos concordam em descrevê-la como "uma menina gentil e calma" [...].

Um ano antes do início do transtorno, ela ficou incomodada com o aparecimento de um pouco de acne no rosto, que não melhorou com um tratamento médico. Envergonhada, ela foi se tornando cada vez mais retraída e começou a andar de cabeça baixa. E então, por conselho da mãe e de um dermatologista, aumentou bastante o consumo de frutas e legumes e excluiu carnes e gorduras [...] Nos seis meses que se seguiram, ela se tornou anoréxica e perdeu muito peso, o que, para sua grande satisfação, fez desaparecer a acne. (Lee et al., 1991, p. 135)

---

Os autores concluem que as descrições do DSM-IV e da CID-10 refletem as origens culturais desses sistemas e que, para diagnosticar corretamente a anorexia ou a bulimia em outros contextos, às vezes é necessário levar em conta características externas.

### Diferenças epidemiológicas

É possível que os transtornos de condutas alimentares, principalmente a bulimia, sejam mais comuns em determinadas profissões, como o esporte e a dança (Doumenc, Sudres e Sztulman, 2005; Sundgot-Borgen e Torstveit, 2004). Em uma análise de diferentes pesquisas, Smolak, Murnen e Ruble (2000) relatam que os atletas apresentam tal transtorno com mais frequência que os não atletas. Isso ocorre sobretudo quando os transtornos de condutas alimentares são definidos em sentido amplo, ou quando a atividade esportiva ou artística praticada exige uma grande vigilância do peso. Em outras palavras, os sintomas são comuns entre atletas, ainda que eles não preencham, em cada caso, os critérios diagnósticos da anorexia ou da bulimia. Contudo, os efeitos obtidos são relativamente modestos, e esse tipo de atividade só contribui para a epidemiologia dos transtornos em presença de outros fatores de risco.

Por fim, alguns trabalhos levam a crer que, na adolescência e no início da idade adulta, os homossexuais correm o risco de apresentar um transtorno de condutas alimentares (Carlat, Camargo e Herzog, 1997). Também nesse caso, os efeitos obtidos são modestos, e não está claro que a homossexualidade seja o fator de risco envolvido. É possível, como mostram Meyer, Blisset e Oldfield (2001), que os homens e as mulheres com tendências femininas acentuadas corram um risco elevado de desenvolver tal transtorno e que sejam essas tendências a justificativa para a ligação estatística entre a homossexualidade e os transtornos de condutas alimentares relatadas em certas pesquisas. Uma pesquisa norueguesa realizada com 2.900 jovens de 14 a 19 anos vem fundamentar essa hipótese (Wichstrøm, 2006). Desenvolvida em dois momentos, ela conclui que meninas e meninos que tinham tido uma experiência homossexual antes da primeira sondagem apresentavam um nível sensivelmente mais elevado de sintomas de bulimia cinco anos depois.

## Curso do desenvolvimento e prognóstico

Ainda que só se manifestem na adolescência, os transtornos de condutas alimentares têm origem em dificuldades já presentes na infância. Uma síntese de diversos trabalhos dedicados ao desenvolvimento de crianças cujos pais já tinham o transtorno diz que elas correm um risco maior de manifestá-lo, assim como outras psicopatologias (Stein e Wooley, 1996). É o que revelam também dois estudos longitudinais importantes. O primeiro, um acompanhamento de mais de 800 crianças durante 10 anos, mostrou que as dificuldades alimentares eram relativamente estáveis. Mais especificamente, as crianças com sintomas de pica desde a primeira infância ou de famílias em que as refeições sempre foram problemáticas (refeições tensas e permeadas de conflitos a respeito do alimento) corriam um risco elevado de se tornar bulímicas na adolescência. Em compensação, as crianças que tinham tido problemas de digestão ou que eram teimosas na hora de comer corriam um risco elevado de se tornar anoréxicas, mas esses dois fatores de risco as protegiam de se tornar bulímicas (Marchi e Cohen, 1990). O segundo estudo, um acompanhamento de crianças que tinham feito tratamento para obesidade entre 6 e 12 anos de idade, relata que 6% das meninas tinham se tornado bulímicas 10 anos mais tarde (Epstein et al., 1994). Como visto, a obesidade na infância é também um fator de risco que explica a persistência da bulimia, às vezes durante anos, desde que a doença é declarada (Fairburn et al., 2003).

Se as dificuldades alimentares na infância ou os conflitos familiares em torno do alimento aumentam os riscos de transtornos de condutas alimentares na adolescência, as dietas no início da adolescência parecem ter o mesmo efeito. Em um estudo prospectivo, Patton, Johnson-Sabine, Wood, Mann e Wakeling (1990) relatam que um grupo de adolescentes que faziam dieta tinha oito vezes mais chance de desenvolver um transtorno de alimentação um ano mais tarde do que um grupo de adolescentes que não tinha uma preocupação maior de controlar o peso. As dietas representam um fator de risco considerável para as jovens que enfrentam problemas psicossociais, como um nível elevado de estresse familiar, zombarias ou pressões por parte da família ou dos pares a respeito do peso, além da falta autoconfiança e de autoestima (Ball e Lee, 2000).

Embora os dados desenvolvimentais sejam claros, seria falso concluir com isso que qualquer pessoa anoréxica ou bulímica teve dificuldades alimentares na infância. De fato, a maneira como os transtornos de condutas alimentares se desenvolvem, assim como sua evolução e seu prognóstico, variam bastante (APA, 2000), o que dificulta qualquer generalização. Contudo, as atuais informações disponíveis permitem esboçar alguns elementos-chave do curso de desenvolvimento típico de cada transtorno.

### Anorexia

Estudos retrospectivos de amostras clínicas confirmam o papel que os problemas ou as preocupações centradas na alimentação desempenham no desenvolvimento da anorexia. Assim, como já havia assinalado Lasègue (1873), as pessoas com o transtorno começam por eliminar de sua dieta um ou dois alimentos que consideram engordantes, depois continuam progressivamente fazendo isso e, após um período longo, acabam impondo a si mesmas uma dieta limitada e inadequada (APA, 2000; Chabrol, 2005). Contudo, a dieta não elimina o medo das anoréxicas de ficarem muito gordas. Na verdade, o efeito é contrário: acentua as preocupações em torno de tudo o que diz respeito ao peso, dando-se início a um círculo vicioso, no qual, quanto mais se perde peso, mais há a preocupação em emagrecer. O estado de saúde costuma exigir hospitalizações, o que também pode contribuir para as oscilações de peso que caracterizam o transtorno.

Uma vez declarada, a anorexia dura vários anos. Porém, o problema evolui de formas muito diferentes. Algumas pessoas se recuperam inteiramente após um único período, e esse restabelecimento é observado sobretudo em adolescentes cujas dificuldades alimentares são recentes. Outras oscilam, por vários anos, entre períodos de anorexia e de recuperação de peso, o que corresponde às diversas hospitalizações. Há ainda quem chega a recuperar o peso após um ou dois episódios, mas se tornam bulímicos ou continuam a manifestar sintomas relativos a problemas de alimentação ou a outras psicopatologias. É o caso da pessoa anônima cujo breve testemunho foi apresentado. Outras, por fim, jamais se restabelecem. Entre 5 e 10% de pessoas com anorexia morrem após uma deterioração progressiva que pode durar vários anos; metade delas se suicida, enquanto a outra metade morre em decorrência de complicações clínicas (Jeammet, 1989; Steinhausen, 2002). O risco de que o transtorno se torne crônico ou mesmo fatal é elevado no momento em que a anorexia persiste durante vários anos e é acompanhada de crises de bulimia e de vômitos, além de comorbidades como uma toxicomania, transtorno de humor ou de ansiedade (Herzog, Kronmueller, Hartman, Bergman e Kroeger, 2000).

Ainda que diversos estudos mostrem que a anorexia evolui de maneira positiva em 40 a 80% dos casos segundo as amostras estudadas, dificuldades persistem em mais de metade das pessoas que sofrem do transtorno, seja porque elas continuam a ter sintomas de anorexia ou de bulimia, seja porque desenvolvem outras dificuldades crônicas – transtorno da personalidade obsessivo-compulsiva ou inadequação social (Milos, Spindler, Schnyder e Fairburn, 2005; Steinhausen, 2002; Wentz, Gillberg, Gillberg e Råstam, 2001). Por exemplo, um acompanhamento proveniente da Noruega relata que 82% de adolescentes anoréxicas não manifestavam mais o transtorno oito anos depois, em média, mas que a maioria tinha problemas quaisquer – particularmente ansiedade e depressão – e que seu nível de adaptação era inferior a de seus irmãos (Halvorsen, Andersen e Heyerdahl, 2005; Halvorsen e Heyerdahl, 2006).

## Bulimia

Em 75 a 80% dos casos, a bulimia também começa por dietas prolongadas, enquanto em outros casos começa por um período de anorexia (Hsu, 1990; Fairburn e Harrison, 2003). Porém, ao contrário das anoréxicas, os bulímicos, assim como seus pais, apresentam excesso de peso no início do transtorno, o qual tentam controlar com dietas (Patton, Johnson-Sabine, Wood, Mann e Wakeling, 1990; Stice, 2001). Dieta e peso tornam-se, então, preocupações constantes e acabam por estabelecer um círculo vicioso – um "carrossel infernal", segundo a expressão de uma de nossas pacientes – o qual é marcado pela alternância de crises de hiperfagia, jejum e comportamentos compensatórios que vão piorando, pois, quanto mais a pessoa faz dieta, mais corre o risco de ter crises de bulimia e de apresentar sintomas depressivos (ou de desenvolver transtorno de humor) (Stice e Bearman, 2001).

As crises de bulimia estão associadas, em especial no início da evolução do transtorno, a um estado de tensão e de agitação extremos, além de sentimentos profundos de perda de controle. Embora os bulímicos se recuperem de suas dificuldades mais facilmente que os anoréxicos, seu transtorno pode durar anos e tornar-se crônico. É o caso sobretudo das pessoas que manifestam outras psicopatologias, que se preocupam intensamente com a forma do corpo e com o peso e que eram obesas na infância (Fairburn et al., 2003).

Quando dura vários anos, a bulimia é marcada pela alternância de períodos de doença e de remissão (parcial ou completa) (Chabrol, 2005; Fairburn e Harrison, 2003). Em um estudo longitudinal de cinco anos, Fairburn, Cooper, Doll, Norman e O'Connor (2000) observaram uma nítida melhora dos sintomas de pacientes com o transtorno durante os 15 primeiros meses, seguida de uma melhora menos acentuada, mas evidente, em muitos casos. Depois de cinco anos, 15% das participantes continuavam bulímicas, enquanto 2% tinham se tornado anoréxicas e 34% ainda apresentavam sintomas de algum desses transtornos, mesmo não preenchendo todos os seus critérios. Infelizmente, 41% das participantes manifestavam transtorno depressivo maior, mostrando que, mesmo suas dificuldades alimentares tendo melhorado, evoluíram frequentemente para outra psicopatologia grave. Um outro estudo longitudinal relata índices de remissão ou de melhora menos encorajadoras e constata mais uma vez que, embora mudem de diagnóstico ao longo do acompanhamento, em muitos casos, as pessoas afetadas continuam apresentando um transtorno de conduta alimentares ou seus sintomas, além de desenvolverem dificuldades extras que entravam significativamente seu funcionamento social (Milos et al., 2005).

Em uma obra que refaz o percurso de vida de várias bulímicas, Hervais (1990) apresenta o testemunho de Marie-Noëlle. O uso da primeira pessoa do singular permite entrever, de um lado, o domínio quase absoluto do transtorno sobre a vida dessa jovem, cujos problemas começaram por volta dos 16 anos de idade, e, de outro, a sua evolução progressiva para a depressão.

### MARIE-NOËLLE

Estou certa de que cheguei à fase terminal da aversão a mim mesma, sem pressa, sem queimar etapas.

Percurso clássico, sem dúvida, da bulímica de base: comecei a descida ao inferno com uma grande anorexia, mas não drástica, até o pior, quando cheguei a 42 kg (para 1,74m). A fase magricela durou seis anos [...] (depois) sem perceber mudei de direção. Calmamente, primeiro, pequenas crises de voracidade deliciosas. Como vomitava tudo, continuava emagrecendo. Só na minha cabeça isso começava a perturbar seriamente, a aversão se insinuava de forma subreptícia. Faltando um mês para a formatura, tentei uma primeira *overdose* [...] Sem sucesso, mesmo assim me formei. Sobre isso, a família veio com o discurso da separação salutar e, com a alma mortificada, parti para ser assistente de francês em um colégio da Inglaterra. Inútil dizer que "isso" não durou. A bulimia não me abandonou mais [...] Voltei depois de quatro meses, a moral em frangalhos e o aparelho digestivo quase no mesmo estado [...]. Eu comia cada vez mais, mas vomitava na mesma proporção e, por isso, cheguei aos 42 kg [...] Durante o ano, sinal de alerta: as dores se tornavam cada vez mais violentas e me submeti a uma fibroscopia: várias ulcerações do estômago e, sobretudo, fissura do esôfago. O gastrologista não escondeu que eu corria o risco de ter uma hemorragia interna a qualquer momento. Parei de vomitar durante quatro meses, mas senti necessidade de recomeçar – e foi o que eu fiz. Fiquei um mês hospitalizada para tapar as brechas [...]. Alguns meses depois, voltei a vomitar e a esvaziar armários, dispensa e geladeira. A família começou a dar todos os sinais de cansaço e de impotência, e o clima se deteriorou a ponto de eu me mudar para um apartamento e assim poder me entregar a todos os meus excessos alimentares sem culpa. Já faz um ano que vivo sozinha, um ano que meu espaço vital se reduziu ao perímetro que vai da geladeira à pia do banheiro. Todos os dias, até cinco vezes por dia, é a mesma impressão de estar possuída, de estar presa em uma espiral infernal [...] O pior? Acordar no meio da noite, obcecada pela ideia do que vou devorar na manhã seguinte. E também ser incapaz de controlar essas pulsões [...] mesmo sabendo que posso morrer de um dia para outro por causa das lesões [...] E também sentir cólica permanentemente por ingerir laxantes. E, sobretudo, ver a cara incrédula das pessoas com as quais me abro às vezes, quando isso fica pesado demais para carregar sozinha. Uma cara que quer dizer: isso é ficção, ninguém pode ingerir 4 ou 5 kg de comida de uma vez só [...] Tenho a impressão de estar atrás de um vidro opaco e de ver os outros passando sem poder me comunicar. Tenho a impressão de ser uma concha vazia [...] Morro de angústia e de medo [...] E não tenho mais força para lutar [...] Vou fazer 26 anos no dia 23 deste mês. Não é preciso dizer que isso que se considera como os mais belos anos da juventude foram para mim uma confusão assustadora, 10 anos de aflição, 10 anos de incompreensão, a morte no fim do caminho... (p. 44-46)

## Etiologia

*Fatores biológicos*

FATORES GENÉTICOS

Os transtornos de condutas alimentares tendem a se repetir em certas famílias. Os parentes de primeiro grau de pessoas com anorexia correm um risco 11 vezes maior que a população de desenvolver um transtorno semelhante, enquanto no caso da bulimia o risco é quatro vezes maior (Kendler et al., 1991; Lilenfeld et al., 1998; Strober, Freeman, Lampert, Diamond e Kaye, 2000). O vínculo entre mãe e filha é forte nessas patologias (Elfhag e Linné, 2005). Os dados sugerem a existência de uma causa genética, sem com isso confirmá-la, visto que é possível que os membros de uma mesma família desenvolvam comportamentos semelhantes pelo simples fato de viver juntos. Contudo, tal explicação é pouco provável, pois estudos de gêmeos indicam que as taxas de ocorrência dos transtornos de condutas alimentares são 5 a 10 vezes mais elevadas nos gêmeos monozigóticos do que nos dizigóticos, sobretudo no caso da anorexia (Bulik, Sullivan, Wade e Kendler, 2000; Bulik, 2005; Fairburn, Cowen e Harrison, 1999). Como relata um estudo dinamarquês referente a uma amostra representativa de mais de 34 mil gêmeos, as taxas de ocorrência dos sintomas desses transtornos são também mais elevadas nos gêmeos monozigóticos do que nos dizigóticos, mesmo que eles não preencham os critérios necessários a um diagnóstico clínico (Kortegaard, Hoerder, Joergensen, Gillberg e Kyvik, 2001).

Ainda que esses estudos defendam a transmissão dos transtornos de condutas alimentares como sendo, em parte, genética, não se sabe com precisão o que é herdado. Os pesquisadores da área acreditam que, na maior parte dos casos, não são os próprios transtornos, e sim certas tendências comportamentais que se encontram em outras formas de psicopatologia (como a ansiedade, a depressão, a impulsividade e o perfeccionismo) (Fairburn e Harrison, 2003; Silberg e Bulik, 2005). Confrontadas com acontecimentos de vida estressantes, as pessoas com essas tendências poderiam reagir tornando-se anoréxicas ou bulímicas, o que refletiria mais razões psicossociais do que genéticas (Bulik et al., 2006; Strober, 1995). Pode ser também que predisposições fisiológicas, como a tendência à obesidade, sejam transmitidas entre gerações, tornando muito difícil o esforço imposto por muitos adolescentes a si mesmos para não ganhar peso, podendo assim contribuir indiretamente para o desenvolvimento de um transtorno de conduta alimentares, em particular da bulimia (Fairburn et al., 1995).

FATORES NEUROBIOLÓGICOS

Como já dito, a anorexia e a bulimia têm início após dietas alimentares prolongadas, as quais provavelmente interferem nos processos neurobiológicos que estão por trás da alimentação. Os estudos longitudinais de Fairburn, Cooper, Doll e Davies (2005) e Stice e Agras (1998) defendem que dietas alimentares, ainda que aparentemente inocentes, são uma causa fundamental da bulimia e provavelmente da anorexia quando se inscrevem em um contexto psicossocial em que a adolescente:

- se diz insatisfeita com sua aparência física;
- se impõe restrições alimentares rígidas;
- come escondida;
- teme perder o controle da alimentação;
- tem sintomas fortes de afetividade negativa (em que predominam os senti-

mentos de depressão e/ou de ansiedade);
- adere a um ideal cultural de magreza.

A natureza prospectiva desses trabalhos permite afirmar que são as dietas alimentares que estão na origem de vários casos de anorexia e de bulimia, e não o contrário. De maneira geral, estudos ilustram a complexidade dos fatores etiológicos envolvidos e destacam a importância que se deve atribuir à sinergia desses fatores na etiologia dos transtornos mais do que aos seus efeitos isolados.

Pesquisas confirmam que existem grandes diferenças neurofisiológicas entre as pessoas com transtornos de condutas alimentares e as demais, por exemplo, em termos de um neurotransmissor como a serotonina. Como esse neurotransmissor está associado à sensação de fome saciada, poderia ocorrer que as pessoas com um nível baixo de serotonina comessem em excesso regularmente, às vezes a ponto de ter crises de hiperfagia e, em certos casos, de se tornar bulímicas (Monteleone, Brambilla, Bortolotti e Maj, 2000). Contudo, sem dados confiáveis que demonstrem que essas diferenças precedem o surgimento do transtorno, é provável que as alterações neurobiológicas evidenciadas na literatura são tanto a consequência como a causa dele (Jacobi, Hayward, de Zwaan, Kraemer e Agras, 2004). Será examinada a seguir um outro processo biológico importante: o da maturação física.

### Fatores psicológicos e familiares

As pessoas próximas desempenham um papel importante na sintomatologia da anorexia e da bulimia. Lasègue já chamava a atenção para isso em 1873. De fato, pesquisadores e clínicos especulam há muito tempo a importância que se deve atribuir às diferenças psicológicas ou familiares encontradas quando se compara uma amostra clínica de pessoas com transtorno de conduta alimentares e as demais. As análises nessa área são abundantes, concluindo, por exemplo, que as adolescentes com esse transtorno percebem sua vida familiar de forma mais negativa que as demais adolescentes, e que os conflitos nessas famílias são frequentes e centrados na alimentação (Ledoux e Choquet, 1991; Minuchin, Rosman e Baker, 1978). Contudo, a maioria desses trabalhos tem sérios problemas metodológicos; em particular, são limitados pela natureza correlacional dos dados em que se baseiam e pelo fato de que, em termos de transtornos de condutas alimentares, as amostras clínicas utilizadas para fundamentar diferentes hipóteses etiológicas raras vezes são representativas da maioria das pessoas que sofrem desses transtornos (Wilson et al., 2003). Serão resumidas a seguir as pesquisas de maior destaque.

Os relatórios clínicos há muito tempo descrevem as anoréxicas em termos contraditórios. São geralmente, de um lado, pessoas carentes de autonomia e conformistas desde a infância, as quais respondem aos desafios da adolescência procurando se ajustar o máximo possível àquilo que imaginam que se espera delas; de outro, são manipuladoras, com uma necessidade extrema de controle, utilizando seu comportamento alarmante e suas diversas consequências para levar a família a agir, depois recusando qualquer intervenção. Promessas, mentiras, chantagem e resistência física se alternam com o desejo de agradar a todos em todos os âmbitos, salvo no da alimentação. Os mesmos relatórios clínicos descrevem as bulímicas em termos semelhantes, mas especificam que, embora estas últimas sejam impulsivas e afetivamente instáveis, elas têm a tendência a ser mais sociáveis e a não procurar tanto controlar a família.

Teorias explicam as características psicológicas das anoréxicas e das bulímicas em termos de disfunção no âmbito da relação entre pais e filhos. Algumas consideram essas características como expressões manifestas de mecanismos inconscientes em que o medo da autonomia, da sexualidade ou da fusão com o pai ou a mãe desempenharia um papel-chave. Outras chamam a atenção para os conflitos familiares que a adolescente tentaria resolver com sua doença. Em trabalhos de diferentes orientações teóricas, Bruch (1968), por exemplo, fala em desejo primário do seio e das fantasias de fecundação oral para explicar a etiologia da anorexia; Kestemberg, Kestemberg e Decobert (1972) recorrem a noções como de ideal do ego hipertrofiado, de erotismo e de orgasmo da fome; e Crisp (1997) evoca uma recusa fóbica de crescer e de se tornar adulto. Mesmo essas explicações sendo apoiadas em observações detalhadas e perspicazes, não se prestam muito a uma avaliação rigorosa e, na maioria dos casos, lhes falta evidência científica para estabelecer claramente seu papel etiológico. Além disso, mesmo que certos estudos confirmem em linhas gerais as descrições psicológicas que se costuma fazer das anoréxicas e das bulímicas, as descrições não se aplicam absolutamente a todas as pessoas que sofrem de um transtorno de conduta alimentares e, em certos casos, são talvez tanto a consequência como a causa desse transtorno (Johnson e Conners, 1987; Strober, 1986).

As pesquisas centradas nas características familiares das pessoas com anorexia ou bulimia conduzem à mesma conclusão. Os trabalhos de Minuchin e colaboradores estão entre os mais conhecidos (Minuchin et al., 1978). Segundo esses autores, as famílias de adolescentes anoréxicas são confusas, rígidas e superprotetoras; limitam bastante a autonomia de seus filhos e, temendo os conflitos, elas os evitam porque não sabem administrá-los. Essas famílias dariam uma importância excessiva à manutenção das aparências sociais e, em detrimento dos sentimentos e das preferências pessoais, aos critérios que permitissem aos filhos se conformar a elas: obediência, êxito na escola, aparência física comum. Embora esses trabalhos sejam muito citados, o papel etiológico dessas características familiares não foi demonstrado cientificamente (Calam, Waller, Slade e Newton, 1990; Strober e Humphrey, 1987). De fato, muitas famílias têm características semelhantes e nem por isso seus filhos são anoréxicos ou bulímicos. É possível então que, quando desempenham um papel etiológico, essas características não conduzam a uma única patologia, mas a transtornos diversos – como os do humor, os de ansiedade e os das condutas alimentares – em função de outros fatores de risco biológicos ou psicossociais que devem ser considerados simultaneamente (Stice, Burton e Shaw, 2004). Do mesmo modo, não há dúvida de que o fato de viver com outra pessoa que sofre de anorexia ou de bulimia conduz, às vezes, a disfunções na família, instalando-se, com isso, um círculo vicioso em que os problemas cotidianos da adolescente contribuem para a manutenção ou o agravamento dos conflitos familiares.

Por fim, como mostra a análise rigorosa (Stice, 2002), a existência de uma ligação entre o abuso sexual na infância e os transtornos de condutas alimentares, em particular a bulimia, não é confirmada pelos dados científicos, embora seja mencionada com frequência na mídia. Mesmo que diversos trabalhos relatem que anoréxicas e bulímicas, em muitos casos, foram vítimas de abusos sexuais (Wonderlich et al., 2002) ou de maus-tratos (Kent e Waller, 2000), deve-se observar que tais antecedentes favorecem o aparecimento de psicopatologias, mais do que anorexia ou bulimia. Em um estudo realizado nos Estados Unidos, na Áustria e no Brasil, Pope, Mangweth, Negrão, Hudson e Cordas (1994) compararam amostras comunitárias de mulheres bulímicas e não bulímicas e não encontraram diferenças relativas às taxas de abuso sexual. Resultados semelhantes foram obtidos em duas pesquisas provenientes da Inglaterra. Esses trabalhos apontam índices semelhantes de abuso sexual entre pessoas com anorexia (Fairburn, Cooper, Doll e Welch, 1999) ou bulimia (Welch e Fairburn, 1996) quando comparadas a pessoas com outras formas de psicopatologia. Esses resultados mostram que os maus-tratos em geral e o abuso sexual em particular são fatores de risco não específicos que desempenham um papel etiológico em diversas psicopatologias (Wekerle e Wolfe, 2003).

*Fatores socioculturais*

De todas as psicopatologias da infância e da adolescência, a anorexia e a bulimia estão entre as que refletem a influência das sociedades em que se manifestam e sua cultura. Como já afirmado, os dois transtornos eram bastante comuns nas sociedades ricas, onde vêm apresentando forte aumento há algumas décadas. É provável que isso seja reflexo, em parte, de uma dupla mudança histórica que essas décadas realizaram.

As dietas alimentares dos países industrializados mudaram bastante ao longo do século passado, e os alimentos, que costumavam faltar nesses países apenas há algumas gerações, hoje em dia são abundantes e relativamente baratos (Hercherg, Rouaud e Dupin, 1985). Em outras palavras, nos países ricos, famílias se deparam com a abundância e mais com o ganho do que com a perda de peso. Entretanto, esse contexto é acompanhado de um paradoxo: o ideal da beleza feminina mudou na direção contrária no mesmo período. Como assinalam Apfeldorfer (2002), Brownell (1991) e outros críticos, o ideal da beleza feminina que se encontra nos grandes pintores e escultores do Renascimento no século XIX não tem mais nenhuma correspondência com aquele que é transmitido atualmente pela maioria das indústrias do consumo, como as do cinema, da alimentação e da moda. Enquanto o ideal dos séculos passados enfatizava gordura – a magreza evocava então a pobreza ou a doença –, o de hoje em dia valoriza uma magreza mórbida. Em suma, a magreza é obrigatória sobretudo para adolescentes e mulheres jovens, embora seja mais fácil do que nunca serem fortes e mesmo obesas.

Nos países industrializados, as pressões sobre os jovens para que evitem ganhar peso não provêm apenas ou principalmente das pessoas mais próximas, mas são evidentes no meio social e cultural onde é impossível ignorá-las. Essas pressões são exercidas de forma direta por colegas, pela mídia, centrada nas dietas, no exercício físico e na magreza, todos apresentados como sinônimos de beleza e de saúde (Stice e Shaw, 1994). As meninas são as que mais sofrem essas pressões, desde muito pequenas, com brinquedos como a boneca Barbie, por exemplo. Não é surpreendente, portanto, que, muito cedo, muitas delas interiorizem esse ideal de magreza a ponto de fazer disso um atributo pessoal necessário à sua saúde mental (Stice, 2002). Infelizmente, adolescentes que interiorizam um ideal cultural de magreza mórbida e se dizem insatisfeitos com sua aparência física correm um risco muito grande de fazer dietas e, às vezes, de manifestar um transtorno de conduta alimentares alguns meses ou anos depois. Em outras palavras, esses fatores de risco são causas dos transtornos, que não apenas acompanham, mas frequentemente precedem (McKnight Investigators, 2003; Stice, 2002).

O ideal de magreza evidente em culturas é fácil de ser exemplificado. Em uma compilação de diversas revistas populares publicadas de 1959 a 1989 nos Estados Unidos, Garner, Garfinkel, Schwartz e Thompson (1980), e Wiseman, Gray, Mosimann e Ahrens (1992) confirmaram que o peso das mulheres da página central da revista *Playboy*, assim como das candidatas ao título de Miss América, era 15% inferior ao que elas deveriam ter, consideradas idade e altura (observe-se que esse é um dos critérios diagnósticos da anorexia). No mesmo período, Wiseman e colaboradores constataram um aumento significativo de artigos louvando as virtudes do exercício físico ou abordando dietas na imprensa popular feminina. Ainda que, evidentemente, seja impossível estabelecer ligações de causa e efeito, deve-se observar que, de 1975 a 1986, a incidência de anorexia aumentou cerca de 10%, e a de bulimia quase 150% nos países industrializados (Garner e Fairburn, 1988); além disso, as pessoas nascidas depois dos anos de 1960 são as primeiras a ser expostas a uma cultura da magreza desde o nascimento. Uma análise desta década confirma a ligação existente entre a leitura de revistas populares que dão ênfase à aparência física – revistas de moda e de beleza para as mulheres; de condicionamento físico e de saúde para os homens – e os transtornos alimentares em uma população de estudantes canadenses (Morry e Staska, 2001).

A Figura 10.6, de Williamson, Bentz e Rabalais (1998), ilustra a ação presumida de vários fatores de risco de natureza psicossocial na etiologia de diferentes manifestações da anorexia e da bulimia. Ainda que essa figura seja incompleta (por exemplo, não menciona as relações familiares), ela reflete os efeitos complexos que diversas variáveis, inter-relacionadas, podem ter sobre as condutas alimentares.

Na intersecção de fatores fisiológicos e psicossociais, observa-se também que os adolescentes de hoje – meninas e meninos – pesam mais (em média) que há algumas gerações, o que torna mais difícil a tarefa daqueles que desejam se conformar ao ideal cultural de magreza (Garner, Garfinkel e Olmsted, 1983). Além disso, o processo de maturação física, em particular nas meninas, vai diretamente ao encontro desse ideal. Nos meninos, o aumento de peso que anuncia a puberdade provém de um desenvolvimento muscular e ósseo que tende a permitir à maioria dos adolescentes aproximar-se do ideal masculino de aparência física vigente nos países industrializados. Ao contrário disso, nas meninas, esse aumento provém de um desenvolvimento dos tecidos adiposos na região dos quadris e do peito, o qual as afasta do ideal feminino que lhes é transmitido por sua cultura, servindo provavelmente para aumentar a pressão para não ganhar peso (Striegel-Moore, Silberstein e Rodin, 1986).

Por fim, é muito provável que o grande alcance da internet também contribua para as práticas e, às vezes, para os transtornos alimentares que certos jovens desenvolvem – e que lamentavelmente a mídia explora. É o caso de um número alarmante de *sites* na internet que exploram de forma muito aberta a promoção da anorexia. Em uma análise sistemática de 12 deles, escolhidos por seu nível de popularidade, Norris, Boydell, Pinhas e Katzman (2006) relatam que os três temas mais abordados são:

- o *controle*: a perda de peso, dizem esses *sites*, permite à pessoa dominar seu corpo e controlar sua vida se assim o desejar;
- o *sucesso*: a perda de peso é um sinal de força pessoal; só uma pessoa que tenha força de caráter suficiente pode perder peso e não voltar a engordar;

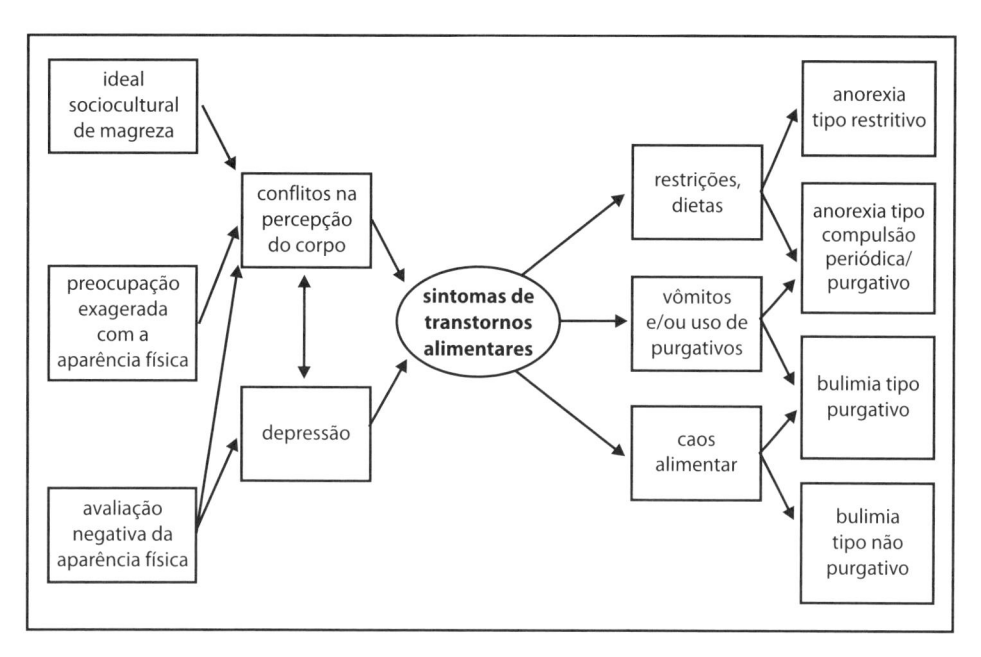

**FIGURA 10.6**
Representação esquemática da ação presumida de diversos fatores de risco de natureza psicossocial na etiologia das diversas manifestações da anorexia e da bulimia.
Williamson, D. A., Bentz, B. G. e Rabalais, J. Y. (1998), Eating disorders, in T. H. Ollendick e M. Hersen (Eds.), *Handbook of child psychopathology* (p. 291-305). New York, Plenum. Adaptado com a permissão de Springer Science and Business Media.

- *a perfeição*: esses *sites* associam o ideal cultural de magreza à perfeição e estimulam a pessoa a buscá-lo.

O estudo mostra também que esses *sites* costumam associar citações, imagens, fotos e mensagens quase religiosas na promoção da anorexia. Por exemplo, mencionam a *thinspiration* (inspiração para a magreza) que a anorexia proporciona; oferecem conselhos de magreza, mensagens de apoio ou pulseiras que as jovens podem usar para se reconhecer com mais facilidade; publicam poemas, orações e salmos que fazem o elogio do autocontrole e da magreza, encorajando a "perfeição" das adeptas. Embora esse fenômeno ainda não tenha sido objeto de pesquisas que permitam avaliar seus efeitos, ele representa um novo fator de risco que pais, profissionais da saúde e professores deveriam abordar com os jovens, além de ensiná-los a avaliar e a criticar. De fato, são muitas as adolescentes que consultam esses *sites* (Wilson, Peebles, Hardy e Litt, 2006).

## CONCLUSÕES

Se os transtornos de alimentação e das condutas alimentares são conhecidos há muito tempo e despertam um interesse científico, suas origens são diversas e complexas e, na maior parte dos casos, continuam incertas até hoje. Por mais convincentes que sejam os dados socioculturais aqui resumidos, é claro que eles não podem, por si só, explicar a origem da anorexia ou da bulimia, simplesmente porque a maioria das crianças e dos adolescentes expostos ao ideal de magreza vigente em todas as sociedades industrializadas não se torna anoréxica ou bulímica. Como ilustram as pressões opostas que podem exercer, de um lado, o desenvolvimento físico e, de outro, um ideal social e cultural, especialistas em anorexia e bulimia consideram que ambas têm origens multifatoriais. Nessa perspectiva, os dois transtornos têm antecedentes em predisposições biológicas, em características psicológicas e familiares e em imposições sociais e culturais. Esses fatores interagem de forma complexa e difícil de elucidar, pois sua influência não depende unicamente de sua natureza, mas também do momento em que eles agem.

É provável que, sob essa ótica, a anorexia e a bulimia façam parte de um *continuum* de desenvolvimento que caracteriza qualquer ser humano, mas por meio do qual uma disfunção cada vez mais séria pode se expressar em alguns. Isso iria se agravando daquele que não faz dietas àquele que:

- faz dietas regularmente;
- sofre de bulimia de tipo não purgativo;
- sofre de bulimia de tipo purgativo;
- sofre de anorexia de tipo compulsão periódica;
- sofre de anorexia de tipo restritivo (ver Figura 10.6; Garner, Olmsted e Garfinkel, 1983; Polivy e Herman, 2002).

Na expectativa de novas pesquisas etiológicas, sobretudo de estudos prospectivos que descrevam o desenvolvimento dos transtornos de condutas alimentares e os antecedentes de suas diversas manifestações, a validade e a utilidade desse *continuum* permanecerão incertas, como é ainda hoje a sorte de pessoas com anorexia e com bulimia.

## Resumo

**1** Os transtornos alimentares da primeira infância manifestam-se relativamente cedo e são classificados em: *pica, mericismo* e *transtorno de alimentação da primeira ou da segunda infância*.

**2** A pica caracteriza-se pela ingestão de substâncias sem valor nutritivo. É quase sempre acompanhada de retardo mental ou de dificuldades desenvolvimentais importantes, atingindo indivíduos de qualquer idade.

**3** O mericismo caracteriza-se pela regurgitação voluntária e repetida de alimentos que a criança mastiga antes de engolir de novo ou de cuspir. Esse transtorno manifesta-se, na maioria das vezes, durante o primeiro ano de vida e é acompanhado de retardo mental.

**4** O transtorno de alimentação da primeira ou da segunda infância manifesta-se de formas muito diversas. Caracteriza-se pelo fato de que a criança, incapaz de se alimentar normalmente, não ganha nem perde peso por pelo menos um mês. Quando as dificuldades alimentares persistem, a criança desenvolve de forma rápida problemas clínicos e psicológicos sérios: fica sujeita a infecções, acusa um atraso desenvolvimental acentuado ou torna-se apática.

**5** A obesidade da infância e da adolescência não é uma psicopatologia, mas uma condição clínica caracterizada por um excesso de tecido adiposo distribuído nas zonas adiposas do organismo. Como tendência em países ocidentais, a obesidade é um fator de risco dos transtornos de condutas alimentares da adolescência.

**6** A anorexia e a bulimia são os transtornos de condutas alimentares mais comuns da adolescência (e da idade adulta). Embora sejam distintas, compartilham vários sintomas e frequentemente estão associadas. A anorexia e a bulimia afetam as adolescentes e as jovens adultas, mas ocorrem igualmente nos homens que, cada vez mais jovens, também se preocupam bastante com o peso. A anorexia tem início, às vezes, no início da puberdade, o que é raro ocorrer com a bulimia.

**7** A anorexia é acompanhada de uma disfunção fisiológica e hormonal que, sem intervenção médica, põe em perigo a saúde e a própria vida da pessoa afetada. As adolescentes que desenvolvem o transtorno após a puberdade são amenorreicas, em sua maioria, enquanto nas pré-pubertárias há um retardo na primeira menstruação e no desenvolvimento das características sexuais secundárias. Os adolescentes e os jovens, ao manifestarem anorexia, geralmente são impotentes e não têm desejo sexual; nos meninos pré-pubertários, o desenvolvimento dos órgãos genitais é interrompido ou atrasado.

**8** As crises de bulimia manifestam-se pelo consumo rápido de alimentos em um tempo limitado. Há casos em que as quantidades de alimento consumido durante uma crise são nitidamente superiores ao normal, e o consumo é impulsivo e anárquico. As crises de hiperfagia podem ocorrer em qualquer lugar; são frequentes e pontuadas por uma preocupação persistente de comer.

**9** Os problemas clínicos ligados à bulimia são menos sérios que os observados na anorexia, já que os bulímicos raras vezes sofrem de desnutrição. Os problemas dependem da evolução e do subtipo da doença.

**10** Os transtornos de condutas alimentares da adolescência são frequentes e provavelmente estão em forte crescimento em vários países (sobretudo a bulimia). Eles tendem a melhorar com a idade, mas podem persistir por vários anos e criar muitas dificuldades, às vezes limitando significativamente a adaptação social das pessoas afetadas até a idade adulta.

**11** Em uma perspectiva multifatorial, a etiologia complexa da anorexia e da bulimia depende de diversos fatores – predisposições biológicas, características psicológicas e familiares, determinações sociais e culturais – que, juntos, conduzem jovens a uma preocupação exagerada e a uma avaliação negativa de sua aparência física, favorecendo o aparecimento dos primeiros sintomas desses transtornos, assim como sua manutenção.

## Questões para aperfeiçoar o conhecimento

**1** Defina a pica, o mericismo e o transtorno de alimentação da primeira ou da segunda infância.

**2** A pica é um transtorno alarmante. Para quem? Por quê?

**3** Em que idade aparece o mericismo e como se manifesta? Esse transtorno atinge adolescentes e adultos?

**4** Quais são as principais características do transtorno de alimentação da primeira ou da segunda infância? Apresente sua resposta em forma de tabela.

**5** Você acredita que o meio familiar possa contribuir para o aparecimento de um transtorno alimentar em uma criança? Como e por quê?

**6** Quais são as consequências de um transtorno alimentar da infância sobre a saúde da criança e sobre sua adaptação psicológica?

**7** É possível que uma criança desenvolva um transtorno alimentar desde muito pequena quando sua mãe é ansiosa ou excessivamente protetora? Como se pode explicar o transtorno quando essa ligação existe?

**8** Descreva as circunstâncias que podem contribuir para o aparecimento da anorexia e para sua manutenção.

**9** Descreva o papel que o excesso de peso ou a obesidade pode ter no aparecimento e na manutenção da bulimia.

**10** Compare os cursos de desenvolvimento da anorexia e da bulimia e aponte suas diferenças.

**11** Avalie de maneira crítica o papel da mídia na epidemiologia da anorexia e da bulimia.

**12** De que modo fatores de risco biológicos e culturais podem, em transações recíprocas, explicar a etiologia da anorexia?

**13** A anorexia parece estar relacionada, pelo menos para as meninas, com a beleza do corpo. Explique essa relação considerando a forma como ela se manifesta em diferentes culturas.

**14** Qual é, entre todos os transtornos abordados neste capítulo, o que lhe parece mais grave? Por quê?

## Questões para reflexão

**1** Qualquer que seja a idade em que aparece um transtorno alimentar, pode-se estabelecer sempre uma ligação entre esse transtorno e problemas de ordem psicológica?

**2** Por que as crianças maltratadas ou as que vivem em instituição correm um risco mais elevado de desenvolver um transtorno alimentar?

**3** A obesidade não é considerada atualmente como uma psicopatologia. Deveria ser? Justifique sua resposta.

**4** Em que medida fatores de risco genéticos podem explicar as dificuldades alimentares e, posteriormente, a manifestação de transtornos graves durante a infância ou a adolescência?

**5** O conceito de controle desempenha um papel importante na psicologia da anorexia e da bulimia. Explique esse papel referindo-se a um desses dois transtornos.

**6** A anorexia é qualificada às vezes de "nervosa". Esse qualificativo tem um sentido? Justifique sua resposta.

**7** Por que a anorexia e a bulimia são muito mais frequentes nas meninas do que nos meninos? Leve em conta fatores biológicos, psicológicos e socioculturais em sua resposta.

**8** A bulimia foi considerada por muito tempo como uma prerrogativa de pessoas de classe alta e como uma patologia. Atualmente ela é classificada como um transtorno de condutas alimentares. Como você explica essa inversão da situação?

**9** "A bulimia é apenas uma manifestação dos excessos patológicos de nossa sociedade." Avalie essa afirmação de maneira crítica.

**10** Faça uma pesquisa na internet de três *sites* favoráveis à anorexia, resuma-os brevemente e depois avalie de maneira crítica sua mensagem.

## *Indicadores para estudo*

APFELDORFER, G. (2002). *Je mange donc je suis: surpoids et troubles du comportement alimentaire.* Paris: Payot.

BENOIT, D. (2000). Feeding disorders, failure to thrive, and obesity. In C. H. Zeenah (Ed.), *Handbook of infant mental health.* New York : Guilford, 2$^{nd}$ ed. (339-352).

BRUCH, H. (1968). *L'énigme de l'anorexie: la cage dorée.* Paris: PUF.

BRUSSET, B. (1998). *Psychopathologie de l'anorexie mentale.* Paris: Dunod.

CHABROL, H. (2005). *L'anorexie et la boulimie de l'adolescente.* Paris, PUF, 4$^e$ éd.

CRISP, A.H. (1997). Anorexia nervosa as flight from growth: Assessment and treatment based on the mode!. In D. Garner & P.E. Garfinkel (Eds.), *Handbook of treatment for eating disorder.* New York : Guilford, 2$^{nd}$ ed. (248-277).

FAIRBURN, C.G. & BROWNELL, K.D. (Eds.) (2002). *Eating disorders and obesity : A comprehensive handbook.* New York : Guilford, 2$^{nd}$ ed.

GARNER, D.M., GARFINKEL, P.E. & OLMSTED, M. (1983). An overview of sociological factors in the development of anorexia nervosa.In P.L. Darby, P.E. Garfinkel, D.M. Garner & D.V. Coscina (Eds.), *Anorexia nervosa: Recent developments in research* (pp. 65-82). New York : Alan R. Liss.

GORDON, R.A. (2006). *Anorexie et boulimie : anatomie d'une épidémie sociale.* Paris: Stock-Laurence Pernoud.

HERVAIS, C. (1990). *Les toxicos de la bouffe: la boulimie vécue et vaincue.* Paris: Buchet/Chastel.

HSU, L. K. G. (1990). *Eating disorders.* New York: Guilford.

KEDESDY, J.H. & BUDD, K.S. (1998). *Childhood feeding disorders: Biobehavioral assessment and intervention.* Baltimore, MD : Brookes Publishing Co.

MACLEOD, S. (1981). *Anorexique.* Paris: Aubier Montaigne.

MAZET, Ph. & HOUZEL, D. (1993). *Psychiatrie de l'enfant et de l'adolescent.* Paris: Maloine.

MINUCHIN, S., ROSMAN, B.L. & BAKER, L. (1978). *Psychosomatic families: Anorexia nervosa in context.* Cambridge, MA : Harvard University Press.

PALAZZOLI, M.S. (1978). *Self-starvation.* New York: Jason Aronson.

SCHLUNDT, D.G. & JOHNSON, W.G. (1990). *Eating disorders: Assessment and treatment.* Boston: Allyn & Bacon.

STROBER, M. (1995). Family-genetic perspectives on anorexia nervosa and bulimia nervosa. In K. D. Brownell & C. G. Fairburn (Eds.), *Eating disorders and obesity: A comprehensive handbook.* New York: Guilford Press (212-218).

WILLIAMSON, D.A., BENTZ, B.G. & RABALAIS, J. Y. (1998). Eating disorders. In T. H. Ollendick & M. Hersen (Eds.), *Handbook of child psychopathology.* New York: Plenum Press (291-305).

WILSON, G.T., BECKER, C.B. & HEFFERNAN, K. (2003). Eating disorders. In E. J. Mash & R. A. Barkley (Eds., *Child psychopathology.* New York : Guilford, 2nd ed., (687-715).

## *Palavras-chave*

anorexia nervosa
bulimia
*failure to thrive* (ou déficit pôndero-estatural)
índice de massa corporal
mericismo

obesidade
pica
risco na vida
transtorno de alimentação da primeira ou da segunda infância

transtorno de condutas alimentares da adolescência
transtornos de alimentação e das condutas alimentares da primeira ou da segunda infância

# 11
# OS TRANSTORNOS DO CONTROLE ESFINCTERIANO

*Neste capítulo você saberá que:*

**1** os transtornos do controle esfincteriano são conhecidos há séculos. São problemas sérios frequentemente associados a sofrimentos e incompreensões. Ocorrem em concomitância com outras psicopatologias ou com acontecimentos estressantes, como luto, divórcio ou doença;

**2** assim como as demais psicopatologias da infância e da adolescência, os transtornos do controle esfincteriano inscrevem-se sempre em um contexto desenvolvimental e social;

**3** há dois tipos: a *enurese* e a *encoprese*;

**4** a enurese pode ser *primária* ou *secundária* e *exclusivamente ou noturna ou diurna* ou *noturna e diurna*; distingue-se ainda a *enurese monossintomática* da *enurese não monossintomática*;

**5** a encoprese pode ser *primária* ou *secundária*;

**6** a enurese e a encoprese causam dificuldades de adaptação e, às vezes, estão associadas a uma defasagem intelectual ou escolar e a dificuldades de aprendizagem;

**7** os transtornos do controle esfincteriano, mais frequentes nos meninos do que nas meninas, diminuem bastante ao longo da infância, embora persistam até a adolescência e mesmo a idade adulta em alguns casos;

**8** fatores neurobiológicos estão envolvidos na etiologia da enurese, entre os quais capacidade funcional limitada, hiperatividade da bexiga, disfunção da regulação hormonal do sistema urinário e, no caso da enurese noturna, alterações dos processos de despertar;

**9** achados teóricos da psicanálise e do comportamento dão ênfase aos processos psicológicos e familiares que talvez estejam na origem dos transtornos do controle esfincteriano.

A aprendizagem do asseio é essencial ao desenvolvimento da autonomia pessoal e social da criança, sendo motivo de grandes preocupações por parte de muitos pais. Essa aprendizagem geralmente se faz com muitas dificuldades; porém, algumas crianças apresentam atrasos nesse âmbito. Sem origem clínica ou somática conhecida, esses atrasos causam, entre outras, dificuldades enormes tanto para a criança como para as pessoas próximas, e elas são tratadas neste capítulo: referem-se à incontinência urinária (ou enurese) e à incontinência fecal (ou encoprese). Mesmo a enurese e a encoprese tendendo a ser controladas com a idade, ambas são fonte de muitos embaraços para a criança e podem trazer conflitos para a vida familiar. Logo, não é de se surpreender que esses transtornos sejam associados a outras psicopatologias, assim como a problemas de relacionamento. É provável que a enurese e a encoprese tenham origens diversas, as quais, neste capítulo, na medida do possível, serão contrastadas, apesar das opiniões muito divididas de pesquisadores e clínicos sobre esse assunto.

## O ASSEIO: UMA APRENDIZAGEM ESSENCIAL

De forma quase automática, segundo as sociedades e as culturas, qualquer criança deve aprender a controlar suas necessidades biológicas de eliminação, assim como deve aprender a andar, a comer sozinha, a falar e, de maneira mais geral, a se tornar autônoma (ver Figura 11.1). Ainda que na maioria dos casos a aprendizagem do asseio não implique dificuldades maiores e persistentes, ela representa, às vezes, um grande desafio, tanto para a criança como para as pessoas próximas.

A aprendizagem do asseio é um tema que costuma preocupar os pais, como atestam amplamente as perguntas que eles fazem com frequência aos pediatras e aos médicos de família (Butler, 2004; Mesibov, Schroeder e Wesson, 1977). Em um estudo realizado em atendimentos pediátricos, concluiu-se que a aprendizagem era uma fonte de preocupações para 12,6% dos pais. Somente os problemas de comportamento eram mais citados (14,6% dos pais). Do mesmo modo, quando a aprendizagem do asseio não se faz a tempo ou por completo, os problemas de controle esfincteriano se tornam uma fonte de dificuldades e preocupações, tanto para as crianças quanto para os pais (Foxman, Valdez e Brook, 1986).

O DSM-IV classifica as dificuldades crônicas de eliminação como **transtornos do controle esfincteriano**, dividindo-as em **enurese** (ou incontinência urinária) e **encoprese** (ou incontinência fecal). Será usada a mesma terminologia, sobretudo porque ambas não são transtornos das funções biológicas de eliminação, mas do controle dessas funções. Eles são descritos com a ajuda de critérios diagnósticos semelhantes nos dois sistemas de classificação, mas o diagnóstico difere de um sistema a outro, como se verá mais adiante. A CID-10 nomeia esses transtornos de *enurese não orgânica* e *encoprese não orgânica*, enquanto o DSM-IV fala em *enurese*

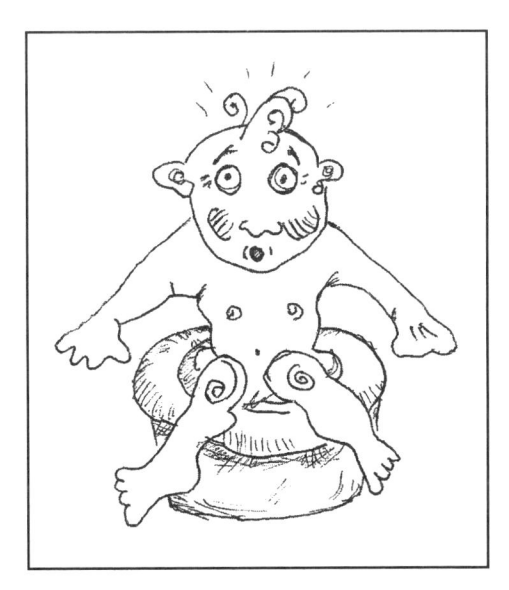

**FIGURA 11.1**
A aprendizagem do asseio representa um grande desafio – tanto para a criança quanto para seus pais.
Caricatura de Ed Schelb, reproduzida com permissão.

*(não devida a uma condição médica geral)* e de *encoprese*.

## APANHADO HISTÓRICO

Os transtornos do controle esfincteriano – sobretudo a enurese – são reconhecidos há muito tempo como dificuldades que se destacam na infância e na adolescência. São objeto de estudos clássicos cujo objetivo era compreender sua natureza e encontrar os meios de remediá-los (ver Fenichel e Bataille, 1945; Freud, 1918; Mowrer e Mowrer, 1938).

As compilações de Glicklich (1951) e, mais recentemente, de Mikkelsen (2002) e de von Gontard (2006) mostram que a enurese e a encoprese ocupam há longa data um lugar central na literatura médica. No caso da enurese, pelo menos, essa literatura remonta à Antiguidade. O transtorno já era mencionado em 1550 a.C., no papiro Ebers, um tratado médico do Egito antigo que descreve doenças e seu tratamento, recomendando para a enurese um remédio à base de cerveja e genebra. Não importa a época, as crianças sem controle esfincteriano foram tratadas de maneiras muito diversas e, na verdade, maltratadas: poções e "remédios" de todo tipo (por exemplo, beladona, urina de porco, testículos de ouriços), injeções diversas, intervenções locais (por exemplo, circuncisão, bandagem do pênis para impedir a micção), perturbações do sono (por exemplo, acordar a intervalos regulares, criança obrigada a dormir em um colchão duro ou direto no chão), maus-tratos (por exemplo, flagelações, queimaduras deliberadas, choques elétricos na região dos testículos ou do ânus, criança forçada a permanecer com a roupa suja ou a beber a própria urina). Embora nenhum desses "tratamentos" ajude a resolver o problema (é provável que os agravem), eles refletem a amplitude dos problemas de eliminação e as medidas extremas tomadas por pessoas próximas ainda hoje. Há alguns anos, trabalhamos com um menininho enurético cuja mãe deliberadamente o tinha colocado sentado sobre a chapa ainda quente de um fogão elétrico, queimando inteiramente suas nádegas.

## CONSIDERAÇÕES DIAGNÓSTICAS E DESENVOLVIMENTAIS

Assim como as psicopatologias da infância e da adolescência, os transtornos do controle esfincteriano inscrevem-se sempre em um contexto desenvolvimental e social que define os parâmetros do diagnóstico. Além disso, este não pode ser estabelecido corretamente sem antes a criança ser submetida a um exame médico detalhado.

Em quase 90% dos casos, os transtornos do controle esfincteriano não têm uma etiologia orgânica conhecida. Contudo, há várias condições médicas acompanhadas de uma falta de controle esfincteriano. Visto que o problema costuma desaparecer quando a causa é tratada, é preciso ter certeza, antes de fazer o diagnóstico de um transtorno psicopatológico, de que as dificuldades da criança não podem ser explicadas por um problema fisiológico. Se em muitos casos essa conclusão é relativamente fácil (por exemplo, quando a criança é diabética ou epiléptica; APA, 2000), é mais complicado no caso de a criança apresentar dificuldades desenvolvimentais associadas a outras psicopatologias (por exemplo, parto difícil, dificuldades alimentares ou déficit psicomotor desde o nascimento ou pouco depois). Pesquisadores e clínicos falam em enurese ou de encoprese funcional quando não é possível estabelecer uma origem orgânica. Essa terminologia é clara, mas deve ser usada com cautela. Na verdade, indica que a sintomatologia não tem origem orgânica detectada, mas não permite afirmar, evidentemente, que uma tal origem não exista.

Dado que qualquer criança faz xixi ou defeca por alguns anos antes de fazer a aprendizagem do asseio, o diagnóstico de um transtorno do controle esfincteriano inscreve-se sempre em um contexto desenvolvimental. O patológico distingue-se do normativo não pelo fato de os sintomas serem anormais, mas por persistirem além de uma certa idade (MacLean e Brayden, 1992). Inevitavelmente, essa distinção é um tanto quanto arbitrária, dependendo de considerações desenvolvimentais variáveis (por exemplo, presença ou ausência de retardo mental), e a aquisição do controle esfincteriano sempre se faz em um período relativamente prolongado.

A distinção entre patológico e normativo também depende, é claro, do ambiente social e cultural da criança. Na maioria das culturas, espera-se que uma criança normal tenha asseio entre 3 e 5 anos, mas essa média oculta enormes diferenças de uma sociedade ou mesmo de uma família a outra (Couchells, Johnson e Carter, 1981; Liebert e Fischel, 1990). Sob um ponto de vista clínico, isso implica que a enurese e a encoprese só se tornam verdadeiramente um problema quando o meio assim o decide (Butler, 1994). Em outras palavras, mesmo quando o comportamento da criança é claramente desviante em relação a seus pares, ele não é, de fato, problemático, como ilustra o caso a seguir.

**JEAN-MARC**

Jean-Marc tinha 11 anos quando, em razão de incidentes agressivos e violentos com seus colegas, foi encaminhado pelo setor pedagógico de sua escola à clínica de psicologia que dirigimos. O relatório da escola registra perturbações graves em um período de cerca de um ano e, mais especificamente, dois incidentes recentes durante os quais Jean-Marc empurrou a mesa contra um colega e, alguns dias mais tarde, ameaçou outra criança armado de uma faca. O relatório faz menção também a dificuldades de aprendizagem e a uma defasagem escolar de mais de dois anos.

Uma avaliação minuciosa – baseada em informações fornecidas por Jean-Marc, pela família (mãe, avó e bisavó, que partilham a educação e a guarda da criança) e pela professora – confirma um diagnóstico do transtorno de conduta acompanhado de dificuldades de aprendizagem. Embora nenhuma fonte de informação tenha mencionado espontaneamente o fato, essa avaliação mostra também que, há vários anos, Jean-Marc urina de 2 a 3 vezes por semana durante a noite, e de 1 a 2 vezes durante o dia, geralmente na escola. Quando a psicóloga encarregada da avaliação aborda o assunto com a família, a mãe, a avó e a bisavó de Jean-Marc, as três presentes na entrevista, anunciam quase em coro que todas tiveram o mesmo problema por um tempo mais ou menos longo e que não é preciso se preocupar, pois Jean-Marc "vai superar isso quando crescer".

O próprio Jean-Marc não se preocupa muito com o fato de ainda urinar na cama, mas fica extremamente embaraçado com os "incidentes" na escola. Ele deseja ficar limpo de dia.

"À noite, não sei, tanto faz, mas, na escola, sim, porque há muitos colegas que zombam de mim."

"O que é que você faz quando seus colegas zombam de você?"

"Eu bato neles!"

"Você briga. Isso funciona?"

"Às vezes. Outro dia, esse menino, ele não parava de me provocar, de dizer que eu era um bebê mijão, que eu tinha de usar fralda e coisas desse tipo [...] No recreio, quando a professora não estava presente, eu fui pra cima dele e lhe acertei um desses socos no estômago! Ele não me enche mais (sorri)."

"Tenho certeza de que fica muito magoado quando os colegas zombam de você."

Desviando o olhar, Jean-Marc abaixa a cabeça e contém as lágrimas.

Ele falará mais tarde, em diferentes situações, sobre os insultos que aguenta há vários anos por causa da enurese e de sua sensação de impotência total frente a suas dificuldades que, a seu ver, não apenas explicam as agressões contra os colegas, mas as justificam plenamente. Um plano de tratamento que visa, entre outras coisas, a ajudá-lo a resolver esse problema teve um êxito limitado, o que talvez se explique, em grande medida, pelo fato de a criança ter de enfrentar sozinha o problema, sem o apoio da família.

## A ENURESE E A ENCOPRESE

### Definições

Os transtornos do controle esfincteriano podem ter difícil diagnóstico, mas são mais fáceis de definir que a maioria das psicopatologias da infância e da adolescência, pois dependem de fatos isolados dificilmente ignorados, mesmo que, como no caso de Jean-Marc, não sejam considerados necessariamente como sinais de um problema sério. A enurese é a passagem repetida de urina pela roupa (e a encoprese de matérias fecais) em um local inapropriado, em uma idade que se espera que a criança seja continente e saiba onde urinar e defecar, assim como o fazem seus pares. Esses comportamentos, que não podem ter unicamente uma causa orgânica, são persistentes por definição. Em geral, duram anos, impedem o desenvolvimento do funcionamento adaptativo infantil e apresentam grandes dificuldades para as pessoas próximas. Contudo, a idade de início e a duração mínima desses dois transtornos não são as mesmas segundo os critérios da CID-10 e do DSM-IV.

### Critérios diagnósticos e características essenciais

*Enurese*

Ainda que os dois sistemas de classificação definam a enurese de forma semelhante, a Tabela 11.1 mostra que seus diagnósticos são distintos. Tanto a CID-10 como o DSM-IV estipulam que a criança deve ter idade cronológica e mental de pelo menos 5 anos, mas estabelecem limites de frequência diferentes: duas vezes ou mais por mês antes do 7 anos e uma vez ou mais por mês depois dos 7 anos, segundo a CID; duas vezes ou mais por semana durante, no mínimo, três meses consecutivos, segundo o DSM (embora o DSM seja mais flexível nesse ponto, permitindo um diagnóstico quando a frequência de incontinência é menor, mas provoca um sofrimento evidente ou impede o funcionamento adaptativo). Além disso, o DSM permite um diagnóstico de enurese em presença de outra psicopatologia, enquanto a CID a exclui, colocando assim o problema da comorbidade, mas sem, na verdade, resolvê-lo (APA, 2000; OMS, 2003).

A frequência das ocorrências de enurese varia bastante, podendo ser menos de uma por mês ou várias em uma noite (Bower, Moore, Shepherd e Adams, 1996; Butler, 1994). Em uma pesquisa epidemiológica baseada em uma amostra de mais de 2 mil indivíduos de 4 a 16 anos provenientes dos Países Baixos, Verhulst e colaboradores (1995) relatam que, entre os meninos, 26% dos enuréticos noturnos tinham uma ocorrência uma vez por mês; 12%, de 2 a 4 vezes por mês; 62%, uma vez ou mais por semana. Entre as meninas, a correspondência é de 19%, 18% e 63%. Do mesmo modo, em um estudo epidemiológico norte-americano realizado com mais de 1.700 crianças de 5 a 13 anos, Foxman e colaboradores (1996) relatam que de 40 a 50% dos enuréticos (meninos e meninas) tinham uma ou mais ocorrências por semana, mas apenas 15% urinavam na cama todas as noites.

Mesmo os dois sistemas de classificação explicitando que as ocorrências de enurese podem ser involuntárias ou deliberadas, é muito complicado determinar clinicamente o nível de controle da criança sobre suas necessidades fisiológicas, dado que isso é adquirido progressivamente e depende de variados fatores. Defende-se

**TABELA 11.1** Enurese: critérios diagnósticos da CID-10 e do DSM-IV

| CID-10 | DSM-IV |
|---|---|
| A) Idade cronológica e mental da criança de, pelo menos, 5 anos.<br>B) Micção involuntária ou deliberada, na cama ou na roupa, ocorrendo pelo menos duas vezes por mês com crianças com menos de 7 anos e pelo menos uma vez por mês com crianças de 7 ou mais anos.<br>C) A enurese não é consequência de crises epiléticas ou de uma incontinência neurológica, além de não decorrer diretamente de um problema fisiológico das vias urinárias ou de um outro problema clínico, e não psiquiátrico.<br>D) Ausência de qualquer outra psicopatologia correspondente aos critérios de uma categoria da CID-10.<br>E) Duração mínima do transtorno de três meses.<br><br>Podem-se especificar [...] formas clínicas específicas:<br>Enurese exclusivamente noturna<br>Enurese exclusivamente diurna<br>Enurese noturna e diurna | A) Micções frequentes na cama ou na roupa (involuntárias ou deliberadas).<br>B) O comportamento é clinicamente significativo, com frequência de duas vezes por semana durante pelo menos 3 meses consecutivos e com a presença de um sofrimento significativo em termos clínicos ou de uma alteração do funcionamento social, escolar ou outros.<br>C) A criança tem uma idade cronológica mínima de 5 anos (ou um nível de desenvolvimento equivalente).<br>D) O comportamento não se deve exclusivamente aos efeitos fisiológicos diretos de uma substância (por exemplo, diuréticos), nem a um problema clínico (diabetes, espinha bífida, epilepsia, entre outros).<br>*Especificar* o tipo:<br>**Exclusivamente noturna**<br>**Exclusivamente diurna**<br>**Noturna e diurna** |

CID-10/ICD-10. Classification Internationale des Troubles mentaux et des Troubles du comportement. Critères diagnostiques pour la recherche. Organisation mondiale de la Santé, Masson, Paris, 1994.
American Psychiatric Association – DSM-IV-TR. *Manuel Diagnostique et Statistique des Troubles mentaux*, 4ª édition. Texte révisé (Washington DC, 2000). Tradução francesa por J.D. Guelfi et al., Masson, Paris, 2003.

---

a utilização do diagnóstico apenas quando a incontinência parece, sem dúvida alguma, involuntária, excluindo, assim, as situações raras em que a criança urina deliberadamente em lugares inapropriados a fim de provocar ou manipular a família (Forsythe e Butler, 1989). De fato, uma tal problemática tem mais a ver com transtornos de comportamento do que com os do controle esfincteriano.

Ainda que não seja mais mencionada nos critérios diagnósticos da CID-10 e do DSM-IV, há uma distinção tradicional entre a **enurese primária** e a **secundária**. Cerca de 80% das crianças que dela sofrem são enuréticas primárias: nunca foram continentes por um período mínimo (em geral, 6 meses). As 20% restantes são enuréticas secundárias: isso ocorre depois de um período em que não tiveram problemas de continência (Liebert e Fischel, 1990). Mesmo não sendo fácil estabelecer clinicamente essa distinção, sua importância confirma-se por diversos achados relatando que os enuréticos secundários são expostos frequentemente a um nível mais elevado de estresse e têm mais infecções urinárias e sintomas ou psicopatologias que aqueles com enurese primária (Feehan, McGee, Stanton e Silva, 1990; Fergusson, Horwood e Shannon, 1990; McGee, Makinson, Williams, Simpson e Silva, 1984; Järvelin et al., 1991; Rutter, Yule e Graham, 1973). Porém, nem todos os estudos relatam uma tal ligação (Biederman et al., 1995; Mikkelsen et al., 1980).

Subtipos

Distingue-se também há muito tempo, a exemplo da CID-10 e do DSM-IV, enurese *exclusivamente* ou *noturna* ou *diurna* e enurese *noturna e diurna*. Na enurese noturna, a criança em geral esvazia a bexiga completamente, enquanto na enurese diurna ela é incontinente – muitas vezes por ter uma disfunção orgânica – sem com isso esvaziar por completo a bexiga (von Gontard, 2006). A enurese noturna é, sem sombra de dúvida, a mais frequente, atingindo 80% dos que sofrem do transtorno, a maioria meninos (Bower et al., 1996). Embora a enurese diurna afete apenas uma minoria de crianças enuréticas, é provável que ela seja mais noturna e diurna do que exclusivamente diurna (Walker, Milling e Bonner, 1988). Urinando ou não na cama à noite, as crianças incontinentes durante o dia geralmente têm mais problemas fisiológicos (por exemplo, infecções urinárias) e sofrem mais de retardo mental do que aquelas que só o fazem à noite (Järvelin, Vikevainen-Tervonen, Moilanen e Huttenen, 1988). Segundo o DSM-IV, a enurese diurna é mais comum entre meninas (APA, 2000), em parte, talvez, por elas terem mais problemas clínicos envolvendo o sistema urinário que os meninos. É provável também que a enurese noturna e diurna esteja associada a comorbidades (por exemplo, agressividade, desatenção, hiperatividade) que os dois outros subtipos do transtorno (Rutter et al., 1993).

Diversos trabalhos recentes também estabelecem diferenças entre a enurese noturna de tipo **monossintomático** e **não monossintomático** (Butler e Holland, 2000; Djurhuus, 1999; Nijman et al., 2002). No primeiro tipo, tanto a bexiga funciona como a criança urina normalmente, mas o lugar e o momento são inapropriados devido à poliúria (urina muito abundante). No segundo tipo, a enurese é causada por hiperatividade e por contrações involuntárias da bexiga à noite, levando a criança a urinar na cama. Cada um desses tipos pode ser primário ou secundário, dependendo de a criança ter ou não sido continente antes do aparecimento do transtorno (von Gontard, 2006). Como se verá mais adiante, pesquisas justificam essa distinção que permite explicar, em parte, a heterogeneidade do transtorno.

### Encoprese

A Tabela 11.2 mostra que os dois sistemas de classificação definem da mesma maneira a encoprese, mas que, como no caso da enurese, seus diagnósticos diferem. Tanto a CID-10 como o DSM-IV estipulam que a criança deve ter uma idade cronológica e mental mínima de 4 anos, com ocorrência de encoprese uma vez ou mais por mês; a CID exige uma duração mínima dos sintomas por seis meses, enquanto o DSM considera suficiente uma duração de três meses. Ambos permitem um diagnóstico simultâneo da encoprese e de outra psicopatologia (APA, 2000; OMS, 1993).

A frequência mensal de uma ocorrência encoprética não corresponde às manifestações típicas do transtorno em amostras clínicas. Os achados de Friman, Mathews, Finney, Christophersen e Leibowitz (1988), assim como os de Gabel, Chandra e Shindledecker (1988), indicam, de fato, que as crianças com encoprese têm em média de 10 a 15 incidentes relativamente graves por semana. Esses incidentes podem ir de algumas manchas nas roupas íntimas a uma defecação completa tanto nas roupas como em lugares inapropriados. Em outras palavras, o transtorno impede o funcionamento infantil bem mais que os critérios diagnósticos levam a crer. De acordo com Levine (1975), os "acidentes" encopréticos ocorrem com mais frequência à tarde (entre 15 e 19 horas). Ao contrário da enurese, que se manifesta de forma relativamente contínua, os sintomas da

**TABELA 11.2** Encoprese: critérios diagnósticos da CID-10 e do DSM-IV

| CID-10 | DSM-IV |
|---|---|
| A) Defecação frequente em lugares não apropriados (por exemplo, na roupa, no chão), involuntária ou deliberada. (O transtorno envolve incontinência por transbordamento secundário ou retenção fecal funcional.)<br>B) Idade cronológica e mental mínima de 4 anos.<br>C) No mínimo um "incidente" encoprético mensal.<br>D) Duração mínima do transtorno de seis meses.<br>E) Ausência de qualquer problema fisiológico que possa ser a causa da ocorrência de episódios encopréticos.<br>Podem-se especificar (...) formas clínicas específicas:<br>Falta de controle esfincteriano fisiológico.<br>Controle esfincteriano adequado, mas com emissão de fezes normais em locais inapropriados.<br>Sujeiras associadas a uma emissão de fezes excessivamente líquidas (por exemplo, do transbordamento secundário a uma retenção fecal). | A) Defecação frequente em lugares não apropriados (por exemplo, na roupa, no chão), involuntária ou deliberada.<br>B) Incidência, no mínimo, mensal por 3 ou mais meses.<br>C) Idade cronológica mínima de 4 anos (ou um nível de desenvolvimento equivalente).<br>D) A ocorrência não se deve exclusivamente aos efeitos fisiológicos diretos de uma substância (por exemplo, laxativos), a um problema fisiológico, nem a um mecanismo que provoque uma constipação.<br>*Codificar* assim:<br>**Com obstipação e incontinência por extravasamento**<br>**Sem obstipação e incontinência por extravasamento** |

CID-10/ICD-10. Classification Internationale des Troubles mentaux et des Troubles du comportement. Critères diagnostiques pour la recherche. Organisation mondiale de la Santé, Masson, Paris, 1994.
American Psychiatric Association – DSM-IV-TR. *Manuel Diagnostique et Statistique des Troubles mentaux*, 4ª édition. Texte révisé (Washington DC, 2000). Tradução francesa por J.D. Guelfi et al., Masson, Paris, 2003.

encoprese são mais variáveis: os períodos em que o transtorno é mais evidente se alternam com os períodos em que é menos acentuado (Sprague-McRae, Lamb e Homer, 1993). Como ressaltam diversos autores, esse último estudo relata, de um lado, que a encoprese está associada à falta de controle (três quartos dos indivíduos eram incapazes de dizer quando sentiam necessidade de ir ao banheiro) e, de outro, que é geralmente de natureza dissimulada (cerca de dois terços dos indivíduos escondiam as roupas sujas e não queriam se trocar após um incidente). Ainda que muitas crianças encopréticas escondam suas dificuldades e recusem-se até mesmo a falar nelas, é preciso observar que outros parecem se desligar completamente, em geral negando suas dificuldades e ignorando odores e outros inconvenientes que inevitavelmente são impostos às pessoas próximas. Como no caso da enurese, é defendida a utilização do diagnóstico apenas quando a incontinência é involuntária. As raras situações em que a criança defeca deliberadamente em lugares inadequados têm relação com transtornos de comportamento.

Assim como na enurese, tradicionalmente se faz uma distinção entre a **encoprese primária** e a **secundária**. Conforme pesquisas (Friman et al., 1988, Liebert e Fischel, 1990, Sprague-McRae et al., 1993), entre 40 e 60% dos encopréticos jamais foram continentes e apresentam encoprese primária, enquanto 40 a 60% foram continentes durante um período relativamente longo e são encopréticas secundárias. Em um estudo clínico realizado com 63 meninos, dos quais 34 (54%) sofriam de encoprese primária e 29 (46%) de encoprese secundária, Foreman e Thambirajah (1996) relatam diferenças significativas entre ambos os grupos. Um atraso desenvolvimental, às vezes acentuado, estava presente em 68% dos casos de encoprese primária (em contraste com 10% de casos de tipo secundário), enquanto um transtorno de conduta e um nível elevado de adversidade psicossocial eram evidentes em 45 e 69% dos casos de encoprese secundária (em contraste com 21 e 18% de casos de tipo primário). Como ilustra o caso a seguir, a distinção entre encoprese primária e secundária pode ser difícil de ser determinada clinicamente.

### MICHEL

Michel nos procurou – na companhia de sua mãe – por recomendação da assistente social de seu trabalho. O menino tinha pouco mais de 8 anos no momento da primeira entrevista (está na 2ª série do ensino fundamental). A mãe relata que há tempo Michel tem problema de encoprese, e ela teme que "a escola interfira", pois recentemente foi levado para casa durante o horário escolar por ter "se sujado" duas vezes em sala de aula. Um exame médico completo mostra que Michel tem boa saúde, apesar de uma constipação crônica (sem dissensão acentuada do cólon), e recomenda dieta alimentar equilibrada, rica em fibras e frutas.

Os problemas de incontinência de Michel manifestaram-se, segundo a mãe, próximo aos 2 anos de idade. Contudo, é difícil estabelecer um histórico preciso. Ao que parece, o menino jamais aprendeu verdadeiramente a ter asseio, embora tenha tido vários períodos de alguns meses sem encoprese. Os acontecimentos marcantes dos primeiros anos de Michel são confusos para a mãe, e não é possível determinar com clareza os períodos em que a criança teve asseio antes de manifestar os sintomas do transtorno. A encoprese foi acompanhada de enurese noturna e diurna até os 4 anos de idade, mas não é mais problema no momento de sua avaliação. (Entretanto, não se deveria ter feito um diagnóstico de enurese pela idade que a criança tinha então, segundo a mãe.)

Ao longo dos anos, o transtorno tornou-se dissimulado, pois Michel desenvolveu uma série de comportamentos de evitação para esconder seus incidentes encopréticos, que ocorrem de 4 a 5 vezes por semana. "Você não pode imaginar os lugares onde já encontrei suas cuecas sujas [...] Se você precisa esconder alguma coisa e quer que isso seja realmente bem feito, peça a ele! E é isso que me mata. Os segredinhos! As mentiras! Bom, a lavagem e os odores, tudo bem, mas quando saio do trabalho e tenho de ir buscar as crianças na casa da pessoa que cuida delas, voltar para casa, lavar roupas, preparar a comida, e encontro, como em outro dia, um calção sujo atrás da geladeira, você sabe, nos tubos que há atrás para produzir o frio, então eu desabo. Grito com ele, que começa a chorar e a gritar comigo também, sempre mentindo para me fazer acreditar que não tem a menor ideia de como o calção foi parar atrás da geladeira [...] E isso pode acontecer dois ou três dias seguidos ou somente uma ou duas vezes por semana, eu nunca sei."

Michel vive com a mãe e com a irmã caçula que fez a aprendizagem do asseio sem maiores problemas e não tem dificuldades de adaptação. A mãe é separada do pai das crianças, mas mantém um contato bastante regular com ele, pois quer que tenha um papel ativo na educação dos filhos – o que ele faz. "Ray e eu nunca nos entendemos de verdade. A gente nunca brigou nem chegava a gritar um com o outro, mas era impossível o convívio entre nós [...] Um dia tinha emprego, no dia seguinte não tinha mais. Um dia estava feliz, no dia seguinte tudo ia mal. Um dia falava em comprar uma casa e em se instalar definitivamente aqui, no dia seguinte queria se mudar [...] Com ele, eu nunca sabia onde estava, porque Ray vive em seu pequeno mundo onde a única coisa que lhe interessa de verdade é o Ray! Então, um dia, disse para mim mesma que um trabalho em tempo integral, duas crianças para criar sozinha e uma casa para cuidar também sozinha me bastavam; eu não precisava de mais um monstro de egoísmo à minha volta todos os dias! E o abandonei."

Mesmo a mãe de Michel cuidando das necessidades dos filhos de maneira adequada, a rotina da família é caótica e conflituosa, ao mesmo tempo, devido ao transtorno de Michel e às fases de angústia durante as quais a mãe não consegue fazer frente às suas inúmeras responsabilidades. No caso específico da higiene, Michel tem pouca ou nenhuma rotina aparente, e a mãe não sabe quando ele utiliza o banheiro para defecar. No âmbito de uma terapia de apoio materno, estabelece-se dieta alimentar equilibrada e uma intervenção comportamental visando a ensinar o asseio a Michel, mas o êxito é limitado, pois as orientações são seguidas muito irregularmente pela mãe do menino.

### Subtipos

A CID-10 e o DSM-IV definem cada um dos subtipos da encoprese de maneira não idêntica, mas que coincide bastante. A encoprese com retenção, geralmente o tipo primário, é a mais frequente, atingindo entre 80 e 95% dos que sofrem do transtorno (Christophersen e Rapoff, 1983; Levine, 1975). Ela se segue a problemas de obstipação crônica que comumente remontam ao primeiro ano de vida e é sempre acompanhada desses problemas. Em geral, a criança evita a defecação. Isso leva a um acúmulo de matérias fecais no cólon, que acaba se dilatando. As fezes, duras e malformadas, são difíceis e dolorosas de serem excretadas, o que pode provocar irritações ou fissuras anais que só agravam a situação. Com o tempo, o cólon informe – ou megacólon, se estiver dilatado – expele matérias fecais quase líquidas. A criança não consegue ou tem dificuldade de controlar essa incontinência por extravasamento que pode ocorrer tanto de dia como à noite (embora a encoprese noturna seja rara). Esse tipo de encoprese tem sérias consequências para a saúde se não for tratada a tempo ou se o tratamento for ineficaz.

Muito menos frequente, a encoprese sem retenção é também menos conhecida. É provável que esteja associada, na maioria dos casos, a uma diarreia crônica de origem fisiológica, a dificuldades sociais centradas na aprendizagem do asseio, a acontecimentos estressantes, a comportamentos como a masturbação anal (MacLean e Brayden, 1992; Walker et al., 1988).

Por fim, a encoprese manipuladora, a mais rara, é acompanhada de comportamentos conflituosos (transtorno oposicional, transtorno de conduta) e é geralmente de tipo secundário. Como no caso da enurese, a maioria dos estudiosos não considera esse subtipo como uma manifestação do transtorno, preferindo reservar o diagnóstico para situações em que é visível que a criança não tem ou tem pouco controle sobre sua incontinência.

### Validade científica

Não há dúvida de que muitas crianças são incontinentes bem além do período em que seus pares fazem a aprendizagem do asseio e que sua incontinência cria sérias dificuldades para elas e para as pessoas próximas. Também a validade científica dos transtornos do controle esfincteriano diz respeito não à sua existência, mas à melhor maneira de classificá-los (MacLean e Brayden, 1992). Como afirmam esses pesquisadores, os dados disponíveis confirmam a importância de distinguir, de um lado, a incontinência (urinária e fecal) primária e secundária e, de outro, entre a encoprese com e sem retenção – em cada caso, tudo indica que os antecedentes e os fatores associados às dificuldades observadas são provavelmente diferentes. De fato, parece que variáveis neurofisiológicas predominam na incontinência primária e na encoprese com retenção (embora os dados não sejam tão claros), enquanto variáveis desenvolvimentais e psicossociais desempenham um papel mais fundamental na incontinência secundária e na encoprese sem retenção.

Em uma análise comparativa entre crianças com enurese exclusivamente diurna ou enurese noturna e diurna e crianças com enurese exclusivamente noturna, Järvelin (1989) relata que os indivíduos do primeiro grupo apresentavam com mais frequência diversas alterações neurológicas menores (sobretudo no âmbito da motricidade), e/ou tiveram um nascimento traumático ou baixo peso ao nascer. Os do segundo grupo não tinham, em geral, essas características, mas, em compensação, acusavam um atraso desenvolvimental acentuado e eram mais "frágeis" (ver Järvelin et al., 1991). Em um estudo longitudinal baseado em uma amostra comunitária de crianças acompanhadas dos 5 aos 9 anos de idade, McGee e colaboradores (1984) não encontraram relação entre um atraso desenvolvimental e a enurese (primária ou secundária), mas observaram que os indivíduos com enurese secundária tinham, em geral, um nível elevado de comportamentos perturbadores que, na maioria dos casos, haviam precedido o aparecimento do transtorno. É o que confirmam Fergusson e colaboradores (1990) e Fechan e colaboradores (1990) em dois estudos de acompanhamento baseados na mesma amostra. Embora fundamentem a validade científica dos subtipos dos transtornos do controle esfincteriano, esses resultados não são muito coerentes – em grande parte, talvez, porque as distinções entre noturno e diurno e entre primário e secundário só se completam com imperfeições. Por último, como já mencionado, diversas pesquisas distinguem entre a enurese noturna de tipo monossintomático e não monossintomático. Apesar de a validade científica dessa distinção recente ainda precisar ser estabelecida, ela permite classificar muitas crianças com enurese noturna de acordo com a etiologia presumida de suas dificuldades e explicar sua heterogeneidade.

## Outras características e transtornos associados

Mesmo as manifestações clínicas dos transtornos do controle esfincteriano sendo mais restritas do que na maior parte das psicopatologias da infância ou da adolescência, esses transtornos podem estar associados a dificuldades psicológicas e relacionais. Os relacionamentos conflituosos são frequentes, sobretudo entre pais e filhos, e quando o transtorno persiste por vários anos, tem repercussões sobre a rotina escolar e social da criança. Ao contrário disso, os transtornos associados só são evidentes em uma minoria de casos.

*Afecções médicas*

Cerca de 10% dos casos os transtornos do controle esfincteriano estão associados a um problema fisiológico, os quais podem ser controlados no momento em que este é tratado. Para a enurese, esses problemas compreendem, entre outros, diabete, certas doenças neurológicas e renais e infecções urinárias (sobretudo nas meninas); às vezes, a enurese pode ser provocada também por neurolépticos. Para a encoprese, os comprometimentos médicos ou somáticos mais comuns são as doenças intestinais, como a de Crohn* (a qual é crônica e pode atingir qualquer segmento do tubo digestivo) e a de Hirschsprung** (ausência de plexos ganglionares na parede do reto e do cólon), assim como as diarreias crônicas de origem orgânica ou provocadas pelo uso abusivo de laxantes (Walsh, Menvielle e Khushlani, 2006). Um diagnóstico de enurese ou de encoprese só é possível quando uma doença não pode ser estabelecida, ou quando há um tratamento médico sem com isso eliminar a incontinência.

*Transtornos do controle esfincteriano*

Estima-se que cerca de um terço das crianças com encoprese são também enuréticas (Liebert e Fischel, 1990; Sprague-

---

* N. de R.T. Doença inflamatória crônica do intestino, de etiologia não esclarecida. É encontrada mais em adolescentes, adultos jovens e com mais de 60 anos. Suas lesões consistem no espessamento e ulcerações da parede intestinal, afetando principalmento íleo e cólon.
** N. de R.T. Doença congênita ligada à ausência de gânglios nervosos que controlam a musculatura lisa do cólon. Sua sintomatologia se caracteriza por constipação intercalada com diarreia. As fezes, de difícil eliminação, têm consistência pétrea.

-McRae et al., 1993). O inverso é mais raro, porque a prevalência da encoprese é menor do que a da enurese. Os dados de Foreman e Thambirajah (1996) indicam que os encopréticos de tipo primário tendem a ser enuréticos mais do que os de tipo secundário (47% contra 24%). Não se sabe se as crianças que são, ao mesmo tempo, enuréticas e encopréticas têm antecedentes, fatores associados ou um curso de desenvolvimento diferentes daqueles que só têm um ou outro desses transtornos.

*Outras psicopatologias*

Ainda que relatórios clínicos afirmem que a maioria das crianças com incontinência tem também outras psicopatologias, os dados disponíveis indicam que esse não é provavelmente o caso nem da enurese (Couchells et al., 1981; Longstaffe, Moffatt e Whalen, 2000), nem da encoprese (Abrahamian e Lloyd-Still, 1984; Friman et al., 1988). Porém, esses dados devem ser interpretados com cautela, seja porque dependem bastante dos métodos de avaliação utilizados para determinar a presença de um transtorno associado, seja porque muitos estudos se baseiam apenas em casos clínicos e não dispõem de grupos de acompanhamento.

As comorbidades são mais frequentes quando as dificuldades de excreção são de tipo secundário, persistem por vários anos e, como no caso de Jean-Marc, perturbam a vida da criança mesmo fora de casa. Os transtornos de comportamento, o TDAH e os de ansiedade são as comorbidades relatadas com mais frequência. Mesmo com a imprecisão dos dados, há indicações de que ambos atingiriam entre 20 e 35% das crianças enuréticas e um índice semelhante de encopréticas nas amostras clínicas (Foreman e Thambirajah, 1966; Johnston e Wright, 1993). Um estudo realizado com crianças com enurese noturna relata uma porcentagem mais elevada (45%) (Lunsing, Hadders-Algra, Touwen e Huisjes, 1991). Os transtornos do controle esfincteriano são também mais frequentes entre as crianças com TDAH (Bhatia, Nigam, Bohra e Malik, 1991; Biederman et al., 1995) ou com um transtorno de ansiedade (Kristensen, 2000) do que na população geral.

Ainda que, na maioria dos casos, os transtornos do controle esfincteriano não sejam comórbidos, deve-se observar que as crianças incontinentes têm, em média, mais comprometimentos do que o padrão de comparação de escalas de comportamento, como o Child Behavior Checklist (Gabel et al., 1988; Sprague-McRae et al., 1993; van Hoecke, De Fruyt, De Clercq, Hoebeke e Vande Walle, 2006). Isso ocorre, em grande parte, porque as crianças que têm dificuldades em um aspecto tendem a ter em outros e porque as amostras clínicas em que se baseia a maior parte dos dados disponíveis comportam aquelas com mais dificuldades que as de estudos comunitários.

*Capacidades intelectuais e dificuldades de aprendizagem*

A enurese está associada a uma defasagem intelectual ou escolar de acordo com algumas pesquisas (Bjornsson, 1973; Biederman et al., 1995; Lunsing et al., 1991), mas não com outras (Steinhausen e Gobel, 1989). Se existe uma ligação, sua natureza não é clara. Ela poderia depender da faixa etária. Em uma amostra de mais de mil crianças, Bjornsson (1973) observou essa ligação entre 10 a 15 anos, mas não entre indivíduos com menos idade. Em contrapartida, não se sabe se ela é específica do transtorno ou se reflete dificuldades mais amplas. De fato, Biederman e colaboradores (1995) observaram essa relação apenas nos enuréticos, mas não nas crianças com enurese e TDAH, enquanto Lunsing e colaboradores (1991) a observaram nas com enurese e problemas neurológicos leves, mas não só com enurese.

*Adaptação geral*

Considerando-se que a incontinência é difícil de ser ignorada tanto pela criança como pelas pessoas próximas, sobretudo ao persistir durante meses ou mesmo anos e ao se manifestar durante o dia, não é surpreendente constatar que os relatos clínicos assinalem que os transtornos do controle esfincteriano são acompanhados de baixa autoestima e de problemas de adaptação. Embora os dados científicos sigam nessa direção, eles alertam contra generalizações apressadas. Mais especificamente, as crianças com enurese primária noturna normalmente têm uma boa autoestima, semelhante a seus pares (Wille e Anveden, 1995), a menos que a enurese seja grave (Collier, Butler, Redsell e Evans, 2002). Em contrapartida, é menos frequente o caso de crianças com enurese secundária (von Gontard et al., 1997), com incontinência diurna ou diurna e noturna (Theunis, Van Hoecke, Paesbrugge, Hoebeke e Vende Walle, 2002) ou com mais idade (Fergusson e Horwood, 1994), porque suas dificuldades provocam um olhar social muito negativo que só enfraquece sua autoestima. Não há dados semelhantes sobre a encoprese. Um estudo feito com crianças encopréticas e crianças com outras dificuldades relata que as primeiras tinham uma imagem mais negativa de si mesmas, manifestavam vontade de ser diferentes e tendiam mais a considerar que não tinham controle sobre os acontecimentos da vida (Landman, Rappaport, Fenton e Levine, 1986).

Por último, mesmo quando sua autoestima é boa, as incontinentes atraem para si o ridículo e a raiva de seu meio familiar e social. Suas dificuldades são pouco toleradas e, em poucas famílias, provocam conflitos constantes (Butler, Refern e Forsythe, 1993). Isso também limita atividades das quais a maioria dos jovens da mesma idade participa (APA, 2000). Assim, por exemplo, elas não podem ou passar a noite na casa de um amigo, ou convidar um amigo para vir à sua casa, ou ir para um acampamento de férias, devido ao medo de que seus "acidentes" criem constrangimentos. Do mesmo modo, as famílias dessas crianças relatam que precisam organizar suas atividades sociais (viagens, férias, visitas) levando em conta esses "acidentes" e, às vezes, adotando medidas humilhantes para a criança. A mãe de um menino que tratamos declarou:

> Sempre que a gente sai e sabe que a viagem é longa, eu ponho uma fralda nele (a criança tem mais de 7 anos), porque dá quase para apostar que haverá um "acidente" (...) E quando vamos à casa de minha mãe, ele fica o tempo todo de fralda, pois ela simplesmente não consegue aceitar o problema e, quando algo acontece, ela o critica, me critica; em suma, é um inferno (...) Para dizer a verdade, a gente evita o máximo possível as viagens, ou até inventa desculpas (quando a família é convidada). Não valer a pena – nem para ele nem para nós.

## Epidemiologia e curso de desenvolvimento

*Prevalência, características ligadas à idade e ao sexo e evolução*

A maioria das crianças torna-se continente antes dos 4 ou 5 anos em função de processos de maturação fisiológica e de socialização. Assim, os transtornos do controle esfincteriano se inserem em um contexto desenvolvimental segundo o qual quanto mais o tempo passa, mais os "acidentes" e as dificuldades a eles inerentes se tornam problemáticos.

A anatomia e a fisiologia da micção e da defecação são descritas detalhadamente por outros estudiosos (Walker et al., 1988) e não serão apresentadas. Só se ressalta que, durante os primeiros anos de vida, a micção e a defecação são mais frequentes do que em etapas posteriores e se fazem de maneira essencialmente reflexiva. É apenas entre 12 e 24 meses que a criança se torna consciente dessas duas funções e aprende pouco a pouco a controlar voluntariamente seus músculos esfincterianos, assim como o momento em que deve urinar e defecar. Essa aprendizagem leva vários meses ou mesmo um ano ou dois e, por diversas razões, ela só se faz parcialmente em certos casos, enquanto em outros manifesta alterações depois de um período de desenvolvimento aparentemente normal.

Assim como em diversas psicopatologias, as taxas de prevalência da enurese e da encoprese variam bastante, segundo as amostras, as definições e os métodos de avaliação utilizados.

## Enurese

Com base em compilações de diversos trabalhos, Liebert e Fischel (1990) e Butler (1994) estimam que 20% das crianças são enuréticas aos 4 anos (idade em que, na verdade, ainda não é possível um diagnóstico, segundo a CID-10 e o DSM-IV), 12 a 15% entre 5 e 7 anos e 7 a 9% entre 9 e 11 anos. A prevalência do transtorno continua diminuindo com a idade: é 2 a 3% durante a adolescência e inferior a 2% na fase adulta. A taxa de remissão espontânea é de 15% ao ano, e são necessários mais de três anos para que o transtorno desapareça sem tratamento. A Figura 11.2 ilustra a prevalência de enurese noturna, segundo a idade e o sexo, com base em dados provenientes da Nova Zelândia (Feehan et al., 1990) e dos Países Baixos (Verhulst et al., 1985). Nos dois estudos, havia a presença do transtorno nos casos em que a criança tinha um ou mais incidentes mensais.

Se as taxas de prevalência citadas parecem elevadas é porque provêm de estudos que utilizaram uma definição mais ampla do transtorno que a do DSM-IV ou da CID-10. Ao se definir a presença de um transtorno apenas se a criança tem ao menos um incidente semanal, a prevalência é de 3,5 a 7% nos meninos e de 1,4 a 6% nas meninas na infância, e de 1 a 2% na adolescência (Bower et al., 1996; Foxman et al., 1986; Hellstrom, Hansson, Hansson, Hjalmas e Jodal, 1990; Rutter et al., 1973).

Como já dito, cerca de 80% das crianças enuréticas são enuréticas primárias que urinam na cama, mas ficam secas durante o dia. Essa proporção também diminui com a idade, chegando a apenas 50% aos 12 anos (Walker et al., 1988). Ou seja, a prevalência da enurese primária diminui mais rapidamente que a da enurese secundária. De fato, em um estudo longitudinal feito com crianças avaliadas aos 5, 7 e 9 anos, McGee e colaboradores (1984) relatam uma queda na prevalência da enurese primária durante esse período, mas um aumento da enurese secundária entre 5 e 7 anos. Fergusson e colaboradores (1990) confirmam esse acréscimo em um acompanhamento da mesma amostra até os 10 anos.

A enurese é mais frequente nos meninos na infância, enquanto a proporção por sexo é igual na adolescência (Couchells et al., 1981). A preponderância masculina antes da adolescência se deve, em grande parte, ao fato de a enurese primária noturna ser frequente nos meninos (Bower et al., 1996; Liebert e Fischel, 1990), de sua aprendizagem do asseio ser mais

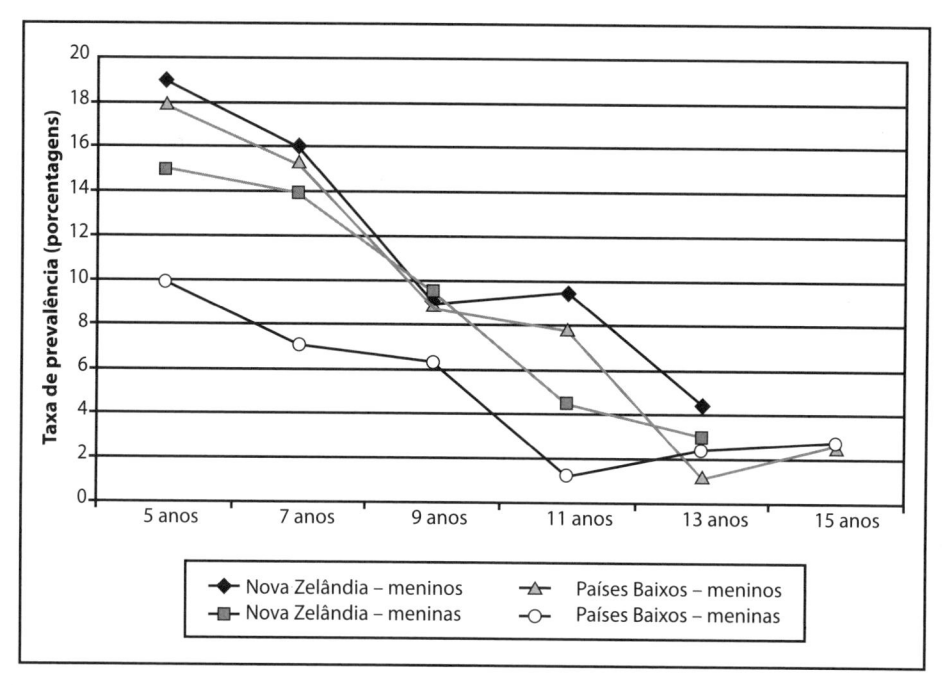

**FIGURA 11.2**
Prevalência da enurese noturna conforme o sexo.

A figura ilustra o decréscimo da enurese noturna na infância, a qual é mais imediata nas meninas do que nos meninos, embora na adolescência a prevalência do transtorno seja semelhante para os dois sexos. Os dados são provenientes de dois estudos (Feehan et al., 1990; Verhulst et al., 1985), nos quais o transtorno era considerado presente quando a criança tinha ao menos um acidente enurético por mês.

lenta, preenchendo em maior número o critério de idade necessário ao diagnóstico. Segundo o estudo epidemiológico de Verhulst e colaboradores (1985), só aos 8 anos a proporção de meninos é igual à das meninas: elas, já aos 5 anos, não urinam mais na cama. Esses dados ressaltam a importância que se deve atribuir ao sexo da criança, tanto na pesquisa como no diagnóstico, embora os critérios atuais não levem em conta esse fator e, por isso, não permitem verificar a existência do transtorno mais cedo nas meninas.

Por último, mesmo a prevalência da enurese – ou ao menos da enurese noturna – diminuindo mais lentamente nos meninos, a remissão espontânea é mais irregular nas meninas. Ela é acentuada no bebê, mas perde a força ao longo da infância e adolescência. Há achados indicando inclusive que poderia haver um aumento da prevalência entre as meninas aos 7, 10 e 14 anos (Butler, 1994). Mesmo considerada a remissão completa, os adultos com enurese na infância relatam mais incidentes enuréticos que os adultos que não enfrentaram tal dificuldade na juventude (Hublin, Kaprio, Partinen e Koskenvuo, 1998).

## ENCOPRESE

Se, unicamente em índices, a enurese representa um problema relevante na primeira infância, a encoprese representa muito menos: estima-se que 3% das crianças são encopréticas aos 4 anos, e

1,5% entre 6 e 10 anos (Liebert e Fischel, 1990; Stark et al., 1997). Esses índices podem atingir 5% nos estudos realizados com amostras clínicas (Foreman e Thambirajah, 1996). Como antes destacado, metade dos afetados é constituída de encopréticos primários e metade de encopréticos secundários. O transtorno atinge mais os meninos (3 meninos para 1 menina), e há um índice de remissão espontânea relativamente elevado (28% por ano segundo Schaefer, 1979). A prevalência também diminui com a idade; porém, em certos casos, os sintomas mantêm-se crônicos e continuam a se manifestar na adolescência e mesmo até na idade adulta. Um acompanhamento de três anos e meio de 28 famílias de crianças com encoprese secundária concluiu que o transtorno desaparecera completamente apenas em um terço dos casos, apesar de vários deles terem sido submetidos a intervenções diversas (Bernard-Bonnin, Haley, Bélanger e Nadeau, 1993).

*Diferenças socioculturais*

Alguns estudos já mencionados (Abrahamian e Lloyd-Still, 1984; Levine, 1975; Lunsing et al., 1991) relatam que a enurese e a encoprese, sobretudo de tipo secundário, atingem com mais frequência as crianças pobres ou expostas a um nível elevado de estresse. Em geral, essa associação é inconsistente ou desaparece nas pesquisas que consideram variáveis que poderiam explicá-la.

Ainda que as expectativas sociais e culturais na aprendizagem do asseio não sejam evidentemente as mesmas em qualquer lugar, os transtornos do controle esfincteriano foram descritos de maneira semelhante em diversos países e é muito provável que sejam um fenômeno universal (Hansakunachal, Ruangdaraganon, Udomsubpayakul, Sombuntham e Kotchabhakdi, 2005; Kaffman e Elizur, 1977; Lagrue e Milliez, 1970; Peltzer e Taiwo, 1993). Contudo, as comparações entre achados provenientes de países diferentes são difíceis. De um lado, as metodologias utilizadas raramente são semelhantes; de outro, as expectativas sociais mudam e quase nunca são descritas de forma explícita. Em um estudo francês, por exemplo, Lagrue e Milliez (1970) relatam taxas de enurese quase 50% inferiores às de Liebert e Fischel (1990) e Butler (1994) já mencionados: 7,2% aos 5 anos nos meninos e 3,4% nas meninas. Encontram-se também índices relativamente baixos no estudo tailandês de Hansakunachal e colaboradores (2005), o qual aponta taxas de 10, 5,3, 3 e 1,2% aos 5, 7, 10 e 12 anos. Já em uma pesquisa realizada na Nigéria, Peltzer e Taiwo (1993) relatam uma taxa de enurese igual ou o dobro da antes referida: 40% aos 4 anos. Entretanto, não há como interpretar essas diferenças. Nesse último estudo, a incidência muito alta poderia refletir uma definição ampla demais do fenômeno, o fato de, na sociedade nigeriana, as famílias treinarem seus filhos para o asseio relativamente tarde ou serem mais tolerantes com a incontinência; além disso, essa taxa poderia ser excessivamente alta e não corresponder nem às expectativas dessas famílias nem à amplitude do fenômeno.

## Etiologia

Existem várias publicações clínicas sobre a etiologia dos transtornos do controle esfincteriano, provavelmente mais importantes que as pesquisas científicas. Apesar disso, contata-se hoje em dia a ausência de um consenso sobre a origem da enurese e da encoprese. Essa situação decorre, em grande parte, de não haver estudos longitudinais que permitam traçar seu desenvolvimento e sua evolução.

Reflete também o fato de a enurese e a encoprese serem definidas de maneira muito ampla, embora sejam provavelmente etiologias multifatoriais diversas nas quais os fatores dominantes não são sempre os mesmos: biológicos ou desenvolvimentais em certos casos, psicológicos ou psicossociais em outros. Se atualmente talvez esteja surgindo um consenso entre as pesquisas científicas, isso se deve a esses fatores seguramente terem um papel no desenvolvimento e na evolução das dificuldades da criança, além de só serem verdadeiramente compreendidas quando as transações complexas que associam esses fatores no tempo forem descritas com precisão.

## Fatores biológicos

### Fatores genéticos

Estudos com gêmeos e com agregação familiar indicam que os transtornos do controle esfincteriano têm origem genética. Na enurese, os gêmeos monozigóticos têm uma taxa de concordância variando de 68 a 79%, e os gêmeos dizigóticos de 0 a 36%, segundo os estudos de Bakwin (1971) e de Hallgren (1960). Uma pesquisa recente, realizado com 11 mil gêmeos na Finlândia confirma esses resultados, mas aponta um intervalo menor, ao menos na enurese noturna: 46% nos gêmeos monozigóticos contra 19% nos dizigóticos (Hublin et al., 1998).

Essas e outras pesquisas mostram também que a enurese reincide entre os membros de uma família. Segundo Bakwin (1971), quando o pai e a mãe foram enuréticos, os filhos têm uma probabilidade maior de também sofrer do transtorno; estes últimos, por sua vez, têm uma probabilidade maior de ser afetados do que as crianças cujos pais nunca foram enuréticos (77% contra 44 e 15%). Há achados semelhantes em Kaffman e Elizur (1977), Klages, Geller, Tillman, Bolhofner e Zimerman (2005), Lunsing e colaboradores (1991) e von Gontard e colaboradores (1997). Com base em uma coorte de mais de mil crianças da Nova Zelândia, Fergusson e colaboradores (1990) relatam que a presença de dois parentes de primeiro grau que tiveram ou ainda têm o transtorno predizia um atraso de um ano e meio (em média) na aquisição do asseio; esse atraso, por sua vez, predizia problemas de incontinência prolongados.

Na encoprese, embora se tenha muito menos dados disponíveis, a situação parece ser igual. Por exemplo, Abrahamian e Lloyd-Still (1984) relatam uma taxa de concordância média do transtorno entre os membros de uma mesma família de 55% (quando a presença dos sintomas é avaliada nos parentes de primeiro e segundo graus).

Mesmo esses dados indicando a existência de uma relação genética, eles não permitem afirmar que ela existe em todos os casos, visto que é sempre possível que os membros de uma mesma família desenvolvam comportamentos semelhantes apenas por viverem juntos. Esses levantamentos não permitem tampouco determinar o que seria herdado por certas crianças, ainda que um número crescente de estudos de genética molecular declare progressos importantes nesse aspecto (von Gontard, Schaumburg, Hollmann, Eiberg e Rittig, 2001). Como já assinalado a propósito de outros transtornos, se existir uma ligação genética, é bem provável que seja heterogênea: ela depende da influência de vários genes situados em diversos cromossomos. Isso não leva a criança a manifestar comportamentos distintos, mas torna-a vulnerável aos sintomas do transtorno em presença de outros fatores que facilitam seu aparecimento. Essa vulnerabilidade biológica poderia ser significativa nas famílias com problemas clínicos às vezes associados aos transtornos do controle esfincteriano (contrações involuntárias da bexiga, diabetes, epilepsia, etc.).

FATORES NEUROBIOLÓGICOS
E NEUROPSICOLÓGICOS

Estudos são focalizados há muito tempo nos fatores neurobiológicos e neuropsicológicos que poderiam desempenhar um papel na etiologia dos transtornos do controle esfincteriano e, principalmente, da enurese. Ela foi associada ao baixo peso neonatal (Järvelin, 1989) e a diversos atrasos de desenvolvimento (reflexos anormais, problemas de coordenação ou de destreza fina, etc.) (Järvelin, 1989; Järvelin et al., 1991; Lunsing et al., 1991). Embora esses fatores de risco sejam encontrados em diversos transtornos, há outros específicos à enurese. É o caso de uma capacidade funcional limitada ou de uma hiperatividade da bexiga, de uma disfunção da regulação hormonal do sistema urinário e, no caso da enurese noturna, de alterações do processo de despertar (Aikawa, Kasahara e Uchiyama, 1998; Mikkelsen, 2001; Neveus, Tuvemo, Lackgren e Stenberg, 2001; Norgaard, Ritting e Djurhuus, 1989; Watanabe, 1995). O sono das crianças enuréticas é igual ao das outras; elas não têm um sono mais profundo, ao contrário do que acreditam muitos pais, e urinam durante todas as fases do sono; entretanto, têm mais dificuldades de levantar e de responder às sensações fisiológicas que alertam para a necessidade de urinar (Wolfish, 1999). Por exemplo, Jenkins, Lambert, Nielsen, McPherson e Wells (1996) constataram que, para despertar, os meninos com enurese primária precisavam, em média, de um barulho de uma intensidade duas vezes maior que o necessário para o despertar de outras crianças.

É a partir disso que diversos estudiosos distinguem a enurese noturna *monossintomática* e *não monossintomática* (ver Neveus et al., 2000 para uma compilação detalhada de pesquisas). A continência noturna pressupõe que:

■ a produção de urina não ultrapasse a capacidade da bexiga;
■ a bexiga não se contraia de maneira involuntária;
■ a criança desperte a tempo quando a bexiga estiver cheia ou contrair-se.

Na enurese monossintomática, a bexiga funciona normalmente, mas a criança urina à noite porque sofre de poliúria (urina muito abundante), o que decorre do fato de sua produção do hormônio antidiurético ser insuficiente durante o sono, e, por isso, a bexiga enche além da capacidade. (Esse hormônio, a arginina vasopressina ou AVP, controla a reabsorção da água e desempenha um papel essencial na frequência da micção.) Na enurese não monossintomática, a produção de AVP da criança é normal, mas sua bexiga é hiperativa e contrai-se com alguma frequência de maneira involuntária. Essas contrações, que ocorrem durante o sono, levam a criança urinar na cama. Um terceiro fator etiológico é comum aos dois tipos de enurese noturna: a criança geralmente é incapaz de despertar a tempo de responder às sensações de bexiga cheia ou contraída, como ocorre com as crianças continentes. A Figura 11.3 ilustra esse modelo etiológico.

Embora esse modelo etiológico recente ainda precise ser avaliado de maneira sistemática com estudos longitudinais, os dados disponíveis mostram que ele classifica corretamente a maioria das crianças com enurese noturna e que distingue as crianças cujas dificuldades desaparecem ou diminuem bastante quando o AVP é administrado nelas (porque são

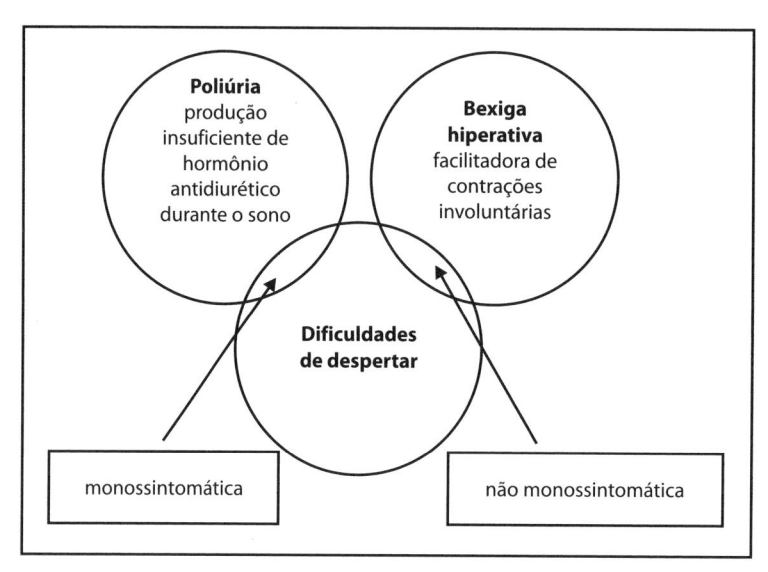

**FIGURA 11.3**
Ilustração esquemática da distinção entre enurese noturna monossintomática e não monossintomática.

Na enurese monossintomática, a bexiga funciona normalmente, mas a criança apresenta urina abundante. Na enurese não monossintomática, a bexiga é hiperativa e contrai-se com certa frequência de maneira involuntária. Quando a criança é incapaz de despertar a tempo de responder às sensações de uma bexiga cheia ou em contração, ela urina nas roupas.

monossintomáticas) das crianças que não reagem a esse tipo de tratamento (porque são não monossintomáticas) (Butler e Holland, 2000; Neveus et al., 2000). Porém, esse modelo não explica todos os casos de enurese noturna, visto que há certamente mais fatores envolvidos.

Na encoprese, há menos dados neurobiológicos e neuropsicológicos disponíveis. Deve-se assinalar, porém, que diversos estudos fisiológicos analisados por Mikkelsen (2001) mostram que a maioria das crianças com esse transtorno tem dificuldades de distender os músculos associados ao controle esfincteriano. Embora seja possível conceber que as contrações musculares expliquem a encoprese em alguns casos, é também provável que a falta de relaxamento seja a consequência do transtorno e que, em um processo de causalidade, tensão e constipação se reforçam mutuamente e contribuem para a manutenção e para o agravamento do problema.

*Alimentação*

Por fim, uma alimentação inadequada é um dos fatores biológicos mencionados com mais frequência na etiologia dos transtornos do controle esfincteriano, sobretudo da encoprese (Liebert e Fischel, 1990). Se é evidente que uma dieta pobre pode, no caso da encoprese com retenção, contribuir para a obstipação, agravando o quadro não há pesquisas demonstrando que esse fator desempenhava um papel etiológico. Além disso, é provável que tal fator só explicasse uma minoria de casos clínicos, visto que existem muito mais crianças com dieta inadequada do que crianças encopréticas. O mesmo se pode dizer do senso comum segundo o qual a enurese noturna reflete o fato de a criança beber muito líquido antes de ir para a cama. Ainda que isso desempenhe um papel etiológico, só ocorre em concomitância a outras variáveis, como um desequilíbrio hormonal (Butler, 2004).

## Fatores psicológicos e familiares

Teóricos de origem psicanalítica e comportamental dão ênfase aos processos psicológicos e familiares que poderiam estar na origem dos transtornos do controle esfincteriano.

### Perspectiva psicanalítica

Vários estudiosos de orientação psicanalítica há muito tempo apresentam os transtornos do controle esfincteriano como a expressão manifesta da angústia ou de conflitos de natureza sexual entre a criança e seus pais, geralmente entre a criança e a mãe (Fenichel e Bataille, 1945; Freud, 1918). É nessa perspectiva que Soulé, Lauzanne e Colin (1995) concluem:

> A mãe, em seu papel, deve ajudar seu filho pequeno a *libidinizar* suas diversas funções no sentido fisiológico vital. A mãe, sem dúvida, não conseguiu fazer isso de maneira a tranquilizá-lo. Talvez tenha inclusive utilizado comportamentos que traíssem mecanismos defensivos obsessivos. Longe de ajudar a criança a superar suas angústias primitivas, ela as reforçou e estruturou. (p. 1173, itálicos no original)

Na encoprese, os mesmos autores afirmam que, com o tempo, a progressão da disfunção fisiológica oferece à criança benefícios secundários de natureza masturbatória, que lhe permitiram manipular seu meio familiar usufruindo de um certo prazer erótico:

> Esse mecanismo autoerótico *a contrario* favorece também uma autopenetração profunda pelo pênis fecal e realiza assim uma situação de androginia em que a criança é ativa e passiva, penetrante e penetrada. (p. 1175)

Embora sejam muito mais fascinantes de ler que os relatórios de estudos genéticos ou neurofisiológicos, tais explicações não repousam em nenhum dado científico e não costumam ser submetidas a avaliações sistemáticas. Ainda que os processos invocados pelos teóricos de orientação psicanalítica desempenhem um papel etiológico nos transtornos do controle esfincteriano ou contribuam para sua manutenção, esse papel ainda precisa ser demonstrado. É o caso, especificamente, do papel etiológico presumido da mãe nesses transtornos. Quando tem um filho enurético ou encoprético, ela é, às vezes, duplamente penalizada: de um lado, confronta-se com as dificuldades da criança da qual geralmente tem de cuidar sozinha dia após dia e, de outro, é alvo de acusações veladas por parte de profissionais que a consideram responsável por essas dificuldades. Como nos disse, enfurecida, a mãe de um menino encoprético que tinha feito terapia durante quatro anos sem sucesso antes de nos ser encaminhado:

> "Vim procurá-los porque cansei de viver na merda todos os dias, e ainda mais ser responsabilizada por essa merda".

Se não há dúvida de que a grande maioria dos terapeutas de orientação psicanalítica evita acusar as mães, os textos que as estigmatizam sem qualquer fundamento acrescentam dor a uma situação já penosa.

## Perspectiva comportamental

Na primeira infância, a criança deve adquirir competências essenciais ao desenvolvimento de sua autonomia, entre as quais a aprendizagem do asseio ocupa um lugar fundamental. Os autores que adotam uma perspectiva comportamental postulam que os transtornos do controle esfincteriano são a consequência de uma aprendizagem que jamais foi feita ou que foi feita parcialmente. Pode haver diversas razões para isso:

- os pais não proporcionaram à criança os meios essenciais para essa aprendizagem (por exemplo, falta de rotina e de estímulo; críticas constantes ou práticas disciplinares punitivas em torno do asseio);
- a própria criança tem dificuldades que tornam essa aprendizagem difícil (por exemplo, vulnerabilidade genética, retardo mental);
- em um processo de causalidade, esses fatores se sobrepõem e se agravam mutuamente (por exemplo, Houts, 1991).

Essa perspectiva se beneficia do apoio científico de estudos de intervenção, mostrando que os transtornos do controle esfincteriano podem ser tratados com êxito graças a uma abordagem comportamental (ver síntese de Luxem e Christophersen, 1990). Entretanto, se essa perspectiva está presente em vários trabalhos científicos, é porque ela foi objeto de pesquisas sistemáticas e os processos etiológicos invocados são geralmente mais fáceis de avaliar do que aqueles utilizados por uma abordagem analítica, e não porque ela possibilita – por si só – explicar a enurese ou a encoprese. É importante evitar uma lógica que consiste em afirmar essa etiologia com base em trabalhos que são, em sua maioria, estudos de intervenção. De fato, não é pelo fato de uma criança com enurese ou encoprese poder ser tratada com sucesso mediante uma abordagem comportamental que suas dificuldades são também de origem comportamental. Ainda precisam ser feitos estudos longitudinais descrevendo a aprendizagem do asseio em crianças com e sem dificuldades, para demonstrar, por exemplo, que práticas educativas podem ser a causa desses transtornos. Como vimos ao longo desta obra, a maioria dos pesquisadores dessa área adota uma abordagem multifatorial em que os processos de aprendizagem invocados pelos adeptos de uma perspectiva comportamental só desempenham um papel etiológico em combinação com outros fatores de risco.

## Relações familiares

Muitas análises, nem sempre associadas a uma perspectiva teórica específica, focalizaram a natureza das relações familiares cujo membro seja enurético ou encoprético. Algumas relatam um nível elevado de conflitos entre pai e filho e entre marido e mulher nessas famílias, além da presença de psicopatologias nos pais ou nos filhos. Em uma descrição clínica de vários casos de encoprese, por exemplo, Bemporad, Pfeifer, Gibs, Corter e Bloom (1971, p. 291) afirmam que essas crianças utilizam seu sintoma para punir a mãe:

> Não resta dúvida de que, uma vez estabelecida, a incontinência fecal é dirigida contra a mãe. O sintoma permite (à criança) fazer com que a mãe cumpra as exigências feitas e conseguir sua atenção, pois o objetivo é provocar uma resposta da mãe, cujo *calcanhar de Aquiles* parece ter descoberto.

Esse tipo de afirmação é difícil de ser avaliada e, na ausência de embasamento científico, também neste caso, é provável que mais atrapalhe do que ajude. A maioria dos dados disponíveis não aponta uma associação entre variáveis familiares e os transtornos do controle esfincteriano (Butler, 2004; von Gontard, 2006); além disso, a natureza correlacional dos dados e o fato de provirem geralmente de amostras clínicas não representativas nem permitem estabelecer claramente uma relação de causa e efeito. Se não há dúvida de que os transtornos do controle esfincteriano são, com frequência, fontes de conflitos entre a criança e os pais e entre a criança e seus irmãos (Sprague-McRae et al., 1993), dois pontos importantes devem ser destacados:

- esses conflitos raramente são sinais de uma psicopatologia familiar: são muito mais a expressão das tensões criadas pelos sintomas desses transtornos e suas diversas consequências (animosidade, críticas e ridículo, banhos e outros cuidados permanentes, etc.) (Levine, 1983);
- os conflitos familiares, quando evidentes, são tanto a consequência quanto a causa desses transtornos (Vivian, Fischel e Liebert, 1986).

Entretanto, como revelam várias observações clínicas, deve-se considerar que um transtorno do controle esfincteriano pode ser provocado, às vezes, por acontecimentos familiares estressantes, como divórcio, nascimento de um outro filho ou ainda a hospitalização ou a morte de um dos pais (Järvelin et al., 1991). É o caso da enurese noturna e secundária, sobretudo, ao que parece, nas crianças que manifestam outros fatores de risco e que estão em uma idade crítica na aprendizagem do asseio. No acompanhamento de uma amostra comunitária, Fergusson e colaboradores (1990) relatam que os indivíduos expostos a quatro ou mais acontecimentos estressantes em um ano corriam um risco 2,6 vezes mais elevado de desenvolver uma enurese secundária do que os que não tinham sido expostos a esses acontecimentos.

A ligação relatada em pesquisas entre adversidade psicossocial e a enurese ou a encoprese (Lunsing et al., 1991) também é difícil de ser interpretada. Como já dito, essa relação é relativamente inconsistente e, às vezes, inexistente (Biederman et al., 1995); talvez seja observada nos transtornos de natureza secundária. É possível que adversidades desempenhem um papel etiológico em certos casos, mas os dados não permitem afirmar isso, visto que esses fatores estão associados a muitas dificuldades na infância e na adolescência que, de maneira geral, não são consideradas nos estudos disponíveis; além disso, os jovens expostos a esses fatores, em sua maioria, não são nem enuréticos nem encopréticos.

Por último, algumas observações clínicas apontam a existência de uma ligação entre o abuso sexual na infância e os transtornos do controle esfincteriano, em particular a encoprese (Morrow, Yeager e Otnow-Lewis, 1997). Contudo, essa ligação não é confirmada cientificamente. De fato, se as crianças encopréticas foram submetidas a abusos sexuais com mais frequência que as sem dificuldade específica, este é um problema afim entre os encopréticos e as crianças com psicopatologias diversas (Mellon, Whiteside e Friedrich, 2006). Como já destacado em vários capítulos, o abuso sexual e, de maneira geral, os maus-tratos favorecem a diversas psicopatologias, mais do que a um transtorno do controle esfincteriano.

Para além da família

Há, enfim, acontecimentos mais estressantes, além daqueles que emanam da família, que desempenham um papel etiológico nos transtornos do controle esfincteriano, sobretudo na enurese secundária. É o que mostra um estudo longitudinal realizado com mais de 2.600 crianças de 2 a 9 anos (Durkin, Khan, Davidson, Zaman e Stein, 1993). Durante o estudo, a região de Bangladesh, onde viviam as crianças, foi devastada por fortes inundações. Uma avaliação detalhada de 162 delas antes e depois da catástrofe natural mostra que, das 134 continentes antes da catástrofe, 45 (ou seja, 34%) desenvolveram enurese secundária (nenhum participante tornou-se encoprético). Como assinalam os pesquisadores, esse aumento é espantoso quando se considera que elas tinham quase um ano a mais no momento da segunda avaliação. Assim, é razoável concluir que as crianças expostas a acontecimentos estressantes sobre os quais não podem exercer controle correm um risco maior de desenvolver os sintomas de enurese secundária, que pode prolongar-se para além do acontecimento.

## CONCLUSÕES

Os dados apresentados ao longo deste capítulo mostram que os transtornos do controle esfincteriano constituem patologias que, na maioria dos casos, são mais limitadas e menos graves que a maior parte dos transtornos examinados nesta obra, tanto em suas manifestações imediatas quanto em seu prognóstico a longo prazo. Embora essa afirmação seja relativamente otimista, ela não deve minimizar os sofrimentos causados durante anos para as crianças e os adolescentes atingidos. A incontinência está seguramente entre os comportamentos menos tolerados pelo meio familiar e social, e os que padecem dela são profundamente humilhados, não a compreendendo e procurando por todos os meios escondê-la. Levine (1983) afirmou com muita pertinência a propósito da encoprese:

> A falta de controle sobre a defecação é aterrorizante e desumanizadora para essas crianças. Elas têm medo de ser descobertas, expostas, ridicularizadas por seus pares (...) A encoprese costuma causar conflitos quando pais, avós, vizinhos, irmãos e profissionais expõem todas as suas hipóteses sobre a natureza do problema. As atividades familiares geralmente são limitadas por causa dos riscos em que se pode incorrer: que a criança "se suje" em uma viagem de carro ou na casa de um amigo ou em uma refeição em um restaurante. Os irmãos hesitam, às vezes, em convidar os amigos para ir à sua casa, temendo os odores muito fortes.
> 
> As crianças com encoprese geralmente recebem apelidos maldosos, mas pertinentes, dos irmãos e dos colegas (...) Normalmente, essas crianças se recusam ou hesitam em comentar com seus pais ou com profissionais o ridículo tão doloroso a que são submetidas. (p. 587)

Em linhas gerais, essas observações se aplicam também à enurese. De fato, sempre nos surpreendemos com o sofrimento das crianças que tratamos e com o alívio que traz uma intervenção bem-sucedida. Como nos disse, há alguns anos, uma menininha de 9 anos em tratamento por uma enurese secundária que persistia desde seus 4 anos (ela tinha sido profundamente humilhada por suas dificuldades): "Obrigada. Agora sou uma menina grande!".

## Resumo

**1** Os transtornos do controle esfincteriano são conhecidos desde a Antiguidade como problemas sérios da infância e da adolescência.

**2** Os transtornos do controle esfincteriano são geralmente mais fáceis de definir do que de diagnosticar. A enurese é a passagem repetida de urina – e a encoprese de matérias fecais – em um local inapropriado, em uma idade em que se espera que a criança seja continente e que saiba defecar e urinar como faz a maior parte das crianças de sua idade.

**3** Assim como as psicopatologias da infância e da adolescência, os transtornos do controle esfincteriano se inserem em um contexto desenvolvimental e social que define os parâmetros de seu diagnóstico.

**4** Na maioria dos casos, os transtornos do controle esfincteriano não têm uma etiologia orgânica conhecida. Pesquisadores e clínicos falam então tipicamente de enurese ou de encoprese funcional. Essa terminologia repousa em uma lógica da negativa no sentido de que indica que a sintomatologia da criança não tem uma origem orgânica estabelecida, mas não permite afirmar com toda evidência que uma tal origem não existe em seu caso.

**5** A enurese está associada, às vezes, a um déficit intelectual ou a uma defasagem escolar e a dificuldades de aprendizagem. Mas, se essa ligação existe, nem por isso sua natureza é clara.

**6** Como a incontinência é difícil de ser ignorada, tanto para a criança como para seu meio, sobretudo quando persiste durante meses ou mesmo anos, não surpreende constatar que os transtornos do controle esfincteriano sejam acompanhados de dificuldades de adaptação consideráveis (por exemplo, baixa autoestima, atraso intelectual, defasagem escolar, dificuldades de aprendizagem). Contudo, essas dificuldades não são evidentes em todos os casos.

**7** Diversos estudos de gêmeos e de agregação familiar sugerem que os transtornos do controle esfincteriano são, em parte, de origem genética. Essas pesquisas mostram que a enurese tem a tendência a se repetir entre os membros de uma mesma família. A situação parece ser semelhante no âmbito da encoprese.

**8** Há também vários fatores neurobiológicos envolvidos na etiologia da enurese, entre os quais uma capacidade funcional limitada ou uma hiperatividade da bexiga, uma disfunção da regulação hormonal do sistema urinário e, no caso da enurese noturna, alterações dos processos de despertar. Tudo isso permite explicar o que distingue a enurese monossintomática da não monossintomática.

**9** Vários teóricos de base psicanalítica e comportamental dão ênfase aos processos psicológicos e familiares que poderiam estar na origem dos transtornos do controle esfincteriano. Contudo, os estudos científicos que permitem fundamentar seus achados são raros.

## Questões para aprofundar o conhecimento

**1** Os transtornos do controle esfincteriano são conhecidos desde a Antiguidade. Pesquise na internet suas primeiras descrições.

**2** Defina a enurese e a encoprese e explique suas diferentes formas de manifestação.

**3** As crianças enuréticas são também encopréticas e vice-versa? Justifique sua resposta.

**4** Quando se fala em enurese ou encoprese funcional? Por que o conceito de transtorno funcional deve ser aplicado com cautela?

**5** Os transtornos do controle esfincteriano nem sempre são de fácil diagnóstico. Como ter certeza de que se está em presença de uma criança com tal problema?

**6** Quando um adulto se torna incontinente, pode-se considerá-lo como enurético ou encoprético? Justifique sua resposta.

**7** Quais são as comorbidades agravantes dos transtornos do controle esfincteriano? Comente e descreva duas relações com enurese e/ou encoprese.

**8** Quais são os maiores inconvenientes dos transtornos do controle esfincteriano. Qual é o mais incômodo? Por quê?

**9** A enurese, tal como se apresenta neste capítulo, é considerada como um transtorno em todas as sociedades? Se não é o caso, como você explica essa diferença de pontos de vista?

**10** Quais são as origens presumidas da enurese monossintomática e não monossintomática?

**11** Proponha uma interpretação psicanalítica e outra comportamental da encoprese no caso de Michel, apresentado no capítulo, e depois compare-as.

**12** Certos clínicos atribuem a origem dos transtornos do controle esfincteriano a diversos conflitos intrafamiliares. Quais são os dados que fundamentam essa perspectiva e os que a contradizem?

**13** Os transtornos do controle esfincteriano teriam, segundo alguns pesquisadores, origens neurobiológicas e neuropsicológicas. Avalie brevemente essas pesquisas. Quais são seus pontos fortes e fracos?

## Questões para reflexão

**1** Algumas práticas culturais, como a circuncisão, representam um fator de risco para os transtornos do controle esfincteriano?

**2** "Os transtornos do controle esfincteriano são uma questão familiar ou social, mais do que uma questão clínica." Avalie criticamente essa afirmação.

**3** "Apenas as crianças caprichosas e superprotegidas pela mãe são verdadeiras enuréticas." Refute essa afirmação com a ajuda de dados científicos.

**4** As crianças incontinentes geralmente provocam o ridículo ou a raiva de seu meio familiar e social. Como tais reações as influenciam e contribuem (ou não) para suas dificuldades?

**5** Como se explica cientificamente que a enurese seja mais frequente nos meninos do que nas meninas, ao menos na infância?

**6** Pode-se dizer que fatores biológicos estão na origem dos transtornos do controle esfincteriano? Explique sua resposta.

**7** A aprendizagem do asseio ocupa um lugar importante na educação de uma criança. No caso de transtorno, não teriam sido os pais que falharam em seu dever negligenciando suas responsabilidades? Justifique sua resposta.

**8** Existem afirmações críticas difíceis de demonstrar do ponto de vista científico, mas não necessariamente sem sentido. Eis uma que se refere aos transtornos do controle esfincteriano: "O objetivo das crianças incontinentes é, ao mesmo tempo, fazer com que a mãe cumpra as exigências feitas e conseguir sua atenção." O que você pensa disso?

**9** A adversidade psicossocial geraria um transtorno do controle esfincteriano? Se a resposta é sim, como?

**10** Dos enuréticos e dos encopréticos, estes últimos são, de fato, os mais infelizes. Você tem a mesma opinião? Justifique sua resposta.

## Indicadores para estudo

BUTLER, R.J. & HOLLAND, P. (2000). The three systems: A conceptual way of understanding nocturnal enuresis. *Scandinavian Journal of Urology and Nephrology,* 34, 270-277.

FREUD, S. (1918). From the history of an infantile neurosis. In J. Strachey (Ed.), *The standard edition of the complete psychological works of Sigmund Freud, Vol.* 17. London : Hogarth Press.

MIKKELSEN, M.D. (2001). Enuresis and encopresis : Ten years of progress. *Journal of the American Academy of Child and Adolescent Psychiatry,* 40, 1146-1158.

NEVÉUS, T., TUVEMO, T., LACKGREN, G. & STENBERG, A. (2001). Bladder capacity and renal concentrating ability in enuresis : Pathogenic implications. *Journal of Urology,* 165, 2022-2025.

RUTTER, M., YULE, W. & GRAHAM, P. (1973). Enuresis and behavioral deviance. In I. Kolvin, R. C. MacKeith & S. R. Meadow (Eds.), *Bladder control and enuresis.* London: Heinemann (137-147).

SCHAEFER, C.E. (1979). *Childhood encopresis and enuresis.* New York: Van Nostrand Reinhold.

SOULÉ, M., LAUZANNE, K. & COLIN, B. (1995). Les troubles de la défécation : encoprésie, mégacôlon fonctionnel de l'enfant. In S. Lebovici, R. Diatkine & M. Soulé (éd.), *Nouveau traité de psychiatrie de l'enfant et de l'adolescent, vol.* 2. Paris: PUF (1171-1781).

VON GONTARD, A. (2006). Elimination disorders: enuresis and encopresis. In C. Gillberg, R. Harrington & H-C. Steinhausen (Eds.), *A clinician's handbook of child and adolescent psychiatry.* London: Cambridge University Press (625-654).

W ALSH, T., MENVIELLE, E. & KHUSHLANI, D. (2006). Disorders of elimination. In M.K. Duncan & J.M. Wiener (Eds.), *Essentials of child and adolescent psychiatry.* Washington, DC: American Psychiatric Publishing (581-592).

## *Palavras-chave*

encoprese (primária ou secundária)
enurese (primária ou secundária)

enurese monossintomática
enurese não monossintomática

transtornos do controle esfincteriano

# 12

## OS TIQUES

*Neste capítulo você saberá que:*

**1** a *síndrome de Gilles de la Tourette* caracteriza-se por tiques motores e vocais que se manifestam ao mesmo tempo ou em momentos diferentes da evolução do transtorno;

**2** o transtorno é crônico e manifesta-se pelo aparecimento de tiques motores, antes mesmo dos tiques vocais;

**3** o transtorno começa na infância (entre 5 e 8 anos) ou, mais raramente, no início da adolescência e tem a tendência a se estabilizar ou a melhorar com o tempo, ainda que persista na idade adulta em alguns casos;

**4** a síndrome de Gilles de la Tourette é acompanhada de outras psicopatologias, como os transtornos de ansiedade (sobretudo os TOC), o TDAH, os transtornos de humor e os transtornos de aprendizagem;

**5** esses transtornos se manifestam em diversos níveis – comportamental, cognitivo, afetivo e fisiológico – e, sem intervenção, podem se tornar crônicos e persistir, às vezes, até a idade adulta;

**6** as crianças com esse transtorno são vistas negativamente por seus pares e por seus professores que as consideram indesejáveis;

**7** a síndrome de Gilles de la Tourette reflete tanto uma vulnerabilidade biológica como fatores de risco individuais, familiares e sociais;

**8** existem dois outros transtornos cuja principal característica são os tiques: o *tique motor ou vocal crônico* e o *tique transitório*.

---

Este último capítulo examina três transtornos nos quais o comportamento da criança ou do adolescente é alterado por tiques. A síndrome de Gilles de la Tourette é o mais conhecido e o mais grave deles. Bem mais que manias, hábitos nervosos ou maus modos, os tiques causam um grande sofrimento quando são acentuados e, às vezes, limitam bastante a adaptação social e afetiva da criança. Ainda que possam se manifestar sozinhos, os tiques geralmente acompanham outras dificuldades, sobretudo o TDAH e o transtorno obsessivo-compulsivo (TOC).

## QUANDO A CRIANÇA DOMINA MAL OS MOVIMENTOS OU AS VOCALIZAÇÕES

Os **tiques** são movimentos ou vocalizações involuntários, rápidos, recorrentes e não rítmicos que afetam muitos jovens. Sem objetivo aparente, os **tiques motores**, assim como os **tiques vocais**, são súbitos e imprevisíveis para quem os observa: aparecem bruscamente, repetem-se a intervalos variáveis e são inoportunos, extremos ou insólitos. Subjetivamente, os tiques são indesejáveis, mas irresistíveis, e os afetados só conseguem contê-los por pouco tempo. Seu caráter incongruente faz deles uma fonte de embaraços, de vergonha e, frequentemente, de fadiga para quem luta para dissimular o melhor possível suas dificuldades a fim de se sentir aceito.

Os tiques se manifestam em série e tendem a ser agravados pelo estresse ou pela fadiga e atenuados pelas situações calmas ou receptivas. Eles diminuem bastante ou desaparecem durante o sono. Ainda que os afetados possam sofrer por vários anos, a intensidade de suas dificuldades varia habitualmente de um dia, de uma semana ou de um mês a outro sem que as razões dessas variações sejam sempre claras e, na maioria dos casos, diminuem com a idade. Os tiques motores e os vocais são classificados em *simples* ou *complexos*; porém, clinicamente, nem sempre é fácil fazer essa distinção. Os tipos observados com mais frequência compreendem (APA, 2000; Leckman, 2002; OMS, 1993):

- os *tiques motores simples*: as piscadelas de olhos, os movimentos bruscos e entrecortados do pescoço, os movimentos para cima dos ombros e as caretas;
- os *tiques vocais simples*: os pigarros, as fungadas, os assobios, os grunhidos e os latidos;
- os *tiques motores complexos*: os movimentos rápidos e coordenados do rosto ou de uma ou várias partes do corpo (como saltar, bater, tocar, lançar), os gestos fora de contexto, os gestos obscenos (**copropraxia**), as imitações dos movimentos ou dos gestos das pessoas próximas (**ecopraxia**) e os comportamentos de automutilação;
- os *tiques vocais complexos*: as repetições de palavras ou de frases comuns ou específicos, as repetições em eco de suas próprias palavras (**palilalia**) ou das pessoas próximas (**ecolalia**), e as repetições explosivas de palavras ou de frases obscenas ou inapropriadas ao contexto social (**coprolalia**).

A frequência, a duração e a gravidade dos tiques variam bastante. Pesquisas comunitárias indicam que 10 a 20% das crianças e dos adolescentes manifestam tiques. As taxas obtidas dependem muito das definições utilizadas ou da faixa etária, visto que as crianças com menos idade (inferior a 6 anos) têm muito mais tiques que os adolescentes (Achenbach e Edelbrock, 1981; Gadow, Nolan, Sprafkin e Schwartz, 2002; Snider et al., 2002; Verhulst, Akkerhuiss e Althaus, 1985). Na grande maioria dos casos, esses comportamentos não têm consequências nefastas e desaparecem por si mesmos de forma rápida. Poucas crianças apresentam tiques que, pela frequência, duração e gravidade, afetam sua vida cotidiana e suas relações sociais. São os transtornos dessas crianças, situadas muito provavelmente no polo mais extremo de um *continuum* de desenvolvimento, que serão examinados (King e Leckman, 2006; Ollendick e Ollendick, 1990).

A CID-10 e o DSM-IV apresentam os tiques de maneira muito semelhante. Cada um descreve os três transtornos a seguir nos quais esses problemas desempenham um papel preponderante: a **síndrome de Gilles de la Tourette**, o **tique motor ou vocal crônico** e o **tique transitório**. Eles se distinguem um do outro pelo tipo de tiques observados, pela frequência e pela duração, além da idade da criança no início da doença (APA, 2000; OMS, 1993).

Antes de considerar a síndrome de Gilles de la Tourette, que é a mais grave e a mais crônica, devemos reafirmar a importância de distinguir os tiques das outras questões psicológicas, médicas ou farmacológicas nas quais podem estar presentes movimentos incontroláveis. Movimentos estereotipados, como os balanceios regulares, geralmente acompanham o retardo mental e o transtorno invasivo de desenvolvimento (ver Capítulos 2 e 3), além de serem, às vezes, provocados por medicamentos ou drogas. Esses movimentos podem parecer tiques, mas se distinguem pelo fato de

- serem rítmicos, enquanto os tiques não o são;
- prolongarem-se no tempo, enquanto os tiques são súbitos e instantâneos; no autismo, por exemplo, a criança busca a autoestimulação que certos movimentos repetitivos lhes proporcionam, enquanto os tiques são indesejáveis e incongruentes (King e Leckman, 2006).

Doenças como as de Wilson[*] e de Huntington,[**] a esclerose em placas, alterações cerebrais (por exemplo, os acidentes vasculares e as encefalites virais) e doenças imunitárias (por exemplo, as infecções estreptocócicas) podem igualmente dar lugar a movimentos estereotipados que são difíceis de diferenciar dos tiques. É o caso também de medicamentos e de drogas, como os neurolépticos e os estimulantes. Um diagnóstico de tiques só pode ser estabelecido quando o comportamento não se deve unicamente a tais circunstâncias (APA, 2000; OMS, 1993); por isso, é preciso assegurar-se de que a criança ou o adolescente submeteu-se a um exame médico aprofundado antes de fazer um diagnóstico.

## A SÍNDROME DE GILLES DE LA TOURETTE

### Definição e apanhado histórico

A *síndrome de Gilles de la Tourette* caracteriza-se por tiques motores e por um ou vários tiques vocais que se manifestam ao mesmo tempo ou em momentos diferentes de sua evolução. Ela é crônica (deve durar, por definição, mais de um ano) e manifesta-se habitualmente por tiques motores e depois por tiques vocais. Começa, em geral, na infância (entre 5 e 8 anos) ou, mais raramente, no início da adolescência, com tendência a se estabilizar ou a melhorar com o tempo, embora persista na idade adulta em muitos casos (APA, 2000; OMS, 1993).

A síndrome deve seu nome a Gilles de la Tourette, que, em 1884, publicou um *estudo sobre uma alteração nervosa caracterizada por falta de coordenação motora acompanhada de ecolalia e coprolalia*. Era conhecida na Idade Média, quando era entendida como uma forma de possessão demoníaca (já havia sido descrita em termos clínicos por Itard em 1825). As primeiras descrições clínicas tentaram explicá-la em termos biológicos, pressupondo que fatores hereditários estavam na origem de uma alteração neurológica que levava aos sintomas, às vezes bizarros e extremos, da doença.

Com o surgimento da psiquiatria no início do século XX e com a ascendência da psicanálise, teorias psicológicas foram apresentadas, a maioria com base apenas em observações clínicas (Fenichel e Bataille, 1945; Ferenczi, 1921; Mahler, 1949; Meige e Feindel, 1902). Mediante

---

[*] N. de R.T. Doença hereditária ligada ao acúmulo de cobre em tecidos e órgãos, particularmente fígado e encéfalo. Sua transmissão é autossômica recessiva e o gene afetado localiza-se no cromossomo B. Manifesta-se entre os 5 e 40 anos e, na criança, apresenta-se sob uma forma córeo-atetósica com movimentos involuntários e tremor. Diagnóstico realizado pela presença do anel de Kayser-Fleischer (na córnea) e pelo aumento de ceruloplasmina no sangue.

[**] N. de R.T. Afecção neurológica hereditária caracterizada pela associação de movimentos anormais (coreia), transtornos mentais e deterioração intelectual. Transtornos psíquicos (ansiedade, irritabilidade, depressão) se acompanham da deterioração intelectual que evolui para a demência.

estudos de caso que permanecem bastante atuais, tanto por sua riqueza quanto por sua perspicácia, Ferenczi (1921) fala na primazia que os tiques podem ter sobre o funcionamento dos afetados. Ele cita, por exemplo, a seguinte observação de um paciente de Meige e Feindel:

> Há em mim dois homens: o que tem tiques e o que não tem tiques. O primeiro é filho do segundo: é uma criança levada que causa grandes preocupações a seu pai. Este deveria reprimir, mas em geral não consegue, e permanece o escravo dos caprichos de sua progenitura. (p. 93)

Porém, nem a psicologia nem a psiquiatria se interessaram muito pelos tiques até os anos de 1960 – ver Lang (1955) para uma exceção de grande atualidade. A maioria das crianças e dos adolescentes que apresentavam esses problemas era erroneamente diagnosticada e tratada de maneiras muito diversas, quando não eram simplesmente consideradas como excêntricas e rejeitadas (Bruun e Budman, 1992). A descoberta nos anos de 1960 de medicamentos (por exemplo, haloperidol) que, pela primeira vez, permitiam tratar eficazmente os sintomas mais agudos dos tiques levou aos primeiros estudos sistemáticos (Shapiro, Shapiro, Young e Feinberg, 1988). O interesse suscitado pelas pesquisas de Shapiro e colaboradores e os rápidos progressos da neurofisiologia e da biologia genética ao longo dos últimos anos conduziram a um número considerável de trabalhos realizados nas diversas áreas (psiquiatria, psicologia, neurologia, farmacologia). Esses trabalhos tendem a ultrapassar as abordagens biológicas e psicológicas que, historicamente, dominaram esse tema, visando a elucidar os processos transacionais que permitem a uma vulnerabilidade biológica se manifestar em um determinado contexto psicológico e social, e a esse contexto moldar e moderar a evolução do transtorno (King e Leckman, 2006).

## Critérios diagnósticos e características essenciais

A Tabela 12.1 apresenta os critérios diagnósticos para a síndrome de Gilles de la Tourette da CID-10 e do DSM-IV. Um estudo de caso descrito por Wallon (1961) ilustra as maiores conturbações que o transtorno pode causar.

**ANÔNIMO**

O paciente tinha 11 anos e 7 meses quando foi encaminhado ao atendimento psiquiátrico do hospital onde trabalhava o autor.

A criança apresentava tiques leves da face desde os 5 anos de idade, sobretudo movimentos involuntários da boca e do rosto, os quais, assim como um leve abrir e fechar de olhar repetitivo, eram mais evidentes quando a criança estava excitada. Tiques mais graves começaram a se manifestar cerca de um ano antes que a família solicitasse apoio psicológico. Eles consistiam em movimento súbitos e violentos das pernas e dos braços, acompanhados de diversos tiques vocais de natureza explosiva, como "Bom, bom, bom" ou "Urá, uá, urá, urá", ou ainda "Idiota, idiota, idiota". Se esses sintomas se manifestavam quando a criança estava no carro, eles eram tão intensos a ponto de sacudir o veículo. Do mesmo modo, no hospital, os enfermeiros observavam que esses tiques faziam balançar a cama do paciente, o qual era incapaz de comer sozinho, pois não conseguia segurar um copo ou os talheres. Quanto tentava utilizar garfo e faca, por exemplo, a comida ou os talheres sempre "voavam", lançados de seu prato por movimentos violentos da mão [...]

Segundo a mãe, o paciente era muito emotivo e tinha a tendência a expressar suas emoções por comportamentos agressivos, mais do que ansiosos [...] Seus tiques se manifestavam sobretudo quando estava excitado ou feliz, ou quando se via confrontado com uma nova situação. Eles se agravaram, por exemplo, quando o menino começou o ensino fundamental ou, no hospital, toda vez que o pessoal médico lhe perguntava como estava se sentindo. Qualquer estado afetivo mais intenso parecia de fato facilitar a manifestação dos tiques. (p. 148-149)

**TABELA 12.1** Síndrome de Gilles de la Tourette: critérios diagnósticos da CID-10 e do DSM-IV

| CID-10 | DSM-IV |
|---|---|
| A) Presença de tiques motores múltiplos e de um ou vários tiques vocais em um momento qualquer ao longo da doença, mas não necessariamente de forma simultânea.<br>B) Os tiques manifestam-se várias vezes e quase todos os dias, por mais de um ano, sem período de remissão de mais de dois meses no ano.<br>C) Início antes dos 18 anos.<br><br>Obs.: Um *tique* é um movimento ou uma vocalização involuntário, súbito, rápido, recorrente, não rítmico e estereotipado. | A) Presença de tiques motores múltiplos e de um ou vários tiques vocais em um momento qualquer ao longo da evolução da doença, mas não necessariamente de forma simultânea.<br>(Um *tique* é um movimento – ou uma vocalização – súbito, rápido, recorrente, não rítmico e estereotipado.)<br>B) Os tiques manifestam-se várias vezes (geralmente por acesso) e quase todos os dias ou de forma intermitente por mais de um ano, durante o qual jamais há um intervalo de mais de três meses consecutivos sem tiques.<br>C) A perturbação causa um sofrimento acentuado ou uma alteração significativa do funcionamento social, profissional ou em outros domínios importantes.<br>D) Início antes dos 18 anos.<br>E) A perturbação não se deve aos efeitos fisiológicos diretos de uma substância (por exemplo, estimulantes) nem a um problema médico (por exemplo, doença de Huntington ou encefalite pós-viral). |

CID-10/ICD-10. Classification Internationale des Troubles mentaux et des Troubles du comportement. Critères diagnostiques pour la recherche. Organisation mondiale de la Santé, Masson, Paris, 1994.
American Psychiatric Association – DSM-IV-TR. *Manuel Diagnostique et Statistique des Troubles mentaux*, 4ª édition. Texte révisé (Washington DC, 2000). Tradução francesa por J.D. Guelfi et al., Masson, Paris, 2003.

Como mostra essa breve descrição, crianças e adolescentes com a síndrome de Gilles de la Tourette manifestam tiques motores e verbais. Na maior parte dos casos, os tiques múltiplos característicos do transtorno começam progressivamente por um ou dois tiques motores simples do rosto, da cabeça ou da parte superior do corpo. Eles podem diminuir ou mesmo desaparecer algum tempo antes de se manifestarem novamente, com mais amplitude, para se tornarem mais complexos e vir acompanhados de tiques vocais. Mais raramente, os tiques múltiplos podem ocorrer de súbito e ser de grande amplitude. O transtorno é persistente para todas as pessoas afetadas e crônico para boa parte delas. De fato, embora sua natureza e sua intensidade variem de uma semana ou de um mês a outro, os tiques são comportamentos relativamente estáveis em diferentes contextos (por exemplo, em casa e na clínica), que diferem pouco, quer a criança esteja sozinha, quer em companhia de outras pessoas (Piacentini et al., 2006).

Os tiques progridem a partir da cabeça, e os motores, manifestos primeiramente em mais de 85% de crianças e adolescentes com o transtorno, são geralmente do rosto, como as piscadelas ou as reviradas dos olhos, as caretas e os movimentos da boca (por exemplo, mordidas dos lábios). Os primeiros tiques vocais são, em sua maioria, ruídos da garganta ou da língua, fungadas ou tossidas (Bruun e Budman, 1992). As crianças nem sempre têm consciência desses primeiros tiques e procuram dar uma explicação racional para eles, por exemplo: "Tem alguma coisa em meu olho que está me perturbando" ou "Estou com dor de garganta, como se tivesse alguma coisa presa". Quando não se agravam rapidamente, os primeiros sintomas acabam conduzindo a uma consulta ao pediatra ou ao oftalmologista;

os pais desconhecem sua natureza tanto quanto os filhos (King e Leckman, 2006).

Posteriormente, tiques complexos agravam a síndrome na maioria das crianças afetadas. No aspecto motor, pode-se vê-las saltar, se agachar ou tocar-se de forma estereotipada, às vezes a ponto de se machucar; virar de costas e desvirar rapidamente, dando a impressão de uma coreografia; fazer uma série de gestos precisos e até grosseiros. No aspecto vocal, repetirão expressões ou frases comuns ou próprias delas (ecolalia, palilalia). Os tiques complexos são os mais chamativos – sobretudo quando são grosseiros; porém, são relativamente raros. A copropraxia, a coprolalia e os comportamentos de automutilação atingem mais de 10% dos que sofrem do transtorno, e a ecolalia e a palilalia, entre 10 e 20% (APA, 2000; Shapiro, Shapiro, Young e Feinberg, 1988). Notam-se também enormes variações *intra* e *inter*individuais. De um lado, os períodos relativamente calmos se alternam com aqueles em que a doença é acentuada e debilitante. Os tiques podem desaparecer por completo durante algumas semanas ou alguns meses para ressurgir ou ser substituídos por outros, geralmente mais acentuados ou mais complexos que os anteriores. De outro lado, o nível de perturbação varia muito durante um período de doença. Uma criança terá sintomas marcantes, mais espaçados e administráveis, enquanto outra terá verdadeiras explosões de tiques que podem durar uma hora ou mais, período em que o corpo será sacudido pela doença – a ponto de esgotá-la física e psicologicamente e de causar perplexidade nas pessoas próximas (King e Leckman, 2006).

A natureza crônica e debilitante da síndrome de Gilles de la Tourette está presente nos dois sistemas de classificação. Ambos estipulam que o sintoma só pode ser diagnosticado se os tiques forem de natureza cotidiana ou quase isso, persistindo por mais de um ano, sem momentos de remissão de mais de dois meses (CID-10) nesse período. Ao contrário da CID-10, o DSM-IV estipula também que os tiques devem causar "um grande sofrimento ou uma alteração significativa do funcionamento" em um ou vários aspectos importantes. Se não resta dúvida de que, na maioria dos casos, os tiques perturbam bastante a vida cotidiana das pessoas afetadas e suas relações sociais em diversos meios (família, escola, trabalho), esse critério é vago e pode tornar difícil o diagnóstico. É o caso, sobretudo, quando ele poderia ser aplicado a uma criança relativamente pequena e nem sempre capaz de exprimir até que ponto sofre com seus tiques e sente seu funcionamento afetado. Por outro lado, os pesquisadores e os clínicos atuantes na área sabem muito bem que os tiques limitam bastante o funcionamento adaptativo. As crianças afetadas mantêm-se em constante estado de alerta, antecipando os tiques que temem e esperando evitá-los o máximo de tempo possível; sempre que se manifestam, perturbam seu funcionamento e são acompanhados de sentimentos de impotência diante de uma situação que as afeta profundamente, mas que controlam pouco ou não controlam (Cohen e Leckman, 1993).

A frequência e a intensidade dos tiques podem variar bastante. Mudanças fisiológicas naturais (por exemplo, as menstruações) ou deliberadas (por exemplo, a ingestão de estimulantes) podem agravá-los (Comings, 1990). O mesmo ocorre em situações estressantes, enquanto o relaxamento e a concentração os fazem diminuir. Bruun e Budman (1992) observam, porém, que o relaxamento pode ter um efeito paradoxal e aumentar os tiques quando acontece após um período em que o atingido se esforçou para dominar os sintomas. Assim, por exemplo, ao voltar para casa, um adolescente poderá ter tiques acentuados depois de tê-los controlado por muito tempo na escola. Um controle dos sintomas, mesmo que limitado, é essencial à intervenção, mas, às vezes, infelizmente, dá a impressão de que, quando o adolescente está às voltas com seus tiques, ele "faz de propósito" ou não tem força de vontade. Essa impressão talvez explique o fato de a família se declarar mais preocupada que a escola ou os pares. Mas ela está errada, pois os tiques são, por definição, involuntários e indesejados.

Por fim, estudos clínicos assinalam que, a partir da adolescência, os tiques são sempre precedidos de **pulsões premonitórias**, as quais levam as pessoas afetadas a ter tiques. Eles se agravam ainda mais quando se procura contê-los (Scahill, Leckman e Marek, 1995). Leckman e Cohen (1988, p. 9) citam um paciente que descreve os conflitos provocados por essas pulsões:

> Meu espírito e meu corpo brigam o tempo todo. Ambos têm uma força incrível, como touros que se pegam pelos chifres; quando um vence, eu tenho tique, e quando é o outro, esses pensamentos e essas pulsões me deixam louco.

Leckman, Walker e Cohen (1993) relatam que 93% de adolescentes e adultos com a síndrome sentem essas pulsões às quais resistem com muita dificuldade. Na maior parte dos casos, as pulsões são localizadas – por exemplo, na garganta, em uma das mãos ou em um ombro – e correspondem a sensações físicas que os tiques ajudam a aliviar momentaneamente. As pulsões premonitórias podem ser tão perturbadoras quanto os próprios tiques e dar lugar a sentimentos de fraqueza e de frustração em quem se sente incapaz de resistir à necessidade de ter tique. Leckman e colaboradores estabelecem uma ligação entre essas pulsões – e os tiques que as acompanham – e os sintomas de TOC frequentemente associados à síndrome de Gilles de la Tourette. Voltaremos a essa ligação ao tratarmos da etiologia dos tiques. Ela é importante, de fato, pois sugere um paralelo entre o aspecto obsedante das pulsões premonitórias e os tiques que as aliviam momentaneamente e as ideias obsessivas e as compulsões que as afastam: a pulsão premonitória levaria a ter tiques, assim como a ideia obsessiva levaria ao ritual compulsivo. Esse paralelo é mais instigante na medida em que, assim como adolescentes com TOC, aqueles com a síndrome dizem sempre que precisam repetir um tique complexo "mais uma vez" para ter certeza de que ele foi executado corretamente e de que uma outra pulsão premonitória não virá logo perturbá-lo (King e Leckman, 2006).

É aos 10 anos em média que as pessoas com a síndrome se tornam aparentemente conscientes dessas pulsões premonitórias. De maneira geral, é também quase na adolescência que essas pessoas mencionam, com frequência, sentirem uma forte necessidade de ter tiques em certas situações: ou quando ouvem uma palavra ou um som, ou quando veem um objeto em particular. Quase ilimitados, os objetos e as situações que podem levar a ter tiques variam bastante de uma pessoa a outra (King e Leckman, 2006).

### Validade científica

A sintomatologia muito específica e geralmente extrema da síndrome de Gilles de la Tourette, assim como as descrições semelhantes que foram feitas há muito tempo em contextos sociais e culturais diferentes, permite afirmar que a validade científica dessa síndrome não deixa dúvida. Contudo, dúvidas sobre a validade podem surgir no âmbito clínico e na pesquisa, em particular ao ser necessário distinguir a síndrome dos tiques motores ou vocais crônicos. De fato, no início da evolução do transtorno, nem sempre é fácil estabelecer se dois critérios essenciais a seu diagnóstico são preenchidos, a saber, se os sintomas mantêm-se há pelo menos um ano e se há a presença de tiques motores e vocais.

## Outras características e transtornos associados

*Sintomas e transtornos psicopatológicos*

A síndrome de Gilles de la Tourette é acompanhada regularmente de outras psicopatologias. Como indicam as pesquisas, 50% ou mais das crianças com a síndrome apresentam um outro transtorno que, em muitos casos, começou antes do aparecimento dos primeiros tiques. É esse transtorno, mais do que os tiques, que geralmente leva a uma primeira consulta profissional (Walkup, Scahill e Riddle, 1995). Os transtornos associados com mais frequência são: os TOC e os outros transtornos de ansiedade, o TDAH, os transtornos de humor e os transtornos de aprendizagem. Contudo, a interpretação das taxas de comorbidade altas relatadas em diversos estudos deve ser feita com cautela, pois muitos se baseiam em amostras clínicas não necessariamente representativas (Carter, Pauls, Leckman e Cohen, 1994).

Em suas primeiras descrições dessa síndrome, Gilles de la Tourette observou que as pessoas com tiques apresentavam comportamentos obsessivos e compulsivos estreitamente ligados a seus tiques. Foi o que mostraram também, no início do século XX, Janet e Raymond (1908) em um estudo de um jovem com tique.

**MYL**

Este menino de 13 anos, Myl, tem tiques, isso é fácil de ver, pois a cada três ou quatro minutos ele sacode fortemente a cabeça de cima para baixo muito rápido, cinco ou seis vezes, como se quisesse dizer "sim" muito rápido. De tempos em tempos, ele substitui esse movimento por outro: ergue os ombros, afunda o pescoço e esfrega a nuca no colarinho da camisa. Eles param completamente durante o sono e também quando o doente está distraído [...]

É correto fazer desses tiques um sintoma isolado? Parece-nos difícil, pois o doente apresenta muitos outros transtornos. Ele tem a mania de fazer preces intermináveis e, à noite, não se consegue fazer com que se deite, pois permanece indefinidamente de joelhos: ele quer sempre recomeçar sua prece por causa de um sentimento penoso que o atormenta, o de não ter acabado, de não ter feito completo, nem perfeito. Tem a mania também de repetir a maior parte de seus atos três vezes: assim, abraça a mãe três vezes, diz "bom dia" três vezes, levanta e senta três vezes antes de permanecer na cadeira. Tem mania de fazer pequenos sinais da cruz comendo, lendo, escrevendo, etc. (p. 215-216)

---

Como ilustra o caso de Myl, a síndrome de Gilles de la Tourette costuma estar associada ao transtorno de ansiedade na ordem de 9 a 29% (Kurlan et al., 2002). As taxas são mais elevadas com os TOC, de 11% nas amostras comunitárias (Apter et al., 1993; Kurlan et al., 2002; Peterson, Pine, Cohen e Brook, 2001) a mais de 54% nos estudos clínicos (Cardona, Romano, Bollea e Chiarotti, 2004; Saccomani, Vercellino, Barisione e Ravera, 2005). Elas dependem não apenas das amostras estudadas, como também da definição dada à comorbidade. Por exemplo, em uma pesquisa com 125 crianças e adolescentes apresentando diferentes tiques, Cardona e colaboradores (2004) relatam que 19% preenchiam os critérios diagnósticos do transtorno da personalidade obsessivo-compulsiva e que mais de 50% dos que não os preenchiam tinham vários sintomas desse transtorno. O TOC se apresenta de formas diferentes quando acompanha os tiques e quando se manifesta sozinho ou em ligação com um outro transtorno. No primeiro caso, começa mais cedo em média e afeta mais os meninos. Além disso, as obsessões mais frequentes costumam ter um tema agressivo, sexual ou religioso, enquanto as compulsões consistem em verificar tudo infinitamente ou a acumular objetos. As obsessões centradas no asseio e as compulsões que as acompanham, como o ritual de lavar as mãos, são menos frequentes do que no TOC sem tiques (King e Leckman, 2006). Às vezes, é difícil fazer uma distinção clara entre tiques motores complexos e compulsões, como a necessidade constante de tocar um objeto ou uma parte do corpo. Em geral, a distinção repousa no fato de os tiques motores não terem objetivo aparente, serem mais breves e menos elaborados que as compulsões e de procurarem responder a uma pulsão premonitória em lugar de atenuarem um nível elevado de ansiedade, enquanto as compulsões visam sempre a evitar um perigo sentido (por exemplo, a contaminação) e tendem a ser muito ritualizadas (APA, 2000).

Importantes pesquisas indicam que, pelo menos em certos casos, a síndrome de Gilles de la Tourette e o TOC são encontrados nas mesmas famílias e partilham uma etiologia comum (Carter, Pauls, Leckman e Cohen, 1994; Pauls, Alsobrook, Goodman, Rasmussen e Leckman, 1995; Pauls, Raymond, Stevenson e Leckman, 1991; Saccomani, Fabiana, Mauela e Giambattista, 2005). Por exemplo, em análises comparativas de parentes de primeiro grau de pessoas com e sem a síndrome, Pauls e colaboradores constataram que o TOC era mais frequente nas famílias de indivíduos com a síndrome do que nas outras; além disso, em muitos casos, o TOC estava presente sozinho (na ausência de tiques). Aparentemente, essa etiologia comum se expressa de forma diferente segundo o sexo. De fato, esses autores relatam que os parentes masculinos de pessoas com a síndrome sofriam de tiques com mais frequência, enquanto os parentes femininos, por sua vez, eram mais atingidos pelo transtorno da personalidade obsessivo-compulsiva sem tiques.

As crianças com tiques também costumam ser hiperativas, impulsivas e/ou oposicionais (Kurlan et al., 2002; Stokes, Bawden, Camfield, Backman e Dooley, 1991). Ainda que o TDAH acompanhe a síndrome de Gilles de la Tourette, as taxas de comorbidade diferem bastante de um estudo a outro. Algumas pesquisas relatam que essa comorbidade é inferior a 10% e concluem que a prevalência do TDAH não é mais elevada na presença de tiques do que na população geral (Apter et al., 1993; Pauls, Leckman e Cohen, 1993). Contudo, alguns estudos mais recentes de amostras clínicas e comunitárias levam a crer que essa comorbidade é mais elevada – da ordem de 38 a 44% (Kurlan et al., 2002; Saccomani et al., 2005; Walkup et al., 1995). Essas diferenças poderiam refletir divergências metodológicas (definições da comorbidade, idade dos indivíduos, etc.) ou, nas amostras clínicas, poderiam resultar do fato de as crianças com os dois transtornos serem mais comumente objeto de cuidados profissionais do que aquelas com apenas um (Cohen e Leckman, 1993) – na psicopatologia da criança e do adolescente.

A síndrome de Gilles de la Tourette e o TDAH poderiam partilhar uma etiologia comum por meio de uma disfunção dos processos de inibição. Seja ou não esse o caso, está claro que, para as crianças que têm de lidar com esses dois transtornos, os tiques e os sintomas de desatenção e de hiperatividade tendem a se agravar – às vezes a ponto de perturbar o comportamento da criança (Gadow et al., 2002). Essa situação conduz a sentimentos muito fortes de fracasso, de frustração, de embaraço e de vergonha, tanto na criança como nas pessoas próximas, contribuindo para manter ou para agravar a sintomatologia complexa que ela apresenta (Dykens et al., 1990). Deve-se observar também que as crianças com tiques que não preenchem os critérios diagnósticos do TDAH manifestam, muitas vezes, dificuldades similares, como problemas de coordenação motora, de impulsividade e de organização do comportamento (Baron-Cohen, Cross, Crowson e Robertson, 1994). Por último, é preciso assinalar que certos psicoestimulantes utilizados no tratamento medicamentoso do TDAH (por exemplo, o metilfenidato) podem agravar os sintomas de crianças com tiques ou provocar esses sintomas em uma que seja vulnerável (Bruun e Budman, 1993).

### Capacidades intelectuais e dificuldades de aprendizagem

A maior parte dos que sofrem de síndrome de Gilles de la Tourette tem uma inteligência normal (Bruun e Budman, 1993). Contudo, as dificuldades e a defasagem escolar são frequentes entre as crianças com tiques (Khalifa e von Knorring, 2003; Stokes et al., 1991), como são também os transtornos de aprendizagem – em particular, as dificuldades específicas de cálculo (Burd, Kaufman e Kerbeshian, 1992; Comings, 1990; Dykens et al., 1990; Pauls et al., 1993). As taxas de comorbidade variam de um estudo a outro, sobretudo em função dos critérios utilizados para definir as dificuldades de aprendizagem. Entre as taxas mais elevadas estão as que se encontram em um estudo clínico de 42 crianças e adolescentes com idades entre 7 e 17 anos (Burd et al., 1992). Esses autores relatam que 51% dos participantes tinham dificuldades de aprendizagem em uma área: cálculo, ortografia, leitura ou compreensão, e 21% em duas ou mais, sendo que cálculo e ortografia eram as mais frequentes. Em um outro estudo com 30 crianças entre 7 e 14 anos, 19 tinham síndrome de Gilles de la Tourette e TDAH, e 11 apenas a síndrome. Dykens e colaboradores (1990) constataram também que essas crianças tinham dificuldades acentuadas em cálculo, mas não em leitura, e que essas dificuldades não estavam associadas à presença ou à ausência de hiperatividade. Como mostra o estudo realizado por Pauls e colaboradores (1993) sobre parentes de crianças, adolescentes e adultos com síndrome de Gilles de la Tourette, uma relação etiológica comum é pouco provável, pois a taxa de dificuldades de aprendizagem não era mais elevada entre as famílias de pessoas com a síndrome do que entre as outras. É possível que, na maioria dos casos, a frequência e a natureza perturbadora dos tiques impeçam as aquisições escolares e levem a transtornos de aprendizagem, sobretudo quando a criança manifesta também dificuldades de atenção ou é hiperativa.

### Afecções médicas

Há doenças e medicamentos que podem ser acompanhados de tiques e de movimentos estereotipados muito semelhantes aos da síndrome de Gilles de la Tourette. Evidentemente, ela não pode ser diagnosticada quando os tiques são consequentes de tal condição e desaparecem ao ser tratada com êxito. Em alguns casos, a própria síndrome pode provocar complicações médicas graves devido à gravidade dos tiques (por exemplo, torções decorrentes dos movimentos rápidos do pescoço ou da cabeça) ou aos comportamentos de automutilação que os caracterizam (por exemplo, problemas oculares ou dermatológicos provenientes de pancadas na cabeça ou de beliscões constantes) (APA, 2000).

Por fim, há crianças que desenvolvem tiques (com ou sem transtorno obsessivo-compulsivo ou TDAH) após uma reação autoimune provocada por uma infecção por estreptococos. Esse transtorno (examinado no Capítulo 9) é designado pelo acrônimo inglês **PANDAS** (*paediatric autoimmune neuropsychiatric disorders associated with streptococcal infections*). Ele lembra bastante, mesmo sendo distinto, a síndrome de Gilles de la Tourette pelas seguintes características:

- começa durante a infância;
- ocorre com muita rapidez e de maneira aguda;
- é acompanhado de anomalias neurológicas (hiperatividade motora, entre outras);
- é parte de um tratamento para cuidar da infecção visando diminuir a reação autoimune e conduzindo a uma diminuição acentuada dos tiques (Roupret e Kochman, 2002; Snider e Swedo, 2003).

A Figura 12.1 oferece uma representação esquemática da comorbidade observada com frequência entre os tiques, o TDAH e o TOC, vislumbrando a possibilidade, quando essas dificuldades se manifestam de maneira súbita na infância, de que vários casos se expliquem pela presença de uma infecção estreptocócica, a qual estaria na origem de anomalias do sistema nervoso central, sobretudo do córtex pré-frontal e do lobo frontal, envolvidos no planejamento e na execução do movimento (Roupert e Kochman, 2002).

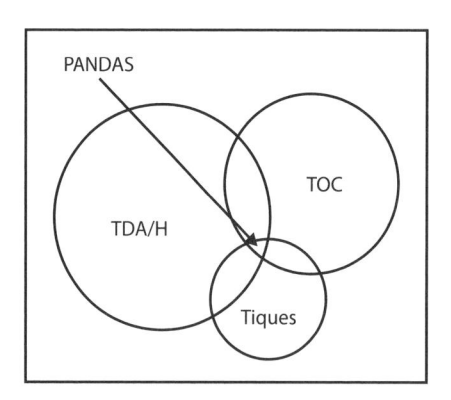

De maneira geral, um estudo epidemiológico realizado com mais de 550 crianças em idade escolar relata que os tiques são mais comuns durante os meses de inverno e que esse aumento sazonal corresponderia ao conhecido aumento das infecções por estreptococos (Snider et al., 2002).

## Epidemiologia

### Prevalência e características ligadas à idade e ao sexo

Alguns estudos epidemiológicos permitem estimar que a síndrome de Gilles de la Tourette atinge de 5 a 10 pessoas em 10 mil (Khalifa e von Knorring, 2003; Scahill, Tanner e Dure, 2001). Ao contrário disso, os tiques transitórios ou de intensidade menor são muito mais frequentes, sobretudo em baixa idade e nos meninos (Gadow et al., 2000; Khalifa e von Knorring, 2003; Peterson et al., 2001; Snider et al., 2002). Por exemplo, Gadow e colaboradores (2002) relatam taxas de 22% até 6 anos, de 8% entre 6 e 12 anos e de 3% na adolescência. Encontram-se índices semelhantes no estudo de Peterson e colaboradores (2001): 18% até 10 anos e de 2 a 3% na adolescência.

A síndrome de Gilles de la Tourette começa habitualmente entre 7 e 11 anos (Bruun e Budman, 1992), embora os primeiros sintomas possam aparecer da pri-

**FIGURA 12.1**
Representação esquemática da comorbidade observada com frequência entre os tiques, o TDAH e o TOC, além da possível ligação entre essa comorbidade e PANDAS.

É possível que algumas crianças nas quais os tiques, o TDAH e/ou o TOC são comórbidos tenham sofrido de uma infecção estreptocócica que provocou uma reação autoimune na origem das dificuldades que manifestam – embora PANDAS não expliquem por si mesmos a comorbidade.

meira infância até o início da idade adulta. O transtorno atinge mais os meninos que as meninas. Ainda que todos os estudos epidemiológicos compilados estejam de acordo quanto a isso, a *sex ratio* relatada varia de um estudo a outro. A incidência é de 3 a 4 meninos para cada menina na infância e seis ou mais meninos para cada menina na adolescência (Gadow et al., 2002).

*Diferenças socioculturais*

A síndrome de Gilles de la Tourette foi descrita de maneira muito semelhante em vários países, como no Canadá (Stokes et al., 1991), Estados Unidos (Carter et al., 1994), França (Dugas, 1985), Israel (Apter et al., 1993) e Japão (Nomura e Segawa, 1982). Como destaca o DSM-IV, esses estudos indicam que não existem diferenças significativas na sintomatologia ou na epidemiologia que estejam ligadas a características sociais, culturais ou étnicas (APA, 2000). Contudo, Bruun e Budman (1992) observam que, segundo os dados de Nomura e Segawa (1982), a coprolalia parece ser um sintoma menos frequente ou menos relatado no Japão do que nos países ocidentais; logo, a sintomatologia da síndrome poderia refletir influências culturais. Será preciso esperar as comparações interculturais sistemáticas para conhecer, se é que elas existem, a natureza e a amplitude das diferenças.

## Curso de desenvolvimento e prognóstico

A síndrome de Gilles de la Tourette é crônica e, na maioria dos casos, dura a vida toda. A idade no início do transtorno varia bastante. Há crianças que manifestam seus primeiros tiques já por volta dos 2 anos, enquanto outras não terão sintomas antes do início ou mesmo do final da adolescência. O transtorno costuma ser intermitente. Os períodos de doença e de remissão se alternam a intervalos irregulares e imprevisíveis, podendo durar de algumas semanas a vários meses e até mais de um ano. Quando começam na infância ou na puberdade, os transtornos tendem a ser acentuados no início da adolescência e depois ir diminuindo (APA, 2000; Leckman, 2002).

O curso de desenvolvimento da síndrome ainda é difícil de ser traçado de maneira precisa, e as generalizações devem ser cautelosas. Isso acontece, sobretudo, porque a síndrome é complexa, uma vez que evolui de maneira diferente de uma criança a outra e porque as pesquisas longitudinais começaram há apenas alguns anos. No entanto, a informação disponível permite esboçar um curso de desenvolvimento típico. Os vários tiques característicos da síndrome raramente se manifestam em toda amplitude (Leckman e Cohen, 1994), salvo quando se seguem a uma infecção por estreptococos. Observa-se uma progressão dos tiques motores aos vocais, e dos simples aos complexos. Essa progressão, que não é demorada, pode ser interrompida por um ou dois períodos de remissão. Em geral, os tiques motores aparecem por volta de 7 anos, e os vocais entre 9 e 12 anos. (Essa diferença pode dificultar o estabelecimento de um diagnóstico durante os primeiros anos do transtorno, dado que a síndrome de Gilles de la Tourette é definida pela presença de dois tipos de tiques.) As pulsões premonitórias aparecem ao final da infância e são raras ou, pelo menos, não são relatadas antes dos 9 ou 10 anos.

A síndrome vai se agravando durante os primeiros anos. Mais precisamente, os tiques mais recentes são não apenas mais complexos que os mais antigos como tendem a se somar a estes últimos, em vez de substituí-los. A segunda parte da adolescência é um período mais estável e menos perturbado pelos tiques, embora eles sejam mais previsíveis e levem a embaraços e dificuldades de adaptação (como as crises de cólera, depressão e retraimento social). Na maior parte dos casos, o final da adolescência ou o início da idade adulta marca uma melhora dos sintomas, que se tornam menos frequentes e menos intensos, ou que desaparecem completamente (Bruun e Budman, 1992; King e Leckman, 2006). Em um estudo longitudinal de 136 pessoas acompanhadas durante um período de 5 a 15 anos, Bruun e colaboradores (1988; citados por Bruun e Budman, 1992) relatam que 91% tinham tiques de intensidade leve ou média no momento do acompanhamento, enquanto apenas 59% tinham manifestado tiques dessa intensidade em sua primeira avaliação. Os sintomas da metade dos participantes tinham melhorado sem intervenção, geralmente no final da adolescência ou no início da idade adulta.

Ainda que essa evolução seja favorável, Bruun e Budman (1992) assinalam que o prognóstico continua mitigado para um bom número de pessoas atingidas pela síndrome, pois, se os tiques diminuem, as sequelas pessoais e sociais do transtorno continuam a marcar seu funcionamento na idade adulta. Essa conclusão é semelhante à de um estudo de acompanhamento anterior (Erenberg, Cruse e Rothner, 1987) ou à de diversos relatórios clínicos (Cohen e Leckman, 1983; Sacks, 1986, 1993). Sacks (1986) descreve a forma pungente como Ray, um adulto afetado por tiques múltiplos desde os 4 anos de idade, foi levado a forjar toda sua personalidade, não a despeito de sua doença, mas com ela. Ray, de fato, jamais conheceu uma vida sem tiques. Ele depende de sua doença a ponto de não conseguir verdadeiramente imaginar viver sem ela, como expressa em uma discussão com seu médico a propósito de uma eventual intervenção farmacológica que poderia ajudar a controlar seus sintomas:

> "Suponhamos que você consiga suprimir os tiques – dizia ele – o que restará? Sou apenas uma sucessão de tiques – não há nada além disso" (...) Ele designava a si mesmo como "o rei dos *tiqueiros* da Brodway" e falava sobre si mesmo na terceira pessoa como "Ray, o *tiqueiro* engraçado", acrescentando que era tão inclinado às "*gags tiqueiras* e aos tiques engraçados" que não sabia mais se isso era um dom ou uma maldição. Diz que não poderia imaginar sua vida sem sua síndrome de Tourette e que não estava seguro de desejar isso. (p. 133)

Não há condições hoje em dia de explicar o aparecimento frequente da síndrome de Gilles de la Tourette antes da puberdade e a diminuição acentuada ou o desaparecimento de seus sintomas por volta do final da adolescência ou do início da idade adulta. A literatura clínica sugere há muito tempo que a evolução do transtorno está ligada a fatores psicológicos, familiares e sociais influentes, mas os estudos científicos são raros. Faltam dados que permitam avaliar o impacto de fatores pessoais (por exemplo, temperamento, autoestima) sobre essa evolução. Pode-se conceber que o comportamento excêntrico e muito visível das crianças afetadas por tiques múltiplos deve ter um impacto, talvez negativo, sobre o desenvolvimento de seu autoconceito. Parece provável também que esse impacto evolua com a idade. As crianças relativamente pequenas talvez enfrentem menos dificuldades pessoais que os adolescentes, que são sensíveis à aparência física e têm uma forte necessidade de ser aceitos por seus pares (Bruun e Budman, 1992).

Ainda que essas especulações pareçam evidentes e sejam confirmadas por diversas descrições clínicas, não se dispõe de dados científicos que permitam verificá-las ou determinar em que medida as dificuldades pessoais experimentadas pelas crianças com síndrome de la Tourette se devem a seus tiques ou, de maneira mais geral, às dificuldades familiares e sociais que possam enfrentar. Não se sabe tampouco se essas dificuldades contribuem diretamente para a evolução do transtorno ou se são, antes de tudo, consequência dele. Faltam dados científicos também no âmbito familiar, embora se especule há muito tempo sobre o papel que a família desempenha no desenvolvimento e na evolução da síndrome. Não se dispõe de dados que demonstrem que fatores ligados à dinâmica poderiam causar ou mesmo precipitar o aparecimento da síndrome. Mas é certo que o círculo da criança desempenha um papel fundamental na evolução do transtorno desde os primeiros sintomas (Carter et al., 1994). Como mostram muitas descrições clínicas, é bastante provável que, quando o círculo da criança reage aos comportamentos perturbadores causados por seus tiques criticando-a ou rejeitando-a, ela própria tenderá a se opor ou a se retrair, podendo assim causar confrontos constantes intrafamiliares. Esses confrontos poderiam ser agravados pelas dificuldades de aprendizagem ou pelos comportamentos de desatenção ou de hiperatividade que são frequentes entre as crianças com a síndrome, como também pelos sentimentos de culpa ou de vergonha que ela e seus pais sentem. Na mesma lógica, um círculo que aceite a criança e lhe permita se expandir, quaisquer que sejam a natureza e a intensidade de seus tiques, poderia contribuir para um desenvolvimento mais favorável, facilitando sua adaptação pessoal, social e escolar (Scahill, Ort e Hardin, 1993).

Por fim, dispõe-se de alguns dados em termos de interações sociais que as crianças e adolescentes atingidos pela síndrome de la Tourette mantêm com seus pares (Dykens et al., 1990; Stokes et al., 1991). Em um estudo sobre 29 crianças com idades de 8 a 15 anos, Stokes e colaboradores fizeram uma avaliação sociométrica na turma de cada criança. Os resultados mostram que, de maneira geral, eram vistas negativamente tanto pelos colegas como pelos professores: ambos as consideravam retraídas, agressivas e impopulares. Esses autores afirmam, porém, que havia grandes diferenças individuais – algumas crianças eram avaliadas positivamente por seus colegas – e que a gravidade da síndrome (avaliada pela duração e frequência dos tiques) não estava ligada às dificuldades sociais. Portanto, não se sabe ao certo se as dificuldades que as crianças com síndrome de Gilles de la Tourette enfrentam com seus pares e com meio escolar em geral refletem o impacto do próprio transtorno ou, simplesmente, o fato de elas costumarem apresentar comportamentos perturbadores porque têm outras dificuldades, como desatenção, hiperatividade e aprendizagem lenta. Mesmo esse estudo não exclui essa possibilidade, visto que muitos participantes tinham também essas dificuldades (TDAH, 24%; transtorno oposicional desafiante, 10%; defasagem escolar de um ou mais anos, 28%).

Para concluir, embora esses dados demonstrem o impacto social da síndrome, será preciso aguardar mais informações para saber em que medida os recursos pessoais da criança, como as reações que encontra dentro e fora da família, estão ligados à evolução de suas dificuldades e contribuem ou para agravar o transtorno ou para protegê-la, por exemplo, fazendo-a se sentir aceita e apoiada, e não rejeitada.

## Etiologia

*Fatores biológicos*

FATORES GENÉTICOS

Como já assinalamos, Gilles de la Tourette foi um dos primeiros a perceber que a síndrome era de origem hereditária. Estudos sobre famílias (Carter et al., 1994; Pauls et al., 1991) e de gêmeos (Price, Kidd, Cohen, Pauls e Leckman, 1985; Walkup et al., 1988) confirmam essa hipótese, embora esteja claro hoje em dia que a expressão manifesta do transtorno depende de fatores genéticos e ambientais.

Estima-se que a síndrome de Gilles de la Tourette seja de 5 a 7 vezes mais frequente nos gêmeos monozigóticos do que nos dizigóticos. Por exemplo, Price e colaboradores (1995) relatam que 53% de gêmeos monozigóticos com síndrome de la Tourette têm irmão com a mesma síndrome, enquanto isso ocorre apenas para 8% de dizigóticos. Ainda que os critérios de concordância sejam flexibilizados para permitir a inclusão do tique motor ou vocal crônico, elas são de 77% para monozigóticos e de 23% para dizigóticos.

Em um estudo ascendente de 338 familiares em primeiro grau de indivíduos com e sem a síndrome, Pauls e colaboradores (1991) constataram que 9% dos familiares de afetados também tinham a síndrome, 17% tinham um tique motor ou vocal e 11% tinham um transtorno obsessivo-compulsivo. Em comparação, no grupo de pessoas sem a síndrome, nenhum parente a apresentava, 3% tinham um tique motor ou vocal crônico e 2,5% tinham um TOC. Mesmo que à primeira vista uma taxa de 9% entre familiares de indivíduos com a síndrome não pareça muito elevada, ela representa a prevalência 100 a 200 vezes superior à da síndrome na população geral (baseando-se na prevalência de 5 a 10 pessoas sobre 10 mil).

Carter e colaboradores (1994) têm achados semelhantes em um estudo descendente de crianças de risco, porque tinham um parente em primeiro grau com síndrome de Gilles de la Tourette quando foram recrutadas, embora elas mesmas não manifestassem sintomas na época. Após um período de acompanhamento de 2 a 4 anos para cada criança, os pesquisadores relatam que 43% tinham desenvolvido tiques: 24% a síndrome, 9,5% um tique motor ou vocal crônico e 9,5% um tique transitório. Além disso, 19% tinham desenvolvido obsessão-compulsão ou mesmo TOC.

Embora os dados disponíveis indiquem claramente que fatores genéticos desempenham um papel na etiologia da síndrome, os mecanismos envolvidos ainda precisam ser elucidados. A maioria dos pesquisadores dessa área especula que as crianças de risco não herdam diretamente o transtorno, mas a vulnerabilidade geral a tiques e a TOC – vulnerabilidade que, segundo diversos estudos de genética molecular, poderia refletir uma ou várias anomalias localizadas, por exemplo, nos cromossomos 3, 4, 7, 8, 9, 11 e 18 (King e Leckman, 2006; Leckman, 2002). Essa vulnerabilidade se manifesta ainda de formas muito diferentes: tanto a natureza dos sintomas quanto a frequência e a gravidade variam não apenas em função de riscos genéticos, como também em função de fatores cujos efeitos foram descritos, mas que ainda são pouco conhecidos (sexo da criança, estresse familiar, entre outros).

Por último, é provável que anomalias genéticas expliquem o aparecimento do transtorno em todos os atingidos. De fato, talvez crianças desenvolvam a síndrome de Gilles de la Tourette sem vulnerabilidade genética, por exemplo, em decorrência de afecções médicas que alteram o sistema nervoso central ou o sistema imunológico. Do mesmo modo, certas pessoas de risco, por razões genéticas, jamais desenvolverão a síndrome ou apenas apresentarão alguns sintomas, graças à proteção genética ou psicossocial facilitadora de sua adaptação.

### FATORES NEUROFISIOLÓGICOS

Há levantamentos de fatores neurofisiológicos associados às manifestações dos tiques, e várias explicações foram propostas (ver King e Leckman, 2006; Leckman, 2002; Leckman, Vaccarino, Kalanithi e Rothenberger, 2006). Essas pesquisas vão muito além do âmbito deste capítulo. Contudo, deve-se observar que, consideradas em conjunto, sugerem que o transtorno geralmente está associado a uma alteração do eixo hipotálamo-hipófise-adrenal (ou eixo HPA), o qual seria hiperativo ou hiper-reativo em certas pessoas com tiques, como é frequentemente no TOC e no TDAH, ambos mais associados com os tiques.

Diversos trabalhos compilados por Leckman e colaboradores (2206) indicam que a síndrome de Gilles de la Tourette poderia refletir, às vezes, oscilações anormais de redes de neurônios extensas. Pesquisas eletrofisiológicas e farmacológicas vêm fundamentar essa hipótese intrigante segundo a qual arritmias neuronais provocariam os sintomas do transtorno e explicariam sua produção involuntária. Leckman e colaboradores comparam essas oscilações com os batimentos incessantes de um tambor cerebral ao qual só se poderia resistir por algum tempo e com enorme dificuldade – isso porque essas oscilações provocam uma perda parcial do controle sensorial e motor.

### FATORES LIGADOS À GRAVIDEZ

O fato de um gêmeo monozigótico sofrer da síndrome de Tourette e seu irmão não necessariamente sofrer também indica claramente que outros fatores não genéticos desempenham um papel importante no aparecimento do transtorno. Alguns estudos clínicos sugerem que complicações perinatais no nascimento ou pós-natais poderiam ser de natureza etiológica. Embora esse tipo de complicações só seja relatado em uma minoria de casos e apareça também em outros transtornos, uma gravidez marcada por acontecimentos de vida estressantes para a mãe poderia influenciar o desenvolvimento do sistema nervoso central da criança. Como vimos no caso da ansiedade, isso poderia predispô-la – por meio do eixo HPA ainda em desenvolvimento – a reagir de maneira pronunciada a diversas situações estressantes, às vezes por meio de tiques (Leckman et al., 1990; Shapiro, Shapiro e Wayne, 1972).

Alguns achados permitem também afirmar que, se esses fatores não têm necessariamente um papel etiológico, é provável que influenciem as manifestações do transtorno. De fato, notam-se, às vezes, grandes diferenças na gravidade dos sintomas de gêmeos monozigóticos que sofrem ambos da síndrome de Gilles de la Tourette. Quando isso ocorre, o gêmeo mais seriamente afetado é, em geral, aquele com menor peso ao nascer (Hyde, Aaronson, Randolph, Rickler e Weinberger, 1992; Leckman et al., 1990). A correlação entre a diferença de peso dos gêmeos ao nascer e a gravidade de seus tiques conforme uma escala quantitativa era de 0,72 (n = 13) no estudo de Hyde e colaboradores, não sendo explicada com a ajuda de fatores que tivessem afetado os gêmeos após o nascimento. Essa constatação importante ilustra a complexidade dos processos transacionais que, às vezes antes do nascimento, determinam a expressão do comportamento de uma vulnerabilidade genética.

## Fatores psicológicos e familiares

Pouco tempo depois das primeiras descrições da síndrome feitas por Gilles de la Tourette, as teorias psicológicas e familiares da etiologia dessa síndrome ganharam destaque sobre a orientação dominante do interesse inicial pelos tiques. As primeiras teorias a atribuir uma origem psicológica à síndrome foram de orientação psicanalítica, as quais provavelmente as mais conhecidas, são muitas e não é possível resumi-las em algumas linhas. Destaca-se apenas que essas teorias tentaram fundamentar os tiques em termos de conversão ou de trauma. Para alguns, os tiques representariam a conversão das pulsões agressivas ou sexuais remontando a uma fase de desenvolvimento psicossexual pré-genital ou genital. Por exemplo, Ferenczi (1921) afirma que os tiques são "equivalentes estereotipados do onanismo" e, com base em alguns estudos de caso, lança "a hipótese de que é a hipersensibilidade narcísica do portador de tiques a causa de sua incapacidade de se controlar em termos motores ou psíquicos" (p. 85, 94). Já para outros pesquisadores de orientação psicanalítica, os tiques são descargas psicomotoras que se seguem a uma experiência traumática e que adquirem um caráter compulsivo (Mahler, 1949).

Em geral, essas teorias etiológicas pressupõem que quem sofre da síndrome enfrenta situações familiares conflituosas em diferentes níveis (relações mãe-filho, relações conjugais) que estão na origem dos tiques ou, pelo menos, contribuem para sua gravidade e cronicidade. Essas teorias, apesar de influentes em meios clínicos, requerem um grande hiato entre observação e interpretação, na maioria das vezes, carecendo de fundamento científico. De fato, os dados limitados disponíveis mostram que conflitos familiares e conjugais não são mais frequentes nas famílias de crianças com tiques do que nas outras (Carter et al., 1994). Assim, é provável que esses conflitos, quando surgem, sejam tanto consequência como causa (Goggin e Erickson, 1979). Porém, uma abordagem psicológica continua sendo essencial para compreender a fenomenologia dos tiques e sua evolução, pois esses fenômenos tão claramente evidentes não podem jamais nem ser separados do contexto familiar e social em que se manifestam nem das reações que suscitam.

Foram propostas também diversas teorias comportamentais para explicar a etiologia da síndrome de Gilles de la Tourette. Assim como as abordagens psicanalíticas, elas destacam situações conflituosas ou traumáticas associadas aos tiques e recorrem aos princípios do condicionamento clássico (pavloviano) ou operante (instrumental) para explicar sua manifestação. Em uma perspectiva pavloviana, os tiques seriam manifestações de evitação condicionada, que permitiriam reduzir por um tempo reações autonômicas de ansiedade adquiridas inicialmente em circunstâncias extremamente traumáticas (Clark, 1966; Yates, 1958). Em uma perspectiva instrumental, os tiques seriam comportamentos assimilados que, como outros comportamentos humanos, são controlados por suas consequências (Rosen e Wessner, 1973) e que se desenvolvem em um contexto familiar em que a criança costuma imitar as pessoas próximas (Sanders, 1973). Embora certos dados estejam de acordo com uma análise comportamental (Walton, 1961), eles não permitem demonstrar que os tiques são comportamentos adquiridos por meio de processos de condicionamento ou de imitação, mas, no máximo, explicar em certos casos como os tiques podem ser influenciados pelo ambiente em que a criança os manifesta com mais frequência.

A maioria dos pesquisadores e vários clínicos adotam uma perspectiva multifatorial para explicar a etiologia dos tiques (Carter et al., 1994; Leckman, 2002); porém, essa posição não é nova. Já em 1955, Lang escrevia que:

> em última análise, a estrutura do tique é a de um transtorno psicomotor em que se expressa toda a personalidade da criança, em função de sua bagagem hereditária e de seu ambiente, mas também a de sua evolução genética: desenvolvimento psicomotor, maturação afetiva, pessoas próximas. (p. 341-342)

Nessa perspectiva, os tiques são a expressão de uma vulnerabilidade biológica e, ao mesmo tempo, de fatores individuais, familiares e sociais que evoluem conforme o desenvolvimento da criança, com influência recíproca. Essa vulnerabilidade varia de uma pessoa a outra, em particular em função do sexo: é mais acentuada nos meninos do que nas meninas, principalmente porque estas últimas expressarão isso mais por meio de um TOC do que de diversos tiques. Se os dados disponíveis atualmente vêm com toda evidência fundamentar essa perspectiva, ainda restam pesquisas tanto na área psicológica e social quanto biológica a serem realizadas a fim de descrever a natureza dos processos transacionais postulados. O desafio atual é também compreender como uma vulnerabilidade biológica se expressa de formas muito diversas no nível comportamental em função, entre outros, do sexo da criança, e como, por sua vez, o comportamento da criança e as reações que ele engendra no círculo familiar e social influenciam seu estado fisiológico e, desse modo, repercutem na expressão dessa vulnerabilidade.

## O TIQUE MOTOR OU VOCAL CRÔNICO E O TIQUE TRANSITÓRIO

### Definições

A CID-10 e o DSM-IV descrevem dois transtornos: o tique motor ou vocal crônico e o tique transitório, os quais se distinguem da síndrome de Gilles de la Tourette por tiques menos graves, menos frequentes e/ou menos crônicos. Não se sabe de fato se eles representam manifestações menos acentuadas de um *continuum* patológico, ou se são transtornos distintos, embora a maioria dos pesquisadores opte pela primeira hipótese, a qual tem um apoio científico crescente (OMS, 1993).

No *tique motor ou vocal crônico*, o indivíduo manifesta tiques isolados ou múltiplos, exclusivamente ou motores ou vocais, os quais persistem por mais de um ano (APA, 2000; OMS, 1993).

No *tique transitório*, o indivíduo manifesta tiques isolados ou múltiplos, motores e/ou vocais, que persistem por menos de um ano (APA, 2000; OMS, 1993).

### Critérios diagnósticos e características essenciais

As Tabelas 12.2 e 12.3 contrastam os critérios diagnósticos do tique motor ou vocal crônico e os do tique transitório da CID-10 e do DSM-IV. As características do tique motor ou vocal crônico são essencialmente as mesmas que as da síndrome de Gilles de la Tourette, mas os afetados manifestam somente um tipo de tiques (motor ou vocal). O DSM-IV especifica que o transtorno só pode ser diagnosticado naqueles que nunca manifestaram todos os sintomas da síndrome de Gilles de la Tourette. Essa precisão tem como efeito evitar que o diagnóstico mude com a evo-

**TABELA 12.2** Tique motor ou vocal crônico: critérios diagnósticos da CID-10 e do DSM-IV

| CID-10 | DSM-IV |
| --- | --- |
| A) Tiques motores ou vocais (mas não ambos) ocorrem várias vezes e quase todos os dias por pelo menos 12 meses.<br>B) Ausência de remissão de mais de 2 meses durante esses 12 meses.<br>C) Ausência de antecedentes de síndrome de Gilles de la Tourette não devido a uma afecção somática ou aos efeitos secundários de um medicamento.<br>D) Início antes dos 18 anos de idade.<br><br>*Obs.*: Um tique é um movimento ou uma vocalização involuntário, súbito, rápido, recorrente, não rítmico e estereotipado. | A) Presença, em um momento qualquer da evolução da doença, ou de tiques motores ou vocais, únicos ou múltiplos, mas não de ambos ao mesmo tempo. (Um *tique* é um movimento – ou uma vocalização – súbito, rápido, recorrente, não rítmico e estereotipado.)<br>B) Os tiques ocorrem muitas vezes ao longo do dia, quase todos os dias ou de forma intermitente por mais de um ano, durante o qual nunca houve um intervalo sem tiques de mais de três meses consecutivos.<br>C) A perturbação causa um sofrimento acentuado ou uma alteração significativa do funcionamento social, profissional ou em outros domínios importantes.<br>D) Início antes dos 18 anos de idade.<br>E) A perturbação não se deve aos efeitos fisiológicos diretos de uma substância (por exemplo, estimulantes) nem a um problema médico (por exemplo, doença de Huntington ou encefalite pós-viral).<br>F) O transtorno jamais respondeu aos critérios da síndrome de Gilles de la Tourette. |

CID-10/ICD-10. Classification Internationale des Troubles mentaux et des Troubles du comportement. Critères diagnostiques pour la recherche. Organisation mondiale de la Santé, Masson, Paris, 1994.
American Psychiatric Association – DSM-IV-TR. *Manuel Diagnostique et Statistique des Troubles mentaux*, 4ª édition. Texte révisé (Washington DC, 2000). Tradução francesa por J.D. Guelfi et al., Masson, Paris, 2003.

lução do transtorno (por exemplo, quando seus sintomas diminuem com a idade). As características do tique motor ou vocal crônico são muitas, mesmo que haja quem apresente, às vezes, um único tique. Por definição, o transtorno dura mais de um ano; entretanto, embora seja crônico, a sintomatologia, na maioria dos casos, é menos grave que a da síndrome de Gilles de la Tourette e causa menos dificuldades psicológicas, familiares e sociais. É provável que ambos tenham uma etiologia comum. De fato, pesquisas genéticas indicam que se manifestam nas mesmas famílias (por exemplo, nos gêmeos monozigóticos, dos quais um sofre da síndrome de Gilles de la Tourette e o outro do tique motor ou vocal crônico) (Hyde et al., 1992; Saccomani et al., 2005).

A forma mais atenuada dos tiques é a transitória. Como indica a Tabela 12.3, o transtorno responde a muitos critérios da síndrome de Gilles de la Tourette; em contrapartida, sua duração é relativamente curta, e seus sintomas, assim como as dificuldades que causam, são sempre menos graves. Os afetados manifestam um ou vários episódios de tiques passageiros que atingem habitualmente a cabeça (por exemplo, piscadelas dos olhos, caretas, movimentos bruscos e irregulares do pescoço) e que desaparecem sem consequências nefastas (APA, 2000; OMS, 1993). O DSM-IV especifica que o transtorno só pode ser diagnosticado naqueles que jamais manifestaram todos os sintomas da síndrome de Gilles de la Tourette ou do tique motor ou vocal crônico (APA, 1994). Essa precisão estabelece uma hierarquia de gravidade na qual um transtorno mais ameno é possível, mas não o inverso.

**TABELA 12.3** Tique transitório: critérios diagnósticos da CID-10 e do DSM-IV

| CID-10 | DSM-IV |
|---|---|
| A) Tique único ou múltiplo, motor e/ou vocal, ocorrendo várias vezes e quase todos os dias por pelo menos quatro semanas.<br>B) Duração do transtorno inferior ou igual a 12 meses.<br>C) Ausência de antecedentes de síndrome de Gilles de la Tourette e transtorno não devido a uma afecção somática ou aos efeitos secundários de um medicamento.<br>D) Início antes dos 18 anos de idade.<br><br>*Obs.*: Um tique é um movimento ou uma vocalização involuntário, súbito, rápido, recorrente, não rítmico e estereotipado. | A) Tiques motores e/ou vocais únicos ou múltiplos. (Um *tique* é um movimento – ou uma vocalização – súbito, rápido, recorrente, não rítmico e estereotipado).<br>B) Os tiques ocorrem várias vezes ao longo do dia, quase todos os dias, durante pelo menos quatro semanas, mas não durante mais de 12 meses consecutivos.<br>C) A perturbação causa um sofrimento acentuado ou uma alteração significativa do funcionamento social, profissional ou em outros domínios importantes.<br>D) Início antes dos 18 anos de idade.<br>E) A perturbação não se deve aos efeitos fisiológicos diretos de uma substância (por exemplo, estimulantes) nem a um problema médico (por exemplo, doença de Huntington ou encefalite pós-viral).<br>F) O transtorno jamais respondeu aos critérios da síndrome de Gilles de la Tourette nem aos do transtorno tique motor ou vocal crônico.<br>*Especificar* se:<br>**Episódio único** ou **recorrente**. |

CID-10/ICD-10. Classification Internationale des Troubles mentaux et des Troubles du comportement. Critères diagnostiques pour la recherche. Organisation mondiale de la Santé, Masson, Paris, 1994.
American Psychiatric Association – DSM-IV-TR. *Manuel Diagnostique et Statistique des Troubles mentaux*, 4ª édition. Texte révisé (Washington DC, 2000). Tradução francesa por J.D. Guelfi et al., Masson, Paris, 2003.

## CONCLUSÕES

Ainda que os critérios diagnósticos e os resultados dos achados resumidos permitam circunscrever a complexidade dos tiques, eles, às vezes, mascaram a realidade humana do transtorno para quem é atingido por ele. Desde os trabalhos clássicos de Meige e Feindel (1902), diversos estudiosos tentaram expressar o sofrimento que os tiques ocultam para o afetado e para seu círculo (Sacks, 1986, 1993). Algumas observações de Cohen e Leckman (1993) parecem bastante pertinentes.

> Quando os tiques chegam em sequência e assumem formas bizarras, a criança, por exemplo, se põe a saltar, a balançar os braços no ar, a fazer caretas, a mostrar a língua, a cantar como um pássaro ou a urrar, sentindo-se invadida por forças demoníacas que é incapaz de vencer e que, da fantasia, se transformam em pesadelo. Os pais tentam em vão argumentar ou suplicar, mas ela sabe que não consegue controlar seus tiques mais do que alguns instantes, se é que de fato consegue fazer isso. E sabe, no fundo (geralmente se sente culpada por isso), que as pulsões e as ações bizarras lhe pertencem, que vêm dela. Às vezes, sente necessidade de se defender do ridículo que seu comportamento desviante provoca, assim como do sentimento de ridículo que sente por ela mesma, pois sabe que é, ao mesmo tempo, autor e vítima daquilo que se passa em seu interior. Se não compreenderem o que a criança está vivendo, os pais poderão repreendê-la ou mimá-la, puni-la ou privá-la daquilo que lhe dá prazer; poderão tentar ignorar os tiques ou a própria criança, ou mesmo rejeitá-la por completo (...). E mesmo que

compreendam o que se passa, é provável que não consigam esconder por completo sua dor e sua decepção, sua vergonha (...). A criança pode acabar acreditando que não é leal em relação à família e a si mesma, pois seus tiques causam uma aflição evidente em seus próximos, e que é incapaz de dominá-los. Pode também investir contra seu próprio corpo – para que ele a faça sofrer – e contra os pais, que não têm meios de ajudá-la (...). Juntos, todos esses fatores só tendem a aviltar a imagem que a criança tem de si mesma – confrontada ao mesmo tempo com seu sofrimentos interiores e com as extravagâncias públicas de seu corpo. (p. 463-464)

## Resumo

**1** A *síndrome de Gilles de la Tourette* caracteriza-se por vários tiques motores e por um ou vários tiques vocais que aparecem simultaneamente ou em momentos diferentes da evolução do transtorno. É crônico e manifesta-se pelo aparecimento de tiques motores antes dos vocais. Tem início, em geral, na infância ou, mais raramente, no início da adolescência, tendendo a se estabilizar ou a melhorar com o tempo, embora, em muitos casos, persista na idade adulta.

**2** Os tiques múltiplos são característicos do transtorno. Começam progressivamente por um ou dois tiques motores simples do rosto, da cabeça ou da parte superior do corpo. Eles diminuem ou mesmo desaparecem por algum tempo antes de se manifestarem novamente com mais amplitude e de se tornarem mais complexos, sendo acompanhados de tiques vocais. A natureza e a intensidade deles costumam variar de uma semana a outra ou de um mês a outro.

**3** A sintomatologia da síndrome de Gilles de la Tourette, assim como as descrições feitas há muito tempo em contextos sociais e culturais diferentes, permitem afirmar que sua validade científica está estabelecida.

**4** A síndrome de Gilles de la Tourette é acompanhada de outras psicopatologias. Os transtornos associados com mais frequência são os TOC e os outros transtornos de ansiedade, o TDAH, os de humor e os de aprendizagem.

**5** A maior parte dos que sofrem de síndrome de Gilles de la Tourette tem inteligência normal. Contudo, as dificuldades e as defasagens escolares são frequentes, assim como os transtornos de aprendizagem.

**6** A síndrome de Gilles de la Tourette é crônica e, na maioria dos casos, dura a vida toda (é geralmente intermitente). Os períodos de doença e intervalos intercalam-se de forma irregular e imprevisível, podendo durar algumas semanas, vários meses e mesmo mais de um ano.

**7** Os tiques são a expressão manifesta, ao mesmo tempo, de uma vulnerabilidade biológica e de fatores individuais, familiares e sociais que evoluem conforme a criança vai se desenvolvendo, influenciando-se de maneira recíproca.

**8** No *tique motor ou vocal crônico*, o indivíduo manifesta tiques isolados ou múltiplos exclusivamente ou motores ou vocais que persistem por mais de um ano.

**9** No *tique transitório*, o indivíduo manifesta tiques isolados ou múltiplos motores e/ou vocais – que persistem por menos de um ano.

## Questões para aperfeiçoar o conhecimento

**1** Quem foi Gilles de la Tourette? Pesquise na internet suas contribuições à medicina e à psiquiatria.

**2** Defina os tiques motores e os vocais, exemplificando cada um deles.

**3** Quais são os diferentes tiques que podem atingir uma criança? E um adolescente?

**4** A ecolalia, a coprolalia e a copropraxia costumam estar associadas aos tiques. Qual é o sentido exato de cada um desses termos?

**5** Em que idade a síndrome de Gilles de la Tourette costuma se manifestar?

**6** Como reage o círculo familiar e social em relação a uma criança com síndrome de Gilles de la Tourette?

**7** Em que idade os indivíduos com síndrome de Gilles de la Tourette tomam consciência de suas pulsões premonitórias? Como explicá-las?

**8** A síndrome de Gilles de la Tourette é hereditária? Resuma os fundamentos dessa hipótese.

**9** Um tique grave pode causar complicações médicas sérias? Se a resposta é sim, quais? Se não, por quê?

**10** A coprolalia é um tique muito específico. Explique-a e o que a distingue provavelmente de uma região a outra.

**11** Qual é o impacto social da síndrome de Gilles de la Tourette sobre quem dela sofre? Como esse impacto evolui com a idade?

**12** Qual o significado que a psicanálise dá aos tiques? O que você acha disso?

**13** Como as teorias comportamentais explicam os tiques? Quais seus aspectos negativos e positivos?

**14** O que dizem os pesquisadores que adotam uma perspectiva multifatorial para explicar a etiologia dos tiques?

**15** O que é um tique transitório? Exemplifique.

**16** Um tique causa vergonha tanto à pessoa afetada quanto a seu círculo familiar. O que se pode fazer para ajudá-la a superar essa vergonha?

## Questões para reflexão

**1** Como se explica o fato de os tiques serem duradouros e crônicos, mas às vezes variarem bastante de uma semana, de um mês ou de um ano a outro?

**2** Podem-se considerar as pessoas com síndrome de Gilles de la Tourette como tendo retardo mental? Argumente.

**3** Quais transtornos costumam acompanhar a síndrome de Gilles de la Tourette e como explicar sua comorbidade?

**4** É possível traçar o curso de desenvolvimento da síndrome de Gilles de la Tourette? Em caso afirmativo, faça isso.

**5** Se você admite que a síndrome de Gilles de la Tourette é de origem genética, descreva os mecanismos etiológicos envolvidos.

**6** Certas teorias comportamentais explicam a etiologia da síndrome de Gilles de la Tourette dando ênfase às situações sociais. O que você acha disso?

**7** Qual é, a seu ver, a melhor explicação que se pode dar à etiologia da síndrome de Gilles de la Tourette?

**8** Algumas pessoas com tiques parecem não se preocupar com isso e inclusive fazem deles uma qualidade, enquanto outras sofrem terrivelmente. Como se explica essa diferença de comportamento? Uma abordagem é preferível a outra? Se a resposta é afirmativa, por quê?

## Indicadores para estudo

BRUUN, R.D. & BUDMAN, C.L. (1993). The natural history of Gilles de la Tourette syndrome. In R. Kurlan (Ed.), *Handbook of Tourette's syndrome and related tic and behavioral disorders.* New York: Marcel Dekker (27-42).

COHEN, D.J. & LECKMAN, J.F. (1993). The child and adolescent with Tourette's syndrome: Clinical perspectives on phenomenology and treatment. In R. Kurlan (Ed.), *Handbook of Tourette's syndrome and related tic and behavioral disorders.* New York: Marcel Dekker (461-480).

COMINGS, D.E. (1990). *Tourette syndrome and human behavior.* Duarte : California, Hope Press.

DUGAS, M. (1985). Le syndrome de Gilles de la Tourette : état actuel de la maladie des ties. *Presse Médicale,* 14, 589-593.

JANET, P. & RAYMOND, F. (1908). *Les obsessions et la psychasthénie.* Paris: Alcan, 2ᵉ éd.

KHALIFA, N. & Von KNORRING, AL. (2003). Prevalence of tic disorders and Tourette syndrome in a Swedish school population. *Developmental Medicine & Child Neurology,* 45, 315-319.

KING, R.A. & LECKMAN, J.F. (2006). Tic disorders. In M. K. Dulcan & J. M. Wiener (Eds.), *Essentials of child and adolescent psychiatry.* Washington, DC: American Psychiatric Publishing (561-578).

LANG, J.L. (1955). Les tics chez l'enfant. Première parution: *Revue de Neuropsychiatrie Infantile et d'Hygiène Mentale de l'Enfance,* 4, 11-12. Reproduit en 2002 dans *Neuropsychiatrie de l'Enfance et de l'Adolescence,* 50, 338-342.

LECKMAN, J.F. (2002). Tourette's syndrome. *The Lancet,* 360. 1577-1586.

MEIGE, H. & FEINDEL, E. (1902). *Les tics et leur traitement.* Paris: Masson.

NOMURA, Y. & SEGAWA, M. (1982). Tourette syndrome in Oriental children, Clinical and pathophysiological considerations. In A.J. Friedhoff & T. N. Chase (Eds.), *Gilles de la Tourette syndrome.* New York: Raven Press (277-280).

OLLENDICK, T.H. & OLLENDICK, D.G. (1990). Tics and Tourette syndrome. In A.M. Gross & R. S. Drabman (Eds.), *Handbook of clinical behavioral pediatrics.* New York: Plenum Press (243-252).

SACKS, O. (1986). *L(homme qui prenait sa femme pour un chapeau et autres récits cliniques.* Paris, Seuil.

SACKS, O. (1993). Tourette's syndrome: A human condition. In R. Kurlan (Ed.), *Handbook of Tourette's syndrome and related tic and behavioral disorders.* New York: Marcl Dekker (509-514).

SCAHILL, L., LECKMAN, J.F. & MAREK, K.L. (1995). Sensory phenomena in Tourette syndrome. In W.J. Weiner & A. E. Lang (Eds.), *Advances in neurology.* Vol. 65. New York : Raven Press (273-280).

SCAHILL, L., TANNER, C. & DURE, L. (2001). The epidemiology of tics and Tourette syndrome and associated disorders. In D. J. Cohen, J. Jankovic & C. Goetz (Eds.), *Advances in Neurology.* Vol. 85. Philadelphia, PA: Lippincott Williams & Wilkins (261-271).

## *Palavras-chave*

coprolalia
copropraxia
ecolalia
ecopraxia
palilalia

PANDAS
pulsões premonitórias
síndrome de Gilles de la Tourette
tique transitório

tiques
tiques motores
tiques motores ou vocais crônicos
tiques vocais

# CONCLUSÃO

Como destaca a introdução desta obra, a psicopatologia da criança e do adolescente não é só uma área em plena expansão. Houve, ao longo dos últimos anos, uma verdadeira explosão de publicações e – como esta nova edição ilustra em vários momentos – um aprofundamento considerável dos conhecimentos em cada um dos transtornos descritos. Embora esse aprofundamento seja encorajador, não é menos verdadeiro que ainda exista uma profusão de dúvidas e que determinadas certezas de hoje serão seguramente postas em discussão por pesquisas futuras. É preciso congratular-se com elas e esperar que possibilitem progressivamente superar as lacunas que limitam bastante os conhecimentos no conjunto da psicopatologia da criança e do adolescente. Para concluir, na expectativa de encorajar pesquisadores e clínicos a repará-las, descreveremos brevemente as lacunas que acreditamos ser mais importantes. De fato, por trás de cada uma delas é provável que se esconda uma promessa de progresso.

*A profusão recente de conhecimentos em cada um dos transtornos apresentados nesta obra é, antes de tudo, descritiva.* Hoje em dia, estamos mais aptos do que há alguns anos para descrever as características das diversas psicopatologias da criança e do adolescente, assim como as dificuldades que as acompanham e, muitas vezes, as agravam. No entanto, não necessariamente as compreendemos melhor, porque ainda nos faltam teorias fundamentadas em pesquisas científicas de qualidade. Essas pesquisas devem privilegiar o desenvolvimento de conceitos que permitam integrar descrições de sintomas de que dispomos, a fim de lhes dar um sentido e de predizer de maneira confiável o desenvolvimento e a evolução de cada transtorno, não obstante a heterogeneidade que é regra nesse campo. Evidentemente, esses modelos teóricos deverão ser avaliados com rigor, se possível com pesquisas longitudinais que permitam comparar o desenvolvimento de crianças sem dificuldades e as que apresentam um transtorno. É desejável também que muitos outros estudos longitudinais sejam realizados em diversos países, e não só nos países anglo-saxões, por pesquisadores de culturas e línguas diferentes. As pesquisas anglo-saxãs, de maneira geral, servem de exemplo pela qualidade e pela atenção aos detalhes. Elas deveriam encorajar pesquisadores, universidades, poderes públicos e fundações privadas a implementar trabalhos semelhantes, mas originais, nos países onde as pesquisas desse gênero são raras ou inexistentes.

*Embora os diagnósticos descritos nesta obra sejam úteis, sua validade empírica nem sempre está estabelecida.* Isto significa que a existência de um rótulo diagnóstico não é suficiente para demonstrar que o transtorno assim nomeado existe e pode ser distinguido de outras condições com nomes diferentes. Além disso, é preciso que as pesquisas científicas prossigam para que seja determinada a melhor forma de classificar as psicopatologias da infância e da adolescência e de distingui-las o máximo possível umas das outras, não apenas por suas características, mas igualmente por seu desenvolvimento e por sua evolução. Isso é de extrema urgência, pois a psicopatologia tornou-se uma área em que a vulgarização e a midiatização dos conhecimentos levam pais, professores e "especialistas" de todo tipo a falar sobre autismo, TDAH, fobias e outras condições clínicas como se todas elas estivessem estabelecidas e pudessem ser diagnosticadas corretamente por qualquer pessoa um pouco informada. O diagnóstico de um transtorno só pode ser estabelecido de fato com base em uma avaliação aprofundada, o que deve ser feito com cautela – seja porque o transtorno em questão às vezes ainda não foi bem definido, seja porque um rótulo diagnóstico pode causar mais mal do que bem à criança quando é feito de maneira apressada.

*As pesquisas estabeleceram o papel que fatores de risco desempenham na etiologia dos transtornos descritos. Contudo, ainda resta muito a descobrir sobre a maneira como esses fatores agem em sinergia uns com os outros.* Embora se aceite genericamente que apenas os modelos multifatoriais permitirão captar a complexidade das psicopatologias da infância e da adolescência, esses modelos são raros atualmente e talvez todos incompletos. Em outras palavras, se não há dúvida de que fatores biológicos, psicológicos, familiares, sociais e culturais desempenham um papel na etiologia desses transtornos, ainda são necessárias pesquisas para compreender os processos que permitem a esses fatores dar lugar às características específicas de um transtorno. Sem esse trabalho fundamental, a psicopatologia está condenada a acumular longas listas de fatores que aumentam a probabilidade de dificuldades diversas sem compreender verdadeiramente sua etiologia.

*É necessário realizar muito mais pesquisas para compreender como características de resiliência protegem crianças e adolescentes de um transtorno psicopatológico, ou lhes permitem minimizar seus efeitos nefastos.* Embora os conhecimentos tenham aumentando de forma rápida ao longo dos últimos anos, são relativamente poucos os trabalhos tratando da intersecção entre resiliência e psicopatologia e, de maneira mais ampla, entre características individuais (por exemplo, sexo, idade, situação socioeconômica, origem cultural, orientação sexual) e transtornos diversos. Ainda que muitos fatores de risco já sejam conhecidos, são raras as pesquisas que os abordam de um ângulo positivo. Considerados assim, eles são, às vezes, fatores de proteção. Por exemplo, se uma educação inadequada é um fator de risco nos transtornos de comportamento, é muito provável que uma educação coerente e centrada nas necessidades da criança proteja-a desses transtornos – sobretudo em presença de outros fatores de risco (como a pobreza ou um temperamento difícil). É preciso realizar pesquisas para compreender melhor esses processos complexos, não somente junto a crianças e adolescentes em dificuldade, mas também daqueles que têm um desenvolvimento normal que são expostos a riscos variados e, às vezes, elevados.

*Finalmente, destaca-se o fato de a infância e a adolescência estarem em rápida evolução no mundo todo e, desse modo, as pessoas atualmente no centro das pesquisas nesse âmbito talvez sejam diferentes das que estavam ontem e das que estarão amanhã.* Só é possível exemplificar essa evolução complexa: em um número crescente de sociedades, a criança é um ser protegido por ser precioso; porém, essa proteção é acompanhada desde muito cedo de exigências explícitas. Já nos primeiros anos de vida, a criança na qual a família e seu círculo investem muito – afetiva e economicamente – deve satisfazer múltiplas expectativas. Ela deve, entre outras características, ser desembaraçada, saber obedecer a várias orientações às vezes contraditórias, ser capaz de se organizar e de realizar bem diferentes tarefas, fazer amigos e preservá-los. Deve também "ter êxito" rapidamente em diversos aspectos: escolar, esportivo ou artístico, por exemplo. Se essas expectativas sociais, afetivas e funcionais permitem a certas crianças se tornarem "obras-primas" que orgulham seus próximos, elas representam para outros obstáculos impossíveis de superar – a ponto, provavelmente, de levar alguns para a psicopatologia. Essa evolução, que é acompanhada de várias mudanças sociais e culturais igualmente rápidas (por exemplo, o desenvolvimento de novas formas de vida familiar, a midiatização e a banalização de formas de violência extrema, um narcisismo agudo que alimenta a necessidade de satisfazer seus desejos de imediato), deixa entrever, infelizmente, o agravamento de diversas psicopatologias, assim como um crescimento do número de crianças e adolescentes em sofrimento às vezes crônico. Tal crescimento não poderá ser combatido unicamente pela formulação de intervenções eficazes que permitam ajudar os jovens com psicopatologias e suas famílias. Isso só ocorrerá quando pusermos em questão certas escolhas sociais – como o culto ao êxito – e quando nos perguntarmos não tanto se uma criança tem problemas de saúde mental, mas, sobretudo, se as expectativas que depositamos nela são saudáveis e se contribuem ativamente para seu desenvolvimento.

# GLOSSÁRIO

**Abordagem biológica.** Abordagem teórica que descreve e explica o comportamento humano (normativo e patológico) a partir de princípios experimentais e de métodos de investigação da biologia, e de áreas científicas ligadas a ela (genética, fisiologia, farmacologia).

**Abordagem categorial.** Abordagem descritiva e teórica que considera os transtornos psicopatológicos como entidades distintas, cuja presença ou ausência é determinada a partir de critérios diagnósticos explicitamente formulados. Nessa abordagem, crianças e adolescentes que preenchem os critérios de diagnóstico de um transtorno particular o têm; os que não preenchem não o têm. Os critérios de classificação são de natureza categorial.

**Abordagem cognitivo-comportamental.** Abordagem teórica que descreve e explica o comportamento humano (normativo e patológico) a partir de princípios da psicologia cognitiva. É dada ênfase ao pensamento e aos processos de atribuição no desenvolvimento e na manutenção de comportamentos patológicos.

**Abordagem comportamental.** Abordagem teórica que procura descrever e explicar o comportamento humano (normativo e patológico) a partir de princípios experimentais do condicionamento clássico, do condicionamento operante e da modelagem (ou imitação). Existem várias teorias comportamentais que, embora compartilhem certos princípios básicos, diferem bastante uma da outra.

**Abordagem dimensional.** Abordagem descritiva e teórica que considera os transtornos psicopatológicos como as manifestações extremas de um *continuum* de funcionamento. Essa abordagem, que permite determinar a frequência e a intensidade das dificuldades psicopatológicas de uma criança ou de um adolescente, evidencia as diferenças individuais em caso de psicopatologia e destaca o fato de que a maior parte dos problemas psicológicos da infância e da adolescência se manifesta em um processo que vai do normativo ao patológico.

**Abordagem multiaxial.** Refere-se à abordagem diagnóstica de um sistema de classificação (como o DSM-IV) que possibilita descrever não apenas as dificuldades específicas de uma pessoa, como também o contexto em que elas se manifestam, apontando, em diferentes eixos diagnósticos, a presença de afecções médicas e/ou de fatores psicossociais e ambientais ligados a essas dificuldades, além do impacto geral dessas últimas sobre o funcionamento adaptativo da pessoa.

**Abordagem psicanalítica.** Abordagem teórica que procura descrever e explicar o comportamento humano (normativo e patológico) a partir de princípios clínicos da psicologia freudiana. Existem muitas teorias psicanalíticas que, embora compartilhem certos princípios básicos, diferem bastante uma da outra.

**Afasia.** Transtorno de comunicação no qual a pessoa perdeu parcial ou totalmente a capacidade de falar e/ou de compreender o que lhe dizem. Ocorre fora de qualquer déficit sensorial e apesar da integridade dos órgãos responsáveis pela fala.

**Afetividade negativa.** Conceito teórico segundo o qual a depressão e a ansiedade teriam como característica comum uma afetividade em que predominam os sentimentos de tensão, de temor, de hostilidade e de angústia. Quando é acompanhada de uma falta de afetividade positiva, a afetividade negativa favoreceria o desenvolvimento dos transtornos de humor, e quando é acompanhada de hiperatividade fisiológica, o desenvolvimento dos transtornos de ansiedade. Ver também modelo tripartite.

**Afetividade positiva.** Conceito teórico segundo o qual o estado psicológico de um sujeito se caracterizaria com frequência por sentimentos de distensão, de confiança e a abertura para o círculo familiar e social, permitindo-lhe assim reagir de maneira dinâmica e construtiva. Ver também afetividade negativa e modelo tripartite.

**Agorafobia.** Sintomas em que o adolescente teme estar em um lugar ou em uma situação de que não poderia escapar (ou escapar a tempo) e, por isso, teria um ataque de pânico.

**Alogia.** Conjunto de sintomas relativos à esquizofrenia, os quais refletem o fato de o discurso das pessoas afetadas não ter espontaneidade, suas respostas serem breves e oferecerem uma informação muito limitada. Em uma minoria de casos, as pessoas afetadas ficam mudas durante um período relativamente prolongado.

**Alucinações.** Experiências perceptuais que as pessoas próximas não compartilham. Essas experiências, sintoma característico da esquizofrenia, são com muita frequência auditivas – as pessoas afetadas ouvem vozes que os outros não ouvem –, embora o conjunto das modalidades sensoriais possa estar na base de experiências alucinatórias.

**Amostras clínicas.** Amostras recrutadas em um meio clínico (p. ex., hospital). Como regra, uma amostra clínica é selecionada de maneira a estudar as características clínicas de um transtorno psicopatológico em particular. Na maior parte dos casos, as amostras clínicas não são representativas do conjunto das pessoas que sofrem do transtorno em questão.

**Amostras comunitárias.** Amostras levantadas em um meio comunitário (p. ex., bairros, escolas). Como regra, uma amostra comunitária (ou populacional) é selecionada de maneira a estudar a prevalência e/ou as características de um transtorno psicopatológico no todo da população (ou em um segmento em especial dessa população).

**Anestesia emocional.** Sintoma psicológico associado ao estado de estresse pós-traumático. O sujeito parece desligado de seu meio, tem pouco ou nenhum interesse por atividades que antes lhe davam prazer e experimenta o forte sentimento de ter um futuro limitado ou comprometido.

**Angústia.** Reação universal frente a objetos ou situações que apresentam uma ameaça real ou imaginária. Mais difusa que o medo, essa reação costuma antecipar circunstâncias nefastas, e não refletir uma ameaça imediata. No plano físico, a angústia geralmente é acompanhada de tensões em diferentes partes do corpo e de uma grande dificuldade de respirar.

**Anorexia nervosa.** Transtorno de conduta alimentares caracterizado por recusa de manter um peso normal e por decisões extremas e intencionais com vistas a perder peso ou não ganhar peso em dado período de crescimento.

**Ansiedade de separação.** Transtorno de ansiedade caracterizado por um medo intenso de se separar das pessoas às quais se é apegado (geralmente os pais), ou de ter de sair de casa sem essas pessoas. Esse medo limita ou impede o desenvolvimento e o funcionamento adaptativo.

**Ansiedade generalizada.** Transtorno de ansiedade em que são manifestadas preocupações acentuadas e incontroláveis em relação a muitos objetos ou a situações (e não tanto com um estímulo fobogênico específico). Essas preocupações são acompanhadas de um ou de vários sintomas somáticos e causam uma enorme angústia, além de ou limitarem ou impedirem o desenvolvimento e o funcionamento adaptativo. Os critérios diagnósticos recentes do transtorno envolvem os de hiperansiedade que no DSM-III-R era descrito separadamente no capítulo dos transtornos comumente diagnosticados durante a infância ou a adolescência.

**Ansiedade.** Reação universal frente a objetos ou situações que apresentam uma ameaça real ou imaginária. Essa reação se expressa por sentimentos às vezes intensos de medo e de angústia. A ansiedade tem múltiplas modalidades de expressão: comportamental, cognitiva, afetiva e fisiológica.

**Ataque de pânico.** Período de ansiedade extrema que não pode ser explicado por uma ameaça vital, por uma afecção médica ou por um outro problema, como a toxicomania. A natureza geralmente extrema dos ataques de pânico provoca um temor persistente de que outros ataques semelhantes ou mais graves ocorram de surpresa, o que pode limitar ou impedir o desenvolvimento e o funcionamento adaptativo.

**Autismo atípico.** Diagnóstico feito a um número significativo de crianças e adolescentes que apresentam várias características do autismo, mas que não preenchem a totalidade de seus critérios.

**Autismo.** Transtorno desenvolvimental caracterizado por perturbações graves das interações sociais, da comunicação e do comportamento, o qual é bastante restrito e de natureza repetitiva e estereotipada. Por definição, o transtorno começa antes dos 3 anos de idade. O autismo é frequentemente acompanhado de retardo mental.

**Autistas sábios.** Crianças ou adolescentes com autismo que têm competências excepcionais em um campo muito específico (p. ex., a música).

**Avolição.** Perda de vontade: incapacidade de empreender e prosseguir uma conduta motivada; apatia. Esse sintoma é característico da esquizofrenia infantil e de outros transtornos psicopatológicos.

**Bulimia.** Transtorno caracterizado por crises regulares de hiperfagia seguidas de comportamentos compensatórios (vômitos provocados, uso abusivo de purgantes) visando a evitar ganhar peso.

**Catatonia.** Perturbação considerável da psicomotricidade, o qual vai da imobilidade total à agitação hiperativa. Esse sintoma é característico de certas formas de esquizofrenia.

**Coerência central.** Tendência espontânea que os seres humanos têm de relacionar elementos heterogêneos de seu ambiente e de interpretá-los em função do contexto em que eles se apresentam, a fim de lhes atribuir um sentido e de se servirem deles para guiá-los em sua ação. Essa coerência central é fraca em crianças e adolescentes com autismo, cujo mundo perceptual e social parece ser constituído mais de detalhes do que de ligações entre eles.

**Comorbidade.** Presença simultânea de dois ou mais transtornos psicopatológicos na mesma pessoa.

**Compulsões.** Atos repetitivos que não são em si mesmos uma fonte de satisfação, mas cujo objetivo é diminuir ou evitar a ansiedade e a angústia causadas pelas obsessões. As compulsões levam as pessoas afetadas a agir de uma maneira peculiar que geralmente é contrária à sua vontade (p. ex., compulsões de lavar).

**Comunicação desviante.** Forma de comunicação que reflete um modo de pensamento ilógico e incoerente no qual o afeto do sujeito desempenha um papel preponderante e as ideias frequentemente são desconexas. É observada em muitas famílias de crianças e adolescentes com esquizofrenia.

**Confiabilidade (ou fidelidade).** Propriedade psicométrica de um instrumento psicológico ou psiquiátrico, o qual é considerado fraco se os resultados que fornece são comparáveis aos que são obtidos quando é utilizado por diferentes pessoas ou pela mesma pessoa várias vezes.

**Continuidade heterotípica.** Descrição do curso de desenvolvimento de muitos transtornos psicopatológicos, a qual ressalta que eles progridem de maneira previsível, embora suas manifestações geralmente mudem bastante da primeira infância à idade adulta.

***Continuum* de funcionamento intelectual e adaptativo.** Noção descritiva utilizada para explicar o fato de que o retardo mental reflete um *continuum* do funcionamento. Em um extremo, tanto o desenvolvimento de crianças como o de adolescentes com sério retardo são limitados em todas as esferas de funcionamento e eles precisam ao longo da vida de vigilância e cuidados constantes para suprir suas necessidades. No outro extremo, muitas crianças e adolescentes só manifestam retardo mental quando ingressam na escola primária e se confrontam com as exigências das aprendizagens escolares. Eles desenvolvem geralmente um grau de autonomia que não os distingue muito das crianças, e, mais tarde, dos adolescentes, sem dificuldade.

**Controle.** Conceito teórico segundo o qual a percepção de domínio inadequado de acontecimentos importantes de vida desempenha um papel-chave na etiologia dos transtornos de ansiedade.

**Coprolalia.** Repetição explosiva de palavras ou de frases obscenas ou inapropriadas ao contexto social. No campo dos tiques, a coprolalia é considerada como um tique vocal complexo.

**Copropraxia.** Repetição de gestos obscenos em diversos contextos. No campo dos tiques, a copropraxia é considerada como um tique motor complexo.

**Córtex pré-frontal.** Parte anterior do lóbulo frontal do cérebro que desempenha um papel fundamental na forma de lidar com a linguagem, com a memória de trabalho, com o raciocínio e com as funções executivas.

**Critério de divergência.** Fundamental nas definições atuais dos transtornos de comunicação e dos transtornos das aprendizagens, esse critério estipula que um diagnóstico desse aspecto só pode ser estabelecido quando as performances da criança ou do adolescente não corresponderem àquilo que se espera delas tendo em vista a idade, as capacidades intelectuais, a saúde e a escolarização.

**Curso do desenvolvimento.** Traçados cronológicos da evolução de uma psicopatologia da primeira infância à idade adulta, assim como de seus antecedentes e de suas consequências.

**Delinquência juvenil.** Noção legal utilizada para descrever comportamentos antissociais que se manifestam sobretudo na adolescência que, na maioria dos casos, são passageiros. Ao contrário da noção clínica de transtornos de comportamento, a delinquência depende, em grande parte, das leis em vigor em cada país e dos meios locais postos em prática para aplicá-las.

**Depressão mascarada.** Perspectiva teórica que postula que os transtornos de humor se manifestam durante a infância sobretudo por meio de sintomas de agressividade, de delinquência, de hiperatividade ou de ansiedade. Essa perspectiva considera tais sintomas como equivalentes depressivos que mascaram as dificuldades afetivas da criança.

**Desvios padrão.** Medidas estatísticas utilizadas para especificar o índice de pessoas que obtêm um escore superior ou inferior à média em um instrumento psicológico ou psiquiátrico (p. ex., teste de inteligência, escala de comportamento). Essas medidas pressupõem que o instrumento foi padronizado e que a característica por ele avaliada tem uma distribuição regular na população.

**Diferenças individuais.** Diferenças no comportamento afetivo, cognitivo e social observadas comumente de uma pessoa para a outra. São particularmente importantes no estudo dos transtornos psicopatológicos que requerem uma distinção entre as muitas manifestações do comportamento normativo e as manifestações igualmente variadas do comportamento patológico.

**Discalculia.** Ver transtorno de cálculo.

**Disfunção cerebral mínima.** Hipótese segundo a qual certos transtornos psicopatológicos (p. ex., transtorno de aprendizagem) são causados por uma disfunção neurobiológica leve que, em função de sua natureza e de sua localização, determinaria os sintomas observados.

**Disgrafia.** Ver transtorno da expressão escrita.

**Dislexia.** Ver transtorno de leitura.

**Dupla depressão.** Comorbidade do transtorno depressivo maior e do transtorno distímico.

**Ecolalia.** Uso repetitivo (p. ex., um eco) e geralmente fora de contexto da linguagem, no qual a criança repete uma ou duas palavras ou uma frase inteira que ouviu, sem qualquer relação com a situação em que se encontra. No campo dos tiques, a ecolalia é considerada como um tique vocal complexo.

**Ecopraxia.** Imitação repetitiva e descontextualizada de movimentos ou de gestos das pessoas próximas. No campo dos tiques, a ecopraxia é considerada como um tique motor complexo.

**Efeitos de coorte.** Efeitos que dependem menos da natureza de um fenômeno (p. ex., agressividade, delinquência) do que do período histórico em que a amostra foi levantada e avaliada a fim de estudá-lo. Os efeitos de coortes são de geração.

**Eixo hipotálamo-hipófise-adrenal.** Eixo neurofisiológico que liga o hipotálamo, a hipófise e as glândulas adrenais, servindo de principal elo entre o cérebro e o sistema hormonal. Desempenha um papel central na expressão e na forma de lidar com elas.

**Eletroencefalografia.** Registro da atividade elétrica do cérebro, obtida mediante a aplicação de eletrodos no couro cabeludo: o eletroencefalograma (EEG) é o traçado resultante desse registro.

**Embotamento efetivo.** Sintomas que geralmente acompanham a esquizofrenia, os quais refletem o fato de as pessoas afetadas manifestarem pouco ou não manifestarem emoções e, quando o fazem, a emoção expressada nem sempre está relacionada com o contexto.

**Emoção expressada.** Índice da atitude afetiva de uma pessoa em relação a outra (em geral, um dos pais em relação ao filho). Refletindo a maneira como o pai ou mãe reporta-se à criança (frequentemente em sua ausência), avalia a tendência de o pai ou a mãe ser crítico e querer controlar o comportamento da criança (p. ex., imiscuindo-se o tempo todo em seus assuntos). Um nível elevado de emocionalidade expressada talvez desempenhe um papel na etiologia e/ou na manutenção da esquizofrenia infantil.

**Encoprese (primária ou secundária).** Transtorno do controle esfincteriano no qual a criança ou o adolescente defeca em lugares inadequados, em uma idade em que se espera que tenha asseio. Os encopréticos primários nunca foram continentes durante um período mínimo (tipicamente 6 meses). Os encopréticos secundários se tornam assim após um período durante o qual não tiveram problemas de continência.

**Enurese (primária ou secundária).** Transtorno do controle esfincteriano no qual a criança ou o adolescente urinam em lugares inadequados, em uma idade em que se espera que seja continente. A enurese pode se manifestar de dia (enurese diurna) e/ou de noite (enurese noturna). Os enuréticos primários nunca foram continentes durante um período mínimo (tipicamente 6 meses). Os enuréticos secundários se tornam assim após um período durante o qual não tiveram problemas de continência.

**Enurese monossintomática.** Tipo de enurese noturna em que a bexiga funciona e a criança urina normalmente, mas em um lugar e em um momento inadequado, porque sofre de poliúria (urina muito abundante).

**Enurese não monossintomática.** Tipo de enurese noturna decorrente de uma hiperatividade e de contrações involuntárias da bexiga as quais, durante a noite, levam a criança a urinar na cama.

**Epidemiologia.** Estudo sistemático da prevalência dos transtornos psicopatológicos e de sua distribuição (p. ex., segundo a idade ou o sexo) na população.

**Equifinalidade.** Princípio etiológico segundo o qual diferentes circunstâncias talvez tenham a mesma consequência. Por exemplo, o alcoolismo parental é um dos fatores de risco que pode levar a transtornos de comportamento, ainda que eles se desenvolvam frequentemente em sua ausência. Ver também multifinalidade.

**Equivalentes depressivos.** Ver depressão mascarada.

**Espectro autístico.** Transtornos de fronteiras indefinidas em que predominam os sintomas de autismo.

**Espectro esquizofrênico.** Transtornos de fronteiras indefinidas em que predominam os sintomas de esquizofrenia.

**Esquizofrenia.** Transtorno ou transtornos em que as pessoas afetadas mantêm relações discordantes com o mundo em que vivem. Os sintomas mais característicos compreendem distorções fundamentais da percepção (p. ex., alucinações), do pensamento (p. ex., ideias delirantes), do afeto (p. ex., embotamento afetivo) e do comportamento motor.

**Estilo de atribuição depressiva.** Estilo cognitivo observado nas pessoas que sofrem de depressão. Consiste essencialmente em atribuir a maioria dos acontecimentos negativos a causas internas, estáveis e globais.

**Estresse relacional.** Conceito teórico utilizado para distinguir as famílias de crianças com e sem problemas de comportamento. Segundo esse conceito, pais e filhos contribuem ativamente para as dificuldades características dos transtornos de comportamento por meio de uma relação frequentemente penosa e conflitante.

**Estudo do fluxo sanguíneo cerebral.** Técnica de imageria cerebral que permite detectar as variações do fluxo sanguíneo nas diferentes partes do cérebro e, assim, estabelecer as zonas cerebrais envolvidas em diferentes processos afetivos, cognitivos e/ou motores.

**Estudos longitudinais.** Estudos que descrevem o comportamento de uma pessoa ou de um grupo delas ao longo do tempo, com o objetivo de compreender, entre outros, como esse comportamento se desenvolve e evolui. Na psicopatologia envolvendo a criança ou o adolescente, esses estudos oferecem uma visão desenvolvimental de diversos transtornos e uma apreciação empiricamente fundamentada de sua natureza dinâmica e de sua evolução da primeira infância à idade adulta.

**Estudos transversais.** Estudos que descrevem o comportamento de uma pessoa ou de um grupo delas em um período determinado. Ainda que os dados fornecidos por esses estudos sejam importantes, é difícil integrá-los em uma visão de conjunto do desenvolvimento da criança e do adolescente.

**Etiologia.** Estudo sistemático das causas ou das origens dos transtornos psicopatológicos, assim como dos fatores de risco e de proteção que influenciam a probabilidade de incidência desses transtornos.

**Eugenia.** Esse termo (que significa literalmente "bem nascer") designa a vontade de melhorar ativamente a espécie humana, por uma política moral, social e econômica, favorecendo, assim, a erradicação das características humanas consideradas "desnecessárias" e a implantação de características consideradas "benéficas".

***Failure to thrive* (ou déficit pôndero-estatural).** Ver transtorno de alimentação da primeira ou da segunda infância.

**Fase prodrômica.** Fase que precede a manifestação ativa de um transtorno psicopatológico.

**Fatores de risco e de proteção.** Fatores que aumentam ou diminuem a probabilidade de um transtorno psicopatológico. De modo geral, a probabilidade de um transtorno desenvolver-se aumenta à medida que aumenta também a exposição (e, por sua vez, a ausência de fatores de proteção) a fatores de risco. Uma vez estabelecido, é possível que se prolongue mesmo com uma intervenção.

**Fenilcetonúria.** É causada por uma anomalia genética do cromossomo 12, o que leva a uma incapacidade de o organismo metabolizar o ácido fenilpirúvico que vários alimentos contêm. Se não seguirem um regime alimentar rigoroso desde o nascimento, as crianças afetadas tendem a apresentar um retardo mental grave.

**Fetopatia alcoólica.** Síndrome associada a retardo mental e provocada pelo consumo excessivo de álcool pela mãe durante a gravidez.[*]

***Flashback.*** Episódio dissociativo ligado ao transtorno de estresse pós-traumático durante o qual há recorrência de uma recordação, sensação ou experiência perceptiva do passado.

***Fobia específica.*** É caracterizada por um medo acentuado e persistente em relação a um objeto particular ou a uma situação isolada que, objetivamente, não representa um perigo real. Esse medo é irrealista, leva sempre à evitação do objeto ou da situação fobogênica, e limita ou impede o desenvolvimento e o funcionamento adaptativo. É a especificidade do objeto ou da situação fobogênica que distingue esse transtorno de

outros, e o número de estímulos que podem desempenhar esse papel é muito amplo, de modo que sua expressão varia bastante de uma pessoa a outra.

**Fobia social.** É caracterizada por um medo acentuado e persistente em relação a uma ou várias situações em que as pessoas afetadas poderiam ser objeto de uma observação atenta e de uma avaliação negativa de outro. Esse medo, assim como o temor associado de ficar sem ação ou de agir de forma inapropriada, é irrealista, leva sempre à evitação de situações fobogênicas e limita ou impede o desenvolvimento e o funcionamento adaptativo.

**Fuga de ideias.** Sintoma característico do transtorno bipolar e de outros transtornos psicopatológicos (p. ex., esquizofrenia) em que os pensamentos do sujeito, e, por conseguinte sua fala, não têm organização e se desenrolam de maneira mais ou menos desconexa ou até desorganizada.

**Funções executivas.** Capacidades neurobiológicas que permitem o manejo consciente da atenção voltada aos comportamentos que requerem, sem perder de vista a finalidade da ação. As funções executivas permitem ao ser humano coordenar seus comportamentos de forma flexível e precisa, em face de exigências sempre mutáveis de seu ambiente, assim como de seu estado pessoal.

**Gene MECP2.** Gene do cromossomo X cujas mutações provocam cerca de 80% dos casos de síndrome de Rett. No entanto, as mutações desse gene não são específicas a essa síndrome.

**Hereditariedade.** Medida estatística que busca quantificar até que ponto as variações observadas em certas características (p. ex., inteligência) provêm de diferenças hereditárias entre as pessoas avaliadas. As medidas de hereditabilidade são todas medidas de grupo e não medidas individuais.

**Hiperansiedade.** Ver ansiedade generalizada.

**Hiperatividade fisiológica.** Tendência de origem neurobiológica e psicossocial a manter um nível elevado de ativação fisiológica (p. ex., agitação muscular, aceleração da respiração e do ritmo cardíaco). Ver também modelo tripartite.

**Hipervigilância.** Tendência de crianças e adolescentes, em alguns casos, sofrerem de um

---

[*] N. de R.T. Alguns autores sugerem que o risco independe da quantidade de álcool ingerida.

transtorno de ansiedade em que se preocupam permanentemente com objetos, situações ou acontecimentos que temem ficando à espreita a fim de evitá-los.

**Hipomania.** Episódio durante o qual o humor é elevado de forma persistente, expansiva ou irritável. O humor é claramente diferente do não depressivo habitual, mas menos perturbado do que em um episódio de mania. Ver também transtorno bipolar.

**Idade mental.** Critério utilizado para estimar o nível de desenvolvimento (sobretudo intelectual) de uma pessoa em relação à sua idade cronológica. Uma criança cuja idade cronológica e a mental coincidem é considerada de inteligência média. Ao contrário, aquela cuja idade cronológica é superior à idade mental é considerada como tendo um certo atraso intelectual. Já outra com idade mental superior é considerada como tendo um certo avanço.

**Ideias de grandeza.** Apreciação desmedida de si mesmo e/ou de suas capacidades, o que reflete uma alteração do senso de realidade. Esse sintoma acompanha frequentemente o transtorno bipolar.

**Ideias delirantes.** Crenças que as pessoas próximas não compartilham e consideram bizarras, exageradas, irracionais ou falsas. Essas crenças são um sintoma característico da esquizofrenia.

**Ideias falsas.** Crenças que as pessoas próximas não compartilham e/ou consideram que reflete mal a realidade. Essas crenças, que são um sintoma característico dos transtornos depressivos, favorecem uma apreciação negativa de si mesmo, do mundo e do futuro, e atribuem os acontecimentos negativos a causa internas, estáveis e globais sobre as quais o sujeito tem pouco ou nenhum controle.

**Imagem por ressonância magnética ou IRM.** Técnica de imagem que permite uma análise muito fina das estruturas e do funcionamento de numerosos órgãos, como o cérebro. Essa técnica permite detectar disfunções e lesões que não são visíveis em radiografias padrão, na ecografia ou no *scanner*.

**Impotência adquirida.** Conceito teórico segundo o qual certos transtornos psicopatológicos (p. ex., transtornos de humor, transtornos de ansiedade) provêm de experiências repetidas (reais ou percebidas) nas quais as pessoas que manifestam esses transtornos não têm controle sobre os acontecimentos que marcam sua vida cotidiana.

**Índice de massa corporal.** Índice quantitativo que permite determinar a massa de uma pessoa. Esse índice é obtido dividindo o peso da pessoa em quilos pela altura expressada em metros quadrados.*

**Inversão da polaridade.** Característica descritiva do transtorno bipolar utilizada para determinar o período durante o qual o transtorno evolui de um episódio depressivo maior para um episódio maníaco ou vice-versa.

**Lesão cerebral mínima.** Hipótese segundo a qual certos transtornos psicopatológicos (p. ex., transtorno de aprendizagem) são causados por uma lesão neurobiológica leve que, em função de sua natureza e de sua localização, determinam os sintomas observados.

**Mania.** Episódio durante o qual o humor é particularmente elevado, expansivo ou irritável, a ponto de perturbar, às vezes gravemente, o julgamento e o comportamento das pessoas afetadas. Os episódios maníacos se distinguem quantitativamente dos episódios hipomaníacos, nos quais a sintomatologia é semelhante mas menos pronunciada. Ver também transtorno bipolar.

**Medo.** Reação universal frente a objetos ou situações que apresentam uma ameaça real ou imaginária. Ao contrário da angústia, o medo associa-se habitualmente a um objeto distinto ou a uma situação em particular, levando o sujeito a evitar aquilo que teme.

**Melancolia.** Conceito descritivo utilizado desde a Antiguidade para descrever de maneira geral um estado depressivo característico dos transtornos de humor assim como de outros transtornos psicopatológicos.

**Mericismo.**** Transtorno de alimentação caracterizado pela regurgitação voluntária e repetida do alimento o qual a criança remastiga antes de engolir de novo ou de cuspir. Esse transtorno aparece quase sempre durante o primeiro ano de vida e às vezes é acompanhado de retardo mental.

---

* N. de R.T. Também chamado de índice de massa corporal de Quetelet.
** N. de R.T. Também chamado de Ruminação.

**Modelo biopsicossocial.** Modelo descritivo e teórico, integra as múltiplas influências que afetam o desenvolvimento humano e que refletem as diferentes perspectivas orientadoras da pesquisa em psicopatologia desenvolvimental – perspectivas biológica, psicológica, familiar, social e cultural.

**Modelo de vulnerabilidade-estresse.** Modelo descritivo e teórico, ele postula que certas pessoas são vulneráveis a diferentes formas de psicopatologia por razões neurobiológicas e/ou psicológicas que as tornam particularmente sensíveis a diversos estresses socioambientais. Há um risco elevado de uma criança desenvolver um transtorno, por exemplo, se um dos pais já sofre do transtorno. Contudo, a mera presença de um determinado fator de risco é insuficiente para provocar o desenvolvimento de um transtorno; outros estressores devem se somar a ele; por exemplo, uma gravidez ou um parto difícil.

**Modelo tripartite.** Modelo teórico utilizado para explicar a origem dos transtornos de humor e dos transtornos de ansiedade, o qual postula a existência de três dimensões psicológicas ou de fatores cujas origens são, ao mesmo tempo, neurobiológicas e psicossociais: a afetividade negativa, a afetividade positiva e a hiperatividade fisiológica.

**Modo de pensamento ilógico.** Modo de pensamento em que o afeto do sujeito desempenha um papel preponderante em detrimento das imposições da realidade. É característico da esquizofrenia.

**Multifinalidade.** Princípio etiológico segundo o qual a mesma circunstância pode ter diferentes consequências. Por exemplo, o divórcio pode ter ou não diversas consequências nefastas para a saúde mental. Ver também equifinalidade.

**Neurotransmissores.** Substâncias bioquímicas responsáveis pela transmissão nervosa de um neurônio a outro. Algumas delas (p. ex., dopamina, serotonina) poderiam desempenhar um papel importante no desenvolvimento e na evolução de diversos transtornos psicopatológicos.

**Obesidade.** Condição caracterizada por um excesso de tecido adiposo no conjunto das zonas graxas do organismo.

**Obsessões.** Pensamentos ou impulsos estranhos e persistentes que a criança ou o adolescente reconhece como lhe pertencendo. Eles se apresentam em formas de ideias, de imagens ou de necessidades imediatas e irresistíveis, refletindo em geral um medo irracional ou um tema afetivamente carregado, quase sempre sexual, agressivo ou religioso. Ver também compulsões.

**Palilalia.** Repetição em eco e fora de contexto de palavras ditas ou de sons produzidos pelo indivíduo. No campo dos tiques, a palilalia é considerada como um tique vocal complexo.

**PANDAS (*paediatric autoimmune neuropsychiatric disorders associated with streptococcal infections*).** Reação autoimune provocada por uma infecção por estreptococos, a qual desempenha um papel etiológico em certos transtornos, como tiques, transtorno da personalidade obsessivo-compulsiva e o transtorno de déficit de atenção/hiperatividade.

**Perfil duro/insensível.** Perfil psicológico associado a certos casos particularmente graves de transtornos de comportamento. Ele corresponderia já durante a infância ao perfil de psicopatas adultos, que manifestam comportamento antissocial, ou seja, falta de emoções e de consideração pelos sentimentos alheios, ausência de sentimento de culpa e de remorsos, desonestidade, impulsividade e irresponsabilidade no conjunto nas relações interpessoais como um todo.

**Perspectiva desenvolvimental.** Postula que as pessoas com retardo mental têm as mesmas capacidades das pessoas sem retardo, mas que são desenvolvidas mais lentamente ou em ritmos diferentes, e atingindo um patamar inferior.

**Perspectiva diferencial.** Postula que as pessoas com retardo mental têm capacidades diferentes daquelas das pessoas sem retardo além de características de sua condição específica.

**Pesquisas ascendentes.** Elas estudam os familiares de crianças com um transtorno psicopatológico, a fim de verificar a incidência do transtorno na família.

**Pesquisas descendentes.** Elas estudam as crianças cujos pais sofrem de um transtorno psicopatológico, a fim de verificar a incidência desse mesmo transtorno na família.

**Pica.** Transtorno caracterizado pela ingestão constante de substâncias sem valor nutritivo. É quase sempre acompanhado de retardo mental grave e pode atingir crianças, assim como adolescentes e adultos.

**Prevalência sobre a vida.** Incidência de um transtorno psicopatológico na população, medida nos sujeitos estudados ao longo da vida ou em um período específico, como infância e adolescência. A prevalência permite estimar o risco, a saber, a probabilidade de que um sujeito desenvolva um transtorno qualquer durante um período dado.

**Problemas externalizantes.** Dificuldades comportamentais características de alguns transtornos psicopatológicos e da adolescência (p. ex., oposição, provocação, agressividade, desatenção, hiperatividade, impulsividade).

**Problemas internalizantes.** Dificuldades afetivas características de alguns transtornos psicopatológicos e da adolescência (p. ex., ansiedade, depressão).

**Psicopatologia desenvolvimental.** Estudo dos transtornos psicopatológicos sob uma perspectiva desenvolvimental, a qual traça a evolução dos transtornos da primeira infância à idade adulta e a compara à evolução normativa do comportamento em questão ao longo desse mesmo período.

**Pulsões premonitórias.** Sensações distintas que levam as pessoas que sofrem de tiques a manifestá-los. Em geral, as pulsões são sensações físicas localizadas (p. ex., em uma mão ou em um ombro), às quais é extremamente difícil ou mesmo impossível resistir.

**Quociente de inteligência ou Q.I.** Medida quantitativa da inteligência humana, obtida geralmente com um teste padronizado de Q.I.

**Relaxamento das associações.** Perturbação da capacidade de formar e de utilizar diferentes associações lógicas ou empíricas da qual toda pessoa necessita para lidar com a realidade cotidiana. Esse sintoma é característico da esquizofrenia na infância.

**Retardo mental.** Transtornos com origens muito diversas que têm três afinidades: funcionamento intelectual nitidamente inferior à média; adaptação limitada em diversas áreas importantes; início durante a infância ou a adolescência (antes dos 18 anos).

**Risco na vida.** Esse sintoma é característico da esquizofrenia na infância. Ver prevalência sobre a vida.

**Ritmo cognitivo lento.** Característica fundamental de certas crianças às quais se atribui um diagnóstico de transtorno de déficit de atenção/hiperatividade de tipo desatenção predominante. Esse ritmo caracteriza-se por dificuldades de atenção e de organização, e não só por problemas de comportamento.

***Sex ratio.*** Proporção de pessoas de cada sexo que sofrem de um transtorno psicopatológico específico. Uma *sex ratio* de dois meninos para uma menina significa que há, em média, dois meninos que sofrem do transtorno para cada menina, ou seja, cerca de 66% de meninos e 33% de meninas.

**Síndrome de Asperger.** Transtorno invasivo de desenvolvimento que se manifesta desde a primeira infância por perturbações graves das interações sociais e do comportamento (que é bastante restrito e de natureza repetitiva). Ao contrário do autismo, essa síndrome não é acompanhada de atraso ou de transtorno da linguagem, de retardo mental ou de dificuldades cognitivas importantes.

**Síndrome de Gilles de la Tourette.** Transtorno caracterizado por tiques motores e vocais, que aparecem simultaneamente ou em momentos diferentes da evolução do transtorno. Ele é crônico (por definição, deve durar mais de um ano) e se manifesta pelo aparecimento de tiques motores antes do aparecimento de tiques vocais.

**Síndrome de Klinefelter.** Transtorno causado por uma aberração dos cromossomos sexuais caracterizada pela presença de um cromossomo X suplementar. Caracteriza-se por um nível de inteligência no limite da normalidade ou por um retardo mental leve que é acompanhado de dificuldades múltiplas, mas evidentes (por exemplo, problemas de comunicação, transtorno de aprendizagem, comportamentos impulsivos, agressivos e antissociais). Esse transtorno atinge unicamente os meninos.

**Síndrome de Lesch-Nyhan.** Transtorno caracterizado por um retardo mental leve, doença motora cerebral frequentemente acentuada, dificuldades digestivas e comportamentos de automutilação graves. Esse transtorno atinge unicamente os meninos.

**Síndrome de Prader-Willi.** Transtorno causado por uma anomalia genética do cromossomo 15. Em geral, as crianças afetadas têm um retardo mental leve. Durante os dois ou três primeiros anos de vida, são sociáveis e afetuosas, mas acusam atrasos em vários aspectos. Em particular, são hipotônicas e têm dificuldades alimentares às vezes graves. A partir dos 2 ou 3 anos, esses sintomas mudam bastante. Essas crianças são hiperfágicas e podem se tornar obesas em pouco tempo se não se restringir seu aporte alimentar. Seu comportamento social também tende a se agravar.

**Síndrome de Rett.** Transtorno invasivo de desenvolvimento que se manifesta desde a primeira infância por um processo de desintegração das interações sociais e da linguagem, por uma perda do uso normal das mãos e por uma desaceleração do crescimento craniano. Ela causa sempre um retardo mental grave ou profundo e sérias dificuldades sociais e físicas.

**Síndrome de Turner.** Transtorno causado por uma aberração dos cromossomos sexuais caracterizada pela ausência de um cromossomo X. Ela raramente é a causa de um atraso mental acentuado, mas é acompanhado, em numerosos casos, de dificuldades desenvolvimentais (p. ex., motricidade), de dificuldades de aprendizagem e de ansiedade social. O transtorno atinge unicamente as meninas.

**Síndrome do X frágil.** Transtorno causado por uma anomalia genética do cromossomo X. Em geral, as crianças afetadas têm um atraso mental médio e problemas acentuados de comunicação: parecem ansiosas ou retraídas e às vezes têm maneirismo (p. ex., estereotipias, automutilação, etc.), assim como comportamentos hipercinéticos.

**Síndrome.** Sintomas característicos de um transtorno psicopatológico com base em seus critérios diagnósticos.

**Sintomas psicóticos.** Sintomas característicos de diferentes transtornos psicopatológicos, como a esquizofrenia e os transtornos de humor. Exemplos disso são as alucinações e as ideias delirantes.

**Sintomas vegetativos.** Sintomas característicos de diferentes transtornos psicopatológicos, como a esquizofrenia e os transtornos de humor. Exemplos disso são a insônia ou despertar matinal precoce, a perda de peso, a desaceleração psicomotora ou a agitação e as flutuações acentuadas do humor ao longo do dia.

**Sintomas.** Características habitualmente observáveis de um transtorno psicopatológico. Essas características são necessárias, mas não suficientes para o diagnóstico do transtorno.

**Sistema de ativação comportamental.** Sistema neurobiológico que, ativado, conduz o sujeito a buscar um nível elevado de estimulação e, particularmente, as estimulações positivas associadas a um sentimento de bem-estar ou de prazer.

**Sistema de inibição comportamental.** Sistema neurobiológico que, ativado, produz uma supressão do comportamento em curso e um aumento geral do nível de vigilância, permitindo assim ao indivíduo dirigir sua atenção de maneira seletiva ou focal.

**Sistema geral de alerta e de vigilância.** Sistema neurobiológico que controla o nível geral de alerta do indivíduo e que lhe permite prestar atenção às diversas situações em que se encontra, assim como às mudanças dessas situações.

**Sistema límbico.** Grupo de estruturas cerebrais que desempenham um papel fundamental no controle do comportamento e, em particular, na formação da memória e no manejo das emoções.

**Sistemas de classificação e de diagnóstico.** Sistemas que visam a definir e a agrupar psicopatologias de acordo com suas características fundamentais, de forma a reconhecê-las e a distingui-las. Esses sistemas permitem determinar se o comportamento de uma pessoa preenche os critérios de um transtorno específico e, se for o caso, de estabelecer seu diagnóstico.

**Taxonomia.** Atividade científica que, no campo da psicopatologia, visa a descrever os diferentes transtornos que podem atingir crianças, adolescentes ou adultos a fim de agrupá-los e de classificá-los em entidades distintas.

**Teoria da dupla coerção.** Teoria etiológica da esquizofrenia de acordo com a qual o transtorno tem origem em um estilo discordante da comunicação familiar (sobretudo materna): a criança é incapaz de interpretar corretamente as mensagens que recebe de seu círculo próximo, pois ela o coloca em um impasse psicológico ao associar duas coerções contraditórias acompanhadas de uma crítica que impede sair desse impasse.

**Teste de Q.I.** Ver Quociente Intelectual ou Q.I.

**Teste de supressão à dexametasona.** Teste utilizado nas pesquisas neurofisiológicas sobre a etiologia dos transtornos de humor. A administração de dexametasona leva a uma supressão da secreção do cortisol por um período igual ou superior a 24 horas, a qual não se observa a não ser de maneira muito menos acentuada nas pessoas afetadas por esse transtorno.

**Testes de percepção dicótica.** Procedimentos experimentais utilizados no estudo da atenção, os quais consistem, por exemplo, em fazer um indivíduo ouvir duas mensagens diferentes ao mesmo tempo, em cada ouvido. Na verdade, o indivíduo se concentra em uma das duas mensagens, que pode mais tarde reproduzir, mas tem muita dificuldade de reproduzir as duas mensagens ouvidas.

**Tique transitório.** Caracteriza-se por tiques isolados ou múltiplos, motores e/ou vocais, que persistem por menos de um ano.

**Tiques motores ou vocais crônicos.** Caracterizam-se por tiques isolados ou múltiplos, ou só motores ou só vocais, que persistem por mais de um ano.

**Tiques motores.** Movimentos involuntários, rápidos, recorrentes e não rítmicos que atingem algumas crianças, habitualmente na infância ou no início da adolescência. Ver também tiques.

**Tiques vocais.** Vocalizações involuntárias, rápidas, recorrentes e não rítmicas que atingem algumas crianças, habitualmente na infância ou no início da adolescência. Ver também tiques.

**Tiques.** Caracterizam-se por movimentos ou vocalizações involuntárias, rápidas, recorrentes e não rítmicas que atingem algumas crianças, habitualmente na infância ou no início da adolescência. Sem objetivo aparente, os tiques motores, assim como os vocais, são súbitos e subjetivamente irresistíveis, embora as pessoas afetadas consigam, muitas vezes, contê-los por um tempo breve. Ver também síndrome de Gilles de la Tourette.

**Tomografia por emissão de pósitrons ou PET scan.** Técnica de imagem que permite uma análise muito detalhada das estruturas e do funcionamento de diferentes partes do cérebro. Possibilita detectar disfunções e lesões não visíveis nas radiografias comuns, na ecografia ou no *scanner*.

**Transtorno bipolar.** Transtorno de humor em que há uma alternância de episódios depressivos maiores e episódios maníacos (ou hipomaníacos). Ver também mania e hipomania.

**Transtorno de alimentação da primeira ou da segunda infância.** Transtorno muito heterogêneo, mas caracterizado pelo fato de a criança ser incapaz de se alimentar normalmente e de não ganhar ou perder peso por quase um mês. Por definição, o transtorno começa antes dos 6 anos. Nas pesquisas anglo-saxãs, é denominado síndrome de *failure to thrive* (ou déficit pôndero-estatural).

**Transtorno de aprendizagem.** Transtornos heterogêneos do desenvolvimento em que a aquisição da leitura, da escrita e/ou do cálculo é perturbada desde as primeiras etapas da escolaridade. A criança ou o adolescente tem grandes dificuldades em um desses aspectos, considerados idade e ensino que recebe, sem que seu desenvolvimento e seu funcionamento intelectual sejam perturbados de outra forma. Esses transtornos reúnem o transtorno de leitura, o transtorno da expressão escrita e o transtorno de cálculo.

**Transtorno de conduta.** Transtorno de comportamento que, no âmbito de condutas de oposição e de provocação, caracteriza-se pela violação constante de direitos fundamentais alheios e de regras sociais. Costuma ter grandes repercussões desenvolvimentais e legais.

**Transtorno da expressão escrita.** Caracteriza-se por uma debilidade específica e significativa das capacidades de expressão escrita, manifestada por dificuldades específicas de escrita a mão e por problemas de vocabulário, ortografia e de redação.

**Transtorno de leitura.** Transtorno de aprendizagem caracterizado por uma debilidade específica e significativa das capacidades de leitura, manifestada por dificuldades específicas de decifrar e de reconhecer as palavras, de ler corretamente e de compreender o que leu.

**Transtorno da linguagem expressiva.** Transtorno de comunicação caracterizado, desde as primeiras aquisições da comunicação oral, por dificuldades acentuadas de se expressar de maneira semelhante às crianças da mesma faixa etária, embora a criança seja capaz de compreender a linguagem falada.

**Transtorno da personalidade antissocial.** Caracteriza-se por desprezo e transgressão dos direitos alheios, observado na tendência crônica e acentuada de desdenhar as normas sociais, de mentir por proveito ou por prazer e de agir de maneira agressiva, impulsiva, imprudente e irresponsável. O diagnóstico só pode ser estabelecido a partir dos 18 anos.

**Transtorno de déficit de atenção/hiperatividade.** Transtorno caracterizado por vários comportamentos perturbadores em que predominam a desatenção e/ou hiperatividade e a impulsividade. Esses comportamentos impõem dificuldades consideráveis para o círculo próximo (em particular, família e escola), impedem o desenvolvimento e o funcionamento adaptativo da criança e levam regularmente a diversas consequências nefastas, as quais vão aumentando com o passar dos anos.

**Transtorno de estresse pós-traumático.** Ansiedade caracterizada pelo desenvolvimento de sintomas típicos que se seguem a um acontecimento ou a uma situação traumática extrema: sentimentos intensos de medo, de horror ou de impotência; rememoração persistente do acontecimento traumático e evitação de estímulos associados; hiperatividade e reatividade fisiológica; agitação e desorganização comportamental. O trauma pode tanto ser decorrente de circunstâncias que afetam a criança ou o adolescente diretamente (p. ex., ameaças de morte, abusos sexuais, violação), de uma pessoa próxima (p. ex., assassinato ou agressão grave de um membro da família) como ser causado por circunstâncias ambientais traumatizantes (p. ex., catástrofe natural, guerra, violência). Inevitavelmente, esse estado limita ou impede o desenvolvimento e o funcionamento adaptativo.

**Transtorno de evitação.** Forma precoce de fobia social. Esse transtorno, descrito separadamente no DSM-III-R, era um transtorno da infância e da adolescência antes que suas manifestações fossem integradas aos critérios diagnósticos da fobia social na versão mais recente desse sistema de classificação.

**Transtorno de pânico.** Transtorno de ansiedade caracterizado por ataques de pânico súbitos, inesperados e recorrentes, que ocorrem em situações diversas e que não podem ser explicados por uma ameaça vital, um problema médico ou um outro transtorno, como toxicomania. Esses ataques são brutais: atingem o paroxismo em alguns minutos e depois diminuem rapidamente de intensidade. Sua natureza extrema provoca um temor persistente de que outros ataques semelhantes ou mais graves ocorram inesperadamente, e pode limitar bastante o funcionamento adaptativo.

**Transtorno depressivo maior.** Transtorno de humor caracterizado essencialmente pela ocorrência de episódios depressivos por, no mínimo, duas semanas cada um. Quando há presença de dois ou mais episódios, os episódios depressivos e os períodos de remissão se alternam, havendo uma distinção nítida entre os períodos de funcionamento normal e os de transtorno.

**Transtorno desintegrativo da infância.** Transtorno invasivo de desenvolvimento caracterizado por um período de desenvolvimento normal de, no mínimo dois anos, seguido de uma desintegração rápida e surpreendente da maior parte das competências adquiridas nesse período. Tal desintegração é acompanhada da manifestação de alterações qualitativas das interações sociais, da comunicação e do comportamento, semelhantes às características fundamentais do autismo.

**Transtorno distímico.** Transtorno de humor caracterizado essencialmente pela presença de sintomas depressivos por, no mínimo, um ano. Esses sintomas são menos graves, porém mais crônicos do que no transtorno depressivo maior, podendo frequentemente se manifestar por semanas ou meses sem melhora significativa do humor.

**Transtorno de cálculo.** Transtorno de aprendizagem caracterizado por uma debilidade específica e significativa das capacidades de cálculo, manifestado por dificuldades específicas de efetuar operações básicas (adição, subtração, multiplicação, divisão) e de resolver problemas matemáticos.

**Transtorno fonológico.** Transtorno de comunicação caracterizado por diversas dificuldades de aquisição de fonemas, as quais são observadas pelo fato de a criança articular e pronunciar mal; é difícil compreender por sua linguagem não ter fluidez e geralmente ser incorreta.

**Transtorno hipercinético.** Ver transtorno de déficit de atenção/hiperatividade.

**Transtorno misto da linguagem receptivo-expressiva.** Transtorno de comunicação caracterizado por grandes dificuldades ao mesmo tempo de se expressar e de compreender a linguagem falada, em geral desde os primeiros anos de vida.

**Transtorno não verbal de aprendizagem.** Caracterizado por dificuldades acentuadas de cálculo e de raciocínio matemático, e por deficiências de organização e de percepção espacial, dificuldades de compreensão e de resolução de problemas não verbais, anomalias táteis e psicomotoras (sobretudo do lado esquerdo) e dificuldades de percepção e de interação social.

**Transtorno obsessivo-compulsivo.** Transtorno de ansiedade caracterizado por obsessões e compulsões recorrentes e intrusivas, que são causa de angústia ou que interferem de forma significativa no funcionamento adaptativo. Esse transtorno é grave. Os comportamentos obsessivos e compulsivos sempre perturbam o comportamento cotidiano e se associam a sintomas múltiplos e acentuados de ansiedade.

**Transtorno oposicional desafiante.** Transtorno de comportamento caracterizado por comportamentos de transgressão, de oposição e de provocação, levando a fortes conflitos com as pessoas próximas (sobretudo os pais, mas também irmãos, professores e colegas).

**Transtornos de alimentação e das condutas alimentares da primeira ou da segunda infância.** Transtornos caracterizados por alterações dos processos alimentares (p. ex., a criança ingere substâncias não comestíveis ou não ganha peso). Esses transtornos agrupam a pica, o mericismo e o transtorno de alimentação da primeira ou da segunda infância.

**Transtornos de comunicação.** Transtornos caracterizados pelo fato de, desde a primeira infância, a criança encontrar grandes obstáculos na aquisição da linguagem falada. Esses transtornos reúnem o transtorno da linguagem expressiva, o transtorno misto da linguagem receptivo-expressiva e o transtorno fonológico.

**Transtornos de condutas alimentares da adolescência.** Transtornos caracterizados por alterações do comportamento alimentar (p. ex., o adolescente se recusa a comer ou se impõe um regime inadequado e caótico). Nesse grupo estão a anorexia e a bulimia.

**Transtornos de ansiedade.** Transtornos heterogêneos que têm como afinidade sentimentos intensos e persistentes de ansiedade, os quais, considerada a etapa desenvolvimental da criança ou do adolescente, perturbam bastante seu funcionamento cotidiano, impedem seu desenvolvimento e não podem ser acalmados por uma tentativa de reconfortá-la ou por uma chamada à razão e à evidência. Esses transtornos reúnem, entre outros, a ansiedade de separação, a fobia específica, a fobia social, o transtorno obsessivo-compulsivo, o transtorno de pânico, o transtorno de estresse pós-traumático e a ansiedade generalizada.

**Transtornos de comportamento.** Transtornos caracterizados por perturbações graves do comportamento social, os quais agrupam o transtorno oposicional desafiante e o transtorno de conduta.

**Transtornos do controle esfincteriano.** Transtornos caracterizados por uma falta de controle persistente ou por um controle incompleto sobre as funções biológicas de eliminação. Nesse grupo estão a enurese e a encoprese.

**Transtornos de humor.** Transtornos caracterizados por uma mudança acentuada e prolongada das emoções, a qual é identificada por um humor em que predominam os sentimentos de depressão e de desespero, e por falta acentuada de interesse e redução geral do nível de atividade. Esses transtornos reúnem, entre outros, o transtorno depressivo maior e o transtorno distímico.

**Transtornos específicos do desenvolvimento da palavra e da linguagem.** Ver transtornos de comunicação.

**Transtornos invasivos de desenvolvimento.** Transtornos caracterizados por perturbações graves que afetam o conjunto do desenvolvimento e, particularmente, por alterações qualitativas das interações sociais recíprocas, das modalidades de comunicação e do conjunto do repertório comportamental. Nesse grupo estão o autismo, a síndrome de Asperger, a síndrome de Rett e o transtorno desintegrativo da infância.

**Tríade cognitiva negativa.** Estilo cognitivo frequentemente observado nas pessoas com depressão. Consiste essencialmente em lançar um olhar e um julgamento negativos sobre si mesmo, sobre o mundo e o futuro.

**Trissomia.** Causada, na maior parte dos casos, por uma anomalia genética do cromossomo 21. Em geral, as crianças trissômicas têm um retardo mental moderado e um curso de desenvolvimento em que suas diversas dificuldades se tornam cada vez mais acentuadas ao longo dos anos – talvez porque suas aquisições cognitivas e sociais são muito mais significativas na infância do que posteriormente. Elas, em geral, são sociáveis, mas seu manejo emocional é limitado.

**Validade.** Propriedade psicométrica de um instrumento psicológico ou psiquiátrico. Determinado instrumento só é considerado válido se os resultados que fornece refletem de forma precisa o que deveria medir.

**Viés de atribuição hostil.** Tendência de crianças com comportamento agressivo a atribuir intenções hostis às pessoas próximas – por exemplo, a ver provocação ou maldade em circunstâncias em que as crianças sem dificuldade não verão intenção negativa. Esse viés favorece as crenças que legitimam a agressão, assim como o recurso frequente a soluções de agressão em situações de conflito.

# REFERÊNCIAS

ABBOTT, R. D. & BERNINGER, V. W. (1993). Structural equation modeling of relationships among developmental skills and writing skills in primary and intermediate-grade writers. *Journal of Educational Psychology*, 85, 478-508.

ABRAHAMIAN, F. P. & LLOYD-STILL, J. D. (1984). Chronic constipation in childhood: A longitudinal study of 186 patients. *Journal of Pediatric Gastroenterology and Nutrition*, 3, 460-467.

ABRAMOWICZ, H. K & RICHARDSON, S. (1975). Epidemiology of severe mental retardation in children: Community studies. *American Journal of Mental Deficiency*, 80, 18-39.

ABRAMSON, L. Y., SELIGMAN, M. E. P. & TEASDALE, J. D. (1978). Learned helplessness in humans: Critique and reformulation. *Journal of Abnormal Psychology*, 37, 49-74.

ABU-AKEL, A., CAPLAN, R., GUTHRIE, D. & KOMO, S. (2000). Childhood schizophrenia: Responsiveness to questions during conversation. *Journal of the American Academy of Child & Adolescent Psychiatry*, 39, 779-786.

ACHENBACH, T. M. (1991). The derivation of taxonomic constructs: A necessary stage in the development of developmental psychopathology. In D. Cicchetti & S. Toth (Eds.), *Rochester symposium on developmental psycology Models and integrations*, Vol. 3. Hillsdale, NJ: Erlbaum(43-74).

ACHENBACH, T. M. (1993). Taxonomy and comorbidity of conduct problems: Evidence from empirically-based approaches. *Development and Psychopathology*, 5, 5164.

ACHENBACH, T. M., CONNERS, C. K., QUAY, H. C., VERHULST, F. C. & HOWELL, C. T. (1989). Replication of empirically derived syndromes as a basis for taxonomy of child/adolescent psychopathology. *Journal of Abnormal Child Psychology*, 17, 299-323.

ACHENBACH, T. M. & EDELBROCK, C. (1981). Behavioral problems and competencies reported by parents of normal and disturbed children aged four through sixteen. *Monographs of the Society for Research in Child Development 46*.

ACHENBACH, T. M. & EDELBROCK, C. (1991). *Manual for the Child Behavior Checklist and Revised Child Behavior Profile*. Burlington, VT: Department of Psychiatry, University of Vermont.

ACHENBACH, T. M., McCONAUGHY, S. H. & HOWELL, C. T. (1987). Child/adolescent behavioral and emotional problems: Implications of cross-informant for situational stability. *Psychological Bulletin*, 101, 213-232.

ADDINGTON, A. M., GORNICK, M., DUCKWORTH, J., SPORN, A., GOGTAY, N., BOBB, A., GREENSTEIN, D., LENANE, M., GOCHMAN, P. A., BAKER, N., BALKISSOON, R., VAKKALANKA, R. K., WEINBERGER, D. R., RAPOPORT, J. L. & STRAUB, R. E. (2005). GAD1 (2q31.I), which encodes glutamic acid decarboxylase (GAD67), is associated with childhoodonset schizophrenia and cortical gray matter volume loss. *Molecular Psychiatry*, 10, 581-588.

AGRAS, W. S. (1987). *Eating disorders: Management of obesity bulimia, and anorexia nervosa* Elmsford, NY: Pergamon.

AGRAS, W. S., HAMMER, L. & MCNICOLAS, F. (1999). A prospective study of the influence of eating-disordered mothers on their children. *International Journal of Eating Disorders*, 25, 253-262.

AICHORN, A. (1935). *Wayward youth*. New York: Viking Press.

AIKAWA, T., KASAHARA, T. & UCHIYAMA, M. (1998). The arginine-vasopressin section profile in children with primary nocturnal enuresis. *European Urology*, 33, 41-44.

AINSWORTH, M. D. S. (1982). Attachment: Retrospect and prospect. In C. M. Parkes & J. Stevenson-Hinde (Eds.). *The place of attachment in human behavior*. New York: Basic Books (329).

AJURIAGUERRA, J. (1964). *L'écriture de l'enfant: l'évolution de l'écriture et ses difticultés*. Neuchâtel: Delachaux et Niestlé.

AJURIAGUERRA, J. (1970). *Manuel de psychiatrie de l'enfant*. Paris: Masson.

ALAGHBAND-RAD, J., HAMBURGER, S.D., GIEDD, J. N., FRAZIER, J. A. & RAPOPORT, J. L. (1997). Childhoodonset schizophrenia: Biological markers in relation to clinical characteristics. *American Journal of Psychiatry*, 154, 64-68.

ALAGHBAND-RAD, J., KUMRA, S., LENANE, M. C., JACOBSEN, L. K., BROWN, A. S., SUSSER, E. & RAPOPORT, J. L. (1998). Early-onset schizophrenia: Mental retardation in siblings. *Journal of the American Academy of Child and Adolescent Psychiatry*, 37,137-138.

ALBANO, A. M., CHORPITA, B. R. & BARLOW, D. H. (2003). Childhood anxiety disorders. In E. J. Mash & R. A. Barkley (Eds.), *Child psychopathology*. New York: Guilford, 2nd ed. (279-329).

ALEGRIA, J. & MORAIS, J. (1996). Métaphonologie, acquisition du langage écrit et troubles associés. In S. Carbonnel, P. Gilet, M.-D. Martory & S. Valdois (éd.), *Approche cognitive des troubles de la lecture et de l'écriture chez l'enfant et l'adulte*. Marseille: Solal (81-96).

ALEGRIA, J. & MOUSTY, P. (2004). Les troubles phonologiques et métaphonologiques chez l'enfant dyslexique. *Enfance*, 3, 259-271.

ALESSI, N. E. & MAGEN, J. (1988). Panic disorder in psychiatrically hospitalized children. *American Journal of Psychiatry*, 145, 1450-1452.

ALESSI, N. E., ROBBINS, D. R. & DILSAVER, S. C. (1987). Panic and depressive disorders among psychiatrically hospitalized adolescents. *Psychiatry Research*, 20, 275-283.

ALF ANO, C. A., BEIDEL, D. C. & TURNER, S. M. (2006). Cognitive correlates of social phobia among children and adolescents. *Journal of Abnormal Child Psychology*, 34, 189-201.

ALI, Z. (2001). Pica in people with intellectual disability: A literature review of aetiology, epidemiology and complications. *Journal of Intellectual & Developmental Disability*, 26,205-215.

ALLEN, D. F. (1996). L'âge de Kraepelin. *L'Information Psychiatrique*, 72, 925-933.

ALLEN, G. & COURCHESNE, E. (2003). Differential effects of developmental cerebellar abnormality on cognitive and motor functions in the cerebellum: An FMRI study of autism. *American Journal of Psychiatry*, 160, 262-273.

ALLES-JARDEL, M. & MOURAILLE, S. (2003). Étude de la santé mentale chez des enfants de 6-10 ans: Comparaison entre 2 groupes issus de milieux scolaires et socioculturels différents. *Neuropsychiatrie de l'Enfance et de l'Adolescence*, 51, 235 246.

ALLOY, L. B., KELLY, K. A., MINEKA, S. & CLEMENTS, C. M. (1990). Comorbidity of anxiety and depressive disorders: A helplessness-hopelessness perspective. In J. D. Maser & C. R. Cloninger (Eds.), *Comorbidity of mood and anxiety disorders*. Washington, DC: American Psychiatric Press (499-543).

ALPERT, M., CLARK, A. & POUGET, E. R. (1994). The syntactic role of pauses in the speech of schizophrenic patients with alogia. *Journal of Abnormal Psychology*, 103,750-757.

ALTEPETER, T. S. & BREEN, M. J. (1992). Situational variation in problem behavior at home and school in attention deficit disorder with hyperactivity: A factor analytic study. *Journal of Child Psychology and Psychiatry*, 33, 741-748.

AMATO, P. R. & KEITH, B. (1991). Parental divorce and the well-being of children: A meta-analysis. *Psychological Bulletin*, 110, 26-46.

AMBROSINI, P. J. (2000). Historical development and present status of the Schedule for Affective Disorders and Schizophrenia for School-Age Children (KSADS). *Journal of the American Academy of Child & Adolescent Psychiatry*, 39, 49-58.

AMERICAN PSYCHIATRIC ASSOCIATION (APA) (1952). *Diagnostic and statistical manual of mental disorders*. Washington, DC: Author.

AMERICAN PSYCHIATRIC ASSOCIATION (APA) (1968). *Diagnostic and statistical manual of mental disorders*. Washington, DC: Author, 2nd ed..

AMERICAN PSYCHIATRIC ASSOCIATION (APA) (1980). *Diagnostic and statistical manual of mental disorders*. Washington, DC: Author, 3rd ed..

AMERICAN PSYCHIATRIC ASSOCIATION (APA) (1987). *Diagnostic and statistical manual of mental disorders*. Washington, DC: Author, 3rd ed. revised.

AMERICAN PSYCHIATRIC ASSOCIATION (APA) (1994). *DSM-IV; Manuel diagnostique et statistique des troubles mentaux*. Paris: Masson, 1996, 4e édition.

AMERICAN PSYCHIATRIC ASSOCIATION (APA) (2000). *DSM-IV-TR: Manuel diagnostique et statistique des troubles mentaux*. Paris: Masson, 2003, 4e édition, Texte révisé.

AMIR, R. E., VAN DEN VEYVER, I. B., W AN, M., TRAN, C. Q., FRANCKE, U. & ZOGHBI, H. Y. (1999). Rett syndrome is caused by mutations in X-linked MECP2, encoding methyl-CpG-binding protein 2. *Nature Genetics*, 23, 185-188.

AMIR, R. E. & ZOGHBI, H. Y. (2000). Rett syndrome: Methyl-CpG-binding protein 2 mutations and phenotype-genotype correlations. *American Journal of Medical Genetics*, 97, 147-152.

ANDERLUH, M. B., TCHANTURIA, K., RABE-HESKETH, S. & TREASURE, J. (2003). Childhood obsessive-compulsive personality traits in adult women with eating disorders: Defining a broader eating disorder phenotype. *American Journal of Psychiatry*, 160,242-247.

ANDERSON, C. A., BENJAMIN, A. J. & BARTHOLOW, B. D. (1998). Does the gun pull the trigger? Automatic priming effects of weapon pictures and weapon names. *Psychological Science*, 9, 308-314.

ANDERSON, C. A, BERKOWITZ, L., DONNERSTEIN, E., HUESMANN, L. R., JOHNSON, J. D., LINZ, D., MALAMUTH, N. M. & WARTELLA, E. (2003). The influence of media violence on youth. *Psychological Science in the Public Interest,* 4, 81-110.

ANDERSON, J. C. (1994). Epidemiological issues. In T. H. Ollendick, N. J. King & W. Yule (Eds.), *International handbook of phobic and anxiety disorders in children and adolescents.* New York: Plenum (43-65).

ANDERSON, J. C. & McGEE, R. (1994). Comorbidity of depression in children and adolescents. In W.M. Reynolds & H.F. Johnston (Eds.), *Handbook of depression in children and adolescents.* New York: Plenum.

ANDERSON, J. C., WILLIAMS, S., McGEE, R. & SILVA, P. A. (1987). DSM-III disorders in preadolescent children: Prevalence in a large sample from the general population. *Archives of General Psychiatry,* 44, 69-76.

ANDREASEN. N. C., ARNDT, S., ALLIGER, R., MILLER, D. & FLAUM, M. (1995). Symptoms of schizophrenia: Methods, meanings, and mechanisms. *Archives of General Psychiatry,* 52, 341-351.

ANDREWS, G., STEWART, G., ALLEN, R. & HENDERSON, A. S. (1990). The genetics of six neurotic disorders: A twin study. *Journal of Affective disorders,* 19, 23-29.

ANGOLD, A. & COSTELLO, E. J. (1993). Depressive comorbidity in children and adolescents: Empirical, theoretical, and methodological issues. *American Journal of Psychiatry,* 150, 1770 1791.

ANGOLD, A. & COSTELLO. E. J. (1995). The epidemiology of depression in children and adolescents. In I. M. Goodyer (Ed.), *The depressed child and adolescent; Developmental and clinical perspectives.* Cambridge: Cambridge University Press (127-147).

ANGOLD, A, COSTELLO, E. J. & ERKANLI, A (1999). Comorbidity. *Journal of Child Psychology and Psychiatry,* 40, 57-87.

ANGOLD, A, COSTELLO, E. J. & WORTHMAN, C. M. (1998). Puberty and depression: the roles of age, pubertal status and pubertal timing. *Psychological Medicine,* 28, 51-61.

ANONYME (1994). First person account: Schizophrenia with childhood onset. *Schizophrenia Bulletin,* 20, 587-590.

ANTROP, I., ROEYERS, H. & DE BAECKE, L. (2005). Effects of time of day on classroom behaviour in children with ADHD. *School Psychology International,* 26, 29-43.

ANTROP, I., ROEYERS, H., VAN OOST, P. & BUYSSE, A. (2000). Stimulation seeking and hyperactivity in children with ADHD. *Journal of Child Psychology and Psychiatry,* 41, 225-231.

APFELDORFER, G. (2002). *Je mange donc je suis: surpoids et troubles du comportement alimentaire.* Paris: Payot.

APTER, A., PAULS, D., BLEICH, A., ZOHAR, A., KRON, S., RATZONI, G., DYCIAN, A., KOTLER, M.,

WEIZMAN, A., GADOT, N. & COHEN, D. J. (1993). An epidemiological study of Tourette's syndrome in Israel. *Archives of General Psychiatry,* 50, 734-738.

ARBITER, E. A & BLACK, D. (1991). Pica and iron-deficiency anemia. *Child: Care, Health and Development,* 17, 231-234.

ARMSTRONG, D. D. (2005). Neuropathology of Rett syndrome. *Journal of Child Neurology,* 20, 747-753.

ARNOLD, E. M., GOLDSTON, D. B., WALSH, A. K., REBOUSSIN, B. A, DANIEL, S. S., HICKMAN, E. & WOOD, F. B. (2005). Severity of emotional and behavioral problems among poor and typical readers. *Journal of Abnormal Child Psychology,* 33, 205-217.

ARO, M. & WIMMER, H. (2003). Learning to read: English in comparison to six more regular orthographies. *Applied Psycholinguistics,* 24, 619-634.

ARSENEAULT, L., MOFFITT, T. E., CASPI, A., TAYLOR, P. J. & SILVA, P. A (2000). Mental disorders and violence in a total birth cohort: Results from the Dunedin Study. *Archives of General Psychiatry,* 57, 979-986.

ARTILES, A. J. & TRENT, S. C. (1994). Overrepresentation of minority students in special education: A continuing debate. *Journal of Special Education,* 27, 410-437.

ASARNOW, J. R. (1994). Annotation: Childhood-onset schizophrenia. *Journal of Child Psychology and Psychiatry,* 35, 1345-1371.

ASARNOW, J. R. & ASARNOW, R. F. (2003). Childhood-onset schizophrenia. In E. J. Mash & R. A. Barkley (Eds.), *Child psychopathology.* New York: Guilford, 2nd ed. (455-485).

ASARNOW, J. R. TOMPSON, M. & GOLDSTEIN, M. J. (1994). Childhood-onset schizophrenia: A follow-up study. *Schizophrenia Bulletin,* 20, 599-618.

ASARNOW, J. R., TOMPSON, M. C., MCGRATH, E. P. (2004). Annotation: Childhood-onset schizophrenia: Clinical and treatment issues. *Journal of Child Psychology and Psychiatry,* 45, 180-194.

ASARNOW, R. F., ASAMEN, J., GRANHOL, E., SHERMAN, T., WATKINS, J. M. & WILLIAMS, M. E. (1994). Cognitive/neuropsychological studies of children with a schizophrenic disorder. *Schizophrenia Bulletin,* 20, 47-669.

ASARNOW, R. F., ASARNOW, J. R. & STRANDBURG, R. (1989). Schizophrenia: A developmental perspective. In D. Cicchetti (Ed.), *Rochester Symposium on Developmental Psychopathology: The emergence of a discipline.* Hillsdale, NJ: Erlbaum (189-219).

ASARNOW, R. F., NUECHTERLEIN, K. H., FOGELSON, D., SUBOTNIK, K. L., PAYNE, D. A., RUSSELL, A T., ASA-MEN, J., KUPPINGER, H. & KENDLER, K. S. (2001). Schizophrenia and schizophrenia-spectrum personality disorders in the first-degree relatives of children with schizophrenia: The UCLA Family Study. *Archives of General Psychiatry,* 58, 581-588.

ASPERGER, H. (1944). Die 'Autistischen Psychopathen' im Kindesalter. *Archive für Psychiatrie und Nervenkrankheiten,* 117, 76-136.

ASSAILLY, J.P. (1988). Des peurs enfantines aux angoisses de l'adolescence: une étude de filiations. *Enfance,* 41, 61-73.

ASSOCIATION FRANÇAISE DU SYNDROME DE RETT (2004). *Le syndrome de Rett, une maladie génétique.* Document disponible sur le site Internet http://www.afsr.net ».

ATKINS, M. S. & STOFF, D. M. (1993). Instrumental and hostile aggression in childhood disruptive behavior disorders. *Journal of Abnormal Child Psychology,* 21, 165-178.

ATKINS, M. S., STOFF, D. M., OSBORNE, M. L. & BROWN, K. (1993). Distinguishing instrumental and hostile aggression: Does it make a difference? *Journal of Abnormal Child Psychology,* 21, 355-365.

ATKINSON, S. D. (1994). Grieving and loss in parents with a schizophrenic child. *American Journal of Psychiatry,* 151, 1137-1139.

ATTAR, B. K., GUERRA, N. G. & TOLAN, P. H. (1994). Neighborhood disadvantage, stressful life events, and adjustment in urban elementary-school children. *Journal of Clinical Child Psychology,* 23, 391-400.

AUGUST, G. J., REALMUTO, G. M., MAcDONALD, A. W., NUGENT, S. M. & CROSBY, R. (1996). Prevalence of ADHD and comorbid disorders among elementary school children screened for disruptive behavior. *Journal of Abnormal Child Psychology,* 24, 571-595.

AUSSILLOUX, C., BAGHDADLI, A., BURSZTEJN, C., HOCHMANN, J. & LAZARTIGUES, A. (2001). Recherche sur les facteurs d'évolution de l'autisme: caractéristiques initiales d'une cohorte de 193 enfants autistes de moins de sept ans. *Neuropsychiatrie de l'Enfance et de l'Adolescence,* 52, 96-107.

AUSSILLOUX, C. & MISES, R. (1997). Évolution de l'enfance à l'âge adulte. In R. Misès &. GRAND, P. (éd.), *Parents et professionnels devant l'autisme.* Paris: CTNERHI (109123).

AUSTIN. A. A. & CHORPITA, B. F. (2004). Temperament, anxiety, and depression: Comparisons across five ethnic groups of children. *Journal of Clinical Child and Adolescent Psychology,* 33, 216-226.

AVENEVOLI, S., STOLAR, M., LI, J., DIERKER, L. & MERIKANGAS, K. R. (2001). Comorbidity of depression in children and adolescents: Models and evidence from a prospective high-risk family study. *Biological Psychiatry,* 49, 1071-1081.

AYLWARD, E. H., MINSHEW, N. J., FIELD, K., SPARKS, B. F. & SINGH, N. (2002). Effects of age on brain volume and head circumference in autism. *Neurology,* 59, 175-183.

BADER, M., PIERREHUMBERT, B., JUNIER, L. & HALFON, O. (2005). *Les troubles hyperactifs avec déficit d'attention chez les enfants et les adolescents.* Lausanne: Service Universitaire de Psychiatrie de l'Enfant et de l'Adolescent.

BAGHDADLI, A. & AUSSILLOUX, C. (2001). Intérêts et limites des études longitudinales dans la mesure du changement chez la personne autiste. *Enfance,* 1, 40-50.

BAHI-BUISSON, N. (2004). Le syndrome de Rett. Une encéphalopathie dominante liée à IX. *Neurologies,* 7, 548-553.

BAILEY, A., PHILLIPS, W. & RUTTER, M. (1996). Autism: Towards an integration of cIinical, genetic and neuropsychological and neurobiological perspectives. *Journal of Child Psychology and Psychiatry,* 37, 89-126.

BAILEY, B. N., HANNINGAN, J. H., DELANEY-BLACK, V., COVINGTON, C. & SOKOL, R. J. (2006). The role of maternal acceptance in the relation between community violence exposure and child functioning. *Journal of Abnormal Child Psychology,* 34, 54-67.

BAILEY, J. A., HILL, K. G., OESTERLE, S. & HAWKINS, J. D. (2006). Linking substance use and problem behavior across three generations. *Journal of Abnormal Child Psychology,* 34, 273-292.

BAILLARGER, J. (1854). *Note sur un genre de folie dont les accès sont caractérisés par deux périodes régulières, l'une de dépression et l' autre d'excitation.* Paris: Baillière.

BAILLY, D. (1995). *L'angoisse de séparation.* Paris: Masson.

BAILLY, D., VIELLARD, M., DUVERGER, H. & RUFO, M. (2003). Un diagnostic méconnu: la schizophrénie chez l'enfant. *Annales medico-psychologiques,* 161, 652-659.

BAKWIN, H. (1971). Enuresis in twins. *American Journal of Diseases of Children,* 121, 222-225.

BAKWIN, H. (1973). The genetics of enuresis. In I. Kolvin, R. C. MacKeith & S. R. Meadow (Eds.), *Bladder control and enuresis.* London: Heinemann (73-77).

BALL, K. & LEE, C. (2000). Relationships between psychological stress, coping and disordered eating: A review. *Psychology and Health,* 14, 1007-1035.

BALLENGER, J. C., DAVIDSON, J. R. T., LECRUBIER, Y., NUTT, D. J., BOBES, J., BEIDEL, D. C., ONO, Y. & WESTENBERG, H. G. M. (1998). Consensus statement on social anxiety disorder from the international consensus group on depression and anxiety. *Journal of Clinical Psychiatry,* 59, 54-60.

BALLEYGUIER, G. (1991). Le développement de l'attachement selon le tempérament du nouveau-né. *Psychiatrie de l'enfant,* 34, 641-657.

BALTAXE, C. A. M. & SIMMONS, J. Q. (1995). Speech and language disorders in children and adolescents with schizophrenia. *Schizophrenia Bulletin,* 21, 677-692.

BANDURA, A (1973). *Aggression: A social learning analysis.* Englewood Cliffs, NJ: Prentice-Hall.

BARINAGA, M. (1992). The brain remaps its own contours. *Science,* 258, 216-218.

BARKLEY, R. A. (1997). Behavioral inhibition, sustained attention, and executive functions: Constructing a unifying theory of ADHD. *Psychological Bulletin,* 121, 65-94.

BARKLEY, R. A. (2001). The inattentive type of ADHD as a disorder: What remains to be done. *Clinical Psychology: Science and Practice,* 8, 498-493.

BARKLEY, R. A. (2003). Attention-deficit/hyperactivity disorder. In E. J. Mash & R. A. Barkley (Eds.), *Child psychopathology.* New York: Guilford, 2nd ed. (75-143).

BARKLEY, R. A, COOK, E. H., *et al.* (2002). Consensus statement on ADHD. *European Child & Adolescent Psychiatry,* 11, 96-98.

BARKLEY, R. A., DUPAUL, G. J. & McMURRAY, M. B. (1990). Comprehensive evaluation of attention deficit disorder with and without hyperactivity as defined by research criteria. *Journal of Consulting and Clinical Psychology,* 58, 775-789.

BARKLEY, R. A., FISCHER, M., EDELBROCK, C. S. & SMALLISH, L. (1990). The adolescent outcome of hyperactive children diagnosed by research criteria: I. An 8 year prospective follow-up study. *Journal of the American Academy of Child and Adolescent Psychiatry,* 29, 546-557.

BARKLEY, R. A., FISCHER, M., EDELBROCK, C. S. & SMALLISH, L. (1991). The adolescent outcome of hyperactive children diagnosed by research criteria: III. Mother-child interactions, family conflicts, and maternal psychopathology. *Journal of Child Psychology and Psychiatry,* 32, 233-255.

BARKLEY, R. A., FISCHER, M., SMALLISH, L. & FLETCHER, K (2002). Persistence of attention deficit hyperactivity disorder into adulthood as a function or reporting source and definition of disorder. *Journal of Abnormal Psychology,* 111, 269-289.

BARKLEY, R. A., FISCHER, M., SMALLISH, L. & FLETCHER, K (2006). Young adult outcome of hyperactive children: Adaptive functioning in major life activities. *Journal of the American Academy of Child & Adolescent Psychiatry,* 45, 192-202.

BARKLEY, R. A., MURPHY, K. R. & BUSH, T. (200 l). Time perception and reproduction in young adults with attention deficit hyperactivity disorder (ADHD). *Neuropsychology,* 15,351-360.

BARKLEY, R. A., SHELTON, T. L., CROSSWAIT, C., MOOREHOUSE, M., FLETCHER, K., BARRETT, S., JENKINS, L. & METEVIA, L. (2002). Preschool children with disruptive behavior: Three-year outcome as a function of adaptive disability. *Development and Psychopathology,* 14, 45-67.

BARKLEY, R. A., SMITH, K. M., FISCHER, M. & NAVIA, B. (2006). An examination of the behavioral and neuropsychological correlates of three ADHD candidate and gene polymorphisms (DRD4 7+, DBH Taql A2, and DATl40 bp VNTR) in hyperactive and normal children followed to adulthood. *American Journal of Medical Genetics Part B (Neuropsychiatric Genetics),* 141B, 487-498.

BARLOW, D. H. (2002). *Anxiety and its disorders: The nature and treatment of anxiety and panic.* New York: Guilford, 2nd ed..

BARON, P. (1993). *La dépression chez les adolescents.* Paris: Maloine.

BARON-COHEN, S. (2002). The extreme male brain theory of autism. *Trends in Cognitive Sciences,* 6, 248-254.

BARON-COHEN, S. (2003). *The essential difference: The truth about the male and female brain.* New York: Basic Books.

BARON-COHEN, S., CROSS, P., CROWSON, M. & ROBERTSON, M. (1994). Can children with Gilles de la Tourette syndrome edit their intentions? *Psychological Medicine,* 24, 29-40.

BATES, J. E., BAYLES, K, BENNETT, D. S., RIDGE, B. & BROWN, M. M. (1991). Origins of externalizing behavior problems at eight years of age. In D. J. Pepler & K. H. Rubin (Eds.), *The development and treatment of childhood aggression.* Hillsdale, NJ: Erlbaum (93-120).

BATES, J. E., PETTIT, G. S., DODGE, K. A. & RlDGE, B. (1998). Interaction of temperamental resistance to control and restrictive parenting in the development of externalizing behavior. *Developmental Psychology,* 34, 982-995.

BATESON, G., JACKSON, D. O., HALEY, J. & WEAKLAND, J. (1956). Toward a theory of schizophrenia. *Behavioral Science,* 1, 251-264.

BAUMRIND, D. (1993). The average expectable environment is not good enough: A response to Scarr. *Child Development,* 64, 1299-1317.

BEARDSLEE, W. R. VERSAGE, E. M. & GLADSTONE, T. R. G. (1998). Children of affectively ill parents: A review of the past 10 years. *Journal of the American Academy of Child and Adolescent Psychiatry,* 37, 1 134 1 141.

BEAUTRAIS, A. L. (2003). Suicide and serious suicide attempts in youth: A multiple-group comparison study. *American Journal of Psychiatry,* 160, 1093-1099.

BEBBINGTON, P. E., BOWEN, J., HIRSCH, S. R. & KUIPERS, E. A. (1995). Schizophrenia and psychosocial stresses. In S. R. Hirsch & D. R. Weinberger (Eds.), *Schizophrenia.* Oxford: Blackwell Scientific Publications (587-604).

BECK, A. T. (1976). *Cognitive therapy and the emotional disorders*. New York: International University Press.

BECK, A. T., EPSTEIN, N. & HARRISON, R. (1983). Cognitions, attitudes, and personality dimensions in depression. *British Journal of Cognitive Psychotherapy*, 1, 1-16.

BEDWELL, J. S., KELLER, B., SMITH, A. K, HAMBURGER, S., KUMRA, S. & RAPOPORT, J. L. (1999). Why does postpsychotic IQ decline in childhood-onset schizophrenia? *American Journal of Psychiatry*, 156, 1996-1997.

BEEGHLY, M. & CICCHETTl, D. (1997). Talking about self and other: Emergence of an internal state lexicon in young children with Down syndrome. *Development and Psychopathology*, 9, 729-748.

BEIDEL, D. C., TURNER, S. M. & MORRIS. T. L. (1999). Psychopathology of childhood social phobia. *Journal of the American Academy of Child and Adolescent Psychiatry*, 38, 643-650.

BEILLEROT, J. (1996). *Plaidoyer pour Ia recherche en éducation et formation: Résumé de communication faite à Ia 3ᵉ Biennale de l'Éducation et de la Formation*. Paris: APRIEF.

BEITCHMAN, J. H., WILSON, B., JOHNSON, C. J., ATKINSON, L., YOUNG, A., ADLAF, E., ESCOBAR, M. & DOUGLAS, L. (2001). Fourteen-year follow-up of speech/language-impaired and control children: Psychiatric outcome. *Journal of the American Academy of Child & Adolescent Psychiatry*, 40, 75-82.

BEITCHMAN, J. H. & YOUNG, A R. (1997). Learning disorders with a special emphasis on reading disorders: A review of the past 10 years. *Journal of the American Academy of Child & Adolescent Psychiatry*, 36, 1020-1032.

BEITCHMAN, J. H., ZUCKER, K. J., HOOD, J. E., DACOSTA, G. A., AKMAN, D. & CASSAVIA, E. (1992). A review of the long-term effects of child sexual abuse. *Child Abuse and Neglect*, 16, 101-118.

BELL-DOLAN, D. & BRAZEAL, T. J. (1993). Separation anxiety disorder, overanxious disorder, and school refusal. *Child and Adolescent Psychiatric Clinics of North America*, 2, 563-580.

BELLOC, V., LEICHSENRING, F. & CHABROL, H. (2004). Relations entre les symptomatologies dépressive et limite et les idées suicidaires dans un échantillon de lycéens. *Neuropsychiatrie de l'Enfance et de l'Adolescence*, 52,219-224.

BELSKY, J. & NEZWORSKI, T. (Eds.). (1988). *Clinical implications of attachment*. Hillsdale, NJ: ErIbaum.

BEMPORAD, J. R. (1996). Self-starvation through the ages: Reflections on the pre-history of anorexia nervosa. *International Journal of Eating Disorders*, 19,217-237.

BEMPORAD, J. R., PFEIFER, C. M., GIBS, L., CORTER, R. H. & BLOOM, W. (1971). Characteristics of encopretic patients and their families. *Journal of the American Academy of Child Psychiatry*, 10, 272-292.

BENDER, L. (1947). Childhood schizophrenia. Clinical study of one hundred schizophrenic children. *American Journal of Orthopsychiatry*, 17, 40-56.

BENDER, L. (1956). Schizophrenia in childhood – Its recognition, description and treatment. *American Journal of Orthopsychiatry*, 26, 499-506.

BENJAMIN, R. S., COSTELLO, E. J. & WARREN, M. (1990). Anxiety disorders in a pediatric sample. *Journal of Anxiety Disorders*, 4, 293-316.

BENOIT, D. (2000). Feeding disorders, failure to thrive, and obesity. In C. H. Zeenah (Ed.), *Handbook of infant mental health*. New York: Guilford, 2$^{nd}$ ed. (339-352).

BENOIT, D. & COOLBEAR, J. (2004). Disorders of attachment and failure to thrive. In L. Atkinson & S. Goldger (Eds.), *Attachment issues in psychopathology and intervention*. Mahwah, NJ: ErIbaum (49-64).

BERENBAUM, H. & OLTMANNS, T. F. (1992). Emotional experience and expression in schizophrenia and depression. *Journal of Abnormal Psychology*, 101, 37-44.

BERGER, M. M. (1978) (Ed.). *Beyond the double bind: Communication and family systems, theories, and techniques with schizophrenics*. New York: Brunner/Mazel.

BERG-NIELSEN, T. S., VIKAN, A. & DAHL, A. A. (2002). Parenting related to child and parental psychopathology: A descriptive review of the literature. *Clinical Child Psychology and Psychiatry*, 7, 529-552.

BERK, L. E. & POTTS, M. K. (1991). Development and functional significance of private speech among attention-deficit hyperactivity disorder and normal boys. *Journal of Abnormal Child Psychology*, 19, 357-377.

BERNARD-BONNIN, A. C., HALEY, N., BÉLANGER, S. & NADEAU, D. (1993). Parental and patient perceptions about encopresis and its treatment. *Journal of Developmental and Behavioral Pediatrics*, 14, 397-400.

BERNHElMER, C. & KEOGH, B. (1988). Stability of cognitive performance of children with developmental delays. *American Journal on Mental Deficiency*, 92, 539-542.

BERNINGER, V. W. (1994). Future directions for research on writing disabilities. In G. R. Lyon (Ed.), *Frames of reference for the assessment of leaming disabilities*. Baltimore, MD: Brookes Publishing Co (419-439).

BERNINGER, V. W. & ABBOTT, R. D. (1994). Redefining learning disabilities. In G. R. Lyon (Ed.), *Frames of reference for the assessment of-learning disabilities*. Baltimore, MD: Brookes Publishing Co (163-184).

BERTHIAUME, C., AUNOS, M., PIDGEON, C. & MÉTHOT, S. (200 I). Le syndrome de Klinefelter. *Revue Francophone de Ia Déficience Intellectuelle,* 12,67-74.

BETTELHEIM, B. (1969). *La forteresse vide.* Paris: Gallimard.

BHATIA, M., NIGAM, V., BOHRA, M. & MALIK, S. (1991). Attention deficit disorder with hyperactivity among paediatric outpatients. *Journal of Child Psychology and Psychiatry,* 32, 297-306.

BIEDERMAN, J. (1998). Resolved: Mania is mistaken for ADHD in prepubertal children. *Journal of the American Academy of Child & Adolescent Psychiatry,* 37, 1091-1093.

BIEDERMAN, J., FARAONE, S. V., HIRSHFELD-BECKER, D. R., FRIEDMAN, D., ROBIN, J.A. & ROSENBAUM, J. F. (2001). Patterns of psychopathology and dysfunction in high-risk children of parents with panic disorder and major depression. *American Journal Psychiatry,* 158,49-57.

BIEDERMAN, J., FARAONE, S. V., KEENAN, K., KNEE, D. & TSUANG, M. T. (1990). Family-genetic and psychosocial risk factors in DSM-III attention deficit disorder. *Journal of the American Academy of Child and Adolescent Psychiatry,* 29, 526-533.

BIEDERMAN, J., FARAONE, S. V. & LAPEY, K. (1992). Comorbidity of diagnosis in attention-deficit hyperactivity disorder. *Child and Adolescent Psychiatric Clinics of North America,* I, 335-360.

BIEDERMAN, J., FARAONE, S. V., MARRS, A., MOORE, P., GARCIA, J., ABLON, S., MICK, E., GERSHON, J. & KEARNS, M.E. (1997). Panic disorder and agoraphobia in consecutively referred children and adolescents. *Journal of the American Academy of Child and Adolescent Psychiatry,* 36, 21- 223.

BIEDERMAN, J., F ARAONE, S. V, MICK, E., WOZNIAK, J., CHEN, L., OUELLETTE, C. (1996). Attention deficit hyperactivity disorder and juvenile mania: An overlooked comorbidity? *Journal of the American Academy of Child and Adolescent Psychiatry,* 35, 997-1008.

BIEDERMAN, J., MICK, E., FARANOE, S. V., SPENCER, T., WILENS, T. E. & WOZNIAK, J. (2000). Pediatric mania: A developmental subtype of bipolar disorder ? *Biological Psychiatry,* 48, 458-466.

BIEDERMAN, J., MILBERGER, S., FARAONE, S. V., GUITE, J. & WARBURTON, R. (1994). Associations between childhood asthma and ADHD: Issues of psychiatric comorbidity and familiality. *Journal of the American Academy of Child and Adolescent Psychiatry,* 33, 842-848.

BIEDERMAN, J., MONUTEAUX, M. C., MICK, E., SPENCER, T., WILENS, T. E., SILVA, J. M., SNYDER, L. E. & FARAONE, S. V. (2006). Young adult outcome of attention deficit hyperactivity disorder: A controlled 10-year follow-up study. *Psychological Medicine,* 36, 167-179.

BIEDERMAN, J., NEWCORN, J. & SPRICH, S. E. (1991). Comorbidity of attention deficit hyperactivity disorder (ADHD). *American Journal of Psychiatry,* 148, 564-577.

BIEDERMAN, J., ROSENBAUM, J. F., CHALOFF, J. & KAGAN, J. (1995). Behavioral inhibition as a risk factor for anxiety disorders. In J. S. March (Ed.), *Anxiety disorders in children and adolescents.* New York: Guilford (61-81).

BIEDERMAN, J., SANTANGELO, S. L., FARAONE, S. V., KIELY, K., GVITE, J., MICK, E., REED, E. D., KRAUS, I, JELLINEK, M. & PERRIN, J. (1995). Clinical correlates of enuresis in ADHD and non-ADHD children. *Journal of Child Psychology and Psychiatry,* 36, 865-877.

BILDER, R. M., GOLDMAN, R. S., ROBINSON, D., REITER, G., BELL, L., BATES, J. A., PAPPADOPULOS, E., WILLSON, D. F., ALVIR, J. M. J., WOERNER, M. G., GEISLER, S., KANE, J. M. & LIEBERMAN, J. A. (2000). Neuropsychology offirst-episode schizophrenia: lnitial characterization and clinical correlates. *American Journal of Psychiatry,* 157, 549-559.

BILDER, R. M., REITER, G., BATES, J., LENCZ, T., SZESZKO, P., GOLDMAN, R. S., ROBINSON, D., LIEBERMAN, J. A. & KANE, J. M. (2006). Cognitive development in schizophrenia: Follow-back from the first episode. *Journal of Clinical and Experimental Neuropsychology,* 28, 270-282.

BINET, A (1895). La peur chez les enfants. *L'Année Psychologique,* 2, 223-254.

BIRD, H. R., CANINO, G., RUBIO-STIPEC, M., GOULD, M. S., RIBERA, J., SESMAN, M., WOODBURY, M., HUERTAS-GOLDMAN, S., PAGAN, A., SANCHEZ-LACAY, A & MOSCOSO, H. (1988). Estimates of the prevalence of childhood maladjustment in a community survey in Puerto Rico. *Archives of General Psychiatry,* 45, 1120-1126.

BIRD, H. R., YAGER, T. J., STAGHEZZA, B., GOULD, M. S., CANINO, G. & RUBIO-STIPEC, M. (1990).lmpairment in the measurement of childhood psychopathology in the community. *Journal of the American Academy of Child and Adolescent Psychiatry,* 29, 796-803.

BIRMAHER, B., DAHL, R. E., WILLlAMSON, D. E., PEREL, J. M., BRENT, D. A., ALEXSON, D. A., KAUFMAN, J., DORN, L. D., STULL, S., RAO, U. & RYAN, N. D. (2000). Growth hormone secretion in children and adolescents at high risk for major depressive disorder. *Archives of General Psychiatry,* 57, 867-872.

BIRMAHER, B., RYAN, N. D., WILLlAMSON, D. E., BRENT, D. A., KAUFMAN, J., DAHL, R. E., PEREL, J. & NELSON, B. (1996). Childhood and adolescent depression: A review of the past 10 years: Part I. *Journal of the American Academy of Child and Adolescent Psychiatry,* 35, 1427-1439.

BIRMAHER, B., WILLIAMSON, D. E., DAHL, R. E., AXELSON, D. A., KAUFMAN, J., DORN, L. D. &

RYAN, N. D. (2004). Clinical presentation and course of depression in youth: Does onset in childhood differ from onset in adolescence? *Journal of the American Academy of Child & Adolescent Psychiatry,* 43, 63-70.

BISHOP, D. V. M. (2006). What causes specific language impairment in children? *Current Directions in Psychological Sciences,* 15, 217-221.

BIZOUARD, P., NEZELOF, S. & LOUIS, S. (2002). A propos d'idées délirantes survenant chez les enfants. *Confrontations Psychiatriques,* 43, 259-275.

BJORNSSON, S. (1973). Enuresis in childhood. *Scandinavian Journal of Educational Psychology,* 17, 63-82.

BLACHEZ, P. F. (1869). Boulimie. In A. Dechambre (Ed.), *Dictionnaire encyclopédique des sciences médicales. Vol. 10.* Paris: Masson (318-325)

BLAIR, R. J. R., COLLEDGE, E., MURRAY, L. & MITCHELL, D. G. V. (2001). A selective impairment in the processing of sad and fearful expressions in children with psychopathic tendencies. *Journal of Abnormal Child Psychology,* 29, 491-498.

BLAKEMORE, S. J., TAVASSOLI, T., CALO, S., THOMAS, R. M., CATMUR, C., FRITH, U. & HAGGARD, P. (2006). Tactile sensitivity in Asperger syndrome. *Brain and Cognition,* 61, 5-13.

BLANC, R., ADRIEN, J. L., ROUX, S. & BARTHELEMY, C. (2005). Dysregulation of pretend play and communication development in children with autism. *Autism,* 9, 229-245.

BLANCHON, Y. C., GIBERT, G. & D'HONDT, C. (2001). Niveau de dépendance des enfants et adolescents porteurs d'autisme. Suivi longitudinal à cinq ans. *Neuropsychiatrie de l'Enfance et de l'Adolescence,* 52, 218-225.

BLEULER, E. (1911). *Dementia praecox or the group of schizophrenias.* New York: International Universities Press, 1950.

BLOCK, J.H., BLOCK, J. & GJERDE, P. F. (1986). The personality of children prior to divorce: A prospective study. *Child Development,* 57, 827-840.

BODDAERT, N. & ZILBOVICIUS, M. (2002). L'imagerie cérébrale et l'autisme infantile. *Enfance,* 1, 10-20.

BODDY, J., SKUSE, D. & ANDREWS, B. (2000). The developmental sequelae of nonorganic failure to thrive. *Journal of Child Psychology and Psychiatry,* 41, 1003-1014.

BODY-GENDROT, S.(1992). *Ville et violence: l'irruption de nouveaux acteurs.* Paris: PUF.

BÓGELS, S. M. & ZIGTERMAN, D. (2000). Dysfunctional cognitions in children with social phobia, separation anxiety disorder, and generalized anxiety disorder. *Journal of Abnormal Child Psychology,* 28, 205-211.

BOIVIN, M. & POULIN, F. (1993). Les camarades de jeu des garçons agressifs: Les choix de camarades de jeu et la qualité de l'insertion sociale des garçons agressifs. *Enfance,* 47, 261-278.

BOIVIN, M. & VITARO, F. (1995). The impact of peer relationships on aggression in childhood: Inhibition through coercion or promotion through peer support ? In J. McCord (Ed.), *Coercion and punishment in long-term perspectives.* New York: Cambridge University Press (183-197).

BOLGER, K. E., PATTERSON, C. J., THOMPSON, W. W. & KUPERSMIDT, J. B. (1995). Psychosocial adjustment among children experiencing persistent and intermittent family economic hardship. *Child Development,* 66, 1107-1129.

BONNOT, O. & MAZET, P. (2006). Vulnérabilité aux schizophrénies à l'adolescence: revue de la littérature et applications cliniques. *Neuropsychiatrie de l'Enfance et de l'Adolescence,* 54, 92-100.

BORELLI, J. L. & PRINSTEIN, M. J. (2006). Reciprocal, longitudinal associations among adolescents' negative feedback-seeking, depressive symptoms, and peer relations. *Journal of Abnormal Child Psychology,* 34,159-169.

BOUCHARD, T. J., LYKKEN, D. T., MCGUE, M., SEGAL, N. L. & TELLEGEN, A. (1990). Sources of human psychological differences: The Minnesota Study of Twins Reared Apart. *Science,* 250, 223-250.

BOUDREAULT, M., THIVIERGE, J., COTE, R., BOUTIN, P., JULIEN, Y. & BERGERON, S. (1988). Cognitive development and reading achievement in pervasive-ADD, situational-ADD and control children. *Journal of Child Psychology and Psychiatry,* 29, 611-619.

BOURNEVILLE, D. M. (1897). *Recherches cliniques et thérapeutiques sur l'épilepsie, l'hystérie et l'idiotie.* Paris: Alcan.

BOUVARD, M. P. & DUGAS, M. (1992). Les troubles dysthymiques chez l'adolescent. *L'Information Psychiatrique, n° spécial.*

BOUVARD, M. P. & GASMAN, I. (1997). Tempéraments à risque et vulnérabilité aux troubles dépressifs chez l'enfant. In M.-C. Mouren-Siméoni et R. G. Klein (éd.), *Les dépressions chez l'enfant et l'adolescent: faits et questions.* Paris: ESF (258-269).

BOUVARD, M. P., LE HEUZEY, M.F. & MOUREN, M.-C. (2006). *L'hyperactivité: de l'enfance à l'âge adulte.* Rueil-Malmaison: Doin, 2$^e$ éd.

BOVET, P. & SEYWERT, F. (1995). La schizophrénie et son spectre. Une perspective bleulérienne. *L'Information Psychiatrique,* 71, 447-458.

BOWER, W. F., MOORE, K. H., SHEPHERD, R. B. & ADAMS, R. D. (1996). The epidemiology of childhood enuresis in Australia. *British Journal of Urology,* 78, 602-606.

BOWLBY, J. (1973). *Attachement et perte: la séparation. Angoisse et colère.* Paris: PUF.

BOWLBY, J. (1980). *Attachement et perte: la perte. Tristesse et dépression.* Paris: PUF.

BOYLE, M. (1990). *Schizophrenia. A scientific delusion?* London: Routledge.

BOYLE, M. H., OFFORD, D. R., HOFFMAN, H. G., CATLIN, G. P., BYLES, J. A., CADMAN, D. T., CRAWFORD, J. W., LINKS, P. S., RAEGRANT, N. I. & SZATMARI, P. (1987). Ontario Child Health Study, I: Methodology. *Archives of General Psychiatry,* 44, 826-831.

BOYLE, M. H., OFFORD, D. R., RACINE, Y. A, SZATMARI, P., FLEMING, J. E. & LINKS, P. S. (1992). Predicting substance use in late adolescence: Results from the Ontario Child Health Study follow-up. *American Journal of Psychiatry,* 149, 761767.

BRADLEY, C. & BOWEN, M. (1941). Behavior characteristics of schizophrenic children. *Psychiatric Quarterly,* 15, 298-315.

BRADSHAW, G. A, SCHORE, A. N., BROWN, J. L., POOLE, J. H. & MOSS, C. J. (2005). Elephant breakdown. Social trauma: Early disruption of attachment can affect the physiology, behaviour and culture of animals and humans over generations. *Nature,* 433, 807.

BRADY, E. U. & KENDALL, P. C. (1992). Comorbidity of anxiety and depression in children and adolescents. *Psychological Bulletin,* 111, 244-255.

BRAME, B., NAGIN, D. S. & TREMBLAY, R. E. (2001). Developmental trajectories of physical aggression from school entry to late adolescence. *Journal of Child Psychology and Psychiatry,* 44, 169-179.

BRAMON, E., RABE-HESKETH, S., SHAM, P., MURRAY, R. M. & FRANGOU, S. (2004). Meta-analysis of the P300 and P50 waveforms in schizophrenia. *Schizophrenia Research,* 70, 315-329.

BRENDGEN, M., WANNER, B., MORIN, A J. S. & VITARO, F. (2005). Relations with parents and with peers, temperament, and trajectories of depressed mood during early adolescence. *Journal of Abnormal Child Psychology,* 33, 579-594.

BRENT, D. A., PERPER, J. A., MORITZ, G., ALLMAN, C., FRIEND, A., ROTH, C., SCHWEERS, J., BALACH, L. & BAUGHER, M. (1993). Psychiatric risk factors for adolescent suicide: A case control study. *Journal of the American Academy of Child and Adolescent Psychiatry,* 32, 521-529.

BRIDGE, J. A., GOLDSTEIN, T. R. & BRENT, D. A. (2006). Adolescent suicide and suicidal behavior. *Journal of Child Psychology and Psychiatry,* 47, 372-394.

BRIGGS-GOWAN, M. J., HORWITZ, S. M., SCHWABSTONE, M. E., LEVENTHAL, J. M. & LEAF, P. J. (2000). Mental health in pediatric settings: Distribution of disorders and factors related to service use. *Journal of the American Academy of Child & Adolescent Psychiatry,* 39, 841-849.

BROCA, P. P. (1863). Localisation des fonctions cérébrales: Siege du langage articulé. *Bulletin de la Société d'Anthropologie de Paris,* 4, 200-203.

BROIDY, L. M., NAGIN, D. S., TREMBLAY, R. E., BATES, J. E., BRAME, B., DODGE, K. A., FERGUSSON, D., HORWOOD, J. L., LOEBER, R., LAIRD, R., LYNAM, D. R., MOFFITT, T. E., PETTIT, G. S. & VITARO, F. (2003). Developmental trajectories of childhood disruptive behaviors and adolescent delinquency: A six-site, crossnational study. *Developmental Psychology,* 39, 222-245.

BROMAN, S., NICHOLS, P. L., SHAUGHNESSY, P. & KENNEDY, W. (1987). *Retardation in young children: A developmental study of cognitive deficit.* Hillsdale, NJ: Erlbaum.

BROMET, E. J. & FENNING, S. (1999). Epidemiology and natural history of schizophrenia. *Biological Psychiatry,* 46, 871-881.

BRONFENBRENNER, U. (1979). *The ecology of human development: Experiments by nature and design.* Cambridge, MA: Harvard University Press.

BRONFENBRENNER, U. (1999). Environments in developmental perspective: Theoretical and operational models. In S. L. Friedman & T. D. Wachs (Eds.), *Measuring environment across the life span.* Washington, CD: American Psychological Association (3-28).

BROOKS-GUNN, J., KLEBANOV, P. K., SMITH, J., DUNCAN, G. J. & LEE, K. (2003). The Black-White test score gap in young children: Contributions of test and family characteristics. *Applied Developmental Science,* 7, 239-252.

BROWN, G. W., MONCK, E. M., CARSTAIRS, G. M. & WING, J. K. (1962). Influence of family life on the course of schizophrenic illness. *British Journal of Preventive and Social Medicine,* 16, 55-68.

BROWNELL, K. D. (1991). Dieting and the search for the perfect body: Where physiology and culture collide. *Behavior Therapy,* 22, 1-12.

BRUCE, A. E., COLE, D. A., DALLAIRE, D. H., JACQUEZ, F. M., PINEDA, A. Q. & LAGRANGE, B. (2006). Relations of parenting and negative life events to cognitive diatheses for depression in children. *Journal of Abnormal Child Psychology,* 34, 321-333.

BRUCH, H. (1968). *L'énigme de l'anorexie: la cage dorée.* Paris: PUF.

BRUN, P. & MELLIER, D. (2004). Régulation émotionnelle et retard mental: étude ehez l'enfant trisomique 21. *Handicap – Revue de Sciences Humaines et Sociales,* 101-102, 19-31.

BRUSSET, B. (1995). La boulimie. In S. Lebovici, R. Diatkine & M. Soulé (éd.), *Nouveau traité de psychia-*

trie de l'enfant et de l'adolescent. Vol. 2. Paris: PUF (1713-1722).

BRUSSET, B. (1998). *Psychopathologie de l'anorexie mentale*. Paris: Dunod.

BRUUN, R. D. & BUDMAN, C. L. (1992). The natural history of Tourette syndrome. In T. N. Chase, A. J. Friedhoff & D. J. Cohen (Eds.), *Advances in Neurology. Vol. 58*. New York: Raven Press (1-6).

BRUUN, R. D. & BUDMAN, C. L. (1993). The natural history of Gilles de la Tourette syndrome. In R. Kurlan (Ed.), *Handbook of Tourette's syndrome and related tic and behavioral disorders*. New York: Marcel Dekker (27-42).

BUHRMESTER, D., CAMPARO, L., CHRISTENSEN, A., GONZALEZ, L. S. & HINSHAW, S. P. (1992). Mothers and fathers interacting in dyads and triads with normal and hyperactive sons. *Developmental Psychology, 28*, 500-509.

BULIK, C. M. (2005). Exploring the gene-environment nexus in eating disorders. *Journal of Psychiatry & Neuroscience, 30*, 335-339.

BULIK, C. M., SULLIVAN, P. F., TOZZI, F., FURBERG, H., LICHTENSTEIN, P. & PEDERSEN, N. L. (2006). Prevalence, heritability, and prospective risk factors for anorexia nervosa. *Archives of General Psychiatry, 63*, 305-312.

BULIK, C. M., SULLIVAN, P. F., WADE, T. D. & KENDLER, K. S. (2000). Twin studies of eating disorders: A review. *International Journal of Eating Disorders, 27*, 1-20.

BULLINGER, A. (1994). Le concept d'instrumentation: Son intérêt pour l'approche des différents déficits. In M. Deleau & A. Weil-Barais (éd.), *Le développement de l'enfant: approches comparatives*. Paris: PUF (29-43).

BULLINGER, A. (2001a). La richesse des écarts à la norme. *Enfance, 1*, 100-103.

BULLINGER, A. (2001b). Les prothèses de rassemblement. *Neuropsychiatrie de l'Enfance et de l'Adolescence, 49*, 4-8.

BURACK, J. A, HODAPP, R. M. & ZIGLER, E. (1988). Issues in the classification of mental retardation: Differentiating among organic etiologies. *Journal of Child Psychology and Psychiatry, 29*, 765-779.

BURD, L., IVEY, M., BARTH., A & KERBESHIAN, J. (1998). Two males with childhood disintegrative disorder: A prospective 14-year outcome study. *Developmental Medicine and Child Neurology, 40*, 702-707.

BURD, L., KAUFMAN, D. W. & KERBESHIAN, J. (1992). Tourette syndrome and learning disabilities. *Journal of Learning Disabilities, 25*, 598-604.

BURD, L. & KERBESHIAN, J. (1987). A North Dakota prevalence study of schizophrenia presenting in childhood. *Journal of the American Academy of Child and Adolescent Psychiatry, 26*, 347-350.

BURFORD, B. (2005). Perturbations in the development of infants with Rett disorder and the implications for early diagnosis. *Brain and Development, 27*, 53-57.

BURGESS, K. B., MARSHALL, P. J., RUBIN, K. H. & FOX, N. A. (2003). Infant attachment and temperament as predictors of subsequent externalizing problems and cardiac physiology. *Journal of Child Psychology and Psychiatry, 44*, 819-831.

BURKE, K. C., BURKE, J. D., RAE, D. & REGIER, D. A. (1991). Comparing age of onset of major depression and other psychiatric disorders by birth cohorts in five U. S. community populations. *Archives of General Psychiatry, 48*, 789-795.

BURNS, G. L., BOE, B., WALSH J. A., SOMMERS-FLANAGAN, R. & TEEGARDEN, L. A. (2001). A confirmatory factor analysis on the DSM-IV ADHD and ODD symptoms: What is the best model for the organization of these symptoms? *Journal of Abnormal Child Psychology, 29*, 339-349.

BURNS, G. L. & WALSH, J. A. (2002). The influence of ADHD-hyperactivity/impulsivity symptoms on the development of oppositional defiant disorder symptoms in a 2-year longitudinal study. *Journal of Abnormal Child Psychology, 30*, 245-256.

BURSZTEJN, C. (1997). Autisme et psychoses infantiles: Évolution des concepts. In R. Misès & P. Grand (éd.), *Parents et professionnels devant l'autisme*. Paris: CTNERHI (13-27).

BURSZTEJN, C. (2003). La schizophrénie au cours de l'enfance. *Psychiatrie de l'enfant, 46*, 359-380.

BURSZTEJN, C. & GOLSE, B. (2006). L'hyperactivité avec troubles de l'attention: questions cliniques et épistémologiques. *Neuropsychiatrie de l'Enfance et de l'Adolescence, 54*, 29-37.

BUTLER, M. G. & MEANEY, F. J. (Eds.). (2005). *Genetics of developmental disabilities*. Boca Raton, FL: Taylor and Francis.

BUTLER, R. J. (1994). *Nocturnal enuresis: The child's experience*. London: Butterworth Heinemann.

BUTLER, R. J. (2004). Childhood nocturnal enuresis: Developing a conceptual framework. *Clinical Psychology Review, 24*, 909-931.

BUTLER, R. J. & HOLLAND, P. (2000). The three systems: A conceptual way of understanding nocturnal enuresis. *Scandinavian Journal of Urology and Nephrology, 34*, 270-277.

BUTLER, R. J., REFERN, E. J. & FORSYTHE, I. (1993). The maternal tolerance scale and nocturnal enuresis. *Behavioral Research and Therapy, 3*, 433-436.

BUTTERWORTH, B. (2005). The development of arithmetical abilities. *Journal of Child Psychology and Psychiatry, 46*, 3-18.

CADESKY, E. B., MOTA, V. L. & SCHACHAR, R. J. (2000). Beyond words: How do children with ADHD and/or conduct problems process nonverbal information about affect? *Journal of the American Academy of Child and Adolescent Psychiatry*, 39, 1160-1167.

CADORET, R. J. & STEWART, M. A. (1991). An adoption study of attention deficit/hyperactivity/aggression and their relationship to adult antisocial personality. *Comprehensive Psychiatry*, 32, 73-82.

CAIRNS, R. B. (1991). Multiple metaphors for a single idea. *Developmental Psychology*, 27, 23-26.

CAIRNS, R. B. & CAIRNS, B. D. (1994). *Lifelines and risks: Pathways of youth in our time*. New York: Cambridge University Press.

CALAM, R., WALLER, G., SLADE, P. & NEWTON, T. (1990). Eating disorders and perceived relationships with parents. *International Journal of Eating Disorders*, 9, 479-485.

CALLAHAN, S., ROUSSEAU, A, KNOTTER, A, BRU, V., DANEL, M., CUETO, C., LEVASSEUR, M., CUVELLIEZ, F., PIGNOL, L., O'HALLORAN, M. S. & CHABROL, H. (2003). Les troubles alimentaires: présentation d'un outil de diagnostic et résultats d'une étude épidémiologique chez les adolescents. *L'Encéphale*, 29, 239-247.

CALVETE, E. & CARDEÑOSO, O. (2005). Gender differences in cognitive vulnerability to depression and behavior problems in adolescents. *Journal of Abnormal Child Psychology*, 33, 179-192.

CAMPBELL, F. A, RAMEY, C. T., PUNGELLO, E., SPARLING, J. & MILLER-JOHNSON, S. (2002). Early childhood education: Young adult outcomes from the Abecedarian Project. *Applied Developmental Science*, 6, 42-57.

CAMPBELL, S. B. (1991). Longitudinal studies of active and aggressive preschoolers: Individual differences in early behavior and outcome. In D. Cicchetti & S. L. Toth (Eds.), *Rochester Symposium on Developmental Psychopathology: Vol. 2. Internalizing and externalizing expressions of dysfunction*. Hillsdale, NJ: Erlbaum (57-90).

CAMPBELL, S. B., MARCH, C. L., PIERCE, E. W., EWING, L. J. & SZUMOWSKI, E. K. (1991). Hard-to-manage preschool boys: Family context and the stability of externalizing behavior. *Journal of Abnormal Child Psychology*, 19, 301-318.

CAMPBELL, S. B., SPIEKER, S., BURCHINAL, M., POE, M. D. & THE NICHD EARLY CHILD CARE RESEARCH NETWORK. (2006). Trajectories of aggression from toddlerhood to age 9 predict academic and social functioning through age 12. *Journal of Child Psychology and Psychiatry*, 47, 791-800.

CAMUS, J. F. (1993). Développement de l'attention. In Entretiens d'orthophonie (1993), *Les troubles de l'attention chez l'enfant*. Paris: ESF (7-18).

CANTWELL, D. P. & BAKER, L. (1992). Association between attention deficit-hyperactivity disorder and learning disorders. In S. E. Shaywitz & B. A. Shaywitz (Eds.), *Attention deficit disorder comes of age: Toward the twenty-first century*. Austin, TX: Pro-ed (145-164).

CAPALDI, D. M. & PATTERSON, G. R. (1994). Inter-related influences of contextual factors on antisocial behavior in childhood and adolescence for males. In D. C. Fowles, P. Sutker, & S. H. Goodman (Eds.), *Progress in experimental personality and psychopathology research*. New York: Springer (165-198).

CAPLAN, R. (1994a). Communication deficits in childhood schizophrenia spectrum disorders. *Schizophrenia Bulletin*, 20, 671-684.

CAPLAN, R (1994b). Thought disorder in childhood. *Journal of the American Academy of Child and Adolescent Psychiatry*, 33, 605-615.

CAPLAN, R., GUTHRIE, D. & KOMO, S. (1996). Conversational repair in schizophrenic and normal children. *Journal of the American Academy of Child and Adolescent Psychiatry*, 35, 950-958.

CAPLAN, R., GUTHRIE, D., T ANG, B., KOMO, S. & ASARNOW, R. F. (2000). Thought disorder in childhood schizophrenia: Replication and update of concept. *Journal of the American Academy of Child & Adolescent Psychiatry*, 39, 771-778.

CAPPS, L., SIGMAN, M. & MUNDY, P. (1994). Attachment security in children with autism. *Development and Psychopathology*, 6, 249-261.

CARDONA, F., ROMANO, A., BOLLEA, L. & CHIAROTTI, F. (2004). Psychopathological problems in children affected by tic disorders. *European Child & Adolescent Psychiatry*, 13, 166-171.

CARLAT, D. J., CAMARGO, J. R. & HERZOG, D. B. (1997). Eating disorders in males: A report on 135 patients. *American Journal of Psychiatry*, 154, 1127-1132.

CARLSON, E. A., JACOBVITZ, D. & SROUFE, L. A. (1995). A developmental investigation of inattentiveness and hyperactivity. *Child Development*, 66, 37-54.

CARLSON, G. A. (1994). Adolescent bipolar disorder: Phenomenology and treatment implications. In W. M. Reynolds & H. F. Johnston (Eds.), *Handbook of depression in children and adolescents: Issues in clinical child psychology*. New York: Plenum (41-60).

CARLSON, G. A. & KASHANI, J. H. (1988). Phenomenology of major depression from childhood through adulthood: Analysis of three studies. *American Journal of Psychiatry*, 145, 1222-1225.

CARLSON, G. A. & KELLEY, K. L. (1998). Manic symptoms in psychiatrically hospitalized children: What do they mean? *Journal of Affective Disorders*, 51, 123-135.

CARLSON, G. A. & STROBER, M. (1979). Manic-depressive illness in early adolescence. A study of clinical and diagnostic characteristics in six cases. *Journal of the American Academy of Child Psychiatry,* 17, 138-153.

CARLSSON, A. (1995). The dopamine theory revisited. In S. R Hirsch & D. R. Weinberger (Eds.), *Schizophrenia.* Oxford: Blackwell Scientific (379-400).

CARMAGNAT-DUBOIS, F. (1997). Syndrome de Rett et autisme: évaluation comparative précoce des signes d'autisme a l'aide de films familiaux. *Encéphale,* 23, 273-279.

CARNEY, R. M. (2003). Identification of MeCP2 mutations in a series of females with autistic disorder. *Paediatric Neurology,* 28, 205-211.

CARNINE, D. (1991). Reforming mathematics instruction: The role of curriculum materials. *Journal of Behavioral Education,* 1, 37-57.

CARON, C. & RUTTER, M. (1991). Comorbidity in child psychopathology: Concepts, issues and research strategies. *Journal of Child Psychology and Psychiatry,* 32, 1063-1080.

CARR, J. (1990). DOWN SYNDROME. In J. Hogg, J. Sebba & L. Lambe (Eds.), *Profound retardation and multiple impairment,* Vol. 3. London: Chapman & Hall (40-53).

CARTER, A., PAULS, D., LECKMAN, J. F. & COHEN, D. J. (1994). A prospective longitudinal study of Gilles de la Tourette's syndrome. *Journal of the American Academy of Child and Adolescent Psychiatry,* 33, 377-385.

CASPI, A., McCLAY, J., MOFFITT, T., MILL, J., MARTIN, J., CRAIG, I. W., TAYLOR, A & POULTON, R. (2002). Role of genotype in the cycle of violence in maltreated children *Science,* 297, 851-854.

CASS, H., REILLY, S., OWEN, L., WISBEACH, A., WEEKES, L., SLONIMS, V., WIGRAM, T. & CHARMAN, T. (2003). Findings from a multidisciplinary clinical case series of females with Rett syndrome. *Developmental Medicine and Child Neurology,* 45, 325-337.

CASSIN, S. E. & VON RANSON, K. M. (2005). Personality and eating disorders: A decade in review. *Clinical Psychology Review,* 25, 895-916.

CASTELLI, F., FRITH, C., HAPPE, F. & FRITH, U. (2002). Autism, Asperger syndrome and brain mechanisms for the attribution of mental states to animated shapes. *Brain: A Journal of Neurology,* 125, 1839-1849.

CATTEAU, V. & CHABROL, H. (2005). Étude des relations entre les stratégies d'adaptation aux sentiments dépressifs, la symptomatologie dépressive et les idées suicidaires chez l'adolescent. *L'Année Psychologique,* 105, 451-476.

CERVANTES, R. C. & ARROYO, W. (1995). Cultural considerations in the use of DSM-IV with Hispanic children and adolescents. In A. M. Padilla (Ed.), *Hispanic psychology. Critical issues in theory and research.* Thousand Oaks, CA: Sage (131-147).

CHABROL, H. (1998). *L'anorexie et la boulimie de l'adolescente.* Paris: PUF, 3ᵉ éd.

CHABROL, H. (2001). *La dépressian de l'adalescent.* Paris: PUF.

CHAKRABARTI, S. & FOMBONNE, E. (2001). Pervasive developmental disorders in preschool children. *Journal of the American Medical Association,* 285, 3093-3099.

CHAMAK, B. (2005). Les récits de personnes autistes: une analyse socio-anthropologique. *Handicap-revue de sciences humaines et saciales,* 105-106, 33-50.

CHAMAY-WEBER, C., NARRING, F. & MICHAUD, P. A. (2005). Partial eating disorders among adolescents: A review. *Journal of Adolescent Health,* 37, 417-427.

CHAMBON, O. & MARIECARDINE, M. (1993). Émotionalité exprimée: familiale et schizophrénie: approche comportementale et interactions familiales. *Thérapie Familiale,* 14,379-393.

CHARFI, F. & COHEN, D. (2005). Trouble hyperactif avec déficit de l'attention et trouble bipolaire sont-ils liés? *Neuropsychiatrie de l'Enfance et de l'Adolescence,* 53, 121-127.

CHAUVEAU, G. & ROGOVAS-CHAUVEAU, E. (1992). Relations école familles populaires et réussite au CP. *Revue Française de Pédagogie,* 100, 5-18.

CHESS, S. (1960). Diagnosis and treatment of the hyperactive child. *New York State Journal of Medicine,* 60, 2379-2385.

CHIARIELLO, M. A. & ORVASCHEL, H. (1995). Patterns of parent-child communication: Relationship to depression. *Clinical Psychology Review,* 15, 395-407.

CHOQUET, M. (1990). Les conduites violentes et la consommation de drogues licites et illicites parmiles 13-16 ans. *Journal d'Alcoologie,* 2, 203-218.

CHOQUET, M., LEDOUX, S. & MENKER, H. (1988). *La santé des adolescents: documentation française.* Paris: INSERM.

CHORPITA, B. F. (2001). Control and the development of negative emotions. In M. W. Vasey & M. R. Dadds (Eds.), *The developmental psychopathology of anxiety.* New York: Oxford University Press (112-142).

CHORPITA, B. F. & BARLOW, D. H. (1998). The development of anxiety: The role of control in the early environment. *Psychological Bulletin,* 124, 3-21.

CHORPITA, B. F., DALEIDEN, E. L., MOFFITT, C., YIM, L. & UMEMOTO, L. A. (2000). Assessment of tripartite factors of emotion in children and adolescents: I. Structural validity and normative data of an affect and arousal scale. *Journal of Psychopathology and Behavioral Assessment,* 22, 141-160.

CHORPITA, B. F., PLUMMER, C. P. & MOFFITT. C. (2000). Relations of tripartite dimensions of emotion to childhood anxiety and mood disorders. *Journal of Abnormal Child Psychology,* 28, 299-310.

CHRISTIAN, R. E., FRICK, P. J., HILL, N. L., TYLER, L. & FRAZER, D. R. (1997). Psychopathy and conduct problems in children: II. Implications for subtyping children with conduct problems. *Journal of the American Academy of Child and Adolescent Psychitry,* 36, 233-241.

CHRISTOPHERSEN, E. M. & RAPOFF, M. A. (1983). Toileting problems in children. In C. E. Walker & M. C. Roberts (Eds.), *Handbook of clinical child psychology.* New York: Wiley (593-615).

CICCHETTI, D. & ROGOSCH, F. A. (2002). A developmental psychopathology perspective on adolescence. *Journal of Consulting and Clinical Psychology,* 70, 6-20.

CICCHETTI, D., ROGOSCH, F. A. & TOTH, S. L. (1994). A developmental psychopathology perspective on depression in children and adolescents. In W. M. Reynolds & J. F. Johnston (Eds.), *Handbook of depression in children and adolescents.* New York: Plenum (123-141).

CLAES, L., VANDEREYCKEN, W. & VERTOMMEN, H. (2002). Impulsive and compulsive traits in eating disordered patients compared with controls. *Personality and Individual Differences,* 32, 707-714.

CLARK, C., PRIOR, M. & KINSELLA, G. J. (2000). Do executive function deficits differentiate between adolescent with ADHD and oppositional defiant/conduct disorder? A neuropsychological study using the Six Elements Test and Hayling Sentence Completion Test. *Journal of Abnormal Psychology,* 28, 405-414.

CLARK, D. (1966). Behaviour therapy of Gilles de la Tourette's syndrome. *British Journal of Psychiatry,* 112, 771-778.

CLARK, L. A. & WATSON, D. (1991). Tripartite model of anxiety and depression: Psychometric evidence and taxonomic implications. *Journal of Abnormal Psychology,* 100, 316-336.

CLEMENT, M. E. & BOUCHARD, C. (2003). Liens intergénérationnels des conduites parentales à caractère violent: recension et résultats empiriques. *Revue de psychoéducation,* 32, 49-77.

COEN, J. F., AUSLOOS, G. & STIP, E. (1997). Interactions familiales et schizophrénie, Partie 2: Théories du chaos. *L'Information Psychiatrique,* 73, 355-360.

COEN, J. F., STIP, E. & AUSLOOS, G. (1997). Interactions familiales et schizophrénie, Partie 1: Le chaos des théories. *L'Inrormation Psychiatrique,* 73, 254-264.

COHEN, D. J. & LECKMAN, J. F. (1993). The child and adolescent with Tourette's syndrome: Clinical perspectives on phenomenology and treatment. In R. KurIan (Ed.), *Handbook of Tourette's syndrome and related tic and behavioral disorders x.* New York: Marcel Dekker (123-141).

COHEN, L. J., TEST, M. A. & BROWN, R. L. (1990). Suicide and schizophrenia: Data from a prospective community treatment study. *American Journal of Psychiatry,* 147, 602-607.

COHEN, P., COHEN, J. & BROOK, J. (I 993). An epidemiological study of disorders in late childhood and adolescence: II. Persistence of disorders. *Journal of Child Psychology and Psychiatry,* 34, 869-877.

COIE, J. D. & DODGE, K. A. (1997). Aggression and antisocial behavior. In W. Damon & N. Eisenberg (Eds.), *Handbook of child psychology: Vol.3. Social, emotional, and personality development,* New York: Wiley, 5$^{th}$ ed. (779-862).

COIE, J. D. & LENOX, K. F. (1994). The development of antisocial individuals. In D. Fowles, P. Sutker & S. Goodman (Eds.), *Psychopathy and antisocial personality: A developmental perspective.* New York: Springer (45-72).

COIE, J. D., TERRY, R., LENOX, K., LOCHMAN, J. & HYMAN, C. (1995). Childhood peer rejection and aggression as predictors of stable patterns of adolescent disorder. *Development and Psychopathology,* 7, 697-713.

COLE, D. A., MARTIN, J. M., POWERS, B. & TRUGLIO, R. (1996). Modeling causal relations between academic and social competence and depression: A multitrait-multimethod longitudinal study of children. *Journal of Abnormal Psychology,* 105, 258-270.

COLE, D. A, TRUGLIO, R. & PEEKE, L. (1997). Relation between symptoms of anxiety and depression in children: A multitrait-multimethod-multigroup assessment. *Journal of Consulting and Clinical Psychology,* 65, 110-119.

COLE, P. M., ZAHN-WAXLER, C. & SMITH, D. (1994). Expressive control during a disappointment. Variations related to preschoolers' behavior problems. *Developmental Psychology,* 30, 835-846.

COLEMAN, M. (1990). Is classical Rett syndrome ever present in males? *Brain and Development,* 12,31-32.

COLLECTIF (2006). *Pas de O de conduite pour les enfants de 3 ans*! Paris: Eres.

COLLIER, J., BUTLER, R. J., REDSELL, S. A & EVANS, J. H. (2002). An investigation of the impact of nocturnal enuresis on children's self-concept. *Scandinavian Journal of Urology and Nephrology,* 36, 204-208.

COLLINS, D. W. & ROURKE, B. P. (2003). Learning disabled brains: A review of the literature. *Journal of Clinical and Experimental Neuropsychology,* 25, 1011-1034.

COLLISHAW, S., MAUGHAN, B., GOODMAN, R. & PICKLES, A. (2004). Time trends in adolescent mental health. *Journal of Child Psychology and Psychiatry,* 45, 1350-1362.

COMINGS, D. E. (1990). *Tourette syndrome and human behavior*. Duarte, California: Hope Press.

COMPAS, B. E., EY, S. & GRANT, K. E. (1993). Taxonomy, assessment, and diagnosis of depression during adolescence. *Psychological Bulletin*, 114, 323-344.

COMPERNOLLE, T. & DORELEIJERS, T. (2004). *Du eulm! Comprendre et gérer l'enfant hyperactif*. Bruxelles: De Boeck.

CONDRY, J. C. & ROSS, D. F. (1985). Sex and aggression: The influence of gender label on the perception of aggression in children. *Child Development*, 56, 225-233.

CONGER, R. D., ELDER, G. H, LORENZ, F. O., SIMONS, R. L. & WHITBECK, L. B. (Eds.) (1994). *Families in troubled times: Adapting to change in rural America*. New York: Aldine de Gruyter.

COOPER, P.J. & GOODYEAR, I. (1993). A community study of depression in adolescent girls: I. Estimates of symptom and syndrome prevalence. *British Journal of Psychiatry*, 163,369-374.

CORAPCI, F. & W ACHS, T. D. (2002). Does parental mood or efficacy mediate the influence of environmental chaos upon parenting behavior? *Merrill-Palmer Quarterly*, 48, 182-201.

CORBETT, S. S. & DREWETT, R. F. (2004). To what extent is failure to thrive in infancy associated with poorer cognitive development? A review and meta-analysis. *Journal of Child Psychology and Psychiatry*, 45, 641-654.

COSFORD, P. A. & ARNOLD, E. (1992). Eating disorders in later life: A review. *International Journal of Geriatric Psychiatry*, 7, 491-498.

COSLIN, P. G. (éd.) (2006). *Ces jeunes qui désertent nos écoles: déscolarisation et cultures*. Paris: Sides Ima.

COSTELLO, E.J. & ANGOLD, A. (1995). Epidemiology.ln J. S. March (Ed.), *Anxiety disorders in children and adolescents*. New York: Guilford (109-124).

COSTELLO, E. J., ANGOLD, A., BURNS, B. J., STANGL, D. K., TWEED, D. L., ERKANLI, A. & WORTHMAN, C. M. (1996). The Great Smoky Mountains Study of Youth: Goals, design, methods, and the prevalence of DSM-III-R disorders. *Archives of General Psychiatry*, 53,1129-1136.

COSTELLO, E. J., COSTELLO, A. M., EDELBROCK, C., BURNS, B. J., DULCAN, M. K., BRENT, D. & JANISZEWSKI, S. (1988). Psychiatric disorders in pediatric primary Care. *Archives of General Psychiatry*, 45, 1107-1116.

COSTELLO, E. J., COMPTON, S. N., KEELER, G. & ANGOLD, A. (2003). Relationships between poverty and psychopathology: A natural experiment. *Journal of the American Medical Association*, 290, 2023-2029.

COSTELLO, E. J., LOEBER, R. & STOUTHAMER-LOEBER, M. (1991). Pervasive and situational hyperactivity-Confounding effect of informant: A research note. *Journal of Child Psychology and Psychiatry*, 32, 367-376.

CÔTÉ, S. M., TREMBLAY, R. E. & VITARO, F. (2003). Le développement de l'agressivité physique au cours de l'enfance: Facteurs de risque associés aux trajectoires élevées des garçons et des filles. *Sociologie et Sociétés*, 35, 203-220.

CÔTÉ, S. M., VAILLANCOURT, T., BARKER, T., NAGIN, D. & TREMBLAY, R. E. (2007). Predictors of continutity and change in the joint development of physical and direct aggression. *Development and Psychopathology*, 19, 37-55.

CÔTÉ, S. M., VAILLANCOURT, T., LEBLANC, J. C., NAGIN, D. S. & TREMBLAY, R. E. (2006). The development of physical aggression from toddlerhood to pre-adolescence: A nation wide longitudinal study of Canadian children. *Journal of Abnormal Child Psychology*, 34, 71-85.

COUCHELLS, S., JOHNSON, S. & CARTER, R. (1981). Behavioral and environmental characteristics of treated and untreated enuretic children and nonenuretic controls. *Journal of Pediatrics*, 99, 812-816.

COURCHESNE, E., CARPER, R. & AKSHOOMOFF, N. (2003). Evidence of brain overgrowth in the first year of life in autism. *Journal of the American Medical Association*, 290, 337-344.

CRICK, N. R. & BIGBEE, M. A (1998). Relational and overt forms of peer victimization: A multiinformant approach. *Journal of Consulting and Clinical Psychology*, 66,337-347.

CRICK, N. R., OSTROV, J. M. & WERNER, N. E. (2006). A longitudinal study of relational aggression, physical aggression, and children's social-psychological adjustment. *Journal of Abnormal Child Psychology*, 34, 131-142.

CRISP, A. H. (1997). Anorexia nervosa as flight from growth: Assessment and treatment based on the model. In D. Garner & P. E. Garfinkel (Eds.), *Handbook of treatment for eating disorder*. New York: Guilford, 2$^{nd}$ ed. (248-277).

CRITCHLEY, H. D., DALY, E. M., BULLMORE, E. T., WILLIAMS, S. C. R., VAN AMELSVOORT, T., ROBERTSON, D. M., ROWE, A., PHILLIPS, M., McALONAN, G., HOWLIN, P. & MURPHY, D. G. M. (2000). The functional neuroanatomy of social behaviour: Changes in cerebral blood flow when people with autistic disorder process facial expressions. *Brain: A Journal of Neurology*, 123, 2203-2212.

CRNIC, K. (1990). Families of children of Down syndrome: Ecological contexts and characteristics. In D. Cicchetti & M. Beeghly (Eds.), *Children with Down syndrome: A developmental perspective*. New York: Cambridge University Press (399-423).

CRYSTAL, D., OSTRANDER, R., CHEN, R. & AUGUST, G. J. (2001). Multimethod assessment of psychopathology among DSM-IV subtypes of children with attention-deficit/hyperactivity disorder: Self-, parent, and teacher reports. *Journal of Abnormal Child Psychology, 29,* 189-205.

CUKROWICZ, K. C., TAYLOR, J., SCHATSCHNEIDER, C. & IACONO, W. (2006). Personality differences in children and adolescents with attention-deficit/hyperactivity disorder, conduct disorder, and controls. *Journal of Child Psychology and Psychiatry, 47,* 151-159.

CUMMINGS, E. M. & CICCHETTI, D. (1990). Toward a transactional model of relations between attachment and depression. In M. Greenberg, D. Cicchetti & E. M. Cummings (Eds.), *Attachment in the preschool years: Theory, research, and intervention.* Chicago: University of Chicago Press (339-372).

CUMMINGS, E. M., GOEKE-MOREY, M. C. & PAPP, L. M. (2004). Everyday marital conflict and child aggression. *Journal of Abnormal Child Psychology, 32,* 191-202.

CUNNINGHAM, C. E. & SIEGEL, L. S. (1987). Peer interactions of normal and attention-deficit disordered boys during free-play, cooperative task, and simulated classroom situations. *Journal of Abnormal Child Psychology, 15,*247-268.

CYRANOWSKI, J. M., FRANK, E., YOUNG, E. & SHEAR, M. K. (2000). Adolescent onset of the gender difference in lifetime rates of major depression. *Archives of General Psychiatry, 57,* 21-27.

CYRULNIK, B. (2001). *Les vilains petits canards.* Paris: Odile Jacob.

DADDS, M. R., BARRETT, P. M. & RAPEE, R. M. (1996). Family process in child anxiety and aggression: An observational analysis. *Journal of Abnormal Child Psychology, 24,* 715-734.

DADDS, M. R., SANDERS, M. R., MORRISON, M. & REGBETZ, M. (1992). Childhood depression and conduct disorder: II. An analysis offamily interaction patterns in the home. *Journal of Abnormal Psychology, 101,* 505-513.

DALGLEISH, T., TAGHAVI, R., NESHAT-DOOST, R, MORADI, A., CANTERBURY, R. & YULE, W. (2003). Patterns of processing bias for emotional information across clinical disorders: A comparison of attention, memory, and prospective cognition in children and adolescents with depression, generalized anxiety, and postraumatic stress disorder. *Journal of Clinical Child and Adolescent Psychology, 32,* 10-21.

DANE, A. V., SCHACHAR, R. J. & TANNOCK, R. (2000). Does actigraphy differentiate ADHD subtypes in a clinical research setting? *Journal of the American Academy of Child and Adolescent Psychiatry, 39,* 752-760.

DANFORTH, J. S., BARKLEY, R. A. & STOKES, T. F. (1991). Observations of parent-child interactions with hyperactive children: Research and clinical implications. *Clinical Psychology Review, 11,* 703-727.

DAPRETTO, M., DAVIES, M. S., PFEIFER, J. H., SCOTT, A. A., SIGMAN, M., BOOKHEIMER, S. Y. & LACOBONI, M. (2006). Understanding emotions in others: Mirror neuron dysfunction in children with autism spectrum disorders. *Nature Neuroscience, 9,* 28-30.

DARWIN, C. (1873). *The expression of the emotions in man and animals.* New York: Appleton.

DAUGHERTY, T. K. & QUAY, H. C. (1991). Response perseveration and delayed responding in childhood behavior disorders. *Journal of Child Psychology and Psychiatry, 32,* 453-46I.

DAVIDSON, R. J. (2005). Well-being and affective style: neural substrates and biobehavioural correlates. In F. A. Huppert, N. Baylis & B. Keverne (Eds.), *The science of well being.* New York: Oxford University Press (107-139).

DAVIS, L. & SIEGEL, L. J. (2000). Posttraumatic stress disorder in children and adolescents: A review and analysis. *Clinical Child and Family Psychology Review, 3,* 135-154.

DAWSON, G. (1996). Neuropsychology of autism: A report on the state-of-the-science. *Journal of Autism and Developmental Disorders, 2,* 179- I 8I.

DAWSON, G., HILL, D., SPENCER, A., GALPERT, L. & WATSON, L. (1990). Affective exchanges between young autistic children and their mothers. *Journal of Abnormal Child Psychology, 18,*335-345.

DAWSON, G., WEBB, S., SCHELLENBERG, G. D., DAGER, S., FREIDMAN, S., AYLWARD, E. & RICHARDS, T. (2002). Defining the broader phenotype of autism: Genetic, brain, and behavioral perspectives. *Development and Psychopathology, 14,* 581-611.

DAY, M. (1998). Coming home. In R. A. Catalano (Ed.), *When autism strikes: Families cope with childhood disintegrative disorder.* New York: Plenum (69-90).

DE BELLIS, M. D., HOOPER, S. R. & SAPIA, J. L. (2005). Early trauma exposure and the brain. In J. J. Vasterling & C. R. Brewin (Eds.), *Neuropsychology of PTSD: Biological, cognitive, and clinical perspectives.* New York: Guilford (153-177).

DE BILDT, A., SYTEMA, S., KRAIJER, D. & MINDERAA, R. (2005). Prevalence of pervasive developmental disorders in children and adolescents with mental retardation. *Journal of Child Psychology and Psychiatry, 46,* 275-286.

DE CASTELNAU, P., BENESTEAU, J., CHAIX, Y., KARSENTY, C., MONSAN, E. & ALBARET, J.M. (2003). Incapacité d'apprentissage non verbal: à propos d'un cas. *Approche Neuropsychologique des Apprentissages chez l'Enfant, 72,* 83-88.

DE SANCTIS, S. (1906). Sopra alcune varietà della demenza precoce. *Rivista Sperimentale di Freniatria et Medicina Legale delle Alienazioni Mentale, 32,* 141-165.

DE SINGLY, F. (1996), *Le soi, le couple et la famille*. Paris: Nathan.

DEBARBIEUX, E. (1996). *La violence en milieu scolaire: 1. État des lieux*. Paris: ESF.

DEBARBIEUX, E. & BLAYA, C. (éd.) (2001). *La violence en milieu scolaire: 3. Dix approches en Europe*. Paris: ESF.

DEBELLO, M. P. & GELLER, B. (2001). Review of studies of child and adolescent offspring of bipolar parents. *Bipolar Disorder*, 3, 325-334.

DEFRIES, J. C., OLSON, R. K., PENNINGTON, B. F. & SMITH, S. D. (1991). Colorado reading project: An update. In D. Duane & D. Gray (Eds.), *The reading brain: The biological basis of dyslexia*. Parkton, MD: York Press (53-87).

DEKLYEN, M., SPELTZ, M. L. & GREENBERG, M. T. (1998). Fathering and early onset conduct problems: Positive and negative parenting, father-son attachment, and the marital context. *Clinical Child and Family Psychology Review*, I, 3-21.

DELBELLO, M. P., CARLSON, G. A., TOHEN, M., BROMET, E. J., SCHWIERS, M. & STRAKOWSKI, S. M. (2003). Rates and predictors of developing a manic or hypomanic episode 1 to 2 years following a first hospitalization for major depression with psychotic features. *Journal of Child and Adolescent Psychopharmacology*, 13, 173-185.

DENNISON, B. A., EDMUNDS, L. S., STRATTON, H. H. & PRUZEK, R. M. (2006). Rapid infant weight gain predicts childhood overweight. *Obesity*, 14, 491-499.

DESPERT, J. L. (1948). Delusional and hallucinatory experiences in children. *American Journal of Psychiatry*, 104, 528-537.

DEVLIN, M. J., YANOVSKI, S. Z. & WILSON, G. T. (2000). Obesity: What mental health professionals need to know. *American Journal of Psychiatry*, 157, 854-866.

DEWOLFE, N. A., BYRNE, J. M. & BAWDEN, H. N. (2000). Preschool inattention and impulsivity-hyperactivity: Development of a clinic-based assessment protocol. *Journal of Attention Disorders*, 4, 80-90.

DICK, D. M., WIKEN, R. J., KAPRIO, J., PULKKINEN, L. & ROSE, R.J. (2005). Understanding the covariation among childhood externalizing symptoms: Genetic and environmental influences on conduct disorder, attention deficit hyperactivity disorder, and oppositional defiant disorder symptoms. *Journal of Abnormal Child Psychology*, 33, 219229.

DIEHL, J. J., BENNETTO, L. & YOUNG, E. C. (2006). Story recall and narrative coherence of high-functioning children with autism spectrum disorders. *Journal of Abnormal Child Psychology*, 34, 87-102.

DIENER, M. B. & MILICH, R. (1997). Effects of positive feedback on the social interactions of boys with attention deficit hyperactivity disorder: A test of the self-protective hypothesis. *Journal of Clinical Child Psychology*, 26, 256-265.

DINGMAN, H. F. & TARJAN, G. (1960). Mental retardation and the normal distribution curve. *American Journal of Mental Deficiency*, 64, 991-994.

DISHION, T., PATTERSON, G. R., STOOLMILLER, M. & SKINNER, M. (1991). Family, school, and behavioral antecedents to early adolescent involvement with antisocial peers. *Developmental Psychology*, 27, 172-180.

DISSANAYAKE, C. & CROSSLEY, S. A (1996). Proximity and sociable behaviours in autism: Evidence for attachment. *Journal of Child Psychology and Psychiatry*, 37, 149156.

DISSANAYAKE, C. & SIGMAN, M. (2000). Attachment and emotional responsiveness in children with autism. *International Review of Research in Mental Retardation*, 23,239-266.

DJURHUUS, J. C. (1999). Definitions of subtypes of enuresis. *Scandinavian Journal of Urology and Nephrology*, 202, 5-7.

DODGE, K. A. (1991). The structure and function of reactive and proactive aggression. In D. J. Pepler & K. H. Rubin (Eds.), *The development and treatment of childhood aggression*. Hillsdale, NJ: Erlbaum (201-218).

DODGE, K. A. (1993). Social-cognitive mechanisms in the development of conduct disorder and depression. *Annual Review of Psychology*, 44, 559-584.

DODGE, K. A. (1997, Juin). *The development of conduct disorder*. Présenté à la 8e rencontre de l'International Society for Research in Child and Adolescent Psychopathology. Paris: France.

DODGE, K. A., COle, J. D. & LYNAM, D. (2006). Aggression and antisocial behavior in youth. In W. Damon, R. M. Lerner & N. Eisenberg (Eds.), *Handbook of child psychology: Vol. 3. Social, emotional, and personality development*. New York: Wiley, 6th ed. (719-788).

DODGE, K. A., PETTIT, G. S. & BATES, J. E. (1997). How the experience of early physical abuse leads children to become chronically aggressive. In D. Cicchetti & S. L. Toth (Eds.), *Developmental perspectives on trauma: Theory, research, and intervention*. Rochester, NY: University of Rochester Press (263-288).

DODGE, K. A., PRICE, J., BACHOROWSKI, J. & NEWMAN, J. (1990). Hostile attributional biases in severely aggressive adolescents. *Journal of Abnormal Psychology*, 99, 385-392.

DOHRENWEND, B. P., SHROUT, P. E., LINK, B. G. & SKODOL, A. E. (1987). Social and psychological risk factors for episodes of schizophrenia. In H. Hafner, W. F. Gattaz & W. Janzarik (Eds.), *Search for the cau-*

*ses of schizophrenia*, Vol. 1. Berlin: Springer-Verlag (275-296).

DOLLARD, J., DOOB, L. W., MILLER, N. E., MOWRER, O. H. & SEARS, R. R. (1939). *Frustration and aggression*. New Haven, CT: Yale University Press.

DOUMENC, A, SUDRES, J.-L. & SZTULMAN, H. (2005). Approche des dimensions pondérales et corporelles de jeunes danseuses classiques amatrices vs professionnelles. *Neuropsychiatre de l'Enfance et de l'Adolescence, 53,* 299-308.

DREWETT, R. F., CORBETT, S. S. & WRIGHT, C. M. (2006). Physical and emotional development, appetite and body image in adolescents who failed to thrive as infants. *Journal of Child Psychology and Psychiatry,* 47, 524-531.

DROUIN, P., EVERETT, J. & THOMAS, J. (1991). Performance attentionnelle, mécanismes d'inhibition et rôle du cortex frontal dans le trouble d'attention et d'hyperactivité chez l'enfant. *Approche Neuropsychologique des Apprentissages chez l'Enfant,* 3, 141-148.

DUCHE, D. J. (1990). Autisme infantile et psychoses infantiles précoces: histoire et évolution des idées. In P. Messerschmitt (éd.), *Clinique des syndromes autistiques*. Paris: Maloine (11-17).

DUFFY, A., KUTCHER, S., ALDA, M. & GROF, P. (1997). Hypotheses génétiques et troubles de l'humeur à début précoce. In M.-C. Mouren-Siméoni & R. G. Klein (Eds.), *Les dépressions chez l'enfant et l'adolescent: faits et questions*. Paris: ESF (243-257).

DUGAS, M. (1985). Le syndrome de Gilles de la Tourette: état actuel de la maladie des tics. *Presse Médicale,* 14, 589-593.

DUGAS, M. (1997). Trouble dépressif majeur et psychopathologie du développement. In M. -C. Mouren-Siméoni & R. G. Klein (éd.), *Les dépressions chez l'enfant et l'adolescent: faits et questions*. Paris: ESF (7-54).

DUGAS, M. & MOUREN, M. C. (1980). *Les troubles de l'humeur chez l'enfant de moins de 13 ans: dépression et hypomanie*. Paris: PUF.

DULCAN, M. K. & POPPER, C. W. (1991). *Concise guide to child and adolescent psychiatry*. Washington, DC: American Psychiatric Press.

DUMAS, J. E. (1979). Modification of constant facial manipulations in a moderately subnormal man. *British Journal of Mental Subnormality,* 25, 19-26.

DUMAS, J. E. (1986). Indirect influence of maternal social contacts on mother-child interactions in distressed families. *Journal of Abnormal Child Psychology,* 14, 205-216.

DUMAS, J. E. (1997). Home and school correlates of early at-risk status: A transactional perspective. In R. F. Kronick (Ed.), *At-risk youth: Theory, practice, reform*. New York: Garland Publishing (97-117).

DUMAS, J. E. (2000). *L'enfant violent: le connaître, l'aider, l'aimer*. Paris: Bayard.

DUMAS, J. E. (2005a). La dynamique de la bientraitance: Contextes psychologiques, sociaux et culturels. In H. Desmet & J. P. Pourtois (éd.), *Culture et bientraitance*. Bruxelles: De Boeck (61-80).

DUMAS, J.E. (2005b). *L'enfant anxieux: comprendre la peur de la peur et redonner courage*. Bruxelles: De Boeck.

DUMAS, J. E. (2006). Le rôle des expériences quotidiennes au sein de la famille dans l'acquisition d'un habitus relationnel agressif. In J.-P. Pourtois & H. Desmet (éd.), *La bientraitance en situation difficile*. Paris: L'Harmattan (19-46).

DUMAS, J. E. & GIBSON, J. A. (1990). Behavioral correlates of maternal depressive symptomatology in conduct disorder children: 11. Systemic effects involving fathers and siblings. *Journal of Consulting and Clinical Psychology,* 58, 877-881.

DUMAS, J. E., GIBSON, J. A. & ALBIN, J. B. (1989). Behavioral correlates of maternal depressive symptomatology in conduct-disorder children. *Journal of Consulting and Clinical Psychology,* 57, 516-521.

DUMAS, J. E. & LAFRENIERE, P. J. (1993). Mother-child relationships as sources of support or stress: A comparison of competent, normative, aggressive, and anxious dyads. *Child Development,* 64, 1732-1754.

DUMAS, J. E. & LAFRENIERE, P. J. (1995). Relationships as context: Supportive and coercive interactions in competent, aggressive, and anxious mother-child dyads. In J. McCord (Ed.), *Coercion and punishment in long-term perspectives*. New York: Cambridge University Press (9-33).

DUMAS, J. E., LAFRENIERE, P. J., CAPUANO, F. & DURNING, P. (1997). *Profil socio affectif (PSA): évaluation des compétences sociales et des difficultés d'adaptation des enfants de 2 ans et demi à 6 ans*. Paris: Éditions du Centre de Psychologie Appliquée.

DUMAS, J. E., LAFRENIERE, P. J. & SERKETICH, W. J. (1995). « Balance of power »: A transactional analysis of control in mother-child dyads involving socially competent, aggressive, and anxious children. *Journal of Abnormal Psychology,* 104, 104-113.

DUMAS, J. E., MARTINEZ, A., LAFRENIERE, P. J. & DOLZ, L. (1998). La versión española del Cuestionario « Perfil Socio-Afectivo Preescolar»: adaptación y validación. *Psicológica. Revista de Metodología y Psicología Experimental,* 19, 107-121.

DUMAS, J. E., NEESE, D. E., PRINZ, R. J. & BLECHMAN, E. A. (1996). Short-term stability of aggression, peer rejection, and depressive symptoms in middle childhood. *Journal of Abnormal Child Psychology,* 24, 105-119.

DUMAS, J. E., NISSLEY, J., NORDSTROM, A., SMITH, E. P., PRINZ, R. J. & LEVINE, D. W. (2005). Home chaos: Sociodemographic, parenting, interactional, and child correlates. *Journal of Clinical Child and Adolescent Psychology, 34*, 93104.

DUMAS, J. E., PRINZ, R. J., SMITH, E. P. & LAUGHLIN, J. (1999). The EARLY ALLIANCE prevention trial: An integrated set of interventions to promote competence and reduce risk for conduct disorder, substance abuse, and school failure. *Clinical Child and Family Psychology Review, 2*, 3753.

DUMAS, J. E. & WAHLER, R. G. (1983). Predictors of treatment outcome in parent training: Mother insularity and socioeconomic disadvantage. *Behavioral Assessment, 5*, 301-313.

DUMAS, J. E. & WAHLER, R. G. (1985). Indiscriminate mothering as a contextual factor in aggressive-oppositional child behavior: « Damned if you do, damned if you don't ». *Journal of Abnormal Child Psychology, 13*, 1-17.

DUMAS, J. E. & WEKERLE, C. (1995). Maternal reports of child behavior problems and personal distress as predictors of dysfunctional parenting. *Development and Psychopathology, 7*, 465-479.

DUMAS, J. E., WOLF, L. C., FISMAN, S. N. & CULLIGAN, A. (1991). Parenting stress, child behavior problems, and dysphoria in parents of children with autism, Down syndrome, behavior disorders and normal development. *Exceptionality, 2*, 97-110.

DUPAUL, G. J., POWER, T. J., ANASTOPOULOS, A. D. & REID, R. (1998). *ADHD Rating Scale IV: Checklists, norms, and clinical interpretation*. New York: Guilford.

DUPREE, D., BEALE-SPENCER, M. & BELL, S. (1997). African American children. In G. Johnson-Powell & J. Yamamoto (Eds.), *Transcultural child development Psychological assessment and treatment*. New York: Wiley.

DURAND-FARDEL, M. (1855). Étude sur le suicide chez les enfants. *Annales médico-psychologiques*, 1,61-79.

DURKIN, M. S., KHAN, N., DAVIDSON, L. L., ZAMAN, S. S. & STEIN, Z. A (1993). The effects of a natural disaster on child behavior: Evidence for posttraumatic stress. *American Journal of Public Health, 83*, 1549-1553.

DURNING, P. (1995). *Éducation familiale: acteurs, processus et enjeux*. Paris: PUF.

DYKENS, E. M. (2000). Psychopathology in children with intellectual disabilities. *Journal of Child Psychology and Psychiatry, 41*, 407-417.

DYKENS, E. M. (2006). Toward a positive psychology of mental retardation. *American Journal of Orthopsychiatry, 76*,185-193.

DYKENS, E. M., LECKMAN, J. F., RIDDLE, M. A., HARDIN, M. T., SCHWARTZ, S. & COHEN, D. J. (1990). Intellectual, academic, and adaptive functioning of Tourette syndrome children with and without attention deficit disorder. *Journal of Abnormal Child Psychology, 18*, 607-614.

DYKENS, E. M., SHAH, B., SAGUN, J., BECK, T. & KING, B. H. (2002). Maladaptive behaviour in children and adolescents with Down's syndrome. *Journal of Intellectual Disability Research, 46*, 484492.

EBAUGH, F. G. (1923). Neuropsychiatric sequelae of acute epidemic encephalitis in children. *American Journal of Diseases of Children, 25*, 89-97.

EBERHART, N. K., SHIH, J. H., HAMMEN, C. L. & BRENNAN, P. A (2006). Understanding the sex differences in vulnerability to adolescent depression: An examination of child and parent characteristics. *Journal of Abnormal Child Psychology, 34*, 495-508.

EDELBROCK, C., RENDE, R., PLOMIN, R. & THOMPSON, L. A. (1995). A twin study of competence and problem behavior in childhood and early adolescence. *Journal of Child Psychology and Psychiatry, 36*, 775-785.

EGGERS, C. & BUNK, D. (1997). The long-term course of childhood-onset schizophrenia: A 42-year follow up. *Schizophrenia Bulletin, 23*, 105-117.

EGGERS, C., BUNK, D. & ROPCKE, B. (2002). Childhood and adolescent onset schizophrenia: Results from two long-term follow-up studies. *Neurology, Psychiatry, and Brain Research, 9*, 183-190.

EISENBERG, M. E., NEUMARK-SZTAINER, D., STORY, M. & PERRY, C. (2005). The role of social norms and friends' influences on unhealthy weight-control behaviors among adolescent girls. *Social Science & Medicine, 60*, 1165-1173.

ELEY, T. C. (2001). Contributions of behavioral genetics research: Quantifying genetic, shared environmental and nonshared environmental influences. In M. W. Vasey & M. R. Dadds (Eds.), *The developmental psychopathology of anxiety*. New York: Oxford University Press (45-59).

ELEY, T. C., BOLTON, D., O'CONNOR, T. G., PERRIN, S., SMITH, P. & PLOMIN, R. (2003) A twin study of anxiety related behaviours in pre-school children. *Journal of Child Psychology and Psychiatry, 44*, 945-960.

ELFHAG, K. & LINNE, Y. (2005). Gender differences in associations of eating pathology between mothers and their adolescent offspring. *Obesity Research, 13*, 1070-I 076.

ELIEZ, S. & REISS, A. L. (2000). Genetics of childhood disorders: XI. Fragile X syndrome. *Journal of the American Academy of Child and Adolescent Psychiatry, 39*, 264-266.

EMERSON, E. (2003). Prevalence of psychiatric disorders in children and adolescents with and without intellectual disability. *Journal of Intellectual Disability Research, 47*, 51-58.

ENEBRINK, P., ANDERSHED, H. & LANGSTROM, N. (2005). Callous-unemotional traits are associated with clinical severity in referred boys with conduct problems. *Nordic Journal of Psychiatry,* 59, 431-440.

EPSTEIN, L. H, VALOSKI, A., WING, R. R. & McCURLEY, J. (1994). Ten-year outcomes of behavioral family-based treatment for childhood obesity. *Health Psychology,* 13, 373-383.

ERENBERG, G., CRUSE, R. P. & ROTHNER, A D. (1987). The natural history of Tourette syndrome: A follow-up study. *Annals of Neurology,* 22, 383-385.

ERHARDT, D. & HINSHAW, S. P. (1994).Initial sociometric impressions of attention-deficit-hyperactivity disorder and comparison boys: Predictions from social behaviors and from nonsocial variables. *Journal of Consulting and Clinical Psychology,* 62, 833-842.

ERIKSON, E. H. (1950). *Enfance et société.* Neuchâtel: Delachaux et Niestlé.

ESQUIROL, E. (1838). *Des maladies mentales: considérées sous les rapports médical, hygiénique et médico-légal.* Paris: Bailliere.

ESSAU, C. A., CONRADT, J. & PETERMANN, F. (2000). Frequency, comorbidity, and psychosocial impairment of specific phobia in adolescents. *Journal of Clinical Child Psychology,* 29, 221-231.

FAIRBAIRN, W. R. D. (1954). *An object relations theory of the personality.* New York: Basic Books.

FAIRBURN, C. G. & BEGLIN, S. J. (1994). The assessment of eating disorders: Interview or self-report questionnaire? *International Journal of Eating Disorders,* 16,363-370.

FAIRBURN, C. G. & BROWNELL, K. D. (Eds.) (2002). *Eating disorders and obesity: A comprehensive handbook.* New York: Guilford, 2nd ed.

FAIRBURN, C. G. & COOPER, P. J. (1984). Rumination in bulimia nervosa. *British Medical Journal,* 288, 826-827.

FAIRBURN, C. G., COOPER, Z., DOLL, H. A. & DAVIES, B. A. (2005). Identifying dieters who will develop an eating disorder: A prospective, population-based study. *American Journal of Psychiatry,* 162, 2249 2255.

FAIRBURN, C. G., COOPER, Z., DOLL, H. A., NORMAN, P. & O'CONNOR, M. (2000). The natural course of bulimia nervosa and binge eating disorder in young women. *Archives of General Psychiatry,* 57, 659-665.

FAIRBURN, C. G., COOPER, Z., DOLL, H. A. & WELCH, S. L. (1999). Risk factors for anorexia nervosa: Three integrated case-control comparisons. *Archives of General Psychiatry,* 56, 468-476.

FAIRBURN, C. G., COWEN, P. J. & HARRISON, P. J. (1999). Twin studies and the etiology of eating disorders. *International Journal of Eating Disorders,* 26, 349-358.

FAIRBURN, C. G. & HARRISON, P. J. (2003). Eating disorders. *Lancet,* 361, 407-416.

FAIRBURN, C. G., HAY, P. J. & WELCH, S. L. (1993). Binge eating and bulimia nervosa: Distribution and determinants. In C. G. Fairburn & G. T. Wilson (Eds.), *Binge eating: Nature, assessment, and treatment.* New York: Guilford (123143).

FAIRBURN, C. G., NORMAN, P. A., WELCH, S. L., O'CONNOR, M. E., DOLL, H. A. & PEVELER, R. C. (1995). A prospective study of outcome in bulimia nervosa and the long-term effects of three psychological treatments. *Archives of General Psychiatry,* 52, 304-312.

FAIRBURN, C. G., STICE, E., COOPER, Z., DOLL, H. A., NORMAN, P. A. & O'CONNOR, M. E. (2003). Understanding persistence in bulimia nervosa: A 5-year naturalistic study. *Journal of Consulting and Clinical Psychology,* 71,103-109.

FARAONE, S. V., BIEDERMAN, J., KEENAN, K. & TSUANG, M. T. (1991a). A family genetic study of girls with DSM-III attention deficit disorder. *American Journal of Psychiatry,* 148, 112-117.

FARAONE, S. V., BIEDERMAN, J., KEENAN, K. & TSUANG, M. T. (1991b). Separation of DSM-III attention deficit disorder and conduct disorder: Evidence from a family genetic study of American child psychiatry patients. *Psychological Medicine,* 21,109- 121.

FARAONE, S. V., BIEDERMAN, J., LEHMAN, B., KEENAN, K., NORMAN, D., SEIDMAN, L. J., KOLODNY, R., KRAUS, I., PERRIN, J. & CHEN, W. (1993). Evidence for the independent familial transmission of attention deficit hyperactivity disorder and learning disabilities: Results from a family genetic study. *American Journal of Psychiatry,* 150, 891-895.

FARAONE, S. V., BIEDERMAN, J., MENNIN, D., WOZNIAK, J. & SPENCER, T. (1997). Attention deficit hyperactivity disorder with bipolar disorder: A familial subtype ? *Journal of the American Academy of Child and Adolescent Psychiatry,* 36,1378-1387.

FARAONE, S. V., BIEDERMAN, J. & MICK, E. (2006). The age-dependent decline of attention deficit hyperactivity disorder: A meta-analysis of follow-up studies. *Psychological Medicine,* 36,159-165.

FARAONE, S. V., BIEDERMAN, J., MICK, E., WILLIAMSON, S., WILENS, T., SPENCER, T., WEBER, W., JETTON, J., KRAUS, I., PERT, J. & ZALLEN, B. (2000). Family study of girls with attention deficit hyperactivity disorder. *American Journal of Psychiatry,* 157, 1077-1083.

FARAONE, S. V., BIEDERMAN, J., WEBER, W. & RUSSELL, R. L. (1998). Psychiatric, neuropsychological, and psychological features of DSM-IV subtypes of attention-deficit/hyperactivity disorder: Results from a clinically referred sample. *Journal of the American Academy of Child and Adolescent Psychiatry,* 37, 185-193.

FARRELL, A. D. & BRUCE, S. E. (1997). Impact of exposure to community violence on violent behavior and emotional distress among urban adolescents. *Journal of Clinical Child Psychology, 26*, 2-14.

FARRINGTON, D. P. (1997). Early prediction of violent and nonviolent youthful offending, *European Journal on Criminal Policy and Research, 5*, 51-66.

FARRINGTON, D. P. (2005). The importance of child and adolescent psychopathy. *Journal of Abnormal Child Psychology, 33*, 489-497.

FARRINGTON, D. P., LAMBERT, S. & WEST, D. J. (1998). Criminal careers of two generations of family members in the Cambridge Study in Delinquent Development. *Studies on Crime and Crime Prevention, 7*, 85-106.

FARRINGTON, D. P., LANGAN, P. A. & TONRY, M. (2004). *Cross-national studies in crime and justice.* Washington, DC, U.S. Department of Justice. Bureau of Justice Statistics. Document disponible sur le site Internet http://www.ojp.usdoj.gov/bjs/abstract/cnscj.htm »

FARRINGTON, D. P. & LOEBER, R. (1998). Transatlantic replicability of risk factors in the development of delinquency. In P. Cohen, C. Slomkowski, & L. N. Robins (Eds.), *Where and when: Geographic and generational influences on psychopathology.* Mahwah, NJ: Erlbaum (299-329).

FARRINGTON, D. P., LOEBER, R., & VAN KAMMEN, W. B. (1990). Long-term criminal outcomes of hyperactivity-impulsivity-attention deficit and conduct problems in childhood. In L. N. Robins & M. Rutter (Eds.), *Straight and devious pathways from childhood to adulthood.* Cambridge: Cambridge University Press (62-81).

FARVER, J. A. M. & FROSCH, D. L. (1996). L. A. stories: Aggression in preschoolers after the riots of 1992. *Child Development, 67*,19-32.

FAVRE, D. & FORTIN, L. (1997). Aspects socio-cognitifs de la violence chez les adolescents et développement d'attitudes alternatives utilisant le langage. In C. Thélot (éd.), *Violences à l'école: état des savoirs.* Paris: Armand Colin (225253).

FEEHAN, M., McGEE, R., STANTON, W. & SILVA, P. (1990). A 6-year follow-up of childhood enuresis: Prevalence in adolescence and consequences for mental health. *Journal of Paediatric and Child Health, 26*, 75-79.

FEINSTEIN, C. & REISS, A. L. (1996). Psychiatric disorder in mentally retarded children and adolescents. *Child and Adolescent Psychiatric Clinics of North America, 5*, 827-852.

FENICHEL, O. & BATAILLE, M.-L. (1945). *La théorie psychanalytique des néuroses.* Paris: PUF, 4ᵉ éd.

FERENCZI, S. (1921). *Œuvres completes. Tome 3.* Lausanne: Payot.

FERGUSSON, D. M., FERGUSSON, J. E., HORWOOD, L. J. & KINZETT, N. G. (1988). A longitudinal study of dentine lead levels, intelligence, school performance and behaviour: Part III. *Journal of Child Psychology and Psychiatry, 29*, 811-824.

FERGUSSON, D. M. & HORWOOD, L. J. (1994). Nocturnal enuresis and behavioral problems in adolescence: 15-year longitudinal study. *Pediatrics, 94*, 662-668.

FERGUSSON, D. M. & HORWOOD, L. J. (1995). Early disruptive behavior, IQ, and later school achievement and delinquent behavior. *Journal of Abnormal Child Psychology, 23*,183-199.

FERGUSSON, D. M., HORWOOD, L. J. & BEAUTRAIS, A. L. (1999). Is sexual orientation related to mental health problems and suicidality in young people? *Archives of General Psychiatry, 56*, 876-880.

FERGUSSON, D. M., HORWOOD, L. J. & LYNSKEY, M. T. (1993). Prevalence and comorbidity of DSM-III-R diagnoses in a birth cohort of 5 year olds. *Journal of the American Academy of Child and Adolescent Psychiatry, 32*, 1127-1134.

FERGUSSON, D. M., HORWOOD, L. J. & LYNSKEY, M. T. (1995). The stability of disruptive childhood behaviors. *Journal of Abnormal Child Psychology, 23*, 379-396.

FERGUSSON, D. M., HORWOOD, L. J. & RIDDER, E. M. (2005). Show me the child at seven: the consequences of conduct problems in childhood for psychosocial functioning in adulthood. *Journal of Child Psychology and Psychiatry, 46*, 837849.

FERGUSSON, D. M., HORWOOD, L. J. & SHANNON, F. T. (1990). Secondary enuresis in a birth cohort of New Zealand children. *Paediatric and Perinatal Epidemiology, 4,* 53-63.

FERRERI, F. & AGBOKOU, C. (2006). *Psychiatrie et développement: Maturation et vulnérabilité.* Paris: MedLine Éditions, 2ᵉ éd.

FERSTER, C. B. (1961). Positive reinforcement and behavioral deficits of autistic children. *Child Development, 32*, 437-456.

FIDLER, D. J., HODAPP, R. M. & DYKENS, E. M. (2000). Stress in families of young children with Down syndrome, Williams syndrome, and Smith-Magenis syndrome, *Early Éducation and Development, 11*, 395-406.

FISCHER, M., BARKLEY, R. A., EDELBROCK, C. S. & SMALLISH, L. (1993). The stability of dimensions of behavior in ADHD and normal children over an 8-year follow up. *Journal of Abnormal Child Psychology, 21*, 315-337.

FISCHER, M., BARKLEY, R. A, SMALLISH, L. & FLETCHER, K. (2002). Young adult follow-up of hyperactive children: Self-reported psychiatric disorders, comorbidity, and the role of childhood conduct problems and teen CD. *Journal of Abnormal Child Psychology,* 30, 463-475.

FISCHER, M., BARKLEY, R. A, SMALLISH, L. & FLETCHER, K. (2005). Executive functioning in hyperactive children as young adults: Attention, inhibition, response perseveration, and the impact of comorbidity. *Developmental Neuropsychology,* 27,107-133.

FISH, B. (1987). Infant predictors of the longitudinal course of schizophrenic development. *Schizophrenia Bulletin,* 13, 395-410.

FITZGERALD, H. E., SULLIVAN, L. A., HAM, H. P., ZUCKER, R. A., BRUCKEL, S. & SCHNEIDER, A. M. (1993). Predictors of behavior problems in three year-old sons of alcoholics: Early evidence for the onset of risk. *Child Development,* 64,110-123.

FLAMENT, M. F., KOBY, E., RAPOPORT, J. L., BERG, C. J., ZAHN, T., COX, C., DENCKLA, M. & LENANE, M. (1990). Childhood obsessive-compulsive disorder: A prospective follow-up study. *Journal of Child Psychology and Psychiatry,* 31, 363-380.

FLAMENT, M. F., LEDOUX, S., JEAMMET, P., CHOQUET, M., DANTCHEV, N., REMY, B. & LAGET, J. (1993). Boulimie et autres troubles des comportements alimentaires dans une population française scolarisée. *Annales médico psychologiques,* 151, 635-642.

FLEISCHNER, J. E. (1994). Diagnosis and assessment of mathematics learning disabilities. In G. R. Lyon (Ed.), *Frames of reference for the assessment of learning disabilities.* Baltimore, MD: Brookes Publishing Co (441-458).

FLEMING, J. E., BOYLE, M. H. & OFFORD, D. R. (1993). The outcome of adolescent depression in the Ontario Child Health Study follow-up. *Journal of the American Academy of Child & Adolescent Psychiatry,* 32, 28-33.

FLEMING, J. E. & OFFORD, D. R. (1990). Epidemiology of childhood depressive disorders: A critical review. *Journal of the American Academy of Child and Adolescent Psychiatry,* 29, 571-580.

FLEMING, J. E., OFFORD, D. R. & BOYLE, M. H. (1989). Prevalence of childhood and adolescent depression in the community. *British Journal of Psychiatry,* 155, 647-654.

FLETCHER, E. F. (2003). Childhood posttraumatic stress disorder. In E. J. Mash & R. A. Barkley (Eds.), *Child psychopathology.* New York: Guilford, 2nd ed. (330-371).

FLETCHER, J. M. (1992). The validity of distinguishing children with language and learning disabilities according to discrepancies with IQ: Introduction to the special series. *Journal of Learning Disabilities,* 25, 546-548.

FLETCHER, J. M., SHAYWITZ, S. E., SHANKWEILER, D. P., KATZ, L., LIBERMAN, I. Y., STUEBING, K. K., FRANCIS, D. J., FOWLER, A. E. & SHAYWITZ, B. A. (1994). Cognitive profiles of reading disability: Comparisons of discrepancy and low achievement definitions. *Journal of Educational Psychology,* 86, 6-23.

FLISHER, A. J. & SHAFFER, D. (1997). Relations entre suicide et dépression dans l'enfance et l'adolescence. In M.C. Mouren-Siméoni & R. G. Klein (Eds.), *Les dépressions chez l'enfant et l'adolescent: faits et questions.* Paris: ESF (197-211).

FLYNN, J. R. (1987). Massive IQ gains in 14 nations: What IQ tests really measure. *Psychological Bulletin,* 101, 171-191.

FOMBONNE, E. (1994). The Chartres study: I. Prevalence of psychiatric disorders among French school-aged children. *British Journal of Psychiatry,* 164, 69-79.

FOMBONNE, E. (1995). Études épidémiologiques de l'autisme infantile. In S. Lebovici, R. Diatkine & M. Soulé, *Nouveau traité de psychiatrie de l'enfant et de l'adolescent,* Vol. 2. Paris: PUF (1171-1185).

FOMBONNE, E. (2001). What is the prevalence of Asperger disorder? *Journal of Autism and Developmental Disorders,* 31, 363-364.

FOMBONNE, E. (2003). Epidemiological surveys of autism and other pervasive developmental disorders: An update. *Journal of Autism and Developmental Disorders,* 33, 365-382.

FOMBONNE, E. (2005). The changing epidemiology of autism. *Journal of Applied Research in Intellectual Disabilities,* 18, 281-294.

FOMBONNE, E., WOSTEAR, G., COOPER, V., HARRINGTON, R. & RUTTER, M. (2001a). The Maudsley long-term follow-up of child and adolescent depression: 1. Psychiatric outcomes in adulthood. *British Journal of Psychiatry,* 179, 210-217.

FOMBONNE, K, WOSTEAR, G., COOPER, V., HARRINGTON, R. & RUTTER, M. (2001b). The Maudsley long-term follow-up of child and adolescent depression: 2. Suicidality, criminality and social dysfunction in adulthood. *British Journal of Psychiatry,* 179, 218-223.

FONSECA, A. C., YULE, W. & EROL, N. (1994). Cross-cultural issues. In T. H. Ollendick, N. J. King, & W. Yule, (Eds.), *International handbook of phobic and anxiety disorders in children and adolescents.* New York: Plenum (67-84).

FORD, T., GOODMAN, R. & MELTZER, H. (2003). The British Child and Adolescent Health Survey 1999: The prevalence of DSM-IV disorders. *Journal of the American Academy of Child & Adolescent Psychiatry,* 42, 1203-1211.

FOREMAN, D. M & THAMBIRAJAH, M S. (1996). Conduct disorder, enuresis and specific developmental delays in two types of encopresis: a case-note study of 63 boys. *European Child and Adolescent Psychiatry,* 5, 33-37.

FORNARI, V., KAPLAN, M., SANDBERG, D. E., MATTHEWS, M., SKOLNICK, N. & KATZ, J. L.(1992). Depressive and anxiety disorders in anorexia nervosa and bulimia nervosa. *International Journal of Eating Disorders*, 12, 21-29.

FORSYTHE, W. I. & BUTLER, R. J. (1989). Fifty years of enuretic alarms. *Archives of Disease in Childhood*, 64, 879-885.

FOXMAN, B., VALDEZ, R. B. & BROOK, R. H. (1986). Childhood enuresis: Prevalence, perceived impact, and prescribed treatments. *Pediatrics*, 77, 482-487.

FRANCES, A. J., PINCUS, H. A., WIDIGER, T. A., DAVIS, W. W. & FIRST, M. B. (1994). DSM-IV: Work in progress. In J. E. Mezzich, M. R. Jorge & I. M. Salloum (Eds.), *Psychiatric epidemiology: Assessment, concepts, and methods*. Baltimore, MD: John Hopkins University Press (116-135).

FRANCIS, D. J., SHAYWITZ, S. E., STUEBING, K. K., SHAYWITZ, B. A. & FLETCHER, J. M. (1994). The measurement of change: Assessing behavior over time and within a developmental context. In G. R. Lyon (Ed.), *Frames of reference for the assessment of learning disabilities*. Baltimore, MD: Brookes Publishing Co (29-58).

FRAZIER, J. A, ALAGHBAND-RAD, J., JACOBSEN, L., LENANE, M. C., HAMBURGER, S., ALBUS, K., SMITH, A., McKENNA, K. & RAPOPORT, J. L. (1997). Pubertal development and onset of psychosis in childhood onset schizophrenia. *Psychiatry Research*, 70, 1-7.

FREDERIKSEN, N. (1986). Toward a broader conception of human intelligence. *American Psychologist*, 41, 445-452.

FREUD, A (1946). *Ego and the mechanisms of defense*. New York: International Universities Press.

FREUD, S. (1909). Analysis of a phobia in a five year-old boy. In J. Strachey (Ed.), *The standard edition of the complete psychological works of Sigmund Freud. Vol. 10*. London: The Hogarth Press.

FREUD, S. (1917). Mourning and melancholia. In J. Strachey (Ed.), *The standard edition of the complete psychological works of Sigmund Freud. Vol. 14*. London: The Hogarth Press.

FREUD, S. (1918). From the history of an infantile neurosis. In J. Strachey (Ed.), *The standard edition of the complete psychological works of Sigmund Freud. Vol. 17*. London: Hogarth Press.

FREUD, S. (1926). Inhibitions, symptoms, and anxiety. In J. Strachey (Ed.), *The standard edition of the complete psychological works of Sigmund Freud. Vol. 20*. London: The Hogarth Press.

FREUD, S. (1929). *Malaise dans la civilisation*. Paris: Gallimarrd, 1984.

FRICK, P. J., CORNELL, A. H., BODIN, S. D., DANE, H. E., BARRY, C. T. & LONEY, B. R. (2003). Callous-unemotional traits and developmental pathways to severe conduct problems. *Developmental Psychology*, 39, 246-260.

FRICK, P. J. & ELLIS, M. (1999). Callous-unemotional traits and subtypes of conduct disorder. *Clinical Child and Family Psychology Review*, 2, 149-168.

FRICK, P. J., KAMPHAUS, R. W., LAHEY, B. B., LOEBER, R., CHRIST, M. A. G., HART, E. L. & TANNENBAUM, T. E. (1991). Academic underachievement and the disruptive behavior disorders. *Journal of Consulting and Clinical Psychology*, 59, 289-294.

FRICK, P. J. & LONEY, B. (1999). Outcomes of children and adolescents with oppositional defiant disorder and conduct disorder. In H. C. Quay & A. E. Hogan (Eds.), *Handbook of disruptive behavior disorders*. New York: Plenum (507-524).

FRICK, P. J., STICKLE, T. R., DANDREAUX, D. M., FARRELL, J. M. & KIMONIS, E. R. (2005). Callous-unemotional traits in predicting the severity and stability of conduct problems and delinquency. *Journal of Abnormal Child Psychology*, 33, 471-487.

FRIEDMAN, M. S., KOESKE, G. F., SILVESTRE, A. J., KORR, W. S. & SITES, E. W. (2006). The impact of gender-role nonconforming behavior, bullying, and social support on suicidality among gay male youth. *Journal of Adolescent Health*, 38, 621-623.

FRIMAN, P. C., MATHEWS, J. R., FINNEY, J. W., CHRISTOPHERSEN, E. R., LEIBOWITZ, J. M. (1988). Do encopretic children have clinically significant behavior problems ? *Pediatrics*, 82, 407-409.

FRITH, U. (1989). *L'énigme de l'autisme*. Paris: Odile Jacob.

FRITH, U. (1991). Asperger and his syndrome. In U. Frith (Ed.), *Autism and Asperger syndrome*. Cambridge: Cambridge University Press (1-36).

FROMM-REICHMAN, F. (1948). Notes on the development of treatment of schizophrenics by psychoanalytic psychotherapy. *Psychiatry*, 11, 263-273.

FRYE, A. A. & GARBER, J. (2005). The relations among maternal depression, maternal criticism, and adolescents' externalizing and internalizing symptoms. *Journal of Abnormal Child Psychology*, 33, 1-11.

GABAGLIO, S., GILLIÉRON, G. & KILLIAS, M. (2005). La délinquance juvénile et-elle vraiment augmenté? Evolution du comportement de dénonciation envers les jeunes entre 1981 et 2000. *Crimiscope*, 30,1-6.

GABEL, S., CHANDRA, R. & SHINDLEDECKER, R. (1988). Behavior ratings and outcome of medical treatment for encopresis. *Journal of Developmental and Behavioral Pediatrics*, 9, 129-133.

GADOW, K. D., NOLAN, E. E., SPRAFKIN, J. & SCHWARTZ, J. (2002). Tics and psychiatric comorbidity in children and adolescents. *Developmental Medicine & Child Neurology*, 44, 330-338.

GAGNON, C., CRAIG, W. M., TREMBLA Y, R. E., ZHOU, R. M. & VITARO, F. (1995). Kindergarten predictors of boys' stable behavior problems at the end of elementary school. *Journal of Abnormal Child Psychology,* 23, 751-766.

GAILLARD, F. (1993). Les troubles de l'attention chez l'enfant. In D. J. Duché & M. Dugas (éd.), *Entretiens d'orthophonie.* Paris: ESF (18-24).

GAILLARD, F. (1996). Ontogenèse des latéralités: Une revue et un essai d'interprétation. *Archives Pédiatriques,* 3,714-722.

GAILLARD, F. (1997). Comprendre pour apprendre à lire. Revue *Suisse de Psychologie,* 56, 165-174.

GAILLARD, F. & CONVERSO, G. (1988). Lecture et latéralisation: Le retour de l'homme calleux. *Bulletin d'Audiophonologie, Annales Scientifiques de l'Université de Franche-Comté,* 4, 497-508.

GALABURDA, A. M. (1993). The planum temporale. *Archives of Neurology,* 50, 457.

GARBER, J. & FLYNN, C. A. (2001). Predictors of depressive cognitions in young adolescents. *Cognitive Therapy and Research,* 25, 353-376.

GARBER, J., KEILEY, M. K. & MARTIN, N. C. (2002). Developmental trajectories of adolescents' depressive symptoms: Predictors of change. *Journal of Consulting and Clinical Psychology,* 70, 79-95.

GARBER, J., KRISS, M. R., KOCH, M. & LINDHOLM, L. (1988). Recurrent depression in adolescents: A follow-up study. *Journal of the American Academy of Child and Adolescent Psychiatry,* 27, 49-54.

GARMEZY, N. (1993). Children in poverty: Resilience despite risk. *Psychiatry,* 56, 127-136.

GARMEZY, N. & RUTTER, M. (1985). *Stress, coping, and development in children.* New York: McGraw-Hill.

GARNER, D. M. (1993). Pathogenesis of anorexia nervosa. *Lancet,* 341, 1631-1640.

GARNER, D. M. & FAIRBURN, C. G. (1988). Relationship between anorexia nervosa and bulimia nervosa: Diagnostic implications. In D. M. Garner & P. E. Garfinkel (Eds.), *Diagnostic issues in anorexia nervosa and bulimia nervosa.* New York: Brunner / Mazel (56-79).

GARNER, D. M., GARFINKEL, P. E. & OLMSTED, M. (1983). An overview of sociological factors in the development of anorexia nervosa. In P. L. Darby, P. E. Garfinkel, D. M. Garner & D. V. Coscina (Eds.), *Anorexia nervosa: Recent developments in research.* New York: Alan R. Liss (65-82).

GARNER, D. M., GARFINKEL, P. E., SCHWARTZ, D. & THOMPSON, M, (1980). Cultural expectation of thinness in women. *Psychological Reports,* 47, 483-491.

GARNER, D. M., OLMSTED, M. & GARFINKEL, P. E. (1983). Does anorexia nervosa occur on a continuum? Subgroups of weight-preoccupied women and their relationship to anorexia nervosa. *International Journal of Eating Disorders,* 2, 11-20.

GEDDES, J. R. & LAWRIE, S. M. (1995). Obstetric complications and schizophrenia. A meta-analysis. *British Journal of Psychiatry,* 167, 786-793.

GELLER, B., CRANEY, J. L., BOLHOFNER, K., NICKELSBURG, M. J., WILLIAMS, M. & ZIMERMAN, B. (2002). Two-year prospective follow-up of children with a prepubertal and early adolescent bipolar disorder phenotype. *American Journal of Psychiatry,* 159, 927-933.

GELLER, B. & LUBY, J. (1997). Child and adolescent bipolar disorder: A review of the past 10 years. *Journal of the American Academy af Child and Adolescent Psychiatry,* 36, 1168-1176.

GELLER, B., WILLIAMS, M., ZIMERMAN, B., FRAZIER, J., BERINGER, L. & WARNER, K. (1998). Prepubertal and early adolescent bipolarity differentiate from ADHD by manic symptoms, grandiose delusions, ultra-rapid or ultradian cycling. *Journal of Affective Disorders,* 51, 81-91.

GEORGIADES, K., LEWINSOHN, P. M., MONROE, S. M. & SEELEY, J. R. (2006). Major depressive disorder in adolescence: The role of subthreshold symptoms. *Journal of the American Academy of Child & Adolescent Psychiatry,* 45, 936-944.

GERLSMA, C., EMMELKAMP, P.M. G. & ARRINDELL, W. A (1990). Anxiety, depression, and perception of early parenting: A meta-analysis. *Clinical Psychology Review,* 10, 251-277.

GERNSBACHER, M. A., DAWSON, M. & GOLDSMITH, H. H. (2005). Three reasons not to believe in an autism epidemic. *Current Directions in Psychological Science,* 14,55-58.

GERSHON, J. (2002). A meta-analytic review of gender dilferences in ADHD. *Journal of Attention Disorders,* 5, 143-154.

GERULL, F. C. & RAPEE, R. M. (2002). Mother knows best: The effects of maternal modeling on the acquisition of fear and avoidance behavior in toddlers. *Behaviour Research and Therapy,* 40, 279-287.

GIBOIN, C. (1996). Le syndrome del 'X fragile. *Perspectives Psy,* 35, 64-70.

GILCHRIST, A., GREEN, J., COX, A., BURTON, D., RUTTER, M. & LE COUTEUR, A. (2001). Development and current functioning in adolescents with Asperger syndrome: A comparative study. *Journal of Child Psychology and Psychiatry,* 42, 227-240.

GILGER, J. W., PENNINGTON, B. F. & DEFRIES, J. C. (1992). A twin study of the etiology of comorbidity: Attention-deficit hyperactivity disorder and dyslexia. *Journal af the American Academy af Child and Adalescent Psychiatry,* 31, 343-348.

GILLBERG, C. (1991a). Outcome in autism and autistic-like conditions. *Journal of the American Academy of Child and Adolescent Psychiatry,* 30, 375-382.

GILLBERG, C. (1991b). Clinical and neurobiological aspects of Asperger syndrome in six family studies. In U. Frith (Ed.), *Autism and Asperger syndrome.* Cambridge: Cambridge University Press (122-146).

GILLBERG, C. (1994). Debate and argument: Having Rett syndrome in the ICD-10 PDD category does not make sense. *Journal of Child Psychology and Psychiatry, 35,* 377-378.

GILLBERG, C. (2002). *A guide to Asperger syndrome.* New York: Cambridge University Press.

GILLBERG, C. (2006). Mental retardation/learning disability. In C. Gillberg, R. Harrington & H. C. Steinhausen (Eds.), *A clinician's handbook of child and adolescent psychiatry.* Cambridge: Cambridge University Press (364-387).

GILLBERG, C., GILLBERG, I. C., RASMUSSEN, P., KADESJO, B., SODERSTROM, H., RASTAM, M., JOHNSON, M., ROTHENBERGER, A. & NIKLASSON, L. (2004). Coexisting disorders in ADHD - implications for diagnosis and intervention. *European Child & Adolescent Psychiatry,* 13, Suppl. 1, 180-192.

GILLBERG, C., HELLGREN, L. & GILLBERG, C. (1993). Psychotic disorders diagnosed in adolescence: Outcome at age 30 years. *Journal of Child Psychology and Psychiatry,* 34, 1173-1185.

GILLET, P., BILLARD, C. & AUTRET, A. (1996). Systèmes de mémoire et apprentissage de la lecture. In S. Carbonnel, P. Gilet, M. -D. Martory & S. Valdois (éd.), *Approche cognitive des troubles de la lecture et de l'écriture chez l'enfant et l'adulte.* Marseille: Solal (113-135).

GILLET, P., FLAMEURY, L., LENOIR, P. & SAUVAGE, D. (2003). Aptitudes visuo-spatiales et fonctions exécutives dans l'autisme. *Approche Neuropsychologique des Apprentissages chez l'Enfant,* 72, 75-82.

GILMOUR, J., HILL, B., PLACE, M. & SKUSE, D. H. (2004). Social communication deficits in conduct disorder: a clinical and community survey. *Journal of Child Psychology and Psychiatry,* 45, 967-978.

GILVARRY, E. (2000). Substance abuse in young people. *Journal of Child Psychology and Psychiatry,* 41, 55-80.

GITLIN, T. (2002). *Media unlimited. How the torrent of images and sounds overwhelms our lives.* New York: Henry Holt.

GLASER, K. (1967). Masked depression in children and adolescents. *American Journal of Psychotherapy,* 21, 565-574.

GLAZE, D. G. (2004). Rett syndrome: of girls and mice: Lessons for regression in autism. *Mental Retardation and Developmental Disabilities Research Reviews,* 10, 154-158.

GLICKLICH, L. B. (1951). An historical account of enuresis. *Pediatrics,* 8, 859876.

GLOWINSKI, A. L., MADDEN, P. A. F., BUCHOLZ, K. K., LYNSKEY, M. T. & HEATH, A. C. (2003). Genetic epidemiology of self-reported lifetime DSM-IV major depressive disorder in a population-based twin sample of female adolescents. *Journal of Child Psychology and Psychiatry,* 44, 988-996.

GLUECK, S. & GLUECK, E. T. (1950). *Unraveling juvenile delinquency.* Cambridge, MA: Harvard University Press.

GOCHMAN, P. A., GREENSTEIN, D., SPORN, A., GOGTAY, N., KELLER, B., SHAW, P. & RAPOPORT, J. L. (2005). IQ stabilization in childhood-onset schizophrenia. *Schizophrenia Research,* 77, 271-277.

GOCHMAN, P. A, GREENSTEIN, D., SPORN, A., GOGTAY, N., NICOLSON, R., KELLER, A., LENANE, M., BROOKNER, F. & RAPOPORT, J. L. (2004). Childhood onset schizophrenia: Familial neuroeognitive measures. *Schizophrenia Research,* 71, 43-47.

GOGGIN, J. E. & ERICKSON, H. M. (1979). Dilemmas in diagnosis and treatment of Gilles de la Tourette's syndrome. *Journal of Personality Assessment* 43, 339-346.

GOGTAY, N., SPORN, A., CLASEN, L. S., GREENSTEIN, D., GIEDD, J. N., LENANE, M., GOCHMAN, P. A., ZIJDENBOS, A. & RAPOPORT, J. L. (2003). Structural brain MRI abnormalities in healthy siblings of patients with childhood-onset schizophrenia. *American Journal of Psychiatry,* 160, 569-571.

GOLDBERG, S., MARCOVITCH, S., MACGREGOR, D. & LOJKASEK, M. (1986). Family responses to developmentally delayed preshoolers: Etiology and the father's role. *American Journal on Mental Retardation,* 90, 610-617.

GOLDSTEIN, M. J. (1987). The UCLA High Risk Project. *Schizophrenia Bulletin,* 13,505-514.

GOLDSTEIN, T. R., BIRMAHER, B., AXELSON, D., RYAN, N. D., STROBER, M. A., GILL, M. K., VALERI, S., CHIAPPETTA, L., LEONARD, H., HUNT, J., BRIDGE, J. A., BRENT, D. A. & KELLER, M. (2005). History of suicide attempts in pediatric bipolar disorder: Factors associated with increased risk. *Bipolar Disorders,* 7, 525-535.

GOMEZ, R. & SANSON, A. V. (1994). Mother-child interactions and noncompliance in hyperactive boys with and without conduct problems. *Journal of Child Psychology and Psychiatry,* 35, 477-490.

GOODMAN, J. F. & CAMERON, J. (1978). The meaning of IQ constancy in young retarded children. *Journal of Genetic Psychology,* 132, 109-119.

GOODMAN, S. H. & GOTLIB, I. H. (1999). Risk for psychopathology in the children of depressed mothers: A developmental model for understanding mechanisms of transmission. *Psychological Review,* 106, 458-490.

GOODMAN, S. H., SCHWABSTONE, M., LAHEY, B. B., SHAFFER, D. & JENSEN, P. S. (2000). Major depression and dysthymia in children and adolescents: Discriminant validity and differential consequences in a community sample. *Journal of the American Academy of Child & Adolescent Psychiatry,* 39, 761-770.

GOODWIN, R. D. & GOTLIB, I. H. (2004). Panic attacks and psychopathology among youth. *Acta Psychiatrica Scandinavica,* 109, 216-221.

GOODWIN, R. D., FERGUSSON, D. M. & HORWOOD, L. J. (2004). Early anxious/withdrawn behaviours predict later internalizing disorders. *Journal of Child Psychology and Psychiatry,* 45, 874-883.

GOODYEAR, P. & HYND, G. W. (1992). Attention-deficit disorder with (ADD/H) and without (ADD/WO) hyperactivity: Behavioral and neuropsychological differentiation. *Journal of Clinical Child Psychology,* 21, 273-305.

GOODYER, I. & COOPER, P. (1993). A community study of depression in adolescent girls II: The clinical features of identified disorder. *British Journal of Psychiatry,* 163, 374-380.

GORDON, R. A. (2006). *Anorexie et boulimie. Anatomie d'une épidémie sociale.* Paris: Stock-Laurence Pernoud.

GOTLIB, I. H. & HAMMEN, C. L. (1992). *Psychological aspects of depression: Toward a cognitive-interpersonal integration.* London: Wiley.

GOTTESMAN, I. I. (1991). *Schizophrenia genesis: The origins of madness.* New York: W. H. Freeman.

GOTTESMAN, I. I. & GOLDSMITH, H. H. (1994). Developmental psychopathology of antisocial behavior: Integrating genes into its ontogenesis and epigenesis. In C. A. Nelson (Ed.), *Threats to optimal development: Integrating biological, psychological, and social risk factors.* Hillsdale: NJ, Erlbaum (69-104).

GOTTLIEB, G. & BLAIR, C. (2004). How early experience matters in intellectual development in the case of poverty. *Prevention Science,* 5, 245-252.

GOULD, M. S., BIRD, H. & JARAMILLO, B. S. (1993). Correspondence between statistically derived behavior problem syndromes and child psychiatric diagnoses in a community sample. *Journal of Abnormal Child Psychology,* 21, 287-313.

GOUTT' RES, F. & AICARDI, J. (1985). Rett syndrome: Clinical presentation and laboratory investigations in 12 further French patients. *Brain and Development,* 7, 305-306.

GRAHAM, S., BELLMORE, A. D. & MIZE, J. (2006). Peer victimization, aggression, and their co-occurrence in middle school: Pathways to adjustment problems. *Journal of Abnormal Child Psychology,* 34, 363-378.

GRAY, J. A. (1987). *The psychology of fear and stress.* New York: Cambridge University Press, 2nd ed..

GRAY, J. A. (1991). Neural systems, emotion, and personality. In J. Madden (Ed.), *Neurobiology of learning, emotion, and affect.* New York: Raven Press (273-306).

GREEN, W. H., CAMPBELL, M., HARDESTY, A., GREGA, D., PADRON-GAYOL, M., SHELL, J. & ERLENMEYER-KIMLING, L. (1984). A comparison of schizophrenic and autistic children. *Journal of the American Academy of Child Psychiatry,* 23, 399-409.

GREEN, W. H., PADRON-GAYOL, M., HARDESTY, A S. & BASSIRI, M. (1992). Schizophrenia with childhood onset: A phenomenological study of 38 cases. *Journal of the American Academy of Child and Adolescent Psychiatry,* 31, 968-976.

GREENBERG, M. T., CICCHETTI, D. & CUMMINGS, M. (1990). *Attachment in the preschool years: Theory, research, and intervention.* Chicago: University of Chicago Press.

GREENBERG, M. T., SPELTZ, M. L. & DEKLYEN, M. (1993). The role of attachment in the early development of disruptive behavior problems. *Development and Psychopathology,* 5, 191-213.

GREENOUGH, W. T. & BLACK, J. E. (1992). Induction of brain structure by experience: Substrates for cognitive development. In M. Gunnar & C. Nelson (Eds.), *Developmental behavioral neuroscience,* Vol. 24. Hillsdale, NJ: Erlbaum (155-199).

GREGORY, A.M., ELEY, T.C. & PLOMIN, R. (2004). Exploring the Association Between Anxiety and Conduct Problems in a Large Sample of Twins Aged 2-4. *Journal of Abnormal Child Psychology,* 32, 111-122.

GRESHAM, F. M., MACMILLAN, D. L., BOCIAN, K. M., WARD, S. L. & FORNESS, S. R. (1998). Comorbidity of hyperactivity-impulsivity-inattention and conduct problems: Risk factors in social, affective, and academic domains. *Journal of Abnormal Child Psychology,* 26, 393-406.

GRIGORENKO, E. L. (2001). Developmental dyslexia: an update on genes, brains, and environments. *Journal of Child Psychology and Psychiatry,* 42, 91-125.

GRIGORENKO, E. L. (2004). Genetic bases of developmental dyslexia: A capsule review of heritability estimates. *Enfance,* 3, 273-288.

GUERIT, J.-M. (2003). Apport de l'électroencéphalogramme et des potentiels évoqués dans les troubles de l'attention et l'hyperactivité (AD/HD). *Approche Neuropsychologique des Apprentissages chez l'Enfant,* 73, 173-175.

GUERRA, N. G., HUESMANN, L. R., TOLAN, P. H., VAN ACKER, R. & ERON, L. D. (1995). Stressful events and individual beliefs as correlates of economic disadvantage and aggression among urban children. *Journal of Consulting and Clinical Psychology,* 63, 518-528.

GUERRA, V. S., ASHER, S. R. & DEROSIER, M. E. (2004). Effect of children's perceived rejection on physical aggression. *Journal of Abnormal Child Psychology,* 32, 551-563.

GULL, W. W. (1874). Anorexia nervosa (apepsia hysterica, anorexia hysterica). *Transactions of the Clinical Society of London, 7*, 22-28.

GUNEWARDENE, A., HUON, G. F. & ZHENG, R. (2001). Exposure to westernization and dieting: A cross-cultural study. *International Journal of Eating Disorders, 29*, 289-293.

GURALNICK, M. J. (1999). Family and child influences on the peer-related social competence of young children with developmental delays. *Mental Retardation and Developmental Disabilities Research Reviews, 5*, 21-29.

GUSTAFSSON, P., THERNLUND, G., RYDING, E., ROSEN, I. & CEDERBLAD, M. (2000). Associations between cerebral blood-flow measured by single photon emission computed tomography (SPECT), electro-encephalogram (EEG), behavior symptoms, cognition and neurological soft signs in children with attention-deficit hyperactivity disorder (ADHD). *Acta Paediatrica, 89*, 830-835.

GUTKNECHT, L. (2001). Full-genome scans with autistic disorder: A review. *Behavior Genetics, 31*, 113-123.

GUTTELING, B. M., DE WEERTH, C., WILLEMSENS WINKELS, S. H. N., HUIZINK, A. C., MULDER, E. J. H., VISSER, G. H. A. & BUITELAAR, J. K. (2005). The effects of prenatal stress on temperament and problem behavior of 27-month-old toddlers. *European Child & Adolescent Psychiatry, 14*, 41-51.

GUTTMANN, E. (1936). Congenital arithmetic disability and acalculia. *British Journal of Medical Psychology, 16*, 16-35.

HADDON, M. (2005). *Le bizarre incident du chien pendant la nuit*. Paris: Robert Laffont et Pocket Jeunesse.

HAFNER, H., HAMBRECHT, M., LOFFLER, W., MUNKJORGENSEN, P. & RIECHER-ROSSLER, A. (1998). Is schizophrenia a disorder of all ages? A comparison of first episodes and early course across the life-cycle. *Psychological Medicine, 28*, 351365.

HAFNER, H., MAURER, K., LOFFLER, W. & RIECHER-ROSSLER, A. (1993). The influence of age and sex on the onset and early course of schizophrenia. *British Journal of Psychiatry, 162*, 80-86.

HAGBERG, B., AICARDI, J., DIAS, K. & RAMOS, O. (1983). A progressive syndrome of autism, dementia, ataxia, and loss of purposeful hand use in girls: Rett syndrome: Report of 35 cases. *Annals of Neurology, 14*, 471-479.

HAGOPIAN, L. P. & OLLENDICK, T. H. (1997). Anxiety disorders. In R. T. Ammerman & M. Hersen (Eds.), *Handbook of prevention and treatment with children and adolescents*. New York: Wiley (431-454).

HALLGREN, B. (1960). Nocturnal enuresis in twins. I. Methods and material. *Acta Psychiatrica Scandinavica, 35*,73-90.

HALMI, K. A., ECKERT, E., MARCHI, P., SAMPUGNARO, V., APPLE, R. & COHEN, J. (1991). Comorbidity of psychiatric diagnoses in anorexia nervosa. *Archives of General Psychiatry, 48*, 712-718.

HALPERIN, J. M., MATIER, K., BEDI, G., SHARMA, V. & NEWCORN, J. H. (1992). Specificity of inattention, impulsivity, and hyperactivity to the diagnosis of attention-deficit hyperactivity disorder. *Journal of the American Academy of Child and Adolescent Psychiatry, 31*, 190-196.

HALVORSEN, I., ANDERSEN, A. & HEYERDAHL, S. (2005). Girls with anorexia nervosa as young adults: Self-reported and parent-reported emotional and behavioural problems compared with siblings. *European Child & Adolescent Psychiatry, 14*, 397-406.

HALVORSEN, I. & HEYERDAHL, S. (2006). Girls with anorexia nervosa as young adults: Personality, selfesteem, and life satisfaction. *International Journal of Eating Disorders, 39*, 285-293.

HAMMEN, C. (1991). *Depression runs in families: The social context of risk and resilience in children of depressed mothers*. New York: Springer-Verlag.

HAMMEN, C. & COMPAS, B. (1994). Unmasking unmasked depression: The problem of comorbidity in child and adolescent depression. *Clinical Psychology Review, 14*, 585-603.

HAMMEN, C. & RUDOLPH, K. D. (2003). Childhood mood disorders. In E. J. Mash & R. A. Barkley (Eds.), *Child psychopathology*. New York: Guilford, 2nd ed. (233-278).

HAMMEN, C., SHIH, J., ALTMAN, T. & BRENNAN, P. A. (2003). Interpersonal impairment and the prediction of depressive symptoms in adolescent children of depressed and nondepressed mothers. *Journal of the American Academy of Child & Adolescent Psychiatry, 42*, 571577.

HANNA, G. L. (1995). Demographic and clinical features of obsessive-compulsive disorder in children and adolescents. *Journal of the American Academy of Child and Adolescent Psychiatry, 34*, 19-27.

HANSAKUNACHAL, T., RUANGDARAGANON, N., UDOMSUBPAYAKUL, U., SOMBUNTHAM, T. & KOTCHABHAKDI, N. (2005). Epidemiology of enuresis among school-age children in Thailand. *Journal of Developmental & Behavioral Pediatrics, 26*, 356-360.

HAOUI, R., GAUTIE, L. & PUISSET, F. (2003). Le pica: Étude descriptive dans une population de patients hospitalisés en psychiatrie. *L'Encéphale, 29*, 415-424.

HAPPE, F. (2005). The weak central coherence account of autism. In F. R. Volkmar, R. Paul,. KLIN, A. & COHEN, D. (Eds.). *Handbook of autism and pervasive developmental disorders, Vol. I: Diagnosis, development, neurobiology, and behavior*. Hoboken, NJ: Wiley, 3rd ed. (640-649).

HARLOW, H, F, (1958), The nature of love, *American Psychologist,* 13,673-685.

HARRINGTON, R., FUDGE, H., RUTTER, M., PICKLES, A. & HILL, J. (1991). Adult outcomes of childhood and adoles cent depression: II. Links with antisocial disorder. *Journal of the American Academy of Child and Adolescent Psychiatry,* 30, 434-439.

HARRINGTON, R., RUTTER, M. & FOMBONNE, E. (1996). Developmental pathways in depression: Multiple meanings, antecedents, and endpoints. *Development and Psychopathology,* 8, 601-616.

HARRISON, G. (1990). Searching for the causes of schizophrenia: The role of migrant studies. *Schizophrenia Bulletin,* 16, 663-671.

HARTMAN, C. A., WILLCUTT, E. G., RHEE, S. H. & PENNINGTON, B. F. (2004). The relation between sluggish cognitive tempo and DSM-IV ADHD. *Journal of Abnormal Child Psychology,* 32, 491-503.

HARTMANN, F. (2003). Suicide et dépression. In J.-P. Olié, M.-F. Poirier & H. Lôo (éd.), *Les maladies dépressives.* Paris: Flammarion, 2$^e$ éd. (56-69).

HASLAM, J. (1809). *Observations on madness and melancholy.* London: G. Hayden.

HAY, P. J., FAIRBURN, C. G. & DOLL, H. A (1996). The classification of bulimic eating disorders: a community based cluster analysis study. *Psychological Medicine,* 26, 801-812.

HAYES, S. C. (1998). Resisting biologism. *The Behavior Therapist,* 21, 95-97.

HEALEY, J. M., NEWCORN, J. H., HALPERIN, J. M., WOLF, L. E., PASCUALVACA, D. M., SCHMEDLER, J. & O'BRIEN, J. D. (1993). The factor structure of ADHD items in DSM-III-R: Internal consistency and external validation. *Journal of Abnormal Child Psychology,* 21, 441-453.

HECHT, D. B., INDERBITZEN, H. M. & BUKOWSKI, A. L. (1998). The relationship between peer status and depressive symptoms in children and adolescents. *Journal of Abnormal Child Psychology,* 26, 153-160.

HEIKURA, U., TAANILA, A, OLSEN, P., HARTIKAINEN, A -L, VON WENDT, L. & JÄRVELIN, M.-R. (2003). Temporal changes in incidence and prevalence of intellectual disability between two birth cohorts in Northern Finland. *American Journal on Mental Retardation,* 108, 19-31.

HEIM, C. & NEMEROFF, C. B. (2001). The role of childhood trauma in the neurobiology of mood and anxiety disorders: Preclinical and clinical studies. *Bialogical Psychiatry,* 49, 1023-1039.

HEINZE, H. J., TORO, P. A. & URBERG, K. A. (2004). Antisocial behavior and affiliation with deviant peers. *Journal of Clinical Child and Adolescent Psychology,* 33, 336-346.

HELLER, T. (1908). Dementia infantilis. *Zeitschrift für die Erforschung und Behandlung des Jugendlichen Schwachsinns,* 2, 141-165.

HELLSTROM, A-L., HANSSON, E., HANSSON, S., HJALMAS, K & JODAL, U. (1990). Incontinence and micturition habits in 7-year-old Swedish school entrants. *European Journal of Pediatrics,* 149, 434-437.

HENDREN, R. L., DE BACKER, I. & PANDINA, G. J. (2000). Review of neuroimaging studies of child and adolescent psychiatric disorders from the past 10 years. *Journal of the American Academy of Child and Adolescent Psychiatry,* 39, 815-828.

HENDRICK, S. (2002). Familles de schizophrènes et perturbations de la communication. La « communication déviante »: Le point de la recherche et son apport à la théorie familiale systémique. *Thérapie Familiale,* 23, 387-410.

HENDRY, S. N. (2000). Childhood disintegrative disorder. *Clinical Psychology Review,* 20, 77-90.

HENIN, A. & KENDALL, P. C. (1997). Obsessive-compulsive disorder in childhood and adolescence. In T. H. Ollendick & R. J. Prinz (Eds.), *Advances in Clinical Child Psychology.* Vol. 19. New York: Plenum (75-131).

HENRY, B., MOFFITT, T. E., CASPI, A., LANGLEY, J. & SILVA, P. A. (1994). On the «remembrance of things past»: A longitudinal evaluation of the retrospective method. *Psychological Assessment,* 6, 92-101.

HERCBERG, S., ROUAUD, C. & DUPIN, H. (1985). Évolution de la consommation alimentaire en France et dans les pays industrialisés. In S. Hercberg, H. Dupin, L. Papoz & P. Galan (éd.) *Nutrition et santé publique.* Paris: Lavoisier (30-58).

HERRNSTEIN, R. J. & MURRAY, C. (1994). *The bell curve: Intelligence and class structure in American life.* New York: Free Press.

HERVAIS, C. (1990). *Les taxicos de la bauffe. La boulimie vécue et vaincue.* Paris: Buchet/Chastel.

HERZOG, W., KRONMUELLER, K T., HARTMANN, M., BERGMAN, G. & KROEGER, F. (2000). Family perception of interpersonal behavior as a predictor in eating disorders: A prospective six-year follow up study. *Family Process,* 39, 359-374.

HEUBECK, B. G. (2000). Cross cultural generalizability of CBCL syndromes across three continents: From the USA and Holland to Australia. *Journal of Abnormal Child Psychology,* 28, 439-450.

HEWITT, L. E. & JENKINS, R. L. (1946). *Fundamental patterns of maladjustment: The dynamics of their origin.* Springfield, IL, State of Illinois.

HIBBS, E. D., HAMBURGER, S. D., LENANE, M., RAPOPORT, J. L., KREUSI, M. J. P., KEYSOR, C. S. & GOLDS TEIN, M. J. (1991). Determinants of expressed emotion in families of disturbed and normal children. *Journal of Child Psychology and Psychiatry*, 32, 757-770.

HIGUCHI, S., SUZUKI, K., YAMADA, K., PARRISH, K. & KONO, H. (1993). Alcoholics with eating disorders; Prevalence and clinical course. *Japan, British Journal of Psychiatry*, 162, 403-406.

HILL, E. L. (2004). Executive dysfunction in autism. *Trends in Cognitive Sciences*, 8, 26-32.

HINDE, R. A. (1992). Human social development: An ethological/relationship perspective. In H. McGurk (Ed.), *Childhood social development: Contemporary perspectives*. Howe, England: Erlbaum (1329).

HINSHAW, S. P. (1992). Externalizing behavior problems and academic underachievement in childhood and adolescence: Causal relationships and underlying mechanisms. *Psychological Bulletin*, 111, 127-155.

HINSHAW, S. P. (1994). *Attention deficits and hyperactivity in children*. Thousand Oaks, CA: Sage.

HINSHAW, S. P., BUHRMEISTER, D. & HELLER, T. (1989). Anger control in response to verbal provocation: Effects of stimulant medication for boys with ADHD. *Journal of Abnormal Child Psychology*, 17, 393-408.

HINSHAW, S. P., CARTE, E. T., SAMI, N., TREUTING, J. J. & ZUPAN, B. A. (2002). Preadolescent girls with attention-deficit/hyperactivity disorder; 11. Neuropsychological performance in relation to subtypes and individual classification. *Journal of Counseling and Clinical Psychology*, 70, 1099-1111.

HINSHAW, S. P. & CICCHETTI, D. (2000). Stigma and mental disorder: Conceptions of illness, public attitudes, personal disclosure, and social policy. *Development and Psychopathology*, 12,555-598.

HINSHAW, S. P., HELLER, T. & McHALE, J. P. (1992). Covert antisocial behavior in boys with attention-deficit hyperactivity disorder: External validation and effects of methylphenidate. *Journal of Consulting and Clinical Psychology*, 60, 274-281.

HINSHAW, S. P., LAHEY, B. B. & HART, E. L. (1993). Issues of taxonomy and comorbidity in the development of conduct disorder. *Development and Psychopathology*, 5, 31-49.

HINSHAW, S. P. & LEE, S. S. (2003). Conduct and oppositional defiant disorders. In E. J. Mash & R. A. Barkley (Eds.), *Child psychopathology*. New York: Guilford, 2nd ed. (144-198).

HIRSHFELD, D. R., ROSENBAUM, J. F., BIEDERMAN, J., BOLDUC, E. A., FARAONE, S. V., SNIDMAN, N., REZNICK, J. S. & KAGAN, J. (1992). Stable behavioral inhibition and its association with anxiety disorders. *Journal of the American Academy of Child and Adolescent Psychiatry*, 31, 103-111.

HODAPP, R. M. & DYKENS, E. M. (1994). The two cultures of behavioral research in mental retardation. *American Journal on Mental Retardation*, 97, 675-687.

HODAPP, R. M. & DYKENS, E. M. (2003). Mental retardation. In E. J. Mash & R. A. Barkley (Eds.), *Child psychopathology*. New York: Guilford, 2nd ed, (486-519).

HODAPP, R. M., DYKENS, E., ORT, S., ZELINSKY, D. & LECKMAN, J. (1991). Changing profiles of intellectual strengths and weaknesses in males with fragile X syndrome. *Journal of Autism and Developmental Disorders*, 21, 503-516.

HODAPP, R. M., LECKMAN, J. F., DYKENS, E. M., SPARROW, S. S., ZELINSKY, D. G. & ORT, S. I. (1992). K-ABC profiles in children with fragile X syndrome, Down syndrome, and nonspecific mental retardation. *American Journal of Mental Retardation*, 97, 39-46.

HODAPP, R. M. & ZIGLER, E. (1990). Applying the developmental perspective to individuals with Down syndrome. In D. Cicchetti & M. Beeghly (Eds.), *Children with Down syndrome: A developmental approach*. New York: Cambridge University Press (1-28).

HODAPP, R. M. & ZIGLER, E. (1995). Past, present, and future issues in the developmental approach to mental retardation. In D. Cicchetti & D. Cohen (Eds.), *Manual of developmental psychopathology*. New York: Wiley (299-331).

HOEK, H. W. & VAN HOEKEN, D. (2003). Review of the prevalence and incidence of eating disorders. *International Journal of Eating Disorders*, 34, 383-396.

HOFFMANN, H. (1845). *Crasse-Tignasse, «Der Struwwelpeter»*. Paris: L'École des loisirs.

HOLLIS, C. (1995). Child and adolescent (juvenile onset) schizophrenia: A case control study of premorbid developmental impairments. *British Journal of Psychiatry*, 166,489-495.

HOLLIS, C. (2000). Adult outcomes of child and adolescent-onset schizophrenia: Diagnostic stability and predictive validity. *American Journal of Psychiatry*, 157, 1652-1659.

HONDA, H., SHIMIZU, Y. & RUTTER, M. (2005). No effect of MMR withdrawal on the incidence of autism: A total population study. *Journal of Child Psychology and Psychiatry*, 46, 572-579.

HOOLEY, J. M. (1985). Expressed emotion: A review of the clinical literature. *Clinical Psychology Review*, 5, 119-139.

HOOPER, S. R., MONTGOMERY, J., SWARTZ, C., REED, M. S., SANDLER, A. D., LEVINE, M. D., WATSON, T. E. & WASILESKI, T. (1994). Measurement of written language expression. In G. R. Lyon (Ed.), *Frames of reference for the assessment of learning disabilities*. Baltimore, MD: Brookes Publishing Co (375-417).

HOOVER, D. W. & MILICH, R. (1994). Effects of sugar ingestion expectancies on mother-child interactions. *Journal of Abnormal Child Psychology*, 22, 501-515.

HOPS, H., BIGLAN, A., SHERMAN, L., ARTHUR, J., FRIEDMAN, L. & OSTEEN, V. (1987). Home observations of family interactions of depressed women. *Journal of Consulting and Clinical Psychology*, 55, 341-346.

HORGAN, J. (1995). Get smart, take a test. A long-term rise in IQ scores baffles intelligence experts. *Scientific American*, 273, 12-14.

HOSKYN, M. & SWANSON, H. L. (2000). Cognitive processing of flow achievers and children with reading disabilities: A selective meta-analytic review of the published literature. *School of Psychology Review*, 29, 102-119.

HOUTS, A. C. (1991). Nocturnal enuresis as a biobehavioral problem. *Behavior Therapy*, 22,133-151.

HOWARD, K. A. & TRYON, G. S. (2002). Depressive symptoms in and type of classroom placement for adolescents with LD. *Journal of Learning Disabilities*, 35, 185-190.

HOWARD, R, CASTLE, D., WESSELY, S. & MURRAY, R. (1993). A comparative study of 470 cases of early-onset and late-onset schizophrenia. *British Journal of Psychiatry*, 163,352-357.

HOWLIN, P., GOODE, S., HUTTON, J. & RUTTER, M. (2004). Adult outcome for children with autism. *Journal of Child Psychology and Psychiatry*, 45, 212-229.

HOWLIN, P. & YULE, W. (1990). Taxonomy of major disorders in childhood. In M. Lewis & S. M. Miller, *Handbook of developmental psychopathology*. New York: Plenum (371-383).

HOZA, B., GERDES, A. C., HINSHAW, S. P., ARNOLD, L. E., PELHAM, W. E., MOLINA, B. S. G., ABIKOFF, H. B., EPSTEIN, J. N., GREENHILL, L. L., HECHTMAN, L., ODBERT, C., SWANSON, J. M. & WIGAL, T. (2004). Self-perceptions of competence in children with ADHD and comparison children. *Journal of Consulting and Clinical Psychology*, 72, 382-391.

HOZA, B., MOLINA, B. S. G., BUKOWSKI, W. M. & SIPPOLA, L. K. (1995). Peer variables as predictors oflater childhood adjustment. *Development and Psychopathology*, 7, 787-802.

HOZA, B., MRUG, S., GERDES, A. C., HINSHAW, S. P., BUKOWSKI, W. M., GOLD, J. A, KRAEMER, H. C., PELHAM, W. E., WIGAL, T. & ARNOLD, L. E. (2005). What aspects of peer relationships are impaired in children with attention-deficit/hyperactivity disorder? *Journal of Consulting and Clinical Psychology*, 73, 411-423.

HOZA, B., PELHAM, W. E., MILICH, R, PILLOW, D. & McBRIDE, K. (1993). The self-perceptions and attributions of attention deficit hyperactivity disordered and nonreferred boys. *Journal of Abnormal Child Psychology*, 21,271-286.

HOZA, B., WASCHBUSCH, D. A., OWENS, J. S., PELHAM, W. E. & KIPP, H. (2001). Academic task persistence of normally achieving ADHD and control boys: Self-evaluations, and attributions. *Journal of Consulting and Clinical Psychology*, 69, 271-283.

HSU, L. K. G. (1990). *Eating disorders*. New York: Guilford.

HSU, L. K. G., KAYE, W.H. & WELTZIN, T. (1993). Are the eating disorders related to obsessive-compulsive disorder? *International Journal of Eating Disorders*, 14, 305-318.

HUBLIN, C., KAPRIO, J., PARTINEN, M. & KOSKENVUO, M. (1998). Nocturnal enuresis in a nationwide twin cohort. *Sleep*, 21, 579-585.

HUDSON, J. I., WEISS, R. D., POPE, H. G., McELROY, S. K. & MIRIN, S. M. (1990). Eating disorders in hospitalized substance abusers. *American Journal of Drug and Alcohol Abuse*, 18, 75-85.

HUESMANN, L. R., ERON, L. D., LEFKOWITZ, M. M. & WALDER, L. O. (1984). Stability of aggression over time and generations. *Developmental Psychology*, 20, 1120-1134.

HUIZINK, A. c., MULDER, E. J. H. & BUITELAAR, J. K. (2004). Prenatal stress and risk for psychopathology: Specific effects or induction of general susceptibility ? *Psychological Bulletin*, 130, 115-142.

HUMBEECK, B. (1993). *De Blanche Neige à Harry Potter. Des histoires à survivre debout*. Bruxelles: B. C. Europe.

HUMPHRIES, T., KOLTON, H., MALONE, M. & ROBERTS, W. (1994). Teacher-identified oral language difficulties among boys with attention problems. *Developmental and Behavioral Pediatrics*, 15,92-98.

HYDE, T. M., AARONSON, B. A., RANDOLPH, C., RICKLER, K. C. & WEINBERGER, D. R. (1992). Relationship of birth weight to the phenotypic expression of Gilles de la Tourette's syndrome in monozygotic twins. *Neurology*, 42, 652-658.

HYND, G. W., SEMRUD-CLIKEMAN, M., KORYS, A. R., NOVEY, E. S. & ELIOPULOS, D. (1990). Brain morphology in developmental dyslexia and attention deficit disorder/hyperactivity. *Archives of Neurology*, 47, 919-926.

INGMAN, K. A., OLLENDICK, T. H. & AKANDE, A. (1999). Cross-cultural aspects of fears in African children and adolescents. *Behaviour Research and Therapy*, 37, 337-345.

INGOLDSBY, E. M., SHAW, D. S., WINSLOW, E., SCHONBERG, M., GILLIOM, M. & CRISS, M. M. (2006). Neighborhood disadvantage, parent-child conflict, neighborhood peer relationships, and early antisocial behavior problem trajectories. *Journal of Abnormal Child Psychology*, 34, 303-319.

INHELDER, B. (1943). *Le diagnostic du raisonnement chez les débiles mentaux*. Neuchâtel: Delachaux et Niestlé.

INTERNATIONAL MOLECULAR GENETIC STUDY OF AUTISM CONSORTIUM (2001). A genomewide screen for autism: Strong evidence for linkage to chromosomes 2q, 7q, and 16p. *American Journal of Human Genetics*, 69, 570-581.

ISHII, T., TAKAHASHI, O., KAWAMURA, Y. & OHTA, T. (2003). Comorbidity in attention deficit-hyperactivity disorder. *Psychiatry and Clinical Neurosciences*, 57, 457-463.

ITARD, J. M. G. (1801). *De l'éducation d'un homme sauvage ou des premiers développements physiques et moraux du jeune sauvage de Aveyron*. Paris: Goujon.

ITARD, J. M. G. (1825). Mémoires sur quelques fonctions involuntaires des appareils de la locomotion: De la préhension et de la voix. *Archives de Médecine Générale*, 8, 385-407.

IWANIEC, D., SNEDDON, H. & ALLEN, S. (2003). The outcomes of a longitudinal study of non-organic failure-to-thrive. *Child Abuse Review*, 12, 216-226.

JABLENSKY, A. (1995). Schizophrenia: The epidemiological horizon. In S. R. Hirsch & D. R. Weinberger (Eds.), *Schizophrenia*. Oxford: Blackwell Scientific Publications (206-252).

JACKSON-LEACH, R. & LOBSTEIN, T. (2006). Estimated burden of paediatric obesity and co-morbidities in Europe. Part I. The increase in the prevalence of child obesity in Europe is itself increasing. *International Journal of Pediatric Obesity*, 1, 26-32.

JACOB, F. (1981). *Le jeu des possibles*. Paris: Fayard.

JACOB, T. (1975). Family interactions in disturbed and normal families: A methodological and substantive review. *Psychological Bulletin*, 82, 33-65.

JACOBI, C., HAYWARD, C., ZWAAN, M. (de), KRAEMER, H. C. & AGRAS, W. S. (2004). Coming to terms with risk factors for eating disorders: Application of risk terminology and suggestions for a general taxonomy. *Psychological Bulletin*, 130, 19-65.

JACOBSEN, L. K. & RAPAPORT, J. L. (1998). Research update: Childhood-onset schizophrenia: Implications of clinical and neurobiological research. *Journal of Child Psychology and Psychiatry*, 39, 10 1-113.

JACOBSON, J. W. (1982). Problem behavior and psychiatric impairment within a developmentally delayed population: I. Behavior frequency. *Applied Research in Mental Retardation*, 3, 121-139.

JACOBSON, J. W. (1990). Do some mental disorders occur less frequently among persons with mental retardation ? *American Journal on Mental Retardation*, 94, 596-602.

JACOBSON, K. C., PRESCOTT, C. A. & KENDLER, K. S. (2002). Sex differences in the genetic and environmental influences on the development of antisocial behavior. *Development and Psychopathology*, 14, 395-416.

JAMES, W. (1890). *The principles of psychology*. London: Dover.

JANET, P. & RAYMOND, F. (1908). *Les obsessions et la psychasthénie*. Paris: Alcan, 2ᵉ éd.

JÄRVELIN, M. R. (1989). Developmental history and neurological findings in enuretic children. *Developmental Medicine and Child Neurology*, 31, 728-736.

JÄRVELIN, M. R., MOILANEN, I., KANGAS, P., MORING, K., VIKEVAINEN-TERVONEN, L., HUTTENEN, N. P. & SEPPANEN, J. (1991). Aetiological and precipitating factors for childhood enuresis. *Acta Paediatrica Scandinavica*, 80, 363-369.

JÄRVELIN, M. R, VIKEVAINEN-TERVONEN, L., MOlLANEN, I. & HUTTENEN, N. P. (1988). Enuresis in seven year old children. *Acta Paediatrica Scandinavica*, 77, 148-153.

JAY, M., GORWOOD, P. & FEINGOLD, J. (1997). Les schizophrénies familiales à l'Île de la Réunion. *L'Information Psychiatrique*, 73, 1021-1027.

JEAMMET, P. (1989). Psychopathologie des troubles des conduites alimentaires à l'adolescence. *Confrontations Psychiatriques*, 31, 177-202.

JEAMMET, P. (1995). La dépression chez l'adolescent. In S. Lebovici, R. Diatkine & M. Soulé (Eds.), *Nouveau traité de psychiatrie de l'enfant et de l'adolescent. Vol. 2*. Paris: PUF (1477-1499).

JENKINS, J. H. & KARNO, M. (1992). The meaning of expressed emotion: Theoretical issues raised by cross-cultural research. *American Journal of Psychiatry*, 149, 9-21.

JENKINS, P. H., LAMBERT, M. J., NIELSEN, S. L., McPHERSON, D. L. & WELLS, M. G. (1996). Nocturnal task responsiveness of primary nocturnal enuretic boys: A behavioral approach to enuresis. *Children's Health Care*, 25, 143156.

JENSEN, P. S. & HOAGWOOD, K. Y. (1997). The book of names: DSM-IV in context. *Development and Psychopathology*, 9, 231-249.

JENSEN, P. S., WATANABE, H. K., RICHTERS, J. E., ROPER, M., HIBBS, E. D., SALZBERG, A. D. & LIU, S. (1996). Scales, diagnoses, and child psychopathology: II. Comparing the CBCL and the DlSC against external validators. *Journal of Abnormal Child Psychology*, 24, 151-168.

JERSILD, A. T. & HOLMES, F. B. (1935). Children's fears. *Child Development Monograph*, 20.

JOHNSON, C. & CONNERS, M. E. (1987). Demographic and clinical characteristics. In E. Johnson & M. E. Conners (Eds.), *The etiology and treatment of bulimia nervosa: A biopsychosocial perspective*. New York: Basic Books (31-60).

JOHNSON, D. J. & MYKLEBUST, H. (1967). *Learning disabilities: Éducational principles and practices*. New York: Grune & Stratton.

JOHNSTON, B. D. & WRIGHT, J. A. (1993). Attentional dysfunction in children with encopresis. *Developmental and Behavioral Pediatrics,* 14,381-385.

JOHNSTON, C. & MASH, E. J. (2001). Families of children with attention-deficit/hyperactivity disorder: Review and recommendations for future research. *Clinical Child and Family Psychology Review,* 4, 183-207.

JOHNSTONE, S. J., BARRY, R J. & ANDERSON, J. W. (2001). Topographic distribution and developmental timecourse of auditory event related potentials in two subtypes of attention-deficit hyperactivity disorder. *International Journal of Psychophysiology,* 42, 73-94

JONES, M. C. (1924). A laboratory study of fear: The case of Peter. *Pedagogical Seminars,* 31, 308-315.

JOSEPH, R. M. & TANAKA, J. (2003). Holistic and part-based face recognition in children with autism. *Journal of Child Psychology and Psychiatry,* 44, 529-542.

JUGON, J. -C. (2000). De quelques aspects particuliers des phobies sociales chez les jeunes Japonais. *Neuropsychiatrie de l'Enfance et de l'Adolescence,* 48, 61-69.

JULLIEN, A. & BOULEY, J. C. (2001). Maladie de Bournonville, épilepsie et troubles envahissants du développement. *Neuropsychiatrie de l'Enfance et de l'Adolescence,* 49,124-130.

JUNGER-TAS, J., TERLOUW, G. J. & KLEIN, M. W. (1994) (Eds.). *Delinquent behavior among young people in the Western world.* Amsterdam: Kugler.

KADESJO, B. & GILLBERG, C. (2001). The comorbidity of ADHD in the general population of Swedish school-age children. *Journal of Child Psychology and Psychiatry,* 42, 487-492.

KAFANTARIS, V., COLETTI, D. J., DICKER, R., PADULA, G. & POLLACK, S. (1998). Are childhood psychiatric histories of bipolar adolescents associated with family history, psychosis, and response to lithium treatment? *Journal of Affective Disorders,* 51, 153-164.

KAFFMAN, M. & ELIZUR, E. (1977). Infants who become enuretics: A longitudinal study of 161 kibbutz children. *Monograph of the Society for Research in Child Development,* 42: 2, Serial n° 174.

KAGAN, J. & SNIDMAN, N. (1991). Infant predictors of inhibited and uninhibited proflles. *Psychological Science,* 2,40-44.

KAGAN, J. (1989). Temperamental contributions to social behavior. *American Psychologist,* 44, 668-674.

KAHN, C. A., KELLY,P. C. & WALKER, W. O. (1995). Lead screening in children with attention deficit hyperactivity disorder and developmental delay. *Clinical Pediatrics,* 34, 498-501.

KAMINSKl, K. M. & GARBER, J. (2002). Depressive spectrum disorders in high-risk adolescents: Episode duration and predictors of time to recovery. *Journal of the American Academy of Child & Adolescent Psychiatry,* 41, 410-418.

KANAYA, T., SCULLIN, M. H & CECI, S. J. (2003). The Flynn effect and U.S. policies: The impact of rising IQ scores on American society via mental retardation diagnoses. *American Psychologist,* 58, 778-790.

KANBAYASHI, Y., NAKATA, Y., FUIJI, K., KITA, M. & WADA, K. (1994). ADHD related behavior among nonreferred children: Parents' ratings of DSM-III-R symptoms. *Child Psychiatry and Human Development,* 25,13-29.

KANNER, L. (1935). *Child psychiatry.* London: Balliere, Tyndall & Coxo

KANNER, L. (1943). Autistic disturbances of affective contact. *Nervous Child,* 2, 217-250.

KANNER, L. (1949). Problems of nosology and psychodynamics of early infantile autism. *American Journal of Orthopsychiatry,* 19, 416-426.

KANNER, L. (1971). Follow-up study of eleven autistic children originally reported in 1943. *Journal of Autism and Childhood Schizophrenia,* 1, 119-145.

KAPLOW, J. B., CURRAN, P. J., ANGOLD, A. & COSTELLO, E. J. (2001). The prospective relation between dimensions of anxiety and the initiation of adolescent alcohol abuse. *Journal of Clinical Child Psychology,* 30, 316-326.

KASHANl, J. H. & CARLSON, G. A. (1987). Seriously depressed preschoolers. *American Journal of Psychiatry,* 144, 348-350.

KASHANI, J. H, HOLCOMB, W. R. & ORVASCHEL, H. (1986). Depression and depressive symptoms in preschool children from the general population. *American Journal of Psychiatry,* 143, 1138-1143.

KASHANI, J. H. & ORVASCHEL, H. (1988). Anxiety disorders in mid-adolescence: A community sample. *American Journal of Psychiatry,* 145, 960-964.

KASHANI, J. H. & ORVASCHEL, H. (1990). A community study of anxiety in children and adolescents. *American Journal of Psychiatry,* 147, 313-318.

KASTNER, T., NATANSON, R. & FRIEDMAN,D. L. (1993). Mortality among individuals with mental retardation living in the community. *American Journal on Mental Retardation*, 98, 285-292.

KATZ, L. F. & GOTTMAN, J. M. (1993). Patterns of marital conflict predict children' s internalizing and externalizing behaviors. *Developmental Psychology,* 29, 940-950.

KAUFMAN, A. S. & KAUFMAN, N. L. (1993). *Batteries pour l'examen psychologique de l'enfant.* Paris: Éditions du Centre de Psychologie Appliquée.

KAUFMAN, J., MARTIN, A., KING, R. A. & CHARNEY, D. (2001). Are child-, adolescent-, and adult-onset depression one and the same disorder ? *Biological Psychiatry,* 49, 980-1001.

KAVALE, K A (1988). The long-term consequences of learning disabilities. In M. C. Wang, M. C. Reynolds & H. J. Walberg (Eds.), *Handbook of special education: Research and practice*, Vol. 2. Oxford: Pergamon (303-344).

KAVALE, K. A. & FORNESS, S. R. (1996). Social skill deficits and learning disabilities: A meta-analysis. *Journal of Learning Disabilities, 29*, 226-237.

KAYE, W. H., WELTZIN, T. & HSU, L. K G. (1993). Relationship between anorexia nervosa and obsessive-compulsive behaviors. *Psychiatric Annals, 23*, 365-373.

KAYE, W. H., WELTZIN, T., HSU, L. K G., McCONAHA, C. W. & BOLTON, B. (1993). Amount of calories retained after binge eating and vomiting. *American Journal of Psychiatry, 150,* 969-971.

KAZAK, A. & MARVIN, R. (1984). Differences, difficulties, and adaptation: Stress and social networks in families with a handicapped child. *Family Relations, 33*, 67-77.

KAZDIN, A. E. (1990). Childhood depression. *Journal of Child Psychology and Psychiatry, 31*, 121-160.

KEARNEY, C. A (2001). *School refusal behavior in youth: A functional approach to assessment and treatment*. Washington, DC: American Psychological Association.

KEARNEY, C. A. & SILVERMAN, W. K. (1992). Let's not push the « panic » button: A critical analysis of panic and panic disorder in adolescents. *Clinical Psychology Review, 12*, 293-305.

KEDESDY, J. H. & BUDD, K. S. (1998). *Childhood feeding disorders: Biobehavioral assessment and intervention*. Baltimore, MD: Brookes Publishing Co.

KEEL, P. K., MITCHELL, J. E., DAVIS, T. L., FIESELMAN, S. & CROW, S. J. (2000). Impact of definitions on the description and prediction of bulimia nervosa outcome. *International Journal of Eating Disorders, 28*, 377-386.

KEENAN, K., LOEBER, R. & GREEN S. (1999). Conduct disorder in girls: A review of the literature. *Clinical Child and Family Psychology Review, 2*, 3-19.

KEENAN, K., LOEBER, R., ZHANG, Q., STOUTHAMERLOEBER, M. & VAN KAMMEN, W. B. (1995). The influence of deviant peers on the development of boys' disruptive and delinquent behavior: A temporal analysis. *Development and Psychopathology, 7*, 715-726.

KEHRER, F. & KRETSCHMER, E. (1924). *Die Veranlagung zu seelischen Störungen*. Berlin:Julius Springer.

KELLAM, S. G., REBOK, O. W., IALONGO, N. & MAYER, L. S. (1994). The course and malleability of aggressive behavior from early first grade into middle school: Results of a developmental epidemiologically-based preventive trial. *Journal of Child Psychology and Psychiatry, 35*, 259-281.

KELLER, C. E. & SUTTON, J. P. (1991). Specific mathematics disorders. In J. E. Obrzut & G. W. Hynd (Eds.), *Neuropsychological foundations of learning disabilities. A handbook of issues, methods, and practice.* New York: Academic Press (549-572).

KELLER, M. B., BEARDSLEE, W., LAVORI, P. W., WUNDER, J., DORER, D. L. & SAMUELSON, H. (1988). Course of major depression in non-referred adolescents: A retrospective study. *Journal of Affective Disorders, 15*, 235-243.

KENDLER, K. S., MACLEAN, C., NEALE, M., KESSLER, R., HEATH, A. & EAVES, L. (1991). The genetic epidemiology of bulimia nervosa. *American Journal of Psychiatry, 148*, 1627-1637.

KENDLER, K. S., MCGUIRE, M., GRUENBERG, A. M., O'HARE, A., SPELLMAN, M. & WALSH, D. (1993). The Roscommon Family Study: I. Methods, diagnosis of probands, and risk of schizophrenia in relatives. *Archives of General Psychiatry, 50*, 527-540.

KENDLER, K. S., NEALE, M. C., KESSLER, R. C., HEATH, A. C. & EAVES, L. J. (1992). Major depression and generalized anxiety disorder: Same genes, (partly) different environments ? *Archives of General Psychiatry, 49*, 716-722.

KENNEDY, R. (1997). An African American female and school. In R. F. Kronick (Ed.), *At-risk youth: Theory, practice, reform.* New York: Garland Publishing (191-201).

KENT, A. & WALLER, G. (2000). Childhood emotional abuse and eating psychopathology. *Clinical Psychology Review, 20*, 887-903.

KEOGH, B. K. & SEARS, S. (1991). Learning disabilities from a developmental perspective: Early identification and prediction. In B. Y. L. Wong (Ed.), *Learning about learning disabilities.* San Diego, CA: Academic Press (485-503).

KERR, A. M., ARCHER, H. L., EVANS, J. C., PRESCOTT, R. J. & GIBBON, F. (2006). People with MECP2 mutation-positive Rett disorder who converse. *Journal of Intellectual Disability Research, 50*, 386-394.

KERR, A. M. & WITT ENGERSTRÖM, I. (2005). The clinical background of the Rett disorder. In A. Kerr & I. Witt Engerström (Eds.), *Rett disorder and the developing brain.* New York: Oxford University Press (1-25).

KERR, J. K., SKOK, R. L. & McLAUGHLIN, T. F. (1991). Characteristics common to females who exhibit anorexic or bulimic behavior: A review of current literature. *Journal of Clinical Psychology, 47*, 846-853.

KESSLER, R. C., A. VENEVOLI, S. & MERIKANGAS, K. R. (2001). Mood disorders in children and adolescents: An epidemiologic perspective. *Biological Psychiatry, 49*, 1002-1014.

KESSLER, R. C. & WALTERS, E. E. (1998). Epidemiology of DSM-lII-R major depression and minor depression among adolescents and young adults in the National Comorbidity Survey. *Depression and Anxiety,* 7, 3-14.

KESTEMBERG, E., KESTEMBERG, J. & DECOBERT, S. (1972). *La faim et le corps. Une étude psychanalytique de l'anorexie mentale.* Paris: PUF.

KETY, S. S., WENDER, P. H., JACOBSEN, B., INGRAHAM, L. J., JANSSON, L., FABER, B. & KINNEY, D. K. (1994). Mental illness in the biological and adoptive relatives of schizophrenic adoptees: Replication of the Copenhagen Study in the rest of Denmark. *Archives of General Psychiatry,* 51, 442-455.

KHALIFA, N. & VON KNORRING, A. L. (2003). Prevalence of tic disorders and Tourette syndrome in a Swedish school population. *Developmental Medicine & Child Neurology,* 45, 315-319.

KIELY, M. & LUBIN, R. A. (1991). Epidemiological methods. In J. L. Matson & J. A. Mulick (Eds.), *Handbook of mental retardation.* New York: Pergamon, 2nd ed. (586-602).

KIERKEGAARD, S. (1844). *Le concept de l'angoisse.* Paris: Gallimard.

KIESEPPA, T., PARTONEN, T., HAUKKA, J., KAPRIO, J. & LONNQVIST, J. (2004). High concordance of bipolar I disorder in a nationwide sample of twins. *American Journal of Psychiatry,* 161, 1814-1821.

KILLIAS, M. (1998, Octobre). *Drug use and crime among juveniles: An international perspective.* Présenté au Séminaire sur les délinquants usagers de drogue et le système pénal, Strasbourg.

KILLIAS, M. & RABASA, J. (1997). Weapons and athletic constitution as factors linked to violence among male juveniles. *British Journal of Criminology,* 37, 446-457.

KILPATRICK, D. G., RUGGIERO, K. J., ACIERNO, R., SAUNDERS, B. E., RESNICK, H. S., & BEST, C. L. (2003). Violence and risk of PTSD, major depression, substance abuse / dependence, and comorbidity: Results from the National Survey of Adolescents. *Journal of Consulting and Clinical Psychology,* 71, 692-700.

KIM, J. A., SZATMARI, P., BRYSON, S. E., STREINER, D. L. & WILSON, F. J. (2000). The prevalence of anxiety and mood problems among children with autism and Asperger syndrome. *Autism,* 4, 117-132.

KINDELBERGER, C. (2004). Les croyances légitimant l'agression: Un facteur de maintien des conduites agressives se développant avec l'âge? *Neuropsychiatrie de l'Enfance et de l'Adolescence,* 52, 537-543.

KING, N. J., GULLONE, E. & OLLENDICK, T. H. (1998). Etiology of childhood phobias: current status of Rachman's three pathways theory. *Behaviour Research and Therapy,* 36, 297-309.

KING, N. J., GULLONE, E., TONGE, B. J. & OLLENDICK, T. H. (1993). Self-reports of panic attacks and manifest anxiety in adolescents. *Behaviour Research and Therapy,* 31, 111-116.

KING, R. A. & LECKMAN, J. F. (2006). Tic disorders. In M. K. Dulcan & J. M. Wiener (Eds.), *Essentials of child and adolescent psychiatry.* Washington, DC: American Psychiatric Publishing (561-578).

KISTNER, J. A., DAVID-FERDON, C. F., REPPER, K. K. & JOINER, T. E., Jr. (2006). Bias and accuracy of children's perceptions of peer acceptance: Prospective associations with depressive symptoms. *Journal of American Child Psychology,* 34, 349-36.

KLAGES, T., GELLER, B., TILLMAN, R., BOLHOFNER, K. & ZIMERMAN, B. (2005). Controlled study of encopresis and enuresis in children with a prepubertal and early adolescent bipolar-1 disorder phenotype. *Journal of the American Academy of Child and Adolescent Psychiatry,* 44, 1050- 1057.

KLEIN, D. N., LEWINSOHN, P. M., ROHDE, P., SEELEY, J. R. & OLINO, T. M. (2005). Psychopathology in the adolescent and young adult offspring of a community sample of mothers and fathers with major depression. *Psychological Medicine,* 35, 353-365.

KLEIN, M. (1932). *The psychoanalysis of children.* London: Hogarth Press.

KLEIN, R. G. & LAST, C. G. (1989). *Anxiety disorders in children.* Newbury Park, CA: Sage.

KLEIN, R G. & MANNUZZA, S. (1991). Longterm outcome of hyperactive children: A review. *Journal of the American Academy of Child and Adolescent Psychiatry,* 30, 383-387.

KLEIN, R. G. (2003). Maladies dépressives chez l'adolescent. In J.-P. Olié, M. F. Poirier & H. Lôo (éd.), *Les maladies dépressives.* Paris: Flammarion, 2e éd. (32-39).

KLEIN, R. G., PINE, D. S. & KLEIN, D. F. (1998). Resolved: Mania is mistaken for ADHD in prepubertal children. *Journal of the American Academy of Child & Adolescent Psychiatry,* 37,1993-1096.

KLIEWER, W., LEPORE, S. J., OSKIN, D. & JOHNSON, P. D. (1998). The role of social and cognitive processes in children's adjustment to community violence. *Journal of Consulting and Clinical Psychology,* 66, 199-209.

KLIN, A., JONES, S., SCHULTZ, R., VOLKMAR, F. R. & COHEN, D. (2002). Defining and quantifying the social phenotype in autism. *American Journal of Psychiatry,* 159, 895-908.

KLIN, A., VOLKMAR, F. R. & SPARROW, S. S. (Ed.). (2000). *Asperger syndrome.* New York: Guilford.

KLINGER, L. G., DAWSON, G. & RENNER, P. (2003). Autistic disorder. In E. J. Mash & R. A. Barkley (Eds.), *Child psychopathology.* New York: Guilford, 2nd ed. (409-454).

KOEGEL, L. K. & KOEGEL, R. L. (1996). The child with autism as an active communicative partner:

Child-initiated strategies for improving communication and reducing behavior problems. In E. D. Hibbs & P. S. Jensen (Eds.), *Psychological treatments for child and adolescent disorders: Empirically based strategies for clinical practice.* Washington, DC: American Psychological Association (553-572).

KOLVIN, I. (1971). Psychoses in childhood. A comparative study. In M. Rutter (Ed.), *Infantile autism: Concepts, characteristics and treatment.* Edinburgh: Churchill Livingstone (7-26).

KOLVIN, I., BARRETT, M. L., BHATE, S. R., BERNEY, T. P., FAMNUIWA, O. O., FUNDUDIS, T. & TYRER, S. (1991). The Newcastle child depression project: Diagnosis and classification of depression. *British Journal of Psychiatry,* 159 (Suppl.11), 9-21.

KOLVIN, I., OUNSTED, C., HUMPHREY, M. & MC-NAY, A. (1971). Studies in the childhood psychoses: II. The phenomenology of childhood psychoses. *British Journal of Psychiatry,* 118, 385-395.

KONSTANTAREAS, M. M. (1991). Autistic,learning disabled, and delayed children's impact on their parents. *Canadian Journal of Behavioral Science,* 23, 358-375.

KORTEGAARD, L. S., HOERDER, K., JOERGENSEN, J., GILLBERG, C. & KYVIK, K. O. (2001). A preliminary population-based twin study of self-reported eating disorder. *Psychological Medicine,* 31, 361-365.

KOTLER, L. A., COHEN, P., DA VIES, M., PINE, D. S. & WALSH, B. T. (2001). Longitudinal relationships between childhood, adolescent, and adult eating disorders. *Journal of Clinical Child Psychology,* 29, 1434-1440.

KOVACS, M. (1990). Comorbid anxiety disorders in childhood-onset depressions. In J. D. Maser & C. R. Cloninger (Eds.), *Comorbidity of mood and anxiety disorders.* Washington, DC: American Psychiatric Press (272-281).

KOVACS, M. (1997). Comorbidité dans la dépression de l'enfant et de l'adolescent. In M.-C. Mouren-Siméoni & R. G. Klein (éd.), *Les dépressions chez l'enfant et l'adolescent: faits et questions.* Paris: ESF (130-143).

KOVACS, M., AKISKAL, H. S., GATSONIS, C. & PARRONE, P. L. (1994). Childhood-onset dysthymic disorder: Clinical features and prospective naturalistic outcome. *Archives of General Psychiatry,* 51, 365-374.

KOVACS, M., GATSONIS, C., PAULAUSKAS, S. L. & RICHARDS, C. (1989). Depressive disorders in childhood, IV. A longitudinal study of comorbidity with and risk for anxiety disorders. *Archives of General Psychiatry,* 46, 776-782.

KOVACS, M., PAULAUSKAS, S. L., GATSONIS, C. & RICHARDS, C. (1988). Depressive disorders in childhood, III. A longitudinal study of comorbidity with and risk for conduct disorders. *Journal of Affective Disorders,* 15, 205-217.

KRAEPELIN, E. (1883). *Kompendium der Psychiatrie.* Leipzig: Abel, 4ᵉ éd.

KRATZER, L. & HODGINS, S. (1997). Adult outcomes of child conduct problems: A cohort study. *Journal of Abnormal Child Psychology,* 25, 65-81.

KRING, A. M. & NEALE, J. M. (1996). Do schizophrenic patients show a disjunctive relationship among expressive, experiential, and psychophysiological components of emotion? *Journal of Abnormal Psychology,* 105,249-257.

KRISTENSEN, H. (2000). Selective mutism and comorbidity with developmental disorder/delay, anxiety disorder and elimination disorder. *Journal of the American Academy of Child and Adolescent Psychiatry,* 39, 249-256.

KRYSTAL, J. H., DEUTSCH, D. N. & CHARNEY, D. S. (1996). The biological basis of panic disorder. *Journal of Clinical Psychiatry,* 57, 23-33.

KUMRA, S., SHAW, M., MERKA, P., NAKAYAMA, E. & AUGUSTIN, R. (2001). Childhood-onset schizophrenia: Research update. *Canadian Journal of Psychiatry,* 46, 923-930.

KUMRA, S., WIGGS, E., BEDWELL, J., SMITH, A. K., ARLING, E., ALBUS, K., HAMBURGER, S. D., MCKENNA, K., JACOBSEN, L. K., RAPOPORT, J. L. & ASARNOW, R. F. (2000). Neuropsychological deficits in pediatric patients with childhood-onset schizophrenia and psychotic disorder not otherwise specified. *Schizophrenia Research,* 42, 135-144.

KUMRA, S., WIGGS, E., KRASNEWICH, D., MECK, J., SMITH, A. C. M., BEDWELL, J., FERNANDEZ, T., JACOBSEN, L. K., LENANE, M. & RAPOPORT, J. L. (1998). Brief report: Association of sex chromosome anomalies with childhood-onset psychotic disorders. *Journal of the American Academy of Child and Adolescent Psychiatry,* 37, 292-296.

KUNTSI, J., OOSTERLAAN, J. & STEVENSON, J. (2001) Psychological mechanisms in hyperactivity: I Response inhibition deficit, working memory impairment, delay aversion, or something else ? *Journal of Child Psychology and Psychiatry,* 42, 199-210.

KUPERSMIDT, J. B., GRIESLER, P. C., DEROSIER, M. E., PATTERSON, C. J. & DAVIS, P. W. (1995). Childhood aggression and peer relations in the context of family and neighborhood factors. *Child Development,* 66, 360-375.

KURITA, H., OSADA, H. & MIYAKE, Y. (2004). External validity of childhood disintegrative disorder in comparison with autistic disorder. *Journal of Autism and Developmental Disorders,* 34, 355-362.

KURLAN, R, COMO, P. G., MILLER, B., P. ALUMBO, D., DEELEY, C., ANDRESEN, E. M., EAPEN, S. & McDERMOTT, M. P. (2002). The behavioral spectrum of tic disorders: A community-based study. *Neurology,* 59, 414-420.

LA GRECA, A. M. & LOPEZ, N. (1998). Social anxiety among adolescents: Linkages with peer relations and friendships. *Journal of Abnormal Child Psychology,* 26, 83-94.

LADOUCEUR, C. D., DAHL, R. E., WILLIAMSON, D. E., BIRMAHER, B., RYAN, N. D. & CASEY, B. J. (2005). Altered emotional processing in pediatric anxiety, depression, and comorbid anxiety-depression. *Journal of Abnormal Child Psychology,* 33, 165-177.

LAESSLE, R. G., KITTL, S., FICHTER, M., WITTCHEN, H. U. & PIRKE, K. M. (1987). Major affective disorder in anorexia nervosa and bulimia: A descriptive diagnostic study. *British Journal of Psychiatry,* 151, 785-789.

LAFRENIERE, P. J. & DUMAS, J. E. (1995). Social Competence and Behavior Evaluation-Preschool edition (SCBE). Los Angeles: Western Psychological Services.

LAFRENIERE, P. J. & DUMAS, J. E. (1996). L'anxiété et le retrait social en période préscolaire: un lien avec les relations parent-enfant. In G. M. Tarabulsy & R. Tessier (Eds.), *Le développement émotionnel et social de l'enfant.* Sainte-Foy, Québec: Presses de l'Université du Ouébec (33-67).

LAGRUE, G. & MILLIEZ, P. (1970). La signification de l'énurésie, sa valeur sémiologique en uronéphrologie. *Médecine et Hygiène,* 28, 350-352.

LAHEY, B. B., APPLEGATE, B., BARKLEY, R. A., GARFINKEL, B., MCBURNETT, K., KERDYK, L., GREENHILL, L., HYND, G. W., FRICK, P. J., NEWCORN, J., BIEDERMAN, J., OLLENDICK, T., HART, E., PEREZ, D., WALDMAN, I. & SHAFFER, D. (1994). DSM-IV field trials for oppositional defiant disorder and conduct disorder in children and adolescents. *American Journal of Psychiatry,* 151, 1163-1171.

LAHEY, B. B., HART, E. L., PLISZKA, S., APPLEGATE, B. & McBURNETT, K. (1993). Neurophysiological correlates of conduct disorder: A rationale and a review of research. *Journal of Clinical Child Psychology,* 22, 141-153.

LAHEY, B. B., LOEBER, R., HART, E. L., FRICK, P. J., APPLEGATE, B., ZHANG, O., GREEN, S. M. & RUSSO, M. F. (1995). Four-year longitudinal study of conduct disorder in boys: Patterns and predictors of persistence. *Journal of Abnormal Psychology,* 104, 83-93.

LAHEY, B. B., LOEBER, R., OUAY, H C., FRICK, P. J. & GRIMM, S. (1992). Oppositional defiant and conduct disorders: Issues to be resolved for DSM-IV. *Journal of the American Academy of Child and Adolescent Psychiatry,* 31, 539-546.

LAHEY, B. B., LOEBER, R., STOUTHAMER-LOEBER, M., CHRIST, M. A. G., GREEN, S., RUSSO, M. F.,

FRICK, P. J. & DULCAN, M. (1990). Comparison of DSM-III and DSM-III-R diagnoses for prepubertal children: Changes in prevalence and validity. *Journal of American Academy of Child and Adolescent Psychiatry,* 29, 620-626.

LAHEY, B. B., MCBURNETT, K. & LOEBER, R. (2000). Are attention-deficit/hyperactivity disorder and oppositional defiant disorder developmental precursors to conduct disorder ? In A J. Sameroff, M. Lewis & S. M. Miller (Eds.), *Handbook of developmental psychopathology.* New York: Kluwer Academic/Plenum, 2$^{nd}$ ed. (431 -446).

LAHEY, B. B., MCBURNETT, K., LOEBER, R. & HART, E. L. (1995). Psychobiology. In G. P. Sholevar.(Ed.), *Conduct disorders in children and adolescents.* Washington, DC: American Psychiatric Press (27-45).

LAHEY, B. B., MILLER, T. L., GORDON, R. A. & RILEY, A. W. (1999). Developmental epidemiology of the disruptive behavior disorders. In H.C. Ouay & A. E. Hogan (Eds.), *Handbook disruptive behavior disorders.* New York: Plenum (23-48).

LAHEY, B. B., PELHAM, W. E., CHRONIS, A, MASSETTI, G., KIPP, H., EHRHARDT, A. & LEE, S. S. (2006). Predictive validity of ICD-10 hyperkinetic disorder relative to DSM-IV attention-deficit/hyperactivity disorder among younger children. *Journal of Child Psychology and Psychiatry,* 47, 472-479.

LAHEY, B. B., PELHAM, W. E., SCHAUGHENCY, E. A., ATKINS, M. S., MURPHY, H. A., HYND, G., RUSSO, M., HARTDAGEN, S. & LORYS-VERNON, A. (1988). Dimensions and types of attention deficit disorder. *Journal of the American Academy of Child and Adolescent Psychiatry,* 27, 330-335.

LAINHART, I. E., OZONOFF, S., COON, H, KRASNY, L., DINH, E., NICE, J. & MCMAHON, W. (2002). Autism, regression, and the broader autism phenotype. *American Journal of Medical Genetics,* 113, 231-237.

LAKE, A. J., STAIGER, P. K. & GLOWINSKI, H. (2000). Effect of western culture on women's attitudes to eating and perceptions of body shape. *International Journal of Eating Disorders,* 27, 83-89.

LAM, K. S. L., AMAN, M. G. & ARNOLD, L. E. (2006). Neurochemical correlates of autistic disorder: A review of the literature. *Research in Developmental Disabilities,* 27, 254-289.

LAMBERT, J.-L. & LAMBERTBOITE, F. (1993). *Éducation familiale et handicap mental.* Fribourg: Éditions Universitaires.

LAMBERT, J.-L. (1997a). *La nouvelle tentation eugénique.* Lausanne: Éditions des Sentiers.

LAMBERT, J.-L. (1997b). *Trisomie 21 et âge adulte.* Lausanne: Éditions des Sentiers.

LAMBERT, N. M. (1981). Psychological evidence in Larry P. V. Wilson Riles: An evaluation by a witness for the defense. *American Psychologist,* 36, 937-952.

LAMERZ, A., KUEPPER-NYBELEN, I., BRUNING, N., WEHLE, C., TROST-BRINKHUES, G., BRENNER, H., HEBEBRAND, J. & HERPERTZ-DAHLMANN, B. (2005). Prevalence of obesity, binge eating, and night eating in a cross-sectional field survey of 6-year-old children and their parents in a German urban population. *Journal of Child Psychology and Psychiatry*, 46, 385-393.

LANDMAN, G. B., RAPPAPORT, L., FENTON, T. & LEVINE, M. D. (1986). Locus of control and self-esteem in children with encopresis. *Journal of Developmental and Behavioral Pediatrics*, 7, 111-113.

LANG, I. L. (1955). Les tics chez l'enfant. Première parution: *Revue de Neuropsychiatrie Infantile et d'Hygiène Mentale de l'Enfance*, 4, 11-12. Reproduit en 2002 dans *Neuropsychiatrie de l'Enfance et de l'Adolescence*, 50, 338-342.

LANGLEY, K., MARSHALL, L., V AN DEN BREE, M., THO MAS, H., OWEN, M., O'DONOVAN, M. & THAPAR, A. (2004). Association of the dopamine D-sub-4 receptor gene 7 repeat allele with neuropsychological test performance of children with ADHD. *American Journal of Psychiatry*, 161, 133-138.

LANSDOWN, R. G. (1986). Lead, intelligence, attainment and behaviour. In R. Lansdown & W. Yule (Eds.), *The lead debate: The environment, toxicology, and child health*. London: Croom-Helm (235-270).

LAPOUSE, R. & MONK, M. A (1959). Fears and worries in a representative sample of children. *American Journal of Orthopsychiatry*, 29, 803-818.

LARIVEE, S., PARENT, S., CHARLEBOIS, P., GAGNON, C., LEBLANC, M. & TREMBLAY, R. E. (1994). L'interaction du profil intellectuel et de la turbulence à l'école primaire comme prédicteur de la délinquance autorévélée. *Psychologica Belgica*, 34, 1-31.

LARSON, S. A., LAKIN, K. C., ANDERSON, L., KWAK, N., LEE, I. H. & ANDERSON, D. (2001). Prevalence of mental retardation and developmental disabilities: Estimates from the 1994/1995 National Health Interview Survey Disability Supplements. *Journal of Mental Retardation*, 106, 231-252.

LASEGUE, E. C. (1873). De l'anorexie hystérique. *Archives générales de médecine*, 21, 385-403.

LAST, C. G., HERSEN, M., KAZDIN, A. E., FRANCIS, G. & GRUBB, H. J. (1987). Psychiatric illness in the mothers of anxious children. *American Journal of Psychiatry*, 144, 1580-1583.

LAST, C. G. & STRAUSS, C. C. (1989). Panic disorder in children and adolescents. *Journal of Anxiety Disorders*, 3, 87-95.

LAST, C. G., PERRIN, S., HERSEN, M. & KAZDIN, A E. (1992). DSM-III-R anxiety disorders in children: Sociodemographic and clinical characteristics. *Journal of the American Academy of Child and Adolescent Psychiatry*, 31, 1070-1076.

LAUNEY, I.P. (1966). *Les enfants difficiles*. Paris: Maloine.

LAURITSEN, M. B., PEDERSEN, C. B. & MORTENSEN, P. B. (2004). The incidence and prevalence of pervasive developmental disorders: A Danish population-based study. *Psychological Medicine*, 34, 1339-1346.

LAY, B., BLANZ, B., HARTMANN, M. & SCHMIDT, M. H. (2000). The psychosocial outcome of adolescent-onset schizophrenia: A 12-year follow-up. *Schizophrenia Bulletin*, 26, 801-816.

LAZARTIGUES, A (2001). La famille contemporaine «fait»-elle de nouveaux enfants? *Neuropsychiatrie de l'Enfance et de l'Adolescence*, 49, 264-276.

LE COUTEUR, A., BAILEY, A., GOODE, S., PICKLES, A., ROBERTSON, S., GOTTEMAN, I. & RUTTER, M. (1996). A broader phenotype of autism: The clinical spectrum in twins. *Journal of Child Psychology and Psychiatry*, 37, 785-801.

LEBOYER, M. & LEPINE, J. -P. (1988). L'anxiété est-elle héréditaire? *L'Encéphale*, 14, 49-52.

LECKMAN, J. F. (2002). Tourette's syndrome. *The Lancet*, 360, 1577-1586.

LECKMAN, J. F. & COHEN, D. J. (1988). Descriptive and diagnostic classification of tic disorders. In D. J. Cohen, R. D. Bruun & J. F. Leckman (Eds.), *Tourette's syndrome and tic disorders: Clinical understanding and treatment*. New York: Wiley (3-19).

LECKMAN, J. F. & COHEN, D. J. (1994). Tic disorders. In M. Rutter, L. Hersov & E. Taylor (Eds.), *Child and adolescent psychiatry*. Oxford: Blackwell Scientific Publishers (455-466).

LECKMAN, J. F., DOLNANSKY, E. S., HARDIN, M. T., CLUBB, M., W ALKUP, J. T., STEVENSON, J. & P AULS, D. L. (1990). Perinatal factors in the expression of Tourette's syndrome: An exploratory study. *Journal of the American Academy of Child & Adolescent Psychiatry*, 29, 220-226.

LECKMAN. J. F. & KIM, H. K. (2006). A primary candidate gene for obsessive-compulsive disorder. *Archives of General Psychiatry*, 63, 717-720.

LECKMAN, J. F., PAULS, D., PETERSON, B., RIDDLE, M., ANDERSON, G. & COHEN, D. J. (1992). Pathogenesis of Tourette syndrome: Clues from the clinical phenotype and natural history. In T. N. Chase, A. J. Friedhoff & D. J. Cohen (Eds.), *Advances in neurology. Vol. 58*. New York: Raven Press (15-24).

LECKMAN, J. F., VACCARINO, F. M., KALANITHI, P. S. A. & ROTHENBERGER, A. (2006). Annotation: Tourette syndrome: A relentless drumbeat - Driven by misguided brain oscillations. *Journal of Child Psychology and Psychiatry*, 47, 537-550.

LECKMAN, J. F., WALKER, D. E. & COHEN, D. J. (1993). Premonitory urges in Tourette syndrome. *American Journal of Psychiatry*, 150, 98-102.

LECOCQ, P. (1986). Sensibilité à la similarité phonétique chez les enfants dyslexiques et les bons lecteurs. *L'Année Psychologique,* 86, 201-221.

LECOCQ, P. (1991). *Apprentissage de la lecture et dyslexie.* Lirge: Mardaga.

LEDOUX, S. & CHOQUET, M. (1991). *Les 11-20 ans et leur santé: 1. Les troubles des conduites alimentaires, INSERM.* Paris: La Documentation Française.

LEE, S., HSU, L. K. G. & WING, Y. K. (1992). Bulimia nervosa in Hong Kong Chinese patients. *British Journal of Psychiatry,* 161, 545-551.

LEE, S., LEE, A., NGAI, E., LEE, D. T. S. & WING, Y. K. (2001). Rationales for food refusal in Chinese patients with anorexia nervosa. *International Journal of Eating Disorders,* 29, 224-229.

LEE, S., LEUNG, C. M., WING, Y. K. & CHIU, H. F. (1991). Acne as a risk factor for anorexia nervosa in Chinese, Australian and New Zealand. *Journal of Psychiatry,* 25, 134-137.

LEFF, J., SARTORIUS, N., JABLENSKY, A., KORTEN, A. & ERNBERG, G. (1992). The International Pilot Study of Schizophrenia: Five-year follow-up findings. *Psychological Medicine,* 22, 131-145.

LEGRAND, F. (1997). Le syndrome de Rett. *Annales médico-psychologiques,* 155, 102-112.

LEGROS, F., DAN, B. & APPELBOOM, J. (2004). Aspects neuropsychiatriques d'un cas de syndrome de Rett atypique. *Neuropsychiatrie de l'Enfance et de l'Adolescence,* 52, 419-421.

LEIBENLUFT, E., CHARNEY, D. S., TOWBIN, K. E., BHANGOO, R. K. & PINE, D. S. (2003). Defining clinical phenotypes of juvenile mania. *American Journal of Psychiatry,* 160, 430-437.

LELORD, G., ZILBOVICIUS, M., BODDAERT, N., ADRIEN, J. L. & BARTHELEMY, C. (2003). Mise en évidence, sur des images de tomographie à émission de positrons, d'un dysfonctionnement temporal dans l'autisme de l'enfant. *Neuropsychiatrie de l'Enfance et de l'Adolescence,* 51, 265-268.

LEMANEK, K. L., BROWN, R. T., ARMSTRONG, F. D., HOOD, C., PEGELOW, C. & WOODS, G. (2002). Dysfunctional eating patterns and symptoms of pica in children and adolescents with sickle cell disease. *Clinical Pediatrics.* 41, 493-500.

LENANE, M. C., NICOLSON, R., BEDWELL, J. & RAPOPORT, J. L. (1999). Schizophrenia spectrum disorders in the relatives of patients with childhood-onset schizophrenia. *Schizophrenia Research,* 36, 92-104.

LENANE, M. C., SWEDO, S. E., LEONARD, H., PAULS, D. L., SCEERY, W. & RAPOPORT, J. L. (1990). Psychiatric disorders in first-degree relatives of children and adolescents with obsessive-compulsive disorder. *Journal of the American Academy af Child and Adolescent Psychiatry,* 29, 407-412.

LENNEBERG, E. H. (1967). *Biological foundation of language.* New York: Wiley.

LEONARD, H. L., LENANE, M. C., SWEDO, S., RETTEW, D. C., GERSHON, E. S. & RAPOPORT, J. (1992). Tics and Tourette syndrome: A 2- to 7-year follow-up of 54 obsessive-compulsive children. *American Journal of Psychiatry,* 149, 1244-1251.

LESLIE, K., JACOBSEN, L. K., HONG, W. L., HOMMER, D. W., HAMBURGER, S. D., CASTELLANOS, F. X., FRAZIER, J. A., GIEDD, J. N., GORDON, C. T., KARP, B. I, MCKENNA, K. & RAPOPORT, J. L. (1996). Smooth pursuit eye movements in childhood-onset schizophrenia: Comparison with attention-deficit hyperactivity disorder and normal controls. *Biological Psychiatry,* 40, 1144-1154.

LEVE, L. D., KIM, H. K. & PEARS, K. C. (2005). Childhood temperament and family environment as predictors of internalizing and externalizing trajectories from ages 5 to 17. *Journal of Abnormal Child Psychology,* 33, 505-520.

LEVINE, M. D. (1975). Children with encopresis: A descriptive analysis. *Pediatrics,* 56, 412-416.

LEVINE, M. D. (1983). Encopresis. In M. D. Levine, W. B. Carey, A. C. Crocker & R. T. Gross (Eds.), *Developmental behavioral pediatrics.* Philadelphia: W. B. Saunders (586595).

LEVY, D. L., HOLZMAN, P. S., MATTHYSSE, S. & MENDELL, N. R. (1993). Eye tracking dysfunction and schizophrenia: A critical perspective. *Schizophrenia Bulletin,* 19, 461-536.

LEVY, D. L., HOLZMAN, P. S., MATTHYSSE, S. & MENDELL, N. R. (1994). Eye tracking and schizophrenia: A selective review. *Schizophrenia Bulletin,* 20, 47-62.

LEWINSOHN, P. M. (1974). A behavioral approach to depression. In R. Friedman & M. Katz (Eds.), *The psychology of depression: Contemporary theory and research.* Washington, DC: Winston-Wiley (157-185).

LEWINSOHN, P.M., CLARKE, G., SEELEY, J. & ROHDE, P. (1994). Major depression in community adolescents: Age at onset, episode duration, and time to recurrence. *Journal of the American Academy af Child & Adolescent Psychiatry,* 33, 809-818.

LEWINSOHN, P. M., HOLM-DENOMA, J. M., GAU, J. M., JOINER, T. E., STRIEGE-LMOORE, R., BEAR, P. & LAMOUREUX, B. (2005). Problematic eating and feeding behaviors of 36-month-old children. *International Journal of Eating Disorders,* 38, 208-219.

LEWINSOHN, P. M., HOPS, H., ROBERTS, R. E., SEELEY, J. R. & ANDREWS, J. A. (1993). Adolescent psychopathology: I. Prevalence and incidence of depression and other DSM-III-R disorders in high school students. *Journal of Abnormal Psychology,* 102, 133-144.

LEWINSOHN, P. M., KLEIN, D. N., DURBIN, E. C., SEELEY, J. R. & ROHDE, P. (2003). Family study of subthreshold depressive symptoms: Risk factor for MDD? *Journal of Affective Disorders,* 77, 149-157.

LEWINSOHN, P. M., KLEIN, D. N. & SEELEY, J. R. (1995). Bipolar disorders in a community sample of older adolescents: Prevalence, phenomenology, comorbidity, and course. *Journal of the American Academy of Child & Adolescent Psychiatry,* 34, 454-463.

LEWINSOHN, P. M., KLEIN, D. N. & SEELEY, J. (2000). Bipolar disorder during adolescence and young adulthood in a community sample. *Bipolar Disorder,* 2, 281-293.

LEWINSOHN, P. M., OLINO, T. M. & KLEIN, D. N. (2005). Psychosocial impairment in offspring of depressed parents. *Psychological Medicine,* 35, 1493-1503.

LEWINSOHN, P. M., PETIT, J. W., JOINER, T. E. & SEELEY, J. R. (2003). The symptomatic expression of major depressive disorder in adolescents and young adults. *Journal of Abnormal Psychology,* 112, 244-252.

LEWINSOHN, P. M., ROBERTS, R. E., SEELELY, J. R., ROHDE, P., GOTLIB, I. H. & HOPS, H. (1994). Adolescent psychopathology: II. Psychosocial risk factors for depression. *Journal of Abnormal Psychology,* 103, 302-315.

LEWINSOHN, P. M., ROHDE, P., KLEIN, D. N. & SEELEY, J. R. (1999). Natural course of adolescent major depressive disorder: I. Continuity into young adulthood. *Journal of the American Academy of Child & Adolescent Psychiatry,* 38, 56-63.

LEWINSOHN, P. M., SEELEY, J. R., BUCKLEY, M. E. & KLEIN, D. N. (2002). Bipolar disorder in adolescence and young adulthood. *Child and Adolescent Psychiatric Clinics of North America,* 11, 461-476.

LEWINSOHN, P. M., STRIEGEL-MOORE, R. H. & SEELEY, J. R (2000). Epidemiology and natural course of eating disorders in young woman from adolescence to young adulthood. *Journal of the American Academy of Child and Adolescent Psychiatry,* 39, 1284-1292.

LEWIS, B. A. (1990). Familial phonological disorders: Four pedigrees. *Journal of Speech and Hearing Disorders,* 55, 160-170.

LEWIS, C., HITCH, G. J. & WALKER, P. (1994). The prevalence of specific arithmetic difficulties and specific reading difficulties in 9- to 10-year-old boys and girls. *Journal of Child Psychology and Psychiatry,* 35, 283-292.

LEWIS, G., CROFT-JEFFREYS, C. & ANTHONY, D. (1990). Are British psychiatrists racist? *British Journal of Psychiatry,* 157, 410-415.

LIBERMAN, I. Y. & SHANKWEILER, D. (1991). Phonology and beginning reading: A tutorial. In L. Rieben & C. A. Perfetti (Eds.), *Learning to read: Basic research and its implications.* Hillsdale, NJ: Lawrence Erlbaum (46-73).

LIEBERT, R. M. & FISCHEL, J. E. (1990). The elimination disorders. Enuresis and encopresis. In M. Lewis & S. M. Miller (Eds.), *Handbook of developmental psychopathology.* New York: Plenum (421-429).

LILENFELD, L. R., KAYE, W. H., GREENO, C. G., MERIKANGAS, K. R., PLOTNICOV, K., POLLICE, C., RAO, R., STROBER, M., BULIK, C. & NAGY, L. (1998). A controlled family study of anorexia nervosa and bulimia nervosa: Psychiatric disorders in first-degree relatives and effects of proband comorbidity. *Archives of General Psychiatry,* 55, 603-610.

LILENFELD, L. R., STEIN, D., BULIK, STROBER, M., PLOTNICOV, K., POLLICE, C., RAO, R., NAGY, L. & KAYE, W. (2000). Personality traits among currently eating disordered, recovered, and never ill first-degree female relatives of bulimic and control women. *Psychological Medicine,* 30, 1399-1410.

LINDSAY, J., OUNSTED, C. & RICHARDS, P. (1979). Long-term outcome in children with temporal-lobe seizures: II. Marriage, parenthood and sexual indifference. *Developmental Medicine and Child Neurology,* 21, 433-440.

LINNET, K. M., DALSGAARD, S., OBEL, C., WISBORG, K, HENRIKSEN, T. B., RODRIQUEZ, A., KOTIMAA, A., MOILANEN, I., THOMSEN, P. H., OLSEN, J. & JÄRVELIN, M.-R (2003). Maternal lifestyle factors in pregnancy risk of attention deficit hyperactivity disorder and associated behaviors: Review of the current evidence. *American Journal of Psychiatry,* 160, 1028-1040.

LOBSTEIN, T., BAUER, L. & UAUY, R (2004). Obesity in children and young people: A crisis in public Health. *Obesity Reviews,* 5, (Suppl. 1), 4-85.

LOBSTEIN, T., RIGBY, N. & LEACH, R. (2005). *EU platform on diet, physical activity and health.* Document disponible sur le site Internet «http://www.iotf.org»

LOEBER, R. (1990). Development and risk factors of juvenile antisocial behavior and delinquency. *Clinical Psychology Review,* 10, 1-41.

LOEBER. R. (1991). Antisocial behavior: More enduring than changeable? *Journal of the American Academy of Child and Adolescent Psychiatry,* 30, 393-397.

LOEBER, R. & FARRINGTON, D. P. (2000). Young children who commit crime: Epidemiology, developmental origins, risk factors, early interventions, and policy implications. *Development and Psychopathology,* 12, 737-762.

LOEBER, R. & FARRINGTON, D. P. (Eds.) (2001). *Child delinquents: Development, intervention, and service needs.* Thousand Oaks, CA: Sage.

LOEBER, R., GREEN, S. M., KEENAN, K. & LAHEY, B. B. (1995). Which boys will fare worse? Early predictors of the onset of conduct disorder in a six-year longitudinal study. *Journal of the American Academy of Child and Adolescent Psychiatry,* 34, 499-509.

LOEBER, R., GREEN, S. M., LAHEY, B. B., CHRIST, M. A. G. & FRICK, P. J. (1992). Developmental sequences in the age of onset of disruptive child behaviors. *Journal of Child and Family Studies,* 1, 21-41.

LOEBER, R. & HAY, D. F. (1994). Developmental approaches to aggression and conduct problems. In M. Rutter & D. F. Hay (Eds.), *Development through life: A handbook for clinicians.* Oxford: Blackwell Scientific Publications (488-515).

LOEBER, R & HAY, D. F. (1997). Key issues in the development of aggression and violence from childhood to early adulthood. *Annual Review of Psychology,* 48, 371-410.

LOEBER, R., LAHEY, B. B. & THOMAS, C. (1991). Diagnostic conundrum of oppositional defiant disorder and conduct disorder. *Journal of Abnormal Psychology,* 100, 379-390.

LOEBER, R. & SCHMALING, K. R (1985). Empirical evidence for overt and covert patterns of antisocial conduct problems: A meta-analysis. *Journal of Abnormal Child Psychology,* 13,337-352.

LOEBER, R., TREMBLAY, R. E., GAGNON, C. & CHARLEBOIS, P. (1989). Continuity and desistance in disruptive boys' early fighting at school. *Development and Psychopathology,* 1, 39-50.

LOEBER, R., WUNG, P., KEENAN, K., GIROUX, B., STOUTHAMER-LOEBER, M., VAN KAMMEN, W. B. & MAUGHAN, B. (1993). Developmental pathways in disruptive child behavior. *Development and Psychopathology,* 5, 103-133.

LONEY, B. R., BUTLER, M. A., LIMA, E. N., COUNTS, C. A. & ECKEL, L. A. (2006). The relation between salivary cortisol, callous-unemotional traits, and conduct problems in an adolescent non-referred sample. *Journal of Child Psychology and Psychiatry,* 47, 30-36.

LONGSTAFFE, S., MOFFATT, M. E. & WHALEN, J. C. (2000). Behavioral and self-concept changes after 6 months of enuresis treatment: A randomized, controlled trial. *Pediatrics,* 105, 935-940.

LORENZ, K. (1963). *L'agression: Une histoire naturelle du mal.* Paris: Flammarion.

LOTTER, V. (1966). Epidemiology of autistic conditions in young children. I. Prevalence. *Social Psychiatry,* 1, 124-137.

LOU, H. C., HENRIKSEN, L. & BRUHN, P. (1984). Focal cerebral hypoperfusion in children with dysphasia and/or attention deficit disorder. *Archives of Neurology,* 41, 825-829.

LOVEJOY, M. C., GRACZYK, P. A, O'HARE, E. O. & NEUMAN, G. (2000). Maternal depression and parenting behavior: A meta-analytic review. *Clinical Psychology Review,* 20, 561-592.

LUBY, J. L., HEFFELFINGER, A. K., MRAKOTSKY, C., BROWN, K. M., HESSLER, M. J., W ALLIS, J. M. & SPITZ-NAGEL, E. L. (2003). The clinical picture of depression in preschool children. *Journal of the American Academy of Child & Adolescent Psychiatry,* 42, 340-348.

LUCAS, A. R., BEARD, C. M., O'FALLON, W. M. & KURLAN, L. T. (1991). 50 year trends in the incidence of anorexia nervosa in Rochester, Minn.: A population-based study. *American Journal of Psychiatry,* 148, 917-922.

LUCAS, A. R., CROWSON, C. S., O'FALLON, W. M. & MELTON, L. J., 3rd. (1999). The ups and downs of anorexia nervosa. *International Journal of Eating Disorders,* 26, 397-405.

LUCKASSON, R., BORTHWICK-DUFFY, S., BUNTINX, W. E. M., CRAIG, E. M., COULTER, D. L., REEVE, A., SCHALOCK, R. L., SNELL, M. E., SPITALNIK, D. M. & TASSÉ, M. J. (2003). *Retard mental: définition, classification et systemes de soutien.* Eastman, Québec: Éditions Behaviora, 10$^e$ éd.

LUNSING, R. J., HADDERS-ALGRA, M., TOUWEN, B. C. L. & HUISJES, H. J. (1991). Nocturnal enuresis and minor neurological dysfunction at 12 years: A follow-up study. *Developmental Medicine and Child Neurology,* 33, 439-445.

LURIA, A. R. (1961). *The role of speech in the regulation of normal and abnormal behavior.* New York: Basic Books.

LURIA, A R. (1963). *The mentally retarded child.* New York: Pergamon.

LURIA, A R. (1973). *The working brain.* New York: Basic Books.

LÜTHI FAIVRE, F., SANCHO ROSSIGNOL, A., RUSCONI SERPA, S., KNAUER, O., PALACIO ESPASA, F. & ROBERT-TISSOT, C. (2005). Troubles du comportement entre 18 et 36 mois: symptomatologie et psychopathologie associées. *Neuropsychiatrie de l'Enfance et de l'Adolescence,* 53,176-185.

LUTZ, J. (1937). Dementia praecox in infants and children. *Schweizer Archiv für Neurologie, Neurochirurgie und Psychiatrie,* 39, 335-372.

LUXEM, M. & CHRISTOPHERSEN, E. (1994). Behavioral toilet training in early childhood: Research, practice, and implications. *Journal of Developmental and Behavioral Pediatrics,* 15, 370-378.

LYMAN, D. E. (1986). *Making the words stand still: A master teacher tells how to overcome specific learning disability, dyslexia, and old-fashioned word blindness.* Boston: Houghton-Mifflin.

LYNAM, D. R. & HENRY, B. (2001). The role of neuropsychological deficients in conduct disorders. In J. Hill & B. Maughan (Eds.), *Conduct disorders in childhood and adolescence.* New York: Cambridge University Press (235-263).

LYNAM, D. R., MOFFITT, T. E. & STOUTHAMER-LOEBER, M. (1993). Explaining the relationship between IQ and delinquency: Class, race, test motivation, school failure, or self-control ? *Journal of Abnormal Psychology,* 102, 187-196.

LYON, G. R., FLETCHER, J. M. & BARNES, M. C. (2003). Learning disabilities. In E. J. Mash & R. A. Barkley (Eds.), *Child psychopathology,* New York: Guilford, 2nd ed. (390-435).

LYONS-RUTH, K., ZEANAH, C. H. & BENOIT, D. (1996). Disorder and risk for disorder during infancy and toddlerhood. In E. J. Mash & R. A. Barkley (Eds.), *Child psychopathology.* New York: Guilford (457-491).

LYYTINEN, H., EKLUND, K., ERSKINE, J., GUTTORM, T., LAASKO, M. -L., LEPPANEN, P., LYYTINEN, P., POIKKEUS, A. M. & TORPPA, M. (2004). Development of children at familial risk for dyslexia before school age. *Enfance,* 3, 289-309.

MACAULAY, J. L. & KLEINKNECHT, R. A. (1989). Panic and panic attacks in adolescents. *Journal of Anxiety Disorders,* 3, 221-241.

MACCOBY, E. E. (2000). Parenting and its effects on children: On reading and misreading behavior genetics. *Annual Review of Psychology,* 51, 1-27.

MACINTOSH, K. E. & DISSANAYAKE, C. (2004). Annotation: The similarities and differences between autistic disorder and Asperger's disorder: A review of the empirical evidence. *Journal of Child Psychology and Psychiatry,* 45, 421-434.

MACKINAW-KOONS, B. & VASEY, N. W. (2000). Considering sex differences in anxiety and its disorders across the life-span. A construct validation approach. *Applied and Preventive Psychology,* 9, 191-209.

MACKNER, L. M., BLACK, M. M. & STARR, R. H., Jr. (2003). Cognitive development of children in poverty with failure to thrive: A prospective study through age 6. *Journal of Child Psychology and Psychiatry,* 44, 743-751.

MACLEAN, W. E. & BRAYDEN, R. M. (1992). Elimination disorders. In S. R. Hooper, G. W. Hynd & R. E. Mattison (Eds.). *Child psychopathology: Diagnostic criteria and clinical assessment.* Hillsdale, NJ: Erlbaum (379-407).

MACLEOD, S. (1981). *Anorexique.* Paris: Aubier Montaigne.

MACMILLAN, D. L., HENDRICK, I. G. & WATKINS, A (1988). Impact of Diana, Larry P., and P.L. 94-142 on minority students. *Exceptional Children,* 54, 24-30.

MAEDGEN, J. W. & CARLSON, C. L. (2000). Social functioning and emotional regulation in the attention deficit hyperactivity disorder subtypes. *Journal of Clinical Child Psychology,* 29, 30-42.

MAGGINI, C., AMPOLLINI, P., GARIBOLDI, S., CELLA, P.L., PEQLIZZA, L. & MARCHEST, C. (200 I). The Parma high school epidemiological survey: Obsessive compulsive symptoms. *Acta Psychiatrica Scandinavica,* 103, 441-446.

MAGUIN, E. & LOEBER, R. (1996). Academic performance and delinquency. In E. Maguin & R. Loeber (Eds.), *Crime and justice. A review of research,* Vol. 20. Chicago: University of Chicago Press (145-264).

MAHLER, M. (1949). A psychoanalytic evaluation of tic in psychopathology of children. *Psychoanalytic Study of the Child,* 3, 279-310.

MAHLER, M. (1952). On childhood psychosis and schizophrenia: Autistic and symbiotic infantile psychosis. *Psychoanalytic Study of the Child,* 7, 286-305.

MAHLER, M. (1961). On sadness and grief in infancy and childhood. *Psychoanalytic Study of the Child,* 16, 332-354.

MAKITA, K (1966). The age of onset of childhood schizophrenia. *Folia Psychiatrica Neurologica Japonica,* 20, 111-121.

MANCINI, C., VAN AMERINGEN, M., SZATMARI, P., FUGERE, C. & BOYLE, M. H. (1996). A high-risk pilot study of the children of adults with social phobia. *Journal of the American Academy of Child and Adolescent Psychiatry,* 35, 1511-1517.

MANNUZZA, S., GITTELMAN-KLEIN, R., BESSLER, A, MALLOY, P. & LAPADULA, M. (1993). Adult outcome of hyperactive boys: Éducational achievement, occupational rank, and psychiatric status. *Archives of General Psychiatry,* 50, 565-576.

MANNUZZA, S. & KLEIN, R. G. (1992). Predictors of outcome of children with attention deficit hyperactivity disorder. *Child and Adolescent Psychiatric Clinics of North America,* 1, 567-578.

MANNUZZA, S., KLEIN, R. G., ABIKOFF, H., MOULTON, J. L. (2004). Significance of childhood conduct problems to later development of conduct disorder among children with ADHD: A prospective follow-up study. *Journal of Abnormal Child Psychology,* 32, 565-573.

MANNUZZA, S., KLEIN, R., BESSLER, A., MALLOY, P. & LAPADULA, M. (1998). Adult psychiatric status of hyperactive boys grown up. *American Journal of Psychiatry,* 155, 493-498.

MARCELLI, D. (1995). La dépression chez l'enfant. In S. Lebovici, R. Diatkine & M. Soulé (Eds.), *Nouveau traité de psychiatrie de l'enfant et de l'adolescent.* Vol. 2. Paris: PUF (1437-1461).

MARCHI, M. & COHEN, P. (1990). Early childhood eating behaviors and adolescent eating disorders. *Journal of the American Academy of Child and Adolescent Psychiatry,* 29, 112-117.

MARENCO, S. & WEINBERGER, D. R. (2000). The neurodevelopmental hypothesis of schizophrenia: Following a trail of evidence from cradle to grave. *Development and Psychopathology,* 12, 501-527.

MARIANI, M. & BARKLEY, R. A. (1997). Neuropsychological and academic functioning in preschool children with attention deficit hyperactivity disorder. *Developmental Neuropsychology*, 13, 111-129.

MARKS, I. M. (1969). *Fears and phobias.* New York: Academic Press.

MARTIN, C., CABROL, S., BOUVARD, M. P., LEPINE, J. P. & MOUREN-SIMEONI, M. C. (1999). Anxiety and depressive disorders in fathers and mothers of anxious school-refusing children. *Journal of the American Academy of Child and Adolescent Psychiatry*, 38, 916-922.

MARTIN, S. L., RAMEY, C. T. & RAMEY, S. L. (1990). The prevention of intellectual impairment in children of impoverished families: Findings of a randomized trial of educational daycare. *American Journal of Public Health*, 80, 844-847.

MARTINEZ, P. & RICHTERS, J. (1993). The NIMH community violence project: II. Children's distress symptoms associated with violence exposure. *Psychiatry*, 56, 22-35.

MASH, E. J. & DOZOIS, D. J. A. (2003). Child psychopathology. A developmental-systems perspective. In E. J. Mash & R. A. Barkley (Eds.), *Child psychopathology*. New York: Guilford, 2nd ed. (3-71).

MASH, E. J. & WOLFE, D. A. (2005). *Abnormal child psychology*. Belmont, CA: Thomson Wadsworth, 3rd ed.

MASI, G., FAVILLA, L. & MUCCI, M. (2000). Generalized anxiety disorder in adolescents and young adults with mild mental retardation. *Psychiatry: Interpersonal and Biological Processes*, 63, 54-64.

MASI, G., FAVILLA, L., MUCCI, M. & MILLEPIEDI, S. (2000). Panic disorder in clinically referred children and adolescents. *Child Psychiatry and Human Development*, 31, 139-151.

MASI, G., MILLEPIEDI, S., MUCCI, M., P ASCALE, R. R., PERUGI, G. & AKISKAL, H. S. (2003). Phenomenology and comorbidity of dysthymic disorder in 100 consecutively referred children and adolescents: Beyond DSM-IV. *Canadian Journal of Psychiatry*, 48, 99-105.

MASON, D. A. & FRICK, P. J. (1994). The heritability of antisocial behavior: A meta-analysis of twin and adoption studies. *Journal of Psychopathology and Behavioral Assessment*, 16, 301-323.

MATSON, J. L. & FRAME, C. L. (1986). *Psychopathology among mentally retarded children and adolescents*. Beverly Hills, CA: Sage.

MATSON, J. L. & OLLENDICK, T. H. (1977). Issues in toilet training normal children. *Behavior Therapy*, 8, 549-553.

MATSUURA, M., OKUBO, Y., KOJIMA, T., TAKAHASHI, R., WANG, Y. -F. SHEN, Y. -C. & LEE, C. K. (1993). A cross-national prevalence study of children with emotional and behavioural problems - A WHO collaborative study in the Western Pacific Region. *Journal of Child Psychology and Psychiatry*, 34, 307-315.

MATTIS, S. G. & OLLENDICK, T. H. (1997). Children's cognitive responses to the somatic symptoms of panic. *Journal of Abnormal Child Psychology*, 25, 47-57.

MAUDSLEY, H. (1867). *The physiology and pathology of the mind.* London: Macmillan.

MAUGHAN, B. (2001). Conduct disorder in context In J. Hill & B. Maughan (Eds.), *Conduct disorders in childhood and adolescence*. New York: Cambridge University Press (169-201).

MAUGHAN, B., ROWE, R., LOEBER, R. & STOUTHAMER-LOEBER, M. (2003). Reading problems and depressed mood. *Journal of Abnormal Child Psychology*, 31, 219-229.

MAUGHAN, B., ROWE, R., MESSER, J., GOODMAN, R. & MELTZER, H. (2004). Conduct disorder and oppositional defiant disorder in a national sample: Developmental epidemiology. *Journal of Child Psychology and Psychiatry*, 45, 609-621.

MAUGHAN, B. & RUTTER, M. (1998). Continuities and discontinuities in antisocial behavior from childhood to adult life. In T. H. Ollendick & R. J. Prinz (Eds.), *Advances in clinical child psychology, Vol. 20.* New York: Plenum (147).

MAYES, S. D. & CALHOUN, S. L. (2004). Influence of IQ and age in childhood autism: Lack of support for DSM-IV Asperger's disorder. *Journal of Developmental and Physical Disabilities*, 16, 257-272.

MAZET, Ph. & HOUZEL, D. (1993). *Psychiatrie de l'enfant et de l'adolescent*. Paris: Maloine.

MAZIADE, M., CARON, C., COTE, R., MERETTE, C., BERNIER, H., LAPLANTE, B., BOUTIN, P. & THIVIERGE, J. (1990). Psychiatric status of adolescents who had extreme temperaments at age 7. *American Journal of Psychiatry*, 147, 1531-1536.

McCAULEY, E., MITCHELL, J. R., BURKE, P. & MOSS, S. (1988). Cognitive attributes of depression in children and adolescents. *Journal of Consulting and Clinical Psychology*, 56, 903-908.

McCAULEY, E., MYERS, K., MITCHELL, J. R., CALDERON, R., SCHLOREDT, K & TREDER, R. (1993). Depression young people: Initial presentation and clinical course. *Journal of the American Academy of Child and Adolescent Psychiatry*, 32, 714-722.

McCLELLAN, J. M., BREIGER, D., McCURRY, C. & HLASTALA, S. A. (2003). Premorbid functioning in earlyonset psychotic disorders. *Journal of the American Academy of Child & Adolescent Psychiatry*, 42, 666-672.

McCLELLAN, J. M., McCURRY, C., SNELL, J. & DUBOSE, A. (1999). Early-onset psychotic disorders:

Course and outcome over a 2-year period. *Journal of the American Academy of Child & Adolescent Psychiatry*, 38, 1380-1388.

McCLELLAN, J. M. & WERRY, J. S. (1992). Schizophrenia. *Psychiatric Clinics of North America*, 15, 131-148.

McCORD, W. & McCORD, J. (1959). *Origins of crime: A new evaluation of the Cambridge-Somerville study.* New York: Columbia University Press.

McDERMOTT, P. A. (1996). A nationwide study of developmental and gender prevalence for psychopathology in childhood and adolescence. *Journal of Abnormal Child Psychology*, 24, 53-66.

McGEE, R., FEEHAN, M., WILLIAMS, S. & ANDERSON, J. (1992). DSM-IlI disorders from age 11 to age 15 years. *Journal of the American Academy of Child and Adolescent Psychiatry*, 31, 50-59.

McGEE, R., FEEHAN, M., WILLIAMS, S., PARTRIDGE, F., SILVA, P. & KELLY, J. (1990). DSM-III disorders in a large sample of adolescents. *Journal of the American Academy of Child and Adolescent Psychiatry*, 29, 611-619.

McGEE, R., MAKINSON, T., WILLIAMS, S., SIMPSON, A. & SILVA, P. (1984). A longitudinal study of enuresis from five to nine years. *Australian Paediatric Journal*, 20, 39-42.

McGEE, R., STANTON, W. R. & SEARS, M. R. (1993). Allergic disorders and attention deficit disorder in children. *Journal of Abnormal Child Psychology*, 21, 79-88.

McGLASHAN, T. H. & FENTON, W. S. (1991). Classical subtypes for schizophrenia: Literature review for DSM-IV. *Schizophrenia Bulletin*, 17, 609-623.

MCGOVERN, C. W. & SIGMAN, M. (2005). Continuity and change from early childhood to adolescence in autism. *Journal of Child Psychology and Psychiatry*, 46, 401-408.

McKENNA, K., GORDON, C. T., LENANE, M., KAYSEN, D., FAHEY, K. & RAPOPORT, J. L. (1994). Looking for childhood-onset schizophrenia: The first 71 cases screened. *Journal of the American Academy of Child and Adolescent Psychiatry*, 33, 636-644.

MCKNIGHT INVESTIGATORS (2003). Risk factors for the onset of eating disorders in adolescent girls: Results from the McKnight Longitudinal Risk Factor Study. *American Journal of Psychiatry*, 160, 248-254.

McLAREN, J. & BRYSON, S. E. (1987). Review of recent epidemiological studies of mental retardation: Prevalence, associated disorders, and etiology. *American Journal on Mental Retardation*, 92, 243-254.

McLOYD, V. C. (1990). The impact of economic hardship on Black families and children: Psychological distress, parenting, and socioemotional development. *Child Development*, 61, 311-346.

MEIGE, H. & FEINDEL, E. (1902). *Les tics et leur traitement.* Paris: Masson.

MELLON, M. W., WHITESIDE, S. P. & FRIEDRICH, W. N. (2006). The relevance of fecal soiling as an indicator of child sexual abuse: A preliminary analysis. *Journal of Developmental & Behavioral Pediatrics*, 27, 25-32.

MELVILLE, H. (1891, 1948). *Bill Budd.* New Haven, CT: Harvard University Press.

MESIBOV, G. B., SCHROEDER, C. S. & WESSON, L. (1977). Parental concerns about their children. *Journal of Pediatric Psychology*, 2, 13-17.

MESSERSCHMITT, P. (1990). Actualités cliniques de l'autisme et des psychoses infantiles. In P. Messerschmitt (Ed.), *Clinique des syndromes autistiques.* Paris: Maloine (18-33).

MESSERSCHMITT, P. & GELY, V. (2004). Dyslexie et pénibilité des apprentissages: les points de vue du pédiatre et psychiatre et de l'orthophoniste. *Approche Neuropsychologique des Apprentissages chez l'Enfant*, 80, 331-335.

METHOT, S., BERTHIAUME, C., AUNOS, M. & PIDGEON, C. (2001). Le syndrome du X fragile: état des connaissances. *Revue Francophone de la Déficience Intellectuelle*, 12, 181-194.

MEYER, c., BLISSET, J. & OLDFIELD, C. (2001). Sexual orientation and eating psychopathology: The role of masculinity and femininity. *International Journal of Eating Disorders*, 29, 314-318.

MICK, E., BIEDERMAN, J., FARAONE, S. V., SAYER, J. & KLEINMAN, S. (2002). Case-control study of attention-deficit hyperactivity disorder and maternal smoking, alcohol use and drug use during pregnancy. *Journal of the American Academy of Child & Adolescent Psychiatry*, 41, 378-385.

MIKKELSEN, E. J. (2001). Enuresis and encopresis: Ten years of progress. *Journal of the American Academy of Child and Adolescent Psychiatry*, 40, 1146-1158.

MIKKELSEN, E. J., BROWN, G. L., MINICHIELLO, M. D., MILLICAN, F. K. & RAPOPORT, J. L., (1982). Neurologic status in hyperactive, enuretic, encopretic, and normal boys. *Journal of the American Academy of Child Psychiatry*, 21, 75-81.

MIKKELSEN, E. J., RAPOPORT, J. L., NEE, L., GRUENAU, C., MENDELSON, W. & GILLIN, J. C. (1980). Childhood enuresis, I: Sleep patterns and psychopathology. *Archives of General Psychiatry*, 37, 1139-1144.

MILICH, R., BALENTINE, A. C. & LYNAM, D. R. (2001). ADHD combined type and ADHD predominantly inattentive type are distinct and unrelated disorders. *Clinical Psychology: Science and Practice*, 8, 463-488.

MILICH, R., HARTUNG, C. M., MARTIN, C. A. & HAIGLER, E. D. (1994). Behavioral disinhibition and underlying processes in adolescents with disruptive behavior disorders. In D. K. Routh (Ed.), *Disruptive behavior disorders in childhood*. New York: Plenum (109-138).

MILICH, R. & OKAZAKI, M. (1991). An examination of learned helplessness among attention-deficit hyperactivity disordered boys. *Journal of Abnormal Child Psychology*, 19, 607-623.

MILICH, R., WOLRAICH, M. L. & LINDGREN, S. (1986). Sugar and hyperactivity: Critical review of empirical findings. *Clinical Psychology Review*, 6, 493-513.

MILL, J. S., CASPI, A., McCLAY, J., SUGDEN, K., PURCELL, S., ASHERSON, P., CRAIG, I., McGUFFIN, P., BRAITHWAITE, A., POULTON, R. & MOFFITT, T. E. (2002). The dopamine D4 receptor and the hyperactivity phenotype: A developmental-epidemiological study. *Molecular Psychiatry*, 7, 383-391.

MILLER, J. N. & OZONOFF, S. (1997). Did Asperger's cases have Asperger disorder? A research note. *Journal of Child Psychology & Psychiatry & Allied Disciplines*, 38, 247-251.

MILLER, M. N. & PUMARIEGA, A. J. (2001). Culture and eating disorders: A historical and cross-cultural review. *Psychiatry*, 64, 93-110.

MILLER-JOHNSON, S., LOCHMAN, J. E., COLE, J. D., TERRY, R. & HYMAN, C. (1998). Comorbidity of conduct and depressive problems at sixth grade: Substance use outcomes across adolescence. *Journal of Abnormal Child Psychology*, 26, 221-232.

MILOS, G., SPINDLER, A., SCHNYDER, U. & FAIRBURN, C. G. (2005). Instability of eating disorder diagnoses: Prospective study. *British Journal of Psychiatry*, 187, 573-578.

MILOS, G., SPINDLER, A., SCHNYDER, U., MARTZ, J., HOEK, H. W. & WILLI, J. (2004). Incidence of severe anorexia nervosa in Switzerland: 40 years of development. *International Journal of Eating Disorders*, 35, 259-261.

MINEKA, S., WATSON, D. W. & CLARK, L. A. (1998). Psychopathology: Comorbidity of anxiety and unipolar mood disorders. *Annual Review of Psychology*, 49, 377-412.

MINK, I. T. & NIHIRA, K. (1987). Direction of effects: Family life styles and behavior of TMR children. *American Journal of Mental Deficiency*, 92, 57-64.

MINK, I. T., NIHIRA, K. & MEYERS, C. (1983). Taxonomy of family life styles: I. Homes with TMR children. *American Journal of Mental Deficiency*, 87, 484-497.

MINUCHIN, S., ROSMAN, B. L. & BAKER, L. (1978). *Psychosomatic families: Anorexia nervosa in context*. Cambridge, MA: Harvard University Press.

MISES, R. (1997). Principaux aspects cliniques. In R. Misès & P. Grand (éd.), *Parents et professionnels devant l'autisme*. Paris: CTNERHI (29-44).

MISES, R. (2000). Les dysharmonies psychotiques: une approche nosographique. *Neuropsychiatrie de l'Enfance et de l'Adolescence*, 48, 396-401.

MISES, R. (2001). Théories neurodéveloppementales et schizophrénie de l'enfant. *Nervure*, 14,26-30.

MISES, R. (2004). Troubles instrumentaux et psychopathologie. *Neuropsychiatrie de l'Enfance et de l'Adolescence*, 52, 353-355.

MISES, R. & GRAND, P. (éd.) (1997). *Parents et professionnels devant l'autisme*. Paris: CTNERHI.

MISES, R. & QUEMADA, N. (1990). Les psychoses dans le dispositif de psychiatrie infanto-juvénile. Approche épidémiologique. *Actualités Psychiatriques*, 3, 11-16.

MISES, R., PERRON, R. & SALBREUX, R. (1994). *Retards et troubles de l'intelligence de l'enfant*. Paris: ESF.

MISES, R., QUEMADA, N., BOTBOL, M., BURSZTEJN, C., DURAND, B., GARRABE, J., GOLSE, B., JEAMMET, P., PLANTADE, A., PORTELLI, C. & THEVENOT, J. P. (2002). Une nouvelle édition de la classification française des troubles mentaux de l'enfant et de l'adolescent: La CFTMEA R-2000. *Neuropsychiatrie de l'Enfance et de l'Adolescence*, 50, 233-261.

MITCHELL, J., McCAULEY, E., BURKE, P. M. & MOSS, S. J. (1988). Phenomenology of depression in children and adolescents. *Journal of the American Academy of Child and Adolescent Psychiatry*, 27, 12-20.

MITCHELL, J. E. & PYLE, R. L. (1988). The diagnosis and clinical characteristics of bulimia. In B. J. Blinder, B. F. Chaitin & R. S. Goldstein (Eds.). *The eating disorders: Medical and physiological bases of diagnosis and treatment*. New York: PMA Publishing (315-329).

MITSIS, E. M., McKAY, K. E., SCHULZ, K. P., NEWCORN, J. H. & HALPERIN, J. M. (2000). Parent teacher concordance for DSM-IV attention-deficit/hyperactivity disorder in a clinic-referred sample. *Journal of the American Academy of Child & Adolescent Psychiatry*, 39, 308-313.

MOFFITT, T. E. (1990). Juvenile delinquency and attention deficit disorder: Boys' developmental trajectories from age 3 to 15. *Child Development*, 61, 893-910.

MOFFITT, T. E. (1993a). Adolescence-limited and lifecourse-persistent antisocial behavior: A developmental taxonomy. *Psychological Review*, 100, 674-701.

MOFFITT, T. E., & CASPI, A. (2001). Childhood predictors differentiate life-course persistent and adolescence-limited antisocial pathways among males and females. *Development and Psychopathology*, 13,355-375.

MOFFITT, T. E., CASPI, A., HARRINGTON, H. & MILNE, B. J. (2002). Males on the life-course-persistent and adolescence-limited antisocial pathways: Follow-up at age 26 years. *Development and Psychopathology*, 14, 179-207.

MOFFITT, T. E., CASPI, A. & RUTTER, M. (2006). Measured gene-environment interactions in psychopathology: Concepts, research strategies, and implications for research, intervention, and public understanding of genetics. *Perspectives on Psychological Science,* 1, 5-27.

MOFFITT, T. E., CASPI, A., RUTTER, M. & SILVA, P. A. (2001). *Sex differences in antisocial behavior: Conduct disorder, delinquency, and violence in the Dunedin longitudinal study.* Cambridge: Cambridge University Press.

MOLINA, B. S. G., SMITH, B. H. & PELHAM, W. E. (2001). Factor structure and criterion validity of secondary school teacher ratings of ADHD and ODD. *Journal of Abnormal Child Psychology,* 29, 71-82.

MOLKO, N., WILSON, A. & DEHAENE, S. (2005). La dyscalculie développementale, un trouble primaire de la perception des nombres. *Revue Française de Pédagogie,* 152, 41-47.

MONTAGNER, H. (1988). *L'attachement. Les débuts de la tendresse.* Paris: Odile Jacob.

MONTELEONE, P., BRAMBILLA, F., BORTOLOTTI, F. & MAJ, M. (2000). Serotonergic dysfunction across the eating disorders: Relations to eating behaviour, purging behaviour, and nutritional status and general psychopathology. *Psychological Medicine,* 30, 1099-1110.

MORAN, G., PEDERSON, D. R. & TARABULSY, G. M. (1996). Le rôle de la théorie de l'attachement dans l'analyse des interactions mère-enfant à la petite enfance: descriptions précises et interprétations significatives. In G. M. Tarabulsy & R. Tessier (Eds.), *Le développement émotionnel et social de l'enfant.* Sainte-Foy, Québec: Presses de l'Université du Québec (69-109).

MOREAU DE TOURS, P. (1888). *La folie chez les enfants.* Paris: Librairie J.-B. Bailliere.

MOREL, B. A. (1860). *Traité des maladies mentales.* Paris: Masson.

MORGAN, W. P. (1896). A case of congenital word blindness. *The British Medical Journal,* 2, 1378.

MORROW, J., YEAGER, C. & OTNOW-LEWIS, D. (1997). Encopresis and sexual abuse in a sample of boys in residential treatment. *Child Abuse & Neglect,* 21, 11-18.

MORRY, M. M. & STASKA, S. L. (2001). Magazine exposure: Internalization, self-objectification, eating attitudes, and body satisfaction in male and female university students. *Canadian Journal of Behavioural Science,* 33, 269-279.

MORTENSEN, E. L., ANDRESEN, J., KRUUSE, E., SANDERS, S. A. & REINISCH, J. M. (2003). IQ stability: The relation between child and young adult intelligence test scores in low-birthweight samples. *Scandinavian Journal of Psychology,* 44, 395-398.

MOTTRON, L. (2003). Une perception particuliere. *Cerveau & Psycho,* 4, 72-75

MOTTRON, L. (2004). *L'autisme, une autre inteligence.* Paris: Mardaga.

MOTTRON, L., BURACK, J. A., IAROCCI, G., BELLEVILLE, S., & ENNS, J. T. (2003). Locally oriented perception with global processing among adolescents with high-functioning autism: Evidence from multiple paradigms. *Journal of Child Psychology and Psychiatry,* 44, 904-913.

MOUREN-SIMEONI, M. C. & BANGE, F. (2000). L'hyperactivité avec déficit de l'attention: devenir chez l'adulte. *Annales Psychiatriques,* 15, 184- 189.

MOUREN-SIMEONI, M. C., FALISSARD, B. (1997). Dysthymie chez l'enfant et l'adolescent. In M.C. Mouren-Siméoni & R. G. Klein (Eds.), *Les dépressions chez l'enfant et l'adolescent: faits et questions.* Paris: ESF (55-79).

MOUREN-SIMEONI, M. C., VILA, G. & VERA, L. (1993). *Troubles anxieux de l'enfant et de l'adolescent.* Paris: Maloine.

MOURIDSEN, S. E. (2003). Childhood disintegrative disorder. *Brain & Development.* 25, 225-228.

MOURIDSEN, S. E., RICH, B. & ISAGER, T. (2000). A comparative study of genetic and neurobiological findings in disintegrative psychosis and infantile autism. *Psychiatry and Clinical Neurosciences,* 54, 441-446.

MOWRER, O. H. (1960). *Learning theory and behavior.* New York: Wiley.

MOWRER, O. H. & MOWRER, W. M. (1938). Enuresis. A method for its study and treatment. *American Journal of Orthopsychiatry,* 8, 436-459.

MUISE, A., STEIN, D. & ARBESS, G. (2003). Eating disorders in adolescent boys: A review of the adolescent and young adult literature. *Journal of Adolescent Health,* 33, 427-435.

MUNDY, P. & NEAL, A. R. (2001). Neural plasticity, joint attention, and a transactional social-orienting model of autism. *International Review of Research in Mental Retardation: Autism,* 23,139-168.

MUNDY, P., ROBERTSON, M., ROBERTSON, J. & GREENBLATT, M. (1990). The prevalence of psychotic symptoms in homeless adolescents. *Journal of the American Academy of Child and Adolescent Psychiatry,* 29, 724-731.

MURIS, P. & MERCKELBACH, H. (2000). How serious are common childhood fears? II. The parent's point of view. *Behaviour Research and Therapy,* 38, 813-818.

MURIS, P., MERCKELBACH, H. & DAMSMA, E. (2000). Threat perception bias in nonreferred, socially anxious children. *Journal of Clinical Child Psychology,* 29, 348-359.

MURIS, P. & OLLENDICK, T. H. (2002). The assessment of contemporary fears in adolescents using a modified version of the Fear Survey Schedule for Children-Revised. *Journal of Anxiety Disorders,* 16, 567-584.

MURPHY, C. C., BOYLE, C., SCHENDEL, D., DECOUFLE, P. & YEARGIN-ALLSOPP, M. (1998). Epidemiology of mental retardation in children. *Mental Retardation and Developmental Disabilities Research Reviews,* 4, 6-13.

MURPHY, C. C., YEARGIN-ALLSOPP, M., DECOUFLE, P. & DREWS, C. D. (1995). The administrative prevalence of mental retardation in 10-year-old children in metropolitan Atlanta, 1985 through 1987. *American Journal of Public Health,* 85, 319-323.

NADEL, J. (1996). Imitation et autisme. In R. Pry (Ed.), *Autisme et régulation de l'action.* Montpellier: Université de Montpellier III (57-74).

NADEL, J. & DECETY, J. (2002). *Imiter pour découvrir l'humain.* Paris: PUF.

NADEL, J. & PEZE, A. (1992). Communication productive et communication en écho: Un an d'évolution chez un enfant autiste. *Neuropsychiatrie de l'Enfance et de l'Adolescence,* 40, 553-558.

NADEL, J. & POTIER, C. (2001). Imitez, imitez, il en restera toujours quelque chose: le statut développemental de l'imitation dans le cas d'autisme. *Enfance,* 1, 76-85.

NADER-GROSBOIS, N. (2001a). Profils longitudinaux cognitifs et communicatifs d'enfants à retard mental. *Revue Francophone de la Déflcience Intellectuelle,* 12, 145-179.

NADER-GROSBOIS, N. (2001b). Relations entre capacités cognitives et communicatives d'enfants à retard mental. *Revue Francophone de la Déficience Intellectuelle,* 12, 45-66.

NAGIN, D. S. & TREMBLAY, R. E. (2001). Parental and early childhood predictors of persistent physical aggression in boys from kindergarten to high school. *Archives of General Psychiatry,* 58, 389-394.

NAKAMURA, K., HOSHINO, Y., WATANABE, A., HONDA, K., NIW A, S., TOMINAGA, K., SHIMAI, S. & YAMAMOTO, M. (1999). Eating problems in female Japanese high school students: A prevalence study. *International Journal of Eating Disorders,* 26, 91-95.

NANDU, S., MURPHY, M., MOSER, H. W. & RETT, A. (1986). Rett syndrome: Natural history in 70 cases. *American Journal of Medical Genetics,* 24, S61-S72.

NASSER, M. (1986). Comparative study of the prevalence of abnormal eating attitudes among Arab female students of both London and Cairo universities. *Psychological Medicine,* 16, 621-625.

NELSON, E. C., GRANT, J. D., BUCHOLZ, K. K., GLOWINSKI, H., MADDEN, P. A. F., REICH, W. & HEATH, A. C. (2000). Social phobia in a population based female adolescent twin sample: Comorbidity and associated suicide-related symptoms. *Psychological Medicine,* 30, 797-804.

NETTELBECK, T. & WILSON, C. (2005). Intelligence and IQ: What teachers should know. *Éducational Psychology,* 25, 609-630.

NEVÉUS, T., LÄCKGREN, G., TUVEMO, T., HETTA, J., HJALMAS & STENBERG, A. (2000). Enuresis: Background and treatment. *Scandinavian Journal of Urology and Nephrology,* 206, 1-44.

NEVÉUS, T., TUVEMO, T., LACKGREN, G. & STENBERG, A. (2001). Bladder capacity and renal concentrating ability in enuresis: Pathogenic implications. *Journal of Urology,* 165, 2022-2025.

NEWCORN, J. H., HALPERIN, J. M., JENSEN, P. S., ABIKOFF, H. B., ARNOLD, E., CANTWELL, D. P., CONNERS, C. K., ELLIOTT, G. R., EPSTEIN, J. N., GREENHILL, L. L., HECHTMAN, L., HINSHA W, S. P., HOZA, B., KRAEMER, H. C., PELHAM, W. E., SEVERE, J. B., SWANSON, J. M., WELLS, K. C., WIGAL, T. & VITIELLO, B. (2001). Symptom profiles in children with ADHD: Effects of comorbidity and gender. *Journal of the American Academy of Child & Adolescent Psychiatry,* 40, 137-146.

NICOLSON, R., BROOKNER, F. B., LENANE, M., GOCHMAN, P. A., INGRAHAM, L. J., EGAN, M. F., KENDLER, K. S., PICKAR, D., WEINBERGER, D. R. & RAPOPORT, J. L. (2003). Parental schizophrenia spectrum disorders in childhood-onset and adult-onset schizophrenia. *American Journal of Psychiatry,* 160, 490-495.

NICOLSON, R., LENANE, M., SINGARACHARLU, S., MALASPINA, D., GIEDD, J. N., HAMBURGER, S. D., GOCHMAN, P. A., BEDWELL, J., THAKER, G. K., FERNANDEZ, T., WUDARSKY, M., HOMMER, D. W. & RAPOPORT, J. L. (2000). Premorbid speech and language impairments in childhood-onset schizophrenia: Association with risk factors. *American Journal of Psychiatry,* 157, 794-800.

NICOLSON, R., MALASPINA, D., GIEDD, J. N., HAMBUR GER, S., LENANE, M., BEDWELL, J., FERNANDEZ, T., BERMAN, A., SUSSER, E. & RAPOPORT, J. L. (1999). Obstetrical complications and childhood-onset schizophrenia. *American Journal of Psychiatry,* 156, 1650-1652.

NICOLSON, R. & RAPOPORT, J. L. (1999). Childhoodonset schizophrenia: Rare but worth studying. *Biological Psychiatry,* 46, 1418-1428.

NIELSEN, T. A, LABERGE, L., PAQUET, J., TREMBLAY, R. E., VITARO, F. & MONTPLAISIR, J. (2000). DeveIopment of disturbing dreams during adolescence and their relation to anxiety symptoms. *Sleep,* 23, 727-736.

NIJMAN, R. J., BUTLER, R. J., VAN GOOL, J., YEUNG, C. K., BOWER, W. & HJALMAS, K. (2002). Conservative management of urinary incontinence in children. In P. Abrams, L. Cardozo, S. Khoury &

A. Wein (Eds.), *Incontinence.* Plymouth, UK: Health Pub, 2nd ed.

NOH, S., DUMAS, J. E., WOLF, L. C. & FISMAN, S. N. (1989). Delineating sources of stress in parents of exceptional children. *Family Relations,* 38, 456-461.

NOLAN, S. A, FLYNN, C. & GARBER, J. (2003). Prospective relations between rejection and depression in young adolescents. *Journal of Personality and Social Psychology,* 85, 745-755.

NOLEN-HOEKSEMA, S. (2000). The role of rumination in depressive disorders and mixed anxiety / depressive symptoms. *Journal of Abnormal Psychology,* 109, 504-511.

NOLEN-HOEKSEMA, S. & GIRGUS, J. S. (1994). The emergence of gender differences in depression during adolescence. *Psychological Bulletin,* 115, 424-443.

NOLEN-HOEKSEMA, S., GIRGUS, J. S. & SELIGMAN, M. E. P. (1991). Sex differences in depression and explanatory style in children. *Journal of Youth and Adolescence,* 20, 233-246.

NOLEN-HOEKSEMA, S., GIRGUS, J. S. & SELIGMAN, M. E. P. (1992). Predictors and consequences of childhood depressive symptoms: A 5-year longitudinal study. *Journal of Abnormal Psychology,* 101, 405-422.

NOMURA, Y. & SEGAWA, M. (1982). Tourette syndrome in Oriental children, Clinical and pathophysiological considerations. In A. J. Friedhoff & T. N. Chase (Eds.), *Gilles de la Tourette syndrome.* New York: Raven Press (277-280).

NORGAARD, J. P., RITTIG, S. & DJURHUUS, J. C. (1989). Nocturnal enuresis: An approach to treatment based on pathogenesis. *Journal of Pediatrics,* 114, 705-710.

NORRIS, M. L.. BOYDELL, K. M., PINHAS, L. & KATZMAN, D. K. (2006). Ana and the Internet: A review of pro-anorexia websites. *International Journal of Eating Disorders,* 39, 443-447.

NOTE, I. D. (1991). Traitements cognitivo-comportementalistes de la boulimie. *Science et Comportement,* 2 1,291-314.

NURCOMBE, B. (1994). The validity of the diagnosis of major depression in childhood and adolescence. In W.M. Reynolds & H.F. Johnston (Eds.), *Handbook of depression in children and adolescents.* New York: Plenum (6 I -77).

NYHAN, W. L. (2002). Lessons from Lesch-Nyhan syndrome. In S. R. Schroeder, M. L. Oster-Granite & T. Thompson (Eds.), *Self-injurious behavior: Gene-brain-behavior relationships.* Washington, DC: American Psychological Association (251-267).

OAKES, J. (1990). Opportunities, achievement and choice: Women and minority students in science and mathematics. *Review of Research in Éducation,* 16, 153-221.

OFFORD, D. R., BOYLE, M. H., SZATMARI, P., RAE-GRANT, N. I., LINKS, P. S., CADMAN, D. T., BYLES, J. A., CRAWFORD, J. W., BLUM, H. M., BYRNE, C.,THOMAS, H. & WOODWARD, C. A. (1987). Ontario Child Health Study, 11: Six-month prevalence of disorder and rates of service utilization. *Archives of General Psychiatry,* 44, 832-836.

OGAWA, K., WATARAI, A., MIYA, M. & NAKAZAWA, M. (1997). Trente-cinq années de suivi de patients schizophrenes. *L'Information Psychiatrique,* 73, 792-796.

OLINO, T. M., LEWINSOHN, P. M. & KLEIN, D. N. (2006). Sibling similarity for MDD: Evidence for shared familial factors. *Journal of Affective Disorders,* 94, 211-218.

OLLENDICK, T. H., HAGOPIAN, L. P. & KING, N. J. (1997). Specific phobias in children. In G. C. L. Davey (Ed.). *Phobias. A handbook of theory, research, and treatment.* New York: Wiley (201-224).

OLLENDICK, T. H., KING, N. J. & FRARY, R. B. (1989). Fears in children and adolescents: Reliability and generalizability across gender, age, and nationality. *Behaviour Research and Therapy,* 27,19-26.

OLLENDICK, T. H., MATSON, J. & HELSEL, W. J. (1985). Fears in children and adolescents: Normative data. *Behaviour Research and Therapy,* 23, 465-467.

OLLENDICK, T. H. & OLLENDICK, D. G. (1990). Tics and Tourette syndrome. In A. M. Gross & R. S. Drabman (Eds.), *Handbook of clinical behavioral pediatrics.* New York: Plenum (243-252).

OLLENDICK, T. H., YANG, B., KING, N. J., DONG, Q. & AKANDE, A. (1996). Fears in American, Australian, Chinese, and Nigerian children and adolescents: A crosscultural study. *Journal of Child Psychology and Psychiatry,* 37, 213-220.

OLSON, S. L., BATES, J. E., SANDY, J. M. & LANTHIER, R. (2000). Early developmental precursors of externalizing behavior in middle childhood and adolescence. *Journal of Abnormal Child Psychology,* 28, 119-133.

OLSON, S. L. & HOZA, B. (1993). Preschool developmental antecedents of conduct problems in children beginning school. *Journal of Clinical Child Psychology,* 22, 60-67.

OLWEUS, D. (1994). School bullying. Facts and intervention. *Violence Update,* 5, 3-4.

OOSTERLAAN, J., SCHERES, A. & SERGEANT, J. A. (2005). Which executive functioning deficits are associated with AD/HD, ODD/CD, and comorbid AD/ HD+ODD/CD? *Journal of Abnormal Child Psychology,* 33, 69-85.

OOSTERLAAN, J. & SERGEANT, J. A. (1998). Effects of reward and response cost on response inhibition in AD / HD, disruptive, anxious, and normal children. *Journal of Abnormal Child Psychology, 26,* 161-174.

ORDONEZ, A E., BOBB, A., GREENSTEIN, D., BAKER, N., SPORN, A., LENANE, M., MALASPINA, D., RAPAPORT, J. L. & GOGTAY, N. (2005). Lack of evidence for elevated obstetric complications in childhood onset schizophrenia. *Biological Psychiatry, 58,* 10-15.

ORGANISATION MONDIALE DE LA SANTÉ (OMS) (1979). CIM-9 *Classification internationale des troubles mentaux et des troubles du comportement,* 9ª révision. Geneve: OMS.

ORGANISATION MONDIALE DE LA SANTÉ (OMS) (1993). CIM-I0 *Classification internationale des troubles mentaux et des troubles* du *comportement,* 10ª *révision* (en deux volumes, Descriptions cliniques et directives pour le diagnostic, et Critères diagnostiques pour la recherche), Paris: Masson, 1994.

ORGANISATION MONDIALE DE LA SANTÉ (OMS) (2001). *Rapport sur la santé dans le monde, 2001 - La santé mentale: nouvelle conception, nouveaux espoirs.* Geneve: OMS. Document disponible sur le site Internet http://www.who.int»

ORGANISATION MONDIALE DE LA SANTÉ (OMS) (2004). *The economic dimensions of interpersonal violence.* Geneve: OMS. Document disponible sur le site Internet http://www.who.int

ORTON, S. (1937). *Reading, writing, and speech problems in children: A presentation of certain types of disorders in the development of the language faculty.* New York: Norton.

OSTERLING, J. A., DA WSON, G. & MUNSON, J. A (2002). Early recognition of 1-year-old infants with autism spectrum disorder versus mental retardation. *Development and Psychopathology,* 14,239-252.

OZOLS, E. J. & ROURKE, B. P. (1988). Characteristics of young learning-disabled children classified according to patterns of academic achievement: Auditory-perceptual and visual-perceptual abilities. *Journal of Clinical Child Psychology,* 17, 44-52.

PAIN, J. (1996). Des violences institutionnelles en milieu scolaire. In C. Rey (éd.), *Les adolescents face à la violence.* Paris: Syros (125-135).

PAIN, J., BARRIER, É. & ROBIN, D. (1997). *Violences à l'école: Allemagne, Angleterre, France.* Paris: Matrice.

PAJER, K., STOUTHAMER-LOEBER, M., GARDNER, W. & LOEBER, R. (2006). Women with antisocial behaviour: long-term health disability and helpseeing for emotional problems. *Criminal Behaviour and Mental Health,* 16, 29-42.

PAKZAD, S. & ROGE, B. (2004). Les performances des enfants dyslexiques dans le rappel de suites de chiffres. *Approche Neuropsychologique des Apprentissages chez l'Enfant,* 78, 239-242.

PALAZZOLI, M. S. (1978). *Self-starvation.* New York: Jason Aronson.

PAPADOPOULOS, T. C., PANAYIOTOU, G., SPANOU DIS, G., NATSOPOULOS, D. (2005). Evidence of poor planning in children with attention deficits. *Journal of Abnormal Child Psychology,* 33, 611-623.

PAQUIER, R. (1972). *Bercher. Histoire d'un village vaudois.* Lausanne: 24 heures.

PARRY JONES, W. L. (1995). Historical aspects of mood and its disorder in young people. In I. M. Goodyer (Ed.), *The depressed child and adolescent: Developmental and clinical perspectives.* Cambridge: Cambridge University Press (1-25).

PARRY-JONES, W. L. (2001). Childhood psychosis and schizophrenia: A historical review. In H. Remschmidt (Ed.), *Schizophrenia in children and adolescents.* Cambridge: Cambridge University Press (1-22).

PATJA, K., IIVANAINEN, M., RAITASUO, S. & LONNQVIST, J. (2001). Suicide mortality in mental retardation: A 35-year follow-up study. *Acta Psychiatrica Scandinavica,* 103,307-311.

PATTERSON, G. R. (1976). The aggressive child: Victim and architect of a coercive system. In L. A. Hamerlynck, L. C. Handy & E. J. Mash (Eds.), *Behavior modification with families: Theory and research, Vol. 1.* New Y ork: Brunner /Mazel (276-316).

PATTERSON, G. R., FORGATCH, M. S., YOERGER, K. L. & STOOLMILLER, M. (1998). Variables that initiate and maintain early-onset trajectory for juvenile offending. *Development and Psychopathology,* 10,531-547.

PATTERSON, G. R., REID, J. B. & DISHION, T. J. (1992). *Antisocial boys.* Eugene, OR: Castalia.

PATTERSON, G. R. & STOOLMILLER, M. (1991). Replications of a dual failure model for boys' depressed mood. *Journal of Consulting and Clinical Psychology,* 59, 491-498.

PATTON, G. C., COFFEY, C. & SAWYER, S. M. (2003). The outcome of adolescent eating disorders: findings from the Victorian Adolescent Health Cohort Study. *European Child & Adolescent Psychiatry,* 12, 125-129.

PATTON, G. C., JOHNSON-SABINE, E., WOOD, K., MANN, A H. & WAKELING, A (1990). Abnormal eating attitudes in London school girls - a prospective epidemiological study: Outcome at twelve month follow-up. *Psychological Medicine,* 20, 383-394.

PAUL, T., SCHROETER, K., DAHME, B. & NUTZINGER, D. O. (2002). Self-injurious behavior in women with eating disorders. *American Journal of Psychiatry,* 159, 408-411.

PAULS, D. L., ALSOBROOK, J. N., GOODMAN, W., RASMUSSEN, S. & LECKMAN, J. F. (1995). A family study of obsessive-compulsive disorder. *American Journal of Psychiatry,* 152, 76-84.

PAULS, D., LECKMAN, J. F. & COHEN, D. J. (1993). Familial relationship between Gilles de la Tourette syndrome, attention deficit disorder, learning disabilities, speech disorders and stuttering. *Journal of the American Academy of Child and Adolescent Psychiatry,* 32, 1044-1050.

PAULS, D., RAYMOND, C., STEVENSON, J. & LECKMAN, J. F. (1991). A family study of Gilles de la Tourette syndrome. *American Journal of Human Genetics,* 48, 154-163.

PAWLAK, C., PASCUAL-SANCHEZ, T., RAE, P., FISCHER, W. & LADAME, F. (1999). Anxiety disorders, comorbidity, and suicide attempts in adolescence: A preliminary investigation. *European Psychiatry,* 14, 132-136.

PELHAM, W. E., GNAGY, E. M., GREENSLADE, K. E. & MILICH, R (1992). Teacher ratings of DSM-III-R symptoms for the disruptive behavior disorders. *Journal of the American Academy of Child and Adolescent Psychiatry,* 31, 210-218.

PELHAM, W. E., LANG, A. R., ATKESON, B., MURPHY, D. A., GNAGY, E. M., GREINER, A. R., VODDE-HAMILTON, M. & GREENSLADE, K. E. (1997). Effects of deviant child behavior on parental distress and alcohol consumption in laboratory interactions. *Journal of Abnormal Child Psychology,* 25, 413-424.

PELTZER, K. & TAIWO, O. (1993). Enuresis in a population of Nigerian children. *Journal of Psychology in Africa,* I, 136-150.

PENNINGTON, B. F. & OZONOFF, S. (1996). Executive functions and developmental psychopathology. *Journal of Child Psychology and Psychiatry,* 37, 51-87.

PENNINGTON, B. F., GROlSSER, D. & WELSH, M. C. (1993). Contrasting cognitive deficits in attention deficit hyperactivity disorder versus reading disability. *Developmental Psychology,* 29, 511-523.

PERCY, A. K. & LANE, J. B. (2005). Rett Syndrome: Model of neurodevelopmental disorders. *Journal of Child Neurology,* 20, 718-721.

PERDEREAU, F., GODART, N. & JEAMMET, P. (2002). Antécédents psychiatriques familiaux dans l'anorexie mentale. *Neuropsychiatre de l'Enfance et de l'Adolescence,* 50, 173-182.

PERRON, R. (1979). Déficience mentale et représentation de soi. In R. Zazzo (éd.), *Les débilités mentales.* Neuchâtel: Delachaux et Niestlé, 3ᵉ éd. (310-379).

PETERSEN, A. C., COMPAS, B. E., BROOKS GUNN, J., STEMMLER, M., EY, S. & GRANT, K. E. (1993). Depression in adolescence. *American Psychologist,* 48, 155-168.

PETERSEN, A. C., SARIGIANI, P. A. & KENNEDY, R. E. (1991). Adolescent depression: Why more girls? *Journal of Youth and Adolescence,* 20, 247-271.

PETERSON, B. S., PINE, D. S., COHEN, P. & BROOK, J. S. (2001). Prospective, longitudinal study of tic, obsessive-compulsive, and attention-deficit/hyperactivity disorders in an epidemiological sample. *Journal of the American Academy of Child & Adolescent Psychiatry,* 40, 685-695.

PETOT, D. (2004). L'angoisse de séparation infantile est-elle le précurseur de l'agoraphobie et de l'attaque de panique? *Neuropsychiatrie de l'Enfance et de l'Adolescence,* 52, 78-84.

PFEFFER, C. R., LIPKINS, R, PLUTCHIK, R & MIZRUCHI, M. S. (1988). Normal children at risk for suicidal behavior: A two-year follow up study. *Journal of the American Academy of Child and Adolescent Psychiatry,* 27, 34-41.

PFIFFNER, L. J., McBURNETT, K., RATHOUZ, P. J. & JUDICE, S. (2005). Family correlates of oppositional and conduct disorders in children with attention-deficit hyperactivity disorder. *Journal of Abnormal Child Psychology,* 33, 551-563.

PHARES, V. & COMPAS, B. (1991). The role of fathers in child and adolescent psychopathology: Make room for daddy. *Psychological Bulletin,* 111, 387-412.

PHILIPPART, M. (1990). The Rett syndrome in males. *Brain and Development,* 12, 33-36.

PIAGET, J. (1926). *Le langage et la pensée chez l'enfant.* Neuchâtel: Delachaux et Niestlé.

PIAGET, J. (1929). *La construction du réel chez l'enfant.* Neuchâtel: Delachaux et Niestlé.

PIAGET, J. (1936). *La naissance de l'intelligence chez l'enfant.* Neuchâtel: Delachaux et Niestlé.

PIAGET, J. & INHELDER, B. (1947). Diagnosis of mental operations and theory of intelligence. *American Journal of Mental Deficiency,* 51, 401-406.

PIERCE, K., MULLER, R. A., AMBROSE, J., ALLEN, G. & COURCHESNE, E. (2001). Face processing occurs outside the fusiform 'face area' in autism: Evidence from functional MRI. *Brain: A Journal of Neurology,* 124, 2059-2073.

PILLOW, D. R., PELHAM, W. E., HOZA, B., MOLINA, B. S. G. & STULTZ, C. H. (1998). Confirmatory factor analyses examining attention deficit hyperactivity disorder symptoms and other childhood disruptive behaviors. *Journal of Abnormal Child Psychology,* 26, 293-309.

PINE, D. S. (2003). Developmental psychobiology and response to threats: Relevance to trauma in children and adolescents. *Biological Psychiatry,* 53, 796-808.

PINEL, P. (1801). *Traité médicophilosophique sur l'aliénation mentale ou la manie.* Paris: Richard, Caille & Ravier.

PLOMIN, R., DEFRlES, J. C., McCLEARN, G. E. & RUTTER, M. (1998). *Des genes au comportement. Introduction à la génétique comportementale.* Bruxelles: DeBoeck Université.

PLOMIN, R., FULKER, D. W., CORLEY, R. & DEFRIES, J. C. (1997). Nature, nurture, and cognitive development from 1 to 16 years: A parent offspring adoption study. *Psychological Science*, 8, 442-447.

POLITIQUES SOCIALES (2006). *Violence dans les médias*, 1-2.

POLIVY, J. & HERMAN, C. P. (2002). Causes of eating disorders. *Annual Review of Psychology*, 53, 187-213.

POLLOWAY, E. A., SCHEWEL, R. & PATTON, J. R. (1992). Learning disabilities in adulthood: Personal perspectives. *Journal of Learning Disabilities*, 25, 520-522.

POPE, H. G., MANGWETH, B., NEGRAO, A. B., HUDSON, J. I. & CORDAS, T. A. (1994). Childhood sexual abuse and bulimia nervosa: A comparison of American, Austrian, and Brazilian women. *American Journal of Psychiatry*, 147, 871-875

POTTER, H. W. (1933). Schizophrenia in children. *American Journal of Psychiatry*, 89, 1253-1270.

POURTOIS, J. P. & DESMET, H. (2004). *L'éducation implicite. Socialisation et individuation*. Paris: PUF.

POUSSAINT, A. F., KOEGLER, R. R. & RIEHL, J. R. (1967). Enuresis, epilepsy, and the electroencephalogram. *American Journal of Psychiatry*, 123, 1294-1295.

POWER, T. J., COSTIGAN, T. E., EIRALDI, R. B. & LEFF, S. S. (2004). Variations in anxiety and depression as a function of ADHD subtypes defined by DSM-IV: Do subtype differences exist or not ? *Journal of Abnormal Child Psychology*, 32, 27-37.

PRENDERGAST, M., TAYLOR, E., RAPOPORT, J. L., BARTKO, J., DONNELLY, M., ZAMETKIN, A., AHEARN, M. B., DUNN, G. & WIESELBERG, H. M. (1988). The diagnosis of childhood hyperactivity. A U.S.-U. K. cross-national study of DSM-III and ICD-9. *Journal of Child Psychology and Psychiatry*, 29, 289-300.

PRICE, R. A, KIDD, K. K., COHEN, D. J., PAULS, D. L. & LECKMAN, J. F. (1985). A twin study of Tourette's syndrome. *Archives of General Psychiatry*, 42, 815-820.

PRIEUR, C. (2006). Le projet de dépistage précoce des troubles du comportement suscite un tollé. *Le Monde*, 19 février.

PRINZ, R. J. & MILLER, G. (1991). Issues in understanding and treating childhood conduct problems in disadvantaged populations. *Journal of Clinical Child Psychology*, 20, 379-385.

PRIOR, M. (Ed) (2003). *Learning and behavior problems in Asperger syndrome*. New York: Guilford.

PRIOR, M., SMART, D., SANSON, A. & OBERKLAID, F. (2000). Does shy-inhibited temperament in childhood lead to anxiety problems in adolescence? *Journal of the American Academy of Child and Adolescent Psychiatry*, 39, 461-468.

PRIZANT, B. (1996). Communication, language, social, and emotional development. *Journal of Autism and Developmental Disorders*, 26, 173-178.

PROVOST, M. A. & LAFRENIERE, P. J. (1991). La relation entre la qualité de l'attachement parents-enfants et la compétence sociale à la garderie. In M. A. Provost et R. E. Tremblay (éd.), *Famille. Inadaptation et intervention*. Ottawa: Éditions Agence d'Arc (65-85).

PRY, P. (1998). Composantes cognitive et comportementale dans le trouble «Déficit attentionnel/hyperactivité» chez l'enfant de 7 ans. *Neuropsychiatrie de l'Enfance et de l'Adolescence*, 46, 94-101.

PRY, R. (2005). Comment les enfants avec syndrome d'Asperger dessinent. *Enfance*, 1,83-94.

PRY, R. & GUILLAIN, A. (2000). Autisme et fonctionnement psychologique. *Neuropsychiatrie de l'Enfance et de l'Adolescence*, 46, 407-415.

PRY, R., JUHEL, J., BODET. J. & BAGHDADLI, A. (2005). Stabilité et changement du retard mental chez le jeune autiste. *Enfance*, 3, 270-277.

PUIG-ANTICH, J., LUKENS, E., DAVIES, M., GOETZ, D., BRENNAN-QUATTROCK, J. & TODAK, G. (1985a). Psychosocial functioning in prepubertal major depressive disorders: I. Interpersonal relationships during the depressive episode. *Archives of General Psychiatry*, 42, 500-507.

PUIG-ANTICH. J., LUKENS, E., DAVIES, M., GOETZ, D., BRENNAN-QUATTROCK, J. & TODAK, G., (1985b). Psychosocial functioning in prepubertal major depressive disorders: II. Interpersonal relationships after sustained recovery from affective episode. *Archives of General Psychiatry*, 42, 511-517.

PULKKINEN, L. & PITKÄNEN, T. (1993). Continuities in aggressive behavior from childhood to adulthood. *Aggressive Behavior*, 19,249-262.

PULVER, A. E. (2000). Search for schizophrenia vulnerability genes. *Biological Psychiatry*, 47, 221-230.

PURPER-OUAKIL, D. (2004). Génétique du trouble déficit attentionnel/hyperactivité. *Approche Neuropsychologique des Apprentissages chez l'Enfant*, 79, 288-290.

PURPER-OUAKIL, D. & MOUREN-SIMEONI, M. C. (2000). Troubles dépressifs: une prévalence élevée chez le jeune. *La Revue du Praticien - Médecine Générale*, 14, 2257-2260.

QUAY, H. C. (1988). The behavioral reward and inhibition systems in childhood behavior disorders. In L. M. Bloomingdale (Ed.), *Attention deficit disorder*, Vol. 3. Oxford: Pergamon (176186).

QUAY, H. C. (1993). The psychobiology of undersocialized aggressive conduct disorder: A theoretical perspective. *Development and Psychopathology*, 5, 165-180.

QUAY, H. C. (1997). Inhibition and attention deficit hyperactivity disorder. *Journal of Abnormal Child Psychology*, 25, 7-13.

QUIGGLE, N. L., GARBER, J., PANAK, W. F. & DODGE, K. A. (1992). Social information processing in aggressive and depressed children. *Child Development,* 63, 1305-1320.

RACHMAN, S. (1977). The conditioning theory of fear acquisition: A critical examination. *Behaviour Research and Therapy,* 15,375-387.

RAINE, A. (2002a). Annotation: The role of prefrontal deficits, low autonomic arousal and early health factors in the development of antisocial and aggressive behavior in children. *Journal of Child Psychology and Psychiatry,* 43, 417-434.

RAINE, A., DODGE, K., LOEBER, R., GATZKE-KOPP, L., LYNAM, D., REYNOLDS, C., STOUTHAMER-LOEBER, M. & LIU, J. (2006). The Reactive Proactive Aggression Questionnaire: Differential correlates of reactive and proactive aggression in adolescent boys. *Aggressive Behavior,* 32, 159-171.

RAMSAY, S. (2001). UK starts campaign to reassure parents about MMR vaccine safety. *Lancet,* 357, 390.

RAMUS, F. (2003). Dyslexie, quoi de neuf? La théorie phonologique. *Ortho Magazine,* 44, 9-13.

RAMUS, F. (2005). De l'origine biologique de la dyslexie. *Psychologie & Éducation,* 1, 81-96.

RANK, B. (1949). Adaptation of the psychoanalytic technique for the treatment of young children with atypical development. *American Journal of Orthopsychiatry,* 19, 130-139.

RAO, U., HAMMEN, C. & DALEY, S. (1999). Continuity of depression during the transition to adulthood: A 5-year longitudinal study of young woman. *Journal of the American Academy of Child and Adolescent Psychiatry,* 38, 908-915.

RAO. U., WEISSMAN, M. M., MARTIN, J. A. & HAMMOND, R. W. (1993). Childhood depression and risk of suicide: A preliminary report of a longitudinal study. *Journal of the American Academy of Child and Adolescent Psychiatry,* 32, 21-27.

RASMUSSEN, P. & GILBERG, C. (2001). Natural outcome of ADHD with developmental coordination disorder at age 22 years: A controlled, longitudinal. community based study. *Journal of the American Academy of Child and Adolescent Psychiatry,* 39, 1424-1431.

REDL, F. & WINEMAN, D. (1964). *L'enfant agressif. Tome 1: Le moi désorganisé.* Paris: Fleurus.

REILLY, J. J. (2006). Obesity in childhood and adolescence: Evidence based clinical and public health perspectives. *Postgraduate Medical Journal,* 82, 429-437.

REILLY, J. J., METHVEN, E., MCDOWELL, Z. C., HACKING, B., ALEXANDER, D., STEWART, L. & KELNAR, C. J. (2003). Health consequences of obesity. *Archives of Disease in Childhood,* 88, 748-752.

REINHERZ, H. Z., STEWART-BERGHAUER, G., PAKIZ, B., FROST, A K., MOEYKENS, B. A & HOLMES, W. M. (1989). The relationship of early risk and current mediators to depressive symptomatology in adolescence. *Journal of the American Academy of Child and Adolescent Psychiatry,* 28, 942-947.

REISS, S. & ROJAHN, J. (1993). Joint occurrence of depression and aggression in children and adults with mental retardation. *Journal of Intellectual Disability Research,* 37, 287-294.

REMSCHMIDT, H. E., SCHULZ, E., MARTIN, M., WARNKE, A. & TROTT, G. E. (1994). Childhood-onset schizophrenia: History of the concept and recent studies. *Schizophrenia Bulletin,* 20, 727-745.

REY, J. M. (1993). Oppositional defiant disorder. *American Journal of Psychiatry,* 150, 1769-1778.

RHINEWINE, J. P., LENCZ, T., THADEN, E. P., CERVELLIONE, K. L., BURDICK, K. E., HENDERSON, I., BHASKAR, S., KEEHLISEN, L., KANE, J., KOHN, N., FISCH, G. S., BILDER, R. M. & KUMRA, S. (2005). Neurocognitive profile in adolescents with early-onset schizophrenia: Clinical correlates. *Biological Psychiatry,* 58, 705-712.

RIC, F. (1996). L'impuissance acquise (learned helplessness) chez l'être humain: une présentation théorique. *L'Année Psychologique,* 96, 677-702.

RICHARDSON, S. A., KATZ, M. & KOLLER, H. (1986). Sex differences in number of children administratively classified as mildly mentally retarded: An epidemiological review. *American Journal of Mental Deficiency,* 91, 250-256.

RICHMAN, N., STEVENSON, J. E. & GRAHAM, P. J. (1975). Prevalence of behaviour problems in 3-year-old children: An epidemiological study in a London borough. *Journal of Child Psychology and Psychiatry,* 16, 277-287.

RICHTERS, J. E. & CICCHETTI, D. (1993). Mark Twain meets DSM-III-R: conduct disorder, development and the concept of harmful dysfunction. *Development and Psychopathology,* 5, 5-29.

RICHTERS, J. E. & MARTINEZ, P. (1993). The NIMH community violence project: I. Children as victims of and witnesses to violence. *Psychiatry,* 56, 7-21.

RIECHER, A, MAURER, K., LOFFLER, W., FATKENHEUER, B., AN DER HEIDEN, W., MUNK-JORGENSEN, P., STROMGREN, K & HAFNER, H. (1991). Gender differences in age at onset and course of schizophrenic disorders. A contribution to the understanding of the disease ? In H. Hafner & W. F. Gattaz (Eds.), *Search for the causes of schizophrenia,* Vol. 2. Berlin: SpringerVerlag (14-33).

RIEGER, E., TOUYZ, S. W., SWAIN, T. & BEUMONT, P. J. V. (2001). Cross-cultural research on anorexia nervosa: Assumptions regarding the role of body weight. *International Journal of Eating Disorders,* 29, 205-215.

RIMLAND, B. (1964). Infantile autism: The syndrome and its implications for a neural theory of behavior. New York: Appleton-Century-Crofts.

RIMM-KAUFMAN, S. K & KAGAN, J. (2005). Infant predictors of kindergarten behavior: The contribution of inhibited and uninhibited temperament types. *Behavioral Disorders,* 30, 331-347.

RINEHART, N. J., BRADSHA W, J. L., MOSS, S. A., BRERETON, A. V. & TONGE, B. J. (2000). Atypical interference of local detail on global processing in high-functioning autism and Asperger's disorder. *Journal of Child Psychology and Psychiatry,* 41, 769-778.

ROBERTS, R. K, LEWINSOHN, P. M. & SEELEY, J. R. (1995). Symptoms of DSM-III-R major depression in adolescence-evidence from an epidemiologic survey. *Journal of the American Academy of Child and Adolescent Psychiatry,* 34, 1608-1617.

ROBICHON, F. & HABIB, M. (1996). Neuro-anatomo-pathologie de la dyslexie de développement. In S. Carbonnel, P. Gilet, M.-D. Martory & S. Valdois (Eds.), *Approche cognitive des troubles de la lecture et de l'écriture chez l'enfant et l'adulte.* Marseille: Solal (33-48).

ROBINS, L. N. (1966). *Deviant children grown up: A sociological and psychiatric study of sociopathic personality.* Baltimore, MD: Williams and Wilkins.

ROBINS, L. N. & PRICE, R. K. (1991). Adult disorders predicted by childhood conduct problems: Results from the NIMH Epidemiologic Catchment Area project. *Psychiatry,* 54, 13-132.

ROBITAILLE, A., EVERETT, J. & THOMAS, J. (1990). Étude neuropsychologique d'enfants de 7 à 12 ans présentant des troubles de l'attention: Déficit du processus séquentiel et hypothese frontale. *Approche Neuropsychologique des Apprentissages chez l'Enfant,* 2, 60-64.

ROCHE, S. (1996). *La société incivile: qu'est-ce que l'insécurité ?* Paris: Seuil.

RODIER, P. M. (2002). Converging evidence from brain stem injury in autism. *Development and Psychopathology,* 14,537-557.

RODRIGUEZ, A. & BOHLIN, G. (2005). Are maternal smoking and stress during pregnancy related to ADHD symptoms in children ? *Journal of Child Psychology and Psychiatry,* 46, 246-254.

ROELEVELD, N., ZIELHUIS, G. A. & GABREELS, F. (1997). The prevalence of mental retardation: A critical review of recent literature. *Developmental Medicine & Child Neurology,* 39, 125-132.

ROGE, B. (2001). Le diagnostic précoce de l'autisme: données actuelles. *Enfance,* 1, 21-30.

ROGERS, D., STRATTON, P., VICTOR, J., KENNEDY, B. & ANDRES, M (1992). Chronic regurgitation among persons with mental retardation: A need for combined medical an interdisciplinary strategies. *American Journal on Mental Retardation,* 96,522-527.

ROGERS, S. J. & BENETTO, L. (2001). Le fonctionnement moteur dans le cas d'autisme. *Enfance,* 1, 63-73.

ROGERS, S. J., HEPBURN, S. L., STACKHOUSE, T. & WEHNER, E. (2003). Imitation performance in toddlers with autism and those with other developmental disorders. *Journal of Child Psychology and Psychiatry,* 44, 763-781.

ROHDE, P., LEWINSOHN, P. M. & SEELY, J. R. (1991). Comorbidity of unipolar depression, 2: Comorbidity with other mental disorders in adolescents and adults. *Journal of Abnormal Psychology,* 100, 214-222.

ROMANO, E., TREMBLAY, R. E., BOULERICE, B. & SWISHER, R. (2005). Multilevel correlates of childhood physical aggression and prosocial behavior. *Journal of Abnormal Child Psychology,* 33, 565-578.

ROMANO, E., TREMBLAY, R. E., VITARO, F., ZOCCOLILLO, M. & PAGANI, L. (2001). Prevalence of psychiatric diagnoses and the role of perceived impairment: Findings from an adolescent community sample. *Journal of Child Psychology and Psychiatry,* 42, 451-562.

ROPCKE, B. & EGGERS, C. (2005). Early-onset schizophrenia: A 15-year follow-up. *European Child & Adolescent Psychiatry,* 14, 341-350.

ROSEN, J. C., GROSS, J. & VARA, L. (1987). Psychological adjustment of adolescents attempting to lose or gain weight. *Journal of Consulting and Clinical Psychology,* 55, 742-747.

ROSEN, M. & WESSNER, C. (1973). A behavioral approach to Tourette' s syndrome. *Journal of Consulting and Clinical Psychology,* 41, 308-312.

ROSENFIELD, I. (1988). *The invention of memory. A new view of the brain.* New York: Basic Books.

ROSS, R. G., OLINCY, A., HARRIS, J. G., RADANT, A., HAWKINS, M., ADLER, L. E. & FREEDMAN, R. (1999). Evidence for bilineal inheritance of physiological indicators of risk in childhood-onset schizophrenia. *American Journal of Medical Genetics,* 88, 188-199.

ROSS, R. T., BEGAB, M. J., DONDIS, E. H., GIAMPICCOLO, J. & MEYERS, C. E. (1985). *Lives of the retarded: A forty-year follow-up study.* Stanford, CA: Stanford University Press.

ROUILLARD, L. & SCHNEIDER, B. H. (1995). Attachement parent(s)/ enfant durant la petite enfance et compétence sociale au niveau préscolaire. *Science et Comportement,* 24, 111-131.

ROUILLON, F. (1997). *Les troubles dépressifs.* Paris: John Libbey Eurotext.

ROUPRET, J. & KOCHMAN, F. (2002). TOC-PANDAS (trouble obsessionnel compulsif - paediatric autoimmune neuropsychiatric disorder associated with streptococcal infections) - Nouvelles données cliniques et perspectives thérapeutiques. *Journal de Pharmacie Clínique, 21,* 175-178.

ROURKE, B. P. (1989). *Nonverbal learning disabilities: The syndrome and the model.* New York: Guilford.

ROURKE, B. P. (Ed.) (1995). *Syndrome of nonverbal learning disabilities:* Neurodevelopmental manifestations. New York: Guilford.

ROVET, J. (2004). Turner Syndrome: A review of genetic and hormonal influences on neuropsychological functioning. *Child Neuropsychology, 10,* 262-279.

ROWE, R., MAUGHAN, B. & ELEY, T. C. (2006). Links between antisocial behavior and depressed mood: The role of life events and attributional style. *Journal of Abnormal Child Psychology, 34,* 293-302.

ROZA, S. J., HOFSTRA, M. B., V AN DER ENDE, J. & VERHULST, F. C. (2003). Stable prediction of mood and anxiety disorders based on behavioral and emotional problems in childhood: A 14-year follow-up during childhood, adolescence, and young adulthood. *American Journal of Psychiatry, 160,* 2116-2121.

RUBACK, R. B. & WEINER, N. A. (Eds.) (1995). *Interpersonal violent behaviors: Social and cultural aspects.* New York: Springer.

RUDOLPH, K. D. & CLARK, A. G. (2001). Conceptions of relationships in children with depressive and aggressive symptoms: Social-cognitive distortion or reality? *Journal of Abnormal Child Psychology, 29,* 41-56.

RUDOLPH, K. D., HAMMEN, C. & BURGE, D., (1994). Interpersonal functioning and depressive symptoms in childhood: Addressing the issues of specificity and comorbidity. *Journal of Abnormal Child Psychology, 22,* 355-371.

RUSSELL, A. T. (1994). The clinical presentation of childhood-onset schizophrenia. *Schizophrenia Bulletin, 20,* 631-646.

RUSSELL, A. T., BOTT, L. & SAMMONS, C. (1989). The phenomenology of schizophrenia occurring in childhood. *Journal of the American Academy of Child and Adolescent Psychiatry, 28,* 399-407.

RUSSELL, G. (1979). Bulimia nervosa: An ominous variant of anorexia nervosa. *Psychological Medicine, 9,* 429-448.

RUSSO, M. F. & BEIDEL, D. C. (1994). Comorbidity of childhood anxiety and externalizing disorders: Prevalence, associated characteristics, and validation issues. *Clinical Psychology Review, 14,* 199-221.

RUTGERS, A. H., BAKERMANS-KRANENBURG, M. J., VAN IJZENDOORN, M. H. & VAN BERCKELAER-ONNES, I. A. (2004). Autism and attachment: A meta-analytic review. *Journal of Child Psychology and Psychiatry, 45,* 1123-1134.

RUTTER, M. (1972). Childhood schizophrenia reconsidered. *Journal of Autism and Childhood Schizophrenia, 2,* 315-337.

RUTTER, M. (1989). Isle of Wight revisited: Twenty-five years of child psychiatric epidemiology. *Journal of the American Academy of Child and Adolescent Psychiatry, 28,* 633-653.

RUTTER, M. (2000). Genetic studies of autism: From the 1970s into the millennium. *Journal of Abnormal Child Psychology, 28,* 3-14.

RUTTER, M. & GILLER, H. (1983). *Juvenile delinquency: Trends and perspectives.* New York: Penguin Books.

RUTTER, M., GREENFELD, D. & LOCKYER, L. (1967). A five to fifteen year follow-up study of infantile psychosis: II. Social and behavioral outcome. *British Journal of Psychiatry, 113,* 1183-1199.

RUTTER, M., KIM-COHEN, J. & MAUGHAN, B. (2006). Continuities and discontinuities in psychopathology between childhood and adult life. *Journal of Child Psychology and Psychiatry, 47,* 276-295.

RUTTER, M., MACDONALD, H., LE COUTEUR, A., HARRINGTON, R., BOLTON, P. & BAILEY, A. (1990). Genetic factors in child psychiatric disorders, II. Empirical findings. *Journal of Child Psychology and Psychiatry, 31,* 39-83.

RUTTER, M. & SCHOPLER, E. (1992). Classification of pervasive developmental disorders: Some concepts and practical considerations. *Journal of Autism and Developmental Disorders, 22,* 459-482.

RUTTER, M., TIZARD, J. & WHITMORE, K. (Eds.) (1970). *Education, health, and behaviour.* London: Longman.

RUTTER, M., YULE, W. & GRAHAM, P. (1973). Enuresis and behavioral deviance. In I. Kolvin, R. C. MacKeith & S. R. Meadow (Eds.), *Bladder control and enuresis.* London: Heinemann (137-147).

RYAN, N. D., PUIG-ANTICH, J., AMBROSINI, P., RABINOVICH, H., ROBINSON, D., NELSON, B., IYENGAR, S. & TWOMEY, J. (1987). The clinical picture of major depression in children and adolescents. *Archives of General Psychiatry, 44,* 854-861.

RYAN, N. D., WILLIAMSON, D. E., IYENGAR, S., ORVAS CHEL, H., REICH, T., DAHL, R. E. & PUIG-ANTICH, J., (1992). A secular increase in child and adolescent onset affective disorder. *Journal of the American Academy of Child and Adolescent Psychiatry, 31,* 600-605.

SACCOMANI, L., FABIANA, V., MAUELA, B. & GIAMBATTISTA, R. (2005). Tourette syndrome and chronic tics in a sample of children and adolescents. *Brain & Development, 27,* 349-352.

SACKS, O. (1986). *L'homme qui prenait sa femme pour un chapeau et autres récits cliniques.* Paris: Seuil.

SACKS, O. (1993). Tourette's syndrome: A human condition. In R. Kurlan (Ed.), *Handbook of Tourette's syndrome and related tic and behavioral disorders.* New York: Marcel Dekker (509-514).

SALBREUX, R. & ANTHENAISE, M. (d') (1982). Prévalence de la déficience mentale suivant les pays et les époques: revue de la littérature. In M. Manciaux (Ed.), *Child health and development, Vol. 1: Handicaps in childhood.* Basel: Karger (53-72).

SAMEROFF, A. J., GUTMAN, L. M. & PECK, S. C. (2003). Adaptation among youth facing multiple risks: Prospective research findings. In S. S. Luthar (Ed.), *Resilience and vulnerability: Adaptation in the context of childhood adversities.* Cambridge: Cambridge University Press (364-391).

SANCHEZ-CARDENA, M. (1991). *Le comportement boulimique.* Paris: Masson.

SANDERS, D. G. (1973). Familial occurrence of Gilles de la Tourette syndrome. *Archives of General Psychiatry, 28,* 326-328.

SANSON, A., SMART, D., PRIOR, M. & OBERKLAID F. (1993). Precursors of hyperactivity and aggression, *Journal of the American Academy of Child and Adolescent Psychiatry, 32,* 1207-1216.

SANTONASTASO, P., FRIEDERICI, S. & FAVARO, A. (1999). Full and partial syndromes in eating disorders: A 1-year prospective study of risk factors among female students. *Psychopathology, 32,* 50-56.

SANUA, V. D. (1986). The organic etiology of infantile autism: A critical review of the literature. *International Journal of Neuroscience, 30,* 195-225.

SAPOLSKY, R. M. (1994). Contemplating navels as a moral failing. *ADVANCES: The Journal of Mind-Body Health, 10,* 35-39.

SARBIN, T. R. & MANCUSO, J. C. (1980). *Schizophrenia: Medical diagnosis or moral verdict ?* New York: Pergamon.

SARTORIUS, N., JABLENSKY, A., ERNBERG, G., LEFF, J. & GULBINAT, W. (1987). Course of schizophrenia in different countries: Some results of a WHO international comparative 5-year follow-up study. In H. Hafner, W. F. Gattaz & W. Janzarik (Eds.), *Search for the causes of schizophrenia, Vol. 1.* Berlin: Springer-Verlag (107-113).

SASSON, N. J. (2006). The development of face processing in autism. *Journal of Autism and Developmental Disorders, 36,* 381-394.

SATTLER, J. M. (2002). *Assessment of children: Behavioral and clinical applications.* La Mesa, CA: Jerome M. Sattler. Publisher, 4th ed.

SAYKIN, A. J., SHTASEL, D. L., GUR, R. E., KESTER, D. B., MOZLEY, L. H., STAFINIAK, P. & GUR, R. C. (1994). Neuropsychological deficits in neuroleptic naive patients with first-episode schizophrenia. *Archives of General Psychiatry, 51,* 124-131.

SCAHILL, L., LECKMAN, J. F. & MAREK, K. L. (1995). Sensory phenomena in Tourette syndrome. In W. J. Weiner, & A. E. Lang (Eds.), *Advances in neurology. Vol. 65.* New York: Raven Press (273-280).

SCAHILL, L., ORT, S. I, HARDIN, M. T. (1993). Tourette's syndrome, Part II: Contemporary approaches to assessment and treatment. *Archives of Psychiatric Nursing, 7,* 209-216.

SCAHILL, L., TANNER, C. & DURE, L. (2001). The epidemiology of tics and Tourette syndrome and associated disorders. In D. J. Cohen, J. Jankovic & C. Goetz (Eds.), *Advances in Neurology. Vol. 85.* Philadelphia, PA: Lippincott Williams & Wilkins (261-271).

SCARR, S. (1992). Developmental theories for the 1990s: Development and individual differences. *Child Development, 63,* 1-19.

SCHACHAR, R. J., CHEN, S., LOGAN, G. D., ORNSTEIN, T. J., CROSBIE, J., ICKOWICZ, A. & PAKULAK, A. (2004). Evidence for an error monitoring deficit in attention deficit hyperactivity disorder. *Journal of Abnormal Child Psychology, 32,* 285-293.

SCHACHAR, R. J., MOTA, V. L., LOGAN, G. D., TANNOCK, R. & KLIM, P. (2000). Confirmation of an inhibitory control deficit in attention-deficit/hyperactivity disorder. *Journal of Abnormal Child Psychology, 28,* 227-235.

SCHACHAR, R. J., RUTTER, M. & SMITH, A. (1981). The characteristics of situationally and pervasively hyperactive children: Implications for syndrome definition. *Journal of Child Psychology and Psychiatry, 22,* 375-392.

SCHACHAR, R. J., TANNOCK, R. & LOGAN, G. D. (1993). Inhibitory control, impulsiveness, and attention deficit hyperactivity disorder. *Clinical Psychology Review, 13,* 721-740.

SCHAEFER, C. E. (1979). *Childhood encopresis and enuresis.* New York: Van Nostrand Reinhold.

SCHEERENBERGER, R. C. (1983). *A history of mental retardation.* Baltimore, MD: Brookes Publishing Co.

SCHERES, A., OOSTERLAAN, J. & SERGEANT, J. A. (2001). Response execution and inhibition in children with AD/HD and other disruptive disorders: The role of behavioural activation. *Journal of Child Psychology and Psychiatry, 42,* 347-357.

SCHLUNDT, D. G. & JOHNSON, W. G. (1990). *Eating disorders: Assessment and treatment.* Boston: Allyn & Bacon.

SCHMIDT, M. H.&MOLL,G.H. (1995). The course of hyperkinetic disorders and symptoms: A ten year prospective longitudinal field study. In J. Sergeant (Ed), *Eunethydis: European approaches to hyperkinetic disorder.* Amsterdam: University of Amsterdam (191-207).

SCHNEIDER, K (1939). *Psychopathologie clinique.* Louvain: Neuwelaerts.

SCHNIERING, C. A., HUDSON, J. L. & RAPEE, R. M. (2000). Issues in the diagnosis and assessment of anxiety disorders in children and adolescents. *Clinical Psychology Review*, 20, 453-478.

SCHULTZ, R. T., ROMANSKI, L. M. & TSATSANIS, K D. (2000). Neurofunctional models of autistic disorder and Asperger syndrome: Clues from neuroimaging. In A. Klin, F. R. Volkmar & S. S. Sparrow (Eds.), *Asperger syndrome*. New York: Guilford (172-209).

SCHWALBERG, M. D., BARLOW, D. H., ALGER, S. A. & HOWARD, L. J. (1992). Comparison of bulimics, obese binge eaters, social phobics, and individuais with panic disorder or comorbidity across DSM-III-R anxiety disorders. *Journal of Abnormal Psychology*, 101, 675-681.

SCHWARTZ, C. E., WRIGHT, C. I., SHIN, L. M., KAGAN, J. & RAUCH, S. L. (2003). Inhibited and uninhibited infants «grown up»: Adult amygdalar response to novelty. *Science*, 300, 1952-1953.

SCHWARTZ, J. A, KASLOW, N. J., SEELEY, J. & LEWINSOHN, P. (2000). Psychological, cognitive, and interpersonal correlates of attributional change in adolescents. *Journal of Clinical Child Psychology*, 29, 188-198.

SCHWEINHART, L. J. & WEIKART, D. P. (1997). *Lasting differences: The High/Scope Preschool curriculum comparison study through age 23* (Monograph of the High/Scope Educational Research Foundation, n° 12). Ypsilanti: MI, High/Scope Press.

SCHWEITZER, J. B., FABER, T. L., GRAFTON, S. T., TUNE, L. E., HOFFMAN, J. M. & KILTS, C. D. (2000). Alterations in the functional anatomy of working memory in adult attention deficit hyperactivity disorder. *American Journal of Psychiatry*, 157, 278-280.

SCOURFIELD, J., RICE, F., THAPAR, A., HAROLD, G. T., MARTIN, N. & McGUFFIN, P. (2003). Depressive symptoms in children and adolescents: Changing aetiological influences with development. *Journal of Child Psychology and Psychiatry*, 44, 968-976.

SEELEY, J. R., LEWINSOHN, P. M. & ROHDE, P. (1997, Juin). *Comorbidity between conduct disorder and major depression during adolescence: Impact on phenomenology, associated clinical characteristics, and continuity into young adulthood*. Présenté à la 8e rencontre de l'International Society for Research in Child and Adolescent Psychopathology, Paris.

SEIPP, C. M. & JOHNSTON, C. (2005). Mother-son interactions in families of boys with attention-deficit/hyperactivity disorder with and without oppositional behavior. *Journal of Abnormal Child Psychology*, 33, 87-98.

SELIGMAN, L. M. & OLLENDICK, T. H. (1998). Comorbidity of anxiety and depression in children and adolescents: An integrative review. *Clinical Child and Family Psychology Review*, 1, 125-144.

SELIGMAN, M. E. P. (1971). Phobias and preparedness. *Behavior Therapy*, 2, 307-320.

SELIGMAN, M. E. P. (1975). *Helplessness: On depression, development, and death*. San Francisco: W.H. Freeman.

SELIGMAN, M. E. P., ABRAMSON, L. Y., SEMMEL, A. & VON BAEYER, C. (1979). Depressive attributional style. *Journal of Abnormal Psychology*, 88, 242-247.

SELOSSE, J. (1997). *Adolescence, violences et déviances*. Vigneux: Matrice.

SELVINI-PALAZZOLI, M. (1983). *Paradoxe et contre-paradoxe: un nouveau mode thérapeutique face aux familles à transactions schizophréniques*. Paris: ESF.

SEMRUD-CLIKEMAN, M., BIEDERMAN, J., SPRICH-BUCKMINSTER, S., LEHMAN, B. K., FARAONE, S. V. & NORMAN, D. (1992). Comorbidity between ADHD and learning disability: A review and report in a clinically referred sample. *Journal of the American Academy of Child and Adolescent Psychiatry*, 31, 439-488.

SEMRUD-CLIKEMAN, M., HYND, G. W., LORYS, A. R. & LAHEY, B. B. (1993). Differential diagnosis of children with ADHD and ADHD/with co-occurring conduct disorder. *School Psychology International*, 14, 361-370.

SEMRUD-CLIKEMAN, M., STEINGARD, R. J., FILIPEK, P., BIEDERMAN, J., BEKKEN, K. & RENSHAW, P. F. (2000). Using MRI to examine brain-behavior relationships in males with adult attention deficit disorder with hyperactivity. *Journal of the American Academy of Child and Adolescent Psychiatry*, 39, 477-484.

SHAFFER, D., FISHER, P., LUCAS, C. P., DULCAN, M. K. & SCHWAB-STONE, M. E. (2000). NIMH Diagnostic Interview Schedule for Children Version IV (NIMH DISC-IV): Description, differences from previous versions, and reliability of some common diagnoses. *Journal of the American Academy of Child & Adolescent Psychiatry*, 39, 28-38.

SHAFFER, D., GOULD, M. S., FISHER, P., TRAUTMAN, P., MOREAU, D., KLEINMAN, M. & FLORY, M. (1996). Psychiatric diagnosis in child and adolescent suicide, *Archives of General Psychiatry*, 53, 339-348.

SHAFRAN, R, FAIRBURN, C. G., ROBINSON, P. & LASK, B. (2004). Body checking and its avoidance in eating disorders. *International Journal of Eating Disorders*, 35, 93-101.

SHALEV, R. S. (2004). Developmental dyscalculia. *Journal of Child Neurology*, 19, 765-771.

SHALEV, R. S., MANOR, O. & GROSSTSUR, V. (2005). Developmental dyscalculia: A prospective six-year follow-up. *Developmental Medicine & Child Neurology*, 47, 121-125.

SHAMIR-ESSAKOW, G., UNGERER, J. A. & RAPEE, R. M. (2005). Attachment, behavioral inhibition, and anxiety in preschool children. *Journal of Abnormal Child Psychology*, 33, 131-143.

SHANNON, M. P., LONIGAN, C. J, FINCH, A. J. & TAYLOR, C. M. (1994). Children exposed to disaster: I. Epidemiology of post-traumatic symptoms and symptom profiles. *Journal of the American Academy of Child & Adolescent Psychiatry*, 33, 80-93.

SHAPIRO, A. K, SHAPIRO, E. S. & WAYNE, H. (1972). Birth, developmental, and family histories and demographic information on Tourette's syndrome. *Journal of Nervous and Mental Disease*, 15, 335-344.

SHAPIRO, A. K, SHAPIRO, E. S., YOUNG, J. G. & FEINBERG, T. E. (1988). *Gilles de la Tourette Syndrome*. New York: Raven Press, 2nd ed.

SHAPIRO, E. S. & LENTZ, F. E. (1991). Vocational technical programs: Follow-up of students with learning disabilities. *Exceptional Children*, 58, 47-59.

SHAW, D. S., VONDRA, J. l., HOMMERDING, K. D., KEENAN, K. & DUNN, M. (1994). Chronic family adversity and early child behavior problems: A longitudinal study of low income families. *Journal of Child Psychology and Psychiatry*, 35, 1109-1122.

SHAW, D.S., WINSLOW, E.B., OWENS, E.B. & HOOD, N. (1998). Young children's adjustment to chronic family adversity: A longitudinal study of low-income families, *Journal of the American Academy of Child and Adolescent Psychiatry*, 37, 545-553.

SHAW, D. S., WINSLOW, E. B., OWENS, E. B., VONDRA, J.l., COHN, J. F. & BELL, R. Q. (1998). The development of early externalizing problems among children from low-income families: A transformational perspective. *Journal of Abnormal Child Psychology*, 26, 95-107.

SHAYWITZ, B. A., FLETCHER, J. M., HOLAHAN, J. M. & SHAYWITZ, S. E. (1992). Discrepancy compared to low achievement definitions of reading disability: Results of the Connecticut longitudinal study. *Journal of Learning Disabilities*, 25, 639-648.

SHAYWITZ, S. E., ESCOBAR, M. D., SHAYWITZ, B. A., FLETCHER, J. M. & MAKUCH, R. (1992). Evidence that dyslexia may represent the lower tail of a normal distribution of reading ability. *New England Journal of Medicine*, 326, 145-150.

SHAYWITZ, S. E., SHAYWITZ, B. A., FULBRIGHT, R. K., SKUDLARSKI, P., MENCL, W. E., CONSTABLE, R. T., PUGH, K. R., HOLAHAN, J. M., MARCHIONE, K. E., FLETCHER, J. M., LYON, G. R. & GORE, J. C. (2003). Neural systems for compensation and persistence: Young adult outcome of childhood reading disability. *Biological Psychiatry*, 54, 25-33.

SHEEBER, L., HOPS, H., ANDREWS, J., ALPERT, T. & DAVIS, B. (1998). Interactional processes in families with depressed and nondepressed adolescents: reinforcement of depressive behavior. *Behaviour Research and Therapy*, 36, 417-427.

SHELTON, T. L., BARKLEY, R. A., CROSSWAIT, C., MOOREHOUSE, M., FLETCHER, K, BARRETT, S., JENKINS, L. & METEVIA, L. (1998). Psychiatric and psychological morbidity as a function of adaptive disability in preschool children with aggressive and hyperactive-impulsive-inattentive behavior. *Journal of Abnormal Child Psychology*, 26, 475-494.

SHEN, Y.-C., WANG, Y.-F. & YANG, X.L. (1985). An epidemiological investigation of minimal brain dysfunction in six elementary schools in Beijing. *Journal of Child Psychology and Psychiatry*, 26, 777-787.

SHERMAN, D. K., IACONO, W. G. & McGUE, M. K. (1997). Attention deficit hyperactivity disorder dimensions: A twin study of inattention and impulsivity-hyperactivity. *Journal of the American Academy of Child and Adolescent Psychiatry*, 36, 745-753.

SILBERG, J. L. & BULIK, C. M. (2005). The developmental association between eating disorders symptoms and symptoms of depression and anxiety in juvenile twin girls. *Journal of Child Psychology and Psychiatry*, 46, 1317-1326.

SILVA, R. R., MATZNER, F., DIAZ, J., SINGH, S. & DUMMIT, E. S. (1999). Bipolar disorder in children and adolescents: A guide to diagnosis and treatment. *CNS Drugs*, 12, 437-450.

SILVERMAN, W. K. & RABIAN, B. (1993). Simple phobias. *Child and Adolescent Psychiatric Clinics of North America*, 2, 603-622.

SILVERSTEIN, A. B. (1982). Note on the constancy of IQ. *American Journal of Mental Deficiency*, 87, 227-228.

SIMNER, M. L. (1982). Printing errors in kindergarten and the prediction of academic performance. *Journal of Learning Disabilities*, 15, 155-159.

SIMNER, M. L. (1991). Estimating a child's learning potential from form errors in a child's printing. In J. Wann, A. M. Wing & N. Sõvik (Eds.), *Development of graphic skills. Research perspectives and educational implications*. London: Academic Press (205-222).

SIMNER, M. L. (1996). The use of handwriting legibility scales in grade one to help identify children at risk of early school failure. In M. L. Simner, C. G. Leedham & A. J. W. M. Thomassen (Eds.), *Handwriting and drawing research: Basic and applied issues*. Toronto: IOS Press (197-202).

SIMNER, M. L. & BARNES, M. J. (1991). Relationship between first-grade marks and the high school dropout problem. *Journal of School Psychology*, 29, 331-335.

SIMNER, M. L. & EIDLITZ, M. R. (2000). Towards an empirical definition of developmental dysgraphia: Preliminary findings. *Canadian Journal of School Psychology*, 16, 103-110.

SKODOL, A. E., OLDHAM, J. M., HYLER, S. E., KELLMAN, H. D., DOIDGE, N. & DAVIES, M. (1993).

Comorbidity of DSM-III-R eating disorders and personality disorders. *International Journal of Eating Disorders*, 14, 403-416.

SMALLEY, S. L. (1998). Autism and tuberous sclerosis. *Journal of Autism and Developmental Disorders*, 28, 407-414.

SMALLEY, S. L., McGOUGH, J. J., DEL'HOMME, M., NEWDELMAN, J., GORDON, E., KIM, T., LIU, A. & McCRACKEN, J. T. (2000). Familial clustering of symptoms and disruptive behaviors in multiplex families with attention-deficit/hyperactivity disorder. *Journal of the American Academy of Child and Adolescent Psychiatry*, 39, 1135-1143.

SMITH, C. A & FARRINGTON, D. P. (2004). Continuities in antisocial behavior and parenting across three generations. *Journal of Child Psychology and Psychiatry*, 45, 230-247.

SMITH, J. D. (2006). Speaking of mild mental retardation: It's no box of chocolates, or is it ? *Exceptionality*, 14, 191-204.

SMITH, J. E. & KREJCI, J. (1991). Minorities join the majority: Eating disturbances among Hispanic and Native American youth. *International Journal of Eating Disorders*, 10, 179-186.

SMOLAK, L., MURNEN, S. K. & RUBLE, A. E. (2000). Female athletes and eating problems: A meta-analysis. *International Journal of Eating Disorders*, 27, 371-380.

SMOLLER, J. W., YAMAKI, L. H., FAGERNESS, J. A, BIEDERMAN, J., RACETTE, S., LAIRD, N. M., KAGAN, J., SNIDMAN, N., FARAONE, S. V., HIRSHFELD-BECKER, D., TSUANG, M. T., SLAUGENHAUPT, S. A., ROSENBAUM, J. F. & SKLAR, P. B. (2005). The corticotropinreleasing hormone gene and behavioral inhibition in children at risk for panic disorder. *Biological Psychiatry*, 57, 1485-1492.

SNIDER, L. A, SELIGMAN, L. D., KETCHEN, B. R., LEVITT, S. J., BATES, L. R., GARVEY, M. A. & SWEDO, S. E. (2002). Tics and problem behaviors in school children: Prevalence, characterization, and associations. *Pediatrics*, 110,331-336.

SNIDER, L. A & SWEDO, S. E. (2003). Childhood-onset obsessive-compulsive disorder and tic disorders: Case report and literature review. *Journal of Child and Adolescent Psychopharmacology*, 13, 581-588.

SNOEK, H, VAN GOOZEN, S. H. M., MATTHYS, W., BUITELAAR, J. K. & VAN ENGELAND, H. (2004). Stress responsivity in children with externalizing behavior disorders. *Development and Psychopathology*, 16, 389-406.

SNOWLING, M. J., GALLAGHER, A. & FRITH, U. (2003). Family risk of dyslexia is continuous: Individual differences in the precursors of reading skill. *Child Development*, 74, 358-373.

SNOWLING, M. J. & MAUGHAN, B. (2006). Reading and other learning disorders. In C. Gillberg, R. Harrington & H. C. Steinhausen (Eds.), *A clinician's handbook of child and adolescent psychiatry*. New York: Cambridge University Press (417-446).

SNYDER, J., PRICHARD, J., SCHREPFERMAN, L., PATRICK, M. R. & STOOLMILLER, M. (2004). *Journal of Abnormal Child Psychology*, 32, 579-594.

SOH, N. L., TOUYZ, S. W. & SURGENOR, L. J. (2006). Eating and body image disturbances across cultures: A review. *European Eating Disorders Review*, 14, 54-65.

SOLANTO, M. V., ABIKOFF, H., SONUGA-BARKE, E., SCHACHAR, R., LOGAN, G. D., WIGAL, T., HECHTMAN, L., HINSHAW, S. & TURKEL, K (2001). The ecological validity of delay aversion and response inhibition as measures of impulsivity in AD/HD: A supplement to the NIMH Multimodal Treatment Study of AD/HD. *Journal of Abnormal Child Psychology*, 29, 215-228.

SONNANDER, K., EMANUELSSON, I. & KEBBON, L. (1993). Pupils with mild mental retardation in regular Swedish schools: Prevalence, objective characteristics, and subjective evaluations. *American Journal on Mental Retardation*, 97, 692-701.

SONNTAG, H., WITTCHEN, H. U., HOFLER, M., KESSLER, R. C. & STEIN, M. B. (2000). Are social fears and DSM-IV social anxiety disorder associated with smoking and nicotine dependence in adolescents and young adults ? *European Psychiatry*, 15, 67-74.

SONUGA-BARKE, E. J. S. (1995). Disambiguating inhibitory dysfunction in childhood hyperactivity. In J. Sergeant (Ed.), *Eunethydis: European approaches to hyperkinetic disorder*. Amsterdam: University of Amsterdam (209-223).

SONUGA-BARKE, E. J. S., LAMP ARELLI, M., STEVENSON, J., THOMPSON, M. & HENRY, A. (1994). Behaviour problems and pre-school intellectual attainment: The associations of hyperactivity and conduct problems. *Journal of Child Psychology and Psychiatry*, 35, 949-960.

SOULE, M., LAUZANNE, K. & COLIN, B. (1995). Les troubles de la défécation: encoprésie, mégacôlon fonctionnel de l'enfant. In S. Lebovici, R. Diatkine & M. Soulé (Eds.), *Nouveau traité de psychiatrie de l'enfant et de l'adolescent, Vol. 2*. Paris: PUF (1171-1781).

SOWELL, E. R., TOGA, A. W. & ASARNOW, R. F. (2000). Brain abnormalities observed in childhood-onset schizophrenia: A review of the structural magnetic resonance imaging literature. *Mental Retardation and Developmental Disabilities Research Reviews*, 6, 180-185.

SPARROW, S. S., BALLA, D. A. & CICCHETTI, D. V. (1984). *Vineland Adaptive Behavioral Scales*. Circle Pines, MN: American Guidance Service.

SPENCE, S. H., DONOVAN, C. & BRECHMAN-TOUSSAINT, M. (1999). Social skills, social outcomes, and cognitive features of childhood social phobia. *Journal of Abnormal Psychology,* 108, 211-221.

SPENCER, E. K. & CAMPBELL, M. (1994). Schizophrenic children: Diagnosis, phenomenology, and pharmacotherapy. *Schizophrenia Bulletin,* 20, 713-726.

SPENCER, T., WILENS, T., BIEDERMAN, J., WOZNIAK, J. & HARDING-CRAWFORD, M. (2000). Attention-deficit/hyperactivity disorder with mood disorders. In T. E. Brown (Ed.), *Attention deficit disorders and comorbidities in children, adolescents, and adults.* Washington, DC: American Psychiatric Press (79-124).

SPERANZA, M. (2006). Approche psychopathologique et développementale de la schizophrénie infantile. *Neuropsychiatrie de l'Enfance et de l'Adolescence,* 54, 45-53.

SPITZER, R. L., DAVIES, M. & BARKLEY, R. A. (1990). The DSM-III-R field trial of disruptive behavior disorders. *Journal of the American Academy of Child and Adolescent Psychiatry,* 29, 690-697.

SPORN, A. L., GREENSTEIN, D. K., GOGTAY, N., JEFFRIES, N. O., LENANE, M., GOCHMAN, P, CLASEN, L. S., BLUMENTHAL, J., GIEDD, J. N. & RAPOPORT, J. L. (2003). Progressive brain volume loss during adolescence in childhood-onset schizophrenia. *American Journal of Psychiatry,* 160, 2181-2189.

SPRAGUE-McRAE, J. M., LAMB, W. & HOMER, D. (1993). Encopresis: A study of treatment alternatives and historical and behavioral characteristics. *Nurse Practitioner,* 18, 52-63.

SPRICH, S., BIEDERMAN, J., CRAWFORD, M. H., MUNDY, E. & FARAONE, S. V. (2000). Adoptive and biological families of children and adolescents with ADHD. *Journal of the American Academy of Child & Adolescent Psychiatry,* 39, 1432-1437.

SROUFE, L. A. (1990). Considering normal and abnormal together: The essence of developmental psychopathology. *Development and Psychopathology,* 2, 335-347.

SROUFE, L. A. (1997). Psychopathology as an outcome of development. *Development and Psychopathology,* 9, 251-268.

STANOVICH, K. E. (1993). The construct validity of discrepancy definitions of reading disability. In G. R. Lyon, D. B. Gray, J. F. Kavanagh & N. A. Krasnegor, *Better understanding learning disabilities.* Baltimore, MD: Brookes Publishing Co (273-307).

STARK, L. J., OPIPARI, L. C., DONALDSON, D. L., DONAVSKY, M. B., RASILE, D. A & DELSANTO, A. F. (1997). Evaluation of a standard protocol for retentive encopresis: A replication. *Journal of Pediatric Psychology,* 22, 619-633.

STATTIN, H. & MAGNUSSON, D. (1989b). *Pubertal maturation in female development.* Hillsdale, NJ: Erlbaum.

STEIN, A. & WOOLEY, H. (1996). The influence of parental eating disorders on young children: Implications of recent research for some clinical interventions. *Eating Disorders,* 4, 139-146.

STEIN, A., WOOLEY, H., COOPER, S. D. & FAIRBURN, C. G. (1994). An observational study of mothers with eating disorders and their infants. *Journal of Child Psychology and Psychiatry,* 35, 733-748.

STEIN, D. M. & LAAKSO, W. (1988). Bulimia: A historical perspective. *International Journal of Eating Disorders,* 7, 201-210.

STEINHAUSEN, H. C. (2002). The outcome of anorexia nervosa in the 20$^{th}$ century. *American Journal of Psychiatry,* 159, 1284-1293.

STEINHAUSEN, H. C. & GOBEL, D. (1989). Enuresis in child psychiatric clinic patients. *Journal of the American Academy of Child and Adolescent Psychiatry,* 28, 279-281.

STERNBERG, R. J. & GRIGORENKO, K L. (2002). Difference scores in the identification of children with learning disabilities: It's time to use a different method. *Journal of School Psychology,* 40, 65-84.

STEVENSON, J. (1992). Evidence for a genetic etiology in hyperactivity in children. *Behavior Genetics,* 22, 337-343.

STEWART, S. M., KENNARD, B. D., LEE, P. W. H, MAYES, T., HUGHES, C. & EMSLIE, G. (2005). Hopelessness and suicidal ideation among adolescents in two cultures. *Journal of Child Psychology and Psychiatry,* 46, 364-372.

STICE, E. (2001). A prospective test of the dual-pathway model of bulimic pathology: Mediating effects of dieting and negative affect. *Journal of Abnormal Psychology,* 110, 124-135.

STICE, K (2002). Risk and maintenance factors for eating pathology: A meta-analytic review. *Psychological Bulletin,* 128, 825-848.

STICE, E. & AGRAS, W. S. (1998). Predicting onset and cessation of bulimic behaviors during adolescence: A longitudinal grouping analysis. *Behavior Therapy,* 29, 257-276.

STICE, E. & BEARMAN, S. K. (2001). Body-image and eating disturbances prospectively predict increases in depressive symptoms in adolescent girls: A growth curve analysis. *Developmental Psychology,* 37, 1-11.

STICE, E., BURTON, E. M. & SHAW, H. (2004). Prospective relations between bulimic pathology, depression, and substance abuse: Unpacking comorbidity in adolescent girls. *Journal of Consulting and Clinical Psychology,* 72, 62-71.

STICE, E. & SHAW, H. E. (1994). Adverse effects of the media portrayed thin-ideal on women and linkages to bulimic symptomatology. *Journal of Social and Clinical Psychology,* 13, 288-308.

STIEGLER, L. N. (2005). Understanding pica behavior: A review for clinical and education professionals. *Focus on Autism and Other Developmental Disabilities, 20*, 27-38.

STILL, G. F. (1902). Some abnormal physical conditions in children. *Lancet,* 1, 1008-1012, 1077-1082, 1163-1168.

STOKES, A., BAWDEN, H. N., CAMFIELD, P. R., BACKMAN, J. E. & DOOLEY, J. M. (1991). Peer problems in Tourette disorder. *Pediatrics, 87*, 936-942.

STOLLER, R. (1978). *La perversion.* Paris: Gallimard.

STONEMAN, Z. & GAVIDIA-PAYNE, S. (2006). Marital adjustment in families of young children with disabilities: Associations with daily hassles and problem-focused coping. *American Journal on Mental Retardation, 111*, 1-14.

STRANDBURG, R. J., MARSH, J. T., BROWN, W. S., ASARNOW, R. F. & GUTHRIE, D. (1994). Information processing deficits across childhood- and adult-onset schizophrenia. *Schizophrenia Bulletin, 20*, 685-695.

STRAUSS, A. A. & LEHTINEN, L. E. (1947). *Psychopathology and education of the brain-injured child.* New York: Grune & Stratton.

STRAUSS, A. A. & WERNER, H. (1943). Comparative psychopathology of the brain-injured child and the traumatic brain-injured adult. *American Journal of Psychiatry, 19*, 835-838.

STRAUSS, C. C. & LAST, C. G. (1993). Social and simple phobias in children. *Journal af Anxiety Disorders, 7*, 141-152.

STRAUSS, C. C., LAST, C. G., HERSEN, M. & KAZDIN, A. E. (1988). Association between anxiety and depression in children and adolescents with anxiety disorders. *Journal of Abnormal Child Psychology, 16*, 57-68.

STRAUSS, C. C., LEASE, C. A., LAST, C. G. & FRANCIS, G. (1988). Overanxious disorder: An examination of developmental differences. *Journal of Abnormal Child Psychology, 16*, 433-443.

STRICKLAND, B. R. (1992). Women and depression. *Current Directions* in *Psychological Science,* I, 132-135.

STRIEGEL-MOORE, R. H., SILBERSTEIN, L. R. & RODIN, J. (1986). Toward an understanding of risk factors for bulimia. *American Psychologist, 41*, 246-263.

STROBER, M. (1986). Anorexia nervosa: History and psychological concepts. In K. D. Brownell & J. P. Foreyt (Eds.), *Handbook of eating disorders: Physiology, psychology, and treatment of obesity, anorexia, and bulimia.* New York: Basic Books (231-246).

STROBER, M. (1995). Family-genetic perspectives on anorexia nervosa and bulimia nervosa. In K. D. Brownell & C. G. Fairburn (Eds.), *Eating disorders and obesity: A comprehensive handbook.* New York: Guilford (212-218).

STROBER, M. (1997). La maladie bipolaire. In M.-C. Mouren-Siméoni & R. G. KIein (Eds.), *Les dépressions chez l'enfant et l'adolescent: faits et questions.* Paris: ESF (187-196).

STROBER, M., FREEMAN, R., LAMPERT, C., DlAMOND, J. & KAYE, W. (2000). Controlled family study of anorexia nervosa and bulimia nervosa: Evidence of shared liability and transmission of partial syndromes. *American Journal of Psychiatry, 157*, 39-401

STROBER, M. & HUMPHREY, L. L. (1987). Familial contributions to the etiology and course of anorexia nervosa and bulimia. *International Journal of Eating Disorders, 5*, 654-659.

STROBER, M. & KATZ, J. L. (1988). Depression in the eating disorders: A review and analysis of descriptive, family, and biological findings. ln D. M. Garner & P. E. Garfinkel (Eds.), *Diagnostic issues in anorexia nervosa and bulimia nervosa.* New York: Brunner /Mazel (80·111).

STROBER, M., LAMPERT, C., SCHMIDT, S. & MORRELL, W. (1993). The course of major depressive disorder in adolescents: Recovery and risk of manic switching in a 24-month prospective, naturalistic follow·up of psychotic and non-psychotic subtypes. *Journal of the American Academy of Child and Adolescent Psychiatry, 32*, 34-42.

STROMME, P. & HAGBERG, G. (2000). Aetiology in severe and mild mental retardation: A population·based study of Norwegian children. *Developmental Medicine & Child Neurology, 42*, 76-86.

STROMME, P. & MAGNUS, P. (2000). Correlations between socioeconomic status, IQ, and aetiology in mental retardation: A population·based study of Norwegian children. *Social Psychiatry and Psychiatric Epidemiology, 35*, 12-18.

STUBBE, D. E., ZAHNER, G., GOLDSTEIN, M. J. & LECKMAN, J. F. (1993). Diagnostic specificity of a brief measure of expressed emotion: A community study of children. *Journal of Child Psychology and Psychiatry, 34*, 139-154.

STUEBING, K. K., FLETCHER, J. M., LEDOUX, J. M., LYON, G. R., SHAYWITZ, S. E. & SHAYWITZ, B. A. (2002). Validity of IQ-discrepancy classifications of reading disabilities: A meta-analysis. *American Educatian Research Journal, 39*, 465-518.

SUAREZ, L. & BELL-DOLAN, D. (2001). The relationship of child worry to cognitive biases: Threat interpretation and likelihood of event occurrence. *Behavior Therapy, 32*, 425-442.

SUBOTNIK, K. L., GOLDSTEIN, M. J., NUECHTERLEIN, K. H., WOO, S. M. & MINTZ, J. (2002). Are communication deviance and expressed emotion related to family history of psychiatric disorders in schizophrenia? *Schizophrenia Bulletin,* 28, 719-729.

SULLIVAN, H. S. (1953). *The interpersonal theory of psychiatry.* New York: Norton.

SULLIVAN, P. F., KENDLER, K. S. & NEALE, M. C. (2003). Schizophrenia as a complex trait: evidence from a meta-analysis of twin studies. *Archives of General Psychiatry,* 60, 1187-1192.

SULLIVAN, P. F., NEALE, M. C. & KENDLER, K. S. (2000). Genetic epidemiology of major depression: Review and meta-analysis. *American Journal of Psychiatry,* 157, 1552-1562.

SUNDGOT-BORGEN, J. & TORSTVEIT, M. K. (2004). Prevalence of eating disorders in elite athletes is higher than in the general population. *Clinical Journal of Sport Medicine,* 14, 25-32.

SUOMI, S. J. (1986). Anxiety-like disorders in young nonhuman primates. ln R. Gittelman (Ed.) *Anxiety disorders in childhood.* New York: Guilford (1-23).

SURGENOR, L. J., HORN, J., PUMRIDGE, E. W. & HUDSON, S. M. (2002). Anorexia nervosa and psychological control: A reexamination of selected theoretical accounts. *European Eating Disorders Review,* 10, 985-1001.

SUTCLIFFE, J. S. & NURMI, E. L. (2003). Genetics of childhood disorders: XL VII. Autism, Part 6: Duplication and inherited susceptibility of chromosome 15q 11-q13 genes in autism. *Journal of the American Academy of Child and Adolescent Psychiatry,* 42, 253-256.

SUVEG, C., ZEMAN, J., FLANNERY-SCHROEDER, E. & CASSANO, M. (2005). Emotion socialization in families of children with an anxiety disorder. *Journal of Abnormal Child Psychology,* 33, 145-155.

SWANSON, H. L. (2000). Issues facing the field of learning disabilities. *Learning Disability Quartely,* 23, 37-50.

SWEDO, S. E., RAPOPORT, J. L., LEONARD, H., LENANE, M. & CHESLOW, D. (1989). Obsessive compulsive disorder in children and adolescents: Clinical phenomenology of 70 consecutive cases. *Archives of General Psychiatry,* 46,335-341.

SZASZ, T. (1961). *The myth of mental illness.* New York: Hoeber-Harper.

SZATMARl, P. (1992). The epidemiology of attention-deficit hyperactivity disorders. *Child and Adolescent Psychiatric Clinics of North America,* 1, 361-371.

SZATMARI, P., BOYLE, M. & OFFORD, D. R. (1989). ADDH and conduct disorder: Degree of diagnostic overlap and differences among correlates. *Journal of American Academy of Child and Adolescent Psychiatry,* 28, 865-872.

SZATMARI, P., BRYSON, S. E., BOYLE, M. H., STREINER, D. L. & DUKU, E. (2003). Predictors of outcome among high functioning children with autism and Asperger syndrome. *Journal of Child Psychology and Psychiatry,* 44, 520-528.

SZATMARI, P., GEORGIADES, S., BRYSON, S. E., ZWAIGENBAUM, L., ROBERTS, W., MAHONEY, W., GOLDBERG, J. & TUFF, L. (2006). Investigating the structure of the restricted, repetitive behaviours and interests domain of autism. *Journal of Child Psychology and Psychiatry,* 47, 582-590.

SZATMARl, P., OFFORD, D. R. & BOYLE, M. H. (1989a). Correlates, associated impairments and patterns of service utilization of children with attention deficit disorder: Findings from the Ontario Child Health Study. *Journal of Child Psychology and Psychiatry,* 30, 205-217.

SZATMARI, P., OFFORD, D. R. & BOYLE, M. H. (1989b). Ontario Child Health Study: Prevalence of attention deficit disorder with hyperactivity. *Journal of Child Psychology and Psychiatry,* 30, 219-230.

SZWEC, G. (2004). Les procédés autocalmants en psychosomatique et en psychiatrie de l'enfant: Le corps dans la pensée et la pensée dans le corps. *Neuropsychiatrie de l'Enfance et de l'Adolescence,* 52, 410-413.

TAANILA, A., EBELING, H., HEIKURA, U. & JÄRVELIN, M.-R. (2003). Behavioural problems of 8-year-old children with and without intellectual disability. *Journal of Pediatric Neurology,* 1, 15-24.

TABASSAM, W. & GRAINGER, J. (2002). Self-concept, attributional style and self-efficacy beliefs of students with learning disabilities with and without attention deficit hyperactivity disorder. *Learning Disabilities Quarterly,* 25, 141-151.

TAGER-FLUSBERG, H., PAUL, R. & LORD, C. (2005). Language and communication in autism. In F. R. Volkmar, R. Paul, A. Klin & D. Cohen (Eds.). *Handbook of autism and pervasive developmental disorders, Vol. 1: Diagnosis, development, neurobiology, and behavior.* Hoboken, NJ: Wiley, 3rd ed. (365-364).

TALLAL, P. (2003). Language learning disabilities: Integrating research approaches. *Current Directions in Psychological Science,* 12, 206-211.

TALLAL, P. & BENASICH, A. A. (2002). Developmental language learning impairments. *Development and Psychopathology,* 14, 559-579.

TANNOCK, R. (1998). Attention deficit hyperactivity disorder: Advances in cognitive, neurobiological, and genetic research. *Journal of Child Psychology and Psychiatry,* 39, 65-100.

TANNOCK, R. (2000). Attention-deficit/hyperactivity disorder with anxiety disorder. In T. E. Brown (Ed.), *Attention deficit disorders and comorbidities in children, adolescents, and adults.* Washington, DC: American Psychiatric Press (125-170).

TANTAM, D. (1991). Asperger syndrome in adulthood. In U. Frith (Ed.), *Autism and Asperger syndro-*

*me.* Cambridge: Cambridge University Press (147-183).

TAPSCOTT, M., FRICK, P. J., WOOTTON, J. & KRUH, I. (1996). The intergenerational link to antisocial behavior: Effects of paternal contact. *Journal of Child and Family Studies,* 5, 229-240.

TAYLOR, H. G., KLEIN, N., MINICH, N. M. & HACK, M. (2000). Middle-school-age outcomes of children with very low birthweight. *Child Development,* 71, 1495-1511.

TAYLOR, J., IACONO, W. G. & McGUE, M. (2000). Evidence for a genetic etiology of early-onset delinquency. *Journal of Abnormal Psychology,* 109, 634-643.

TAYLOR, R. L. (1990). The Larry P. decision a decadelater: Problems and future directions. *Mental Retardation,* 28, III-VI.

TERRELL, F. & TERRELL, S. L. (1983). The relationship between race of examiner, cultural mistrust, and the intelligence test performance of Black children. *Psychology* in *the Schools,* 20, 367-369.

TERRELL, F., TERRELL, S. L. & TAYLOR, J. (1980). Effects of type of reinforcement on the intelligence test performance of lower-class Black children. *Psychology in the Schools,* 17, 270-272.

THAPAR, A. *(2003).* Attention deficit hyperactivity disorder: New genetic findings, new directions. In R. Plomin & J. C. DeFries (Eds.), *Behavioral genetics in the postgenomic era.* Washington, DC: American Psychological Association (445-462).

THAPAR, A. & McGUFFIN, P. (1994). A twin study of depressive symptoms in childhood. *British Journal of Psychiatry,* 165, 259-265.

THAPAR, A. & McGUFFIN, P. (1995). Are anxiety symptoms in childhood heritable ? *Journal of Child Psychology and Psychiatry,* 36, 439-447.

THEUNIS, M., VAN HOECKE, E. V., PAESBRUGGE, S., HOEBEKE, P. & VENDE WALLE, J. (2002). Self-image and performance in children with nocturnal enuresis. *European Urology,* 41, 660-667.

THOMAS, A. & CHESS, S. (1977). *Temperament and development.* New York: Brunner/Mazel.

THOMAS, J. & WILLEMS, G. (2001). *Troubles de l'attention, impulsivité et hyperactivité chez l'enfant: approche neurocognitive.* Paris: Masson, 2$^e$ éd.

THOMAS, L. A. & DE BELLIS, M. D. (2004). Pituitary volumes in pediatric maltreatment-related posttraumatic stress disorder. *Biological Psychiatry,* 55, 752-758.

THOMPSON, P. M., VIDAL, C., GIEDD, J. N., GOCHMAN, P. A., BLUMENTHAL, J., NICOLSON, R., TOGA, A. W. & RAPOPORT, J. L. (2001). Mapping adolescent brain change reveals dynamic wave of accelerated gray matter loss in very early-onset schizophrenia. *Proceedings of the National Academy of Sciences of the United States of America,* 98, 11650-11655.

THOMSEN, P. H. (1996). Schizophrenia with childhood and adolescent onset - a nationwide register-based study. *Acta Psychiatrica Scandinavica,* 94, 187-193.

THOMSON, A. K., GLASSON, E. J. & BITTLES, A. H. (2006). A long-term population-based clinical and morbidity review of Prader-Willi syndrome in Western Australia. *Journal of Intellectual Disability Research,* 50, 69-78.

TISSERON, S. *(2002). Enfants sous influence. Les écrans rendent-ils les jeunes violents* ? Paris: Armand Colin/VUEF.

TOMPSON, M. C., ASARNOW, J. R., HAMILTON, E. B., NEWELL, L. E. & GOLDSTEIN, M. J. (1997). Children with schizophrenia-spectrum disorders: Thought disorder and communication problems in a family interactional context. *Journal of Child Psychology and Psychiatry,* 38, 421-429.

TONER, B. B., GARFINKEL, P. E. & GARNER, D. M. (1988). Affective and anxiety disorders in the long-term follow-up of anorexia nervosa. *International Journal of Psychiatry in Medicine,* 18, 357-364.

TOPPELBERG, C. O. & SHAPIRO, T. (2000). Language disorders: A 10-year research update review. *Journal of the American Academy of Child & Adolescent Psychiatry,* 39, 143-152.

TORGESEN, J. K. (1991). Learning disabilities: Historical and conceptual issues. In B. Y. L. Wong (Ed.), *Learning about learning disabilities.* San Diego, CA: Academic Press (3-37).

TORGESEN, J. K. (1993). Variations on theory in learning disabilities. In G. R. Lyon, D. B. Gray, J. F. Kavanagh & N. A. Krasnegor, *Better understanding learning disabilities.* Baltimore, MD: Brookes Publishing Co (153-170).

TOURETTE, G. de la (1884). Étude sur une affection nerveuse caractérisée par l'incoordination motrice accompagnée d'écholalie et de coprolalie. *Archives de Neurologie,* 8, 68-74.

TOUSIGNANT, M., HABIMANA, E., BIRON, C., MALO, C., SIDOLI-LEBLANC, E. & BENDRIS, N. (1999). The Quebec adolescent refugee project: Psychopathology and family variables in a sample from 35 nations. *Journal of the American Academy of Child and Adolescent Psychiatry,* 38, 1426-1432.

TOUZIN, M. & MOUREN-SIMEONI, M. C. (2000). Les troubles des apprentissages des enfants hyperactifs. *Annales Psychiatriques,* 15, 176-183.

TOWBIN, K. E. & RIDDLE, M. A. (1993). Attention deficit hyperactivity disorder. In R. Kurlan (Ed.), *Handbook of Tourette's syndrome and related tic and behavioral disorders.* New York: Marcel Dekker (89-109).

TREDE, K, SALVATORE, P., BAETHGE, C., GERHARD, A., MAGGINI, C. & BALDESSARINI, R. J. (2005). Manic depressive illness: Evolution in Kraepelin's textbook, 1883-1926. *Harvard Review of Psychiatry*, 13, 155-178.

TREMBLAY, R. E., BOULERICE, B., HARDEN, P. W., McDUFF, P., PERUSSE, D., PIHL, R. O. & ZOCCO-LILLO, M. (1996). Les enfants du Canada deviennent-ils plus agressifs à l'approche de l'adolescence? In Développement des Ressources Humaines Canada et Statistique Canada (Eds.), *Grandir au Canada: enquête longitudinale nationale sur les enfants et les jeunes*. Ottawa: Statistique Canada (145-156).

TREMBLAY, R. E., MASSE, L. C., PAGANI, L. & VITARO, F. (1996). From childhood physical aggression to adolescent maladjustment: The Montreal Prevention Experiment. In R. DeV. Peters & R. J. MeMahon (Eds.), *Preventing childhood disorders, substance abuse, and delinquency*. Thousand Oaks, CA: Sage (268-298).

TREMBLAY, R. E., PIHL, R. O., VITARO, F. & DOBKIN, P. L. (1994). Predieting early onset of male antisocial behavior from preschool behavior. *Archives of General Psychiatry*, 51, 732-738.

TREMBLAY, R. E., PIHL, R. O., VITARO, F. & DOBKIN, P. L. (1999). Patrons de comportements en maternelle et émergence précoce de comportements antisociaux chez les garçons. *Bulletin de Psychologie*, 52, 373-382.

TRIPP, G. & ALSOP, B. (2001). Sensitivity to reward delay in children with attention deficit hyperactivity disorder (ADHD). *Journal of Child Psychology and Psychiatry*, 42, 691-698,

TRYON, P. A., MA YES, S. D., RHODES, R. L. & W ALDO, M. (2006). Can Asperger's disorder be differentiated from autism using DSM-IV criteria? *Focus on Autism and Other Developmental Disabilities*, 21, 2-6.

TSUANG, M. (2000). Schizophrenia: Genes and environment. *Biological Psychiatry*, 47, 210-220.

TURNBULL, S., WARD A., TREASURE, J., JICK, H. & DERBY, L. (1996). The demand for eating disorder care: An epidemiological study using the General Practice Database. *British Journal of Psychiatry*, 169, 705-712.

TURNER, M. (1999). Annotation: Repetitive behavior in autism: A review of psychological research. *Journal of Child Psychology and Psychiatry*, 40, 839-849.

VAN ACKER, R. (1991). Rett syndrome: A review of current knowledge, *Journal of Autism and Developmental Disorders*, 21, 381-406.

VAN AMERINGEN, M., MANCINI, C. & FARVOLDEN, P. (2003). The impact of anxiety disorders on educational achievement. *Journal of Anxiety Disorders*, 17, 561-571.

VAN DEN BERGH, B. R. H., MULDER, E. J. H., MENNES, M. & GLOVER, V. (2005). Antenatal maternal anxiety and stress and the neurobehavioral development of the fetus and child: links and possible mechanisms. A review. *Neuroscience and Biobehavioral Reviews*, 29, 237-258.

VAN DEN OORD, E. J. C. G., BOOMSMA, D. I. & VERHULST, F. C. (1994). A study of problem behaviors in 10- to 15-year-old biologically related and unrelated international adoptees. *Behavior Genetics*, 24, 193-205.

VAN DEN VEYVER, I. B. & ZOGHBI, H. Y. (2002). Genetic basis of Rett syndrome. *Mental Retardation and Developmental Disabilities Research Reviews*, 8, 82-86.

VAN GOOZEN, S. H. M., SNOEK, H., MATTHYS, W., VAN ROSSUM, I. & VAN ENGELAND, H. (2004). Evidence of fearlessness in behaviourally disordered children: A study on startle reflex modulation. *Journal of Child Psychology and Psychiatry*, 45, 884-892.

VAN HOECKE, E., DE FRUYT, F., DE CLERCQ, B., HOEBEKE, P. & VANDE WALLE, J. (2006). Internalizing and externalizing problem behavior in children with nocturnal and diurnal enuresis: A five-factor model perspective. *Journal of Pediatric Psychology*, 31, 460-468.

VAN KAMMEN, W., LOEBER, R. & STOUTHAMER-LOEBER, M. (1991). Substance use and its relationship to conduct problems and delinquency in young boys. *Journal of Youth and Adolescence*, 20, 399-413.

VASEY, M. W., CRNIC, K. A. & CARTER, W. G. (1994). Worry in childhood: A developmental perspective. *Cognitive Therapy and Research*, 18,529-549.

VASEY, M. W. & MACLEOD, C. (2001). Information processing factors in childhood anxiety: A review and developmental perspective. In M. W. Vasey & M. R. Dadds (Eds.). *The developmental psychopathology of anxiety*. Oxford, England: Oxford University Press (253-277).

VEENSTRA-VANDERWEELE, J. & COOK, E. H. (2003). Genetics of childhood disorders: XLVI. Autism, part 5: Genetics of autism. *Journal of the American Academy of Child and Adolescent Psychiatry*, 42, 116-118.

VELLUTINO, F. R., FLETCHER, J. M., SNOWLING, M. J. & SCANLON, D. M. (2004). Specific reading disability (dyslexia): What have we learned in the past four decades ? *Journal of Child Psychology and Psychiatry*, 45, 2-40.

VELTING, O. N. & ALBANO, A. M. (2001). Current trends in the understanding and treatment of social phobia in youth. *Journal of Child Psychology and Psychiatry*, 42, 127-140.

VERA, L. (1988), Anxiété sociale et troubles anxieux chez l'enfant: Une étude comportementale. *Actualités Psychiatriques*, 7, 121-124.

VERDOUX, H., GEDDES, J. R., TAKEI, N., LAWRIE, S. M., BOVET, P., EAGLES, J. M., HEUN, R., McCREADIE, R. G., McNEIL, T. F., O'CALLAGHAN, E., STO-

BER, G., WILLINGER, M. U., WRIGHT, P. & MURRAY, R. M. (1997). Obstetric complications and age at onset in schizophrenia: An international collaborative meta-analysis of individual patient data. *American Journal of Psychiatry,* 154, 1220-1227.

VERDOUX, H. & SUTTER, A. L. (2002). Perinatal risk factors for schizophrenia: Diagnostic specificity and relationships with maternal psychopathology. *American Journal of Medical Genetics,* 114, 898-905.

VERHULST, F. C., AKKERHUISS, G. W. & ALTHAUS, M. (1985). Mental health in Dutch children: A cross-cultural comparison. *Acta Psychiatrica Scandinavica,* 72, 323.

VERHULST, F. C., VAN DER LEE, J. H., AKKERHUIS, G. W., SANDERS-WOUDSTRA, J. A. R., TIMMER, F. C. & DONKHORST, I. D. (1985). The prevalence of nocturnal enuresis: Do DSM-III criteria need to be changed? A brief research report. *Journal of Child Psychology and Psychiatry,* 26, 989-993.

VERNON, P. (1979). *Intelligence: Heredity and environment.* San Francisco: W.H. Freeman.

VIDING, E., SPINATH, F. M., PRICE, T. S., BISHOP, D. V. M., DALE, P. S. & PLOMIN, R. (2004). Genetic and environmental influence on language impairment in 4-year-old same-sex and opposite-sex twins. *Journal of Child Psychology and Psychiatry,* 45, 315-325.

VILLEPONTOUX, L. (1997). *Aider les enfants en difficulté à l'école.* Bruxelles: De Boeck Université.

VINCKENBOSCH, E. & ELIEZ, S. (2004). L'IRM cérébrale: un outil pour la compréhension de la dyslexie de développement. Une revue sélective. *Enfance,* 3, 311-322.

VIORST, J. & GALERON, H. (1992). *Nicolas et tous ses fantômes.* Paris: Bayard.

VISOOTSAK, J., WARREN, S. T., ANIDO, A. & GRAHAM, J. M., JR. (2005). Fragile X syndrome: An update and review for the primary pediatrician. *Clinical Pediatrics,* 44, 371-381.

VITARO, F., GAGNON, C., & TREMBLAY, R. E. (1992). Liens d'amitié et fonctionnement social chez les enfants rejetés. *Enfance,* 46, 113-127.

VITARO, F., GENDREAU, P. L., TREMBLAY, R. E. & OLIGNY, P. (1998). Reactive and proactive aggression differentially predict later conduct problems. *Journal of Child Psychology and Psychiatry,* 39, 1-9.

VITARO, F., TREMBLAY, R. E. & GAGNON, C. (1992). Adversité familiale et troubles du comportement au début de la période de fréquentation scolaire. *Revue Canadienne de Santé Mentale Communautaire,* 11, 45-62.

VITARO, F., TREMBLAY, R. E., TESSIER, O. & BOIVIN, M. (1993). Problèmes de comportement, puberté précoce et difficultés d'adaptation psychosociale chez les filles. *Les Cahiers Internationaux de Psychologie Sociale,* 18, 52-67.

VIVIAN, D., FISCHEL, J. E. & LIEBERT, R. M. (1986), Effect of « wet nights » on daytime behavior during concurrent treatment of enuresis and conduct problems. *Journal of Behavior Therapy and Experimental Psychiatry,* 17, 301-303.

VOGEL, S. (1990). Gender differences in intelligence, language, visual-motor abilities, and academic achievement in students with learning disabilities: A review of the literature. *Journal of Learning Disabilities,* 23, 44-52.

VOLKMAR, F. R. (1992). Childhood disintegrative disorder: Issues for DSM-IV. *Journal of Autism and Developmental Disorders,* 22, 625-642.

VOLKMAR, F. K (1996). Childhood and adolescent psychosis: A review of the past 10 years. *Journal of the American Academy of Child and Adolescent Psychiatry,* 35, 843-851.

VOLKMAR, F. R. & COHEN, D. J. (1989). Disintegrative disorder or « late onset » autism ? *Journal of Child Psychology and Psychiatry,* 30, 717-724.

VOLKMAR, F. K & COHEN, D. J. (1991). Comorbid association of autism and schizophrenia. *American Journal of Psychiatry,* 148, 1705-1707.

VOLKMAR, F. R., KLIN, A., SCHULTA, R., BRONEN, R., MARANS, W. D., SPARROW, S. & COHEN, D. J. (1996). Asperger's syndrome. *Journal of the American Academy of Child and Adolescent Psychiatry,* 35, 118-123.

VOLKMAR, F. K, KOENIG, K. & STATE, M. (2005). Childhood disintegrative disorder. In F. R. Volkmar, R. Paul, A. Klin & D. Cohen (Eds.), *Handbook of autism and pervasive developmental disorders, Vol. 1: Diagnosis, development, neurobiology, and behavior.* Hoboken, NJ: Wiley, 3rd ed. (70-87).

VOLKMAR, F. R., LORD, C., BAILEY, A., SCHULTZ, R. T. & KLIN, A. (2004). Autism and pervasive developmental disorders. *Journal of Child Psychology and Psychiatry,* 45, 135-170.

VOLKMAR, F. R. & NELSON, D. S. (1990). Seizure disorders in autism. *Journal of the American Academy of Child and Adolescent Psychiatry,* 29, 127-129.

VOLKMAR, F. R., SZATMARI, P. & SPARROW, S. S. (1993). Sex differences in pervasive developmental disorders. *Journal of Autism and Developmental Disorders,* 23, 579-591.

VON GONTARD, A. (2006). Elimination disorders: enuresis and encopresis. In C. Gillberg, R. Harrington & H. C. Steinhausen (Eds.), *A clinician's handbook of child and adolescent psychiatry.* London: Cambridge University Press (625-654).

VON GONTARD, A., HOLLMANN, E., EIBERG, H., BENDEN, B., RITTIG, S. & LEHMKUHL, G. (1997). Clinical enuresis phenotypes in familial nocturnal enuresis. *Scandinavian Journal of Urology & Nephrology,* 183, 11-16.

VON GONTARD, A., SCHAUMBURG, G. H., HOLLMANN, E., EIBERG, H. & RITTIG, S. (2001). The genetics of enuresis: A review. *The Journal of Urology*, 166, 2438-2443.

VYGOTSKY, L. S. (1931). Compensatory processes in the development of the retarded child. In J. E. Knox & C. B. Stevens (Eds.). *The collected works of L. S. Vygotsky. Vol.2. The fundamentals of defectology*. New York: Plenum (123-138).

VYGOTSKY, L. S. (1934). *Pensée et langage*. Paris: La Dispute.

VYGOTSKY, L. S. (1935). The problem of mental retardation. In J. E. Knox & C. B. Stevens (Eds.), *The collected works of L. S. Vygotsky, Vol. 2. The fundamentals of defectology*. New York: Plenum (220-240).

WAHLBERG, K. E., WYNNE, L. C., HAKKO, H., LAKSY, K., MORING, J., MIETTUNEN, J. & TIENARI, P. (2004). Interaction of genetic risk and adoptive parent communication deviance: Longitudinal prediction of adoptee psychiatric disorders. *Psychological Medicine*, 34, 1531-1541.

WAKSCHLAG, L. S., PICKETT, K. E., COOK, E. D., BENOWITZ, N. L. & LEVENTHAL, B. L. (2002). Maternal smoking during pregnancy and severe antisocial behavior in offspring: A review. *American Journal of Public Health*, 92, 966-974.

WAKSCHLAG, L. S., PICKETT, K. E., KASZA, K. E. & LOEBER, R. (2006). Is prenatal smoking associated with a developmental pattern of conduct problems in young boys ? *Journal of American Academy of Child and Adolescent Psychiatry*, 45, 461-467.

WALKER, C. E., MILLING, L. S. & BONNER, B. L. (1988). Incontinence disorders: Enuresis and encopresis. In D. K. Routh (Ed.), *Handbook of pediatric psychology*. New York: Guilford (363398).

WALKER, J. L., LAHEY, B. B., HYND, G. W. & FRAME, C. L. (1987). Comparison of specific patterns of antisocial behavior in children with conduct disorder with or without coexisting hyperactivity. *Journal of Consulting and Clinical Psychology*, 55, 910-913.

WALKER, J. L., LAHEY, B. B., RUSSO, M. F., CHRIST, M. A. G., MCBURNETT, K., LOEBER, R., STOUTHAMER-LOEBER, M. & GREEN, S. M. (1991). Anxiety, inhibition, and conduct disorder in children: I. Relation to social impairment. *Journal of the American Academy of Child and Adolescent Psychiatry*, 30, 187-191.

WALKUP, J. T., LECKMAN, J. F., PRICE, R. A., HARDEN, M. T., ORT, S. & COHEN, D. J. (1988). The relationship between Tourette's syndrome and obsessive-compulsive disorder: A twin study. *Psychopharmacology Bulletin*, 24, 375-379.

WALKUP, J. T., SCAHILL, L. & RIDDLE, M. A. (1995). Disruptive behavior, hyperactivity and learning disabilities in children with Tourette's syndrome. In W. J. Weiner & A. E. Lang (Eds.), *Advances in neurology. Vol.65*. New York: Raven Press (259-272).

WALLON, H. (1925). *L'enfant turbulent: étude sur les retards et les anomalies du développement moteur et mental*. Paris: Quadrige /PUF, 1984.

WALLON, H. (1959). Les causes psychophysiologiques de l'inattention chez l'enfant. *Enfance*, 3-4, 408-418.

WALSH, T., MENVIELLE, E. & KHUSHLANI, D. (2006). Disorders of elimination. In M. K. Duncan & J. M. Wiener (Eds.), *Essentials of child and adolescent psychiatry*. Washington, DC: American Psychiatric Publishing (581-592).

WALTERS, E. E., NEALE, M. C., EAVES, L. J., HEALTH, A. C., KESSLER, R. C. & KENDLER, K. S. (1992). Bulimia nervosa and major depression: A study of common genetic and environmental factors. *Psychological Medicine*, 22, 617-622.

WALTON, D. (1961). Experimental psychology and the treatment of a ticqueur. *Journal of Child Psychology and Psychiatry*, 2,148-155.

WANTANABE, H. (1995). Sleep patterns in children with nocturnal enuresis. *Scandinavian Journal of Urology & Nephrology*, 173, 55-58.

WASCHBUSCH, D. (2002). A meta-analytic examination of co-morbid hyperactive-impulsive-attention problems and conduct problems. *Psychological Bulletin*, 128, 118-150.

WASLICK, B. D., KANDEL, R. & KAKOUROS, A. (2002). Depression in children and adolescents: An overview. In D. Shaffer & B. D. Waslick (Eds.). *The many faces of depression in children and adolescents*. Washington, DC: American Psychiatric Publishing (1-36).

WATKINS, J. M., ASARNOW, R. F. & TANGUAY, P. E. (1988). Symptom development in childhood onset schizophrenia. *Journal of Child Psychology and Psychiatry*, 29, 865-878.

WATSON, J. B. & RAYNER, R. (1920). Conditioned emotional reactions. *Journal of Experimental Psychology*, 3, 1-14.

WECHSLER, D. (2003). *WISCIV Échelle d'intelligence de Wechsler pour enfants et adolescents. Quatrième édition*. Paris: Éditions du Centre de psychologie appliquée, 2005.

WEEKS, S. J. & HOBSON, R. P. (1987). The salience of facial expression for autistic children. *Journal of Child Psychology and Psychiatry*, 28, 137-152.

WEEMS, C. F., SILVERMAN, W. K. & LAGRECA, A. M. (2000). What do youth referred for anxiety problems worry about? Worry and its relation to anxiety and anxiety disorders in children and adolescents. *Journal of Abnormal Child Psychology*, 28, 63-72.

WEINBERG, W. A., RUTMAN, J., SULLIV AN, L, PENICK, E. C. & DIETZ, S. G. (1973). Depression in children referred to an educational diagnostic center: Diagnosis and treatment. *Behavioral Pediatrics*, 83, 1065-1072.

WEINBERGER, D. R. (1987). Implications of normal brain development for the pathogenesis of schizophrenia. *Archives of General Psychiatry*, 44, 660-669.

WEINBERGER, D. R. & McCLURE, R. K. (2002). Neurotoxicity, neuroplasticity, and magnetic resonance imaging morphometry: What is happening in the schizophrenic brain? *Archives of General Psychiatry*, 59, 553-559.

WEISS, B. & NURCOMBE, B. (1992). Age, clinical severity, and the differentiation of depressive symptomatology. A test of the orthogenetic hypothesis. *Development and Psychopathology*, 4, 115-126.

WEISS, G. & HECHTMAN, L. T. (1993). *Hyperactive children grown up*. New York: Guilford, 2nd ed.

WEISZ, J. R., RUDOLPH, K. D., GRANGER, D. A. & SWEENEY, L. (1992). Cognition, competence, and coping in child and adolescent depression: Research findings, developmental concerns, therapeutic implication. *Development and Psychopathology*, 4, 627-653.

WEKERLE, C. & WOLFE, D. A. (1996). Child maltreatment. In E. J. Marsh & R. A. Barkley (Eds.), *Child psychopathology*. New York: Guilford, 2nd ed. (632-684).

WELCH, S. L. & FAIRBURN, C. G. (1996). Childhood sexual and physical abuse as risk factors for the development of bulimia nervosa: A community-based case control study. *Child Abuse and Neglect*, 20, 633-642.

WELLER, E. B., WELLER, R. A. & FRISTAD, M. A. (1995). Bipolar disorder in children-misdiagnosis, underdiagnosis, and future-directions. *Journal of the American Academy of Child and Adolescent Psychiatry*, 34, 709-714.

WENTZ, E., GILLBERG, C., GILLBERG, I. C. & RÅSTAM, M. (2001). Ten-year follow-up of adolescent-onset anorexia nervosa: Psychiatric disorders and overall functioning scales. *Journal of Child Psychology and Psychiatry*, 42, 613-622.

WERNER, H. (1941). Psychological processes investigating deficiencies in learning. *American Journal of Mental Deficiency*, 43, 233-235.

WERNER, H. & STRAUSS, A. (1939). Problems and methods of functional analysis in mentally deficient children. *Journal of Abnormal and Social Psychology*, 34, 37-62.

WERNICKE, C. (1894). *Grundriss der Psychiatrie*. Psychophysiologishe Eindeutung, Wiesbaden.

WERRY, J. S. (1991). Overanxious disorder: A review of its taxonomic properties. *Journal of the American Academy of Child and Adolescent Psychiatry*, 30, 533-544.

WERRY, J. S. (1992). Child and adolescent (early onset) schizophrenia: A review in light of DSM-III-R. *Journal of Autism and Developmental Disorders*, 22, 601-624.

WERRY, J. S. & McCLELLAN, J. M. (1992). Predicting outcome in child and adolescent (early onset) schizophrenia and bipolar disorder. *Journal of the American Academy of Child and Adolescent Psychiatry*, 31, 147150.

WERRY, J. S., McCLELLAN, J. M., ANDREWS, L. K. & HAM, M. (1994). Clinical features and outcome of child and adolescent schizophrenia. *Schizophrenia Bulletin*, 20, 619-630.

WERRY, J. S., McCLELLAN, J. M. & CHARD, L. (1991). Childhood and adolescent schizophrenia, bipolar, and schizoaffective disorders: A clinical and outcome study. *Journal of the American Academy of Child and Adolescent Psychiatry*, 30, 457-465.

WESTENBERG, P. M., SIEBELINK, B. M., W. ARMENHOVEN, N. J. & TREFFERS, P. D. (1999). Separation anxiety and overanxious disorders. Relations to age and level of psychosocial maturity. *Journal of the American Academy of Child and Adolescent Psychiatry*, 38, 1000-1007.

WEWETZER, C., JANS, T., MULLER, B., NEUDORFL, A., BUCHERL, U., REMSCHMIDT, H., W ARNKE, A. & HERPERTZ-DAHLMANN, B. (2001). Long-term outcome and prognosis of obsessive-compulsive disorder with onset in childhood or adolescence. *European Child and Adolescent Psychiatry*, 10, 37-46.

WHALEN, C. K., HENKER, B., JAMNER, L. D., ISHIKAWA, S. S., FLORO, J. N., SWINDLE, R., PERWIEN, A. R. & JOHNSTON, J. A. (2006). Toward mapping daily challenges of living with ADHD: Maternal and child perspectives using electronic diaries. *Journal of Abnormal Child Psychology*, 34, 115-130.

WHELAN, E. & COOPER, P. J. (2000). The association between childhood feeding problems and maternal eating disorder: A community study. *Psychological Medicine*, 30, 69-77.

WHITAKER, A., JOHNSON, J., SHAFFER, D., RAPOPORT, J. & KALIKOW, A. (1990). Uncommon troubles in young people: Prevalence estimates of selected psychiatric disorders in a nonreferred adolescent population. *Archives of General Psychiatry*, 47, 487-496.

WHITAKER, R. C., WRIGHT, J. A., PEPE, M. S., SEIDEL, K. D. & DIETZ, W. H. (1997). Predicting obesity in young adulthood from childhood and parental obesity. *New England Journal of Medicine*, 337, 869-873.

WHITE, H. R., LOEBER, R., STOUTHAMER-LOEBER, M. & FARRINGTON, D. P. (1999). Developmental associations between substance use and violence. *Development and Psychopathology*, 11, 785-803.

WICHSTRØM, L. (2006). Sexual orientation as a risk factor for bulimic symptoms. *International Journal of Eating Disorders*, 39, 448-453.

WILDES, J. E., EMERY, R. E. & SIMONS, A. D. (2001). The roles of ethnicity and culture in the development of eating disturbance and body dissatisfaction: A meta-analytic review. *Clinical Psychology Review,* 21, 521-551.

WILENS, T. E., BIEDERMAN, J., BROWN, S., TANGUAY, S., MONUTEAUX, M. C., BLAKE, C. & SPENCER, T. J. (2002). Psychiatric comorbidity and functioning in clinically referred preschool children and school-age youths with ADHD. *Journal of the American Academy of Child & Adolescent Psychiatry,* 41, 262-268.

WILLE, S. & ANVEDEN, I. (1995). Social and behavioral perspectives in enuretics, former enuretics, and non-enuretic controls. *Acta Paediatrica,* 84, 37-40.

WILLEMS, G., DE LEVAL, N., AL-SHARBATI, N., BOUCKAERT, A., NOEL, A., THIEFFRY, PH. & EVRARD, PH. (1996). Persistance de problèmes neuropsychologiques et cognitifs (attention-mémoire) dans une population à haut risque de troubles de l'apprentissage (follow-up de six ans). *Approche Neuropsychologique des Apprentissages chez l'Enfant,* 37, 54-61.

WILLI, J. & GROSSMANN, S. (1983). Epidemiology of anorexia in a defined region of Switzerland. *American Journal of Psychiatry,* 140, 564-567.

WILLIAMS, D. (1992). *Si on me touche, je n'existe plus. Le témoignage exceptionnel d'une jeune autiste.* Paris: Robert Laffont.

WILLIAMS, J. H. G., WAITER, G. D., GILCHRIST, A., PERRETT, D. 1., MURRAY, A. D. & WHITEN, A. (2006). Neural mechanisms of imitation and 'mirror neuron' functioning in autistic spectrum disorder. *Neuropsychologia,* 44, 610-621.

WILLIAMSON, D. A., BENTZ, B. G. & RABALAIS, J. Y. (1998). Eating disorders. In T. H. Ollendick & M. Hersen (Eds.), *Handbook of child psychopathology.* New York: Plenum (291-305).

WILSON, G. T. (1991). The addiction model of eating disorders: A critical analysis. *Advances in Behaviour Research and Therapy,* 13, 27-72.

WILSON, G. T., BECKER, C. B. & HEFFERNAN, K. (2003). Eating disorders. In E. J. Mash & R. A. Barkley (Eds.), *Child psychopathology.* New York: Guilford, 2nd ed., (687-715).

WILSON, J. L., PEEBLES, R., HARDY, K. K., & LITT, I. F. (2006). Surfing for thinness: A pilot study of pro-eating disorder web site usage in adolescents with eating disorders. *Pediatrics,* 118, 1635-1643.

WING, L. & GOULD, J. (1979). Severe impairments of social interaction and associated abnormalities in children: Epidemiology and classification. *Journal of Autism and Developmental Disorders,* 9, 11-29.

WING, L. & POTTER, D. (2002). The epidemiology of autistic spectrum disorders: Is the prevalence rising? *Mental Retardation and Developmental Disabilities Research Reviews,* 8, 151-161.

WINNEPENNINCKX, B., ROOMS, L. & KOOY, R. F. (2003). Mental retardation: A review of the genetic causes. *The British Journal of Developmental Disabilities,* 49, 29-44.

WINNICOTT, D.W. (1969). *La tendance antisociale.* Paris: Payot.

WINSLER, A., DIAZ, R. M., ATENCIO, D. J., McCARTHY, E. M. & CHABAY, L. A. (2000). Verbal self-regulation over time in preschool children at risk for attention and behavior problems. *Journal of Child Psychology and Psychiatry,* 41, 875-886.

WISEMAN, C. G., GRAY, J. J., MOSIMANN, J. E. & AHRENS, A. J. (1992). Cultural expectations of thinness in women: An update. *International Journal of Eating Disorders,* 11, 85-89.

WITTCHEN, H., STEIN, M. & KESSLER, R. (1999). Social fears and social phobias in a community sample of adolescents and young adults: Prevalence, risk factors, and comorbidity. *Psychological Medicine,* 29, 309-323.

WOLF, L. C., NOH, S., FISMAN, S. N. & SPEECHLEY, M. (1991). Psychological effects of parenting stress on parents of autistic children. *Journal of Autism and Developmental Disorders,* 19, 157-166.

WOLFISH, N. (1999). Sleep arousal function in enuretic males. *Scandinavian Journal of Urology & Nephrology,* 33, 2426.

WOLPE, J. & RACHMAN, S. (1960). Psychoanalytic evidence: A critique based on Freud's case of Little Hans. *Journal of Nervous and Mental Diseases,* 131, 135-145.

WONDERLICH, S., CROSBY, R., MITCHELL, J., THOMPSON, K., REDLIN, J., DEMUTH, G. & SMYTH, J. (2001). Pathways mediating sexual abuse and eating disturbance in children. *International Journal of Eating Disorders,* 29, 270-279.

WOOD, F. B. & FELTON, R. H. (1994). Separate linguistic and attentional factors in the development of reading. *Topics in Language Disorders,* 14, 42-57.

WOOD, F. B., FELTON, R. H., FLOWERS, L. & NAYLOR, C. (1991). Neurobehavioral definition of dyslexia. In D. D. Duane & D. B. Gray (Eds.), *The reading brain: The biological basis of dyslexia.* Parkton, MD: York Press (1-25).

WOOD, J. J., McLEOD, B. D., SIGMAN, M., HWANG, W. C. & CHU, B.C. (2003). Parenting and childhood anxiety: Theory, empirical findings, and future directions. *Journal of Child Psychology and Psychiatry,* 44, 134-151.

WOODWARD, L. J. & FERGUSON, D. M. (2001). Life course outcomes of young people with anxiety disorders in adolescence. *Journal of the American Academy of Child and Adolescent Psychiatry,* 40, 1086-1093.

WOOLLEY, J. D. (1997). Thinking about fantasy: Are children fundamentally different thinkers and believers from adults ? *Child Development,* 68, 991-1011.

WRIGHT, C. M. (2000). Identification and management of failure to thrive: A community perspective. *Archives of Disease in Childhood,* 82, 5-9.

YA'CHE, M. (1995). Intelligence, gènes, environnement. *Études,* 3824, 489-495.

YAMAMOTO, J., SILVA, J. A., FERRARI, M. & NUKARIYA, K. (1997). Culture and psychopathology. In G. Johnson-Powell & J. Yamamoto (Eds.), *Transcultural child development. Psychological assessment and treatment.* New York: Wiley (34-57).

YANG, Q., RASMUSSEN, S. A & FRIEDMAN, J. M. (2002). Mortality associated with Down's syndrome in the USA from 1983 to 1997: A population-based study. *Lancet,* 359,1019-1025.

YATES, A. J. (1958). The application of learning theory to the treatment of tics. *Journal of Abnormal Social Psychology,* 56, 175-182.

YIRMIYA N., GAMUEL, I., PILOWSKY, T., FELDMAN, R, BARON-COHEN, S. & SIGMAN, M. (2006). The development of siblings of children with autism at 4 and 14 months: Social engagement, communication, and cognition. *Journal of Child Psychology and Psychiatry,* 47, 511-523.

YIRMIYA, N. & SHAKED, M. (2005). Psychiatric disorders in parents of children with autism: A meta-analysis. *Journal of Child Psychology and Psychiatry,* 46, 69-83.

YOUNG, A R., BEITCHMAN, J. H., JOHNSON, C., DOUGLAS, L., ATKINSON, L., ESCOBAR, M. & WILSON, B. (2002). Young adult academic outcomes in a longitudinal sample of early identified language impaired and control children. *Journal of Child Psychology and Psychiatry,* 43, 635-645.

YOUNGSTROM, E. A, FINDLING, R. I., YOUNGSTROM, J. K. & CALABRESE, J. R. (2005). Toward an evidencebased assessment of pediatric bipolar disorder. *Journal of Clinical Child and Adolescent Psychology,* 34, 433-448.

YSSELDYKE, J. E., ALGOZZINE, B., SHINN, M. & MCGUE, M. (1982). Similarities and differences between underachievers and students labeled learning disabled. *Journal of Special Education,* 16, 73-85.

ZAHN, T. P., JACOBSEN, L. K., GORDON, C. T., McKENNA, K., FRAZIER, J. A. & RAPOPORT, J. L. (1998). Attention deficits in childhood-onset schizophrenia: Reaction time studies. *Journal of Abnormal Psychology,* 107,97-108.

ZAHN-WAXLER, C., KLIMES-DOUGAN, B. & SLATTERY, M. J. (2000). Internalizing problems of childhood and adolescence: Prospects, pitfalls, and progress in understanding the development of anxiety and depression. *Developmental Psychopathology,* 12,443-466.

ZAZZO, R (Ed.) (1979a). *Les débilités mentales.* Neuchâtel: Delachaux et Niestlé, 3ᵉ éd.

ZAZZO, R. (Ed.). (1979b). *L'attachement.* Neuchâtel: Delachaux et Niestlé.

ZELEKE, S. (2004). Self-concepts of students with learning disabilities and their normally achieving peers: A review. *European Journal of Special Needs Education,* 19, 145-170.

ZENTALL, S. S. (1988). Production deficiencies in elicited language but not in the spontaneous verbalizations of hyperactive children. *Journal of Abnormal Child Psychology,* 16, 657-673.

ZESIGER, P. (1996). *Écrire: Approches cognitive, neuropsychologique et développementale.* Paris: PUF.

ZESIGER, P. (2004). Neuropsychologie développementale et dyslexie. *Enfance,* 3, 237-243.

ZESIGER, P., DEONNA, T. & MAYOR, C. (2000). L'acquisition de l'écriture. *Enfance,* 3, 295-304.

ZIC, A. & IGRIC, L. (2001). Self-assessment of relationships with peers in children with intellectual disability. *Journal of Intellectual Disability Research,* 45, 202-211.

ZIGLER, E. (1969). Developmental versus difference theories of retardation and the problem of motivation. *American Journal of Mental Deficiency,* 73, 536-556.

ZIGLER, E. (1999). The individual with mental retardation as a whole person. In E. Zigler & D. Bennett-Gates (Eds.). *Personality development in individuals with mental retardation.* New York: Cambridge University Press (1-16).

ZIGLER E. & HODAPP, R M. (1986). *Understanding mental retardation.* New York: Cambridge University Press.

ZIMMERMANN, G., ROSSIER, V., BERNARD, M., CERCHIA, F. & QUARTIER, V. (2005). Sévérité de la con sommation d'alcool et de cannabis chez les adolescents tout-venant et délinquants. *Neuropsychiatrie de l'Enfance et de l'Adolescence,* 53, 447-452.

ZOCCOLILLO, M. (1992). Co-occurrence of conduct disorder and its adult outcomes with depressive and anxious disorders: A review. *Journal of the American Academy of Child and Adolescent Psychiatry,* 31, 547-556.

ZOCCOLILLO, M. (1993). Gender and the development of conduct disorder. *Development and Psychopathology,* 5, 65-78.

ZOCCOLILLO, M., PICKLES, A., AUINTON, D. & RUTTER, M. (1992). The outcome of conduct disorder: Implications for defining adult personality disorder and conduct disorder. *Psychological Medicine,* 22, 971-986.

ZWAIGENBAUM, L., BRYSON, S., ROGERS, T., ROBERTS, W., BRIAN, J. & SZATMARI, P. (2005). Behavioral manifestations of autism in the first year of life. *International Journal of Developmental Neuroscience,* 23, 143-152.

# ÍNDICE ONOMÁSTICO

## A

Abbott 188-189, 206-207
Abrahamian 500-501, 505-506
Abramowicz 81-82
Abramson 375-377
Achenbach 31-32, 39, 46-47, 233-234, 281-282, 296-298, 340-341, 342, 353-355, 365, 517-518
Adams 494
Adrien 106-107, 116, 136-137
Agras 454-455, 468-470, 480-481
Aicardi 125, 127-128
Aichorn 276-277
Ainsworth 393-394
Ajuriaguerra 139-140, 144, 163, 200-201, 229-231
Alaghband-Rad 163, 172-173
Alarcon 37
Albano 394-397, 404, 407-408, 410-414, 419, 422, 425-431, 437-438, 445-446
Albert 393-394
Alegria 194-195, 200-201, 223-224
Alessi 427-428
Allen 116, 140-141, 180-181, 432, 453-454
Alloy 437-438
Alpert 154-155, 380-381
Altepeter 233-234
Andersen 478
Anderson 254, 258-259, 296, 326-328, 356-357, 359-360, 364, 395, 422-430
Andreasen 147-148
Andrews 163, 353-354, 380-381, 427-428, 432, 453-454

Angold 325-326, 355-356, 359-360, 362-364, 385-386, 424-427, 429-430
Apfeldorfer 465-466, 483-484, 488
Apter 523-524, 526-527
Arnold 117, 206-207, 473-474
Arroyo 37
Artiles 83-84
Asarnow et Asarnow 108, 142-144, 157-159, 169-170, 172-173, 178-179
Asperger 97-100, 119-120, 121-127, 129-137, 205, 542-555
Assailly 428-429
Atkins 281, 298-299
Atkinson 169-170, 178-179
Attar 326-327
August 234-235, 246-247, 252, 254
Ausloos 169-170, 181-182
Aussilloux 98-99, 105-106, 114-116, 136

## B

Bailly 145, 147, 157-159, 169-170, 178-181, 397, 399, 424-425, 445-446
Baker 47-48, 248-249, 481-482, 488-489
Bakwin 506
Balleyguier 322, 375-376
Barinaga 48-49
Barkley 18-19, 32-33, 34, 46-47, 55-56, 95-96, 136, 180-181, 207-208, 224-225, 228-229, 231-235, 241-243, 244-250, 252, 255-266, 269-271, 296, 333-334, 386-387, 445-446, 488-489
Barlow 394-395, 435-438, 445-446, 472-473
Barnes 184, 215-216, 224-225
Baron 370-371, 385-386
Barth 131-132
Bates 255, 319-320, 322, 333-334
Bateson 176-177
Baumrind 67-68
Bebbington 177
Beck 79-80, 375-377, 385
Beglin 474-475
Beidel 247-248, 404, 423-426
Beillerot 24-25, 55-56
Beitchman 184, 206-207, 212-213, 429-430
Bel 125
Belsky 393-394, 436-437
Bemporad 459-460, 510-511
Bender 142-143, 147, 157-158, 163-164
Benjamin 326-327, 396-397, 424-426, 428-429
Benoit 449-451, 453-455, 488
Bentz 484-485, 488-489
Berenbaum 154-155
Berger 176-177
Bergman 478
Berk 243
Bernard-Bonnin 505
Bernheimer 66-67
Berninger 188-189, 200-201, 206-207, 219
Bettelheim 99-101, 118
Bettes 163-164
Bhatia 500-501
Biederman 233-234, 246-250, 256-258, 262-263, 265-266, 296,

351, 354-357, 369-370, 423-424, 427-428, 432-436, 495, 500-502, 511-512
Bigbee 281-282
Binet 22, 63-64, 392-393, 432, 445-446
Bird 32-33, 296, 304-305
Bjornsson 501-502
Blachez 461-462
Black 48-49, 453-455
Bleuler 140-143, 178-179
Block 382
Body-Gendrot 326-327, 333-334
Boivin 291-292, 303-304, 333-334
Bolger 325-326
Bolton 468-469
Bonnaterre 98-99
Bouchard 67-68, 95-96, 312-313
Boudreault 240-241
Boulerice 280-281, 334
Bourneville 228-229
Bouvard 236-237, 270-271, 347-348, 358-359, 375-376, 385-386, 432-433
Bovet 139-142, 170-173, 178, 180-181
Bowen 142-143, 177
Bowlby 48-49, 374-375, 386-387, 393-394, 436-437
Boyle 32-33, 80-81, 115-116, 169-170, 246-247, 253, 298-300, 362-364, 432-433
Bradley 142-143
Brady 356-357
Brayden 492-493, 498-499
Brazeal 419
Breen 233-234
Brent 301-302, 346-347, 360, 362
Broca 186-187
Broman 83-84
Brook 32-33, 248-249, 490-491, 523
Brown 160, 172-175, 177, 258-259, 319-320, 434-435
Brownell 456-457, 459, 483-484, 488-489

Bruce 326-327, 382
Bruch 481-482, 488
Brusset 461-466, 488
Bruun 518-522, 524-529, 537-538
Bryson 82-83, 115-116
Budd 452, 488-489
Budman 518-529, 537-538
Buhrmester 241-242
Bullinger 51-52, 55-56, 106-107, 133-134, 136, 219, 223-224
Bunk 163, 166-168
Burack 87, 111-112
Burd 131-132, 160-161, 524-525
Burke 346-347, 359-360, 365-366
Bursztejn 45-46, 97-99, 136, 138-139, 156-157, 160-161, 169-170, 178-181, 251-252, 266, 270-271
Butler 89-90, 318-319, 490-496, 501-505, 507-511, 514-515

## C

Cadoret 257-258
Cairns 52-53, 282-283, 333-334
Calam 482-483
Callahan 474-475
Campbell 67-68, 147, 150-151, 154-157, 163, 171-172, 256, 310-311, 324-325
Camus 232
Cantwel 134-135, 248-249
Caplan 142-145, 153-154
Capps 101, 103-104
Carlson 243, 265-266, 342, 346-347, 352, 354-355, 360, 362, 364, 367-370, 382, 386-387
Carlsson 173-174
Carnine 189, 220
Caron 359-360
Carr 87
Carter 389-390, 492-493, 523-524, 526-533
Caspi 18-19, 31-32, 45-46, 233-234, 277-279, 293-294, 296-299, 306-311, 322-323

Cervantes 37
Chabrol 336-337, 340-341, 360, 362, 386-387, 459-462, 465-466, 468-469, 477-479, 488
Charles 208-209
Chauveau 211-213
Chess 31-32, 229-231
Chiariello 379-380
Choquet 299-300, 365, 472-474, 481-482
Chorpita 341, 394-395, 422, 435-438, 445-446
Christian 293-294
Christophersen 496, 498-499, 509-510
Cicchetti 18-19, 38, 55-56, 73, 79-80, 95-96, 282-283, 333-334, 339-340, 374-375, 386-387
CIM 37, 53-54, 99-100, 125, 143-144, 155-156, 185-186, 228-229, 233, 236-237, 285-286, 304-305, 450-452, 469-470, 494, 496
Clark 154-155, 243, 379-380, 422, 437-438, 532
Coen 169-170, 176-177, 181-182
Cohen 32-33, 61-62, 95-96, 101, 103-104, 108, 130-131, 160, 247-249, 453, 477, 521-524, 527-530, 534-535, 537-538
Coie 276-277, 292-293, 301-303, 309-310, 333-334
Cole 233-234, 243, 283-284, 354-355, 357-358, 379-380
Coleman 126-127
Comings 521-522, 524-525, 537-538
Compas 321, 340-341, 355-356, 359-360
Compernolle 236-237, 242, 270-271
Comte 62-63
Condry 282-283
Conger 44-45
Conners 297-298, 354-355, 481-482
Converso 218-219

Cook 115-116, 244-245, 270-271, 315-317
Cooper 32-33, 345-346, 365, 368-369, 453-455, 478-483
Cosford 473-474
Costello 233-236, 325-326, 355-356, 359-360, 362-366, 382, 385-386, 396-397, 424-427, 429-430
Couchells 492-493, 500-501, 503-505
Cover Jones 393-394
Crick 281-282
Crnic 91-92, 389-390
Crossley 101, 103-104
Cummings 323-324, 374-375
Cunningham 243

**D**

Dadds 321, 380-381, 437-439
Dah 129-131
Danforth 264-265
Darwin 62-63, 392-394
Daugherty 317-318
Davies 32-33, 296, 480-481
Dawson 101, 103-105, 107-108, 113-114, 136
de Sanctis 140-141
de Singly 190-191
DeFries 67-68, 211-212, 217-218, 257-258
DeK1yen 321-322
Denckla 211-212
Desmet 52-53, 55-56, 333-334
Despert 145, 147
Diener 252
Dingman 81-82
Dishion 47-48, 303-304, 321
Dissanayake 101, 103-104, 123-124
Dodge 276-277, 279-282, 285-287, 291-292, 298-303, 307-310, 319-325, 327-329, 333-334, 357-358
Dohrenwend 161-162
Dollard 274-276, 313-314, 333-334
Down 62-63, 84-85, 136
Dozois 18-19, 25-27, 32-34, 38, 55-56

Drouin 243, 258-259
DSM-III-R 26-27, 143-144, 231-232, 244-245, 254, 285-286, 292-293, 304-305, 362-364, 394-395, 407, 419, 542-555
Duché 139-142, 223-224
Duffy 371-372, 386-387
Dugas 223-224, 339-340, 347-348, 353, 359-360, 381, 386-387, 526-527, 537-538
Dulcan 36-37, 157-159, 341, 537-538
Dumas 29-31, 39-45, 51-52, 55-56, 75-76, 91-92, 119, 136, 272-274, 282-283, 285-287, 291-293, 296, 310-311, 313-315, 321-324, 328-329, 333-334, 353-354, 375-376, 380-381, 386-387, 394-395, 419, 431, 438-440, 445-446
DuPaul 234-235, 244-245, 249-250, 256
Dupree 37
Durkin 44-45, 415-416, 424-425, 441-442, 511-512
Durning 190-191, 223-224, 353-354
Dykens 64-65, 71, 73, 77-85, 87-88, 91-96, 524-525, 529-530

**E**

Eaves 432
Ebaugh 229-231
Edelbrock 31-32, 233-234, 246-247, 264-265, 279-280, 296, 315-316, 353-354, 517-518
Eggers 163, 166-169
Elder 44-45
Elizur 505-506
Epps 206
Epstein 375-376, 456-457, 459, 477
Erenberg 527-528
Erhardt 250-251
Erickson 532
Erikson 392-393, 445-446

Eron 312-313, 325-326
Esquirol 63-64, 336-337
Evans 125-126, 501-502

**F**

Fairbairn 143-144
Fairburn 32-33, 453, 456-457, 459-462, 464-465, 469-470, 474-475, 477-485, 488-489
Falissard 358-359, 386-387
Faraone 207-208, 233-234, 246-248, 249-250, 255, 257-258, 262-263, 265-266, 296, 315-316, 322-323, 356-357, 369-370, 371-372
Farrell 295, 326-327
Farrington 18-19, 34, 40-42, 276-277, 293-294, 298-300, 308-313, 315-317, 325-326, 333-334
Farver 326-327
Favre 299-300, 321, 333-334
Feehan 296, 495, 499-500, 503-504
Feindel 518-519, 534-535, 537-538
Feingold 160-161, 181-182
Felton 207-208, 211-212, 224-225
Fenichel 472-473, 491-492, 509, 518-519
Fenton 156-157, 502-503
Ferenczi 518-519, 532
Fergusson 18-19, 252-253, 262-263, 303-304, 308-311, 365-366, 423-424, 429-430, 495, 499-500, 501-506, 510-511
Finch 427-428
Fischel 47-48, 492-493, 495, 497, 500-501, 503-505, 509, 510-511
Fischer 18-19, 233-234, 241-242, 246-248, 253, 255-258, 264-266, 430-431
Fish 157-159, 178
Fitzgerald 322-323
Flament 429-430, 472-474
Fleischner 188-189, 206-207
Fleishner 209, 211

Fleming 32-33, 357-358, 362-364
Fletcher 18-19, 184, 190-191, 193-194, 197, 199, 204, 206-207, 214-215, 220-221, 224-225, 233, 241-242, 247-248, 256-257, 415-416, 418, 424-425, 427-430
Flisher 346-347
Flynn 66-67, 95-96, 359-360, 379-380
Fombonne 107-109, 112-114, 116-117, 124-125, 131-132, 136, 353, 364, 368-369
Fonseca 389-390, 395, 428-429
Foreman 498, 500-501, 503-505
Fornari 472-473
Forness 207-208, 246-247
Forsythe 495, 502-503
Fortin 299-300, 321, 333-334
Foxman 490-491, 494, 503-505
Frame 298-299
Francis 204, 213-214, 220-221, 416, 418-419, 432-433
Frank 365
Frazier 163, 174-176
Frick 26-27, 255, 293-294, 295, 303-308, 315-318
Frirnan 496-497, 500-501
Frith 99-101, 103, 105-106, 108, 114, 116, 124-125, 136, 193-194
Fromm-Reichrnan 175-176
Frosch 326-327

## G
Gabel 496, 501-502
Gagnon 247-248, 281, 298-299, 303-305, 306-307
Gaillard 195-196, 199-200, 207-208, 218-219, 223-224
Galaburda 218-219
Gall 186-187
Galton 62-63
Garber 18-19, 299-300, 322-323, 357-360, 367-368, 376-377, 379-380

Gardner 311-312
Garfmkel 471-472, 483-486, 488-489
Garmezy 325-326, 441-442
Garner 459-464, 471-472, 483-486, 488-489
Gasman 375-376, 385-386
Gatsonis 347-348, 357-359
Gerlsma 440-441
Gibson 322-324, 375-376, 380-381, 386-387
Giedd 163
Gilger 257-258
Gillberg 57-58, 95-96, 112-113, 114, 119-120, 123-127, 136, 168-169, 224-225, 246-247, 256-257, 478-480, 514-515
Giller 322, 324-325
Gillet 110, 220, 223-224
Girgus 364, 376-377
Glaser 338-339
Glicklich 491-492
Glueck 276-277
Goggin 532
Goldsmith 113-114, 315-317
Goldstein 160, 177-178, 346-347, 360, 362
Goodman 32-33, 247-248, 304-305, 353-354, 356-357, 379-380, 524
Goodyear 245-246, 365
Goodyer 345-346, 385-387
Gordon 174-175, 304-305, 461-462, 465-466, 468-469, 488-489
Gotlib 376-380, 412-414, 427-428
Gottesman 171-172, 315-317
Gottman 322-324, 441-442
Gould 112-113, 296
Graham 31-32, 82-83, 303-304, 333-334, 495, 514-515
Granger 377-378
Gray 224-225, 258-259, 317-318, 333-334, 393-394, 433-434, 483-484
Green 147-148, 150-151, 153-154, 157-159, 161-163, 171-175,

247-248, 255, 281, 295, 297-298
Greenberg 321-322, 374-375
Gresham 246-247, 250-251, 255
Grossmann 473-474
Guerra 303-304, 325-327
Gull 459-462
Guttmann 188-189

## H
Habib 218-219, 224-225
Hagberg 88, 125, 127-128
Hagopian 401, 403, 426-427
Halmi 471
Halperin 234-235, 237, 240
Hammen 340-341, 353, 355-356, 359-360, 365-371, 376-380, 382, 386-387
Hanna 426-428
Happé 111-112, 116
Harlow 393-394
Harrington 18-19, 95-96, 224-225, 301-302, 308-309, 353, 358-359, 368-369, 514-515
Harrison 161-162, 375-376, 478-480
Hart 298-299, 318-319
Hartmann 168-169, 360, 362, 386-387, 478
Haslam 98-99, 140-141
Hawkins 315-317
Hay 279-283, 307-308, 311-312, 330-331, 469-470, 474-475
Hayes 90-91
Hayward 480-481
Healey 244-245
Hecht 359-360
Hechtman 47-48, 233, 248-250, 256-257, 267
Heller 128-129, 243
Henin 408
Hercberg 483-484
Herman 36-37, 464-465, 486
Herrnstein 64-65
Hersen 407, 423-424, 432-433, 488-489
Hervais 478-479, 488-489
Herzog 476, 478
Hewitt 292-293
Hibbs 177
Higuchi 472-473

Hill 104-105, 111-112, 293-294, 301-304, 315-317, 333-334, 358-359
Hinde 38, 55-56
Hinshaw 18-19, 55-56, 233, 237, 240-243, 248-251, 253, 277-280, 282-283, 293-294, 296-299, 301-302, 303-305, 312-313, 315-317, 333-334
Hirshfeld 435-436
Hoagwood 25-27, 37, 39, 51-52
Hobson 104-105
Hodapp 58-59, 60-61, 64-65, 71, 73, 77-78, 81-82, 83-85, 87-88, 91-96
Hodgins 34, 299-300, 304-305, 311-312
Hoffman 110
Holland 496, 507-508, 514-515
Hollis 156-157, 163-164, 169-170
Holmes 389-390
Hooley 177
Hooper 49, 51, 55-56, 188-189, 200-203, 206-209, 211-213, 217-218, 373-374, 434-435
Hops 353-354, 380-381, 427-428
Horgan 66-67
Horwitz 252
Horwood 18-19, 252, 262-263, 303-304, 308-311, 365-366, 423-424, 429-430, 495, 501-502
Houts 509-510
Howard 160-161, 207-208, 472-473
Howe 55-56, 62-63
Howlin 99-101, 115-116
Hoza 237-239, 244-245, 247-248, 250-252, 302-303, 424-425
Hsu 468-469, 471-472, 475-476, 478. 488-489
Hudson 395, 470, 472-473, 482-483
Huesmann 312-313, 325-326
Humphrey 147-148, 482-483
Hyde 531, 533-534

Hynd 218-219, 243-246, 298-299

**I**

Inhelder 64-65
Itard 21, 61-63, 98-99, 518-519

**J**

Jablensky 156-157, 160-162
Jacob 45-46, 55-56, 136, 176-177, 445-446
Jacobsen 144, 147, 160-161, 171-175, 181-182
Jacobson 77-80, 313-315
James 208-209, 228-229
Janet 392-393, 523, 537-538
Jay 160-161, 170-172, 181-182
Jeammet 337-338, 461-462, 478
Jenkins 177, 292-293, 507
Jensen 25-27, 29-31, 37, 39, 51-52, 353-354, 396-397
Jersild 389-390
Joime 431
Johnson 187-188, 427-428, 440-441, 473-474, 477, 481-482, 488-489, 492-493
Johnston 256, 264-266, 386-387, 500-501
Jones 101, 103-104, 387, 393-394
Junger-Tas 281-282, 306-307, 333-334

**K**

Kaffman 505-506
Kagan 434-436
Kanbayashi 244-245, 254
Kandel 338-339
Kanner 97-101, 106-107, 108-109, 114, 118-120, 142-143, 337-338
Karno 177
Kashani 342. 346-347, 360, 362, 364, 367-368, 382, 425-427, 428-429
Kaslow 376-377
Kastner 81-82
Katz 322-324, 441-442, 471-473

Kaufman 65-66, 372-374, 524-525
Kavale 207-208, 212-213, 215-216, 224-225
Kaye 468-469, 471-472, 479-480
Kazdin 339-342, 407, 423-424, 432-433
Kearney 397, 399, 412-414
Kedesdy 452, 488-489
Keenan 233-234, 247-248, 257-258, 281, 296-298, 300-301, 303-305, 313-315, 324-325
Kellam 310-311
Keller 159-160, 219, 356-357
Kendall 356-357, 408
Kendler 170-171, 180-181, 313-315, 371-372, 432, 472-475, 479-480
Kennedy 83-84, 321, 325-326, 337-338, 454-455
Keogh 66-67, 187-188, 208-209, 211-214, 220, 224-225
Kerbeshian 131-132, 160-161, 524-525
Kerr 125-127, 136, 466-468
Kestemberg 481-482
Kety 170-171
Kévin 440-441
Kidd 529-530
Kiely 80-81
Kierkegaard 392-393, 445-446
Killias 276-277, 291-292, 299-300, 326-327
King 79-80, 372-373, 389-391, 401, 403, 427-428, 437-438, 517-524, 527-528, 530-531, 537-538
Klein 48-49, 93-94, 143-144, 245-249, 253, 255-256, 270-271, 281-282, 333-334, 337-338, 355-356, 358-360, 362-364, 369-372, 385-387, 391-392, 432-433
Kleinknecht 427-428
Kliewer 440-441
Klinger 107-108, 136
Knox 96

Koegel 112-113
Kolvin 142-143, 147-148, 157-163, 354-356, 514-515
Konstantareas 91-92, 220
Kovacs 347-348, 353-359, 367-369, 382, 386-387
Kraepelin 25-27, 140-141, 180-181, 336-337
Kratzer 34, 299-300, 311-312
Krejci 475-476
Kring 154-155
Kugler 333-334
Kumra 144,146, 159-161, 172-175
Kupersmidt 39-40, 325-327
Kurita 131-133
Kurlan 523-524, 537-538

**L**

La Greca 407, 419, 424-425
Laakso 461-462
Laessle 472-473
LaFreniere 29-31, 39-40, 321-322, 353-354, 436-440, 445-446
Lagrue 505
Lahey 26-27, 228-229, 243-245, 247-248, 255, 281, 285-287, 295-296, 298-299, 301-302, 304-307, 310-311, 318-319, 353-354
Lainhart 115-116
Lam 117
Lamarck 62-63
Lambert 34, 62-65, 83-85, 91-92, 95-96, 308-309, 507
Lambert-Boite 91-92
Landman 502-503
Lansdown 262-263
Lapouse 389-390
Larivée 304-305, 315-317
Larson 59-60, 80-81
Lasegue 459-462, 477, 480-481
Lask 464-465
Last 48-49, 391-392, 407, 412-414, 416, 418-419, 423-433, 440-441
Lease 416, 418-419, 423-424
LeBlanc 281
Lebovici 514-515

Leboyer 432-433, 445-446
Leckman 87, 433-434, 516-524, 527-531, 533-535, 537-538
Lecocq 194-195, 199-201, 214-215, 219, 224-225
Ledoux 365, 472-474, 481-482
Lee 83-84, 277-280, 282-283, 293-294, 296-298, 301-303, 312-313, 315-317, 333-334, 456-457, 459, 475-477
Leff 156-157, 161-162, 247-248
Lehtinen 186-187, 229-231
Lelord 116, 136-137
Lenane 171-173, 177, 408, 432-433
Lenneberg 218-219
Lenox 292-293, 302-303
Lentz 215-216
Leonard 408, 424-425
Lépine 432-433
Levine 496, 498-499, 502-503, 505, 510-513
Levy 173-174
Lewinsohn 301-302, 343-346, 353-354, 358-360, 362-364, 367-369, 371-372, 376-380, 427-428, 432-433, 450-452, 474-475
Lewis 161-162, 209, 211-212, 217-218
Liberman 194-195, 199-200
Liebert 47-48, 492-493, 495, 497, 500-501, 503-505, 509-511
Lindsay 157-159
Lloyd-Still 500-501, 505-506
Locke 21
Loeber 18-19, 26-27, 206-207, 234-235, 247-248, 255-256, 276-277, 279-283, 285-287, 295-299, 303-308, 311-315, 325-326, 330-331
Logan 237, 240, 259-260, 270-271, 318-319
Lombroso 62-63
Loney 307-308, 318-319
Lopez 407, 424-425

Lorenz 44-45, 274-276, 313-314, 333-334
Lotter 112-113
Lou 219
Lubin 80-81
Lucas 36-37, 293-295, 341, 473-474
Luckasson 88, 95-96
Lunsing 500-502, 505-507, 511-512
Luria 64-65, 200-201, 219, 224-225
Lutz 142-143
Luxem 509-510
Lynam 233, 248-249, 276-277, 303-304, 315-317, 333-334
Lyon 184-189, 193-194, 196-197, 199, 202-204, 206-209, 211-219, 224-225
Lyons-Ruth 453-456

**M**

Macaulay 427-428
MacLean 492-493, 498-499
MacLeod 422-423, 425-426, 464-465, 488-489
MacMillan 83-84, 246-247
Magen 427-428
Magnusson 291-292
Maguin 303-304
Mahler 142-143, 337-338, 518-519, 532
Makita 142-143
Mancuso 169-170
Mannuzza 245-249, 253, 255-257, 270-271
Marcelli 345-346, 374-375
Marchi 453, 477
Marks 401, 403
Martin 18-19, 160, 258-259, 362-363, 372-373, 376-377, 379-380, 432-433
Martinez 326-327, 353-354
Mash 18-19, 25-27, 32-34, 38, 55-56, 79-80, 84-85, 95-96, 112-113, 136, 180-181, 211-212, 224-225, 256, 264-266, 270-271, 333-334, 386-387, 445-446, 488-489

Mason 315-316
Matson 389-391
Matsuura 306-307, 428-429
Mattis 412-414
Maughan 32-34, 184, 193-194, 196-197, 200-201, 204, 206-207, 213-218, 220, 224-225, 279-280, 293-294, 301-302, 304-311, 322-326, 333-334
Maziade 319-320
McBurnett 265-266, 298-299, 301-302, 318-319
McCauley 346-347, 356-360, 367-368, 378-379, 382
McClellan 145, 147, 156-157, 160, 163-164, 166-167
McConaughy 233-234, 281-282, 342
McCord 31-32, 276-277, 333-334
McDermott 306-307
McGee 249-250, 254, 296, 356-357, 359-360, 364-366, 425-426, 495, 499-500, 503-505
McGlashan 156-157
McGuffm 371-372, 432-433
McKay 234-235
McKenna 147,163, 174-175, 178-179
McLaren 82-83
McLoyd 325-326
Meige 518-519, 534-535, 537-538
Melville 36-37
Mesibov 490-491
Messerschmitt 138-139, 143-144, 178-179, 181-182, 200-201, 220-221
Mikkelsen 258-259, 491-492, 495, 507-508, 514-515
Milich 233, 244-248, 252, 258-259, 263-264
Miller 124-125, 147-148, 274-276, 282-283, 304-305, 333-334, 474-475
Milliez 505
Milne 18-19, 308-309
Minuchin 481-483, 488-489

Mises 27-28, 48-49, 59-64, 78-79, 82-84, 88, 97-98, 101, 103-106, 108, 112-113, 115-116, 119-120, 144, 160-161, 178-179
Mitchell 295, 346-347, 359-360, 362, 382, 466-468, 471
Moffitt 18-19, 31-32, 34, 45-46, 233-234, 248-249, 277-279, 293-294, 296-299, 303-304, 306-311, 330-331, 341, 422, 445-446
Moll 253, 270-271
Monk 389-390
Montagner 393-394, 445-446
Morais 194-195, 223-224
Moran 374-375, 386-387
Moreau 21, 25-27, 55-56, 63-64, 96, 274-276
Morell 54-55
Morgan 185-186
Mouren 236-237, 270-271, 359-360
Mouren-Sirnéoni 248-249, 256-257, 346-347, 358-359, 385-387, 391-392, 395, 404, 407-408, 410-416, 422-424, 429-433
Mowrer 274-276, 333-334, 436-437, 491-492
Mundy 101, 103-106, 161-162, 257-258
Murphy 78-81, 125, 249-250
Murray 64-65, 160-161, 173-174, 267, 295
Myklebust 187-188

## N

Nadel 104-106, 136-137
Nandu 125
Nasser 475-476
Neale 154-155, 170-171, 371-372, 432
Nelson 109, 430-431
Newman 302-303
Nezworski 393-394, 436-437
Noh 91-92, 119
Nolen-Hoeksema 364, 376-377

Nomura 526-527, 537-538
Norgaard 507
Note 336-337, 473-474
Nurcombe 353-355, 386-387

## O

Oakes 211-213
Offord 32-33, 246-247, 253, 298-299, 357-358, 362-364
Ogawa 160-162, 166-167
Okazaki 252
Ollendick 359-360, 389-391, 401, 403, 412-414, 422-424, 426-429, 437-438, 488-489, 517-518, 537-538
Olmsted 484-486, 488-489
Olson 211-212, 255, 302-303
Oltmanns 154-155
Olweus 291-292
OMS, 179-180, 160-161
Oord 257-258, 315-316
Orton 187-188, 218-219
Orvaschel 364, 379-380, 425-429
Osterling 113-114
Ozols 206-207
Ozonoff 124-125, 207-208, 243, 270-271

## P

Pain 282-283, 328-329, 334
Palazzoli 481-482, 488-489
Paquier 274-275
Parry-Jones 139-140, 337-338
Patterson 39-40, 47-48, 303-304, 306-307, 311-312, 321-327
Patton 207-208, 474-475, 477-478
Pauls 523-525, 529-531
Pelham 237-239, 244-245, 247-248, 252, 266, 323-324
Peltzer 505
Pennington 207-208, 211-212, 220, 243, 245-246, 257-258, 270-271
Perron 59-60, 80-81, 95-96
Pessirnisme 416, 418

Pestalozzi 21
Petersen 337-339, 356-357, 359-360, 364
Peterson 248-249, 523, 526-527
Pezé 105-106
Pfeffer 360, 362
Phares 321
Philippart 126-127
Philippe 25-27, 140-141
Phillips 108, 136
Piaget 64-65, 68, 85, 87, 95, 96, 145
Pierce 116, 256
Pillow 244-245, 247-248
Pinel 25-27, 140-141
Plomin 67-68, 96, 279-280, 423-424
Polivy 464-465, 486
Polloway 207-208, 221-222
Pope 472-473, 482-483
Popper 157-159
Potter 113-114, 142-143, 147
Potts 243
Poulin 303-304, 333-334
Pourtois 52-53, 55-56, 333-334
Prendergast 26-27, 37, 232
Price 302-303, 311-312, 529-530
Prinz 282-283, 296, 310-311
Prizant 105-106
Provost 436-437
Pry 107-108, 114, 121, 136-137, 244-245, 248-249
Puig- Antich 380-381
Pulkkinen 281, 311-315
Pyle 466-468

**Q**

Quay 26-27, 258-260, 297-298, 305-306, 317-319, 354-355
Quiggle 299-300, 357-358, 377-380
Quinton 310-312

**R**

Rabalais 484-485, 488-489
Rabasa 291-292, 326-327
Rabian 401, 403
Rachman 392-394
Rank 175-176
Rao 362-363, 368-369
Rapoff 498-499
Rapoport 144, 147, 159-161, 163, 171-175, 177, 258-259, 408, 427-428
Rapport 55-56
Raymond 392-393, 523-524, 537-538
Rayner 392-394
Redl 276-277, 334
Reinherz 357-358, 365-366, 382
Remschmidt 156-157, 160-164, 166-168
Rett 97-99, 125-137, 542-555
Rey 304-306
Ric 375-376
Richardson 81-82
Richters 282-283, 326-327
Riddle 248-249, 523
Riecher 160-161
Rimland 118
Roberts 248-249, 353-354, 362-364, 427-428
Robichon 218-219, 224-225
Robins 31-32, 276-277, 308-312, 334
Robitaille 243
Roché 325-326
Rogers 104-105, 454-455
Rogovas-Chauveau 211-213
Rohde 301-302, 358-359, 371-372
Rosen 258-259, 358-359, 532
Rosenbaum 434-436
Ross 74-75, 172-173, 282-283
Rouillard 322
Rouillon 336-337, 340-341, 360, 362
Rourke 205-207, 218-219, 224-225
Rousseau 21
Rudolph 340-341, 353, 365-366, 370-371, 376-380, 386-387
Russell 147-148, 150-157, 160-163, 180-181, 247-248, 461-462, 471
Russo 247-248, 423-424
Rutter 26-27, 31-34, 45-46, 67-68, 96, 98-99, 108, 115-117, 136, 142-143, 181-182, 240-241, 279-280, 293-294, 301-302, 306-315, 322, 324-325, 353, 358-360, 368-369, 372-373, 432-433, 441-442, 495-496, 503-505, 514-515
Ryan 345-347, 360, 362, 365-366

**S**

Sacks 527-528, 534-535, 537-538
Salbreux 59-60, 81-82, 95-96
Sameroff 40-42, 55-56
Sanders 66-67, 321, 380-381, 533
Sanson 39-40, 240-241, 319-320, 435-436
Sanua 117
Sarah 430-431
Sarbin 169-170
Sartorius 156-157, 161-162
Sauvage 110
Scahill 521-523, 526-527, 529-530, 537-538
Scanlon 193-194
Scarr 67-68
Schachar 237, 240-241, 243-244, 250-251, 259-260, 270-271, 318-319
Schaefer 505, 514-515
Schewel 207-208
Schlundt 473-474, 488-489
Schmaling 279-280
Schmidt 168-169, 253, 270-271, 346-347
Schneider 141-142, 155-156, 322
Schopler 26-27
Schore 434-435
Schulz 160, 234-235
Schwalberg 472-473
Schweinhart 67-68
Sears 187-188, 208-209, 211-214, 220, 224-225, 249-250, 274-276, 333-334
Seeley 301-302, 343-346, 353-354, 358-360, 362-364, 371-372, 376-377, 427-428, 474-475

Segawa 526-527, 537-538
Séguin 21
Seligman 359-360, 364, 375-378, 385, 422, 423-424, 437-438
Selosse 328-329, 334
Sernrud-Clikeman 218-219, 243-244, 248-249, 258-259
Sergeant 241-242, 243, 259-260, 270-271
Seywert 139-142, 170-173, 178, 180-181
Shaffer 36-37, 341, 346-347, 353-354, 360, 362, 427-428
Shankweiler 194-195, 199-200
Shannon 427-428, 495
Shapiro 193-194, 215-216, 518-521, 531
Shaw 40-42, 146, 313-315, 322, 325-326, 482-484
Shaywitz 190-191, 197, 199, 200-201, 204, 209, 211, 214-215, 218-219
Sheeber 380-381
Shen 254
Siegel 243, 415-416
Sigman 101, 103-104, 114, 438-440
Silva 31-32, 37, 56, 233-234, 254, 306-307, 354-355, 425-426, 495
Silverman 401, 403, 412-414, 419
Simmons 159-160
Simner 188-189, 215-216
Skodol 161-162, 472-473
Smalley 109, 257-258
Smith 72, 77-78, 83-84, 159-160, 211-212, 233-234, 240-241, 243-245, 257-258, 283-284, 296, 312-313, 315-317, 475-476
Snidman 434-435
Snyder 302-303, 438-440
Sonuga-Barke 249-250, 258-259, 303-304
Soulé 454-455, 509, 514-515
Spencer 104-105, 147, 150-151, 154-157, 163, 171-172, 247-248, 356-357
Spitzer 296
Sprague-McRae 497, 500-502, 510-511
Sroufe 48-49, 265-266
Stanovich 200-201, 205, 220-221, 224-225
Stattin 291-292
Stein 32-33, 415-416, 426-427, 429-430, 459-462, 476, 511-512
Steinhausen 95-96, 224-225, 478, 501-502, 514-515
Stevens 96
Stevenson 31-32, 241-242, 249-250, 257-258, 303-304, 524
Stewart 257-258, 360, 362, 432
Stice 478, 480-484
Still 228-230
Stip 169-170, 176-177, 181-182
Stoff 281, 298-299
Stokes 524-527, 529-530
Stoolmiller 302-304, 306-307, 359-360, 378-379, 438-440
Strandburg 174-175, 177
Strauss 64-65, 186-187, 229-231, 416, 418-419, 423-428
Strickland 365
Striegel-Moore 474-475, 484-485
Strober 346-347, 352, 367-368, 387, 459-460, 471-473, 479-483, 488-489
Stubbe 177
Sullivan 48-49, 170-171, 339-340, 371-372, 392-393, 479-480
Suomi 435-436
Sutton 219
Swedo 408, 423-425, 525-526
Szasz 169-170
Szatmari 106-107, 113-116, 234-235, 246-250, 252-54, 298-299, 432-433

**T**

Tager-Flusberg 105-107
Taiwo 505
Tanner 526-527
Tantam 124-125
Tarjan 81-82
Taylor 31-32, 83-84, 93-94, 246-247, 315-316, 427-428
Thambirajah 498, 500-501, 503-505
Thapar 257-258, 371-372, 432-433
Thomas 31-32, 231-232, 237, 240, 243, 256-259, 270-271, 287, 433-434
Thomsen 160-162, 168-169
Thomson 85
Tompson 145, 160, 178, 180-181
Toner 471-472
Torgesen 185-188, 190-191, 206, 209, 211, 219-221, 224-225
Towbin 248-249, 353
Tremblay 18-19, 32-34, 233-234, 247-248, 280-282, 291-292, 298-299, 301-307, 310-311, 326-327, 334
Trent 83-84
Trott 160
Turner 88-90, 96, 106-107, 404, 425-426, 542-555

**V**

Valla 422-423
Van Acker 127-128, 325-326
Van Kammen 298-299, 303-304
Vasey 389-390, 422-423, 425-427
Vellutino 193-194, 199-201, 217-218
Vera 391-392, 407, 445-446
Verhulst 47-48, 257-258, 297-298, 315-316, 354-355, 364, 426-427, 494, 503-505, 517-518
Vernon 66-67
Villepontoux 206, 224-225
Vitaro 32-33, 233-234, 247-248, 281, 291-292,

*Índice onomástico* **631**

298-299, 301-307,
326-327, 379-380
Vivian 510-511
Vogel 211-212
Volkmar 101, 103-106,
108-109, 113-114, 116,
119-120, 122-123,
126-127, 129-133, 136,
143-144
Vygotsky 57-58, 64-65,
80-81, 91-93, 96,
133-134

### W

Wahler 40-42, 313-315,
322-323
Walker 163-164, 209, 211,
262-263, 298-299,
301-302, 496, 498-499,
502-505, 522-523
Walkup 523-524, 529-530
Wallace 25-27
WalIon 52-53, 55-56, 64-65,
96, 228-231, 270-271
Walters 364, 472-473
Walton 519-520, 533
Warnke 160
Warren 82-83, 396-397
Watkins 83-84, 156-160,
163-164
Watson 22, 104-105,
392-394, 422
Weeks 104-105
Weikart 67-68
Weinberg 339-340

Weinberger 175-176, 531
Weiss 47-48, 233, 248-250,
256-257, 267, 354-355,
472-473
Weissman 362-363
Weisz 377-378
Wekerle 322, 482-483
Weltzin 468-469, 471-472
Werner 64-65, 186-187,
229-231, 281-282
Wernicke 186-187
Werry 145, 147, 154-161,
163-164, 166-169, 419,
428-430
Wessner 532
West 34, 308-309
Whalen 256, 264-265,
500-501
Whitaker 427-428, 456-457,
459
White 299-300
Willems 212-213, 231-232,
237, 240, 248-249,
256-259, 270-271
Willi 473-474
Williamson 484-485,
488-489
Wilson 65-66, 217-218,
456-457, 470, 472-473,
481-482, 484-485,
488-489, 517-518
Wineman 276-277, 334
Wing 112-113, 177,
456-457, 459, 475-476
Wiseman 483-484

Wolf 91-92, 119, 136
Wolfe 79-80, 84-85, 112-113,
211-212, 482-483
Wolpe 392-393
Wolraich 263-264
Wood 207-208, 211-212,
224-225, 438-440,
477-478
Woolley 145, 476
Wright 435-436, 453-454,
456-457, 459, 500-501

### Y

Yaeche 65-68
Yamamoto 37, 56
Yates 532
Young 111-112, 184,
212-213, 365, 518-521
Ysseldyke 206
Yule 99-101, 389-390, 495,
514-515

### Z

Zahn 174-175
Zazzo 85, 87, 96, 393-394,
436-437
Zentall 243
Zesiger 184-185, 188-189,
200-201, 215-216, 220,
224-225
Zigler 58-59, 60-61, 80-82,
85, 87, 92-93, 95-96
ZoccoWlo 46-47, 233-234,
283-284, 300-301,
305-307, 310-313, 334

# ÍNDICE REMISSIVO

**A**

Abandono escolar *Ver* Desescolarização
Abordagem biológica 22, 229-231
Abordagem categorial 27-28, 34-37, 233, 293-298, 339-341, 353-355, 359-360, 394-395, 422
Abordagem cognitivo-comportamental 22, 374-376
Abordagem comportamental 22, 313-314, 393-394, 509-510
Abordagem dimensional 34-37, 221-222, 233, 295-298, 339-341, 353-355, 395, 422-423
Abordagem etiológica 313-314, 374-375
Abordagem multiaxial 25-31
Abordagem psicanalítica 22, 25-27, 118, 143-144, 175-176, 229-232, 313-314, 337-338, 373-374, 392-393, 436-437, 461-462, 509-510, 532
Abuso sexual *Ver* Maus-tratos
Acidentes (risco de) 249-251, 304-305, 308-309, 378-379
Afasia 130-131, 188-189
Afecções médicas 27-29, 58-59, 75-79, 109, 157-159, 209-211, 249-250, 412-415, 423-424, 470-472, 492-493, 496, 499-501, 517-518, 525-526, 530-531

Afetividade negativa 354-355, 379-380, 422-423, 435-438
Afetividade positiva 379-380, 422-423
Agorafobia 398, 402-404, 405, 413-415, 436-437. *Ver também* Ansiedade (transtorno)
Agressividade 28-29, 47-48, 50, 67-68, 112-114, 175-176, 231-232, 246-248, 251-252, 256-258, 264-265, 272-285, 291-293, 296-300, 347-349, 303-304, 308-316, 319-331, 337-339, 351-352, 357-358, 373-374, 416, 418-419, 496. *Ver também* Delinquência, Condutas (transtorno das) *e* Oposicional com provocação (transtorno)
Alimentação, condutas alimentares (transtorno alimentar) 24, 49, 51, 79-80, 85, 89-90, 112-113, 126-127, 262-264, 356-357, 358-359, 405, 409, 424-425, 447-489, 492-493, 507-509. *Ver também* Anorexia *e* Bulimia
Alimentar da primeira ou da segunda infância (transtorno) 448-456
Alogia 147, 149, 154-155, 157-158. *Ver também* Esquizofrenia

Alucinações 30, 109, 140-142, 147-153, 155-158, 165-168, 346-347, 352, 417. *Ver também* Esquizofrenia
Alzheimer (demência de tipo) 70, 84-85
Análise fatorial 244-245, 353-354
Anestesia emocional 416, 418-419 *Ver também* Transtorno de estresse pós-traumático
Angústia 22-23, 33-34, 44-45, 49, 51, 388-396, 403-404, 411-412, 414-415, 420, 429-432, 434-435, 437-438, 441-443, 460-461, 479-480, 509. *Ver também* Ansiedade (transtorno)
Anomia 315-316, 327-330
Anorexia 17-19, 24, 32-33, 44-45, 49, 51-52, 220-221, 355-356, 358-359, 405, 420, 424-425, 447-489
  comorbidade 470-472
  epidemiologia 32-33, 473-475
  etiologia 479-485
  evolução 476-480
  fatores socioculturais 24, 44-45, 51-52, 482-485
  subtipos 468-470
  validade científica 469-470
Ansiedade de separação 48-49, 51, 357-358, 391-393, 396-402, 405,

420, 422-433, 441-442. *Ver também* Ansiedade (transtorno)
Ansiedade generalizada 79-80, 357-358, 391-393, 398, 405, 412-414, 419-425, 428-433. *Ver também* Ansiedade (transtorno)
Ansiedade *Ver também* Ansiedade (transtorno)
Ansiosos (transtorno) 17-19, 33-34, 42-45, 47-49, 51, 79-80, 144, 154-155, 177, 207-208, 236-237, 246-248, 299-303, 356-359, 367-372, 382, 388, 446, 471-473, 478, 482-483, 500-501, 523
   aspecto bifásico 432, 438-439
   comorbidade 423-427
   epidemiologia 426-430
   etiologia 432-443
   evolução 429-433
   validade científica 422-424
Apego (relação de, teoria) 101-105, 121, 315-316, 322, 374-375, 393-395, 398, 436-438, 454-456
Aprendizagens (transtornos das) 17-18, 35-36, 47-48, 58-60, 89-90, 174-175, 184-225, 226-227, 229-231, 236-237, 248-250, 255, 257-258, 294-295, 324-325, 338-339, 523-525
   comorbidade 206-210
   e critério de divergência 196-200
   e transtornos de comunicação 184-191, 193-194
   epidemiologia 209, 211-213
   etiologia 217-221
   evolução 213-218
   subtipos 205-206
   transtorno da expressão escrita 200-203
   transtorno de leitura 199-201
   transtorno de cálculo 202-205

validade científica 206-207
Armas de fogo 326-327, 362-363
Asperger (síndrome de ) 119-125, 206
   epidemiologia 124-125
   etiologia 125
   evolução 124-125
   validade científica 123-125
Ataque de pânico 396, 401-405, 408, 410-414, 420, 431-432. *Ver também* Pânico (transtorno) e Agorafobia
Ativação comportamental 48-50, 258-259, 317-321, 434-435
Atribuição *Ver* Viés de atribuição hostil *e* Estilo de atribuição depressivo
Autismo 17-18, 33-36, 48-49, 51-52, 85, 136-139, 141-144, 156-159, 163-164, 174-177, 238, 453, 517-518, 539-540
   atípico 107-108
   comorbidade 108-114
   e esquizofrenia infantil 97-99, 108-109, 141-144, 156-159
   e retardo mental 109-112
   epidemiologia 113-114
   etiologia 115-120
   evolução 114-116
   validade científica 108-109
Autistas sábios 110
Autoestima 47-48, 80-81, 89-90, 92-93, 206-207, 209-210, 213-214, 216-217, 251-252, 303-304, 342, 344, 347-350, 352, 373-374, 396, 416, 418-419, 425-426, 432, 461-467, 477, 501-502, 528-529
Automutilação 79-80, 85, 89-90, 112-113, 126-127, 471-473, 518-521, 525-526
Autorregulação afetiva e motivacional *Ver* Funções executivas

Avolição 147, 154-155, 166-168. *Ver também* Esquizofrenia

## B

Bipolar (transtorno) 147-148, 157-159, 247-248, 335-337, 342-343, 346-347, 349-360, 362-364, 366-373. *Ver também* Humor (transtornos do)
Bulimia 18-19, 24, 32-33, 44-45, 49, 51, 220-221, 359-360, 405, 447-489
   comorbidade 472-473
   epidemiologia 32-33, 473-475
   etiologia 479-485
   evolução 476-480
   fatores socioculturais 24, 44-45, 51-52, 482-485
   subtipos 468-470
   validade científica 469-470

## C

Cálculo (transtorno do) *Ver* Aprendizagens (transtornos das)
Catatonia 153-155. *Ver também* Esquizofrenia
Classificação *Ver* Sistemas de classificação e de diagnóstico
Coerência central fraca 111-113, 116 *Ver também* Autismo
Colegas ( relações com os) 16-17, 28-30, 40-45, 80-81, 160, 163-164, 207-209, 245-246, 251-252, 273-274, 277-281, 283-287, 291-292, 301-304, 313-316, 324-325, 376-381, 399-400, 404, 425-426, 477, 528-530
Comorbidade 19-20, 47-48, 77-81, 108-113, 126-127, 131-132, 157-160, 206-209, 211, 246-252, 297-305, 355-360, 362, 423-427, 470-474, 499-503, 523-527

Competências sociais 74-75,
  115-116, 129-132,
  207-208, 226-227,
  280-281, 284-285,
  315-316, 375-376,
  379-380, 425-426
Comportamento (transtornos
  do) 72, 177, 189,
  227-228, 264-265,
  272-334, 358-359
  comorbidade 297-305
  epidemiologia 304-308
  etiologia 313-330
  evolução 307-314
  subtipos 292-295
  validade científica
    295-298
Compulsões 395, 407-409,
  411, 434-435, 522-524
Comunicação (transtornos da)
  79-81, 84-85, 89-90,
  97-98, 101-106,
  114-116, 124-125,
  129-131, 133-134,
  142-143, 152-153,
  157-159, 184-195,
  248-249, 441-442
  e transtornos das
    aprendizagens 184-191,
    193-194
  epidemiologia 193-194
  evolução 193-194
  transtorno da linguagem
    de tipo expressivo 191,
    193
  transtorno da linguagem
    de tipo misto receptivo-
    -expressivo 191, 193
  transtorno fonológico
    193-194
Comunicação desviante
  177-178
Comunicação familiar
  176-177, 381. *Ver
  também* Comunicação
  desviante e Teoria da
  dupla coerção
Condutas (transtorno das)
  16-17, 227-228,
  243-249, 253-256,
  259-264, 283-298, 353,
  357-359, 368-370,
  424-425, 493-494,
  498-499. *Ver também*

Comportamento
  (transtornos do)
Conflito conjugal *Ver*
  Conjugalidade
Conjugalidade 28-29, 45-46,
  91-92, 312-313,
  323-324, 400-401,
  406-407, 432-433,
  441-442, 452, 532
Considerações políticas,
  sociais, filosóficas
  24-25, 58-60, 139-140,
  184-188, 329-330
Continuidade heterotípica
  33-34
Continuum de
  funcionamento
  intelectual e adaptativo
  57-61
Controle esfincteriano 46-47,
  49, 51, 73-75, 76-77,
  126-127, 129-131,
  249-250, 359-360,
  514-515
  comorbidade 499-503
  epidemiologia 502-505
  etiologia 505-509
  evolução 502-505
  validade científica 498-500
Coprolalia 516-521
Copropraxia 516-517, 519-521
Córtex pré-frontal 48-50,
  258-259, 317-318,
  388-389, 434-435,
  442-443, 525-526
Critério de divergência
  196-200
Cultura, cultural 14-16,
  24, 33-34, 37, 39-40,
  43-49, 51-53, 58-62,
  68, 71-74, 82-84, 88,
  90-91, 105-106, 114,
  124-125, 127-128,
  139-140, 143-145,
  149-150, 152-153,
  161-162, 175-177,
  190-191, 198-200,
  211-213, 217-218,
  220-221, 253-254, 266,
  352, 281-284, 299-300,
  306-307, 313-316, 327-
  331, 365-366, 389-391,
  397, 399, 401, 403,
  422-423, 428-430,

  447-448, 459-460,
  474-476, 482-486,
  492-493, 505, 522-523,
  526-527, 539-541

**D**

Déficit da atenção/hipera-
  tividade (transtorno)
  (TDAH) 24, 37, 46-48,
  78-79, 163, 207-212,
  220-221, 226-271,
  272-273, 293-294,
  296-299, 302-304,
  315-319, 324-325, 353,
  356-359, 369-371,
  424-425, 500-502,
  516-517, 523-526,
  529-531, 539-540
  comorbidade 246-252
  e funções executivas
    242-244, 257-262
  epidemiologia 252-254
  etiologia 256-266
  evolução 254-257
  subtipos 243-244
  validade científica 243-247
Déficit estaturo-ponderal
  (*failure to thrive*)
  450-454. *Ver também*
  Alimentar da primeira
  ou da segunda infância
  (transtorno da)
Definição pela negativa
  133-134, 232-233
Delinquência, delinquência
  juvenil 39-40, 209-210,
  248-249, 257-258,
  276-279, 281-283, 288,
  291, 295-299, 313-314,
  325-327, 330-331,
  338-339
Demência precoce 140-142
Depressão mascarada
  338-340, 359-360, 362
Depressivo maior
  (transtorno) 33-34,
  48-49, 256, 301-302,
  335-337, 342-372,
  381, 424-425, 430-433,
  436-437, 478-479 *Ver
  também* Humor
  (transtornos do)
Desemprego 40-42, 215-216,
  311-312, 324-326

Desescolarização 206-207, 213-216, 256, 299-300, 303-304
Desintegrativo da infância (transtorno) 129-133
 comorbidade 131-132
 epidemiologia 131-132
 etiologia 132-133
 evolução 131-132
 validade científica 130-132
Diagnóstico *Ver* Sistemas de classificação e de diagnóstico
Discalculia *Ver* Cálculo (transtorno do)
Disciplina parental 28-29, 39-42, 242, 274-276, 287, 315-316, 319-320, 322, 324-325, 440-441, 539-540
Discriminação *Ver* Orientação sexual *ou* Racismo
Discronias desenvolvimentais 87, 157-159
Disfunção cerebral 186-188, 228-231, 338-340
Dislexia *Ver* leitura (transtorno da)
Distímico (transtorno) 335-337, 342-358, 362-364, 366-370. *Ver também* Humor (transtorno do)
Divórcio *Ver* Conjugalidade
Dupla depressão 356-358

# E

Ecolalia 106-107, 115-116, 152-153, 155-156, 516-521
Ecopraxia 152-153, 155-156, 516-517
Efeitos de coorte 306-308
Eixo hipotálamo-hipófise-adrenal 48-49, 51, 258-259, 317-318, 372-374, 434-436, 442-443, 531
Embotamento afetivo 30, 140-141, 147, 149, 154-158, 167-168, 416, 418-419. *Ver também* Esquizofrenia

Emocionalidade expressada 177-178
Encefalografia, eletroencefalografia 172-174, 372-373
Encoprese 160, 490-515. *Ver também* Controle esfincteriano (transtornos do)
Enurese 22-23, 33-34, 47-48, 160, 359-360, 416, 418-419, 424-425, 490-515
 monossintomática 496, 499-500, 507-509
 não monossintomática 496, 499-500, 507-509. *Ver também* Controle esfincteriano (transtornos do)
Envenenamento 87-89, 249-250, 262-263
Epidemiologia 19-20, 35-36, 38, 46-47, 72, 80-84, 113-114, 124-125, 127-128, 131-132, 160-163, 193-194, 209, 211-213, 252-254, 304-308, 362-367, 426-430, 452-454, 456-457, 459, 473-476, 502-505, 526-527
Epilepsia 78-79, 109, 126-127, 130-133, 157-159, 495, 507
Equifinalidade 42-43
Equivalentes depressivos 338-339
Escola 14-16, 24-25, 28-30, 33-34, 43-45, 47-48, 58-60, 73-75, 77-78, 81-82, 84-85, 124-125, 163-165, 184, 185-187, 195-197, 202-204, 207-209, 211-219, 221-223, 229-231, 233-239, 241-242, 250-251, 255-256, 265-268, 272-276, 279-282, 287-295, 299-300, 303-304, 319-320, 324-326, 347-349, 359-360, 377-379, 389-391, 397,

399-401, 406-407, 416, 418-421, 431-432, 465-466, 493-494, 498, 519-522
Escolaridade obrigatória 21, 59-60, 74-75, 81-82, 84-85, 90-91, 124-125, 159-160, 184, 193-194, 196-198, 220-221, 248-249
Escolarização *Ver* Escolaridade obrigatória
Esfincteriano (controle) 46-47, 49, 51, 73-77, 126-127, 130-131, 249-250, 359-360, 490-515. *Ver também* Enurese *e* Encoprese
Esfriamento afetivo 99-101
Espectro autístico 97-98, 101, 103-104, 109, 115-116, 125
Espectro esquizofrênico 138-143, 171-172, 177-178
Espinha bífida 82-83, 87-89
Esquizofrenia 33-34, 97-99, 108-109, 117, 138-182, 184, 353
 comorbidade 157-160
 e autismo 97-99, 108-109, 141-144, 156-159
 epidemiologia 160-163
 etiologia 169-178
 evolução 163-170
 subtipos 155-157
 validade científica 156-159
Estereotipias 79-80, 85, 98-99, 102-101, 103, 107-108, 110, 114-116, 121, 125-128, 130-131, 152-153, 157-158, 517-521, 525-526
Estilo de atribuição depressiva 375-380
Estresse pós-traumático (transtorno de) 415-419, 428-429. *Ver também* Ansiedade (transtorno de)
Estresse relacional 315-316, 321. *Ver também* Perspectiva relacional

Etiologia 19-20, 22, 38, 42-46, 50, 87-92, 115-120, 125, 128-129, 132-133, 169-178, 217-222, 256-269, 313-330, 370-382, 432-443, 453-456, 479-485, 505-512, 529-533
Étnico (pertencimento) 33-34, 37, 83-84, 114, 161-162, 211-213, 253, 299-300, 306-307, 325-326, 365-366, 428-430, 475-476, 526-527
Eugenismo 62-63
Êxito escolar 15-16, 44-45, 184, 190-191, 193, 198-197, 199, 220-221, 266
Expressão escrita (transtorno da) *Ver* Aprendizagens (transtornos do)

## F

*Failure to thrive Ver* Déficit estaturo-ponderal *e* Alimentar da primeira ou da segunda infância (transtorno)
Família *Ver* Relações familiares
Fase prodrômica 149, 155-156, 163, 166-167. *Ver também* Esquizofrenia
Fatores de risco e de proteção 39-47, 48-49, 51-53, 170-171, 174-175, 226-227, 260-266, 281, 298-299, 312-317, 319-328, 360, 362, 365-366, 373-375, 377-380, 383, 388-389, 422-423, 433-438, 442-443, 454-455, 476, 482-485, 507, 509-511, 539-540
Fenilcetonúria 87-91
Fetopatia alcoólica 65-66, 90-91, 209-210
*Flashback* 416-419. *Ver também* estresse pós-traumático (transtorno)

Fluxo sanguíneo cerebral 172-173, 218-219, 257-258
Fobia específica 357-358, 138-142, 427-428. *Ver também* Ansiedade (transtorno)
Fobia social 357-358, 404-407, 427-428. *Ver também* Ansiedade (transtorno)
Fonológico (transtorno) *Ver* Comunicação (transtornos da)
Fontes de informação (p. ex., pais e professores) 24, 29-31, 233-235, 237-239, 252, 285-287, 292-293, 341-342, 358-359, 443-444
Fracasso escolar 47-48, 63-64, 206-207, 212-213, 215-216, 248-249, 256, 291-292, 313-314, 324-325, 352, 389-391. *Ver também* Abandono escolar *e* Êxito escolar
Fuga de ideias 350, 352. *Ver também* Bipolar (transtorno)
Funções executivas 50, 109-112, 159-160, 170-171, 173-174, 207-208, 219-220, 242-243, 259-261

## G

Gene MECP2 128-129. *Ver também* Síndrome de Rett
Gestações não desejadas, *Ver* Sexualidade precoce
Gravidez (desenvolvimento durante a) 42-43, 82-83, 170-171, 174-176, 203-204, 229-231, 242, 249-250, 260-263, 299-300, 315-317, 435-436, 531

## H

Hereditabilidade 45-46, 65-70

Hereditariedade 274-276, 320-321, 432-433
e ambiente 45-47, 67-70
estudos de famílias e de adoções 115-116, 125, 171-172, 217-218, 249-250, 256-257, 371-372, 433-434, 506, 529-530
estudos de gêmeos 116, 171-172, 218-219, 256-257, 313-316, 370-372, 432-435, 474-475, 479-480, 506, 529-531, 533-534
Hiperansiedade *Ver* Ansiedade generalizada (transtorno)
Hiperatividade fisiológica 416, 418, 422-423
Hiperatividade *Ver* Déficit da atenção/hiperatividade
Hipercinesia *Ver* Déficit da atenção/hiperatividade (transtorno)
Hipervigilância 412-414, 416-418. *Ver também* Pânico (transtorno de)
Hipomania 342-343, 350-352. *Ver também* Bipolar (transtorno)
Homossexualidade *Ver* Orientação sexual
Humor (transtornos do) 16-17, 22, 33-34, 47-48, 50, 77-80, 144, 147-148, 154-160, 172-173, 189, 232, 236-237, 246-248, 299-302, 394-395, 412-414, 422-425, 432-434, 436-438, 454-455, 471-473, 478, 482-483, 523
comorbidade 355-360, 362
e suicídio 360, 362-363
epidemiologia 362-367
etiologia 370-382
evolução 366-371
validade científica 353-356
*Ver também* Bipolar (transtorno),

Depressivo maior
(transtorno) *e* Distímico
(transtorno)

## I

Idade mental 71, 102,
  449-450, 494-497
Ideias de grandeza 350-352.
  *Ver também* Bipolar
  (transtorno)
Ideias delirantes 30, 109,
  140-142, 147-158,
  163-164, 167-168, 342,
  346-347, 352. *Ver
  também* Bipolar
  (transtorno) *e*
  Esquizofrenia
Ideias falsas 376-377, 396,
  425-427 *Ver também*
  Ansiedade (transtorno)
  *e* Humor (transtornos
  do)
Ideias suicidas *Ver* Suicídio
Imageria por ressonância
  magnética (IRM)
  116-117, 172-173,
  218-219, 257-258
Impotência adquirida
  251-252, 375-377,
  437-438. *Ver também*
  Ansiedade (transtornos)
  *e* Humor (transtornos
  do)
Impulsividade 31-32, 39-40,
  78-79, 112-113,
  141-142, 280-281,
  293-295, 297-299,
  301-303, 313-317,
  353-354, 357-358, 360,
  362, 369-370, 479-480,
  524-525. *Ver também*
  Déficit da atenção/
  hiperatividade
  (transtorno)
Índice de massa corporal
  456-457, 461-462. *Ver
  também* Obesidade
Inibição comportamental
  48-49, 51, 226-227,
  258-262, 317-320,
  434-439, 443-444
Inteligência 45-46, 57-96,
  101, 103-104, 110, 120,
  122-123, 157-158,
  166-167, 170-171,
  186-187, 196-198,
  203-204, 209, 211,
  213-215, 248-250, 408,
  410-411, 524-525
Interiorização da linguagem
  *Ver* Funções executivas
Inversão da polaridade
  350-353, 355-356,
  369-370. *Ver também*
  Bipolar (transtorno)
Isolamento social 265-266,
  315-316, 322-325,
  425-426, 454-455

## K

Klinefelter (síndrome de)
  88-90

## L

Lateralização 187-188,
  218-219
Leitura (transtorno da) *Ver*
  Aprendizagens
  (transtornos das)
Lesão cerebral mínima *Ver*
  Disfunção cerebral
  mínima
Lesch-Nyhan (síndrome de)
  79-80, 87-90
Linguagem (transtornos
  da) *Ver* Comunicação
  (transtornos da)
Linguagem de tipo
  expressivo (transtornos
  da) *Ver* Comunicação
  (transtornos da)
Linguagem de tipo misto
  receptivo-expressivo
  (transtornos da) *Ver*
  Comunicação
  (transtornos da)
Longitudinais (estudos)
  18-19, 22-25, 31-34,
  39-40, 40-42, 66-68,
  74-75, 114, 130-131
  144, 163, 166-171,
  174-175, 177-179,
  193-194, 209-216,
  220, 228-229, 231-232,
  244-245, 247-248, 253,
  256-257, 262-267,
  279-281, 296-297,
  299-300, 308-315,
  319-320, 323-326,
  357-359, 362-363,
  365-366, 368-370,
  376-377, 379-380, 382,
  395, 470, 476, 480-481,
  505, 509-510, 527-528,
  539

## M

Mania 25-27, 140-141,
  342-343, 346-347,
  349-353, 354-356,
  359-360, 362, 368-370.
  *Ver também* Bipolar
  (transtorno)
Maus-tratos 24, 28-29, 34,
  42-43, 87-89, 90-91,
  119-120, 128-129,
  170-171, 178, 209-210,
  288, 291, 312-313,
  315-316, 322-323, 381,
  415-416, 418-419,
  434-435, 453-455,
  482-483, 511-512
Megacólon 498-499. *Ver
  também* Encoprese
Melancolia 25-27, 336-337
Memória de trabalho *Ver*
  Funções executivas
Mericismo 448-456
Mídia 43-45, 150-151, 255,
  266, 285-287, 327-330,
  394-395, 482-484
Modelo biopsicossocial 29-31,
  39, 43-47, 170-171
Modelo de vulnerabilidade-
  estresse 170-173
Modelo tripartite 422-424,
  438-439
Multifinalidade 42-43

## N

Negligência *Ver* Maus-tratos
Neurotransmissores 48-49,
  117, 172-175, 317-319,
  372-374, 434-436

## O

Obesidade 447-448,
  455-458, 477, 480-481.
  *Ver também* Alimentação
  e condutas alimentares
  (transtornos da/das)

Obsessivo-compulsiva (transtorno da personalidade) 357-358, 407-409, 411, 427-428, 471-472, 516-517, 525-526, 530-531. *Ver também* Ansiedade (transtorno)
Obsessões 395-396, 407-409, 411, 432, 434-435, 524. *Ver também* Obsessivo-compulsiva (transtorno da personalidade)
Oposicional com provocação (transtorno) 15-16, 28-29, 49, 51, 112-113, 234-235, 242-247, 253, 283-298, 357-358, 424-425, 529-530. *Ver também* Comportamento (transtornos do)
Orientação sexual 33-34, 365-366, 378-379, 476

**P**

Palilalia 516-517, 519-521
PANDAS 423-424, 525-527
*Pandysmaturation* *Ver* Discronias desenvolvimentais
Pânico (transtorno de) 357-358, 409, 411-416, 427-428. *Ver também* Ansiedade (transtorno)
Pares *Ver* Colegas (relações com os)
Perfil duro/insensível *Ver* Psicopatia
Personalidade antissocial (transtorno da) 256, 284-285, 293-295, 298-299, 308-309, 310-312, 313-316, 368-369. *Ver também* Condutas (transtorno das)
Perspectiva desenvolvimental 46-52, 85, 145-146, 178-179, 218-219, 234-235, 253, 297-298, 330-331, 353
Perspectiva diferencial 85-86
Perspectiva multifatorial 45-46, 64-65, 119 120,
170-171, 256-257, 264-265, 335-336, 370-371, 374-375, 379-380, 383, 388-389, 437-438, 486, 505, 509-510, 533, 539-540
Perspectiva relacional 51-53, 321-322, 380-381, 440-441
Pesquisas ascendentes 371-372, 433-437, 530-531
Pesquisas descendentes 371-372, 433-436, 530-531
Pica 79-80, 448-456, 476
Pobreza 39-42, 90-91, 211-213, 220, 262-263, 295, 310-311, 313-316, 319-320, 322-327, 330-331, 335-336, 365-366, 378-379, 382, 435-436, 454-455, 483-484, 539-540. *Ver também* Status social
Prader-Willi (síndrome de) 81-82, 84-85, 88-89
Prematuridade 87-89, 118, 435-437. *Ver também* Gravidez (desenvolvimento durante a)
Prevalência sobre a vida 160-161, 362-364, 371-372. *Ver também* Epidemiologia
Problemas exteriorizados 31-32, 40-42, 78-79, 301-302, 341, 353-355, 357-358
Problemas interiorizados
Promiscuidade *Ver* Sexualidade precoce
Psicopatia 293-295, 318-319. *Ver também* Condutas (transtorno das)
Psicopatologia desenvolvimental 38, 43-44, 51-52, 322-323, 339-340
Psicótico(s) (sintomas, episódios, transtornos) 97-99, 142-144, 149-150, 157-161,
166-169, 172-173, 178, 237-239, 285-286, 346-348, 350, 352-353, 362-363, 367-369
Pulsões premonitórias 521-523, 527-528. *Ver também* Tiques

**Q**

Quociente Intelectual (Q.I.) 59-61, 65-68, 71-74, 77-78, 80-84, 87, 109-114, 131-132, 157-160, 166-167, 195-197, 199-200, 203-204, 217-218, 221-222, 248-249, 303-304, 315-317

**R**

Racismo 28-29, 32-33, 90-91, 315-316, 324-326, 329-331, 365-366, 378-379
Reconstituição *Ver* Funções executivas
Rejeição social 28-29, 49, 51, 61-62, 220-221, 265-266, 281-282, 298-299, 302-304, 310-311, 313-316, 319-321, 324-325, 379-380, 425-426
Relações familiares 15-16, 30, 33-34, 45-46, 160 203-204, 241-242, 251-252, 265-266, 320-325, 369-370, 374-375, 379-381, 388-389, 408, 410-411, 438-443, 468-469, 484-485, 509-511
Relaxamento das associações 141-142, 145-146 *Ver também* Esquizofrenia
Retardo mental 27-28, 42-43, 51-53, 57-99, 101, 103-105, 107-134, 142-143, 157-159, 163, 184-186, 188-191, 193, 206, 209-210, 229-231, 236-237, 449-453, 492-493, 496, 509-510, 517-518, 376, 335-336, 365-366, 385

comorbidade 77-81
epidemiologia 80-84
etiologia 87-92
evolução 83-87
leve 73-75
médio 74-76
grave 75-76
profundo 76-77
validade científica 76-78
Retraimento social 140-142, 147, 154-155, 163-164, 166-167, 206-207, 302-303, 347-349, 380-381, 398, 404-405, 425-426, 471, 527-528
Rett (síndrome de) 125-129
comorbidade 126-127
epidemiologia 127-128
etiologia 128-129
evolução 127-128
validade científica 126-127
Risco sobre a vida 360, 362, 366-367, 461-462
Ritmo cognitivo lento 245-247

**S**

Sevícias sexuais *Ver* Maus-tratos
*Sex ratio* 82-83, 113-114, 131-132, 157-158, 161-162, 211-212, 305-309, 426-429, 453, 503-505, 526-527 *Ver também* Epidemiologia
Sexo (diferenças segundo o) 160-162, 211-212, 253, 264-265
Sexualidade precoce 342, 299-300, 304-305, 308-309, 358-359, 368-369, 389-391
Simbólicas (atividades, capacidades, dificuldades) 87, 101-103, 105-107, 188-189, 370-371
Sistema de ativação comportamental *Ver* Ativação comportamental
Sistema de inibição comportamental *Ver* Inibição comportamental
Sistema geral de alerta e de vigilância 48-49, 258-259, 317-318
Sistema límbico 48-50, 173-174, 258-259, 317-318, 372-374, 388-389, 434-437, 442-443
Sistemas de classificação e de diagnóstico 18-19, 25-31, 34, 37, 39, 63-64
Sono 75-76, 112-113, 120, 122, 340-342, 344-350, 372-374, 388-389, 400-401, 417-416, 418-421, 510-511, 471, 491-492, 507-509, 516-517, 523
Status social 83-84, 99-101, 157-158, 161-162, 212-214, 306-307, 342, 365-366. *Ver também* Pobreza
Suicídio, ideias suicidas 30, 40-42, 79-80, 160, 301-302, 335-339, 342, 344-347, 349, 351, 360, 362-363, 365-366, 368-371, 394-395, 415-416, 430-431, 470-471, 478

**T**

Taxonomia *Ver* Sistemas de classificação e de diagnóstico
Televisão *Ver* Mídia
Temperamento 43-44, 170-171, 255, 264-266, 315-322, 374-375, 388-389, 433-438, 440-443, 528-529, 539-540
Teoria da dupla coerção 176-177
Teste de supressão à dexametasona 372-373
Testes de percepção dicótica 218-219
Tiques 248-249, 423-425, 516-538. *Ver também* Tourette (síndrome de Gilles de la)
Tomografia por emissão de pósitrons (PET scan) 172-173, 218-219, 257-258
Tourette (síndrome de Gilles de la) 248-249, 516-538
comorbidade 523-527
epidemiologia 526-527
etiologia 529-533
evolução 526-530
validade científica 522-523
Toxicomania 87-89, 157-159, 245-246, 256, 265-266, 298-300, 311-316, 322-323, 357-358, 368-370, 409, 411-414, 424-425, 472-473, 478
Trajetórias desenvolvimentais 19-20, 38, 51-52, 58-59, 83-87, 114-116, 124-125, 127-128, 131-132, 163-170, 213-218, 254-257, 307-314, 366-371, 429-433, 452-454, 476-480, 502-505, 526-530
Transtorno de evitação 407. *Ver também* Fobia social
Transtorno invasivo do desenvolvimento 77-80, 136-144, 148-150, 163, 172-173, 178, 184, 206, 338-339. *Ver também* Autismo, Asperger (síndrome de), Rett (síndrome de) *e* Desintegrativo da infância (transtorno)
Transtorno não verbal das aprendizagens 205-206
Tríade cognitiva negativa 375-377
Trissomia 42-43, 51-52, 65-66, 68, 79-82, 84-89, 91-92, 104-105
Turner (síndrome de) 88-90

## V

Validade científica 29-32, 38, 76-78, 98-99, 108-109, 123-127, 130-134, 143-144, 156-159, 175-176, 193-194, 196-197, 206-207, 243-247, 279-281, 284-285, 292-293, 295-298, 302-303, 353-356, 377-379, 396-397, 408, 410-411, 416, 418, 422-423, 469-470, 486, 498-500, 522-523, 539-540
*Ver também* Aprendizagens (transtornos das)
*Ver também* Condutas (transtorno das) e Oposicional com provocação (transtorno)
*Ver também* Condutas (transtornos das)
*Ver também* de personalidade obsessivo-compulsiva (transtorno)
Viés de atribuição hostil 302-303, 319-320, 322-323
Violência 30, 39-42, 44-45, 274-278, 280-285, 291-293, 296-297, 299-301, 303-304, 306-316, 325-330, 365, 415-416, 441-442, 540-541
Violência conjugal *Ver* Conjugalidade
Vizinhança 291-292, 315-316, 325-327, 441-442
Vulnerabilidade 43-44, 118-120, 170-173, 178-179, 218-219, 257-259, 266, 317-318, 372-373, 388-389, 432-434, 442-443, 472, 507, 509-510, 518-519, 530-533. *Ver também* Modelo de vulnerabilidade-estresse

## X

X frágil (síndrome do) 81-83, 85-89, 109, 116, 206, 209-210